普通高等教育"十二五"规划教材

全国高等医药院校规划教材

供药学及相关专业用

药物分析

主编 赵春杰

清华大学出版社

北京

内 容 简 介

全书共 22 章。第 1～6 章介绍了药品质量标准研究及管理、药典概况及药物的鉴别、杂质检查等药物分析共性问题;第 7～16 章从药物结构、性质和分析方法的关系出发主要介绍了巴比妥等十大类常用药物的分析;第 17～19 章介绍了药物制剂、生物药物及中药及其制剂的分析特点和方法;第 20 章介绍了药品质量标准制订的原则及主要内容;第 21 章介绍了药品质量研究中的现代分析技术进展;第 22 章介绍了药物分析常用的实验操作技术。本书的内容编排紧密围绕《中国药典》(2010 年版),注重内容的完整性、科学性及先进性。全书内容翔实、丰富,每章配有大量示例,可作为高等医药院校药学专业本科生教材,也可供药物分析相关生产和科研人员参考。

图书在版编目(CIP)数据

药物分析/赵春杰主编. --北京:清华大学出版社,2012.8(2017.1 重印)
(普通高等教育"十二五"规划教材·全国高等医药院校规划教材)
ISBN 978-7-302-27930-3

Ⅰ. ①药…　Ⅱ. ①赵…　Ⅲ. ①药物分析-高等学校-教材　Ⅳ. ①R917

中国版本图书馆 CIP 数据核字(2012)第 009451 号

责任编辑:罗　健　王　华
封面设计:戴国印
责任校对:刘玉霞
责任印制:李红英

出版发行:清华大学出版社
　　　　网　　址:http://www.tup.com.cn,http://www.wqbook.com
　　　　地　　址:北京清华大学学研大厦 A 座　　　邮　　编:100084
　　　　社 总 机:010-62770175　　　　　　　　邮　　购:010-62786544
　　　　投稿与读者服务:010-62776969,c-service@tup.tsinghua.edu.cn
　　　　质 量 反 馈:010-62772015,zhiliang@tup.tsinghua.edu.cn
印 刷 者:清华大学印刷厂
装 订 者:北京市密云县京文制本装订厂
经　　销:全国新华书店
开　　本:185mm×260mm　　　印　张:34.25　　　字　数:916 千字
版　　次:2012 年 9 月第 1 版　　　　　　　印　次:2017 年 1 月第 4 次印刷
印　　数:5001～6000
定　　价:65.00 元

产品编号:040012-02

《药物分析》编委名单

前 言

PREFACE

  药物分析学是分析化学在药学领域中的一个重要分支学科，是药学学科下设的二级学科之一，也是国家执业药师资格认证考试规定的专业课程之一。药物分析学是研究鉴定药物的化学组成和测定药物组分含量的原理与方法的一门应用科学，用于研究与发展药品质量控制方法。该学科主要运用化学、物理化学或生物化学的方法和技术研究化学结构已经明确的合成药物或天然药物及其制剂的质量控制方法，同时涉及有代表性的中药制剂和生化药物及其制剂质量控制方法，是整个药学科学领域中一个重要的组成部分。

  药物分析是全国普通高等教育药学类专业设置的一门主要专业课程，它的任务是培养学生具备全面的药品质量控制理念，掌握药品研发、生产、质量管理过程中的分析检验技能及药物质量评价方法的规律性，使学生具有一定的分析并解决药品质量问题的能力。

  本书在内容编排上，紧密围绕《中华人民共和国药典》（2010 年版），注重内容的完整性、科学性及先进性，注重学习过程的循序渐进和深入浅出，以常用的分析方法为主线，以典型的药物分析为示例，注重讲解如何根据药物的化学结构和理化特性来选择分析方法，培养学生的药物分析思维方式。为拓宽学生视野，在部分章节中还介绍了一些药物分析的新方法。为便于学生学习，在每章前后分别附有学习要求和学习重点，便于学生从整体上把握章节内容，并在每章后附有一定量的思考题，以加深学生对所学内容的理解和掌握。

  全书共22章，第1～6章介绍了药品质量标准研究及管理、药典概况及药物的鉴别、杂质检查、含量测定及数据处理等药物分析共性问题；第7～16章从药物结构、性质和分析方法的关系出发主要介绍了巴比妥等十大类常用药物的分析；第17～19章介绍了药物制剂、生物药物及中药及其制剂的分析特点和方法；第20章介绍了药品质量标准制订的原则及主要内容；第21章介绍了药品质量研究中的现代分析技术进展；第22章介绍了药物分析常用的实验操作技术，内容涉及杂质检查、含量测定及体内药物分析等方面知识，以培养训练学生的药物分析实验操作能力。在阅读本书时，凡《中国药典》未标注年份，均指 2010 年版，所指"附录"均指《中国药典》附录相关内容。

  本书内容翔实、丰富，且各章配有大量示例，具有较强的理论性、科学性、实践性。该书既可作为高等医药院校药学专业本科生教材，也可供药物分析相关的生产和科研单位科技人员参考。

  各位编委在教材编写过程中都得到了所在院校领导的大力支持和帮助，并对编写给了许多宝贵意见和建议，在此致以深切谢意。

  由于编者水平有限，编写时间仓促，各位编者科研、教学工作繁忙，书中难免存在疏漏、错误和欠妥之处，恳请使用本教材的各位同学、老师和专家批评指正。

编 者

2012 年 3 月

言　宿

目录

CONTENTS

绪 论

学习要求

1. 了解全面控制药品质量的科学管理。
2. 熟悉药物分析的性质和任务以及判断药品质量依据、内容及全面控制药品质量的意义。

一、药物分析的性质和任务

药品是用于预防、治疗、诊断人的疾病，有目的地调节人的生理机能并规定有适应证或者功能主治、用法和用量的物质，包括中药材、中药饮片、中成药、化学原料药及其制剂、抗生素、生化药品、放射性药品、血清、疫苗、血液制品和诊断药品等。药物是能影响机体生理、生化和病理过程，用于预防、诊断、治疗动植物疾病和计划生育的物质。药品必须是经过国家食品药品监督管理部门审批，允许其上市生产、销售的药物（不包括正在上市前临床试验中的药物）。药物是所有具有治疗功效的化学物质，不一定经过审批，也不一定是市面有售的化学物质。比如常见的麦芽，并不是药品，但其有养心益气的作用，这时就可以作为药物使用。

药物分析学是分析化学在药学领域中的一个重要分支学科，是药学学科下设的二级学科之一，是全国普通高等教育药学类专业规定设置的一门主要专业课程，也是国家执业药师资格认证规定考试的专业课程之一；它是研究鉴定药物的化学组成和测定药物组分含量的原理与方法的一门应用科学，用于研究与发展药品质量控制方法。该学科主要运用化学、物理化学或生物化学的方法和技术研究化学结构已经明确的合成药物或天然药物及其制剂的质量控制方法，同时涉及中药制剂和生化药物及其制剂有代表性的质量控制方法。它是整个药学科学领域中一个重要的组成部分。

药物分析的研究对象除了化学结构已经明确的合成药物、天然药物、中药及其制剂外，还包括了合成药物的原料、中间体和副产品，以及制剂的赋形剂和附加剂，药物的降解产物和体内代谢产物等。

药物以人为使用对象，若存在质量问题则不仅可能危害人体健康，甚至可能危及生命安全。所以，其质量控制不得有半点马虎。我们必须确保药物质量的安全、合理和有效。因此需对药物的质量进行严格控制。该学科的研究内容主要有药品及其制剂的组成、理化性质、真伪鉴别、纯度检查及其有效成分的含量测定等。

对药物的质量控制离不开精确严密的分析手段的监测。药物分析是在有机化学、分析化学、物理化学、生物学及微生物学等基本理论和基本方法的基础上进行教学的，是涉及多学科、多方面的综合型应用学科。药物分析与药物化学、药剂学等学科有紧密的联系,它们之间相互促进,相互影响。随着整个药学科学事业日新月异的迅速发展,各相关学科对药物分析提出了新的要求。举例而言,以往药剂学所涉及的剂型常为简单的片剂、胶囊剂或注射剂。然而口服缓、控释制剂和靶向制剂的出现标志着药品剂型现已进入释药系统(drugdelivery system,DDS)的研究开发时代。这就要求药物分析学必须改进以往的常规检测方法,采用灵敏度更高、专属性更好的分析方法。同时生化药物的兴起也对药物分析提出了更高的要求,比如现代生物技术所研制的生化药物和基因工程药物可能含有与非基因产品不同的有害物质,在检测方法上,大都采用适合于肽、蛋白质、多糖等大分子化合物的现代色谱、光谱综合性方法。天然产物或中药的活性成分的化学结构的确定,必须采用多种结构分析方法,进行综合的波谱解析。

药物分析承担的任务主要有常规药品检验、参与临床药学研究、药物研制过程中的分析监控和制订药品标准。摆在药物分析学科和药物分析工作者面前的迫切任务,不再仅仅是确保药品质量的静态常规检验。工艺流程、反应历程、生物体内代谢过程和综合评价的动态分析研究和新药开发都离不开药物分析作为"眼睛"。

为了保证用药的安全、合理和有效,就必须对研制、生产、销售以及临床使用等各环节把关,从而实现药品的全面质量控制。药品质量的全面控制是一项涉及多部门、多学科的综合性工作,不只是国家食品药品监督管理局(State Food and Drug Administration,SFDA)单一部门的工作,也不是药物分析一门课程可以独立完成的。为了全面控制药品的质量,药物分析工作者应加强与药品生产单位的紧密联系,积极开展药物及其制剂在生产过程中的质量控制,严格控制中间体的质量,并发现影响药品质量的主要工艺,从而优化生产工艺条件,促进生产和提高质量;也应与供应管理部门密切协作,注意药物在贮藏过程中的质量与稳定性考察,以便采取科学合理的贮藏条件和管理方法,保证药品的质量。值得重视的是,药品质量的优劣和临床用药是否合理会直接影响临床征象和临床疗效。所以,配合医疗需要,开展体内药物分析是十分重要的。研究药物进入体内的变化,如药物在体内的吸收、分布、排泄和代谢转化过程,有利于更好地指导临床用药,减少药物的毒副作用。研究药物分子与受体之间的关系,也可为药物分子结构的改造,合成疗效更好且毒性更低的药物提供信息。

二、药品标准和药品质量管理

1. 药品质量标准 为了确保药品的质量,应该遵循国家规定的药品质量标准进行药品检验和质量控制工作。药品质量标准是药品现代化生产和质量管理的重要组成部分,是药品生产、供应、使用和监督管理部门共同遵循的法定技术依据,也是药品生产和临床用药水平的重要标志。为了确保药品的质量,就必须遵循国家规定的药品质量标准进行药品检验和质量控制工作。国家卫生行政部门的药政机构和药品检验机构代表国家行使对药品的管理和质量监督。

药品质量标准分为法定标准和企业标准两种。企业标准并无法律约束力,只在企业内部实行。而所谓法定药品质量标准是国家对药品质量、规格及检验方法所作的技术规定,是药品生产、供应、使用、检验和药政管理部门共同遵循的法定依据。国务院药品监督管理部门颁布的《中华人民共和国药典》(以下简称《中国药典》,本书中凡未标注版次的即指 2010 年版药典)和药品标准为国家药品标准。

《中国药典》是记载药品标准的法典,和其他法令一样具有约束力。其编制单位为国家药典委员会,是国家监督管理药品质量的法定技术标准。

凡属药典收载的药品,其质量不符合规定标准的均不得出厂、销售、使用。至 2010 年为止,我国已经出版了九版药典（1953、1963、1977、1985、1990、1995、2000、2005 和 2010 年版）。

目前世界上已有数十个国家编订了国家药典。另外尚有区域性药典（北欧药典、欧洲药典和亚洲药典）及世界卫生组织（WHO）编订的国际药典。在药物分析工作中可供参考的国外药典主要有：

美国药典（The United States Pharmacopoeia，USP），2012 年为 35 版。

美国国家处方集（The National Formulary，NF），2012 年为 30 版。

英国药典（British Pharmacopoeia，BP），BP2011 版于 2010 年 8 月出版，2011 年 1 月生效。

日本药局方（英文缩写为 JP），第十五版于 2006 年 4 月 1 日发布实施。

欧洲药典（European Pharmacopoeia，Ph. Eup）第七版于 2010 年 7 月出版，2011 年 1 月生效。

国际药典（The International Pharmacopoeia，Ph. Int），第五版于 2011 年生效。

2. 药品质量管理规范　　国家和政府为了确保药品质量，制定出每种药品的管理依据，即药品质量标准。一个有科学依据、切合实际的药品质量标准应该是从药物的研究试制开始，直至临床使用整个过程中研究工作的成果。但是要确保药品的质量能符合药品质量标准的要求，在药物存在的各个环节加强管理是必不可少的，许多国家都根据本国的实际情况制定了一些科学管理规范和条例。尽管这些内容有的已经超出了药物分析的范围，但是为了使学生能够明确全面控制药品质量以及质量管理的意义，并能有比较完整的认识与理解，了解一下药品质量控制的全过程的科学管理是十分必要的。对药品质量控制全过程起指导作用的法令性文件：

药品非临床研究质量管理规定（good laboratory practice，GLP）：任何科研单位或部门为了研制安全、有效的药物，必须按照 GLP 的规定开展工作，GLP 从各个方面明确规定如何严格控制药物研制的质量，以确保实验研究的质量与实验数据的准确可靠性。

药品生产质量管理规定（good manufacture practice，GMP）：在我国制药企业系统称为"药品生产质量管理规范"。生产企业为了生产全面符合药品质量标准的药品，必须按照 GMP 的规定组织生产、加强管理。GMP 作为制药企业指导药品生产和质量管理的法规，在国际上已有二十余年历史。在我国卫生部正式发布《药品生产质量管理规范》文件是在 1988 年，至今才二十余年时间。与此同时，国家医药管理局还对化学医药工业产品施行发放"生产许可证"制度，以加强对化学药品的质量管理。

药品经营质量管理规范（good supply practice，GSP）：药品供应部门为了药品在运输、贮存和销售过程中的质量和效力，必须按照 GSP 的规定进行工作。

药品临床试验管理规范（good clinical practice，GCP）：为了保证药品临床试验资料的科学性、可靠性和重现性，涉及新药临床研究的所有人员都明确了责任，必须执行 GCP 的规定。本规范主要起两个作用：一是为了在新药研究中保护志愿受试者和患者的安全和权利；二是有助于生产厂家申请临床试验和销售许可时，能够提供有价值的临床资料。

GLP、GMP、GSP、GCP 四个科学管理规范对加强药品的全面质量控制都有十分重要的意义和作用。作为药物分析工作者有责任积极参与研究，密切结合实际，制定出我们自己的科学管理办法。

人用药品注册技术要求国际协调会（International Conference on Harmonisation of Technical Requirements for Registration of Pharmaceuticals for Human Use，ICH）：由欧盟、美国和日本三方的药品注册管理当局和制药企业协会 1990 年发起，通过协调一致，使三方在药品注册技术要求上取得共识。我国 SFDA 及其他多个非成员国的药品监督管理机构也派员参加，WHO 建议各国在药品注册中采用 ICH 的技术要求。

除了药品研究、生产、供应和临床各环节的科学管理外，有关药品检验工作本身的质量管理更应重视，分析质量管理（analytical quality control，AQC）即用于检验分析结果的质量。

三、药物分析课程的学习要求

在药学专业教学计划中规定设置药物分析课程是十分必要的。学生学习药物分析，应该综合运用以往所学有机化学、分析化学、药物化学以及其他有关课程，始终围绕药品质量问题，研究控制药品质量的内在规律和方法，以及探索提高药品质量的有效途径。因此，既要围绕药典中药物及其制剂的质量问题，也应对药物生产的原料、中间体等进行质量控制，并深入药品生产的工艺过程、贮藏过程和临床应用过程，全程地控制药品质量。中心问题是如何运用必要的技术与方法来进行药品的质量分析，研究探讨药物的化学结构，理化特征、存在状况与分析方法选择之间的关系。

在学习药物分析学科的过程中，应注重培养具备药品全面质量控制的观念及相应的知识技能，能够胜任药品研究、生产、供应、使用和监督管理过程中的分析检验工作，并具有解决药品质量问题的基本思路和能力。对于药物分析工作者来说，不仅应正确地使用药典与药品质量标准，熟练地掌握药物分析方法的原理与操作技能，还应熟悉药品质量标准制订的原则与基本过程。一个能充分反映药品质量内在规律、有科学依据的药品质量标准是经反复生产实践和科学研究工作后制订的。

必须强调指出，整个药学专业教育的过程还是打好坚实基础的过程。因此，在药物分析的整个学习过程中，要求学生学会自学，善于独立思考，既重视药品质量分析的基础理论知识的学习，也重视基本实验技能的严谨训练，从而能不断提高独立解决问题的能力。

四、药物分析的主要参考资料

(一) 药典
《中国药典》，《美国药典》，《英国药典》，《日本药局方》，《国际药典》，《欧洲药典》等。

(二) 教材
毕开顺主编. 2011. 实用药物分析. 北京：人民卫生出版社

刘文英主编. 2007. 药物分析. 第6版. 北京：人民卫生出版社

曾苏主编. 2008. 药物分析学. 北京：高等教育出版社

傅强主编. 2008. 药物分析实验方法学. 北京：人民卫生出版社

晁若冰主编. 2007. 药物分析. 第2版. 北京：人民卫生出版社

段更利主编. 2003. 药物分析. 北京：中国医药科技出版社

徐溢主编. 2009. 药物分析. 北京：化学工业出版社

朱景申主编. 2003. 药物分析. 北京：中国医药科技出版社

赵春杰主编. 2008. 药物分析学. 北京：人民军医出版社

张兰桐主编. 2004. 药物分析. 北京：中央广播电视大学出版社

贺浪冲主编. 2006. 工业药物分析. 北京：高等教育出版社

张俊主编. 2002. 药物分析. 北京：高等教育出版社

于治国主编. 2010. 药物分析. 第2版. 北京：中国医药科技出版社

(三) 杂志
《药物分析杂志》、《中国药学杂志》、《药学学报》、《分析化学》、《分析实验室》、《色谱》、《中国中药杂志》、《中国医药工业杂志》、《中国医院药学杂志》、《中国临床药学杂志》、《中国抗生素杂志》、《中国药科大学学报》、《中南药学》、《中国药房》、《中国新药与临床杂志》、《沈阳药科大学学报》、《华西药学杂志》、《药学服务与研究》、《中国新药杂志》、《中国现代应用药学》、《解放军药学学报》、《医药导报》、《广东药学院学报》等中文杂志；*Analytical Chemistry*，*Analytical Biochemistry*，*Analytical Letters*，*Analytical Sciences*，*Analyst*，*Analytical and Bioanalytical Chenmistry*，*Archives of Pharmacal Research*，*Biomedical Chromatography*，*Chromatographia*，*Clinical Pharmacokonetics*，*Drug Metabolism and Disposition*，*Journal of Analytical Chemistry*，*Journal of Pharmaceuticl and Biomedical Analysis*，*Journal of Chromatography A.*，*Journal of Chromatography B.*，*Journal of Natural Products*，*Journal of Food and Drug Analysis*，*Journal of Biochemical and Biophysical Methods*，*Talanta*，*Planta Medica*，*Therapeutic Drug Monitoring*等英文杂志。

（四）数据库

中文数据库：维普中文期刊（http：//www. cqvip. com/），CNKI 全文数据库（http：//www. edu. cnki. net/），Google 学术搜索（http：//scholar. google. com. hk/），中国中医药文献数据库（http：//www. cintcm. com/），超星数字图书馆（http：//192. 168. 68. 69：8888），全国期刊联合目录（http：//union. csdl. ac. cn），Socolar 开放存取平台（http：//www. socolar. com），医知网（http：//www. yz365. com），微谱数据库（http：//www. nmrdata. com/）

西文数据库：ELSEVIER 数据库（http：//www. sciencedirect. com），SciFinder（/scifinder/scifinder. asp），ACS 电子数据库（http：//pubs. acs. org/），Springer 全文期刊数据库（http：//www. springerlink. com），Thieme 药学期刊（http：//www. thieme-connect. com/ejournals），EBSCOhost 数据库（http：//search. ebscohost. com/），Thomsongrity（https：//integrity. thomsonpharma. com），英国皇家化学学会 RSC（http：//pubs. rsc. org），Adis 药学核心 ovid（http：//ovidsp. ovid. com/autologin. html），外文期刊网（http：//ccc. calis. edu. cn）。

学习重点

药物分析是研究鉴定药物的化学组成和测定药物组分含量的原理与方法的一门应用科学，用于研究与发展药品质量控制方法。研究对象除了化学结构已经明确的合成药物、天然药物、中药及其制剂外，还包括了合成药物的原料、中间体和副产品，以及制剂的赋形剂和附加剂，药物的降解产物和体内代谢产物等。药物分析承担的任务主要有常规药品检验、参与临床药学研究、药物研制过程中的分析监控和制订药品标准。各种药品质量标准、各种法令性文件和药学期刊都是药物分析学习中常用的参考资料。

思　考　题

1. 药物分析这门课程的性质和学习任务是什么？
2. GLP、GMP、GSP、GCP 的含义分别是什么？
3. 国内外药典主要有哪些？

（赵春杰　林奇泗）

第1章 药品质量标准研究内容

学习要求

1. 掌握中国药品质量标准研究的主要内容和一般流程。
2. 掌握药物分析的数据处理方法。
3. 熟悉中国药典的内容与结构。
4. 熟悉药品标准及检验工作的基本程序。
5. 了解国外药典的基本情况。
6. 了解中国药品质量标准的一般分类。

第1节 药品质量标准的意义

药品是特殊商品，其质量的优劣是直接关系到人民健康与生命安危的大事，为了加强对药品质量的控制及行政管理，必须有一个统一的药品质量标准。药品的质量标准是国家对药品质量、规格及检验方法所作的技术规定，是药品生产、供应、使用、检验和药政管理部门共同遵循的法定依据，因此药品质量标准是保证人民用药安全有效，促进药品生产发展的一项重要措施。它将对我国的医药科学技术、生产管理、医学教育、经济效益和社会效益产生良好的影响。

药品质量标准不仅是药品现代化生产和质量管理的重要组成部分，是药品生产、供应、使用和监督管理部门共同遵循的法定技术依据，也是药品生产和临床用药水平的重要标志。

第2节 药品质量标准研究的主要内容

一、药品质量标准制订的基础

国家卫生行政部门的药政机构和药品检验机构代表国家行使对药品的管理和质量监督。1985年7月1日《中华人民共和国药品管理法》及相关法规、条例的颁布实施，2001年2月《中华人民共和国药品管理法》修订通过，促进了药品检验工作管理的科学化、规范化和法制化。

1. 查阅文献和新药命名 首先要查阅大量的文献，查阅其化学名、俗称、英文名及中文名；其次要介绍药品的研制过程，简略说明实验室研究与临床试验的时间、机构和试验结论。国外已生产的，要介绍最早上市的国家（或厂家）和时间。

2. 新药化学结构或处方的确定　通过各种方法（试验数据、图谱、图谱的解析、有关文献资料）确证化学结构或组分，并注意可能存在的各种异构体。在有些情况下要规定无效异构体的限度，以保证处方的效果更优，不良反应更小。

3. 生产工艺和晶型　不同生产工艺会产生不同的异构体，有时甚至还会产生不同的晶型。

4. 晶型的性质与药效　晶型不同其生物利用度往往不同，可能会影响疗效、剂量、熔点和红外图谱等。

5. 生产或贮存过程中带来的杂质或降解产物　不同生产路线会带来不同的杂质，在贮存过程中要考虑到药物的分解。

6. 含量测定方法的制订　一种药物的含量可用多种方法进行测定，但在制订质量标准时往往只能选择其中一种。对选取这种方法的理由应加以解释，必要时需附不同方法的测定结果进行比较。同时还要说明测定的原理、方法的精密度与准确度，还要讨论影响测定结果的因素等。

7. 药理及毒理作用的研究　有的药物随着临床药理研究的深入，会发现还有其他方面的药理作用。新药研制时还需要做毒理试验、"三致"（致癌、致畸、致突变）试验。

8. 药物动力学研究　主要是研究药物的吸收速率、吸收程度、在体内重要器官的分布和维持情况，以及排泄的速率和程度，作为描述到达靶器官的药物浓度与药理、毒理作用的强度和持续时间的关系等研究。与给药剂量的研究相比药物动力学研究更为重要和具有实际意义。

9. 适当剂型的研究　剂型不同，药物的疗效也会不同。在确定质量标准前，要分析用药剂量、给药方法、疗程和用药时间的各种效应（疗效、不良反应）等，找出最佳的剂型用于患者。

10. 新药的适应证、用法和用量　创新药物在研究初期不可能也没有必要进行全面深入的质量研究，但随着新药研究的逐步成熟，被研究物质逐步形成新药时，则应有足够的资料和数据来说明这一药物的质量情况。对非首创新药的资料可从文献报道或剖析实物中获得。但药品的质量不仅取决于原料、生产工艺、辅料的种类等，更取决于不同药厂的生产诀窍。为此要对试制品进行实际的研究考察，才可为制订质量标准提供可靠的依据。质量研究内容相当丰富，但只选必要项目列入标准中。一般情况下应选用简单易行又能反映质量全貌的方法。先进的检测手段可解决许多问题，有助于更好地控制质量，但也要因地制宜，符合国情。

二、药品质量标准术语

在药品质量标准中有许多表述需要参照标准术语的。如下列几个例子：

1. 溶解度　是药品的一种物理性质。各品种项下选用的部分溶剂及其在该溶剂中的溶解性能，可供精制或制备溶液时参考；对在特定溶剂中的溶解性能需作质量控制时，应在该品种检查项下另作具体规定。药品的近似溶解度见表2-1所示。

2. 遮光　指用不透光的容器包装，例如棕色容器或黑纸包裹的无色透明、半透明容器。

密闭：将容器密闭，以防止尘土及异物进入。

密封：将容器密封，以防止风化、吸潮、挥发或异物进入。

熔封或严封：将容器熔封或用适宜的材料严封，以防止空气与水分的侵入并防止污染。

阴凉处：温度不超过20℃。

凉暗处：避光并且温度不超过20℃。

冷处：温度为2～10℃。

3. 温度　以℃（摄氏度）表示。

水浴温度：除另有规定外，均指98～100℃；

热水温度：70～80℃。

微温或温水温度：40～50℃。

室温温度：10～30℃。

冷水温度：2～10℃。

冰浴温度：2℃以下。

放冷：放冷至室温。

4. 精确度　试验中供试品与试药等"称重"或"量取"的量，均以阿拉伯数字表示，其精确度可根据数值的有效数位来确定，如称取"0.1g"系指称取量可为 0.06～0.14g；称取"2g"，系指称取量可为 1.5～2.5g；称取"2.0g"系指称取量可为 1.95～2.05g；称取"2.00g"，系指称取量可为 1.995～2.005g。

"精密称定"系指称取重量应准确至所取重量的千分之一；"称定"系指称取重量应准确至所取重量的百分之一；"精密量取"系指量取体积的准确度应符合国家标准中对该体积移液管的精度要求；"量取"系指可用量筒或按照量取体积的有效数位选用量具。取用量为"约"若干时，系指取用量不得超过规定量的±10%。

除另有规定外，恒重系指供试品连续两次干燥或炽灼后的重量差异在 0.3mg 以下。

5. 标准品和对照　标准品和对照品系指用于鉴别、检查、含量测定的标准物质，均由国务院药品监督管理部门指定的单位制备、标定和供应。标准品系指用于生物检定、抗生素或生化药品中含量或效价测定的标准物质，按效价单位（或 μg 计），以国际标准品标定；对照品除另有规定外，均按干燥品（或无水物）进行计算后使用。

6. 其他　如药典中溶液后记示的"1→10"符号指若为固体，则溶质 1.0g 加溶剂使成 10ml 的溶液；若为液体，则溶质 1.0ml 加溶剂使成 10ml 溶液。

中国药典在未规定含量限度的上限时，则限度上限默认为 101.0%。

这些专业术语在进行药物分析时需要特别注意。

三、药品质量标准制订的原则和内容

（一）质量标准制订的原则

一个完整的、有科学性的药品质量标准的制订，应是药品各项研究工作的综合，需要各方面的协作和配合。在制订过程中，同时还要结合我国实际情况，制订出一个既符合中国国情又有较高水平的药品质量标准。

药品的质量主要表现为安全、有效。制订药品质量标准时，既要考虑确保药品质量，也应考虑药品的生理效用和使用方法。一般对内服药严格些，注射用药和麻醉用药更严，外用药品要求可以稍宽。

药品质量标准的制定与修改在总体上应遵循以下原则：

（1）必须坚持质量第一，充分体现"安全有效、技术先进、经济合理"的原则，并要尽可能采用先进标准，使标准能起到推动质量提高、保证择优发展和促进对外贸易的作用。

（2）对于检测项目的选择要根据生产实际有针对性地规定，切实加强对药品内在质量的控制。

（3）检验方法的选择，应根据"准确、灵敏、简便、快速"的原则，要强调方法的适用性，并注意吸收国内科研成果和国外先进经验；既要考虑当前国内实际条件，又要反映新技术的应用和发展，进一步完善和提高检测水平。对于某些抗生素、生化药品和必须采用生物测定的品种，在不断改进生物测定法的同时，也可采用化学和仪器分析的方法控制其纯度。

（4）标准中的限度的规定，应密切结合生产实际。要保证药品在生产、贮存、销售和使用过程中的质量，并可能全面符合规定。

（二）质量标准的内容

各国药品质量标准在制订的格式方面略有不同，但基本内容是相同的。

1. 名称　制定药品质量标准时，首先应给一个药品以法定的名称，根据卫生部颁布的《新药审批办法》规定："新药的名称应明确、科学、简短，不得使用代号及容易混同或夸大疗效的名称。"国际上，世界卫生组织制定公布了国际非专有药品名，审定出版了单一药物通用名《国际非专利药名》（International Nonproprietary Names for Pharmaceutical Substances，INN）供国际间统一使用。中国药品通用名称（Chinese Approved Drug Names，CADN），是中华人民共和国卫生部药品委员会编写的中国药品命名的规范。CADN 是以国际非专利药品名称为依据，结合具体情况制定的。CADN 由国家药典委员会负责组织制定并报国家食品药品监督管理局备案。根据英文名称、药品性质、化学结构及药理作用等特点，采用以音译为主、意译、音意合译或其他译名，尽量与英文名对应。长音节可简缩，且顺口，中文名尽可能不多于 5～6 个字，易于发音。例：Amitriptyline 译名为阿米替林。

2. 性状　"性状"项下记述药品的外观、臭、味和一般的稳定性情况、溶解度以及物理常数等。"性状"项下记述药品的外观、臭、味，是一种感观规定，仅作一般性描述，没有确切的法定检验方法，不构成法定标准的组成部分，不作为质量的法定要求。性状可因生产条件的不同而有差异，只要这些差异不影响质量和药效，一般是允许的。考虑到药品的性状是药品质量的表征之一，与其质量间仍有一定的联系，可对产品的质量作出初步的评价，所以，应根据各药的实际予以规定，用词仍应确切。在"遇有对药品的晶型、细度或溶液的颜色需作严格控制时，应在检查项下另作具体规定"。

3. 鉴别　鉴别试验指用理化方法或生物学方法来证明药品真实性的方法，是证明药品与所标示的品名是否相符而不是对未知物进行定性分析，因此只要求专属性强、再现性好、灵敏度高以及操作简便、快速等。常用的方法：测定生成物的熔点，呈色反应、沉淀反应或其他化学反应，色谱法，紫外吸收光谱特征，红外光谱以及常见盐基或酸根的一般鉴别试验等。利用药物分子结构表现出来的特殊化学行为或光谱特征，是鉴别药物真伪的重要依据，但还必须结合其他项目的检查结果来进行全面的考察，才能得到正确的结论。由于"性状"项下的物理常数也能协助鉴别真伪，所以选用的条目不要太多，能证明其真实性即可，不要求有足以确证的充分条件、一般用 2～4 项。

4. 检查　"检查"项下包括有效性、纯度要求和安全性三个方面，对于规定中的各种杂质检查项目，指该药品在按规定工艺进行生产和正常贮藏过程中可能含有或产生并需要控制的杂质。因此，原料药质量标准中有关检查条目的确定，既要考虑药物中影响有效性的关键内容、保证制剂质量的重要因素以及对药物安全性的要求；又要根据其生产工艺、所用的原材料和贮藏过程中可能生成的降解产物和引入的杂质以及对药品安全性的要求。对影响药物有效性、严重危害人体健康或能真实反映药品质量的项目，要制订出有效而灵敏的检查方法。限量指标的规定，要有充分的具有一定代表性的数据，要立足于赶超国际先进水平，并有利于医药工业的择优发展。

原料的检查条目，由于品种不同、生产工艺不同和原材料不同而各有不同。根据我国历版药典的惯例，可按内容归纳为（以编写时排列顺序）：有效性试验、酸碱度、溶液的澄清度与颜色、无机阴离子、有机杂质、干燥失重或水分、炽灼残渣、金属离子或重金属、硒与砷盐以及安全性检查等十大类。将通用的条目依次排列后，再排列特殊要求的项目。在药典附录中，如对操作和标准已有具体规定时，应尽可能采用《中国药典》附录方法，并注意操作及文字上的衔接和预处理方法的制定。对于制剂的检查，在《中国药典》附录中收录了片剂、注射剂、颗粒剂等各种剂型的一般检查项目。各类制剂，除另有规定外，均应符合各制剂通则项下有关的各项规定。

5. 含量测定或效价测定 凡用理化方法测定药物含量，按有效物质的质量计算的称"含量测定"。凡以生物学方法或生化方法测定生理活性物质，并按效价单位计算的，称"效价测定"。对于效价测定，应强调所选用方法的选择性和专属性，以及反应与药效之间的相关性，并规定可信限率。

对于原料药含量测定方法的选择，除应考虑测定有效部分外，应着眼于测定方法的精密度与准确性，这是因为原料药的纯度较高，含量限度要求严格，若方法本身的误差较大，就无法从含量测定结果中严格评价质量上的优劣。对于制剂的含量测定方法的选择，除应考虑测定有效部分外，应着眼于测定方法的灵敏度与选择性，这是因为制剂的含量较低，干扰物多，若方法本身的选择性差或灵敏度低，就无法排除干扰或是无法检测。

四、药品质量稳定性研究原则和内容

稳定性试验的目的是考察原料药或药物制剂在温度、湿度、光线的影响下随时间变化的规律，为药品的生产、包装、贮存、运输条件提供科学依据，同时通过试验建立药品的有效期。稳定性试验包括影响因素试验、加速试验与长期试验。

影响因素试验适用于原料药的考察，用一批原料药进行。影响因素试验（包括高温、高湿和强光照射试验等）在比加速试验更激烈的条件下进行。其目的是探讨药物的固有稳定性、了解影响其稳定性的因素及可能的降解途径与降解产物，为制剂生产工艺、包装、贮存条件与建立降解产物的分析方法提供科学依据。

加速试验适用于原料药与药物制剂，要求取供试品三批，市售包装。此项试验是在超常的条件下进行的。其目的是通过加速药物的化学或物理变化，探讨药物的稳定性，为药品审评、包装、运输及贮存提供必要的资料。

长期试验适用于原料药与药物制剂，要求取供试品三批，市售包装，此项试验是在接近药物的实际贮存条件（25±2）℃进行，其目的为制订药物的有效期提供依据。

稳定性试验的基本要求有以下几个方面：①研究药物稳定性，要采用专属性强、准确、精密、灵敏的药物分析方法与有关物质（含降解产物及其他变化所生成的产物）的检查方法，并对方法进行验证，以保证药物稳定性结果的可靠性。在稳定性试验中，应重视有关物质的检查。②原料药供试品应是在一定生产规模下生产的，供试品量相当于制剂稳定性试验所要求的批量，原料药合成工艺路线、方法、步骤应与工业生产一致。药物制剂的供试品应是放大试验的产品（如片剂或胶囊剂在 10 000 片左右或 10 000 粒左右，特殊剂型、特殊品种所需数量、根据具体情况灵活掌握）、其处方与生产工艺应与工业生产一致。③供试品的质量标准应与各项基础研究及临床验证所使用的供试品的质量标准一致。④加速试验与长期试验所用供试品的容器和包装材料及包装方式应与上市产品一致。

五、药品质量标准与起草说明

"药品质量标准与起草说明"是一个文件，它是标准制定或新药申报资料中的重要部分。其内容和编写顺序由各类"新药申报资料形式要点"确定。它具有一定的格式，不同于研究报告，不能以综述性讨论方式书写，需按照规定项目依次说明。

（一）原料药质量标准的起草说明

原料药质量标准的起草说明应包括以下内容：

1. 概况　说明本品的临床用途、我国投产历史、有关工艺改革及重大科研成就、国外药典收载情况、目前国内生产情况与质量水平。

2. 生产工艺　用化学反应式表明合成路线，或用简明的工艺流程图表示，说明精制方法及可能引入的杂质。

3. 标准制订的意见或理由　按标准内容依次说明。

（1）其中鉴别、检查、含量测定要说明原理、操作中的注意事项、数批样品测定结果、方法选择的理由、限量规定的依据。

（2）此外要说明名称、性状、物理常数、贮藏条件等的描述依据。

4. 与国外药典或原标准进行对比　并对本标准的水平进行评价。

5. 起草单位及复核单位对本标准的意见　包括尚存在的问题及今后改进意见。

6. 列出主要参考文献

（二）制剂质量标准的起草说明

新增制剂药品质量标准的起草说明还应包括：

1. 处方　列出附加剂的名称和用量。

2. 制法　列出简要的制备方法。

3. 标准制订的意见和理由　除与原料药要求相同外，还应有对制剂有效期建议的说明。

（三）其他部分说明

对于在制订质量标准研究中所做过的实验都应在起草说明中进行阐述。对于因不完善或失败等因素而暂不能收载于正文的实验，应提供相关资料，阐明理由，以便有关部门判定是否需要进一步研究。

（四）对药典已收载品种的修订说明

对药典已收载品种还应根据以下情况分别说明：

（1）对药典附录方法有实质性修改的项目，如崩解时限法、栓剂、气雾剂等，应说明依照新附录对产品考核结果，并列出具体数据。

（2）对原标准的检验方法进行修改的项目或新增的检验项目，要说明增修订理由，方法来源，并写出产品的检验数据。含量测定方法的修改要附有专题研究材料。

（3）对原标准限度的修订，要说明理由并列表说明产品的检验数据及与国外药典本项目的比较，对不修订部分，要写出综合材料说明不修订的理由。

六、药品注册

药品注册是国家食品药品监督管理局根据药品注册申请人的申请，依照法定程序，对拟上市销售药品的安全性、有效性、质量可控性等进行审查，并决定是否同意其申请的审批过程。这里所谓的药品注册申请人（以下简称"申请人"），是指提出药品注册申请并承担相应法律责任的机构。在中华人民共和国境内申请药物临床试验、药品生产和药品进口，以及进行药品审批、注册检验和监督管理，适用本办法，此项工作由国家食品药品监督管理局主管。下面介绍我国 2007 年 10 月 1 日起施行的《药品注册管理办法》中一些重要规定。

《药品注册管理办法》于 2007 年 6 月 18 日经国家食品药品监督管理局局务会审议通过，自

2007 年 10 月 1 日起施行。国家食品药品监督管理局于 2005 年 2 月 28 日公布的《药品注册管理办法》（国家食品药品监督管理局令第 17 号）同时废止。

2007 年所施行的《药品注册管理办法》主要内容：总则、基本要求、药物的临床试验、新药申请的申报与审批、仿制药的申报与审批、进口药品的申报与审批、非处方药的申报、补充申请的申报与审批、药品再注册、药品注册检验、药品注册标准和说明书、时限、复审、法律责任及附则共 15 章内容。除此以外，《药品注册管理办法》还附有 5 个附件：① 中药、天然药物注册分类及申报资料要求；② 化学药品注册分类及申报资料要求；③ 生物制品注册分类及申报资料要求；④ 药品补充申请注册事项及申报资料要求；⑤ 药品再注册申报资料项目。附件分别对中药、天然药物、化学药品和生物制品注册分类及申报资料要求进行了相关规定。而所谓的补充申请，是新药申请、仿制药申请或者进口药品申请经批准后，改变、增加或者取消原批准事项或者内容的注册申请。再注册申请，是药品批准证明文件有效期满后申请人拟继续生产或者进口该药品的注册申请。

药品注册申请包括新药申请、仿制药申请、进口药品申请及其补充申请和再注册申请。其中境内申请人申请药品注册按照新药申请、仿制药申请的程序和要求办理，境外申请人申请进口药品注册按照进口药品申请的程序和要求办理。申请人应当提供充分可靠的研究数据，证明药品的安全性、有效性和质量可控性，并对全部资料的真实性负责。药品注册所报送的资料引用文献应当注明著作名称、刊物名称及卷、期、页等；未公开发表的文献资料应当提供资料所有者许可使用的证明文件。外文资料应当按照要求提供中文译本。药品注册过程中，药品监督管理部门应当对非临床研究、临床试验进行现场核查、有因核查，以及批准上市前的生产现场检查，以确认申报资料的真实性、准确性和完整性。申请人获得药品批准文号后，应当按照国家食品药品监督管理局批准的生产工艺生产。药品监督管理部门根据批准的生产工艺和质量标准对申请人的生产情况进行监督检查。

第 3 节　药品质量标准分类

一、国家药品标准

国务院药品监督管理部门颁布的《中华人民共和国药典》和药品标准为国家药品标准。国家药品标准中所收载的比其他药品标准成熟，且具有法定约束力。《中华人民共和国药品管理法》明确规定"药品必须符合国家药品标准"。国家药品标准分为《中华人民共和国药典》和药品标准两种。药典本身就是药品标准，但只有非常成熟的药品检验方法才可以收载到药典。其他标准虽然不如药典收载的药品成熟，但由省药检所复核，国家药监局发布，也具有法定约束力。

药典是记载药品标准的法典，由国家卫生行政部门主持编纂、颁布实施。药典和其他法令一样具有约束力。凡属药典收载的药品，其质量不符合规定标准的均不得出厂、销售及使用。

我国药典其后以括号注明是哪一年版，如《中国药典》（1995 年版）；如用英文表示则为 Chinese Pharmacopoeia，缩写为 Ch. P. 。中华人民共和国成立以来，我国已经出版了九版药典（1953、1963、1977、1985、1990、1995、2000、2005 和 2010 年版）。

现行版的《中国药典》为 2010 年版，该版药典分为三部。一部收载药材及饮片、植物油脂和提取物、成方制剂和单味制剂等；二部收载化学药品、抗生素、生化药品、放射性药品以及药用辅料等；三部收载生物制品。

药典的内容一般分为凡例、正文、附录和索引四部分。药典的凡例是为解释和使用中国药典，正确进行质量检验提供指导原则，分为九个部分：① 名称及编排；② 标准规定；③ 检验方法和限度；④ 对照品和标准品；⑤ 计量；⑥ 精确度；⑦ 试药、试液、指示剂；⑧ 动物实验；⑨ 包装、标签。在新版药典凡例条款中，明确了"凡例"中的有关规定同样具有法定的约束力。正文部分为所收载药品或制剂的质量标准。药品质量的内涵包括三个方面：真伪、纯度、品质优良度。三者的集中表现即使用过程中的有效性和安全性。因此，药品质量标准的内容一般应包括以下诸项：法定名称、来源、性状、鉴别、纯度检查、含量测定、类别、剂量、规格、贮藏、制剂等。附录包括制剂通则和通用检测方法，如一般鉴别试验、一般杂质检查方法、有关物理常数测定法、试剂配制法、氧瓶燃烧法、分光光度法以及色谱法等内容，而红外吸收光谱已另成专辑出版。1995年之后的药典除有中文品名目次外，还有汉语拼音索引和英文索引。

二、临床研究用药品质量标准

根据我国药品管理法的规定，已在研制的新药，在进行临床试验或使用之前应先得到国家食品药品监督管理局的批准。为了保证临床用药的安全和使临床研究结论的可靠，还需有一个由新药研制单位制订并由国家食品药品监督管理局批准的临时性的质量标准，即所谓的临床研究用药品质量标准。该标准仅在临床试验期间有效，并且仅供研制单位与临床试验单位使用。

三、暂行或试行药品标准

新药申报试生产时所使用的药品标准称为"暂行药品标准"。该标准执行两年后，如果药品质量稳定，则药品由试生产转为正式生产，而药品标准也改为"试行药品标准"。根据2002年8月4日颁布的《药品管理法实施条例》规定：生产有试行标准的药品，应当按照国务院药品监督管理部门的规定，在试行期满前3个月，提出转正申请；国务院药品监督管理部门应当自试行期满之日起12个月内对该试行标准进行审查，对符合国务院药品监督管理部门规定的转正要求的，转为正式标准；对试行标准期满未按照规定提出转正申请或者原试行标准不符合转正要求的，国务院药品监督管理部门应当撤销该试行标准和依据该试行标准生产药品的批准文号。

四、企业标准

药品企业标准指药品生产企业所制定的产品标准和在企业内需要协调、统一的技术要求及管理、工作要求所制定的标准。企业标准体系包括技术标准、管理标准和工作标准。企业标准属于非法定标准，仅在企业内部有约束力。对已有国家标准、行业标准和地方标准的，国家鼓励企业制订严于国家标准、行业标准或地方标准的企业标准，在企业内部适用。企业标准对保护优质产品及防伪等方面起重要作用。

第4节　药品检验工作的机构和基本程序

一、药品检验工作的机构

药品检验工作的根本目的就是保证人民用药的安全、有效。药物分析工作者必须具备严谨求实和一丝不苟的工作态度，必须具有熟练、正确的操作技能以及良好的科学作风，从而保证药品检验工作的公正性。

《中华人民共和国药品管理法》规定："药品必须符合国家药品标准"，不合格的药品不得出厂、销售、使用。药品在出厂前必须经药品生产单位的质量部门检验合格，才能在市场上销售。我国的主要法定药品检验机构：国家食品药品监督管理局领导下的中国食品药品检定研究院和各省、市、自治区的药品检验所。中国食品药品检定研究院是国家级的药品检验机构，而各省、市、自治区的药品检验所则依法承担各辖区内的药品质量检验工作。

法定药品检验机构应当具有科学性、公正性，保证药品的质量和药品生产单位的正当权益。《中华人民共和国药品管理法》规定药品生产、经营企业和医疗机构中的药品检验部门或人员应当接受当地药品检验机构的业务指导。而若药品检验机构出具的检验结果不实，造成损失的，应当承担相应的赔偿责任。药品检验机构在药品抽检时取样应至少为检验所需用量的 3 倍，以便进行检验、复检及留样。

另外还有一些其他的非国家法定药品检验机构，如：药品生产企业的质量检验部门、经营部门的药品检验室、医院制剂部门的检验机构等。

二、药品检验工作的基本程序

药品检验工作的基本程序一般为取样、鉴别、检查、含量测定、写出检验报告。

1. 取样 分析任何药品首先是取样，要从大量的样品中取出少量样品进行分析，应考虑取样的科学性、真实性和代表性，不然就失去了检验的意义。因此，取样的基本原则应该是均匀、合理。如生产规模的固体原料药的取样须采用取样探子。

2. 药物的鉴别 依据药物的化学结构和理化性质进行某些化学反应，测定某些理化常数或光谱特征，来判断药物及其制剂的真伪。通常，某一项鉴别试验，如官能团反应、焰色反应，只能表示药物的某一特征，绝不能将其作为判断的唯一依据。因此，药物的鉴别不只单项试验就能完成，而是采用一组（两个或几个）试验项目全面评价一个药物，力求使结论正确无误。例如，《中国药典》在醋酸可的松鉴别项下规定了一个母核呈色反应、一个官能团反应以及一个紫外吸收光谱特征。

3. 药物的检查 药物在不影响疗效及人体健康的原则下，可以允许生产过程和贮藏过程中引入的微量杂质的存在。通常按照药品质量标准规定的项目进行"限度检查"，以判断药物的纯度是否符合限量规定要求，所以也可称为纯度检查。

4. 药物的含量测定 含量测定就是测定药物中主要有效成分的含量。一般采用化学分析或理化分析方法来测定，以确定药物的含量是否符合药品标准的规定要求。关于药物含量测定的具体内容将在各类药物章节中予以详细的论述。

概括起来，鉴别是用来判定药物的真伪，而检查和含量测定则可用来判定药物的优劣。所以，判断一个药物的质量是否符合要求，必须全面考虑鉴别、检查与含量测定三者的检验结果。除此之外，尚有药物的性状要求。性状在评价质量优劣方面同样具有重要意义。如醋酸可的松性状项下有晶型、臭味、溶解度、比旋度和吸收系数的规定。

在一定程度上，药物的外观、色泽、气味、晶型、物理常数等性状能综合地反映药品的内在质量，应予重视。

5. 检验报告的书写 上述药品检验及其结果必须有完整的原始记录，实验数据必须真实，不得涂改，全部项目检验完毕后，还应写出检验报告，并根据检验结果作出明确的结论。通常会出现下列 4 种情况：①全面检验后，各项指标均符合质量标准；②全面检验后有个别项目不符合规定，但尚可供药用；③全面检验后不可药用，或虽未全面检验，但主要项目不符合规定，不可供药用；④ 根据送检者要求，仅对个别项目作出检验是否合格的结论。例如葡萄糖原料药的检验，各项指标均符合药品质量标准时，检验报告给出相应项目合格的结论或具体测定数据；若葡萄糖检验项目仅乙醇溶液的澄清度不符合规定，则认为可改作口服用，但不得供制备注射剂用。又如葡萄糖注射液经全面检验，其热原检查不符合《中国药典》的规定，结论为不得供药用。

药物分析工作者在完成药品检验工作，写出书面报告后，还应对不符合规定的药品提出处理意见，以便供有关部门参考，并尽快地使药品的质量符合要求。

第5节 药品检验工作的标准操作规程

药品检验是保证人民用药安全有效和评价药品质量的重要手段，也为贯彻实施《中华人民共和国药品管理法》和执行《中华人民共和国药典》之重要环节。我国地域辽阔，各地情况迥异，各省市药品检验机构的技术力量、检测能力及业务管理水平也有差异。为了促进全国各地药品检验机构检验数据与结论报告的正确、可靠和一致，药品检验实验操作必须规范化、标准化。同时这也是药品检验机构实验室管理规范化的重要内容。为此中国食品药品检定研究院组织全国各药品检验所共同编写了《中国药品检验标准操作规范》。

《中国药品检验标准操作规范》至2010年止已经出版了四版，即1996年版、2000年版、2005年版和2010年版。1996年版和2000年版两版《中国药品检验标准操作规范》只有一卷，药品检验所用仪器的操作规程均列在相关仪器检测方法之后。由于科学技术的进步，药品检验技术方面均日益向仪器检测方式发展，药检系统仪器设备不断更新充实，因而在组织编写本版各项仪器操作规程中，各地寄来众多型号国内外厂家生产的药品检验仪器操作方法文稿，为此编委会从2005年版开始将标准操作规范分为两卷出版。上卷为《中国药品检验标准操作规范》，收载《中国药典》附录中对于各项药品质量检测方法、各类制剂及生物测定、中药等诸多方面检验操作规范化的要求，另卷为《药品检验仪器操作规程》，将药品质量检测中所用仪器（包括通用型分析仪器与专用型检测仪器）的标准操作规程汇编成册，单独出版。

2010年版《中国药品检验标准操作规范》主要收载《中华人民共和国药典》附录对于各项药品质量检测方法、各类制剂以及生物测定、中药等诸多方面检验操作规范化的要求，是执行《中华人民共和国药典》标准的重要依据和补充。2010年版《中国药品检验标准操作规范》由中国食品药品检定研究院组织编写，现已出版发行。2010年版《药品检验仪器操作规程》由中国食品药品检定研究院组织全国有关药检所编写，收载的内容主要是各项仪器常规使用的基本的规范性操作，其中收载的仪器操作规程共计446项，新起草的规程205项。对于药品质量检验的标准规范化发挥着巨大作用。

第6节 药物分析的数据处理

一、误差

在药物分析中常常需要进行定量分析，但任何一次测量的测量值都不可能与真实值完全相符，只能尽可能接近真实值。误差指测量结果偏离真值的程度，即用测量技术所能达到的最完善的方法，测出的数值也和真实值存在差异，这种测量值和真实值的差异称为误差。

（一）误差的分类

1. 绝对误差（absolute error）**和相对误差**（relative error）　误差有绝对误差和相对误差两种表示方法。

绝对误差（E）表示测量值与真实值之差，设被测量的真值（真正的大小）为 a，测得值为 x，绝对误差为 E，则 $E=x-a$。

绝对误差的单位与测量值的单位相同，误差可正可负，其绝对值越小，准确度越高。

相对误差（RE）表示绝对误差与真实值之比，设被测量的真值（真正的大小）为 a，测得值为 x，相对误差为 RE，则 $RE=\dfrac{x-a}{x}\times100\%$。

相对误差是一个百分数，无单位，同样可正可负，其绝对值越小，准确度越高。一般来说，相对误差更能反映测量的可信程度。

2. 系统误差（systematic error）**和偶然误差**（accidental error）　误差的来源可以分为系统误差（也称为可定误差）和偶然误差（也称为随机误差）。

系统误差是由一些固有的因素（如测量方法的缺陷）产生的，一般由方法、仪器试剂和操作三方面原因产生。系统误差一般有固定的大小和方向，可重复出现，理论上总是可以通过一定的手段来消除。

偶然误差，顾名思义，它是随机产生的，不可预计的。如实验过程中的温度、电压及平行操作的微小差异等因素都可能引入偶然误差。偶然误差随着多次的测量而变化，其大小和方向都是不固定的，是不可消除的。在这个意义上，测量对象的真值是永远不可知的，只能通过多次测量获得的均值尽量逼近。

实验表明，大量次数的测量所得到的一系列数据的偶然误差服从统计学上所谓的"正态分布"或称"高斯分布"，且服从一定的统计规律，这些规律：

（1）绝对值相等的正误差与负误差出现机会相同；

（2）绝对值小的误差比绝对值大的误差出现的机会多；

（3）误差不会超出一定的范围。

（二）误差的传递

每一个分析结果，都是要通过一系列的测量操作步骤后获得的。而其中的每一个步骤可能发生的误差都会对分析结果产生影响，称为误差的传递。那么产生在各测量值的误差是怎样影响分析结果的呢？分析结果计算式多数是加减式和乘除式，另外是指数式。下面分别讨论系统误差的传递和偶然误差的传递。

1. 系统误差的传递

设：R 为 A、B、C 3 个测量值计算的结果；E 为各项相应的误差。

（1）加减运算：分析结果的绝对误差 E_R 等于各个测量值的绝对误差的代数和或差。

如果分析结果 R 与测量值 A、B、C 有如下关系：$R=A+B-C$，则其误差传递的关系式：$E_R=E_A+E_B-E_C$。

（2）乘除运算：分析结果的相对误差，是各测量步骤相对误差的代数和（即：在乘法运算中，分析结果的相对误差是各个测量值的相对误差之和，而除法则是它们的差）。

如果分析结果 R 与测量值 A、B、C 有如下关系：$R=\dfrac{AB}{C}$，则其误差传递的关系式：$\dfrac{E_R}{R}=\dfrac{E_A}{A}+\dfrac{E_B}{B}-\dfrac{E_C}{C}$。

（3）指数运算：有指数关系分析结果的相对误差，为测量值的相对误差的指数倍。

如果分析结果 R 与测量值 A 有如下关系：$R=mA^n$，则其误差传递的关系式：$\dfrac{E_R}{R}=n\dfrac{E_A}{A}$。

（4）对数运算：分析结果的绝对误差 E_R 可根据公式进行计算。

如果分析结果 R 与测量值 A 有如下关系：$R=m\lg A$，则其误差传递的关系式：$E_R=0.434m\dfrac{E_A}{A}$。

2. 偶然误差的传递

设：R 为 A、B、C 三个测量值计算的结果；S 为各项相应的标准偏差。

（1）加减运算：分析结果的方差（标准偏差的平方）是各测量值方差的和。

如果分析结果 R 与测量值 A、B、C 有如下关系：$R=A+B-C$，则 $S_R^2=S_A^2+S_B^2+S_C^2$。

（2）乘除运算：分析结果的相对标准偏差的平方是各测量值相对平均偏差平方的和。

如果分析结果 R 与测量值 A、B、C 有如下关系：$R=\dfrac{AB}{C}$，则 $\left(\dfrac{S_R}{R}\right)^2=\left(\dfrac{S_A}{A}\right)^2+\left(\dfrac{S_B}{B}\right)^2+\left(\dfrac{S_C}{C}\right)^2$。

（3）指数运算：对于 $R=A^n$，结果的相对偏差是测量值相对偏差的 n 倍。

如果分析结果 R 与测量值 A 有如下关系：$R=A^n$，则 $\dfrac{S_R}{R}=n\dfrac{S_A}{A}$。

（4）对数运算：分析结果的标准偏差 S_R 可根据公式进行计算。

如果分析结果 R 与测量值 A 有如下关系：$R=m\lg A$，则其误差传递的关系式为：$S_R=0.434m\dfrac{S_A}{A}$。

（三）减少误差的方法

对试样进行分析测试的目的，是希望得到物质的最真实的信息，以指导生产和科研。因此，如何提高分析测定结果的准确度，是分析测试工作的核心问题。要提高分析结果的准确度，就必须减少系统误差和偶然误差。减少误差的主要方法：

1. 选择合适的分析方法　各种分析方法的准确度和灵敏度不相同，必须根据被测组分的具体含量和测定的要求来选择方法。例如，用重铬酸钾法测得铁的质量分数为 40.20%，方法的相对误差为 0.2%，则铁的含量为 $40.12\%\sim40.28\%$。同一样品用直接比色法测定，因方法的相对误差为 2%，得铁的含量为 $41.0\%\sim39.4\%$，误差显然较大。化学分析法准确度一般比仪器分析法高，但灵敏度较低。所以对于高含量的组分应采用化学分析法测定，而低含量的组分则应选择仪器分析法测定。

2. 减小测量误差　为保证分析结果的准确度，要十分注意在每一步的操作中减小测量误差。如分析天平称取样品量，一般的分析天平有 $\pm0.0002g$ 的称量误差，为使测量时的相对误差小于 0.1%，则试样的量不能少于 $0.2g$。还有滴定管读数误差与消耗体积的量与测定的相对误差的关系等。

3. 减小随机误差　在消除或校正了系统误差前提下，减少偶然误差可以提高测定的准确度，可通过适当增多测定次数以减小随机误差。

4. 消除系统误差　要提高分析结果准确度，就要发现和消除系统误差。系统误差来源于确定因素，为了发现并消除（或校正）系统误差，可选用下面几种方法：对照实验、回收实验、空白实验、仪器校正。

（1）对照实验：要检查一个分析方法是否存在误差可以进行对照实验。称取一定量纯试剂进行测定，看测定结果与理论计算值是否相符。对于实际的样品（比较复杂，除了被测定组分外，还存有其他组分），可采用已知含量的标准试样（试样中的各组分含量已知）进行对照实验更合理。

（2）回收实验：可在几份相同试样中加入适量待测组分的纯品，以相同条件进行测定，按下式计算回收率：

$$回收率 = \frac{添加组分试样测定值 - 原试样测定值}{组分添加量} \times 100\%$$

回收率越高则认为方法越可靠。

（3）空白实验：由于试剂、蒸馏水或实验器皿含有被测组分或干扰物质，致使测定时观测值增加（如滴定分析中多消耗标准溶液）导致系统误差时，常用空白实验进行校正。空白实验的方法：在不加试样的情况下，进行相同条件步骤的测定，所得结果称为空白值。在试样测定中扣除空白值，可消除此类系统误差。

（4）仪器校正：在进行测定时，仪器读数刻度、量器刻度、砝码等标出值与实际值的细小差异也会影响测定的准确度，应进行校正并求出校正值，在测定值中加入校正值，可消除此类系统误差。

二、有效数字及其运算规则

测量结果都是包含误差的近似数据，在其记录、计算时应以测量可能达到的精度为依据来确定数据的位数和取位。如果参加计算的数据的位数取少了，就会影响计算结果的应有精度；如果位数取多了，易使人误认为测量精度很高，且增加了不必要的计算工作量。

（一）有效数字

有效数字（significant figure）指在分析工作中实际能够测量到的数字。所谓"能够测量到"指的是包括最后一位估计的数字。我们把通过直读获得的准确数字叫做可靠数字；把通过估读得到的那部分数字叫做存疑数字；把测量结果中能够反映被测量大小的带有一位存疑数字的全部数字叫有效数字。一般而言，对一个数据取其可靠位数的全部数字加上第一位存疑数字，就称为这个数据的有效数字。

有效数字的位数与被测物的大小和测量仪器的精密度有关。如用直尺测得某物体的长度为8.65cm，若改用千分尺来测，其有效数字的位数则应有5位。实验中的数字与数学上的数字是不一样的，如数学的8.65＝8.650＝8.6500，而实验的8.65≠8.650≠8.6500。因此有效数字在一定程度上反映了测量值的不确定度（或误差限值）。测量值的有效数字位数越多，测量的相对不确定度越小；有效数字位数越少，相对不确定度就越大。

有效数字中只应保留一位欠准数字，因此在记录测量数据时，只有最后一位有效数字是欠准数字。在欠准数字中，要特别注意0的情况。第一个非零数字前的0不是有效数字，第一个非零数字以及之后的所有数字（包括0）都是有效数字。0在非零数字之间与末尾时均为有效数字；在小数点前或小数点后均不为有效数字。如0.045和0.45与小数点无关，均为两位有效数字。356与132均为3位有效数字。而π等常数，具有无限位数的有效数字，在运算时可根据需要取适当的位数。

有效数字与数学的数有着不同的含义。数学上的数只表示大小，有效数字则不仅表示量的大小，而且反映了所用仪器的准确程度。例如，"取6.5gNaCl"，这不仅说明NaCl质量6.5g，而且表明用感量0.1g的台秤称就可以了，若是"取6.5000gNaCl"，则表明一定要在分析天平上称取。在记录有效数字时，规定只允许数的末位欠准，而且只能差±1个单位。如果在分析天平上称量下列物质：称量瓶、Na_2CO_3、$H_2C_2O_4 \cdot 2H_2O$、称量纸，所得到的质量结果都必须保留4位小数：10.1430g、2.1045g、0.2104g、0.0120g。有效数字位数：6位、5位、4位、3位。

由上述可知，有效数字还表示了称量误差。对感量 0.1g 的台秤称 6.5gNaCl，绝对误差为 0.1g，相对误差为 0.002％。对感量为 0.0001g 的分析天平称 6.5000gNaCl，绝对误差为0.0001g，相对误差为 0.2％。所以，记录测量数据时，不能随便乱写，不然就会夸大或缩小了准确度。用分析天平称 6.5000gNaCl 后，如果记成 6.50g，则相对误差就由 0.002％ 夸大到 0.2％。总而言之，测量结果所记录的数字，应与所用仪器测量的准确度相适应。

单位的变换不应改变有效数字的位数。因此，实验中要求尽量使用科学计数法表示数据。如 300.4m 可记为 0.3004km。但若用 cm 和 mm 作单位时，数学上可记为 30 040cm 和 300 400mm，但却改变了有效数字的位数，这是不可取的，应采用科学计数法记为 3.004×10^4 cm 和 3.004×10^5 mm。

例 1-1　判断下列数字的有效位数：0.0109，3.109×10^5，5 200 000 000，0.0230，1.20，1100.024。

解：0.0109，共有 3 位有效数字。前面两个 0 不是有效数字，后面的 109 均为有效数字（注意，中间的 0 也算）。

3.109×10^5 中，共有 4 位有效数字。3、1、0、9 均为有效数字，后面的 10 的 5 次方不是有效数字。

5 200 000 000，共有 10 位有效数字，全部数字都是有效数字。

0.0230，共有 3 位有效数字。其中前面的两个 0 不是有效数字，后面的 230 均为有效数字（后面的 0 也算）。

1.20 有 3 个有效数字。

1100.024 有 7 个有效数字。

（二）有效数字的修约

在计算时，其计算结果要受误差最大测量值的有效数字位数的限制。因此，常需将有效数字位数较多的测量值的多余数字舍弃，这种舍弃多余数字的过程就称为数字修约，其基本原则如下：

1. 采用"四舍六入五成双"的规则进行修约　当保留 n 位有效数字时，若第 $n+1$ 位数字≤4 就舍掉；若第 $n+1$ 位数字≥6 时，则第 n 位数字进 1；若第 $n+1$ 位数字＝5 且后面数字为 0 时，则第 n 位数字若为偶数时就舍掉后面的数字，第 n 位数字为奇数时进 1；若第 $n+1$ 位数字＝5 且后面还有不为 0 的任何数字时，无论第 n 位数字是奇或是偶都进 1。

如将下组数据保留 3 位有效数字

45.77→45.8；43.03→43.0；0.266 47→0.266；10.3500→10.4；

38.25→38.2；47.15→47.2；25.6500→25.6；20.6512→20.7；

2.998×10^4→3.00×10^4

例 1-2　修约下列数字，要求小数点后保留 2 位。

1.2349；1.2351；1.2050；1.2051；1.2245

答案：1.23；1.24；1.20；1.21；1.22

解答：根据有效数字修约规则"四舍六入五成双"进行修约。1.2349 要舍去部分为 49，比 5 小，故舍去为 1.23；1.2351 要舍去部分为 51，比 5 大，故进位为 1.24；1.2050 小数点后第三位是 5，0 视为偶数，若 5 进位则成奇数，故舍去为 1.20；1.2051 要舍去部分为 51，比 5 大，故进位为 1.21；1.2245 要舍去部分为 45，比 5 小，故舍去为 1.22。

2. 禁止分次修约　只允许对原测量值一次修约至所需位数，不能分次修约。例如，将数据 1.3467 修约为两位，应 1.3567→1.3；若分次修约：1.3467 →1.347 →1.35 →1.4 就不对了。

3. 可多保留一位有效数字进行运算　在大量运算中，为了提高运算速度，而又不使修约误差迅速累积，可采用"安全数字"。即将参与运算各数的有效数字修约到比绝对误差最大的数据保留一位，运算后，再将结果修约到应有的位数。

4. 修约标准偏差 对标准偏差的修约，其结果应使准确度降低。例如，某计算结果的标准偏差为 0.196，取两位有效数字，宜修约成 0.20。表示标准偏差和 RSD 时，一般取两位有效数字。

（三）有效数字的计算规则

一般来讲，有效数字的运算过程中，有很多规则。为了应用方便，将其归纳整理为如下一般规则和具体规则两类：

1. 一般规则

（1）可靠数字之间运算的结果为可靠数字；

（2）可靠数字与存疑数字，存疑数字与存疑数字之间运算的结果为存疑数字；

（3）测量数据一般只保留一位存疑数字；

（4）运算结果的有效数字位数不由数学或物理常数来确定，数学与物理常数的有效数字位数可任意选取，一般选取的位数应比测量数据中位数最少者多取一位。例如：可取 $\pi=3.14$ 或 3.142 或 3.1416······

（5）运算结果将多余的存疑数字舍去时应按照"四舍六入五成双"的法则进行处理。

2. 具体规则

（1）加减法，有效数字是只含一位可疑数字的数。有效数字相加减所得到的数字也只能是含 1 位可疑数字的数。故加减运算时的修约是以小数点后位数最少的数字来决定，将小数点后多余的有效数字修约合弃，再进行加减计算。计算结果也使小数点后保留相同的位数。

例 1-3 计算 $20.3+3.45+1.5843=$？

修约：$20.3+3.4+1.6=25.3$

在此项计算中，20.3 中的小数点后一位数 3 已是可疑数字，所以在进行加减后，小数点后一位无论如何也是可疑数字。在计算时就没有必要对小数点后两位进行计算，直接都修约成为小数点后保留一位数字，再进行计算。

（2）乘除法，看有效数字的个数（以个数少的为准）；先按有效数字最少的数据保留其他各数的位数，再进行乘除运算，计算结果仍保留相同有效数字。

例 1-4 计算 $0.0234\times45.64\times2.05894=$？

修约：$0.0234\times45.6\times2.06=$？

计算后结果：2.198 102 4，结果仍保留为 3 位有效数字。

记录：$0.0234\times45.6\times2.06=2.20$

（3）取对数（不管是常用对数还是自然对数），按照有效数字的个数来确定小数点后的位数（位数等于个数）；

（4）取反对数，按照小数点后的位数来确定有效数字的个数（个数等于位数）；

（5）科学常数和整数可以取任意位有效数字。

三、相关与回归

世界上的事物或多或少存在着某种联系。在药物分析中也是如此，比如说用紫外分光光度法测溶液浓度时，溶液浓度与吸光度就存在一定的联系。要研究这些变量之间的关系，可以通过统计的方法进行，而这种统计的方法主要是相关分析和回归分析两种。

（一）相关分析

相关分析法就是对现象进行相关性质和相关密切程度分析的方法，分析现象间是否有关系及相关的密切程度。

变量之间存在着相互的联系，如果进一步考察，可以发现，这些联系又可以分为函数关系和相关关系两种不同的类型。

（1）函数关系：指变量之间存在的相互依存的关系，它们之间的关系值是确定的。例如，$S=\pi R^2$，圆的面积随着半径而变动。

（2）相关关系：是两个现象数值变化不完全确定的随机关系，是一种不完全确定的依存关系。例如，身高与体重之间就存在着一定的联系，虽然不是绝对如此，但一般情况下身体越高体重也越重。

相关关系与函数关系有一定的区别。函数关系指变量之间的关系是确定的，而相关关系的两变量的关系则是不确定的，可以在一定范围内变动；函数关系变量之间的依存可以用一定的方程表现出来，可以给定自变量来推算因变量，而相关关系则不能用一定的方程表示。函数关系是相关关系的特例，即函数关系是完全的相关关系，相关关系是不完全的相关关系。

在药物分析中，由于各种原因，两个变量之间的关系一般不确定，在一定范围内变动，所以一般属于相关关系而非函数关系。

在统计学中用相关系数 r 来表示变量间的相关性。相关系数 r 必定是介于 -1 和 1 之间的一个数。$r>0$，表明变量之间正相关；$r<0$，表明变量之间负相关。当 $|r|=1$ 时，表示 x 与 y 两变量完全线性相关，即 x 与 y 之间存在着函数关系；$|r|=0$，表明变量之间没有线性关系，当 $0<|r|\leqslant 0.3$ 为弱相关；$0.3<|r|\leqslant 0.5$ 为低度相关；$0.5<|r|\leqslant 0.8$ 为显著相关；$0.8<|r|\leqslant 1$ 为高度相关。

若对两个变量 x 和 y 进行多次测量，则可按下式计算其相关系数：

$$r=\frac{\sum\limits_{i=1}^{n}(x_i-\overline{x})(y_i-\overline{y})}{\sqrt{\sum\limits_{i=1}^{n}(x_i-\overline{x})^2\times\sum\limits_{i=1}^{n}(y_i-\overline{y})^2}} \tag{1-1}$$

（二）回归分析

回归分析法就是对现象之间的规律性进行分析的方法。通过对相关现象的实际观察值，采用数学方法回归为直线或曲线形式的方程，以反映现象之间的数量关系及变化规律。

通过相关分析可以说明变量之间相关关系的方向和程度，但是却不能说明变量之间具体的数量因果关系。当自变量给出一个数值时，因变量可能取值是多少，这是相关分析不能解决的。这需要通过新的方法，即回归分析。

"回归"意思源于19世纪英国生物学家葛尔登（Francis Galton）对人体遗传学的研究，他发现子女有回归或回复到上一代原有特性的倾向。葛尔登的学生统计学家皮尔生把这一概念和数理统计方法结合，最终形成了回归分析的理论体系。

在回归分析中，如果变量之间的回归模型是直线方程，则这类回归分析为线性回归分析（直线回归），该直线方程成为线性回归方程。具体来说，如果直线方程中只有一个自变量和一个因变量，称之为简单线性回归分析；若存在一组自变量和多个因变量，称之为多元线性回归分析。线性回归分析是整个回归分析的基础，因此本书重点介绍。

简单线性回归分析主要任务是在唯一的自变量 x 和因变量 y 之间建立一个直线函数，其表现形式：

$$\hat{y}=a+bx \tag{1-2}$$

需要指出的是：x 是自变量，$\hat{y}$ 是因变量的 y 的估计值，又称理论值。

$$b = \frac{n\sum_{i=1}^{n} x_i y_i - \sum_{i=1}^{n} x_i \cdot \sum_{i=1}^{n} y_i}{n\sum_{i=1}^{n} x_i^2 - (\sum_{i=1}^{n} x_i)^2} \qquad (1\text{-}3)$$

$$a = \frac{1}{n}(\sum_{i=1}^{n} y_i - b\sum_{i=1}^{n} x_i) \qquad (1\text{-}4)$$

(三)回归分析与相关分析的区别与联系

我们可以看出，回归分析与相关分析并不是孤立的，具有一定的联系。① 相关分析是回归分析的前提；② 相关的类型决定回归的类型，相关的性质决定回归系数，现象相关的密切程度决定回归预测的准确程度；③ 回归分析是相关分析的继续和深入。

但两者之前也有一定的区别：

（1）相关分析的任务是确定两个变量之间相关的方向和密切程度。回归分析的任务是寻找因变量对自变量依赖关系的数学表达式；

（2）相关分析不必确定两个变量中哪个是自变量，哪个是因变量，而回归分析中必须区分因变量与自变量；

（3）相关分析中对等地改变两变量的地位，并不影响相关系数的数值，只有一个相关系数。而在回归分析中，互为因果关系的两个变量可以编制两个独立的回归方程；

（4）相关分析中两个变量可以都是随机的，而回归分析中因变量是随机的，自变量不是随机的。

四、显著性检验

(一)显著性检验的意义

在实际工作中，往往会遇到对标准样品进行测定时，所得到的平均值与标准值（相对真值）不完全一致；或者采用两种不同的分析法或不同的分析仪器或不同的分析人员对同一试剂进行分析时，所得的样本平均值有一定的差异。抽样实验会产生抽样误差，对实验资料进行比较分析时，不能仅凭两个结果（平均数或率）的不同就作出结论，而是要进行统计学分析，鉴别出两者差异是抽样误差引起的，还是由特定的实验处理引起的。如果存在"显著性差异"，就认为这种差异是由系统误差引起；否则这种误差就是由随机误差引起，认为是正常的。对于不同值是否存在"显著性差异"则应由显著性检验来进行判断。

显著性检验就是事先对总体（随机变量）的参数或总体分布形式做出一个假设，然后利用样本信息来判断这个假设（原假设）是否合理，即判断总体的真实情况与原假设是否显著地有差异。或者说，显著性检验要判断样本与我们对总体所做的假设之间的差异是纯属机会变异，还是由我们所做的假设与总体真实情况之间不一致所引起的。若存在显著性差异而又肯定测定过程中没有错误，可以认定自己所用的方法有不完善之处，即存在较大的系统误差。因此分析结果的差异需进行显著性检验。

(二)显著性检验的原理

显著性检验的基本思想可以用小概率原理来解释。在统计学中认为小概率事件在一次试验中是几乎不可能发生的。假若在一次试验中小概率事件事实上发生了，那只能认为事件不是来自我们假设的总体，也就是认为我们对总体所做的假设不正确。

在检验的操作中，把观察到的显著性水平与作为检验标准的显著水平标准比较，小于这个标准时，得到了拒绝原假设的证据，认为样本数据表明了真实差异存在。大于这个标准时，拒绝原假设的证据不足，认为样本数据不足以表明真实差异存在。检验的操作可以用稍简便一点的做法：

根据所提出的显著水平查表得到相应的值，称做临界值，直接用检验统计量的观察值与临界值作比较，观察值落在临界值所划定的尾部内，便拒绝原假设；观察值落在临界值所划定的尾部之外，则认为拒绝原假设的证据不足。

显著性检验一般先提出"无效假设"并选择检验"无效假设"成立的几率（P）水平。所谓"无效假设"，就是当比较实验处理组与对照组的结果时，假设两组结果间差异不显著，即实验处理对结果没有影响或无效。经统计学分析后，如发现两组间差异系抽样引起的，则"无效假设"成立，可认为这种差异为不显著（即实验处理无效）。若两组间差异不是由抽样引起的，则"无效假设"不成立，可认为这种差异是显著的（即实验处理有效）。

检验"无效假设"成立的几率水平一般定为5%（常写为$P \leqslant 0.05$），其含义是将同一实验重复100次，两者结果间的差异有5次以上是由抽样误差造成的，则"无效假设"成立，可认为两组间的差异为不显著，常记为$P > 0.05$。若两者结果间的差异5次以下是由抽样误差造成的，则"无效假设"不成立，可认为两组间的差异为显著，常记为$P \leqslant 0.05$。如果$P \leqslant 0.01$，则认为两组间的差异为非常显著。

统计学上规定的P值意义见表1-1。

表 1-1　P 值所代表的意义

P 值	碰巧的概率	对无效假设	统计意义
$P > 0.05$	碰巧出现的可能性大于5%	不能否定无效假设	无显著意义
$P < 0.05$	碰巧出现的可能性小于5%	可以否定无效假设	有显著意义
$P < 0.01$	碰巧出现的可能性小于1%	可以否定无效假设	有非常显著意义

理解P值，下述几点必须注意：

（1）P的意义不表示两组差别的大小，P反映两组差别有无统计学意义，并不表示差别大小。因此，与对照组相比，C药的$P < 0.05$，D药的$P < 0.01$并不表示D的药效比C强。

（2）$P > 0.05$时，差异无显著意义，根据统计学原理可知，不能否认无效假设，但并不认为无效假设肯定成立。在药效统计分析中，更不表示两药等效。那种将"两组差别无显著意义"与"两组基本等效"相同的做法是缺乏统计学依据的。

（3）统计学主要用上述3种P值表示，也可以计算出确切的P值，有人用$P < 0.001$来表示显著性差异，其实无此必要。

（4）显著性检验只是统计结论，判断差别还要根据专业知识。

（三）显著性检验的步骤

P值是怎么来的呢？从某总体中抽样所得的样本，其参数会与总体参数有所不同，这可能是由于两种原因：

（1）这一样本是由该总体抽出，其差别是由抽样误差所致；

（2）这一样本不是从该总体抽出，所以有所不同。

如何判断是哪种原因呢？统计学中用显著性检验来判断。其步骤：

（1）建立检验假设（又称无效假设，符号为H_0）：如要比较A药和B药的疗效是否相等，则假设两组样本来自同一总体，即A药的总体疗效和B药相等，其差别可能仅是碰巧出现的。

（2）选择适当的统计方法计算H_0成立的可能性即概率有多大，概率用P值表示。

（3）根据选定的显著性水平（0.05或0.01），决定接受还是拒绝H_0。

如果$P > 0.05$，不能否定"差别由抽样误差引起"，则接受H_0；如果$P < 0.05$或$P < 0.01$，可以认为差别不由抽样误差引起，可以拒绝H_0，则可以接受另一种可能性的假设（又称备选假设，

符号为 H_1），即两样本来自不同的总体，所以两药疗效有差别。

下面介绍 t 检验法和 F 检验法。

1. t 检验 t 检验（t test）用于判断某一分析方法或操作过程中是否存在较大的系统误差。用于两种情况：①样本均值与真值（或标准值）的比较；②两个样本均值的比较。

（1）样本均值 $\overline{X}$ 与真值 μ（或标准值）的比较

1）计算 t 值

$$t_{计} = \frac{|\overline{X} - \mu|}{S}\sqrt{n} \tag{1-5}$$

2）根据要求的置信度和测定次数查表，得 $t_{表}$ 值

3）比较 $t_{计}$ 和 $t_{表}$

若 $t_{计} > t_{表}$，表示有显著性差异，存在系统误差，被检验方法需要改进。

若 $t_{计} < t_{表}$，表示无显著性差异，被检验方法可以采用。

例 1-5 采用某种新方法测定基准明矾中铝的质量分数，得到下列 9 个分析数据：10.74%、10.77%、10.77%、10.77%、10.81%、10.82%、10.73%、10.86%、10.81%。已知明矾中铝含量的标准值（以理论值代）为 10.77%。试问采用该新方法后，是否引起系统误差（置信度为 95%）？

解：题意为双侧检验，已知 $n=9$，$f=9-1=8$，求 t 值。

本题应先求平均值和标准偏差，再将数据代入公式。

$$\overline{X}=10.79, \quad S=0.042\%$$

$$t = \frac{|\overline{X} - \mu|}{S}\sqrt{n} = \frac{|10.79\% - 10.77\%|}{0.042\%}\sqrt{9} = 1.43$$

查表双侧检验得 $t_{表}$ 值：当 $P=0.95$，$f=8$ 时，$t_{0.05,8}=2.31$

结果：$t < t_{0.05,8}$

结论：样本均值 $\overline{X}$ 与真值 μ 之间不存在显著性差异，即采用新方法没有引起系统误差。

（2）两个样本均值的比较：在对同一试样进行测定时，不同分析人员测定的数据间或同一分析人员采用不同的方法测得的数据间经常出现差别。若要判断这些平均值之间是否有显著性差异，也采用 t 检验法。设两组数据分别为

数据 1：n_1 S_1 $\overline{X}_1$

数据 2：n_2 S_2 $\overline{X}_2$

（n—测定次数；S—标准偏差；$\overline{X}$—平均值）

1）先求合并的标准偏差 $S_{合}$ 和合并的 t 值

$$S_{合} = \sqrt{\frac{偏差平方和}{总自由度}} = \sqrt{\frac{\sum_{i=1}^{n_1}(X_{1i} - \overline{X}_1)^2 + \sum_{i=1}^{n_2}(X_{2i} - \overline{X}_2)^2}{(n_1-1)(n_2-1)}} \quad 或$$

$$S_{合} = \sqrt{\frac{(n_1-1)S_1^2 + (n_2-1)S_2^2}{n_1 + n_2 - 2}} \tag{1-6}$$

$$t_{合} = \frac{|\overline{X}_1 - \overline{X}_2|}{S_{合}}\sqrt{\frac{n_1 n_2}{n_1 + n_2}} \tag{1-7}$$

2）在一定置信度时，查出 $t_{表}$ 值（总自由度为 $f=n_1+n_2-2$）。

3) 比较 $t_{计}$ 和 $t_{表}$

若 $t_{计} > t_{表}$，则两组平均值存在显著性差异。

若 $t_{计} < t_{表}$，则两组平均值不存在显著性差异。

例 1-6 分别用紫外分光光度法与高效液相色谱法测得某药物百分含量，其结果如表 1-2 所示。试问这两种方法测定结是有无显著差异。

表 1-2 两种不同方法测定药物的含量结果（%）

紫外分光光度法	18.68	20.67	18.42	18.00	17.44	15.95
高效液相色谱法	18.68	23.22	21.42	19.00	18.92	

解： 已知 $n_1 = 6$，$n_2 = 5$，先求 $\overline{X}$ 和 S

$$\overline{X_1} = 18.193, \quad \overline{X_2} = 20.248, \quad S_{合} = 1.069$$

$$t = \frac{|\overline{X_1} - \overline{X_2}|}{S_{合}} \sqrt{\frac{n_1 n_2}{n_1 + n_2}} = \frac{|18.193 - 20.248|}{1.069} \sqrt{\frac{5 \times 6}{5 + 6}} = 3.174$$

根据 $f = n_1 + n_2 - 2 = 6 + 5 - 2 = 9$，查表得 $t_{0.05(9)} = 2.262$。

因为计算得的 $t = 3.174 < t_{0.05(9)}$，表明两种方法测定得到的含量差异不显著。

2. F 检验 比较两组数据的方差，以确定它们的精密度是否有显著性差异的方法。是衡量分析操作条件是否稳定的一个重要标志。例如，有两个分析人员同时采用同种方法对同一试样进行分析测定，但得到两组数据的精密度 $S_1 \neq S_2$。要研究其差异是偶然误差引起的，还是其中一人的工作有异常情况或是过失，此种情况下就可以用 F 检验来证明。

F 检验的步骤：

（1）先求两组数据的 S（标准偏差），再求得两组数据的方差 S^2；

（2）把方差大的记为 $S_{大}^2$，方差小的记为 $S_{小}^2$，按下式求出统计量 F：

$$F_{计} = \frac{S_{大}^2}{S_{小}^2} \tag{1-8}$$

（3）把计算得到的 F 值与查表得到的 F 值进行比较，F 表为单侧表。若 $F_{计} < F_{表}$，则两组数据的精密度不存在显著性差异；若 $F_{计} > F_{表}$ 则存在显著性差异。F 检验的临界值见表 1-3。

表 1-3 F 检验的临界值

F_1 \ F_2	1	2	3	4	5	6	7	8	9	10	∞
1	161	200	216	225	230	234	237	239	241	242	254.3
2	18.5	19.0	19.2	19.2	19.3	19.3	19.4	19.4	19.4	19.4	19.50
3	10.1	9.55	9.28	9.12	9.01	8.94	8.89	8.85	8.81	8.79	8.53
4	7.71	6.94	6.59	6.39	6.26	6.16	6.09	6.04	6.00	5.96	5.63
5	6.61	5.79	5.41	5.19	5.05	4.95	4.88	4.82	4.77	4.74	4.36
6	5.99	5.14	4.76	4.53	4.39	4.28	4.21	4.15	4.10	4.06	3.67
7	5.59	4.74	4.35	4.12	3.97	3.87	3.79	3.73	3.68	3.64	3.23
8	5.32	4.46	4.07	3.84	3.69	3.58	3.50	3.44	3.39	3.35	2.93
9	5.12	4.26	3.86	3.63	3.48	3.37	3.29	3.23	3.18	3.14	2.71
10	4.96	4.10	3.71	3.48	3.33	3.22	3.14	3.07	3.02	2.98	2.54
∞	3.84	3.00	2.60	2.37	2.21	2.10	2.01	1.94	1.88	1.83	1.00

(四) 显著性检验应注意的问题

进行显著性检验还应注意以下几个问题：

（1）要有合理的试验设计和准确的试验操作，避免系统误差、降低试验误差，提高试验的准确性和精确性。

（2）选用的显著性检验方法要符合其应用条件。由于研究变量的类型、问题的性质、条件、试验设计方法、样本大小等的不同，所选用的显著性检验方法也不同，因而在选用检验方法时，应认真考虑其应用条件和适用范围。

（3）选用合理的统计假设。进行显著性检验时，无效假设和备择假设的选用，决定了采用双侧检验或是单侧检验。

（4）正确理解显著性检验结论的统计意义。显著性检验结论中的"差异显著"或"差异极显著"不应该误解为相差很大或非常大，也不能认为在实际应用上一定就有重要或很重要的价值。"显著"或"极显著"指表面差异为试验误差可能性小于 0.05 或 0.01，已达到了可以认为存在真实差异的显著水平。有些试验结果虽然表面差异大，但由于试验误差大，也许还不能得出"差异显著"的结论，而有些试验的结果虽然表面差异小，但由于试验误差小，反而可能推断为"差异显著"。

显著水平的高低只表示下结论的可靠程度的高低，即在 0.01 水平下否定无效假设的可靠程度为 99%，而在 0.05 水平下否定无效假设的可靠程度为 95%。

"差异不显著"指表面差异为试验误差可能性大于统计上公认的概率水平 0.05，不能理解为没有差异。作出"差异不显著"的结论时，客观上存在两种可能：一是无本质差异；二是有本质差异，但被试验误差所掩盖，表现不出差异的显著性来。如果减小试验误差或增大样本容量，则可能表现出差异显著性。显著性检验只是用来确定无效假设能否被否定，而不能证明无效假设是正确的。

（5）统计分析结论的应用，还要与经济效益等结合起来综合考虑。

学习重点

药品的质量主要表现为安全和有效。其标准的制订需体现安全有效、技术先进、经济合理的原则，其检测项目根据生产实际选择，方法的选择，应根据"准确、灵敏、简便、快速"的原则，其限度的规定应结合生产实际。药品质量标准的内容主要包括名称、性状、鉴别、检查、含量测定或效价测定，药品的有效期和稳定性应依据稳定性试验考察。药品质量标准和新药申报时应提供相关的资料。药品检验工作的基本程序一般为取样、鉴别、检查、含量测定、写出检验报告。对于药品检验的标准操作规程和专业术语应掌握。误差有绝对误差和相对误差两种表示方法。按来源的不同可以分为系统误差和偶然误差。明确误差的传递和减少误差的方法。学会对有效数字位数进行判断、计算和修约。数据的相关和回归分析应会计算。对于数据的 t 检验和 F 检验应明确应用于何种情况，并学会进行计算检验。

思 考 题

1. 恒重、空白试验、标准品和对照品的定义是什么？

2. 药品检验工作的基本程序是什么？

3. 中国常见的药品标准主要有哪些？各有何特点？

（赵春杰 林奇泗）

第 2 章
药典概况与药品管理

学习要求

1. 掌握《中国药典》的基本内容及进展。
2. 熟悉我国药品质量管理规范及药品管理法的基本内容。
3. 了解主要国外药典。

《中华人民共和国药典》(简称《中国药典》)是国家为保证药品质量可控、确保人民用药安全有效而依法制定的药品法典,是药品研制、生产、经营、使用和管理都必须严格遵守的法定依据,是国家药品标准体系的核心,是开展国际交流与合作的重要内容。

《中国药典》(2010 年版)是中华人民共和国成立 60 年来组织编制的第九版药典。期间历经了 1953 年版、1963 年版、1977 年版、1985 年版、1990 年版、1995 年版、2000 年版、2005 年版。2010 年版是在总结历版药典的基础上,充分利用近年来国内外药品标准资源,注重创新与发展,实事求是地反映了我国医药产业和临床用药水平的发展现状,为进一步加强药品监督管理提供了强有力的技术支撑。

《中国药典》(2010 年版)于 2010 年 1 月出版,自 2010 年 10 月 1 日起正式执行。

药品是关系公众生命健康的特殊商品。加强药品的监督管理,保障公众用药的安全、合理是维护公众身体健康的一项重要工作。党中央、国务院高度重视药品监督管理工作,1998 年组建了国家药品监督管理局,在此基础上 2003 年组建了国家食品药品监督管理局;颁布了《中华人民共和国药品管理法》及《中华人民共和国药品管理法实施条例》,使我国的药品监督管理事业走向了新的法治管理轨道。在此期间,逐渐形成了一系列药品质量管理的标准,这些标准经立法成为药品质量管理法规,被称为药品质量管理规范。药品质量管理规范对药品研制、生产、经营和使用环节进行系统、有效地控制,为药品质量的形成和实现提供了有力的保证。

第 1 节 《中国药典》的进展与内容

2010 年版《中国药典》在 2005 年版的基础上,进行了大幅度的标准修订和新增收品种标准的工作。本版药典注重质量可控性和药品安全性内容的增加与提高,注重基础性、系统性、规范性研究,尤其在薄弱的中药材和中药饮片标准的修订提高方面有所突破创新。

本版药典分为三部出版,一部为中药,二部为化学药,三部为生物制品;与历版药典比较,收载品种明显增加。收载品种总计 4567 种,其中新增 1386 种。药典一部收载药材和饮片、植物油脂和提取物、成方制剂和单味制剂等，品种共计 2165 种，其中新增 1019 种（包括 439 个饮片标准）、修订 634 种；药典二部收载化学药品、抗生素、生化药品、放射性药品以及药用辅料等，品种共计 2271 种，其中新增 330 种、修订 1500 种；药典三部收载生物制品，品种共计 131 种，其中新增 37 种、修订 94 种。

本版药典收载的附录也有变化，其中药典一部新增 14 个、修订 47 个；药典二部新增 15 个、修订 69 个；药典三部新增 18 个、修订 39 个。一、二、三部共同采用的附录分别在各部中予以收载，并尽可能做到统一协调、求同存异、体现特色。

一、《中国药典》的进展

1. 药品安全性得到进一步保障　《中国药典》（2010 年版）除在凡例和附录中加强安全性检查总体要求外，在品种正文标准中也大幅度增加或完善安全性检查项目，进一步提高对高风险品种的标准要求，进一步加强对重金属或有害元素、杂质、残留溶剂等的控制。

新版药典规定眼用制剂按无菌制剂要求，明确用于烧伤或严重创伤的外用剂型均按无菌要求；增加了化学药注射剂安全性检查法应用指导原则；在制剂通则中将渗透压摩尔浓度检查作为注射剂的必检项目。药典一部在附录制剂通则中，口服酊剂增订甲醇限量检查，橡胶膏剂首次提出不得检出致病菌检查要求等；在附录检测方法中，新增二氧化硫残留量测定法、黄曲霉毒素测定法、渗透压摩尔浓度测定法、异常毒性检查法等。在正文标准中增加或完善安全性检查项目，如对易霉变的桃仁、杏仁等新增黄曲霉素检测，方法和限度与国际一致；对工艺中使用有机溶剂的均检查有机溶剂残留等；对所有中药注射剂及枸杞子、山楂、人参、党参等用药时间长、儿童常用的品种均增加了重金属和有害元素限度标准。药典二部加强了对有关物质的控制；扩大对残留溶剂、渗透压、无菌等的控制。药典三部严格控制了生物制品生产过程中抗生素的使用，对添加防腐剂进行了限制，并加强对残留溶剂、杂质、内毒素残留等控制要求。

2. 药品质量可控性、有效性进一步加强　除新增和修订相关的检查方法与指导原则外，在品种正文标准中增加或完善有效性检查项目，如修订原子吸收光谱法、重金属检查法等。大幅度增加了符合中药特点的专属性鉴别，如增加了横切面或粉末显微鉴别，仅新增显微鉴别就达 633 项。大量使用专属性较强的薄层色谱鉴别技术，新增薄层色谱鉴别达 2494 项，除矿物药外均有专属性强的薄层鉴别方法。含量测定采用了专属性更强的检查方法，增加溶出度、含量均匀度等检查项目。

3. 现代分析技术进一步广泛应用　对成熟新技术方法的收载进一步扩大，如附录中新增离子色谱法、核磁共振波谱法、拉曼光谱法指导原则等。新增药品微生物检验替代方法验证指导原则、微生物限度检查法应用指导原则、药品微生物实验室规范指导原则等，以缩小附录在微生物方面与国外药典的差距。

同时进一步扩大了对新技术的应用，如中药品种中采用了液相色谱/质谱联用、DNA 分子鉴定、薄层-生物自显影技术等方法，以提高分析灵敏度和专属性，解决常规分析方法无法解决的问题。化药品种中采用了分离效能更高的离子色谱法和毛细管电泳法；红外光谱在原料药和制剂鉴别中的应用进一步扩大；总有机碳测定法和电导率测定法被用于纯化水、注射用水等标准中；气相色谱技术被广泛用于检查残留溶剂等。生物制品部分品种采用了体外方法替代动物试验用于生物制品活性/效价测定，采用灵敏度更高的病毒灭活验证方法等。

4. 新标准、新技术进一步提升　新版药典收载中药材、中药饮片、中成药和中药提取物标准大幅提升，初步解决了长期困扰中药饮片产业发展的国家标准较少、地方炮制规范不统一等问题。

对于提高中药饮片质量，保证中医临床用药的安全有效，推动中药饮片产业健康发展，将起到积极的作用，使中药资源保护及其相关标准技术创新得到跨越式发展。药典一部根据中医药理论和中药成分复杂的特点，建立了能反映中药整体特性的方法，将反映中药内在质量整体变化情况的色谱指纹图谱技术应用到药品标准中，以保证质量的稳定均一。

总之，《中国药典》（2010年版）的颁布实施，必将在我国全面提高药品质量过程中起到积极而重要的作用，并将进一步扩大和提升我国药典在国际上的积极影响。"一部"已经成为国际上具有影响力传统药标准，"二部"收载的技术方法已经达到国际水平，"三部"也成为国际上收载生物制品种类最多的国家药典。《中国药典》、《美国药典》、《欧洲药典》、《英国药典》一起被世界卫生组织列为制定《国际药典》的主要参考。

二、《中国药典》的内容

《中国药典》（2010年版）各部内容主要包括凡例、正文、附录和索引四部分。结合药物分析课程的特点，本部分主要阐述药典二部的内容。

（一）凡例（General Notices）

"凡例"是制定和执行、解释和使用《中国药典》，正确进行质量检定必须了解和遵循的基本规则。凡例的条款中，明确了"凡例、正文、附录"中的有关规定；同时也明确了这些条款具有法定的约束力。《中国药典》的凡例，主要把一些与标准有关的、共性的、需要明确的问题，以及采用的计量单位、符号及专门术语等，用条文加以规定，以避免在全书中重复说明；为正确理解和掌握药典正文、附录提供了基本的指导。

《中国药典》（2010年版）二部"凡例"共列举十二类总计三十八条。其内容在药物分析课程特别是实验课程以及其他相关课程的学习中起着非常重要的作用，为便于学生完整理解及使用，依据《中国药典》（2010年版）二部"凡例"内容全文摘录如下。

总 则

【第一条】《中华人民共和国药典》简称《中国药典》，依据《中华人民共和国药品管理法》组织制定和颁布实施。《中国药典》一经颁布实施，其同品种的上版标准或其原国家标准即同时停止使用。

《中国药典》由一部、二部、三部及其增补本组成，内容分别包括凡例、正文和附录。除特别注明版次外，《中国药典》均指现行版《中国药典》。

【第二条】国家药品标准由凡例与正文及其引用的附录共同构成。本部药典收载的凡例、附录对药典以外的其他化学药品国家标准具有同等效力。

【第三条】凡例是为正确使用《中国药典》进行药品质量检定的基本原则，是对《中国药典》正文、附录及与质量检定有关的共性问题的统一规定。

【第四条】凡例和附录中采用"除另有规定外"这一用语，表示存在与凡例或附录有关规定不一致的情况时，则在正文中另作规定，并按此规定执行。

【第五条】正文中引用的药品系指本版药典收载的品种，其质量应符合相应的规定。

【第六条】正文所设各项规定是针对符合《药品生产质量管理规范》（Good Manufacturing Practices，GMP）的产品而言。任何违反GMP或有未经批准添加物质所生产的药品，即使符合《中国药典》或按照《中国药典》没有检出其添加物质或相关杂质，也不能认为其符合规定。

【第七条】《中国药典》的英文名称为Pharmacopoeia of The People's Republic of China；英

文简称为 Chinese Pharmacopoeia；英文缩写为 Ch. P.。

正　文

【第八条】　正文系根据药物自身的理化与生物学特性，按照批准的处方来源、生产工艺、贮藏运输条件等所制定的、用于检测药品质量是否达到用药要求并衡量其质量是否稳定均一的技术规定。

【第九条】　正文内容根据品种和剂型的不同，按顺序可分别列有：品名（包括中文名、汉语拼音与英文名）；有机药物的结构式；分子式与分子量；来源或有机药物的化学名称；含量或效价规定；处方；制法；性状；鉴别；检查；含量或效价测定；类别；规格；贮藏；制剂等。

附　录

【第十条】　附录主要收载制剂通则、通用检测方法和指导原则。制剂通则系按照药物剂型分类，针对剂型特点所规定的基本技术要求；通用检测方法系各正文品种进行相同检查项目的检测时所应采用的统一的设备、程序、方法及限度等；指导原则系为执行药典、考察药品质量、起草与复核药品标准等所制定的指导性规定。

名称及编排

【第十一条】　正文收载的药品中文名称系按照《中国药品通用名称》收载的名称及其命名原则命名，《中国药典》收载的药品中文名称均为法定名称；药品英文名除另有规定外，均采用国际非专利药名（International Nonproprietary Names，INN）。

有机药物的化学名称系根据中国化学会编撰的《有机化学命名原则》命名，母体的选定与国际纯粹与应用化学联合会（International Union of Pure and Applied Chemistry，IUPAC）的命名系统一致。

【第十二条】　药品化学结构式采用世界卫生组织（World Health Organization，WHO）推荐的"药品化学结构式书写指南"书写。

【第十三条】　正文按药品中文名称笔画顺序排列，同笔画数的字按起笔笔形一、丨、丿、丶的顺序排列；单方制剂排在其原料药后面；药用辅料集中编排；附录包括制剂通则、通用检测方法和指导原则，按分类编码；索引按汉语拼音顺序排序的中文索引、英文名和中文名对照索引排列。

项目与要求

【第十四条】　制法项下主要记载药品的重要工艺要求和质量管理要求。

所有药品的生产工艺应经验证，并经国务院药品监督管理部门批准，生产过程均应符合《药品生产质量管理规范》的要求。

来源于动物组织提取的药品，其所用动物种属要明确，所用脏器均应来自经检疫的健康动物，涉及牛源的应取自无牛海绵状脑病地区的健康牛群；来源于人尿提取的药品，均应取自健康人群。上述药品均应有明确的病毒灭活工艺要求以及质量管理要求。

直接用于生产的菌种、毒种、来自人和动物的细胞、DNA 重组工程菌及工程细胞，来源途径应经国务院药品监督管理部门批准并应符合国家有关的管理规范。

【第十五条】　性状项下记载药品的外观、臭、味、溶解度以及物理常数等。

（1）外观性状是对药品的色泽和外表感观的规定。

（2）溶解度是药品的一种物理性质。各品种项下选用的部分溶剂及其在该溶剂中的溶解性能，可供精制或制备溶液时参考；对在特定溶剂中的溶解性能需作质量控制时，在该品种检查项下另作具体规定。药品的近似溶解度以下列的名词术语表示，见表 2-1。

表 2-1　近似溶解度名词术语

术　语	含　义
极易溶解	系指溶质 1g（ml）能在溶剂不到 1ml 中溶解
易溶	系指溶质 1g（ml）能在溶剂 1ml～不到 10ml 中溶解
溶解	系指溶质 1g（ml）能在溶剂 10ml～不到 30ml 中溶解
略溶	系指溶质 1g（ml）能在溶剂 30ml～不到 100ml 中溶解
微溶	系指溶质 1g（ml）能在溶剂 100ml～不到 1000ml 中溶解
极微溶解	系指溶质 1g（ml）能在溶剂 1000ml～不到 10 000ml 中溶解
几乎不溶或不溶	系指溶质 1g（ml）在溶剂 10 000ml 中不能完全溶解

试验法：除另有规定外，称取研成细粉的供试品或量取液体供试品，于（25±2）℃一定容量的溶剂中，每隔 5 分钟强力振摇 30 秒钟；观察 30 分钟内的溶解情况，如无目视可见的溶质颗粒或液滴时，即视为完全溶解。

（3）物理常数包括相对密度、馏程、熔点、凝点、比旋度、折光率、黏度、吸收系数、碘值、皂化值和酸值等；其测定结果不仅对药品具有鉴别意义，也可反映药品的纯度，是评价药品质量的主要指标之一。

【第十六条】　鉴别项下规定的试验方法，系根据反映该药品某些物理、化学或生物学等特性所进行的药物鉴别试验，不完全代表对该药品化学结构的确证。

【第十七条】　检查项下包括反映药品的安全性与有效性的试验方法和限度、均一性与纯度等制备工艺要求等内容；对于规定中的各种杂质检查项目，系指该药品在按既定工艺进行生产和正常贮藏过程中可能含有或产生并需要控制的杂质（如残留溶剂、有关物质等）；改变生产工艺时需另考虑增修订有关项目。

对于生产过程中引入的有机溶剂，应在后续的生产环节予以有效去除。除正文已明确列有"残留溶剂"检查的品种必须依法进行该项检查外，其他未在"残留溶剂"项下明确列出的有机溶剂与未在正文中列有此项检查的各品种，如生产过程中引入或产品中残留有机溶剂，均应按附录"残留溶剂测定法"检查并应符合相应溶剂的限度规定。

供直接分装成注射用无菌粉末的原料药，应按照注射剂项下相应的要求进行检查，并应符合规定。

各类制剂，除另有规定外，均应符合各制剂通则项下有关的各项规定。

【第十八条】　含量测定项下规定的试验方法，用于测定原料及制剂中有效成分的含量，一般可采用化学、仪器或生物测定方法。

【第十九条】　类别系按药品的主要作用与主要用途或学科的归属划分，不排除在临床实践的基础上作其他类别药物使用。

【第二十条】　制剂的规格，系指每一支、片或其他每一个单位制剂中含有主药的重量（或效价）或含量（％）或装量。注射液项下，如为"1ml：10mg"，系指 1ml 中含有主药 10mg；对于列有处方或标有浓度的制剂，也可同时规定装量规格。

【第二十一条】　贮藏项下的规定，系为避免污染和降解而对药品贮存与保管的基本要求，以下列名词术语表示，见表 2-2。

表 2-2　贮藏项下的名词术语

术　语	含　义
遮光	指用不透光的容器包装，例如棕色容器或黑纸包裹的无色透明、半透明容器
密闭	指将容器密闭，以防止尘土及异物进入
密封	指将容器密封以防止风化、吸潮、挥发或异物进入
熔封或严封	指将容器熔封或用适宜的材料严封，以防止空气与水分的侵入并防止污染
阴凉处	指不超过 20℃
凉暗处	指避光并不超过 20℃
冷处	指 2～10℃
常温	指 10～30℃

注：除另有规定外，贮藏项下未规定贮藏温度的一般系指常温

【第二十二条】　制剂中使用的原料药和辅料，均应符合本版药典的规定；本版药典未收载者，必须制定符合药用要求的标准，并需经国务院药品监督管理部门批准。

同一原料药用于不同制剂（特别是给药途径不同的制剂）时，需根据临床用药要求制定相应的质量控制项目。

检验方法和限度

【第二十三条】　本版药典正文收载的所有品种，均应按规定的方法进行检验；如采用其他方法，应将该方法与规定的方法做比较试验，根据试验结果掌握使用，但在仲裁时仍以本版药典规定的方法为准。

【第二十四条】　本版药典中规定的各种纯度和限度数值以及制剂的重（装）量差异，系包括上限和下限两个数值本身及中间数值。规定的这些数值不论是百分数还是绝对数字，其最后一位数字都是有效位。

试验结果在运算过程中，可比规定的有效数字多保留一位数，而后根据有效数字的修约规则进舍至规定有效位。计算所得的最后数值或测定读数值均可按修约规则进舍至规定的有效位，取此数值与标准中规定的限度数值比较，以判断是否符合规定的限度。

【第二十五条】　原料药的含量（%），除另有注明者外，均按重量计。如规定上限为 100% 以上时，系指用本药典规定的分析方法测定时可能达到的数值，它为药典规定的限度或允许偏差，并非真实含有量；如未规定上限时，系指不超过 101.0%。

制剂的含量限度范围，系根据主药含量的多少、测定方法误差、生产过程不可避免偏差和贮存期间可能产生降解的可接受程度而制定的，生产中应按标示量 100% 投料。如已知某一成分在生产或贮存期间含量会降低，生产时可适当增加投料量，以保证在有效期内含量能符合规定。

标准品、对照品

【第二十六条】　标准品、对照品系指用于鉴别、检查、含量测定的标准物质。标准品与对照品（不包括色谱用的内标物质）均由国务院药品监督管理部门指定的单位制备、标定和供应。标准品系指用于生物检定、抗生素或生化药品中含量或效价测定的标准物质，按效价单位（或 μg）计，以国际标准品进行标定；对照品除另有规定外，均按干燥品（或无水物）进行计算后使用。

标准品与对照品的建立或变更批号，应与国际标准品、国际对照品或原批号标准品、对照品进行对比，并经过协作标定和一定的工作程序进行技术审定。

标准品与对照品均应附有使用说明书，标明批号、用途、使用方法、贮藏条件和装量等。

计　量

【第二十七条】　试验用的计量仪器均应符合国务院质量技术监督部门的规定。

【第二十八条】 本版药典采用的计量单位。

（1）法定计量单位名称和单位符号见表2-3。

表2-3　法定计量单位名称和单位符号

名　　称	符　　号
长度	米（m）、分米（dm）、厘米（cm）、毫米（mm）、微米（μm）、纳米（nm）
体积	升（L）、毫升（ml）、微升（μl）
质（重）量	千克（kg）、克（g）、毫克（mg）、微克（μg）、纳克（ng）、皮克（pg）
物质的量	摩尔（mol）、毫摩尔（mmol）
压力	兆帕（MPa）、千帕（kPa）、帕（Pa）
温度	摄氏度（℃）
动力黏度	帕秒（Pa·s）、毫帕秒（mPa·s）
运动黏度	平方米每秒（m^2/s）、平方毫米每秒（mm^2/s）
波数	厘米的倒数（cm^{-1}）
密度	千克每立方米（kg/m^3）、克每立方厘米（g/cm^3）
放射性活度	吉贝可（GBq）、兆贝可（MBq）、千贝可（kBq）、贝可（Bq）

（2）本版药典使用的滴定液和试液的浓度，以 mol/L（摩尔/升）表示者，其浓度要求精密标定的滴定液用"XXX滴定液（YYYmol/L）"表示；作其他用途不需精密标定其浓度时用"YYY mol/L XXX溶液"表示，以示区别。

（3）有关的温度描述，一般以下列名词术语表示，见表2-4。

表2-4　温度的名词术语

术　　语	含　　义
水浴温度	除另有规定外，均指98～100℃
热水	系指70～80℃
微温或温水	系指40～50℃
室温（常温）	系指10～30℃
冷水	系指2～10℃
冰浴	系指约0℃
放冷	系指放冷至室温

（4）符号"％"表示百分比，系指重量的比例；但溶液的百分比，除另有规定外，系指溶液100ml中含有溶质若干克；乙醇的百分比，系指在20℃时容量的比例。此外，根据需要可采用下列符号，见表2-5。

表2-5　根据需要可采用的"％"

符　　号	含　　义
％（g/g）	表示溶液100g中含有溶质若干克
％（ml/ml）	表示溶液100ml中含有溶质若干毫升
％（ml/g）	表示溶液100g中含有溶质若干毫升
％（g/ml）	表示溶液100ml中含有溶质若干克

（5）缩写"ppm"表示百万分比，系指重量或体积的比例。

（6）缩写"ppb"表示十亿分比，系指重量或体积的比例。

（7）液体的滴，系在20℃时，以1.0ml水为20滴进行换算。

（8）溶液后标示的"（1→10）"等符号，系指固体溶质1.0g或液体溶质1.0ml加溶剂使成

10ml 的溶液；未指明用何种溶剂时，均系指水溶液；两种或两种以上液体的混合物，名称间用半字线 "-" 隔开，其后括号内所示的 "："符号，系指各液体混合时的体积（重量）比例。

（9）本版药典所用药筛，选用国家标准的 R40/3 系列，分等如下，见表 2-6。

表 2-6　药筛等级

筛　号	筛孔内径（平均值）（μm）	目　号（目）
一号筛	2000±70	10
二号筛	850±29	24
三号筛	355±13	50
四号筛	250±9.9	65
五号筛	180±7.6	80
六号筛	150±6.6	100
七号筛	125±5.8	120
八号筛	90±4.6	150
九号筛	75±4.1	200

粉末分等如下，见表 2-7。

表 2-7　粉末等级

等　级	含　义
最粗粉	指能全部通过一号筛，但混有能通过三号筛不超过 20% 的粉末
粗粉	指能全部通过二号筛，但混有能通过四号筛不超过 40% 的粉末
中粉	指能全部通过四号筛，但混有能通过五号筛不超过 60% 的粉末
细粉	指能全部通过五号筛，并含能通过六号筛不少于 95% 的粉末
最细粉	指能全部通过六号筛，并含能通过七号筛不少于 95% 的粉末
极细粉	指能全部通过八号筛，并含能通过九号筛不少于 95% 的粉末

（10）乙醇未指明浓度时，均系指 95%（ml/ml）的乙醇。

【第二十九条】　计算分子量以及换算因子等使用的原子量均按最新国际原子量表推荐的原子量。

精　确　度

【第三十条】　本版药典规定取样量的准确度和试验精密度。

（1）试验中供试品与试药等 "称重"或 "量取"的量，均以阿拉伯数码表示，其精确度可根据数值的有效数位来确定，如称取 "0.1g"，系指称取重量可为 0.06～0.14g；称取 "2g"，系指称取重量可为 1.5～2.5g；称取 "2.0g"，系指称取重量可为 1.95～2.05g；称取 "2.00g"，系指称取重量可为 1.995～2.005g。

"精密称定"系指称取重量应准确至所取重量的千分之一； "称定"系指称取重量应准确至所取重量的百分之一； "精密量取"系指量取体积的准确度应符合国家标准中对该体积移液管的精密度要求； "量取"系指可用量筒或按照量取体积的有效数位选用量具。取用量为 "约"若干时，系指取用量不得超过规定量的 ±10%。

（2）恒重，除另有规定外，系指供试品连续两次干燥或炽灼后称重的差异在 0.3mg 以下的重量；干燥至恒重的第二次及以后各次称重均应在规定条件下继续干燥 1 小时后进行；炽灼至恒重的第二次称重应在继续炽灼 30 分钟后进行。

（3）试验中规定 "按干燥品（或无水物，或无溶剂）计算"时，除另有规定外，应取未经干燥（或未去水，或未去溶剂）的供试品进行试验，并将计算中的取用量按检查项下测得的干燥失重（或水分，或溶剂）扣除。

（4）试验中的"空白试验"，系指在不加供试品或以等量溶剂替代供试液的情况下，按同法操作所得的结果；含量测定中的"并将滴定的结果用空白试验校正"，系指按供试品所耗滴定液的量（ml）与空白试验中所耗滴定液的量（ml）之差进行计算。

（5）试验时的温度，未注明者，系指在室温下进行；温度高低对试验结果有显著影响者，除另有规定外，应以（25±2）℃为准。

试药、试液、指示剂

【第三十一条】 试验用的试药，除另有规定外，均应根据附录试药项下的规定，选用不同等级并符合国家标准或国务院有关行政主管部门规定的试剂标准。试液、缓冲液、指示剂与指示液、滴定液等，均应符合附录的规定或按照附录的规定制备。

【第三十二条】 试验用水，除另有规定外，均系指纯化水。酸碱度检查所用的水，均系指新沸并放冷至室温的水。

【第三十三条】 酸碱性试验时，如未指明用何种指示剂，均系指石蕊试纸。

动 物 试 验

【第三十四条】 动物试验所使用的动物及其管理应按国务院有关行政主管部门颁布的规定执行。

动物品系、年龄、性别等应符合药品检定要求。

随着药品纯度的提高，凡是有准确的化学和物理方法或细胞学方法能取代动物试验进行药品质量检测的，应尽量采用，以减少动物试验。

说明书、包装、标签

【第三十五条】 药品说明书应符合《中华人民共和国药品管理法》及国务院药品监督管理部门对说明书的规定。

【第三十六条】 直接接触药品的包装材料和容器应符合国务院药品监督管理部门的有关规定，均应无毒、洁净，与内容药品应不发生化学反应，并不得影响内容药品的质量。

【第三十七条】 药品标签应符合《中华人民共和国药品管理法》及国务院药品监督管理部门对包装标签的规定，不同包装标签其内容应根据上述规定印制，并应尽可能多地包含药品信息。

【第三十八条】 麻醉药品、精神药品、医疗用毒性药品、放射性药品、外用药品和非处方药品的说明书与包装标签，必须印有规定的标识。

（二）正文 (Monographs)

正文部分为所收载的药品或制剂的质量标准。药品质量标准的内涵主要包括三个方面：真伪、纯度、品质优良度，三者的集中表现即为药品使用过程中的有效性和安全性。因此，为保证药物及其制剂的质量，正文每一品种项下均包含有多项内容（参见"凡例"【第九条】）。以下是《中国药典》（2010年版）二部中给出的"阿司匹林"的质量标准。

阿司匹林
Asipilin
Aspirin

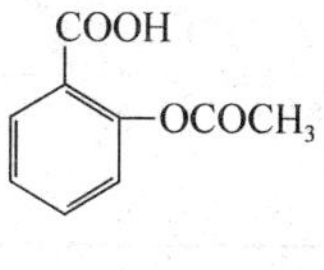

COOH
—OCOCH$_3$

$C_9H_8O_4$ 180.16

本品为 2-（乙酰氧基）苯甲酸。按干燥品计算，含 $C_9H_8O_4$ 不得少于 99.5%。

【性状】 本品为白色结晶或结晶性粉末；无臭或微带醋酸臭，味微酸；遇湿气即缓缓水解。

本品在乙醇中易溶，在三氯甲烷或乙醚中溶解，在水或无水乙醚中微溶；在氢氧化钠溶液或碳酸钠溶液中溶解，但同时分解。

【鉴别】

（1）取本品约 0.1g，加水 10ml，煮沸，放冷，加三氯化铁试液 1 滴，即显紫堇色。

（2）取本品约 0.5g，加碳酸钠试液 10ml，煮沸 2 分钟后，放冷，加过量的稀硫酸，即析出白色沉淀，并发生醋酸的臭气。

（3）本品的红外光吸收图谱应与对照的图谱（光谱集 5 图）一致。

【检查】

（1）溶液的澄清度：取本品 0.50g，加温热至约 45℃ 的碳酸钠试液 10ml 溶解后，溶液应澄清。

（2）游离水杨酸：取本品约 0.1g，精密称定，置 10ml 量瓶中，加 1% 冰醋酸甲醇溶液适量，振摇使溶解，并稀释至刻度，摇匀，作为供试品溶液（临用新制）；取水杨酸对照品约 10mg，精密称定，置 100ml 量瓶中，加 1% 冰醋酸甲醇溶液适量使溶解并稀释至刻度，摇匀，精密量取 5ml，置 50ml 量瓶中，用 1% 冰醋酸甲醇溶液稀释至刻度，摇匀，作为对照品溶液。照高效液相色谱法（附录ⅤD）试验。用十八烷基硅烷键合硅胶为填充剂；以乙腈-四氢呋喃-冰醋酸-水（20∶5∶5∶70）为流动相；检测波长为 303nm。理论板数按水杨酸峰计算不低于 5000，阿司匹林峰与水杨酸峰的分离度应符合要求。立即精密量取供试品溶液、对照品溶液各 10μl，分别注入液相色谱仪，记录色谱图。供试品溶液色谱图中如有与水杨酸峰保留时间一致的色谱峰，按外标法以峰面积计算，不得过 0.1%。

（3）易炭化物：取本品 0.5g，依法检查（附录Ⅷ O），与对照液（取比色用氯化钴液 0.25ml、比色用重铬酸钾液 0.25ml、比色用硫酸铜液 0.40ml，加水使成 5ml）比较，不得更深。

（4）有关物质：取本品约 0.1g，置 10ml 量瓶中，加 1% 冰醋酸甲醇溶液适量，振摇使溶解并稀释至刻度，摇匀，作为供试品溶液；精密量取 1ml，置 200ml 量瓶中，用 1% 冰醋酸甲醇溶液稀释至刻度，摇匀，作为对照溶液；精密量取对照溶液 1ml，置 10ml 量瓶中，用 1% 冰醋酸甲醇溶液稀释至刻度，摇匀，作为灵敏度试验溶液。照高效液相色谱法（附录ⅤD）试验。用十八烷基硅烷键合硅胶为填充剂；以乙腈-四氢呋喃-冰醋酸-水（20∶5∶5∶70）为流动相 A，乙腈为流动相 B，按表 2-8 进行梯度洗脱；检测波长为 276nm。阿司匹林峰的保留时间约为 8 分钟，理论板数按阿司匹林峰计算不低于 5000，阿司匹林峰与水杨酸峰的分离度应符合要求。分别精密量取供试品溶液、对照溶液、灵敏度试验溶液及水杨酸检查项下的水杨酸对照品溶液各 10μl，注入液相色谱仪，记录色谱图。供试品溶液色谱图中如有杂质峰，除水杨酸峰外，其他各杂质峰面积的和不得大于对照溶液主峰面积（0.5%）。供试品溶液色谱图中任何小于灵敏度试验溶液主峰面积的峰可忽略不计。

表 2-8 梯度洗脱时间及流动相

时间（分钟）	流动相 A（%）	流动相 B（%）
0	100	0
60	20	80

（5）干燥失重：取本品，置五氧化二磷为干燥剂的干燥器中，在 60℃ 减压干燥至恒重，减失

重量不得过 0.5%（附录Ⅷ L）。

（6）炽灼残渣：不得过 0.1%（附录Ⅷ N）。

（7）重金属：取本品 1.0g，加乙醇 23ml 溶解后，加醋酸盐缓冲液（pH 3.5）2ml，依法检查（附录Ⅷ H 第一法），含重金属不得过百万分之十。

【含量测定】　取本品约 0.4g，精密称定，加中性乙醇（对酚酞指示液显中性）20ml 溶解后，加酚酞指示液 3 滴，用氢氧化钠滴定液（0.1mol/L）滴定。每 1 毫升氢氧化钠滴定液（0.1mol/L）当于 18.02mg 的 $C_9H_8O_4$。

【类别】　解热镇痛非甾体抗炎药，抗血小板聚集药。

【贮藏】　密封，在干燥处保存。

【制剂】　阿司匹林片、阿司匹林肠溶片、阿司匹林肠溶胶囊、阿司匹林泡腾片、阿司匹林栓。

以上标准中的定性、定量方法均为"阿司匹林"法定的检验方法；【制剂】项所列出的所有剂型的质量标准均在"阿司匹林"正文标准后依次列出；【检查】项与《中国药典》（2005 年版）的区别是关注的重点：修订"游离水杨酸"检查方法为"高效液相色谱法"，增订"有关物质检查"及"干燥失重检查"项目。

（三）附录（Appendices）

《中国药典》（2010 年版）二部"凡例"中（参见"凡例"【第十条】）已明文规定了"附录"所收载的内容，主要包括：附录Ⅰ（制剂通则）、附录Ⅱ（药用辅料）、附录Ⅲ（一般鉴别试验）、附录Ⅳ（分光光度法）、附录Ⅴ（色谱法）、附录Ⅵ（相关的理化常数）、附录Ⅶ（相关的滴定法和测定法）、附录Ⅷ和附录Ⅸ（一般杂质检查法和特殊检查方法）、附录Ⅹ（制剂检查法）、附录Ⅺ（抗生素微生物检定法和检查法）、附录Ⅻ（生物测定法）、附录ⅩⅢ（放射性药品检定法）、附录ⅩⅣ（生物检定统计法）、附录ⅩⅤ（试药与试液等）、附录ⅩⅥ（制药用水）、附录ⅩⅦ（灭菌法）、附录ⅩⅧ（原子量表）和附录ⅩⅨ（相关指导原则）共十九大类。

每一类项下若所含多项内容，依次以英文大写字母顺序排列。如附录Ⅴ（色谱法）共有九项，依次为附录Ⅴ A（纸色谱法）、附录Ⅴ B（薄层色谱法）、附录Ⅴ C（柱色谱法）、附录Ⅴ D（高效液相色谱法）、附录Ⅴ E（气相色谱法）、附录Ⅴ F（电泳法）、附录Ⅴ G（毛细管电泳法）、附录Ⅴ H（分子排阻色谱法）、附录Ⅴ J（离子色谱法）。

如前阿司匹林正文的【检查】项下，"有关物质"的检查方法中提到的"照高效液相色谱法（附录Ⅴ D）试验"就出于此。其具体内容包括：对仪器的一般要求和色谱条件（色谱柱、检测器、流动相）；系统适应性试验（色谱柱的理论塔板数、分离度、重复性、拖尾因子）；测定法（内标法、外标法、加校正因子的主成分自身对照法、不加校正因子的主成分自身对照法、面积归一化法）；在此均作出了具体的规定和要求。既避免了在正文中的赘述，又便于查阅运用。

（四）索引（Index）

《中国药典》（2010 年版）书末分列中文索引和英文索引，中文索引按汉语拼音顺序排列；英文索引按英文名称，均以英文字母顺序排列。

第 2 节　主要外国药典

世界上大约已有近 40 个国家编制了国家药典，另外还有三种区域性药典（《北欧药典》、《欧洲药典》和《亚洲药典》）和 WHO 组织编制的《国际药典》等，这些药典无疑对世界医药科技交流和国际医药贸易具有极大的促进作用。结合药物分析课程的学习，简要介绍几部著名国外药典。

一、《美国药典》

《美国药典-国家处方集》(U. S. Pharmacopeia-National Formulary，USP-NF)，由美国药典委员会(The United States Pharmacopeial Convention)编辑出版。

【**历史版本**】 USP 第一版于 1820 年出版，随着时间的推移，USP 的性质从处方汇编改变为药品标准的汇编。它的出版周期也随之改变，从 1840 年到 1942 年，每 10 年一版；1942 到 2000 年，每 5 年一版；从 2002 年开始每年一版，2010 年已出至第 33 版。1888 年，美国药学会出版了第一部《国家处方集》即 NF，原名是《非法定制剂的国家处方集》。从 1980 年 NF 的第 15 版起并入 USP，但仍分两部分，前面为 USP，后面为 NF。USP 收载原料药品及其制剂，而 NF 收载各类辅料和一些非处方药。

【**现行版本**】 USP33-NF28 为现行版，2010 年 10 月 1 日生效。增补版 1 于 2010 年 4 月出版，2010 年 10 月 1 日生效。增补版 2 于 2010 年 6 月出版，2011 年 1 月 1 日生效。目前 2011 年 USP34-NF29 已出版。

【**内容简介**】 从 USP30-NF25 开始，由于内容增加，分成 3 卷一套。卷 1 包括序言、通用检测方法和信息指导、饮食增补剂、赋形剂、NF 各论、试剂、试液、指示剂、各药性状和溶解性、胶囊、片剂的容器要求、原子量表、黏度表、乙醇比重表等。卷 2 为 USP 各论 A-L，卷 3 为 USP 各论 M-Z。各卷均列入一般注意事项、通用方法指导目录和药物与制剂的综合索引。

USP 正文药品名录分别按法定药名字母顺序排列，各药品条目大都列有品名、结构式、分子式、CAS 登记号、成分和含量说明、包装和贮藏规格、参考物质要求、鉴定方法、干燥失重、炽灼残渣、检测方法等常规项目。

【**制定方式**】 《美国药典》更改比较频繁，收录的内容基本上没太大区别；另外，药典在制定程序上充分发挥了企业的作用；《美国药典》对于新药的标准规定，是由新药的制药企业及时把药品向美国药典会报告，《美国药典》会经过审核和检验，达到国家标准以后，再录入药典里。还有一种方式，《美国药典》会直接确定药品标准，再报给美国食品药品监督管理局审核。

我国制定药品标准的方式是生产企业可以提交药品的标准，由国家药典委员会进行审核，由指定的药检所对样品进行检验，确定收入药典以后，再报国家食品药品监督管理局批准。

二、《英国药典》

《英国药典》(British Pharmacopoeia，BP) 是由英国药典委员会 (British Pharmacopoeia Commission) 正式出版的英国官方医学标准集，是英国制药标准的重要来源，也是药品质量控制、药品生产许可证管理的重要依据。该药典囊括了几千篇颇有价值的医学专题论文，其中有几百篇是医学新论。它不仅提供了药用和成药配方标准以及公式配药标准，而且也展示了许多明确分类并可参照的《欧洲药典》专著。

【**现行版本**】 BP 第一版出自 1864 年，出版周期不定，现行版为 2011 版（BP2011），2010 年 8 月出版，2011 年 1 月生效。BP2011 版共 6 卷；较 BP2010 新增 51 个专论。主要内容包括测试方法、红外光谱参考、补充资料，还包含《欧洲药典》第六版第八增补本的内容。

【**内容简介**】 BP 的部分品种是从《欧洲药典》而来的，凡《欧洲药典》收载的药品，BP 只收录其名称，其规格则遵循《欧洲药典》，因此 BP 必须和《欧洲药典》配合使用。BP 不仅在本国使用，加拿大、澳大利亚、新西兰、印度、斯里兰卡等国家也采用。

BP 由凡例、正文、附录和索引等内容组成。原料药标准包括：英文名、结构式、分子式和分子量、CAS 登记号、化学名称、作用与用途、含量限度、性状、鉴别、检查、含量测定、贮藏、最后列出杂质的结构式和名称。制剂标准包括：英文名、含量限度、性状、鉴别、检查、含量测定、贮藏、制剂类别等。

三、《欧洲药典》

《欧洲药典》（European Pharmacopoeia，Ph. Eur. ）由欧洲药品质量管理局负责出版和发行，有英文和法文两种法定文本。

【历史版本】　欧洲药典委员会 1964 年成立，1977 年出版第一版《欧洲药典》，1997 年第三版《欧洲药典》出版。由于欧洲一体化及国际间药品标准协调工作不断发展，增修订的内容显著增多，2001 年 7 月，第四版《欧洲药典》出版；从该版开始每三年修订一版，每版还发行 8 个增补版。

【现行版本】　《欧洲药典》第七版（Ph. Eur. 7）为现行版，2010 年 7 月出版，2011 年 1 月生效。《欧洲药典》第七版包括两个基本卷，含第七版完整的内容，以及欧洲药典委员会在 2009 年 12 月全会上通过或修订的内容，共收载了 2130 个各论，330 个含插图或色谱图的总论，以及 2457 种试剂的说明。《欧洲药典》第七版共有 8 个非累积增补本（Ph. Eur. 7.1～Ph. Eur. 7.8）。

【内容简介】　《欧洲药典》为欧洲药品质量检测的唯一指导文献，内容包括活性物质、辅料、化学、动物、人或植物来源的药用物质或制品、顺势疗法制剂和顺势疗法原料、抗生素，以及制剂和容器等。其基本组成有凡例、通用分析方法（包括一般鉴别试验，一般检查方法，常用物理、化学测定法，常用含量测定方法，生物检查和生物分析，生药学方法）、容器和材料、试剂、正文和索引等。正文品种的内容包括：品名（英文名称，拉丁名）、分子结构式、分子式与分子量、含量限度及化学名称、性状、鉴别、检查、含量测定、贮藏、可能的杂质结构等。Ph. Eur. 还适用于生物制品、血液和血浆制品、疫苗和放射药品。

四、《日本药局方》

《日本药局方》（Japanese Pharmacopoeia，JP）由日本药局方编集委员会编纂，由厚生省颁布执行。

【现行版本】　《日本药局方》出版周期不定，自 1886 年第 1 版至今已颁至第 15 版，2006 年 4 月 1 日发布实施。其中专论由第一版的 468 个增加至 1486 个。

【内容简介】　《日本药局方》共分两部，第一部收载原料药及其基础制剂，第二部主要收载生药、家庭药制剂和制剂原料。一部包括凡例、制剂总则（即制剂通则）、一般试验方法、医药品各论（主要为化学药品、抗生素、放射性药品以及制剂）；二部包括通则、生药总则、制剂总则、一般试验方法、医药品各论（主要为生药、生物制品、调剂用附加剂等）、药品红外光谱集、一般信息及索引等。第一部和第二部均有红外光谱附图，还有配套丛书《解说书》。《日本药局方》的索引有药物的日本名索引、英文名索引和拉丁名索引 3 种；其中拉丁名索引用于生药品种。

原料药标准包括：日文名、英文名、结构式、分子式和分子量、性状、鉴别、检查、含量测定和贮法，少数品种列出有效期。制剂标准包括：日文名、英文名、含量限度、制法、性状、鉴别、检查、含量测定和贮法。

五、《国际药典》

《国际药典》（Pharmacopoeia Internationalis，Ph. Int.），是 WHO 为了统一世界各国药品的质量标准和质量控制的方法而编纂的。

【**历史版本**】 1948 年第一届世界卫生大会确立了统一药典的专家委员会；1950 世界医学会批准《国际药典》的出版。第一版于 1951 年和 1955 年分两卷用英、法、西班牙文出版，于 1959 年出版增补本。第二版于 1967 年用英、法、俄、西班牙文出版。第三版于 1979 年、1981 年、1988 年、1994 年、2003 年分 5 卷出版。第四版于 2006 年出版发行，第四版将第三版分散的 5 卷整合成 2 卷，并新增抗逆转录病毒药物。

【**现行版本**】 《国际药典》第四版为现行版，即将出版《国际药典》第五版。

【**内容简介**】 《国际药典》的目的是作为原始材料，供任何想建立制药要求的世界卫生组织成员国参考或改编。不管何时，国家或区域当局明确地把药典引入恰当的立法中，药典或药典的任何部分都将有法律地位。《国际药典》中采用的信息是综合了各国实践经验并广泛协商后整理出的，对各国无法律约束力，仅作为各国编纂药典时的参考标准，所有会员国免费使用。

《国际药典》更多关注的是发展中国家的需要，并且只推荐已被证明合理有效的，经典的化学技术。在世界范围内广泛应用的药物应被优先考虑，重点是这些药物的治疗价值。高度的优先权应该给予那些对世界卫生组织健康计划重要的药物，以及可能含有由于降解或生产中难以避免而引起杂质的药物。分析方法尽可能采用经典的方法以便在没有昂贵设备的情况下也能进行。

第3节 药品质量管理规范

药品的质量包括产品质量和产品服务质量，形成于药品的研究、生产、经营、使用等全过程多个环节，每一个环节均对药品质量产生重要的影响。

随着国际医药市场由重点关注产品质量到关注质量管理水平和质量保证能力的转移。世界各国除颁布药品标准用以明确产品质量指标外，都在积极推行产品质量管理标准。我国根据《中华人民共和国药品管理法》和《中华人民共和国药品管理法实施条例》制定并实施了一系列的药品质量控制的法令性文件，即药品质量管理规范，主要包括：《药物非临床研究质量管理规范》、《药品生产质量管理规范》、《药品经营质量管理规范》、《药物临床试验质量管理规范》等。

一、《药物非临床研究质量管理规范》

《药物非临床研究质量管理规范》（Good Laboratory Practice，GLP），是药物非临床安全性评价研究机构必须遵循的规范，适用于为申请药品注册而进行的非临床研究。其目的是为了提高药物非临床研究的质量，确保实验资料的真实性、完整性和可靠性，保障人民用药安全。

药物非临床研究系指为评价药物安全性，在实验室条件下，用实验系统（用于毒性试验的动物、植物、微生物以及器官、组织、细胞、基因等）进行的各种毒性试验，包括单次给药的毒性试验、反复给药的毒性试验、生殖毒性试验、遗传毒性试验、致癌试验、局部毒性试验、免疫原性试验、依赖性试验、毒代动力学试验及与评价药物安全性有关的其他试验。不包括人体实验或临床研究以及为检测受试品是否另具有潜有用途的研究。

药物的非临床研究是药品首次应用到人类的最后一道安全屏障，其监管要点包括：机构的负责人、机构中质量保证单位的负责人、检测研究项目的负责人、确实要在岗位上负起责任。建立、健全质量保证部门，并全过程实施监督检查作用。各级人员在承担检测研究项目的数量和能力上相适应。仪器和设备与承担项目在数量、质量和运转上相适应。实验动物在质量、管理上符合要求。各项操作具备可执行的、并被严格遵守的"标准操作规程"。检测和研究项目的全过程必须按照程序执行，必须有完整的真实的原始记录（记载研究工作的原始观察记录和有关文书材料，包括工作记录、各种照片、缩微胶片、缩微复制品、计算机打印资料、磁性载体、自动化仪器记录材料等），并妥善保管。供试品、对照品以及标本必须按要求立档、存档并妥善保管。其目的是组织和管理科学技术人员的研究行为，提高实验数据的质量和有效性，保障实验结果，实现实验数据的国际相互认可。GLP 是国际通行的药物临床前安全性的研究规范，国际上许多国家都已制定并实施了 GLP。

　　我国于 1994 年 1 月 1 日开始发布实施了《药品非临床研究质量管理规定（试行）》，1998 年 10 月重新修订，1999 年 11 月 1 日起施行。2003 年 8 月 6 日经再次修订，正式颁布了《药物非临床研究质量管理规范》，自 2003 年 9 月 1 日起施行。

二、《药品生产质量管理规范》

　　《药品生产质量管理规范》（Good Manufacturing Practice，GMP），是对药品质量和生产进行控制与管理的基本要求，目的是确保持续稳定地生产出适用于预定用途、符合注册批准或规定要求和质量标准的药品，并最大限度减少药品生产过程中污染、交叉污染以及混淆、差错的风险。

　　药品从原料到成品的生产过程中，要涉及许多的技术细节和管理规范，其中任何一个环节的疏忽，都可能导致药品质量不符合要求，必须在药品生产全过程中，进行全面质量管理与控制以保证药品质量。

　　GMP 是现今世界各国普遍采用的药品生产管理方式，它对企业生产药品所需要的原材料、厂房、设备、卫生、人员培训和质量管理等均提出了明确要求。实施药品 GMP，实现对药品生产全过程的监督管理，是减少药品生产过程中污染和交叉污染的最重要保障，是确保所生产药品安全有效、质量稳定可控的重要措施。本规范执行的基础是诚实守信，执行过程中的任何虚假、欺骗行为都是对本规范的严重背离。

　　我国于 1988 年第一次正式颁布 GMP，1992 年作了第一次修订。1998 年再次进行修订，并于 1999 年 8 月 1 日起正式施行，沿用至今。10 余年间经过 10 余稿修订，新版 GMP 已经于 2010 年 5 月 20 日药监局局务会议通过，自 2011 年 3 月 1 日起施行。

　　即将颁布的新版 GMP 对药品生产企业的生产质量管理规范提出了更高的要求，其中对软件管理，对企业人员能力、资质、管理制度和管理措施方面提出了详细要求，并加大了这方面条款的制定，加强了企业的软件管理。督促企业建立起严密的生产管理体系和完善的质量保障体系，牢固树立药品生产全过程的质量意识，从根本上提高药品质量保障水平。根据我国经济社会发展水平和企业特点，新版 GMP 的修订力求使我国药品生产企业在生产质量方面和生产的质量管理方面能更好地与国际接轨。

三、《药品经营质量管理规范》

　　《药品经营质量管理规范》（Good Supplying Practice，GSP），是药品经营质量管理的基本准则，是实施药品经营质量管理规范认证的基本标准。适用于中华人民共和国境内的药品经营企业；药品生产企业涉及药品销售活动时，也应参照有关规定执行。药品经营企业是药品经营质量的第一责任人，要求药品经营企业应按照《药品经营许可证》核准的内容以及国家有关规定从事药品经营活动；同时应依照本规范建立确保药品经营质量的管理体系（指企业为保证药品质量，满足规定的或潜在的要求，由组织机构、人员、职责、程序、过程管理和设施设备等构成的有机整体），并使之有效运行。

GSP 指在药品流通全过程中，为保证药品实物质量和服务质量，针对药品计划采购、购进验收、储存养护、销售及售后服务等环节所制定的行为准则。药品经营是保持和完善药品质量特性的关键环节。药品经营过程的质量管理，是药品生产质量管理的延伸，也是药品使用质量管理的前提和保证。

GSP 的内容包括对药品经营场所和设施的要求；对所经营药品的陈列、储存和养护的要求；对经营人员的资格、培训、职责的要求；对企业质量管理和质量验收制度的要求；对经营记录和各项文件管理的要求等。推行实施 GSP 可增强企业员工的质量意识，促进药品购、存、销全过程的质量管理，有利于保证人体用药安全有效。

我国从 20 世纪 70 年代开始接受药品 GSP 的概念，至今已逾 30 年。其发展历程可为：20 世纪 70～80 年代的概念接受和推广阶段，1984—1992 年的规范形成阶段，20 世纪 90 年代至 2004 年的规范推行实施阶段，2004 年以来的规范完善提高阶段。

四、《药物临床试验质量管理规范》

《药物临床试验质量管理规范》（Good Clinical Practice，GCP），是对临床试验全过程的标准规定，包括方案设计、组织实施、监察、稽查、记录、分析总结和报告。凡进行各期临床试验、人体生物利用度或生物等效性试验，均须按本规范执行。规定所有以人为对象的研究必须符合《世界医学大会赫尔辛基宣言》（附录 1），即公正、尊重人格、力求使受试者最大限度受益和尽可能避免伤害。其目的是保证药品临床试验过程规范、结果科学可靠，保证受试者的权益及其安全。

药物临床试验指任何在人体（患者或健康志愿者）进行药物的系统性研究，以证实或揭示试验药物的作用、不良反应和（或）试验药物的吸收、分布、代谢和排泄，目的是确定试验药物的疗效与安全性。

GCP 是对涉及人类受试者的国际性道德和科学质量标准，是药品研究开发的重要环节，也是药品（尤其是新药）取得上市许可的重要依据。其主要内容：保护受试者权益的有关规定；规定临床试验方案需经伦理委员会批准；事先获得受试者知情同意并签有知情同意书；对研究人员的资格要求与职责规定及对试验场所与设备条件的要求；对申报主办者及监察员的职责规定；有关新药临床试验方案设计、记录、数据处理、统计分析与总结报告标准化要求，临床试验质量保证及质量控制要求。

我国 1992 年酝酿起草 GCP，1998 年颁布《药品临床试验管理规范（试行）》，1999 年颁布《药品临床试验管理规范》，2003 年颁布《药物临床试验质量管理规范》，自 2003 年 9 月 1 日起施行。

除 GLP、GMP、GSP、GCP 外，我国药品质量管理规范还包括《中药材生产质量管理规范》（GAP）、《中药材提取质量管理规范》（GEP）、《优良药房工作规范》（GPP）和《药品使用质量管理规范》（GUP）等。

五、人用药品注册技术要求国际协调会

为了严格药品质量管理，保障人体用药安全，多数发达国家对药品的研发、生产、销售和进口等都施行严格的审批注册制度。但是，不同国家对药品的审批注册的要求有所不同，易导致药品研发和注册成本的不必要提高、生产资源的浪费，不利于创新药物研究成果的共享和人类医药

事业的发展。

为此，由欧盟、美国和日本三方的药品注册管理当局和制药企业协会（管理机构）在 1990 年发起了"人用药品注册技术要求国际协调会"（International Conference on Harmonisation of Technical Requirements for Registration of Pharmaceuticals for Human Use，ICH）。ICH 的目的是通过协调一致，使三方在药品注册技术要求上取得共识；为药品研发、审批和上市制定统一的国际性技术指导原则；以便更好地利用资源、避免重复、减少浪费，加快新药在世界范围内的开发使用；以使新药及改进的产品尽快用于患者。

ICH 由指导委员会、专家工作组和秘书处组成。共有六个成员单位，分别为：欧盟（EU）、欧盟制药工业联合会（EFPIA）、美国食品药品管理局（FDA）、美国药物研究和生产联合会（PRMA）、日本厚生省（MHW）、日本制药工业协会（JPMA）。国际制药工业协会联合会（IFPMA）作为制药工业的保护组织参与 ICH，并在其日内瓦总部为 ICH 提供秘书处。此外，世界卫生组织（WHO）、欧洲自由贸易区（EFTA）和加拿大卫生保健局（CHPB）应邀派观察员参加 ICH 指导委员会。我国 SFDA 及其他多个非成员国的药品监督管理机构也派观察员参加 ICH。WHO 建议各国在药品注册中采用 ICH 的技术要求。

ICH 有关药品质量的技术要求（Quality，以代码 Q 标识）有 11 种（表 2-9），包括稳定性试验、分析方法验证、杂质研究、药典方法、生物技术产品质量和安全、质量标准、原料药 GMP、药品研发、质量风险管理和药品质量体系等。

表 2-9　ICH 有关药品的质量技术要求

技术要求代码和名称	类型	发布日期
Q1A（R2）新药原料和制剂的稳定性试验（Stability Testing of New Drug Substances and Products）	最终文件	11/2003
Q1B 新药原料和制剂的光稳定性试验（Photostability Testing of New Drug Substances and Products）	最终文件	11/1996
Q1C 新剂型的稳定性试验（Stability Testing for New Dosage Forms）	最终文件	5/9/1997
Q1D 新药原料和制剂的稳定性试验的括号设计和矩阵设计（Bracketing and Matrixing Designs for Stability Testing of New Drug Substances and Products）	最终文件	1/2003
Q1E 稳定性数据评价（Evaluation of Stability Data）	最终文件	6/2004
Q2（R1）分析方法验证-报告和方法（Validation of Analytical Procedures：Text and Methodology，Q2A 和 Q2B 的合并）	最终文件	11/2005
Q3A（R）新药原料中的杂质（Impurities in New Drug Substances）	最终文件	6/6/2008
Q3B（R）新制剂中的杂质（Impurities in New Drug Products，Revision 2）	最终文件	8/4//2006
Q3C 残留溶剂杂质（Impurities：Residual Solvents）溶剂类型和限度表（Tables and List）	最终文件	12/24/1007 11/12/2003
Q4B 药典方法指南（Evaluation and Recommendation of Pharmacopoeial Texts for Use in the International Conference on Harmonisation Regions）	最终文件	2/20/2007
Q5A 人源和动物源细胞生物技术产品的病毒安全性评价（Viral Safety Evaluation of Biotechnology Products Derived From Cell Lines of Human or Animal Origin）	最终文件	9/1998
Q5B 生物技术产品的质量-重组 DNA 蛋白制品中的细胞表达构建分析（Quality of Biotechnological Products：Analysis of the Expression Construct in Cells Used for Production of r-DNA Derived Protein Products）	最终文件	2/1996
Q5C 生物技术产品的质量-生物技术产品/生物制品的稳定性试验（Quality of Biotechnological Products：Stability Testing of Biotechnological/Biological Products）	最终文件	7/1996

续表

技术要求代码和名称	类型	发布日期
Q5D 生物技术产品/生物制品的质量-生物制品生产用细胞基质的来源和鉴定（Quality of Biotechnological/Biological Products：Derivation and Characterization of Cell Substrates Used for Production of Biotechnological/Biological Products）	最终文件	9/21/1998
Q5E 生物制品生产工艺变更后产品的可比性（Comparability of Biotechnological/Biological Products Subject to Changes in Their Manufacturing Process）	最终文件	6/2005
Q6A 质量标准-化学药物新药原料和制剂的检验方法与限度标准（Specifications：Test Procedures and Acceptance Criteria for New Drug Substances and New Drug Products：Chemical Substances）	最终文件	12/29/2000
Q6B 质量标准-生物制品的检验方法与限度标准（Specifications：Test Procedures and Acceptance Criteria for Biotechnological/Biological Products）	最终文件	8/1999
Q7A 原料药的 GMP（Good Manufacturing Practice Guidance for Active Pharmaceutical Ingredients，11/2005ICH 重新标识为 Q7）	最终文件	8/2001
Q8（R2）药品研发（Pharmaceutical Development）	最终文件	11/20/2009
Q9 质量风险管理（Quality Risk Management）	最终文件	6/1/2006
Q10 药品质量体系（Pharmaceutical Quality System）	最终文件	4/7/2009
Q11 原料药的研发和生产（Development and Manufacture of Drug Substances）	草案	4/11/2008

目前，ICH 中以欧盟、美国和日本为首的国家集团中，制药工业产值和研发经费在全球占绝对优势，并集中了国际上最先进的药品研发和审评的技术与经验。因此，ICH 在药品注册管理和生产领域具有重要的影响。我国药品监督管理部门制定和推行的药品质量管理规范大多数是根据我国药品生产和监督管理的国情并参考 ICH 的技术要求而制定，促进了我国药物的创新研究发展和药品生产技术水平的不断提高。

ICH 有关药品的质量技术要求也是药物分析学科进行药物质量研究的重要技术参考。

第 4 节　《中华人民共和国药品管理法》

一、《中华人民共和国药品管理法》概述

《中华人民共和国药品管理法》是专门规范药品研制、生产、经营、使用和监督管理的法律。其宗旨是为了加强药品监督管理，保证药品质量，保障人体用药安全，维护人民身体健康和用药的合法权益。《中华人民共和国药品管理法》1985 年 7 月 1 日正式实施，于 2001 年 2 月 28 日由中华人民共和国第九届全国人民代表大会常务委员会第二十次会议修订通过，自 2001 年 12 月 1 日施行。并于 2002 年 8 月 4 日由国务院颁布，2002 年 9 月 15 日实施了《中华人民共和国药品管理法实施条例》。

二、《中华人民共和国药品管理法》的结构和主要内容

《中华人民共和国药品管理法》共十章，106 条。第一章总则；第二章药品生产企业管理；第三章药品经营企业管理；第四章医疗机构的药剂管理；第五章药品管理；第六章药品包装的管理；第七章药品的价格和广告管理；第八章药品监督；第九章法律责任；第十章附则。

【总则】　共六条。本章主要叙述本法立法目的、调整对象和适用范围、发展现代药和传统药及药材资源保护、鼓励研制新药、药品监督管理体制和药品监督检验检测机构的职责。

【药品生产企业管理】　共七条。本章规定了开办药品生产企业的基本条件和审批程序，核发《药品生产许可证》应遵循的原则。对企业生产药品以及生产药品所需要原料、辅料的基本要求提出具体规定。强调药品生产企业必须按照《药品生产质量管理规范》组织生产并对生产的药品进行质量检验。

【药品经营企业管理】　共八条。本章是关于开办药品批发企业和药品零售企业的批准机关、批准方式、批准原则、开办程序等规定；开办药品经营企业的条件；药品经营企业必须按照《药品经营质量管理规范》经营药品、《药品经营质量管理规范》的认证规定，以及《药品经营质量管理规范》具体实施办法、实施步骤；药品经营企业药品购进行为规定；药品经营企业购销药品记录的规定；药品经营企业销售药品行为规定；药品经营企业药品保管条件和行为规定；城乡集市贸易市场出售中药材及中药材以外药品的规定。

【医疗机构的药剂管理】　共七条。本章对医疗机构药剂管理的四个主要方面进行了规定：从事医疗机构药剂技术工作的人员规定；医疗机构制剂许可证的审批、品种审批及使用管理的规定；采购及保存药品管理的规定；调配处方规定。

【药品管理】　共二十三条。本章的内容是对药品实施监督管理的最基本的规定，是保证药品质量，增进药品疗效，保障人民用药安全，维护人民健康的关键部分。内容概括：新药的研制和审核批准的法律规定，指出药物非临床安全性评价研究机构必须执行《药物非临床研究质量管理规范》，药物临床试验机构必须执行《药物临床试验质量管理规范》；关于药品生产批准文号管理的法律规定；关于药品标准、药品标准品、药品对照品、药品通用名称及商品名称管理的法律规定；关于国家药品标准和药典委员会的法律规定；关于购进药品监督管理的法律规定；对一些药品实行特殊管理的法律规定；实行中药品种保护和处方药与非处方药分类管理的法律规定；对药品进口、出口管理的法律规定；对新发现的和从国外引种的药材以及民间习用药材管理的法律规定；关于假药和劣药的认定以及按假药处理和按劣药处理的法律规定；对药品从业有关人员卫生要求的法律规定。

【药品包装的管理】　共三条。本章对直接接触药品的包装材料和容器、药品包装、药品标签和说明书三方面的监督管理作了规定。

【药品的价格和广告管理】　共九条。本章与《价格法》、《广告法》和《反不正当竞争法》相衔接，规定了政府价格主管部门对药品价格的管理，明确药品生产企业、经营企业和医疗机构必须遵守有关价格管理的规定，禁止暗中给予、收受回扣等违法行为；并规定药品广告须经药品监督管理部门批准并取得批准文号，规范了药品广告的管理。

【药品监督】　共九条。本章规定了药品监督管理部门和药品检验机构在药品管理工作中，所应负的责任、拥有的权利和义务；规定了药品监督管理部门行使行政强制措施和紧急控制措施的情形；设定了药品质量公告和对药品检验结果的申请复验及不良反应报告制度；明确了药品检验部门对药品生产经营企业的业务指导关系。

【法律责任】　共二十九条。法律责任是国家对责任人违反法定义务，超越权利或者滥用权利的行为所作的否定性评价，是国家强制责任人作出一定行为或者不作出一定行为，恢复被破坏的法律关系和法律秩序的手段。本法扩大了违法行为的打击范围，增加了为生产、销售假劣药品提供便利条件、不按照规定实施有关质量管理规范、未按照本法规定进口药品、出具虚假检验报告、违反药品价格管理等违法行为的处罚；针对本法规定的各种违法行为，增加了撤销药品批准证明文件、禁止有关人员在一定年限内从事某项行业的资格等处罚种类；并对生产、销售假劣药品等严重危害人体健康的违法行为加大了处罚力度。

【附则】 共五条。本章涉及本法许多名词，如药品、辅料、新药等，从法律上确定这些名词概念的内涵与外延意义很大，它可以减少司法部门、药品监督管理部门、行政管理相对人之间因对其理解不一样而产生的纠纷，有利于本法的适用与实施。

学习重点

药典是一个国家关于药品标准的法典，和其他法令一样具有法律效力，具有权威性（本版药典收载的原料药及制剂均应按规定的方法进行检验，如需采用其他方法，应将该方法与药典方法做比较试验）、严肃性和普适性。收载的药物符合临床需要、疗效较好、质量稳定；采用的分析方法以准确、可靠为前提，具有经典、稳定的特征；药典是药物的最低标准而不是最高标准，符合药典质量标准的药品是合格品而不是优质品。药品的质量包括产品质量和产品服务质量，形成于药品的研究、生产、经营、使用等全过程多个环节的药品质量管理规范 GLP、GMP、GSP、GCP，是为适应国际医药市场由重点关注产品质量到关注质量管理水平和质量保证能力的转移而制定的。因此，《中国药典》的内容、进展及正确使用；GLP、GMP、GSP、GCP 制定的依据及意义，都是我们学习应该关注的重点。

思 考 题

1. 简述《中国药典》的基本内容及进展。

2. 请认真阅读、理解、掌握药典"凡例"的内容；并会熟练运用药典"正文"、"附录"。

3. 我国制定并实施的"药品质量管理规范"主要有哪些？

4. 简要说明我国《药品管理法》的基本内容。

5. WHO 和世界上许多国家的政府在法律上对"药品"都规定了明确的定义，有何不同？

（徐 玫）

第3章

药物的鉴别

学习要求

1. 掌握药物鉴别的意义以及常用的药物鉴别方法。
2. 熟悉药物鉴别试验的项目。
3. 了解药物鉴别试验的条件对鉴别结果的影响。

一、概述

进行药物分析时，首先要进行药物的鉴别试验（identification test）。它是药物质量检验工作中的首要任务，只有在药物鉴别无误的情况下，进行药物的杂质检查、含量测定等分析才有意义。

药物的鉴别主要根据药物的化学结构及其理化性质，采用物理、化学或生物学方法来判断药物的真伪。选用鉴别方法的原则要求专属性强，重现性好，灵敏度高，操作简便、快速等。中国药典和国外药典所收载的药物鉴别方法，均为用来证实贮藏在有标签容器中的药物是否为其所标示的药物，不能用来鉴别未知物。即这些鉴别方法虽有一定的专属性，但不足以确证其结构。

药物的鉴别除根据药典中鉴别项下的规定外，还应结合性状项下的外观和物理常数等进行确认，作为鉴别试验的补充。

《中国药典》凡例中对药物鉴别的规定：鉴别项下规定的试验方法，系根据反映该药品某些物理、化学或生物学等特性所进行的药物鉴别试验，不完全代表对该药品化学结构的确证。

二、鉴别试验的项目

药物鉴别试验的项目主要包括性状鉴别、一般鉴别试验与专属鉴别试验。

（一）性状鉴别

药物的性状（description）反映了药物特有的物理性质，一般包括药品的外观、臭、味、溶解度以及其他各项物理常数等。

1. 外观、臭、味 指药品的色泽和外表感观。

如《中国药典》对苯巴比妥钠的描述："本品为白色结晶性颗粒或粉末；无臭，味苦；有引湿性。"对阿苯达唑片的描述："本品为类白色片、糖衣片或薄膜衣片，除去包衣显白色或类白色。"

2. 溶解度 见第1章第2节。

试验法：除另有规定外，称取研成细粉的供试品或量取液体供试品，置于 (25 ± 2) ℃一定容量的溶剂中，每隔5分钟强力振摇30秒钟；观察30分钟内的溶解情况，如无目视可见的溶质颗粒或液滴时，即视为完全溶解。

如《中国药典》中硫酸奎尼丁的溶解度："本品在沸水中易溶，在三氯甲烷或乙醇中溶解，在水中微溶，在乙醚中几乎不溶。"

3. 物理常数 包括相对密度、馏程、熔点、凝点、比旋度、折光率、黏度、吸收系数、碘值、皂化值和酸值等；其测定结果不仅对药品具有鉴别意义，也反映药品的纯度，是评价药品质量的主要指标之一。

（1）相对密度：系指在相同的温度、压力条件下，某物质的密度与水的密度之比。除另有规定外，温度为20℃。

纯物质的相对密度在特定的条件下为不变的常数。但如物质的纯度不够，则其相对密度的测定值会随着纯度的变化而改变。因此，测定药品的相对密度，可用于检查药品的纯杂程度。

液体药品的相对密度，一般用比重瓶测定；测定易挥发液体的相对密度，可用韦氏比重秤。用比重瓶测定时的环境（指比重瓶和天平的放置环境）温度应略低于20℃或各品种项下规定的温度。

如《中国药典》中氯贝丁酯的相对密度："本品的相对密度（附录ⅥA）为1.138～1.144。"

（2）馏程：系指一种液体照药典（附录ⅥB）馏程测定法所述方法蒸馏，校正到标准压力[101.3kPa（760mmHg）]下，自开始馏出第5滴算起，至供试品仅剩3～4ml或一定比例的容积馏出时的温度范围。某些液体药品具有一定的馏程，测定馏程可以区别或检查药品的纯杂程度。

如《中国药典》中苯甲醇的馏程："取本品，照馏程测定法（附录ⅥB）测定，在203～206℃馏出的数量不得少于95％（ml/ml）。"

（3）熔点：为固态有机药物重要的物理常数，测定熔点可作为简单而可靠的鉴别手段。《中国药典》依照待测物质的性质不同，测定法分为下列3种。第一法测定易粉碎的固体药品；第二法测定不易粉碎的固体药品（如脂肪、脂肪酸、石蜡、羊毛脂等）；第三法测定凡士林或其他类似物质。各品种项下未注明时，均系指第一法。

药物熔点测定要严格按照药典所规定的要求操作，记录供试品在初熔至全熔时的温度，重复测定3次，取其平均值，即得。"初熔"系指供试品在毛细管内开始局部液化出现明显液滴时的温度。"全熔"系指供试品全部液化时的温度。测定熔融同时分解的供试品时，则调节升温速率由每分钟上升1.0～1.5℃，至每分钟上升2.5～3.0℃；供试品开始局部液化时（或开始产生气泡时）的温度作为初熔温度；供试品固相消失全部液化时的温度作为全熔温度。遇有固相消失不明显时，应以供试品分解物开始膨胀上升时的温度作为全熔温度。某些药品无法分辨其初熔、全熔时，可以其发生突变时的温度作为熔点。

如《中国药典》中丙酸氯倍他索的熔点："本品的熔点（附录ⅥC）为190～197℃，熔融时同时分解。"

（4）凝点：凝点系指一种物质按照规定方法测定，由液体凝结为固体时，在短时间内停留不变的最高温度。某些药品具有一定的凝点，纯度变更，凝点也随之改变。测定凝点可以区别或检查药品的纯杂程度。

如《中国药典》中尼可刹米的凝点："本品的凝点（附录ⅥD）为22～24℃。"

（5）比旋度：平面偏振光通过含有某些光学活性的化合物液体或溶液时，能引起旋光现象，使偏振光的平面向左或向右旋转。旋转的度数，称为旋光度。偏振光透过长1dm并每1毫升中含有旋光性物质1g的溶液，在一定波长与温度下测得的旋光度称为比旋度。测定比旋度（或旋光度）可以区别或检查某些药品的纯杂程度，也可用于测定含量。

如《中国药典》中倍他米松的比旋度测定："取本品，精密称定，加二氧六环溶解并定量稀释制成每 1 毫升中含 10mg 的溶液，依法测定（附录 ⅥE），比旋度为＋115°～＋121°。"

（6）折光率：光线自一种透明介质进入另一透明介质的时候，由于光线在两种介质中的传播速度不同，使光线在两种介质的平滑界面上发生折射。常用的折光率系指光线在空气中进行的速度与在供试品中进行速度的比值。根据折射定律，折光率是光线入射角的正弦与折射角的正弦的比值，即 $n=\dfrac{\sin i}{\sin \gamma}$，式中 n 为折光率；$\sin i$ 为光线的入射角的正弦；$\sin \gamma$ 为折射角的正弦。物质的折光率因温度或光线波长的不同而改变，透光物质的温度升高，折光率变小；入射光的波长越短，折光率越大。折光率以 n_D^t 表示；D 为钠光谱的 D 线；t 为测定时的温度。测定折光率可以区别不同的油类或检查某些药品的纯杂程度。

如《中国药典》中苯丙醇的折光率："本品的折光率（附录 ⅥF）为 1.517～1.522。"

（7）黏度：系指流体对流动的阻抗能力，药典黏度测定法中采用动力黏度、运动黏度或特性黏数表示。测定供试品黏度可用于纯度检查等。

（8）吸收系数：单色光辐射穿过被测物质溶液时，被该物质吸收的量与该物质的浓度和液层的厚度（光路长度）成正比，其关系如下式：$A=-\lg \dfrac{T}{I_0}=-\lg T=ECL$，式中 A 为吸收度；T 为透光率；E 为吸收系数，采用的表示方法是（$E_{1cm}^{1\%}$），其物理意义为当溶液浓度为 1%（g/ml），液层厚度为 1cm 时的吸收度数值；C 为 100ml 溶液中所含被测物质的重量（按干燥品或无水物计算）（g）；l 为液层厚度（cm）。在一定条件下（单色波长、溶剂、温度等），吸收系数是物质的特性物理常数，可作为定性的依据。测定吸收系数应注意仪器的校正和检定。

如《中国药典》中甲硝唑的吸收系数测定方法："取本品，精密称定，加盐酸溶液（9→1000）溶解并定量稀释制成每 1 毫升中约含 13μg 的溶液，照紫外-可见分光光度法（附录 ⅣA），在 277nm 的波长处测定吸光度，吸收系数（$E_{1cm}^{1\%}$）为 365～389。"

（9）碘值：碘值系指脂肪、脂肪油或其他类似物质 100g，当充分卤化时所需的碘量（g）。

取供试品适量［其质量（g）约相当于 25/供试品的最大碘值］，精密称定，置 250ml 的干燥碘瓶中，加三氯甲烷 10ml，溶解后，精密加入溴化碘溶液 25ml，密塞，摇匀，在暗处放置 30 分钟。加入新制的碘化钾试液 10ml 与水 100ml，摇匀，用硫代硫酸钠滴定液（0.1mol/L）滴定剩余的碘，滴定时注意充分振摇，待混合液的棕色变为淡黄色，加淀粉指示液 1ml，继续滴定至蓝色消失；同时做空白试验。以供试品消耗硫代硫酸钠滴定液（0.1mol/L）的容积（ml）为 A，空白试验消耗的容积（ml）为 B，供试品的质量（g）为 W，照下式计算碘值：

$$供试品的碘值=\frac{(B-A)\times 1.269}{W} \tag{3-1}$$

如《中国药典》中十一烯酸的碘值："本品的碘值（附录 ⅦH）为 131～140。"

（10）皂化值：系指中和并皂化脂肪、脂肪油或其他类似物质 1g 中含有的游离酸类和酯类所需氢氧化钾的质量（mg）。

取供试品适量［其质量（g）约相当于 250/供试品的最大皂化值］，精密称定，置 250ml 锥形瓶中，精密加入乙醇制氢氧化钾滴定液（0.5mol/L）25ml，加热回流 30 分钟，然后用乙醇 10ml 冲洗冷凝器的内壁和塞的下部，加酚酞指示液 1.0ml，用盐酸滴定液（0.5mol/L）滴定剩余的氢氧化钾，至溶液的粉红色刚好褪去，加热至沸，如溶液又出现粉红色，再滴定至粉红色刚好褪去；同时做空白试验。以供试品消耗的盐酸滴定液（0.5mol/L）的容积（ml）为 A，空白试验消耗的容积（ml）为 B，供试品的质量（g）为 W，照下式计算皂化值：

$$供试品的皂化值=\frac{(B-A)\times 28.05}{W} \tag{3-2}$$

如《中国药典》中大豆油的皂化值："应为188～200（附录ⅦH）。"

（11）酸值：系指中和脂肪、脂肪油或其他类似物质1g中含有的游离脂肪酸所需氢氧化钾的质量（mg），但在测定时可采用氢氧化钠滴定液（0.1mol/L）进行滴定（表3-1）。

表3-1 酸值

酸　　值	称重（g）	酸　　值	称重（g）
0.5	10	100	1
1	5	200	0.5
30	4	300	0.4
50	2		

除另有规定外，按表中规定的质量，精密称取供试品，置250ml锥形瓶中，加乙醇-乙醚（1∶1）混合液［临用前加酚酞指示液1.0ml，用氢氧化钠滴定液（0.1mol/L）调至微显粉红色］50ml，振摇使完全溶解（如不易溶解，可缓慢加热回流使溶解），用氢氧化钠滴定液（0.1mol/L）滴定，至粉红色持续30秒钟不褪。以消耗氢氧化钠滴定液（0.1mol/L）的容积（ml）为A，供试品的质量（g）为W，照下式计算酸值：

$$供试品的酸值=\frac{A\times 5.61}{W} \tag{3-3}$$

滴定酸值在10以下的油脂时，可用10ml的半微量滴定管。

如《中国药典》中精制玉米油的酸值："应不大于0.6（附录ⅦH）。"

（二）一般鉴别试验

药物的一般鉴别试验（general identification test）是以药物的化学结构或物理化学性质为依据，通过化学反应来鉴别药物的真伪。对于无机药物，一般根据其组成的阴离子和阳离子的特殊反应进行；而对于有机药物则大都采用典型的官能团反应。因此，一般鉴别试验只能证实某一类药物，而不能证实具体是哪一种药物。同时一般鉴别试验只能用来确定单一的化学药物，如为多种化学药物的混合物或存在干扰物质时，除另有规定外，一般不适用。

一般鉴别试验所包括的范围广泛、内容丰富。《中国药典》附录中一般鉴别试验项下所包含的项目：无机金属盐类（亚锡盐、亚汞盐、汞盐、钙盐、钠盐、钡盐、铋盐、钾盐、亚铁盐、铁盐、铵盐、银盐、铜盐、锂盐、锌盐、锑盐、铝盐、镁盐）；无机酸盐类（亚硫酸盐或亚硫酸氢盐、硫酸盐、硝酸盐、氯化物、溴化物、碘化物、硼酸盐、碳酸盐与碳酸氢盐、醋酸盐、磷酸盐）；有机酸盐类（水杨酸盐、苯甲酸盐、乳酸盐、枸橼酸盐、酒石酸盐）；有机氟化物；丙二酰脲类；托烷生物碱类；芳香第一胺类。

一般鉴别试验各项鉴别方法与原理如下：

1. 无机金属盐类

（1）亚锡盐：取供试品的水溶液1滴，点于磷钼酸铵试纸上，试纸应显蓝色。

原理：亚锡盐可将磷钼酸铵还原，生成钼蓝。

（2）亚汞盐

1）取供试品，加氨试液或氢氧化钠试液，即变黑色。

原理：与OH^-的反应。

2）取供试品，加碘化钾试液，振摇，即生成黄绿色沉淀，瞬即变为灰绿色，并逐渐转变为灰黑色。

原理：与碘化钾的反应，灰绿色为中间产物颜色。

（3）汞盐

1）取供试品溶液，加氢氧化钠试液，即生成黄色沉淀。

原理：与 OH⁻ 的反应。

2）取供试品的中性溶液，加碘化钾试液，即生成猩红色沉淀，能在过量的碘化钾试液中溶解；再以氢氧化钠试液碱化，加铵盐即生成红棕色的沉淀。

原理：与碘化钾的反应。

3）取不含过量硝酸的供试品溶液，涂于光亮的铜箔表面，擦拭后即生成一层光亮似银的沉积物。

原理：发生置换反应，生成汞。

（4）钙盐

1）取铂丝，用盐酸湿润后，蘸取供试品，在无色火焰中燃烧，火焰即显砖红色。

原理：钙的火焰光谱主要谱线有 622nm、554nm、442.67nm 与 602nm，其中以 622nm 最强，显砖红色。

2）取供试品溶液（1→20），加甲基红指示液 2 滴，用氨试液中和，再滴加盐酸至恰呈酸性，加草酸铵试液，即生成白色沉淀；分离，沉淀不溶于醋酸，但可溶于盐酸。

原理：钙盐与草酸铵生成草酸钙沉淀。草酸钙与盐酸生成氯化钙。

（5）钠盐

1）取铂丝，用盐酸湿润后，蘸取供试品，在无色火焰中燃烧，火焰即显鲜黄色。

原理：钠的火焰光谱主要谱线有 589.0nm 与 589.6nm，显黄色。

2）取供试品约 100mg，置 10ml 试管中，加水 2ml 溶解，加 15%碳酸钾溶液 2ml，加热至沸，应不得有沉淀生成；加焦锑酸钾试液 4ml，加热至沸；至冰水中冷却，必要时，用玻璃棒摩擦试管内壁，应由致密的沉淀生成。

原理：碳酸钾溶液可排除钙离子的干扰，焦锑酸钾能够与钠盐生成焦锑酸钠析出沉淀。

（6）钡盐

1）取铂丝，用盐酸湿润后，蘸取供试品，在无色火焰中燃烧，火焰即显黄绿色；通过绿色玻璃透视，火焰显蓝色。

原理：焰色反应，钡盐的火焰光谱特征。

2）取供试品溶液，加稀硫酸，即生成白色沉淀；分离，沉淀在盐酸或硝酸中均不溶解。

原理：钡盐与稀硫酸生成难溶的硫酸钡白色沉淀。

（7）铋盐

1）取供试品溶液，加碘化钾试液，即生成红棕色溶液或暗棕色沉淀；分离，沉淀能在过量碘化钾试液中溶解成黄棕色的溶液，再加水稀释，又生成橙色沉淀。

原理：暗棕色沉淀为 BiI_3，橙色沉淀为 $BiOI$，若铋盐浓度较小时，现象不明显。

2）取供试品溶液，用稀硫酸酸化，加 10%硫脲溶液，即显深黄色。

原理：铋盐与硫脲反应生成黄色络合物，颜色深浅根据两者比例有变化。

（8）钾盐

1）取铂丝，用盐酸湿润后，蘸取供试品，在无色火焰中燃烧，火焰即显紫色；但有少量的钠盐混存时，须隔蓝色玻璃透视，方能辨认。

原理：钾的火焰光谱主要谱线有 766.49nm 与 769.90nm，由于人眼在此波长附近敏感度较差，故显紫色。如混有钠盐，可通过蓝色玻璃滤去钠的黄色。

2) 取供试品，加热炽灼除去可能杂有的铵盐，放冷后，加水溶解，再加 0.1% 四苯硼钠溶液与醋酸，即生成白色沉淀。

原理：生成四苯硼钾白色沉淀，铵盐会干扰反应，需先除去。

(9) 亚铁盐

1) 取供试品溶液，加铁氰化钾试液，即生成深蓝色沉淀；分离，沉淀在稀盐酸中不溶，但加氢氧化钠试液，即分解成棕色沉淀。

原理：亚铁盐与铁氰化钾生成滕氏蓝。被氢氧化钠试液分解，最终生成氢氧化铁沉淀。

2) 取供试品溶液，加 1% 邻二氮菲的乙醇溶液数滴，即显深红色。

原理：亚铁盐与邻二氮菲反应，生成稳定的红色螯合物。

(10) 铁盐

1) 取供试品溶液，加亚铁氰化钾试液，即生成深蓝色沉淀；分离，沉淀在稀盐酸中不溶，但加氢氧化钠试液，即分解成棕色沉淀。

原理：铁盐与亚铁氰化钾生成普鲁士蓝。被氢氧化钠试液分解，生成氢氧化铁沉淀。滕氏蓝与普鲁士蓝为一种物质。

2) 取供试品溶液，加硫氰酸铵试液，即显血红色。

原理：铁盐与硫氰酸铵生成血红色络合物，反应应在稀酸介质中进行。

(11) 铵盐

1) 取供试品，加过量的氢氧化钠试液后，加热，即分解，发生氨臭；遇湿润的红色石蕊试纸，能使之变蓝色，并能使硝酸亚汞试液湿润的滤纸显黑色。

原理：反应生成氨气，显碱性。氨气与硝酸亚汞试液可生成汞沉淀。

2) 取供试品溶液，加碱性碘化汞钾试液 1 滴，即生成红棕色沉淀。

原理：在碱性介质中反应，生成红棕色沉淀。

(12) 银盐

1) 取供试品溶液，加稀盐酸，即生成白色凝乳状沉淀；分离，沉淀能在氨试液中溶解，加硝酸，沉淀复生成。

原理：银盐与稀盐酸生成白色凝乳状 AgCl 沉淀，可溶于稀氨溶液，形成 $[Ag(NH_3)_2]^+$ 络离子，加入硝酸，重新生成 AgCl 沉淀。

2) 取供试品的中性溶液，滴加铬酸钾试液，即生成砖红色沉淀；分离，沉淀能在硝酸中溶解。

原理：砖红色沉淀为 Ag_2CrO_4，可溶于硝酸。

(13) 铜盐

1) 取供试品溶液，滴加氨试液，即生成淡蓝色沉淀；再加过量的氨试液，沉淀即溶解，生成深蓝色溶液。

原理：淡蓝色沉淀为 $Cu(OH)_2$。

2) 取供试品溶液，加亚铁氰化钾试液，即显红棕色或生成红棕色沉淀。

原理：沉淀为 $Cu_2[Fe(CN)_6]$，不溶于稀酸，溶于氨溶液。

(14) 锂盐

1) 取供试品溶液，加氢氧化钠试液碱化后，加入碳酸钠试液，煮沸，即生成白色沉淀；分离，沉淀能在氯化铵试液中溶解。

2）取铂丝，用盐酸湿润后，蘸取供试品，在无色火焰中燃烧，火焰显胭脂红色。

原理：锂的火焰光谱主要谱线有 460.29nm、610.36nm 与 670.78nm，以 670.78nm 最强，显胭脂红色。

3）取供试品适量，加入稀硫酸或可溶性硫酸盐溶液，不生成沉淀（与锶盐区别）。

（15）锌盐

1）取供试品溶液，加亚铁氰化钾试液，即生成白色沉淀；分离，沉淀在稀盐酸中不溶解。

原理：白色沉淀为 $Zn_2[Fe(CN)_6]$。

2）取供试品，制成中性或碱性溶液，加硫化钠试液，即生成白色沉淀。

原理：生成硫化锌白色沉淀，不溶于水，易溶于酸。

（16）锑盐

1）取供试品溶液，加醋酸成酸性后，置水浴上加热，趁热加硫代硫酸钠试液数滴，逐渐生成橙红色沉淀。

原理：生成橙红色硫氧化锑，同时放出二氧化硫气体。

2）取供试品溶液，加盐酸成酸性后，通硫化氢气，即生成橙色沉淀；分离，沉淀能在硫化铵试液或硫化钠试液中溶解。

原理：橙色沉淀为三硫化二锑或五硫化二锑，与硫化铵或硫化钠生成硫锑酸盐和亚硫锑酸盐而溶解。

（17）铝盐

1）取供试品溶液，加氢氧化钠试液，即生成白色胶状沉淀；分离，沉淀能在过量的氢氧化钠试液中溶解。

原理：生成白色胶状氢氧化铝沉淀，能溶于过量氢氧化钠。

2）取供试品溶液，加氨试液至生成白色胶状沉淀，滴加茜素磺酸钠指示液数滴，沉淀即显樱红色。

原理：生成白色胶状氢氧化铝沉淀。茜素磺酸钠与铝离子反应生成红色螯合物。

（18）镁盐

1）取供试品溶液，加氨试液，即生成白色沉淀；滴加氯化铵试液，沉淀溶解；再加磷酸氢二钠试液 1 滴，振摇，即生成白色沉淀。分离，沉淀在氨试液中不溶解。

原理：首先生成氢氧化镁白色沉淀，溶于氯化铵试液，加磷酸氢二钠后生成 $MgNH_4PO_4$ 白色沉淀。

2）取供试品溶液，加氢氧化钠试液，即生成白色沉淀。分离，沉淀分成两份，一份中加过量的氢氧化钠试液，沉淀不溶；另一份中加碘试液，沉淀转成红棕色。

原理：生成的氢氧化镁沉淀，不溶于氢氧化钠溶液，可吸附碘，显红棕色。

2. 无机酸盐类

（1）亚硫酸盐或亚硫酸氢盐

1）取供试品，加盐酸，即发生二氧化硫的气体，有刺激性臭味，并能使硝酸亚汞试液湿润的滤纸显黑色。

原理：若为硫代硫酸盐，遇酸液可产生二氧化硫气体，但同时产生白色沉淀。

2）取供试品溶液，滴加碘试液，碘的颜色即消退。

原理：碘被亚硫酸盐或亚硫酸氢盐还原，颜色消退。

（2）硫酸盐

1）取供试品溶液，加氯化钡试液，即生成白色沉淀；分离，沉淀在盐酸或硝酸中均不溶解。

2）取供试品溶液，加醋酸铅试液，即生成白色沉淀；分离，沉淀在醋酸铵试液或氢氧化钠试液中溶解。

3）取供试品溶液，加盐酸，不生成白色沉淀（与硫代硫酸盐区别）。

（3）硝酸盐

1）取供试品溶液，置试管中，加等量的硫酸，小心混合，冷却后，沿管壁加硫酸亚铁试液，使成两液层，接界面显棕色。

原理：首先生成硝酸，与硫酸亚铁反应生成一氧化氮，一氧化氮与硫酸亚铁反应生成棕色的$Fe(NO)SO_4$。

2）取供试品溶液，加硫酸与铜丝（或铜屑），加热，即发生红棕色的蒸气。

原理：首先生成硝酸，加热条件下与铜反应生成一氧化氮，进一步氧化生成红棕色的二氧化氮蒸气。

3）取供试品溶液，滴加高锰酸钾试液，紫色不应褪去（与亚硝酸盐区别）。

（4）氯化物

1）取供试品溶液，加稀硝酸使成酸性后，加硝酸银试液，即生成白色凝乳状沉淀；分离，沉淀加氨试液即溶解，再加硝酸，沉淀复生成。如供试品为生物碱或其他有机碱的盐酸盐，须先加氨试液使成碱性，将析出的沉淀滤过除去，取滤液进行试验。

原理：白色的氯化银沉淀可被光分解，变为灰黑色，应避光进行。

2）取供试品少量，置试管中，加等量的二氧化锰，混匀，加硫酸湿润，缓缓加热，即发生氯气，能使湿润的碘化钾淀粉试纸显蓝色。

（5）溴化物

1）取供试品溶液，加硝酸银试液，即生成淡黄色凝乳状沉淀；分离，沉淀能在氨试液中微溶，但在硝酸中几乎不溶。

2）取供试品溶液，滴加氯试液，溴即游离，加三氯甲烷振摇，三氯甲烷层显黄色或红棕色。

（6）碘化物

1）取供试品溶液，加硝酸银试液，即生成黄色凝乳状沉淀；分离，沉淀在硝酸或氨试液中均不溶解。

2）取供试品溶液，加少量的氯试液，碘即游离；如加三氯甲烷振摇，三氯甲烷层显紫色；如加淀粉指示液，溶液显蓝色。

（7）硼酸盐

1）取供试品溶液，加盐酸成酸性后，能使姜黄试纸变成棕红色；放置干燥，颜色即变深，用氨试液湿润，即变为绿黑色。

原理：姜黄试纸遇盐酸酸化的硼酸盐溶液，干燥后即产生红棕色的硼螯合物，碱化时变为蓝色（量少时）或墨绿色（量多时）。

2）取供试品，加硫酸，混合后，加甲醇，点火燃烧，即发生边缘带绿色的火焰。

（8）碳酸盐与碳酸氢盐

1）取供试品溶液，加稀酸，即泡沸，发生二氧化碳气，导入氢氧化钙试液中，即生成白色沉淀。

2）取供试品溶液，加硫酸镁试液，如为碳酸盐溶液，即生成白色沉淀；如为碳酸氢盐溶液，须煮沸，始生成白色沉淀。

3）取供试品溶液，加酚酞指示液，如为碳酸盐溶液，即显深红色；如为碳酸氢盐溶液，不变色或仅显微红色。

（9）醋酸盐

1）取供试品，加硫酸和乙醇后，加热，即分解发生乙酸乙酯的香气。

2）取供试品的中性溶液，加三氯化铁试液1滴，溶液呈深红色，加稀无机酸，红色即褪去。

原理：在中性溶液中生成深红色的 $Fe(CH_3COO)_3$，加酸后又分解。

（10）磷酸盐

1）取供试品的中性溶液，加硝酸银试液，即生成浅黄色沉淀；分离，沉淀在氨试液或稀硝酸中均易溶解。

原理：浅黄色沉淀为 Ag_3PO_4，沉淀在氨试液或稀硝酸中均易溶解，可与溴化银沉淀相区别。

2）取供试品溶液，加氯化铵镁试液，即生成白色结晶性沉淀。

原理：生成磷酸铵镁白色结晶性沉淀。

3）取供试品溶液，加钼酸铵试液与硝酸后，加热即生成黄色沉淀；分离，沉淀能在氨试液中溶解。

原理：在硝酸酸性条件下，磷酸盐与钼酸铵生成磷钼酸铵沉淀。

3. 有机酸盐类

（1）水杨酸盐

1）取供试品的稀溶液，加三氯化铁试液1滴，即显紫色。

原理：水杨酸盐在中性或弱酸性条件下，可与三氯化铁试液反应，生成紫色配位化合物。（参见第8章芳酸及其酯类药物的分析）

2）取供试品溶液，加稀盐酸，即析出白色水杨酸沉淀；分离，沉淀在醋酸铵试液中溶解。

原理：水杨酸几乎不溶于水，供试品加稀盐酸后析出游离的水杨酸；水杨酸的酸性强于醋酸，析出的水杨酸与醋酸铵生成醋酸，本身形成水杨酸铵溶解。

（2）苯甲酸盐

1）取供试品的中性溶液，加三氯化铁试液，即生成赭色沉淀；再加稀盐酸，变为白色沉淀。

原理：与三氯化铁的反应（参见第8章芳酸及其酯类药物的分析），白色沉淀为苯甲酸。

2）取供试品，置干燥试管中，加硫酸后，加热，不炭化，但析出苯甲酸，在试管内壁凝结成白色升华物。

原理：苯甲酸盐在强酸作用下，析出苯甲酸，加热升华后凝结。

（3）乳酸盐：取供试品溶液5ml（约相当于乳酸5mg），置试管中，加溴试液1ml与稀硫酸0.5ml，置水浴上加热，并用玻璃棒小心搅拌至褪色，加硫酸铵4g，摇匀，沿管壁逐滴加入10%亚硝基铁氰化钠的稀硫酸溶液0.2ml和浓氨试液1ml，使成两液层；在放置30分钟内，两液层的接界面处出现一暗绿色的环。

原理：此反应可能为乳酸盐经溴氧化生成乙醛，然后与亚硝基铁氰化钠反应呈色。

（4）枸橼酸盐

1）取供试品溶液2ml（约相当于枸橼酸10mg），加稀硫酸数滴，加热至沸，加高锰酸钾试液数滴，振摇，紫色即消失；溶液分成两份，一份中加硫酸汞试液1滴；另一份中逐滴加入溴试液，均生成白色沉淀。

原理：枸橼酸盐氧化生成丙酮二羧酸，与硫酸汞生成白色沉淀，与溴反应生成五溴丙酮。

2）取供试品约5mg，加吡啶-醋酐（3:1）约5ml，振摇，即生成黄色到红色或紫红色的溶液。

（5）酒石酸盐

1）取供试品的中性溶液，置洁净的试管中，加氨制硝酸银试液数滴，置水浴中加热，银即游离并附在管的内壁成银镜。

原理：银镜反应。

2）取供试品溶液，加醋酸成酸性后，加硫酸亚铁试液 1 滴和过氧化氢试液 1 滴，待溶液褪色后，用氢氧化钠试液碱化，溶液即显紫色。

原理：反应生成紫色络合物。硫酸亚铁试液应新制，反应条件需严格控制。

4. 有机氟化物

取供试品约 7mg，照氧瓶燃烧法（附录ⅦC）进行有机破坏，用水 20ml 与 0.01mol/L 氢氧化钠溶液 6.5ml 为吸收液，待燃烧完毕后，充分振摇；取吸收液 2ml，加茜素氟蓝试液 0.5ml，再加 12％醋酸钠的稀醋酸溶液 0.2ml，用水稀释至 4ml，加硝酸亚铈试液 0.5ml，即显蓝紫色；同时做空白对照试验。

原理：有机氟化物经氧瓶燃烧法破坏，由碱性溶液吸收成为无机氟化物，与茜素氟蓝及硝酸亚铈在 pH4.3 溶液中形成蓝紫色络合物。

5. 丙二酰脲类

1）取供试品约 0.1g，加碳酸钠试液 1ml 与水 10ml，振摇 2 分钟，滤过，滤液中逐滴加入硝酸银试液，即生成白色沉淀，振摇，沉淀即溶解；继续滴加过量的硝酸银试液，沉淀不再溶解。

原理：丙二酰脲类在碳酸钠溶液中，生成钠盐溶解，再与硝酸银溶液反应，首先生成可溶性的一银盐，加入过量的硝酸银溶液，生成难溶性的二银盐白色沉淀。（参见第 7 章巴比妥类药物的分析）

2）取供试品约 50mg，加吡啶溶液（1→10）5ml，溶解后，加铜吡啶试液 1ml，即显紫色或生成紫色沉淀。

原理：丙二酰脲类在吡啶溶液中生成烯醇式异构体，与铜吡啶试液反应，形成稳定的配位化合物，产生类似双缩脲的颜色反应。（参见第 7 章巴比妥类药物的分析）

6. 托烷生物碱类　取供试品约 10mg，加发烟硝酸 5 滴，置水浴上蒸干，得黄色的残渣，放冷，加乙醇 2～3 滴湿润，加固体氢氧化钾一小粒，即显深紫色。

原理：托烷生物碱类均具有莨菪酸结构，能发生 Vitali 反应而显紫色。（参见第 12 章生物碱类药物的分析）

7. 芳香第一胺类　取供试品约 50mg，加稀盐酸 1ml，必要时缓缓煮沸使溶解，放冷，加 0.1mol/L 亚硝酸钠溶液数滴，滴加碱性 β-萘酚试液数滴，视供试品不同，生成由橙黄色到猩红色沉淀。

原理：芳香第一胺类分子结构中的芳伯氨基，可发生重氮化反应后与碱性 β-萘酚偶合生成偶氮染料而显色。（参见第 10 章芳香胺类药物的分析）

（三）专属鉴别试验

药物的专属鉴别试验（specific identification test）是根据不同药物化学结构的差异及其所引起的物理化学性质的不同，选用某些特有的灵敏的定性反应来鉴别药物的真伪。专属鉴别试验是具体证实某一种药物的依据。专属鉴别试验的详细内容可参见相关各章节。

综上所述，一般鉴别试验是以某些类别药物的共同化学结构为依据，根据其相同的物理化学性质进行药物真伪的鉴别，以区别不用类别的药物。而专属鉴别试验，则是在一般鉴别试验的基础上，利用各种药物的化学结构差异，来鉴别药物，以区别同类药物或具有相同化学结构部分的各个药物单体，达到最终确证药物真伪的目的。

三、鉴别试验的方法

常用的鉴别方法有化学鉴别法、光谱鉴别法、色谱鉴别法。

（一）化学鉴别法

化学鉴别法基于待鉴别药物的特定化学性质而进行，要求反应迅速、现象明显，依据反应环境可分为干法和湿法。

1. 干法　将供试品直接加热或加适当试剂在规定的温度下进行试验，观测所发生的特异现象进行鉴别。

（1）焰色反应：是最常用的干法，利用某些元素所具有的特异焰色进行鉴别。试验时先将铂丝反复用盐酸湿润并在火焰中燃烧，至火焰无色时表示铂丝已处理洁净，再蘸取供试品进行试验。

如《中国药典》中钠盐的鉴别："取铂丝，用盐酸湿润后，蘸取供试品，在无色火焰中燃烧，火焰即显鲜黄色。"

（2）加热分解：在适当的温度条件下，加热使供试品分解生成气体进行鉴别。

如《中国药典》中含碘有机药物胆影酸的鉴别："取本品约 10mg，置坩埚中，小火加热，即分解产生紫色的碘蒸气。"可生成特殊气味气体的舒林酸的鉴别："取本品约 15mg，置试管中，小火加热数分钟，即发生二氧化硫的刺激性特臭，并能使润湿的碘-淀粉试纸（取滤纸条浸入 100ml 含碘 0.5g 的新制淀粉指示液中，湿透后取出，干燥，即得）蓝色消退。"

2. 湿法　将供试品和相应试剂溶解在适当的溶剂中，在一定条件下进行反应，产生易于观察的变化进行鉴别。

（1）呈色反应鉴别法：在供试品溶液中加入适当的试剂溶液，在一定条件下进行反应，生成易于观测的有色产物进行鉴别。

如芳香第一胺的重氮化-偶合反应与酚羟基的三氯化铁呈色反应（参见第 10 章芳香胺类药物的分析）；托烷生物碱类的 Vitali 反应（参见第 12 章生物碱类药物的分析）；肾上腺皮质激素类的四氮唑反应（参见第 14 章甾体激素类药物的分析）等。

（2）生成沉淀鉴别法：在供试品溶液中加入适当的试剂溶液，在一定条件下进行反应，生成沉淀进行鉴别。

如丙二酰脲类的银盐反应（参见第 7 章巴比妥类药物的分析）；苯甲酸盐类的三氯化铁反应（参见第 8 章芳酸及其酯类药物的分析）；还原性基团的银镜反应（参见第 11 章杂环类药物的分析）等。

（3）荧光反应鉴别法：药物本身在适当溶剂中或与适当试剂反应后，可发出荧光进行鉴别。

如苯并二氮杂䓬类的硫酸-荧光反应（参见第 11 章杂环类药物的分析）；维生素 B_1 的硫色素反应（参见第 13 章维生素类药物的分析）等。

（4）生成气体鉴别法：大多数的胺（铵）类药物、酰脲类药物以及某些酰胺类药物可经强碱处理后，加热，产生氨（胺）气；化学结构中含硫的药物可经强酸处理后，加热，发生硫化氢气体；含乙酸酯和乙酰胺类药物，经硫酸水解后，加乙醇可产生乙酸乙酯的香味。

（5）使试剂褪色鉴别法：利用化学反应，如加成反应或氧化还原反应，使试剂褪色进行鉴别。

如司可巴妥钠与碘试液的反应（参见第 7 章巴比妥类药物的分析）；维生素 C 与 2、6-二氯靛酚的反应（参见第 13 章维生素类药物的分析）等。

（二）光谱鉴别法

1. 紫外-可见分光光度法　多数有机药物分子中含有能吸收紫外-可见光（200～400nm，400～760nm）的基团而显示特征吸收光谱，如吸收光谱的形状、最大吸收波长、吸收峰数目、各吸收峰的位置、强度和相应的吸收系数等，可作为鉴别的依据。常用方法：

（1）测定最大吸收波长，或同时测定最小吸收波长：如《中国药典》中布洛芬的鉴别："取本品，加 0.4% 氢氧化钠溶液制成每 1 毫升中含 0.25mg 的溶液，照紫外-可见分光光度法（附录ⅣA）

测定，在 265nm 与 273nm 的波长处有最大吸收，在 245nm 与 271nm 的波长处有最小吸收，在 259nm 的波长处有一肩峰。"

(2) 规定一定浓度的供试液在最大吸收波长处的吸光度：如《中国药典》中丙磺舒的鉴别："取本品，加含有盐酸的乙醇 [取盐酸溶液（9→1000）2ml，加乙醇制成 100ml] 制成每 1 毫升中含 20μg 的溶液，照紫外-可见分光光度法（附录ⅣA）测定，在 225nm 与 249nm 的波长处有最大吸收，在 249nm 波长处的吸光度约为 0.67。"

(3) 规定吸收波长和吸收系数法：如《中国药典》中贝诺酯的鉴别："取含量测定项下的溶液，照紫外-可见分光光度法（附录ⅣA）测定，在 240nm 的波长处有最大吸收；在 240nm 的波长处测定吸光度，按干燥品计算，吸收系数（$E_{1cm}^{2\%}$）为 730～760。"

(4) 规定吸收波长和吸光度比值法：如《中国药典》中别嘌醇的鉴别："取含量测定项下的溶液，照紫外-可见分光光度法（附录ⅣA）测定，在 250nm 的波长处有最大吸收，在 231nm 的波长处有最小吸收。在 231nm 与 250nm 波长处的吸光度比值应为 0.52～0.60。"

(5) 经化学处理后，测定其反应产物的吸收光谱特性：如《中国药典》中苯妥英钠的鉴别："取本品约 10mg，加高锰酸钾 10mg、氢氧化钠 0.25g 与水 10ml，小火加热 5 分钟，放冷，取上清液 5ml，加正庚烷 20ml，振摇提取，静置分层后，取正庚烷提取液，照紫外-可见分光光度法（附录ⅣA）测定，在 248nm 的波长处有最大吸收。"

(6) 对照品法：如《中国药典》中地蒽酚软膏鉴别："取含量测定项下的溶液，照紫外-可见分光光度法（附录ⅣA）测定，供试品溶液在 440～470nm 波长范围内的吸收光谱应与对照品溶液的吸收光谱一致。"

以上方法可以单个应用，也可结合使用以提高方法的专属性。用紫外-可见分光光度法进行鉴别药物时，对仪器的准确度要求很高，必须按要求严格校正合格后方可使用，样品的纯度必须达到要求才能测定。

2. 红外分光光度法 是通过测定药物在红外光区（2.5～25μm）的吸收光谱对药物进行鉴别的方法。红外光谱能反映出药物分子的结构特点，具有专属性强，准确度高、应用广的特点，是验证已知药物的有效方法。主要用于组分单一或结构明确的原料药，特别适用于用其他方法不易区分的同类药物的鉴别。如磺胺类、甾体激素类和半合成抗生素类药物的鉴别。

《中国药典》用红外分光光度法鉴别药物时采用标准图谱对照法。即按指定条件测定供试品的红外吸收光谱图，测得红外吸收光谱图与《药品红外光谱集》中的相应标准图谱对比，如果峰位、峰形、相对强度都一致时，即为同一药物。如《中国药典》中呋塞米的鉴别："本品的红外光吸收图谱应与对照的图谱（光谱集 184 图）一致。"

(1) 供试品的制备及测定

1) 原料药鉴别：除另有规定外，应按照国家药典委员会编订的《药品红外光谱集》各卷收载的各光谱图所规定的方法制备样品。具体操作技术参见《药品红外光谱集》的说明。

采用固体制样技术时，最常碰到的问题是多晶现象，固体样品的晶型不同，其红外光谱往往也会产生差异。当供试品的实测光谱与《药品红外光谱集》所收载的标准光谱不一致时，在排除各种可能影响光谱的外在或人为因素后，应按该药品光谱图中备注的方法或各品种项下规定的方法进行预处理，再绘制光谱，比对。如未规定该品种供药用的晶型或预处理方法，则可使用对照品，并采用适当的溶剂对供试品与对照品在相同的条件下同时进行重结晶，然后依法绘制光谱，比对。如已规定特定的药用晶型，则应采用相应晶型的对照品依法比对。

当采用固体制样技术不能满足鉴别需要时，可改用溶液法测定光谱后进行比对。

2）制剂鉴别：品种鉴别项下应明确规定制剂的前处理方法，通常采用溶剂提取法。提取时应选择适宜的溶剂，以尽可能减少辅料的干扰，并力求避免导致可能的晶型转变。提取的样品再经适当干燥后依法进行红外光谱鉴别。

3）多组分原料药鉴别：不能采用全光谱比对，可借鉴（2）注意事项下"2）③"的方法，选择主要成分的若干个特征谱带，用于组成相对稳定的多组分原料药的鉴别。

（2）注意事项

1）各品种项下规定"应与对照的图谱（光谱集××图）一致"，系指《药品红外光谱集》各卷所载的图谱。同一化合物的图谱若在不同卷上均有收载时，则以后卷所收的图谱为准。

2）药物制剂经提取处理并依法绘制光谱，比对时应注意以下四种情况：①辅料无干扰，待测成分的晶型不变化，此时可直接与原料药的标准光谱进行比对；②辅料无干扰，但待测成分的晶型有变化，此种情况可用对照品经同法处理后的光谱比对；③待测成分的晶型不变化，而辅料存在不同程度的干扰，此时可参照原料药的标准光谱，在指纹区内选择3～5个不受辅料干扰的待测成分的特征谱带作为依据。鉴别时，实测谱带的波数误差应小于规定值的0.5%；④待测成分的晶型有变化，辅料也存在干扰，此种情况一般不宜采用红外光谱鉴别。

3）由于各种型号的仪器性能不同，供试品制备时研磨程度的差异或吸水程度不同等原因，均会影响光谱的形状。因此，进行光谱比对时，应考虑各种因素可能造成的影响。

（三）色谱鉴别法

色谱鉴别法是利用药物在一定色谱条件下产生的特征色谱行为（比移值或保留时间）进行鉴别，将供试品与对照品（或经确证的已知药品）在相同的条件下进行色谱分离，并进行比较，根据两者保留行为和检测结果是否一致来验证药品的真伪。常用的色谱鉴别方法有薄层色谱法、高效液相色谱法与气相色谱法。

1. 薄层色谱法　薄层色谱法系将供试品溶液点样于薄层板上，经展开、检视后所得的色谱图，与适宜的对照物按同法所得的色谱图作对比，用于药品的鉴别或杂质检查的方法。

（1）仪器与材料

1）薄层板：

自制薄层板：除另有规定外，玻璃板要求光滑、平整，洗净后不附水珠，晾干。最常用的固定相有硅胶 G、硅胶 GF_{254}、硅胶 H 和硅胶 HF_{254}，其次有硅藻土、硅藻土 G、氧化铝、氧化铝 G、微晶纤维素、微晶纤维素 F_{254} 等。其颗粒大小，一般要求粒径为 $5\sim40\mu m$。

薄层涂布，一般可分为无黏合剂和含黏合剂两种。前者系将固定相直接涂布于玻璃板上，后者系在固定相中加入一定量的黏合剂，一般常用10%～15%煅石膏（$CaSO_4 \cdot 2H_2O$ 在140℃加热4小时），摇匀后加水适量使用，或用羧甲基纤维素钠水溶液（0.2%～0.5%）适量调成糊状，均匀涂布于玻璃板上。使用涂布器涂布应能使固定相在玻璃板上涂成一层符合厚度要求的均匀薄层。

市售薄层板：分普通薄层板和高效薄层板，如硅胶薄层板、硅胶 GF_{254} 薄层板、聚酰胺薄膜和铝基片薄层板等。高效薄层板的粒径一般为 $5\sim7\mu m$。

2）点样器：常用具支架的微量注射器或定量毛细管，应能使点样位置正确、集中。

3）展开容器：应使用适合薄层板大小的玻璃制薄层色谱展开缸，并有严密的盖子，底部应平整光滑，或有双槽。

4）显色剂：见各品种项下的规定。可采用喷雾显色、浸渍显色或置适宜试剂的蒸气中熏蒸显色，用于检出斑点。

5）显色装置：喷雾显色要求用压缩气体使显色剂呈均匀细雾状喷出；浸渍显色可用专用玻璃

器皿或用适宜的玻璃缸代替；蒸气熏蒸显色可用双槽玻璃缸或适宜大小的干燥器代替。

6）检视装置：为装有可见光、短波紫外光（254nm）、长波紫外光（365nm）光源及相应滤片的暗箱，可附加摄像设备供拍摄色谱用，暗箱内光源应有足够的光照度。

（2）操作方法

1）薄层板制备：

自制薄层板：除另有规定外，将1份固定相和3份水在研钵中按同一方向研磨混合，去除表面的气泡后，倒入涂布器中，在玻璃板上平稳地移动涂布器进行涂布（厚度为0.2～0.3mm），取下涂好薄层的玻璃板，置水平台上于室温下晾干后，在110℃活化30分钟，即置有干燥剂的干燥箱中备用。使用前检查其均匀度（可通过透射光和反射光检视）。

市售薄层板：临用前一般应在110℃活化30分钟。聚酰胺薄膜不需活化。铝基片薄层板可根据需要剪裁，但须注意剪裁后的薄层板底边的硅胶层不得有破损。如在贮放期间被空气中杂质污染，使用前可用适宜的溶剂在展开容器中上行展开预洗，110℃活化后，放干燥器中备用。

2）点样：除另有规定外，用点样器点样于薄层板上，一般为圆点，点样基线距底边2.0cm，样点直径为2～4mm（高效薄层板为1～2mm），点间距离可视斑点扩散情况以不影响检出为宜，一般为1.0～2.0cm（高效薄层板可不小于5mm）。点样时必须注意勿损伤薄层板表面。

3）展开：展开缸如需预先用展开剂饱和，可在缸中加入足够量的展开剂，必要时在壁上贴两条与缸一样高、宽的滤纸条，一端浸入展开剂中，密封顶盖，使系统平衡或按各品种项下的规定操作。

将点好供试品的薄层板放入展开缸，浸入展开剂的深度为距薄层板底边0.5～1.0cm（切勿将样点浸入展开剂中），密封顶盖，待展开至适宜的展距（如：20cm的薄层板，展距一般为10～15cm，10cm的高效薄层板，展距一般为5cm左右），取出薄层板，晾干，按各品种项下的规定检测。

展开可以单向展开，即向一个方向进行；也可以进行双向展开，即先向一个方向展开，取出，待展开剂完全挥发后，将薄层板转动90°，再用原展开剂或另一种展开剂进行展开；也可多次展开。

4）显色与检视：荧光薄层板可用荧光猝灭法；普通薄层板，有色物质可直接检视，无色物质可用物理或化学方法检视。物理方法是检出斑点的荧光颜色及强度；化学方法一般用化学试剂显色后，立即覆盖同样大小的玻璃板，检视。

（3）系统适用性试验：按各品种项下要求对检测方法进行系统适用性试验，使斑点的检测灵敏度、比移值（R_f）和分离效能符合规定。

1）检测灵敏度：系指杂质检查时，供试品溶液中被测物质能被检出的最低量。一般采用对照溶液稀释若干倍的溶液与供试品溶液和对照溶液在规定的色谱条件下，在同一块薄层板上点样、展开、检视，前者应显示清晰的斑点。

2）比移值：系指从基线至展开斑点中心的距离与从基线至展开剂前沿的距离的比值。鉴别时，可用供试品溶液主斑点与对照品溶液主斑点的比移值进行比较，或用比移值来说明主斑点或杂质斑点的位置。

$$R_f = \frac{\text{从基线至展开斑点中心的距离}}{\text{从基线至展开剂前沿的距离}} \tag{3-4}$$

除另有规定外，比移值（R_f）应在0.2～0.8。

3）分离效能：鉴别时，在对照品与结构相似药物的对照品制成混合对照溶液的色谱图中，应显示两个清晰分离的斑点。杂质检查的方法选择时，可将杂质对照品用供试品自身稀释对照溶液溶解制成混合对照溶液，也可将杂质对照品用待测组分的对照品溶液溶解制成混合对照溶液，还可采用供试品以适当的降解方法获得的溶液，上述溶液点样展开后的色谱图中，应显示两个清晰分离的斑点。

（4）测定法

鉴别：可采用与同浓度的对照品溶液，在同一块薄层板上点样、展开与检视，供试品溶液所显主斑点的颜色（或荧光）与位置（R_f）应与对照品溶液的主斑点一致，而且主斑点的大小与颜色的深浅也应大致相同。或采用供试品溶液与对照品溶液等体积混合，应显示单一、紧密的斑点；或选用与供试品化学结构相似的药物对照品与供试品溶液的主斑点比较，两者 R_f 应不同，或将上述两种溶液等体积混合，应显示两个清晰分离的斑点。

如《中国药典》中盐酸异丙嗪片的鉴别："取有关物质检查项下的供试品溶液作为供试品溶液，另取盐酸异丙嗪对照品适量，加甲醇-二乙胺（95：5）制成每 1 毫升中含 10mg 的溶液，作为对照品溶液。照薄层色谱法（附录 V B）试验，吸取上述两种溶液各 $10\mu l$，分别点于同一硅胶 GF_{254} 薄层板上，以乙烷-丙酮-二乙胺（8.5：1：0.5）为展开剂，展开，晾干，置紫外光灯（254nm）下检视。供试品溶液所显主斑点的颜色和位置应与对照品溶液的主斑点相同。"

2. 高效液相色谱法　高效液相色谱法系采用高压输液泵将规定的流动相泵入装有填充剂的色谱柱，对供试品进行分离测定的色谱方法。注入的供试品，由流动相带入柱内，各组分在柱内被分离，并依次进入检测器，由积分仪或数据处理系统记录和处理色谱信号。

高效液相色谱法分离度高、选择性强、重现性好、精密准确、不受样品挥发性影响等特点，是药物分析中应用最广泛、发展最快的方法。

在检查或含量测定项下已采用高效液相色谱法的情况下，可采用此法进行鉴别。一般规定按供试品含量测定项下的高效液相色谱条件进行试验。要求供试品和对照品色谱峰的保留时间一致。含量测定方法为内标法时，可要求供试品溶液和对照品溶液色谱图中药物峰的保留时间与内标峰的保留时间的比值应相同。

如《中国药典》中阿莫西林的鉴别："在含量测定项下记录的色谱图中，供试品溶液主峰的保留时间应与对照品溶液主峰的保留时间一致。"

3. 气相色谱法　气相色谱法系采用气体为流动相（载气）流经装有填充剂的色谱柱进行分离测定的色谱方法。物质或其衍生物气化后，被载气带入色谱柱进行分离，各组分先后进入检测器，用记录仪、积分仪或数据处理系统记录色谱信号。

气相色谱法分离度高、灵敏度高、专属性强。要求待鉴别组分具有挥发性和热稳定性，否则需要进行衍生化。鉴别方法同高效液相色谱法。

如《中国药典》中维生素 E 粉的鉴别："在含量测定项下记录的色谱图中，供试品溶液主峰的保留时间应与对照品溶液主峰的保留时间一致。"

鉴别方法选用的基本原则：方法要有一定的专属性、灵敏性，且便于推广；化学鉴别法与使用仪器鉴别的方法相结合，仪器鉴别法中首选红外分光光度法与高效液相色谱法；每种药品一般选用 2～4 种方法进行鉴别试验，并尽可能采用药典收载的方法。

四、鉴别试验的条件

鉴别试验的目的是判断药物的真伪，以所采用的化学反应或物理特性产生的易于觉察的明显的特征变化为依据，因此，必须在规定条件下完成，以达到准确、灵敏、快速、简便等要求，否则将会影响结果的判断。鉴别反应的条件主要包括溶液的浓度、温度、酸碱度、干扰成分和试验时间等。

1. 溶液的浓度　溶液的浓度主要指被鉴别药物的浓度，在鉴别试验中加入的各种试剂一般是过量的，但也不能忽视其浓度。鉴别试验多采用观察沉淀、颜色或测定各种光学参数（最大或最小吸收波长、吸光度、吸光系数等）的变化来判定结果，因此药物和有关试剂的浓度直接影响上述各种变化，必须严格规定。

2. 溶液的温度　温度对化学反应的影响显著，一般温度每升高10℃，反应速度大约增加2～4倍。温度升高虽能加速反应，但也可使某些生成物分解，不易或甚至观察不到阳性结果。

3. 溶液的酸碱度　许多鉴别反应都需要在一定酸碱度的条件下才能进行。因此进行鉴别试验时应调节溶液的酸碱度，使各反应物处于活化状态，创造有利于正反应的条件，使生成物处于稳定和易于观测的状态。

4. 干扰成分　在鉴别试验中，如果药物结构中的其他部分或药物制剂中的其他成分也可参加鉴别反应，则会干扰鉴别试验的结果。必须选择专属性更高的鉴别方法或将干扰成分分离后再进行试验。

5. 试验时间　相比于无机化合物的化学反应，有机化合物的化学反应一般反应速度较慢，需要较长的时间以达到预期试验结果。这是因为无机化合物的反应一般为离子反应，依靠离子间的静电引力，结合较迅速；有机化合物以共价键相结合，化学反应的进行依赖于共价键的断裂和新价键的形成，这些价键的更替需要一定的反应时间和条件。同时有机化合物在化学反应过程中，有时存在着许多中间阶段，甚至需加入催化剂才能进行。因此，鉴别反应的完成需要一定时间。

学习重点

　　药物的鉴别试验是药品质量检验工作中的首要任务，只有在药物鉴别无误的情况下，进行药物的杂质检查、含量测定等分析才有意义。中国药典和国外药典所收载的药物鉴别方法，均为用来证实贮藏在有标签容器中的药物是否为其所标示的药物，不能用来鉴别未知物。鉴别试验的项目主要包括性状鉴别、一般鉴别试验以及专属鉴别试验。常用的鉴别方法有化学鉴别法：包括干法（焰色反应、加热分解）和湿法（呈色反应、生成沉淀、荧光反应、生成气体、使试剂褪色、测定生成物熔点）；光谱鉴别法：包括紫外-可见分光光度法与红外分光光度法；色谱鉴别法：包括薄层色谱法、高效液相色谱法与气相色谱法；生物学鉴别法等。鉴别试验中溶液的浓度、温度、酸碱度、干扰成分与试验时间等条件对鉴别结果有影响，鉴别试验必须在规定条件下完成。

思　考　题

1. 药物鉴别的意义是什么？
2. 简述常用的药物鉴别方法。
3. 影响药物鉴别试验的条件有哪些？

（陆　榕）

第4章

药物的杂质检查

学习要求

1. 掌握杂质检查中限量的表示方法及计算、一般杂质与特殊杂质的定义、掌握氯化物、重金属、砷盐检查的原理、方法、条件、注意事项以及色谱法在特殊杂质检查中的应用。

2. 熟悉药物中杂质的来源和杂质检查方法，熟悉硫酸盐、铁盐、残留溶剂测定，干燥失重检查、炽灼残渣测定法。

3. 了解药物纯度的概念，明确药物中杂质检查的意义；了解澄清度、溶液颜色、易炭化物检查的原理及方法；了解特殊杂质检查的其他方法。

药物的杂质指药物中存在的无治疗作用，或影响药物的稳定性和疗效，甚至对人体健康有害的物质。杂质的存在不仅影响药物的质量，而且还反映出生产贮藏中存在的问题。因此，对药物所含杂质进行检查既可以保证用药的安全、有效，也为生产、贮藏过程的质量保证提供依据。

第1节 药物杂质的概念

一、药物的纯度要求

药物的纯度（purities of drugs）即药物的纯净程度，是反映药品质量的一项重要指标。药物中的杂质是影响药物纯度的主要因素。如果药物中所含杂质超过质量标准的规定，就有可能使药物的外观性状、物理常数发生变化，甚至影响药物的稳定性、降低药物活性、增加毒副作用。如药物的生产中常常要使用盐酸、硫酸等，若洗涤不够，在成品中就会引入氯化物、硫酸盐等无机杂质。又如解热镇痛药阿司匹林是由水杨酸乙酰化制得的，当乙酰化不完全或贮藏过程中水解时都会产生杂质水杨酸。水杨酸不仅对胃有刺激性，而且其分子中的酚羟基在空气中会逐渐被氧化而产生有色的醌型物质，使药品变色。

人类对药物纯度的认识是在防治疾病的实践中积累起来的，并可能随着分离检测技术的提高，进一步发现药物中存在新的杂质，从而加强药品的生产工艺控制，不断提高对药物纯度的要求。例如早在1948年，盐酸哌替啶（Ⅰ）已被收入《英国药典》并广泛使用，直至1970年经气相色谱分离鉴定，才发现其中还混有两种无效的异构体（Ⅱ）和（Ⅲ）。这两种杂质是生产中因工艺条件控制不当而产生的，它们的含量有时甚至高达20％～30％。目前《中国药典》、《英国药典》、《美国药典》均对这些杂质的量加以控制。又如对阿司匹林的纯度研究发现：阿司匹林中除含有水杨酸外，还存在着乙酰水杨酸酐、乙酰水杨酰水杨酸等水杨酸衍生物。这些杂质具有免疫活性，服用可导致过敏反应，因此，应加以控制。总之，对于药物纯度的要求不能一成不变，而应随着临床应用的实践和分析测试技术的发展不断改进与完善。

药物的纯度主要由药品质量标准中的"检查"项下的杂质检查来控制，内容包括可能存在的杂质名称、相应的检查项目、检查方法和允许限量。对药品的检查应完全按照药品质量标准的要求进行，不合格产品不得出厂、不得销售、不得使用。另外药物的纯度还可通过其外观性状、物理常数、含量等来反映，如药物中含有超过限量的杂质，就可能使其外观性状发生变化、理化常数值出现在规定的范围之外、含量明显偏低或活性降低。因此，对药物纯度的评价应综合考虑药物的性状、理化常数、杂质检查、含量测定等方面。

符合纯度要求的药品属药用规格。它和符合试剂规格的化学试剂所含杂质的量虽然都小于规定的限量，但杂质的定义不同。化学试剂中的杂质是指能够引起对化学使用目的有影响的物质，至于那些可能对生物体引起的生理和毒副作用的物质却未加考虑。例如，试剂规格的硫酸钡对可溶性钡盐不作检查要求，而可溶性钡盐若存在于药品中则将导致医疗事故。因此，不允许采用一般的化学药品或化学试剂代替药用规格，更不能把化学试剂当做药品直接用于临床治疗。

药物的纯度主要从用药安全、有效和稳定性好等方面考虑，故药品质量标准的检查项下除了有杂质检查的内容外，还包括有效性、安全性和制剂的检查。有效性的检查是指与药物疗效有关，但在鉴别、纯度检查和含量测定中不能控制的项目。如氢氧化铝的制酸力，药用炭的吸着力检查等。安全性的检查有异常毒性、热原、降压物质、无菌检查等。在药物制剂的质量标准中，还需要检查是否达到了制剂学方面的有关要求，如重量差异、崩解时限、融变时限、含量均匀度等。这些项目，有的不属于杂质检查，有的在其他学科如药剂学、药理学和微生物学等课程内学习，所以不再进行讨论。本章只讨论药物的杂质检查，即"检查"项下与纯度要求有关的内容。

二、杂质概念

任何影响药品纯度的物质均称为杂质。药品质量标准中的杂质系指按照经国家有关药品监督管理部门依法审查批准的规定工艺和规定原辅料生产的药品中，由其生产工艺或原辅料带入的杂质，或在贮存过程中产生的杂质。

药品质量标准中的杂质不包括变更生产工艺或变更原辅料而产生的新的杂质，也不包括掺入或污染的外来物质。药品生产企业变更生产工艺或原辅料，并因由此带进新的杂质对原质量标准的修订，均应依法向有关药品监督管理部门申报批准。药品中不得掺入其组分以外的外来物质。

三、杂质分类

按化学类别和特性，杂质可分为：有机杂质、无机杂质、有机挥发性杂质。按来源，杂质可分为：有关物质（包括化学反应的前体、中间体、副产物和降解产物等）、其他杂质和外来物质等。按结构关系，杂质可分为：其他甾体、其他生物碱、几何异构体、光学异构体和聚合物等。按毒性，杂质又可分为毒性杂质和普通杂质等。普通杂质即指在存在量下无显著不良生物作用的杂质，而毒性杂质为具强烈不良生物作用的杂质。由于杂质的分类方法甚多，所以，药品质量标准中"检查"项下杂质的项目名称，应根据国家药典委员会编写的《国家药品标准工作手册》的要求进行规范。如有机杂质的项目名称可参考下列原则选用。

（1）检查对象明确为某一物质时，就以该杂质的化学名作为项目名称，如磷酸可待因中的"吗啡"，氯贝丁酯中的"对氯酚"，盐酸苯海索中的"哌啶苯丙酮"，盐酸林可霉素中的"林可霉素 B"以及胰蛋白酶中的"糜蛋白酶"等。如果该杂质的化学名太长，又无通用的简称，可参考螺内酯项下的"巯基化合物"、肾上腺素中的"酮体"、盐酸地芬尼多中的"烯化合物"等，选用相宜的项目名称。在质量标准起草说明中应写明已明确杂质的结构式。

（2）检查对象不能明确为某一单一物质而又仅知为某一类物质时，则其项目名称可采用"其他甾体"、"其他生物碱"、"其他氨基酸"、"还原糖"、"脂肪酸"、"芳香第一胺"、"含氯化合物"、"残留溶剂"或"有关物质"等。

（3）未知杂质，仅根据检测方法选用项目名称，如"杂质吸光度"、"易氧化物"、"易炭化物"、"不挥发物"、"挥发性杂质"等。

第2节　药物杂质来源

药物中的杂质检查项目是根据可能存在的杂质来确定的。了解药物中杂质的来源，可以有针对性地制订出杂质检查项目和检查方法。药物中存在的杂质主要来源于药物的生产过程和药物的贮藏过程。

一、生产过程引入

在合成药的生产过程中，未反应完全的原料、反应的中间体和副产物，在精制时未能完全除去，就会成为产品的杂质。如以工业用氯化钠生产注射用氯化钠，从原料中可能引入溴化物、碘化物、硫酸盐、钾盐、钙盐、镁盐、铁盐等杂质。从植物原料中提取分离药物时，由于植物中常含有与药物结构、性质相近的物质，很难完全分离除去，可能引入产品中。如自阿片提取吗啡，有可能引入罂粟碱及阿片中其他生物碱。从植物中提取的盐酸小檗碱也含有药根碱、巴马汀等其他小檗碱型生物碱。

药物在制成制剂的过程中，可能产生新的杂质。如葡萄糖在高温或弱酸性条件下可脱水产生5-羟甲基糠醛，故制成葡萄糖注射液后需进行5-羟甲基糠醛的限量检查，原料药不需检查该杂质，而阿司匹林片剂、肠溶片和栓剂与原料药一样需要检查"游离水杨酸"，这是基于阿司匹林在制剂过程中易于水解的特性。

在药物的生产过程中，常需用到试剂、溶剂。这些化合物若不能完全除去，也会引入有关杂质。如使用酸性或碱性试剂处理后，可能使产品中带有酸性或碱性杂质；用有机溶剂提取或精制后，在产品中就可能有残留有机溶剂。《中国药典》中规定必须检查药物在生产过程中引入的有害有机溶剂（如苯、氯仿、1，4-二氧六环、二氯甲烷、吡啶、甲苯和环氧乙烷等）的残留量。此外，在生产中所用的金属器皿、装置以及其他不耐酸、碱的金属工具，都可能使产品中引入砷盐，以及铅、铁、铜、锌等金属杂质。

药物中还可能存在一些生物活性与有效成分有很大差异的无效、低效异构体或晶型。例如肾上腺素为左旋体，其右旋体的升压作用仅为左旋体的 1/12；盐酸普萘洛尔（心得安）左旋异构体的 β 受体阻断作用比右旋体大 60 倍。存在几何异构体的药物，其顺式体与反式体的生物活性多数也不相同，如降血糖新药那格列奈含有反式 4-异丙基环己酸与 D-苯丙氨酸键合的结构基元，若其中的 4-异丙基环己酸为顺式或苯丙氨酸为 L-型则无活性或活性不适用临床；驱虫药双羟萘酸噻嘧啶顺式体的药效仅为反式体的 1/60。药物的晶型不同，其理化常数、溶解性、稳定性、体内的吸收和疗效也有差异。如无味氯霉素存在多晶型现象，其中 B 晶型易被酯酶水解而吸收，为有效晶型，而 A 晶型则不易被酯酶水解，活性很低。驱虫药甲苯咪唑有 A、B、C 三种晶型，其中 C 晶型的驱虫率约为 90%，B 晶型为 40%～60%，A 晶型的驱虫率小于 20%。在生产中低效、无效的异构体或晶型很难完全分离除尽，且生产条件如加热温度、结晶溶剂的不同以及贮存中受光线、温度、湿度等影响也可引起晶型的转变。因此异构体和多晶型对药物有效性与安全性的影响；在药物的纯度研究中正日益受到重视。

二、贮存过程引入

药品因保管不善或贮藏时间过长，在外界条件如温度、湿度、日光、空气的影响下或因微生物的作用可能发生水解、氧化、异构体、晶型转变、聚合、潮解和发霉等变化，产生有关杂质。水解反应是药物容易发生的一种变质反应，酯、内酯、酰胺、环酰胺及苷类药物在水分存在下均容易水解。如阿司匹林可水解生成水杨酸和醋酸，阿托品水解生成莨菪醇和消旋莨菪酸。在酸、碱性条件下或温度高时，水解反应更易发生。具有酚羟基、巯基、亚硝基、醛基以及长链共轭双键等结构的药物，在空气中容易被氧化，可使这些药物降效、失效甚至产生毒性。如麻醉乙醚在日光、空气及水分的作用下，易氧化分解为醛及有毒的过氧化物。二巯丙醇则易被氧化为二硫化物。因此，严格控制药品的贮藏条件，是保证临床用药安全、有效的一个重要方面。

第 3 节　药物杂质的限量检查

药物杂质应按质量标准的要求进行检查。新原料药和新制剂中的杂质，应按国家有关新药申报要求进行研究，也可参考人用药品注册技术要求国际协调会（International Conference on Harmonization of Technical Requirements for Registration of Pharmaceuticals for Human Use，ICH）的文本 Q3A（新原料药中的杂质）和 Q3B（新制剂中的杂质）进行研究，并对杂质和降解产物进行安全性评价。新药研制部门对在合成、纯化和贮存中实际存在的杂质和潜在的杂质，应采用有效的分离分析方法进行检测。对于表观含量在 0.1% 及其以上的杂质以及表观含量在 0.1% 以下的具强烈生物作用的杂质或毒性杂质，予以定性或确证其结构。对在稳定性试验中出现的降解产物，也应按上述要求进行研究。新药质量标准中的杂质检查项目应包括经研究和稳定性考察检出的，并在批量生产中出现的杂质和降解产物，并包括相应的限度，结构已知和未知的这类杂质属于特定杂质（specified impurities）。除降解产物和毒性杂质外，在原料中已控制的杂质，在制剂中一般不再控制。原料药和制剂中的无机杂质，应根据其生产工艺、起始原料情况确定检查项目，但对于毒性无机杂质，应在质量标准中规定其检查项。

在仿制药品的研制和生产中，如发现其杂质模式与其原始开发药品不同或与已有法定质量标准规定不同，需增加新的杂质检查项目的，应按上述方法进行研究，申报新的质量标准或对原质量标准进行修订，并报有关药品监督管理部门审批。

共存的异构体和抗生素多组分一般不作为杂质检查项目，作为共存物质，必要时，在质量标准中规定其比例，以保证生产用的原料药与申报注册时的一致性。但当共存物质为毒性杂质时，该物质就不再认为是共存物质。单一对映体药物，其可能共存的其他对映体应作为杂质检查。消旋体药物，当已有其单一对映体药物的法定质量标准时，应在该消旋体药物的质量标准中设旋光度检查项目。

残留溶剂，应根据生产工艺中所用有机溶剂及其残留情况，确定检查项目。可参考《中国药典》关于残留溶剂的要求，或参考 ICH 文本 Q3C（残留溶剂指导原则）。对残留的毒性溶剂，应规定其检查项目。

一、杂质限量检查

从杂质的来源考虑，完全除去药物的杂质，既不可能也没有必要。因此，在不影响药物的疗效和不发生毒性的前提下，允许药物中存在有一定量的杂质。药物中允许存在的杂质最大量被称为杂质的限量。药物中杂质的检查多数采用限量检查（limit test），该检查不要求测定杂质的含量，而只检查其是否超过限量。

进行杂质的限量检查时，可取一定量被检杂质的标准溶液与一定量供试品在相同条件下处理后，比较反应结果，以确定杂质含量是否超过规定。使用此方法时，须注意平行原则。即供试品和标准溶液应在完全相同的条件下反应，所加入的试剂、反应的温度、放置的时间等均应相同。只有这样，反应的结果才有可比性。此外，也有不与标准溶液进行对比，而在供试品溶液中加入试剂，在一定条件下反应，观察有无正反应出现，以不出现正反应为合格，即以该检测条件下反应的灵敏度来控制杂质限量。如纯化水中检查氯化物，是在 50ml 水中加入硝酸与硝酸银试液，不得发生浑浊。由于 50ml 水中若含有 0.2mg 的 Cl^- 时，所显浑浊已较明显，所以此检查限制了纯化水中氯化物的含量小于 $4\mu g/ml$。

杂质检查分析方法应专属、灵敏。杂质检查应尽量采用现代分离分析手段，主成分与杂质和降解产物均能分开，其检测限应满足限度检查的要求，对于需做定量检查的杂质，方法的定量限应满足相应的要求。

杂质检查分析方法的建立应按《中国药典》的要求作方法验证。在研究时，应采用几种不同的分离分析方法或不同测试条件以便比对结果，选择较佳的方法作为质量标准的检查方法。杂质检查分析方法的建立，应考虑普遍适用性，所用的仪器和试材应容易获得。对于特殊试材，应在质量标准中写明。在杂质分析的研究阶段，可用可能存在的杂质、强制降解产物，分别加入主成分中，配制供试溶液进行色谱分析，调整色谱条件，建立适用性要求，保证方法专属、灵敏。

新药研究中的杂质和降解产物，或在非新药中发现的新杂质和新降解产物，应进行分离纯化制备或合成制备，以供进行安全性和质量研究。对确实无法获得的杂质和降解产物，研制部门应在申报资料和质量标准起草说明中写明理由。

在用现代色谱技术对杂质进行分离分析的情况下，对特定杂质中的已知杂质和毒性杂质，应使用杂质对照品进行定位；如无法获得该对照品时，可用相对保留值进行定位；特定杂质中的未知杂质可用相对保留值进行定位。应使用多波长检测器研究杂质在不同波长下的检测情况，并求得在确定的一个波长下，已知杂质，特别是毒性杂质对主成分的相对响应因子。已知杂质或毒性杂质对主成分的相对响应因子在 0.9～1.1 范围内时，可以用主成分的自身对照法计算含量，超出 0.9～1.1 范围时，宜用对照品对照法计算含量。也可用经验证的相对响应因子进行校正后计算。特定杂质中未知杂质的定量可用主成分自身对照品法进行计算。

非特定杂质（unspecified impurities）的限度一般为不得超过 0.10%。杂质定量计算方法应明确规定在质量标准中，质量标准中还应有单个杂质限量和总杂质限量的规定。

在用薄层色谱分析杂质时，可采用杂质对照品或主成分的梯度浓度溶液比对，对杂质斑点进行半定量评估，质量标准中应规定杂质的个数及其限度。

由于色谱法杂质限度检查受色谱参数设置值的影响较大，有关操作注意事项应在起草说明中写明，必要时，可在质量标准中予以规定。

杂质限度的制订应考虑如下因素：杂质及含一定限量杂质的药品的毒理学研究结果；给药途

径；每日剂量；给药人群；杂质药理学可能的研究结果；原料药的来源；治疗周期；在保证安全有效的前提下，药品生产企业对生产高质量药品所需成本和消费者对药品价格的承受力。

药品质量标准对毒性杂质和毒性残留有机溶剂应严格规定限度。残留有机溶剂的限度制订可参考《中国药典》和 ICH 的有关文本。

二、杂质限量计算

杂质的限量通常用百分之几或百万分之几来表示。对危害人体健康或影响药物稳定性的杂质允许限量值很低。如砷对人体有毒，其限量规定一般不超过百万分之十；重金属易在体内积蓄，引起慢性中毒，并影响药物的稳定性，允许存在的量也很低。

根据定义，药物中杂质的限量可按照下式来计算：

$$杂质限量(\%) = \frac{杂质最大允许量}{供试品量} \times 100\% \qquad (4\text{-}1)$$

进行杂质的限量检查时，可取一定量的被检杂质标准溶液和一定量供试品溶液，在相同条件下处理，比较反应结果，以确定杂质含量是否超过限量。由于供试品（S）中所含杂质的最大允许量可以通过杂质标准溶液的浓度（C）和体积（V）的乘积获得，所以，杂质限量（L）的计算公式可表示为

$$杂质限量(\%) = \frac{标准溶液的浓度 \times 标准溶液的体积}{供试品量} \times 100\%$$

$$L(\%) = \frac{C \times V}{S} \times 100\% \qquad (4\text{-}2)$$

例 4-1 地西泮中氯化物的检查：取本品 1.0g，加水 50ml，振摇 10 分钟，滤过，分取滤液 25ml，依法检查，与标准氯化钠溶液（10μgCl/ml）7.0ml 制成的对照液比较，不得更浓，求氯化物的限量。

$$L(\%) = \frac{C \times V}{S} \times 100\% = \frac{10 \times 10^{-6} \times 7.0}{1.0 \times \frac{25}{50}} \times 100\% = 0.014\%$$

例 4-2 对乙酰氨基酚中重金属的检查：取本品 1.0g，加水 20ml，置水浴中加热使溶解放冷，滤过，取滤液加醋酸盐缓冲液（pH 3.5）2ml 与水适量使成 25ml，依法检查，与标准铅溶液（10μgPb/ml）所呈颜色相比较，不得更深，重金属不得超过百万分之十。应取标准铅溶液多少毫升？

$$V = \frac{L \times S}{C} = \frac{10 \times 10^{-6} \times 1.0}{10 \times 10^{-6}} = 1.0 \ (ml)$$

例 4-3 葡萄糖酸钙中的砷盐的检查：取本品 1.0g，加盐酸 5ml 与水 23ml 溶解后，依法检查，与标准砷溶液 2.0ml 所呈颜色相比较，不得更深，砷盐的限量为百万分之二。求标准砷溶液的浓度。

$$C = \frac{L \times S}{V} = \frac{2 \times 10^{-6} \times 1.0 \times 10^6}{2.0} = 1 \ (μg/ml)$$

第4节 一般杂质的检查方法

一般杂质广泛存在于药物中，主要包括酸、碱、水分、氯化物、硫酸盐、铁盐、砷盐、重金属等，《中国药典》将它们的检查方法收载于附录中。本节介绍一般杂质检查的原理、检查方法和

注意事项。

一、氯化物检查法

药物的生产过程中，常常要用到盐酸，氯化物因此极易被引入药物中。氯化物对人体虽然无害，但它的量可以反映出药物的纯净程度及生产过程是否正常。因此作为信号杂质，氯化物在很多药物中需要检查。

1. 原理　利用氯化物在硝酸酸性溶液中与硝酸银试液作用，生成氯化银白色浑浊液，与一定量标准氯化钠溶液在相同条件下生成的氯化银浑浊液比较，以判断药物中氯化物是否符合限量规定。

$$Cl^- + Ag^+ \longrightarrow AgCl\downarrow \quad （白）$$

2. 检查方法　除另有规定外，取各药品项下规定量的供试品，加水溶解使成 25ml（溶液如显碱性，可滴加硝酸使成中性），再加稀硝酸 10ml；溶液如不澄清，应滤过；置 50ml 纳氏比色管中，加水使成约 40ml，摇匀，即得供试溶液。另取各药品项下规定量的标准氯化钠溶液，置 50ml 纳氏比色管中，加稀硝酸 10ml，加水使成 40ml，摇匀，即得对照溶液。于供试溶液与对照溶液中，分别加入硝酸银试液 1.0ml，用水稀释至 50ml，摇匀，在暗处放置 5 分钟，同置黑色背景上，从比色管上方向下观察，比较。

3. 注意事项

（1）以上检查方法中使用的标准氯化钠溶液每 1 毫升相当于 $10\mu g$ 的 Cl^-。在测定条件下，氯化物浓度以 50ml 中含 $50\sim80\mu g$ 的 Cl^- 所显浑浊梯度明显，便于比较。

（2）氯化物检查宜在硝酸酸性溶液中进行，因加入硝酸可避免弱酸银盐如碳酸银、磷酸银以及氧化银沉淀的形成而干扰检查，同时还可加速氯化银沉淀的生成并产生较好的乳浊。

（3）为了避免光线使单质银析出，在观察前应在暗处放置 5 分钟。由于氯化银为白色沉淀，比较时应将比色管置黑色背景上，从上向下观察，比较。

（4）供试品溶液如不澄清，可用含硝酸的水洗净滤纸中的氯化物后滤过，取滤液进行检查。

（5）供试品溶液如带颜色，可按《中国药典》附录所规定的方法处理。即取两份供试品溶液，于其中一份中先加入硝酸银试液 1.0ml，摇匀，放置 10 分钟，如显浑浊，可反复滤过，至滤液澄清，即得无氯化物杂质又具有相同颜色的澄清溶液，再在其中加入规定量的标准氯化钠溶液与水适量使成 50ml，作为对照溶液；另一份中加入硝酸银试液 1.0ml 与水适量使成 50ml，作为供试品溶液，将两液在暗处放置 5 分钟后比较，即可消除颜色的干扰。某些有颜色的药物也可根据其化学性质，设计其他的排除干扰的方法。如高锰酸钾中的氯化物检查，可先加乙醇适量使高锰酸钾还原褪色后，再依法检查。

示例：贝诺酯中氯化物的检查

取本品 2.0g，加水 100ml，加热煮沸后，放冷，加水至 100ml，摇匀，滤过，取滤液 25ml，依法检查，与标准氯化钠溶液 5ml 制成的对照液的比较，不得更浓。

二、重金属检查法

重金属系指在实验条件下能与硫代乙酰胺或硫化钠作用显色的金属杂质，如银、铅、汞、铜、锡、镉等。在药品生产过程中遇到铅的机会较多，铅在体内又易积蓄中毒，故检查时以铅为代表。《中国药典》对重金属的检查一共收载有 3 种方法。

（一）第一法——硫代乙酰胺法

适用于溶于水、稀酸和乙醇的药物。

1. 原理　硫代乙酰胺在碱性溶液中水解，产生的硫化氢与微量重金属离子在弱酸性（pH 3.5 醋酸盐缓冲液）条件下作用生成黄色到棕黑色的硫化物，与一定量标准铅溶液经处理后产生的颜色进行比较，以判断药物中的重金属是否符合限量规定。

$$CH_3CSNH_2 + H_2O \longrightarrow CH_3CONH_2 + H_2S$$

$$Pb^{2+} + H_2S \xrightarrow{pH\ 3.5} PbS\downarrow + 2H^+$$

2. 检查方法　除另有规定外，取 25ml 纳氏比色管 3 支，甲管中加标准铅溶液一定量与醋酸盐缓冲液（pH 3.5）2ml 后，加水或各品种项下规定的溶剂稀释成 25ml，乙管中加入按各品种项下规定的方法制成的供试液 25ml，丙管中加入与甲管相同量的标准铅溶液后，再加入与乙管相同量的按各品种项下规定的方法制成的供试液，加水或各品种项下规定的溶剂使成 25ml；再在甲、乙、丙 3 管中分别加硫代乙酰胺试液各 2ml，摇匀，放置 2 分钟，同置白纸上，自上向下透视，当丙管中显出的颜色不浅于甲管时，乙管中显出的颜色与甲管比较，不得更深。

3. 注意事项

（1）本法标准铅溶液为每 1 毫升相当于 $10\mu g$ 的 Pb^{2+}。适宜目视比色的浓度范围为每 27ml 溶液中含 $10\sim20\mu g$ 的 Pb^{2+}，相当于标准铅溶液 $1\sim2ml$。

（2）溶液的 pH 对于金属离子与硫化氢呈色影响较大。当 pH 值 $3.0\sim3.5$ 时，硫化铅沉淀较完全。

（3）若供试液带颜色，可在加硫代乙酰胺试液前在甲管中滴加少量的稀焦糖溶液或其他无干扰的有色溶液，使之均与乙管、丙管一致。如在甲管中滴加少量的稀焦糖溶液或其他无干扰的有色溶液，仍不能使颜色一致时，应取样按第二法检查。

（4）如丙管中显出的颜色浅于甲管，应取样按第二法重新检查。

（5）供试品如含高铁盐影响重金属检查时，可取该品种项下规定方法制成的供试液，加维生素 C $0.5\sim1.0g$，并在对照液中加入相同量的维生素 C，再照上述方法检查。

（6）配制供试品溶液时，如使用的盐酸超过 1.0ml（或与盐酸 1.0ml 相当的稀盐酸），氨试液超过 2ml，或加入其他试剂进行处理者，除另有规定外，对照液中应取同样同量的试剂置瓷皿中蒸干后，加醋酸盐缓冲液（pH 3.5）2ml 与水 15ml，微热溶解后，移至纳氏比色管中，加标准铅溶液一定量，再用水稀释成 25ml。

示例：布洛芬中重金属的检查

取本品 1.0g，加乙醇 22ml 溶解后，加醋酸盐缓冲液（pH 3.5）2ml 与水适量使成 25ml，用第一法检查，含重金属不得过百万分之十。

（二）第二法——炽灼后硫代乙酰胺法

适用于含芳环、杂环以及不溶于水、稀酸、乙醇及碱的有机药物。

1. 原理　将供试品炽灼破坏后，加硝酸加热处理，使有机物分解、破坏完全后，再按第一法进行检查。

2. 检查方法　取各品种项下规定量的供试品，按炽灼残渣检查法进行炽灼处理，然后取遗留的残渣，如供试品为溶液，则取各品种项下规定量的溶液，蒸发至干，再按上述方法处理后取遗留的残渣，加硝酸 0.5ml，蒸干，至氧化氮蒸气除尽后（取供试品一定量，缓缓炽灼至完全炭化，放冷，加硫酸 $0.5\sim1.0ml$，使恰湿润，用低温加热至硫酸除尽后，加硫酸 0.5ml，蒸干，至氧化氮蒸气除尽后，放冷，在 $500\sim600$℃炽灼使完全灰化），放冷，加盐酸 2ml，置水浴上蒸干后加水 15ml，滴加氨试液至对酚酞指示液显微粉红色，再加醋酸盐缓冲液（pH 3.5）2ml，微热溶解后，移置纳氏比色管中，加水稀释成 25ml；另取配置供试品溶液的试剂，置瓷皿中蒸干后，加醋酸盐缓冲液（pH3.5）2ml 与水 15ml，微热溶解后，移置纳氏比色管中，加标准铅溶液一定量，再用水稀释成 25ml；照上述第一法检查，即得。

3. 注意事项

（1）炽灼温度对重金属检查影响较大，温度越高，重金属损失越多，炽灼温度应控制在 $500\sim600℃$。

（2）炽灼残渣加硝酸加热处理后，必须蒸干、除尽氧化氮，否则亚硝酸可氧化硫化氢析出硫，影响比色。

（3）含钠盐或氟的有机药物在炽灼时能腐蚀瓷坩埚而引入重金属，应改用铂坩埚或硬质玻璃蒸发皿。

示例：扑米酮中重金属的检查

取炽灼残渣项下遗留的残渣，加硝酸 1ml，蒸干至氧化氮蒸气除尽，加盐酸 2ml，置水浴上蒸干，再加水 5ml 蒸干，加水 15ml 与醋酸盐缓冲液（pH 3.5）4ml，微热使溶解，加水使成 50ml，摇匀；分取 25ml，用第一法检查，含重金属不得过百万分之十。

（三）第三法——硫化钠法

适用于溶于碱而不溶于稀酸或在稀酸中生成沉淀的药物。

1. 原理　将供试品在碱性条件下，以硫化钠为显色剂，Pb^{2+} 和 S^{2-} 作用生成 PbS 微粒的混悬液，与一定量标准铅溶液经同法处理后的颜色进行比较，以判断药物中的重金属是否符合限量规定。

$$Pb^{2+}+S^{2-}\longrightarrow PbS\downarrow$$

2. 检查方法　除有另外规定外，取供试品适量，加氢氧化钠试液 5ml 与水 20ml 溶解后，置纳氏比色管中，加硫化钠试液 5 滴，摇匀，与一定量的标准铅溶液同样处理后的颜色比较，不得更深。

3. 注意事项　硫化钠试液对玻璃有一定的腐蚀性，且久置后会产生絮状物，应临用新制。

示例：磺胺嘧啶中重金属的检查

取本品 1.0g，用第三法检查，含重金属不得过百万分之十。

三、砷盐检查法

砷盐是有毒的物质，多由药物生产过程所使用的无机试剂引入。和重金属一样，在多种药物中要求检查砷盐。《中国药典》对砷盐的检查一共收载有两种方法。

（一）古蔡氏法

1. 原理　金属锌与酸作用产生新生态的氢，与药物中微量砷反应，生成具有挥发性的砷化氢，遇溴化汞试纸，产生黄色至棕色的砷斑，与相同条件下一定量标准砷溶液所生成的砷斑比较，以判断药物中砷盐是否符合限量规定。

$$As^{3+}+3Zn+3H^{+}\longrightarrow 3Zn^{2+}+AsH_3\uparrow$$
$$AsO_3^{3-}+3Zn+9H^{+}\longrightarrow 3Zn^{2+}+3H_2O+AsH_3\uparrow$$
$$AsH_3+3HgBr_2\longrightarrow 3HBr+As（HgBr）_3（黄色）$$
$$AsH_3+2As（HgBr）_3\longrightarrow 3AsH（HgBr）_2（棕色）$$
$$AsH_3+As（HgBr）_3\longrightarrow 3HBr+As_2Hg_3（黑色）$$

2. 检查方法　检砷装置如图 4-1 所示，于导气管 C 中装入醋酸铅棉花 60mg（装管高度约 60∼

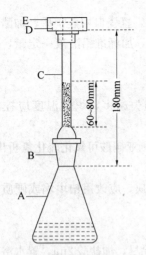

图 4-1 古蔡氏法检砷装置

A. 标准磨口锥形瓶；B. 中空标准磨口塞；

C. 导气管；D. 具孔有机玻璃旋塞；

E. 有机玻璃旋塞盖

80mm），再于旋塞 D 的顶端平面上放一片溴化汞试纸，盖上旋塞 E 并旋紧。精密量取标准砷溶液 2ml，置 A 瓶中，加盐酸 5ml 与水 21ml，再加碘化钾试液 5ml 与酸性氯化亚锡试液 5 滴，在室温放置 10 分钟后，加锌粒 2g，立即将装妥的导气管 C 密塞于 A 瓶上，并将 A 瓶置 25～40℃水浴中，反应 45 分钟，取出溴化汞试纸，即得。另取规定量的供试品，加盐酸 5ml 与水 23ml 溶解后，照标准砷斑制备，自"再加碘化钾试液 5ml"起，依法操作。将生成的砷斑与标准砷斑比较，不得更深。

3. 注意事项

（1）本法用三氧化二砷配制贮备液，于临用前取贮备液新鲜配制标准砷溶液。每 1 毫升标准砷溶液相当于 $1\mu g$ 的 As。制备标准砷斑采用 2ml 标准砷溶液（相当 $2\mu g$ As）时，所得砷斑清晰。

（2）酸性氯化亚锡及碘化钾的作用是将五价砷还原为三价砷，加快反应速度。

（3）醋酸铅棉花的作用是消除锌粒及供试品中少量硫化物的干扰，醋酸铅棉花 60mg 装管高度为 60～80mm。

（4）溴化汞试纸与砷化氢作用较氯化汞试纸灵敏，但所呈砷斑不够稳定，在反应中应保持干燥及避光，并立即与标准砷斑比较。

示例：布美他尼中砷盐的检查

取本品 1.0g，加氢氧化钙 1.0g，加水少量，搅拌均匀，干燥后，先用小火炽灼使炭化，再在 500～600℃炽灼成灰白色，放冷，加盐酸 8ml 与水 20ml 溶解后，用古蔡氏法检查，应符合规定。

（二）二乙基二硫代氨基甲酸银法 ［Ag-DDC 法］

1. 原理　金属锌与酸作用产生新生态的氢，与药物中微量砷反应，生成具有挥发性的砷化氢，砷化氢把二乙基二硫代氨基甲酸银还原为红色胶态银。与相同条件下一定量标准砷溶液所产生的红色比较，以判断药物中砷盐是否符合限量规定。

$$AsH_3 + 6Ag(DDC) \longrightarrow As(DDC)_3 + 6Ag + 3HDDC$$

2. 检查方法　检砷装置如图 4-2 所示，取照各品种项下规定方法制成的供试品溶液（或标准砷溶液）置 A 瓶中，加盐酸 5ml 与水 21ml，再加碘化钾试液 5ml 与酸性氯化亚锡试液 5 滴，在室温放置 10 分钟后，加锌粒 2g，立即将装妥的导气管 C 密塞于 A 瓶上，使生成的砷化氢导入装有 Ag（DDC）溶液 5.0ml 的 D 管中，将 A 瓶置 25～40℃水浴中，反应 45 分钟后，取出 D 管，添加三氯甲烷至 5.0ml，摇匀。将供试溶液 D 管和对照溶液 D 管同置白色背景上，自管上方向下观察比色。必要时，可将吸收液分别移入 1cm 吸收池中，以 Ag（DDC）溶液为空白，于 510nm 波长处，测定

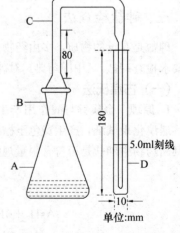

图 4-2　Ag（DDC）法检砷装置

A. 标准磨口锥形瓶；B. 中空标准磨口塞；

C. 导气管；D. 平底玻璃管

吸光度，供试溶液的吸光度不得大于标准砷对照液的吸光度。

3. 注意事项 当 As 浓度为（1～10）$\mu g/40ml$ 范围内时，线性关系良好，显色在 2 小时内稳定，重现性好，并可测得砷盐含量。

示例：硼砂中砷盐的检查

取本品 0.4g，加水 23ml 溶解后，加盐酸 5ml，用二乙基二硫代氨基甲酸银法检查砷盐，应符合规定。

四、铁盐检查法

1. 原理 利用铁盐在盐酸酸性溶液中与硫氰酸盐生成红色可溶性硫氰酸铁配位离子，与一定量标准铁溶液用同法处理后所呈的颜色比较，以判断药物中的铁盐是否符合限量规定。

$$Fe^{3+} + 6SCN^- \xrightarrow{H^+} [Fe(SCN)_6]^{3-}$$

2. 检查方法 除另有规定外，取各药品项下规定量的供试品，加水溶解使成 25ml，移置于 50ml 纳氏比色管，加稀盐酸 4ml 与过硫酸铵 50mg，加水稀释至约 35ml 后，加 30%硫氰酸铵溶液 3ml，再加水适量使成 50ml，如显色，立即与标准铁溶液一定量按相同方法制成的对照溶液比较。

3. 注意事项

（1）本法用硫酸铁铵 $[FeNH_4(SO_4)_2 \cdot 12H_2O]$ 配制标准铁溶液，并加入硫酸防止铁盐水解，使易于保存。标准铁溶液每 1 毫升相当于 $10\mu g$ 的 Fe^{3+}。当 50ml 溶液中含 Fe^{3+} 为 5～90μg 时，溶液的吸光度与浓度呈良好线性关系。目视比色时以 50ml 溶液中含 10～50$\mu g Fe^{3+}$ 为宜。在此范围内，溶液的色泽梯度明显，易于区别。

（2）在盐酸酸性条件下，可防止 Fe^{3+} 的水解。经试验，以 50ml 溶液中含稀盐酸 4ml 为宜。

（3）加入氧化剂过硫酸铵既可氧化供试品中 Fe^{2+} 成 Fe^{3+}，同时可防止由于光线使硫氰酸铁还原或分解褪色。

（4）若供试液管与对照液管色调不一致，或所呈硫氰酸铁的颜色较浅不便比较时，可分别移入分液漏斗中，各加正丁醇或异戊醇提取，分取醇层比色。

（5）某些有机药物特别是具环状结构的有机药物，在实验条件下不溶解或对检查有干扰，需经炽灼破坏，使铁盐转变成三氧化二铁留于残渣中，处理后再依法检查。

示例：尼美舒利中铁盐的检查

取本品 1.0g，置坩埚中，缓缓炽灼至完全炭化，放冷，加硫酸 1ml 使湿润，低温加热至硫酸蒸气除尽，在 700℃炽灼至完全灰化，放冷，加盐酸 1ml，置水浴上蒸干，再加稀盐酸 1ml 与水适量，置水浴上加热（必要时过滤），坩埚用水洗涤，合并滤液与洗液使成 25ml，依法检查，如显色，与标准铁溶液 1.0ml 用同一方法制成的对照液比较，不得更深。

五、硫酸盐检查法

1. 原理 利用硫酸盐在盐酸酸性溶液中与氯化钡生成硫酸钡的白色浑浊液，与一定量标准硫酸钾溶液在相同条件下生成的浑浊液比较，以判断药物中的硫酸盐是否符合限量规定。

$$SO_4^{2-} + Ba^{2+} \longrightarrow BaSO_4 \downarrow （白）$$

2. 检查方法 除另有规定外，取各药品项下规定量的供试品，加水溶解使成约 40ml（溶液如显碱性可滴加盐酸使成中性）；溶液如不澄清，应滤过；置 50ml 纳氏比色管中，加稀盐酸 2ml，摇匀，制得供试溶液。另取各药品项下规定量的标准硫酸钾溶液，置 50ml 纳氏比色管中，加水使成约 40ml，加稀盐酸 2ml，摇匀，制得对照溶液。于供试溶液与对照溶液中，分别加入 25%氯化钡溶液 5ml，用水稀释至 50ml，充分摇匀，放置 10 分钟，同置黑色背景上，从比色管上方向下观察，比较。

3. 注意事项

（1）所用标准硫酸钾溶液每 1 毫升相当于 0.1mg 的 SO_4^{2-}。本法适宜比浊的浓度范围为每 50ml 溶液中含 0.1～0.5mg 的 SO_4^{2-} 所显浑浊梯度明显，便于比较。

（2）供试品溶液加盐酸成酸性，可防止碳酸钡或磷酸钡等沉淀的生成。溶液的酸度也能影响硫酸钡的溶解度，以 50ml 中含稀盐酸 2ml，溶液的 pH 值约为 1 为宜。酸度增加，灵敏度下降，应注意控制。

（3）氯化钡溶液的浓度在 10%～25% 范围内所呈硫酸钡的浑浊度差异不大。《中国药典》采用 25% 氯化钡溶液。

（4）供试品溶液如需滤过，应先用盐酸使成酸性的水洗净滤纸中硫酸盐，再滤过，取滤液进行检查。

（5）供试品溶液如有颜色，处理同氯化物检查法。

示例：卡托普利中硫酸盐的检查

取本品 1.0g，依法检查，与标准硫酸钾溶液 5.0ml 制成的对照液比较，不得更浓。

六、炽灼残渣检查法

炽灼残渣系指有机药物经炭化或挥发性无机药物加热分解后，高温炽灼，所产生的非挥发性无机杂质的硫酸盐。炽灼残渣的量应恒重。《中国药典》规定炽灼至恒重的第二次称重应在规定条件下继续炽灼 30 分钟后进行。

1. 检查方法 取供试品 1.0～2.0g 或各药品项下规定的重量，置已炽灼至恒重的坩埚中，精密称定，缓缓炽灼至完全炭化，放冷至室温；除另有规定外，加硫酸 0.5～1ml 使湿润，低温加热至硫酸蒸气除尽后，在 700～800℃ 炽灼使完全灰化，移置干燥器内，放冷至室温，精密称定后，再在 700～800℃ 炽灼至恒重，即得。

2. 注意事项

（1）供试品的取用量应根据炽灼残渣限量和称量误差决定。样品量过多，炭化和灰化时间太长；样品量过少，称量误差增大。

（2）为了避免供试品炭化时骤然膨胀而溢出，可采用将坩埚斜置方式，缓缓加热，直至完全灰化（不产生烟雾）。

（3）含氟的药品对瓷坩埚有腐蚀，应采用铂坩埚。一些重金属（如铅）于高温下易挥发，故若需将炽灼残渣留作重金属检查时，炽灼温度必须控制在 500～600℃。

示例：卡马西平炽灼残渣的检查

取本品约 1g，精密称定，依法检查，遗留残渣不得过 0.1%。

七、酸碱度检查法

《中国药典》用酸度、碱度、酸碱度、水溶性酸、水溶性碱、游离碱和 pH 为衡量药物中的酸碱性杂质。具体检查方法有以下 3 种：

1. 酸碱度滴定法 取一定量的供试品溶于一定体积的溶液中，加入一定量的指示液，用规定浓度的酸碱滴定液滴定酸碱性杂质的限量，判断供试品是否符合规定。例如，药典中检查氯化钠的酸碱度时，规定取本品 5.0g，加水 50ml 溶解后，加溴麝香草酚蓝指示液 2 滴，如显黄色，加氢氧化钠滴定液（0.02mol/L）0.10ml，应变为蓝色；如显蓝色或绿色，加盐酸滴定液（0.02mol/L）0.20ml，应变为黄色。从上述规定可以算出本品 100g 中所含酸性杂质不得大于 0.04mmol，或所含碱性杂质不得大于 0.08mmol。

2. 指示剂法　在一定量的供试品中加入规定指示液，根据指示液的颜色变化来控制酸碱性杂质的限量。例如，检查蒸馏水的酸碱度时，药典规定取本品 10ml，加甲基红指示液 2 滴，不得显红色；另取 10ml，加溴麝香草酚蓝指示液 5 滴，不得显蓝色。根据甲基红的变色范围 pH 4.2～6.3（红→黄）和溴麝香草酚蓝的变色范围 pH6.0～7.6（黄→蓝）判断，蒸馏水的 pH 应为 4.2～7.6。

3. pH 测定法　照药典附录中的规定用电位法测定供试品溶液的 pH，以控制其酸碱性杂质的限量，pH 测定法比上述两种方法的准确度高。例如，注射用水的酸碱性杂质不用指示剂法检查，而用电位法测 pH，应为 5.0～7.0。注射液、配制注射剂用的原料药或酸碱性大小明显影响稳定性的药物，多数要检查 pH。例如，按药典方法测定青霉素钾及其注射剂的 pH 应为 5.0～7.5，对氨基水杨酸的 pH 应为 6.5～8.5，苯巴比妥钠的 pH 应为 9.5～10.5，磺胺嘧啶钠注射液的 pH 应为 9.5～11.0，葡萄糖注射液的 pH 应为 3.2～5.5。

八、溶液澄清度检查法

溶液澄清度检查是检查药品溶液中是否有不溶性杂质，是控制注射用原料药纯度的重要指标。

1. 检查方法　在室温条件下，将用水稀释至一定浓度的供试品溶液与等量的浊度标准液分别置于配对的比浊用玻璃管（内径 15～16mm，平底，具塞，以无色、透明、中性硬质玻璃制成）中，在浊度标准液制备后 5 分钟，在暗室内垂直同置于伞棚灯下，照度为 1000lx，从水平方向观察、比较，以检查溶液的澄清度或其浑浊程度。除另有规定外，供试品溶解后应立即检视。

2. 注意事项

（1）多数药物的澄清度检查以水为溶剂，但也有或同时有用酸、碱或有机溶剂（如乙醇、甲醇、丙酮）做溶剂的。

（2）有机酸的碱金属盐类药物强调用"新沸过的冷水"，因为水中若溶有二氧化碳，将影响溶液的澄清度。

示例：左氧氟沙星的溶液澄清度检查

取本品 5 份，分别加水溶解并定量稀释制成每 1 毫升中含 10mg 的溶液，溶液均应澄清；如显浑浊，与 2 号浊度标准液比较，均不得更浓。

九、易炭化物检查法

易炭化物检查法是检查药物中遇硫酸易炭化或易氧化而呈色的微量有机杂质。

1. 检查方法　取内径一致的比色管两支：甲管中加各品种项下规定的对照液 5ml；乙管中加硫酸 [含 H_2SO_4 94.5%～95.5%（g/g）] 5ml 后，分次缓缓加入规定量的供试品，振摇使溶解。除另有规定外，静置 15 分钟后，将甲、乙两管同置白色背景前，平视观察，乙管中所显颜色不得较甲管更深。

2. 注意事项

（1）比色时，应将甲、乙两管同置白色背景前，平视观察比较，判断结果。

（2）供试品为固体时，应先研成细粉，以利于溶解、呈色和检出。

（3）如需加热才能溶解时，可取供试品与硫酸混合均匀，加热溶解，放冷至室温，再移至比色管中。

示例：甘油中易炭化物的检查

取本品 5.0ml，在振摇下逐滴加入硫酸 5ml，此时温度不得超过 20℃，静置 1 小时后，如显色，与对照溶液（取比色用氯化钴溶液 0.2ml、比色用重铬酸钾溶液 1.6ml 与水 8.2ml 制成）比较，不得更深。

十、水分测定法

药物中的水分包括残留水和结晶水的总和，不包括其他挥发性物质。费休法是测定物质水分的各类化学方法中，对水最为专一、最为准确的方法。

1. 原理 利用碘氧化二氧化硫时，需要一定量的水参加反应，

$$I_2 + SO_2 + 2H_2O \Longrightarrow 2HI + H_2SO_4$$

2. 测定方法 精密称取供试品适量，置干燥的具塞玻璃瓶中，加溶剂适量，在不断振摇（或搅拌）下用费休试液滴定至溶液由浅黄色变为红棕色，另做白试验，按下式计算：

$$供试品中水分含量(\%) = \frac{(A-B) \times F}{W} \times 100\% \tag{4-3}$$

式中，A 为供试品所消耗费休试液的容积，ml；B 为空白所消耗费休试液的容积，ml；F 为每 1 毫升费休试液相当于水的重量，mg；W 为供试品的重量，mg。

3. 注意事项

（1）上述反应是可逆的。当硫酸浓度达到 0.05％以上时，即能发生逆反应。为了使反应向正方向进行，需要加入适当的碱性物质以中和反应过程中生成的硫酸。因此，在制备费休试液时加入一定量的无水吡啶，定量地吸收反应产物，形成氢碘酸吡啶和硫酸酐吡啶。

（2）硫酸酐吡啶不稳定，因此，试剂必须加入甲醇或另一种含活泼 OH 基的溶剂，使硫酸酐吡啶转变成稳定的甲基硫酸氢吡啶。

示例：叶酸中水分的测定

取本品约 0.1g，精密称定，加三氯甲烷－无水甲醇（4∶1）5ml，用费休法测定，水分不得过 8.5％。

十一、干燥失重测定法

干燥失重系指药品在规定的条件下，经干燥后所减失的量，以百分率表示。干燥失重的量应恒重。《中国药典》干燥至恒重的第二次及以后各次称重均应在规定的条件下继续干燥 1 小时后进行。干燥失重主要是检查药物中的水分及其他挥发性物质，如残留的挥发性有机溶剂等。测定方法主要有下列 3 种。

（一）常压恒温干燥法

1. 适用范围 适用于受热较稳定的药物。

2. 测定方法 将供试品置于相同条件下已干燥至恒重的扁形称量瓶中，在烘箱内于规定温度下干燥至恒重，由减失的重量和取样量即可计算供试品的干燥失重。

3. 注意事项 干燥温度一般为 105℃。

示例：对乙酰氨基酚干燥失重的测定

取本品约 1g，精密称定，在 105℃干燥至恒重，减失重量不得过 0.5％。

（二）干燥剂干燥法

1. 适用范围 适用于受热分解或易于挥发的供试品。

2. 测定方法　将供试品置干燥器中，利用干燥器内的干燥剂吸收水分，干燥至恒重。

3. 注意事项　药典中常用的干燥剂有硅胶、硫酸和五氧化二磷等。

示例：司莫司汀干燥失重的测定。

取本品约 1g，精密称定，置五氧化二磷干燥器中，减压干燥 4 小时，减失重量不得过 0.5％。

（三）减压干燥法

1. 适用范围　适用于熔点低、受热不稳定或难赶除水分的药物。

2. 测定方法　在一定温度下，采用减压干燥器或恒温减压干燥箱干燥，压力应控制在 2.67kPa（20mmHg）以下。

3. 注意事项　减压干燥器初次使用时，应用厚布包好再进行减压，以防炸裂伤人。开盖时，因器外压力大于内压，必须先将活塞缓缓旋开，使空气缓缓进入，勿使气流进入太快，将称量瓶中的供试品吹散；在供试品取出后应立即关闭活塞。

示例：托西酸舒他西林颗粒干燥失重的测定。

取本品约 1g，精密称定，在 60℃减压干燥至恒重，减失重量不得过 2.0％。

十二、残留溶剂测定法

药物中的残留溶剂系指在原料药或辅料的生产中，以及在制剂制备过程中使用的，但在工艺过程中未能完全除去的有机溶剂。不少有机溶剂对人体有害，为了保证药品的安全性，《中国药典》于 1995 年版起正式收载"有机溶剂残留量测定法"，用于检查药物在生产过程中残留的有害有机溶剂。药品中常见的残留溶剂及限度见表 4-1。

表 4-1　药品中常见的残留溶剂及限度

溶 剂 名 称	限度（％）	溶 剂 名 称	限度（％）
第一类溶剂（应该避免使用）		甲醇	0.3
苯	0.0002	2-甲氧基乙醇	0.005
四氯化碳	0.0004	甲基丁基酮	0.005
1，2-二氯乙烷	0.0005	甲基环己烷	0.118
1，1-二氯乙烯	0.0008	N-甲基吡咯烷酮	0.053
1，1，1-三氯乙烷	0.15	硝基甲烷	0.005
第二类溶剂（应该限制使用）		吡啶	0.02
乙腈	0.041	四氢噻吩	0.016
氯苯	0.036	四氢化萘	0.01
氯仿	0.006	四氢呋喃	0.072
环己烷	0.388	甲苯	0.089
1，2-二氯乙烯	0.187	1，1，2-三氯乙烯	0.008
二氯甲烷	0.06	二甲苯	0.217
1，2-二甲氧基乙烷	0.01	第三类溶剂（药品 GMP 或其他质量要求限制使用）	
N，N-二甲基乙酰胺	0.109	醋酸	0.5
N，N-二甲基甲酰胺	0.088	丙酮	0.5
1，4-二氧六环	0.038	甲氧基苯	0.5
2-乙氧基乙醇	0.016	正丁醇	0.5
乙二醇	0.062	仲丁醇	0.5
甲酰胺	0.022	醋酸乙酯	0.5
正己烷	0.029	叔丁基甲基醚	0.5

续表

溶 剂 名 称	限度(%)	溶 剂 名 称	限度(%)
异丙基苯	0.5	正戊醇	0.5
二甲亚砜	0.5	正丙醇	0.5
乙醇	0.5	异丙醇	0.5
醋酸乙酯	0.5	醋酸丙酯	0.5
乙醚	0.5	第四类溶剂（尚无足够毒理学资料）	
甲酸乙酯	0.5	1，1-二乙氧基丙烷	
甲酸	0.5	1，1-二甲氧基甲烷	
正庚烷	0.5	2，2-二甲氧基丙烷	
醋酸异丁酯	0.5	异辛烷	
醋酸异丙酯	0.5	异丙醚	
醋酸甲酯	0.5	甲基异丙基酮	
3-甲基-1-丁醇	0.5	甲基四氢呋喃	
丁酮	0.5	石油醚	
甲基异丁基酮	0.5	三氯醋酸	
异丁醇	0.5	三氟醋酸	
正戊烷	0.5		

《中国药典》采用气相色谱法检查残留有机溶剂。在测定残留溶剂前应做色谱系统适用性试验，确定色谱系统应符合：

（1）用待测物的色谱峰计算，毛细管色谱柱的理论板数一般不低于5000；填充柱法的理论板数一般不低于1000。

（2）色谱图中，待测物色谱峰与其相邻色谱峰的分离度应大于1.5。

（3）以内标法测定时，对照品溶液连续进样5次，所得待测物与内标物峰面积之比的相对标准偏差（relative standard deviation，RSD）应不大于5%；若以外标法测定，所得待测物峰面积的RSD应不大于10%。

《中国药典》附录收载的残留溶剂测定法有3种。

（一）第一法——毛细管柱顶空进样等温法

此法适用于需要检查的有机溶剂的数量不多，且极性差异较小时残留溶剂的检查。

1. 色谱条件 柱温一般为40~100℃；常以氮气为载气，流速为每分钟1.0~2.0ml；以水为溶剂时顶空瓶平衡温度为70~85℃，顶空瓶平衡时间为30~60分钟；进样口温度为200℃，如采用火焰离子化检测器（flame ionization detector，FID），温度为250℃。

2. 测定法 取对照品溶液和供试品溶液，分别连续进样不少于2次，测定待测峰的峰面积。

（二）第二法——毛细管柱顶空进样系统程序升温法

此法适用于需要检查的有机溶剂的数量较多，且极性差异较大时残留溶剂的检查。

1. 色谱条件 柱温一般先在40℃维持8分钟，再以8℃/min的速度升至120℃，维持10分钟；以氮气为载气，流速为每分钟2.0ml；以水为溶剂时顶空瓶平衡温度为70~85℃，顶空瓶平衡时间为30~60分钟；进样口温度为200℃，如采用FID检测器，温度为250℃。

2. 测定法 取对照品溶液和供试品溶液，分别连续进样不少2次，测定待测峰的峰面积。

（三）第三法——溶液直接进样法

此法可采用填充柱，也可采用适宜极性的毛细管柱。

1. 测定法 取对照品溶液和供试品溶液，分别连续进样2～3次，测定待测峰的峰面积。

2. 计算法

（1）限度检查：除另有规定外，按"品种"项下规定的供试品溶液浓度测定。以内标法测定时，供试品溶液所得被测溶剂峰面积与内标峰面积之比不得大于对照品溶液的相应比值。以外标法测定时，供试品溶液所得被测溶剂峰面积不得大于对照品溶液的相应峰面积。

（2）定量测定：按内标法或外标法计算各残留溶剂的量。

示例：头孢孟多酯钠中残留溶剂的测定

取本品约0.2g，精密称定，置20ml顶空瓶中，精密加入2ml水使溶解，密封瓶口，作为供试品溶液；分别精密称取乙醚、丙酮、乙酸乙酯、甲醇、异丙醇、乙醇、甲基异丁基酮、甲苯、正丁醇各适量，加水稀释制成每1毫升中分别含乙醚0.5mg、丙酮0.5mg、乙酸乙酯0.5mg、甲醇0.3mg、异丙醇0.5mg、乙醇0.5mg、甲基异丁基酮0.5mg、甲苯0.089mg、正丁醇0.5mg的混合溶液，精密量取2ml，置顶空瓶中，密封瓶口，作为对照溶液。照残留溶剂测定法（附录ⅧP）试验，以硝基对苯二酸改性的聚乙二醇为固定液（或极性相似的固定液）的毛细管柱为色谱柱，柱温60℃维持6分钟，再以20℃/min的升温速率升至150℃，维持8分钟；检测器为火焰离子化检测器（FID），检测器温度为250℃；进样口温度为150℃；载气为氮气，流速为每分钟1.0ml。顶空进样，顶空瓶平衡温度为80℃，平衡时间为30分钟，进样体积为1.0ml。取对照品溶液进样测试，乙醚、丙酮、乙酸乙酯、甲醇、异丙醇、乙醇、甲基异丁基酮、甲苯、正丁醇依次出峰，各主峰之间的分离度均应符合要求。分别精密量取供试品溶液和对照品溶液进样测试，记录色谱图，按外标法以峰面积计算，含乙醚、丙酮、乙酸乙酯、甲醇、异丙醇、乙醇、甲基异丁基酮、甲苯、正丁醇均应符合规定。

第5节 特殊杂质的检查方法

不同的药物，由于其合成工艺、原料和结构性能等不同，在生产和贮藏过程中可能引入特有的杂质，即特殊杂质。药物中特殊杂质的检查，主要是根据药物和杂质在物理与化学性质上的差异来进行的，方法的专属性十分关键。

一、物理性质差异

（一）臭味及挥发性的差异

药物中如存在具有特殊气味的杂质，可以由气味判断该杂质的存在。例如黄凡士林中异性有机物检查。异性有机物主要是指非烃类有机物，利用其灼烧时产生异味可检查黄凡士林精制的程度。

对于乙醇、冰醋酸、苯酚、氟烷、浓过氧化氢溶液等挥发性药物中所含不挥发性杂质的检查，一般步骤：先将供试品水浴加热，使药物挥发，再将残渣于105℃烘至恒重，称量。规定：称得的重量不得超过一定值。如过氧化氢不稳定，通常在其溶液中加入适当稳定剂（主要是无机盐及硼酸等不挥发性物质），以防止和降低其分解。《中国药典》对浓过氧化氢溶液中不挥发物质的检查规定：取本品10ml，置水浴上蒸干，并在105℃干燥至恒重，遗留残渣不得过15mg。

（二）颜色的差异

某些药物自身无色，但从生产中引入了有色的有关物质，或其分解产物有颜色。采用检查供试品溶液颜色的方法，可以控制药物中有色杂质的量。如磺胺嘧啶的检查规定：取本品2.0g，加氢氧化钠试液 10ml 溶解后，加水至 25ml，溶液应澄清无色；如显色，与黄色 3 号标准比色液比较，不得更深。磺胺嘧啶在碱性溶液中显示的色泽源于磺胺苯环上氨基被氧化而生成有色的偶氮苯化合物。

又如《中国药典》对酚酞的乙醇溶液颜色检查规定：溶液应无色或几乎无色。以此控制生产时可能引入的碱性杂质及羟基蒽醌黄色氧化物等杂质。

（三）溶解行为的差异

有的药物可溶于水、有机溶剂或酸、碱中，而其杂质不溶；或反之，杂质可溶而药物不溶。《中国药典》利用药物和其杂质溶解行为的差异，对多种药物进行杂质检查。如吡哌酸在碱溶液中易溶，而其可能杂质双吡哌酸甲酯（Ⅰ）及吡哌酸酯（Ⅱ）均为碱中不溶物。选用氢氧化钠作为溶剂，控制供试品溶液的澄清度，可以限制（Ⅰ）、（Ⅱ）的量。由于（Ⅱ）长时间处于氢氧化钠试液中，将因分解而溶解，因此进行此项检查时，要求观察迅速。

（四）旋光性质的差异

具有旋光性的物质称为光学活性物质。

比旋度（或旋光度）的数值可以用来反映药物的纯度，限定杂质的含量。如《中国药典》规定黄体酮在乙醇中的比旋度为 $+186°\sim+198°$，如供试品的测定值不在此范围，则表明其纯度不符合要求。这是因为黄体酮及其生产中间体（醋酸双烯醇酮、醋酸妊娠烯醇酮及妊娠烯醇酮）在乙醇中的比旋度差异很大（表 4-2），若供试品中所含的这些杂质超过限量，则测得的比旋度将偏离规定范围。

表 4-2　黄体酮及其中间体的比旋度（溶剂：乙醇）

化 合 物	浓度（%）	温度（℃）	$[\alpha]_D$
黄体酮	1~1.4	20~25	$+193°\pm4°$
醋酸双烯醇酮	0.9	20	$-31°\pm2°$
醋酸妊娠烯醇酮	~1	常温	$+20°\pm2°$
妊娠烯醇酮	1	17~20	$+28°\pm2°$

若药物本身没有旋光性，而其杂质有，则可以通过限定药物溶液的旋光度值来控制相应杂质的量。例如，《中国药典》对硫酸阿托品中莨菪碱的检查规定：供试品水溶液（50mg/ml）的旋光度不得过 $-0.4℃$。

（五）对光吸收性质的差异

若药物和杂质对光的吸收存在着显著差异，可利用这些差异对药物中存在杂质及其量加以控制。以下介绍几种常见分光光度法在这方面的应用。

1. 紫外分光光度法　当杂质在某一波长处有最大吸收，而药物在此无吸收时，可以通过控制供试品溶液在此波长处的吸收度来控制杂质的量。《中国药典》收载了较多这样的实例，如地蒽酚中二羟基蒽醌的检查。二羟基蒽醌为地蒽酚合成工艺的原料及氧化分解产物。该杂质的氯仿溶液在 432nm 波长处有最大吸收（$E_{1cm}^{1\%}=495$），而地蒽酚在该波长处几乎无吸收（$E_{1cm}^{1\%}=2.2$）（图 4-3）。规定 0.01% 的地蒽酚氯仿溶液在 432nm 波长处的吸收度不得过

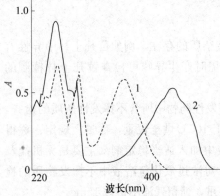

图4-3　地蒽酚和二羟基蒽醌的紫外吸收光谱

1 指 0.001% 地蒽酚氯仿溶液；

2 指 0.000 9% 二羟基蒽醌氯仿溶液

0.12，即可控制二羟基蒽醌的量不大于 2.4%。

2. 原子吸收分光光度法　原子吸收分光光度法是通过测定药物中所含待检元素的原子蒸气，吸收发自光源的该元素特定波长光的程度，以求出供试药物中待检元素含量的方法。

原子吸收分光光度法所用仪器为原子吸收分光光度计，由光源、原子化器、单色器和检测器等部分组成，其中光源和原子化器有别于其他分光光度计。光源通常用待检元素作为阴极的空心阴极灯，原子化器由雾化器及燃烧灯头组成。燃烧火焰由不同类型的气体混合物产生，常用空气-乙炔火焰。仪器某些工作条件如波长、狭缝、光源灯电流、火焰类型、火焰状态的变化等可影响测定的灵敏度、重现性和干扰程度。

原子吸收分光光度法灵敏度高，专属性强，主要用于金属元素的测定。用于杂质限量检查时，按以下方法进行：取供试品，按规定配制成供试品溶液；另取等量的供试品，加入限量的待检元素溶液，按相同方法制备，得对照溶液。先将对照溶液喷入火焰，调节仪器使具有合适的读数 a；在相同条件下喷入供试品溶液，记录其读数 b。b 相当于供试品溶液中待检元素的含量；$(a-b)$ 相当于对照品溶液中按限量加入的待检元素的量。当 $b<(a-b)$ 时，供试品中所含杂质元素符合规定；当 $b>(a-b)$ 时，供试品中所含杂质元素超过限量，不合格。在待检杂质溶液中加入等量供试品，是为了消除背景对测定的影响。《中国药典》采用本法检查碳酸锂中钾和钠盐，以及肝素钠中钾盐的量。

如碳酸锂中钾盐的检查：取本品 0.10g 两份，分别置 50ml 量瓶中，各加盐酸溶液（1→2）10ml 溶解后，一瓶中加水稀释至刻度，摇匀，作为供试品溶液；另一瓶中加标准氯化钾溶液（精密称取在 150℃ 干燥 1 小时的分析纯氯化钾 191mg，置 1000ml 量瓶中，用水稀释至刻度，摇匀，精密量取 10ml，置 100ml 量瓶中，用水稀释至刻度，摇匀）3.0ml，并用水稀释至刻度，摇匀，作为对照溶液。在 766.5nm 的波长处测定，应符合规定（0.030%）。

原子吸收分光光度法检查药物中杂质，在国内应用日益增多，如曾用于测定丹参、维生素 C、硫酸庆大霉素和安痛定等 60 批注射液中的 Na、K、Ca、Mg 含量。此外，对 28 个品种的铁盐进行了限度试验以及测定甲紫中铜盐等。

3. 红外分光光度法　红外分光光度法在杂质检查中主要用于药物中无效或低效晶型的检查。某些多晶型药物由于其晶型结构不同，一些化学键的键长、键角等发生不同程度的变化，从而导致红外吸收光谱中某些特征峰的频率、峰形和强度出现显著差异。利用这些差异，可以检查药物中低效（或无效）晶型杂质，结果可靠，方法简便。

甲苯咪唑中 A 晶型的检查即采用红外分光光度法。无效 A 晶型在 $640cm^{-1}$ 处有强吸收，药物 C 晶型在此波长的吸收很弱；而在 $662cm^{-1}$ 处，A 晶型的吸收很弱，C 晶型却有较强吸收。当供试品中含有 A 晶型时，在上述二波数处的吸收度比值将发生改变。《中国药典》采用供试品与对照品同法操作、供试品的吸收度比值应小于对照品比值的方法，限制 A 晶型的量。检查方法：取供试品与含 10% A 晶型的甲苯咪唑对照品各约 25mg，分别加液状石蜡 0.3ml，研磨均匀，制成厚度约 0.15mm 的石蜡糊片，同时制作厚度相同的空白液状石蜡糊片作参比，用红外分光光度法测定并调节供试品与对照品在 $803cm^{-1}$ 处的透光率为 90%～95%，分别记录 620～$803cm^{-1}$ 范围的红外吸收图谱（图 4-4）。

在约 $620cm^{-1}$ 和 $803cm^{-1}$ 处的最小吸收峰间连接一基线，以消除背景吸收；再于约 $640cm^{-1}$ 和 $662cm^{-1}$ 处的最大吸收峰之顶处作垂线使与基线相交，从而得到此二波数处的最大吸收峰的校正吸收值（即用基线法消除背景吸收后的吸收值）。设含有 10% A 晶型的甲苯咪唑对照品在 $640cm^{-1}$ 处的校正吸收值为 D_1，在 $662cm^{-1}$ 处的校正吸收值为 D_2，比值 $R=D_1/D_2$；供试品在 $640cm^{-1}$ 处

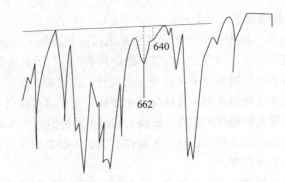

图 4-4　甲苯咪唑中 A 晶型检查的红外光谱图

的校正吸收值为 $D_1{}'$，在 662cm^{-1} 处的校正吸收值为 $D_2{}'$，比值 $R'=D_1{}'/D_2{}'$。R' 应小于 R，即本品中的 A 晶型含量应在 10% 以下。

4. 荧光分析法　某些药物受紫外光或可见光照射后能发射出比激发光波长长的荧光。利用物质的激发和发射光谱，对物质进行分析的方法即为荧光分析法。荧光分析法灵敏度高，专属性强，在药物的鉴别、检查和含量测定中均有应用。

《中国药典》对利血平片溶出度的测定就采用荧光分析法。取本品，照溶出度测定法(附录 Ⅹ C 第二法)，以 0.1mol/L 醋酸溶液 900ml 为溶剂，转速为每分钟 100 转，依法操作。经 30 分钟时，取溶液约 25ml，用滤膜(孔径小于 0.8μm)滤过，弃去初滤液 10ml，取续滤液作为供试品溶液。另取利血平对照品 25mg，精密称定，加三氯甲烷 1ml 与无水乙醇 80ml 溶解后，用 0.1mol/L 醋酸溶液稀释成每 1 毫升中约含利血平 0.25μg(0.25mg 规格)或 0.1μg(0.1mg)的溶液作为对照品溶液。精密量取供试品溶液与对照品溶液各 5ml，分别置具塞试管中，加无水乙醇 5.0ml、五氧化二钒试液 1.0ml，振摇，在 30℃ 放置 1 小时，照荧光分析法(附录 Ⅳ E)，在激发光波长 400nm、发射光波长 500nm 处测定荧光强度，计算每片的溶出量。限度为标示量的 70%，应符合规定。

(六)吸附或分配性质的差异

药物中的一些杂质，如反应的中间体、副产物、分解产物等，和药物的结构相近，与某些试剂的反应也相同或相似，必须分离后再检查。由于色谱法可以利用药物与杂质的吸附或分配性质的差异，将它们分离、检测，因而广泛应用于药物的杂质检查中。

1. 薄层色谱法　薄层色谱法简便、快速，灵敏度也较高，又不需要特殊设备，在杂质检查中应用很多。常用的方法：

(1)杂质对照品法：适用于已知杂质并能制备杂质对照品的情况。

方法：根据杂质限量，取供试品溶液和一定浓度的杂质对照品溶液，分别点样于同一硅胶(或其他吸附剂)薄层板上，展开、定位、检查，供试品中所含杂质的斑点，不得超过相应杂质的对照斑点。

盐酸左旋咪唑中 2，3-二氢-6-苯基咪唑〔2，1-b〕噻唑盐酸盐的检查方法：取供试品，加甲醇制成每 1 毫升中含 0.10g 的溶液，作为供试品溶液。另取 2，3-二氢-6-苯基咪唑〔2，1-b〕噻唑盐酸盐对照品，加甲醇制成每 1 毫升中含 0.50mg 的溶液，作为对照品溶液，吸取供试品溶液与对照品溶液各 5μl，分别点于同一硅胶 G 薄层板上，以甲苯-甲醇-冰醋酸(45：8：4)为展开剂，展开后，晾干，置碘蒸气中显色。供试品溶液如显与对照品相应的杂质斑点，其颜色与对照品溶液的主斑点比较，不得更深(0.5%)。

(2)供试品自身对照法：适用于杂质的结构不能确定，或无杂质对照品的情况。该法仅限于杂质斑点的颜色与主成分斑点的颜色相同或相近的情况。

方法：将供试品溶液按限量要求稀释至一定浓度作为对照溶液，与供试品溶液分别点加于同一薄层板上，展开、定位、检查。供试品溶液中所显杂质斑点不得深于对照溶液所显主斑点颜色（或荧光强度）。

当供试品中有多个杂质存在时，可以配制几种限量的对照品溶液，加以比较。例如盐酸雷尼替丁胶囊中有关物质的检查：取本品的内容物适量，加甲醇使盐酸雷尼替丁溶解并制成每1毫升中约含10mg的溶液，滤过，取续滤液作为供试品溶液；精密量取适量，加甲醇分别稀释制成每1毫升中含 0.05mg、0.10mg、0.15mg、0.20mg、0.40mg 的溶液，作为对照溶液（1）、（2）、（3）、（4）和（5）。照薄层色谱法（附录ⅤB）试验，吸取上述6种溶液各10μl，分别点于同一硅胶 G 薄层板上，以乙酸乙酯-异丙醇-浓氨溶液-水（25∶15∶5∶1）为展开剂，展开，晾干，置碘蒸气中显色后，立即检视。供试品溶液如显杂质斑点，其颜色分别与对照溶液（1）、（2）、（3）、（4）和（5）所显的主斑点比较，杂质总量不得过 4.0%。

（3）杂质对照品法与供试品溶液自身对照法并用：当药物中存在多个杂质时，其中已知杂质有对照品时，采用杂质对照品法检查；共存的未知杂质或没有对照品的杂质，可采用供试品溶液自身稀释对照法检查。这种方法在薄层色谱中逐渐被高效液相色谱法取代。

（4）对照药物法：当无适合的杂质对照品，尤其是供试品显示的杂质斑点颜色与主成分斑点颜色有差异，难以判断限量时，可用与供试品相同的药物作为对照品，此对照药物中所含待检杂质需符合限量要求，且稳定性好。随着高效液相色谱法在杂质检查中的广泛使用，该方法已很少使用。

2. 高效液相色谱法 高效液相色谱法不仅分离效能高，而且可以准确地测定各组分的峰面积，在杂质检查中应用日益增多，特别是已使用高效液相色谱法测定含量的药物，可采用同一色谱条件进行杂质检查。

采用高效液相色谱法检查杂质，《中国药典》规定应按各品种项下要求，对仪器进行系统适用性试验，以保证仪器达到要求。色谱图的记录时间，除考虑各杂质的保留时间外，一般为主峰保留时间的倍数。为了对杂质峰准确积分，检查前应使用一定浓度的对照品溶液调节仪器的灵敏度。

杂质检查方法有5种类型。

（1）内标法加校正因子测定供试品中杂质的含量：适用于有杂质对照品时，杂质的含量测定。

1）方法：各品种项下的校正因子是在方法建立时，采用内标物质和杂质对照品配置一定浓度的溶液，进行色谱分离、分析后，按下式计算所得：

$$校正因子(f) = \frac{A_S/C_S}{A_R/C_R} \qquad (4\text{-}4)$$

式中，A_S 为内标物质的峰面积；A_R 为杂质对照品的峰面积；C_S 为内标物质的浓度；C_R 为杂质对照品的浓度。

然后按规定，配制含有内标的供试品溶液，进样分析，测量供试品中杂质和内标的峰面积，按下式计算杂质的浓度：

$$含量(C_X) = f\frac{A_X}{A_i/C_i} \qquad (4\text{-}5)$$

式中，A_X 为供试品溶液中杂质的峰面积；C_X 为杂质的浓度；f 为校正因子；A_i 为内标的峰面积；C_i 为内标的浓度。

2）注意事项：与"加校正因子的主成分自身对照法"不同，此法中的校正因子是通过选取药物和杂质以外的化合物作为内标物测得的。测定时需要有杂质对照品。若测定校正因子和测定供试品溶液采用同一份内标溶液，则内标溶液不必准确配制。

（2）外标法测定供试品中某个杂质（或主成分）的含量：用于有杂质对照品或杂质对照品易制备且能精确进样的情况。

1）方法：配制杂质对照溶液和供试品溶液，分别取一定量注入色谱仪，测定对照品和供试品中杂质的峰面积，按外标法计算杂质的浓度。

2）注意事项：由于微量注射器不易精确控制进样量，采用外标法时，宜用定量环进样。

3）应用示例：卡托普利中卡托普利二硫化物的检查。以十八烷基硅烷键合硅胶为填充剂；0.01mol/L 磷酸二氢钠溶液－甲醇－乙腈（70：25：5）用磷酸调节 pH 至 3.0±0.05 为流动相；检测波长为 215nm；柱温 40℃；取对照品溶液 50μl，注入液相色谱仪，调节检测灵敏度，使卡托普利二硫化物色谱峰的峰高约为满量程的 50%；卡托普利与卡托普利二硫化物的分离度不小于 4.0。

取本品，加流动相溶解制成每 1 毫升中含 0.5mg 的溶液，作为供试品溶液（立即使用）；另取卡托普利对照品，加甲醇制成每 1 毫升中含 0.1mg 的溶液 A；取卡托普利二硫化物对照品，加甲醇制成每 1 毫升中含 0.5mg 的溶液 B；精密量取溶液 A 1ml 与溶液 B 3ml，置同一 100ml 量瓶中，加流动相稀释至刻度，摇匀，作为对照品溶液。精密量取供试品溶液、对照溶液与对照品溶液各 50μl，分别注入液相色谱仪，记录色谱图。供试品溶液色谱图中如有与对照品溶液相应的卡托普利二硫化物色谱峰，按外标法以峰面积计算，其含量不得过 1.0%。

（3）加校正因子的主成分自身对照法：进行杂质检查时，可以不用杂质对照品；但在建立方法时，需要用杂质对照品。

方法：各品种项下的校正因子是在方法建立时，采用内标物质和杂质对照品配置一定浓度的溶液，进行色谱分离、分析后，按下式计算所得：

$$校正因子(f) = \frac{A_S/C_S}{A_R/C_R} \tag{4-6}$$

式中，A_S 为药物对照品的峰面积；A_R 为杂质对照品的峰面积；C_S 为药物对照品的浓度；C_R 为杂质对照品的浓度。

此校正因子可直接载入各品种正文中，用于校正杂质的实测峰面积。

按规定测定杂质的含量时，将供试品溶液稀释成与杂质限度相当浓度的溶液，作为对照溶液调节仪器灵敏度，使主成分色谱峰高约达满量程的 10%～25%，再分别取供试品溶液和药物对照品溶液进样，除另有规定外，供试品溶液的分析时间应为主成分色谱峰保留时间的 2 倍，测量供试品溶液色谱图上各杂质峰面积，将这些面积分别乘以相应的校正因子后与对照溶液主成分的峰面积比较，依法计算各杂质的含量。

$$含量(C_X) = f\frac{A_X}{A_S/C_S} \tag{4-7}$$

式中，A_X 为供试品溶液中杂质的峰面积，C_X 为杂质的浓度，f 为校正因子，A_S 为药物对照品的峰面积，C_S 为药物对照品的浓度。

这个方法的优点是省去了杂质对照品，而又考虑到了杂质与主成分的响应因子可能不同所引起的测量误差。

例如：《中国药典》红霉素中红霉素 B、C 组分及有关物质检查。取本品，用磷酸盐缓冲盐（pH 7.0）-甲醇（15：1）定量稀释制成每 1 毫升中约含 4mg 的溶液，作为供试品溶液；精密量取

5ml，置100ml量瓶中，用磷酸盐缓冲液（pH7.0）-甲醇（15∶1）稀释至刻度，摇匀，作为对照溶液。照红霉素A组分项下的色谱条件，取对照溶液20μl注入液相色谱仪，调节检测灵敏度，使主成分色谱峰的峰高约为满量程的50%，精密量取供试品溶液与对照溶液各20μl，分别注入液相色谱仪，记录色谱图至主成分峰保留时间的3.5倍。红霉素B按校正后的峰面积计算（乘以校正因子0.7）和红霉素C峰面积均不得大于对照溶液主峰面积（5.0%）。供试品溶液色谱图中如有杂质峰，红霉素烯醇醚、杂质1按校正后的峰面积计算（分别乘以校正因子0.09、0.15）和其他单个杂质峰面积均不得大于对照溶液主峰面积的0.6倍（3.0%）；其他各杂质峰面积的和不得大于对照溶液主峰面积（5.0%），供试品溶液色谱图中任何小于对照溶液主峰面积0.01倍的峰可忽略不计。

（4）不加校正因子的主成分自身对照法：用于没有杂质对照品时杂质的限量检查。

1）方法：按规定，将供试品溶液稀释成与杂质限度相当的浓度，作为对照溶液。分别取供试品溶液和对照溶液进样，计算供试品溶液色谱图上各杂质峰面积及其总和，与对照溶液主成分峰面积比较，以确定杂质是否超过限量。

2）注意事项：若供试品所含部分杂质峰未与溶剂峰完全分离，则按规定先记录色谱图（Ⅰ），再记录等体积纯溶剂的色谱图（Ⅱ），从图上杂质峰的总面积（含溶剂峰面积）减去图上溶剂峰的面积，即得总杂质峰的校正面积，然后依法计算。

3）应用示例：硫酸阿托品中有关物质的检查。取本品，加水制成每1毫升中含硫酸阿托品0.5mg的溶液，作为供试品溶液；精密量取供试品溶液1ml，置100ml量瓶中，用水稀释至刻度，摇匀，作为对照溶液。照高效液相色谱法（附录ⅤD）测定。用十八烷基硅烷键合硅胶为填充剂，以0.05mol/L磷酸二氢钾溶液（内含0.0025mol/L庚烷磺酸钠）-乙腈（84∶16）（调pH为5.0）为流动相，检测波长为225nm；阿托品峰与相邻杂质峰间的分离度应符合要求。精密量取对照溶液25μl注入液相色谱仪，调节检测灵敏度，使主峰的峰高约为满量程的20%；再精密量取供试品溶液与对照溶液各25μl注入液相色谱仪，记录色谱图至主成分峰保留时间的2倍。供试品溶液色谱图中如显杂质峰（除溶剂峰外），各杂质峰面积之和不得大于对照溶液主峰面积（1.0%）。

（5）峰面积归一化法：通常用于粗略考察供试品中的杂质。

1）方法：取供试品溶液适量，进样，经高效液相色谱分离、测定后，计算各杂质峰面积及其总和占总峰面积（含药物的峰面积，而不含溶剂峰面积）的百分比，不得超过限量。

2）注意事项：峰面积归一化法检查杂质虽简便、易行，但当杂质与药物的吸收程度不一致时，测定误差大。

3. 气相色谱法　除药物中残留溶剂外，一些挥发性特殊杂质也可以采用气相色谱法检查。检查的方法与高效液相色谱法相同。

例如：氨苄西林中N，N-二甲基苯胺的检查：以硅酮（OV-17）为固定相，涂布浓度为3%；柱温120℃。取N，N-二甲基苯胺加入一定量的萘内标溶液，制成对照品溶液；另取供试品加入一定量的内标溶液，制成供试品溶液；精密取各溶液2μl，注入气相色谱仪，记录色谱图，按内标法以峰面积计算，含N，N-二甲基苯胺不得过百万分之二十。

二、化学性质差异

（一）酸碱性的差异
若杂质具有酸、碱性，可采用如下方法检查：

1. 规定消耗滴定液的体积　如己酸羟孕酮中有过量的正己酐、对甲苯磺酸等存在时，可能使酸度增加。《中国药典》在"酸度"检查项中规定：取本品 0.20g，加中性无水乙醇（对溴麝香草酚蓝指示液显中性）25ml 溶解后，立即加溴麝香草酚蓝指示液数滴并用氢氧化钠滴定液（0.02mol/L）滴定至显微蓝色，消耗氢氧化钠滴定液不得过 0.50ml。

2. pH 法 乙琥胺中酸度的检查，主要检查酰胺化（环合）未完全的 2-甲基-2-乙基丁二酸。

取本品 0.10g，加水 10ml 使溶解，以玻璃电极为指示电极，用酸度计进行测定，pH 值应为 3.0～4.5。

3. 指示剂法 苯巴比妥中因苯基丙二酰脲分子中 5 位碳原子上的氢受相邻二羧基影响，酸性较本品强，能使甲基橙指示液显红色，故其水溶液加甲基橙指示液不得显红色来控制该杂质。

利用酸碱性的不同，可以通过提取方式，分离药物及其杂质，再进行检查。如盐酸吗啡中"其他生物碱"的检查。"其他生物碱"指吗啡提取过程中可能带入的可待因、蒂巴因、罂粟碱、那可汀等。这些物质具有碱性，而吗啡系一两性化合物，采用在强碱性的条件下，以氯仿提取吗啡供试品，蒸去有机溶剂，称重的处理，可检出盐酸吗啡中"其他生物碱"的量。

（二）氧化还原性的差异

利用药物与杂质之间的氧化还原电位的差异进行检查。

氯化钠中检查碘化物或溴化物，由于电位 $E_{Cl/2Cl} = +1.3595V > E_{Br/2Br} = +1.065V > E_{I/2I} = +0.5345V$，故在检查碘化物时，于供试品中加入新配制的淀粉混合液〔内含硫酸液（0.025mol/L）及亚硝酸钠试液〕湿润，置日光下观察，若含碘化物则被亚硝酸氧化析出碘而使淀粉显蓝色。《中国药典》规定 5 分钟内不得显蓝色痕迹。检查溴化物时，在供试品溶液中，加盐酸与氯仿后，滴加氯胺 T 溶液，若含溴化物则被氯胺 T 氧化析出溴，在氯仿中显黄色，与一定量标准溴化钠溶液用相同方法制成的对照液比较，不得更深，以控制溴化物含量。在上述试验条件下氯化物不被氧化。

盐酸可卡因中检查肉桂酰可卡因与其他易氧化物。可卡因与肉桂酰可卡因共存于古柯叶中。肉桂酰可卡因系饱和酸的酯，含有双键，与硫酸及高锰酸钾共存时，使高锰酸钾褪色。利用这一特点，《中国药典》规定：取供试品 0.10g，加水 5ml 溶解后，加 5％硫酸溶液 0.3ml 与高锰酸钾滴定液（0.02mol/L）0.10ml，密塞，在 15～20℃的暗处放置 30 分钟，紫色不得完全消失。

盐酸吗啡中阿扑吗啡的检查。吗啡在酸性溶液中受热，可以脱水；经分子重排，生成阿扑吗啡。该杂质在碳酸氢钠碱性条件下，被碘试液氧化生成水溶性绿色化合物，乙醚提取，醚层显深宝石红色，水层仍显绿色。盐酸吗啡中阿扑吗啡限量检查方法规定：取本品 50mg，加水 4ml 溶解后，加碳酸氢钠 0.10g 与 0.1mol/L 碘溶液 1 滴，加乙醚 5ml，振摇提取，静置分层后，乙醚层不得显红色，水层不得显绿色。

（三）杂质与一定试剂反应产生沉淀

利用药物中存在的杂质能与一定试剂发生沉淀反应而检查杂质的方法，简单，快速，在药物的质量控制中应用示例较多。这类方法大多利用反应的检测限来控制杂质的量。

（1）应用示例一：检查氯化钠、二氧化钛、二盐酸奎宁、氨甲环酸等药物中的钡盐是利用钡离子与硫酸根离子生成沉淀，而药物不干扰的特点。如检查氯化钠中钡盐的方法：取供试品 4.0g，加水 20ml 溶解后滤过，滤液分为两等份，一份中加稀硫酸 2ml，另一份中加水 2ml，静置 15 分钟，两液应同样澄清。

（2）应用示例二：间苯二酚中邻苯二酚的检查。间苯二酚中邻苯二酚系合成时引入的杂质。邻苯二酚具有一特征反应，即在醋酸酸性条件下，可与铅离子形成白色不溶性铅盐，而间苯二酚由于二酚羟基距离较远，不与醋酸铅发生沉淀，根据这一差异，《中国药典》规定：取供试品 0.5g，加水 10ml 溶解后，加稀醋酸 2 滴与醋酸铅试液 0.5ml，不得发生浑浊。

（3）应用示例三：硝酸毛果芸香碱中其他生物碱的检查。硝酸毛果芸香碱在提取过程中可能带入其他毛果芸香生物碱，例如毛果芸香次碱、匹鲁新等。这些生物碱盐类的水溶液，遇氨溶液或重铬酸钾溶液均发生浑浊或沉淀。《中国药典》规定：取供试品 0.2g，加水 20ml 溶解后，分成两份：一份中加氨试液数滴，另一份中加重铬酸钾试液数滴，均不得发生浑浊。

（4）应用示例四：洋地黄毒苷中检查洋地黄皂苷。利用洋地黄皂苷能与胆甾醇形成醇中不溶物进行检查。《中国药典》（2005 年版）规定：取供试品 10mg，加乙醇 2ml 溶解后，加胆甾醇的乙醇溶液（1→200）2ml，缓缓振摇混合，在 10 分钟内，不得发生沉淀。

（四）杂质与一定试剂反应产生颜色

这一类方法是根据限量要求，规定：一定反应条件下不得产生某种颜色；或供试品在相同条件下呈现的颜色不得超过杂质对照品相应颜色；或供试品在一定的条件下的吸收度不得过一定值。由于显色反应很多，因此此类方法应用也很广泛。

（1）应用示例一：磷酸咯萘啶中四氢吡咯检查。磷酸咯萘啶最后一步缩合时采用了四氢吡咯。这种物质有毒性，应限制其在成品中的量。检查的原理：在经碳酸钠碱化的水溶液中，吡咯烷结构中的仲胺可与亚硝酰铁氰化钠乙醛试液反应，形成蓝紫色的可溶性化合物。《中国药典》规定：取供试品 10mg，加水 2ml 溶解，加 5% 碳酸钠溶液 2ml，搅拌，滤过，滤液加新制的亚硝基铁氰化钠乙醛试液 1ml，摇匀，5 分钟内不得显蓝紫色。

（2）应用示例二：盐酸普萘洛尔中游离 α-萘酚检查。α-萘酚为合成原料，可能引入盐酸普萘洛尔成品中。利用重氮盐可与 α-萘酚形成偶氮染料，《中国药典》规定：取供试品 20mg，加乙醇与 10% 氢氧化钠溶液各 2ml，振摇使溶解，加重氮苯磺酸试液 1ml，摇匀，放置 3 分钟；如显色，与 α-萘酚的乙醇溶液（每 1 毫升中含 α-萘酚 20μg）0.30ml 用同一方法制成的对照液比较，不得更深（0.03%）。

（3）应用示例三：碘他拉酸中氨基化合物检查。本品在生产中可能引入未酰化的氨基化合物 5-［（甲氨基）羰基］-3-氨基-2，4，6-三碘苯甲酸。利用芳伯胺基可以发生重氮化-偶合反应，产生有色化合物的特点，测定吸收度。《中国药典》规定：供试品（2.5mg/ml）溶液经重氮化-偶合反应后，在 485nm 波长处测得的吸收度不得超过 0.25，相当于杂质的限量为 0.06%。

（五）杂质与一定试剂反应产生气体

《中国药典》中利用与一定试剂反应产生气体，来检查的杂质有砷、硫、碳酸盐、氨或胺盐、氰化物等。有关砷、硫的检查方法，已在本章第 2 节作了介绍，此处仅讨论碳酸盐、氨或胺盐、氰化物等的检查。

氧化镁中碳酸盐的检查。由于原料中残存的碳酸镁以及由于贮存不当，在空气中吸收二氧化碳，使氧化镁中碳酸盐含量增加。基于有碳酸盐存在时，加醋酸即生成醋酸镁和二氧化碳这一特性，规定：取供试品 0.10g，加水 5ml，煮沸，放冷，加醋酸 5ml，不得泡沸。

药物中的氨或胺盐检查。是在碱性条件下加热，用红色石蕊试纸检视，或加碱性碘化汞钾试液显色，再与一定量的标准氯化铵用同法处理后所得现象比较。如盐酸乙基吗啡在生产过程中会引入铵盐，检查该杂质是取供试品 0.25g，置试管中，加水 5ml 溶解后，加氢氧化钠试液 5ml，置水浴中加热，规定：发生的蒸气不得使湿润的红色石蕊试纸即时变蓝色。

某些药物中可能存在有微量的氰化物杂质。由于氰化物有剧毒，严格控制其限量十分重要。《中国药典》附录收载了两种氰化物检查法。

1. 第一法：改进普鲁士蓝法

（1）原理：氰化物在酒石酸酸性介质中受热，产生氰化氢气体，遇碱性硫酸亚铁试纸，生成亚铁氰根离子 $[Fe(CN)_6]^{4-}$，再与酸性三氯化铁反应，生成普鲁士蓝。

（2）仪器装置：采用砷盐检查法项下第一法的仪器装置，但导气管 C 中不装醋酸铅棉花，碱性硫酸亚铁试纸置于旋塞 D 的顶端平面上。

（3）检查法：除另有规定外，取各药品项下规定量的供试品，置 A 瓶中，加水 10ml 与 10% 酒石酸溶液 3ml，迅速将照上法装妥的导气管 C 密塞于 A 瓶上，摇匀，小火加热，微沸 1 分钟。取下碱性硫酸亚铁试纸，加三氯化铁试液与盐酸各 1 滴，15 分钟内不得显绿色或蓝色。

（4）注意事项：碱性硫酸亚铁试纸系于临用前，取滤纸片，加硫酸亚铁试液与氢氧化钠试液各 1 滴，使湿透，制得。

本法重现性好，操作简便，检出灵敏度为 $5\mu g$，用于检查甲丙氨酯和乙琥胺等药物的痕量氰化物，但不适用于在酸性溶液中加热可分解产生氰化物的药物，这些药物氰化物的检查可采用第二法。

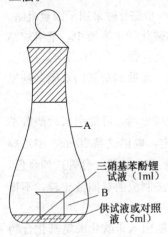

**图 4-5 气体扩散-
三硝基苯酚锂法示意图**

2. 第二法：气体扩散-三硝基苯酚锂法

（1）原理：在密闭容器内，药物中的游离氰化物与水形成氢氰酸，于室温下在暗处放置过夜，使氰化氢气体扩散进入三硝基苯酚锂试液，生成红色的异红紫酸盐（isopurpurate）。在 500nm 波长处测定吸收度。

（2）仪器装置：如图 4-5 所示，A 为 200ml 的具塞锥形瓶；B 为 5ml 的烧杯，其口径大小应能置于 A 瓶中。

（3）标准氰化钾溶液的制备：精密称取氰化钾 25mg，置 100ml 量瓶中，加水溶解并稀释至刻度，摇匀。临用时，精密量取 5ml，置 250ml 量瓶中，加水稀释至刻度，摇匀，即得（每 1 毫升相当于 $2\mu g$ 的 CN^-）。本液须新鲜配制。

（4）检查法：除另有规定外，取各药品项下规定量的供试品，置 A 瓶中，加水至 5ml，摇匀，立即将精密加有三硝基苯酚锂试液 1ml 的 B 杯置入 A 瓶中，在暗处放置过夜；取出 B 杯，精密加水 2ml 于 B 杯中，混匀，在 500nm 的波长处测定吸收度，与各药品项下规定量的标准氰化钾溶液加水至 5ml 按同法操作所测得的吸收度相比较，不得更大。

本法灵敏度为 $0.5\mu g$。CN^- 的含量在 $0.5\sim20.0\mu g$ 范围内与吸收度呈良好线性关系。溶液的 pH 值在 $2.5\sim8.4$，不影响氢氰酸的扩散，但三硝基苯酚锂试液的用量、放置扩散时的温度和放置时间的长短对测定结果均有一定影响，故检查时，供试品与对照品应同时进行。

（六）药物经有机破坏后检查杂质

某些含环状结构的有机药物，在生产中可能引入磷、硫、卤素及硒等杂质，这些杂质与有机分子中碳原子以共价键结合，需经有机破坏方能采用有关方法检查。此外，有的药物在检查条件不能溶解，干扰检查，也需先行破坏处理。目前，各国药典收载的有机破坏方法大多是氧瓶燃烧法。以下仅介绍离子状态硒和氟的检查方法。

1. 硒检查法 药物中混入的微量硒主要来自生产中使用的试剂。元素状态的硒无毒性，但硒化物（二氧化物）对人体有剧毒。因此必须检查其残留量。《中国药典》在附录中收载了硒的检查方法。

（1）原理：先将有机药物用氧瓶燃烧法进行有机破坏，使硒转化为高价氧化物（SeO_3），以硝酸溶液吸收；再用盐酸羟胺将 Se^{6+} 还原为 Se^{4+}；在 pH 2.0±0.2 的条件下，Se^{4+} 与二氨基萘试液作用，生成 4,5-苯并硒二唑（4,5-benzopiazselenol），被环己烷提取后，在 378nm 波长处呈最大吸收（图 4-6）。

$$SeO_3 + H_2O \longrightarrow H_2SeO_4$$

$$H_2SeO_4 + 2NH_2OH \longrightarrow H_2SeO_3 + N_2 + 3H_2O$$

（2）注意事项：配制标准硒溶液需用亚硒酸钠，由于该物质易风化，故应先对其进行含量测定后，再配制。标准硒溶液每 1 毫升相当于 1μg 的 Se，临用前稀释制成为硒对照液。

溶液 pH 对测定结果有明显影响，应严格控制在 pH 2.0±0.2，并调整对照液与供试品溶液的 pH 一致。测定时若有机破坏不完全，则吸收液略带黄色至黄棕色，使测定结果明显偏高，且环己烷提取液的紫外吸收图谱也有明显的改变，在 410nm 波长处有一肩峰（图 4-7）。因此，保证氧瓶燃烧破坏完全是本法的关键。例如醋酸地塞米松中硒的检查依硒检查法进行。

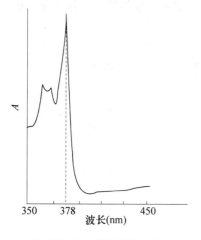 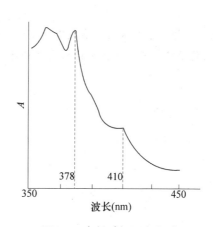

图 4-6　4,5-苯并硒二唑的　　　　图 4-7　有机破坏不完全时
　　　　紫外吸收图谱　　　　　　　　环己烷提取液的紫外吸收图谱

2. 氟检查法

（1）原理：有机氟化物经氧瓶燃烧分解产生氟化氢，用水吸收；F^- 在 pH 4.3 时与茜素氟蓝、硝酸亚铈以 1：1：1 结合成蓝紫色配位化合物，于 610nm 波长处测定吸收度，与氟对照液在相同显色条件下所得吸收度比较，计算有机氟化物中氟的含量。

（2）注意事项：用氟化钠配制氟对照溶液，每 1 毫升氟对照溶液相当于 20μg 的氟。各试剂的加入顺序及加入量对吸收度有影响，应严格遵循操作规程。供试品取用量相当于含氟 2.0mg。

氟检查法应用于醋酸曲安奈德中氟的检查。

学习重点

　　药物纯度的概念，杂质的来源与分类，杂质检查中限量的表示方法及计算，氯化物、硫酸盐、重金属、砷盐、铁盐、残留溶剂测定、干燥失重检查、炽灼残渣检查的原理、方法、条件及注意事项。根据药物和杂质在物理和化学性质上的差异来进行药物中特殊杂质的检查，色谱法和光谱法在特殊杂质检查中的应用。

思 考 题

1. 什么叫药物的纯度?

2. 试述杂质检查的意义、来源。

3. 何谓特殊杂质? 何谓一般杂质? 分别举例说明。

4. 试述氯化物、硫酸盐、盐铁、重金属的检查原理、反应条件、标准溶液及最适宜的浓度范围。

5. 铁盐检查中除另有规定外,为什么要加过硫酸铵? 有的样品采用硝酸处理,用硝酸处理的样品是否还需加过硫酸铵? 加硝酸后的样品为什么要加热煮沸?

6. 进行药物的重金属检查时,一般溶液的 pH 应控制在 3.0～3.5 的范围内。如超出此范围可能会出现什么情况?

7. 什么叫重金属?《中国药典》采用几种测定方法? 分别适合怎样的分析对象?

8. 试述古蔡法测砷原理。操作中为何要加碘化钾试液和酸性氯化亚锡试液? 醋酸铅棉花起什么作用?

9. 什么叫干燥失重? 常用干燥失重测定法有哪些?"干燥失重"与"水分"有何区别?

10. 薄层色谱法、高效液相色谱法用于特殊杂质检查的方法有哪些?

（张俊清）

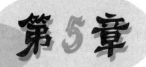

第5章 药物定量分析与分析方法验证

学习要求

1. 掌握常用定量分析方法的特点与药品质量标准分析方法验证。

2. 熟悉定量分析样品前处理的方法与金属或卤素在分子中结合状态之间的关系以及含金属或卤素药物的破坏分析方法。

3. 了解光谱分析法与色谱分析法仪器装置、操作使用及注意事项。

第1节 定量分析样品的前处理

一、概述

药物定量分析一般根据分析对象的结构与性质、药物制剂的处方组成及所选定的分析方法选用不同的样品前处理方法。但大多数化学原料药可以不经过特殊处理，使用适当的溶剂溶解后直接采用滴定分析法、分光光度法或色谱法测定，而对于药物制剂的前处理则主要考虑处方组成中干扰组分如何排除，该内容将在第17章"药物制剂分析概论"中详细介绍。故本节主要介绍含金属或含卤素、硒、硫、磷等特殊元素的药物分析前处理方法。该处理方法与金属或卤素在分子中的结合状态直接相关。

如果有机药物中的卤素原子直接与脂肪链上的碳原子相连接，其分子结合状态不甚牢固，可在碱溶液中回流解离为无机离子直接分析；如果卤素原子与芳环上的碳原子相连接，其分子结合状态相对牢固，需在碱性溶液中加还原剂回流才能使结合状态解离再进行分析。

如果有机药物中的金属原子不直接与碳原子相连，其金属原子在分子结构中的结合状态不够牢固，在水溶液中直接解离出金属离子，若其有机结构部分不干扰测定，则可直接在溶液中进行金属的鉴别或含量测定。这类药物多为有机酸及酚的金属盐或配位化合物，称为含金属的有机药物。如果金属原子直接与碳原子以共价键相连接，其金属原子在分子结构中的结合状态比较牢固，在溶液中一般不能解离出金属离子，需经适当前处理，使有机结合状态金属转变为无机金属化合物，才可进行分析测定。

根据卤素和金属原子在有机药物分子中结合状态的差异，样品的前处理方法大体分为两类：一类是不经有机破坏的样品前处理方法；另一类是经有机破坏的样品前处理方法。以下分别简要叙述。

二、不经有机破坏的样品前处理

当金属原子或卤素原子在药物分子中的结合状态不甚牢固时，样品的前处理可以不经过有机破坏。

（一）直接测定法

本法适用于金属原子不直接与碳原子相连的含金属的有机药物或某些碳-金属键（C-M）结合不牢固的含金属的有机药物，在水溶液中可以解离，不需要有机破坏，直接进行滴定。

（1）应用示例一：富马酸亚铁的含量测定

本品在水中几乎不溶，但能溶于热稀矿酸，能够分解并释放出亚铁离子，选用硫酸铈滴定液进行滴定，指示剂邻二氮菲与亚铁离子形成红色配位化合物，遇微过量硫酸铈氧化剂氧化生成浅蓝色高铁离子配位化合物而指示终点。此时生成的富马酸不干扰滴定。

测定方法：取本品约 0.3g，精密称定，加稀硫酸 15ml，加热溶解后，放冷，加新沸过的冷水 50ml 与邻二氮菲指示液 2 滴，立即用硫酸铈滴定液（0.1mol/L）滴定，并将滴定的结果用空白试验校正。每 1 毫升硫酸铈滴定液（0.1mol/L）相当于 16.99mg 的 $C_4H_2FeO_4$。

（2）应用示例二：葡萄糖酸锌的含量测定

测定方法：取本品约 0.7g，精密称定，加水 100ml，微温使溶解，加氨-氯化铵缓冲液（pH 10.0）5ml 与铬黑 T 指示剂少许，用乙二胺四醋酸二钠滴定液（0.05mol/L）滴定至溶液由紫红色变为纯蓝色。每 1 毫升乙二胺四醋酸二钠滴定液（0.05mol/L）相当于 22.78mg 的 $C_{12}H_{22}O_{14}Zn$。

（二）水解测定法

1. 碱水解后测定 本法适用于卤素原子与有机药物分子结合不太牢固的药物的分析。通常做法是将含卤素的有机药物溶解于适当有机溶剂中，加一定量的氢氧化钠或硝酸银，加热回流使其水解为游离态的卤素离子，用间接银量法进行定量分析。

应用示例：三氯叔丁醇的含量测定

本品在氢氧化钠溶液中加热回流，分解产生氯化钠，与硝酸银反应生成氯化银沉淀，过量的硝酸银用硫氰酸铵液滴定。

测定方法：取本品约 0.1g，精密称定，加乙醇 5ml，溶解后，加 20％氢氧化钠溶液 5ml，加热回流 15 分钟，放冷至室温，加水 20ml 与硝酸 5ml，精密加入硝酸银滴定液（0.1ml/L）30ml，再加邻苯二甲酸二丁酯 5ml，密塞、强力振摇后，加硫酸铁铵指示液 2ml，用硫氰酸铵滴定液（0.1mol/L）滴定，并将滴定的结果用空白试验校正。每 1 毫升硝酸银滴定液（0.1mol/L）相当于 5.915mg 的 C_4H_7ClO。

$$CCl_3-C(CH_3)_2-OH+4NaOH \longrightarrow (CH_3)_2CO+3NaCl+HCOONa+2H_2O$$

$$NaCl+AgNO_3 \longrightarrow AgCl\downarrow+NaNO_3$$

$$AgNO_3+NH_4SCN \longrightarrow AgSCN\downarrow+NH_4NO_3$$

2. 酸水解后测定 将含金属的有机药物与适当的稀矿酸共热，使不溶性金属盐水解为可溶性金属盐，用配位滴定或剩余酸碱滴定法测定。

（1）应用示例一：十一烯酸锌的含量测定

本品在稀盐酸溶液中加热回流，水解后产物为十一烯酸和氯化锌，用乙二胺四醋酸二钠滴定液直接滴定。

测定方法：取本品约 0.5g，精密称定，加 1mol/L 盐酸溶液 10ml 与水 10ml，煮沸 10 分钟后，趁热滤过，滤渣用热水洗涤，合并滤液与洗液，放冷，加 0.025％甲基红的乙醇溶液

1滴，加氨试液适量至溶液显微黄色，加水使全量约为35ml，再加氨-氯化铵缓冲液（pH10.0）10ml与铬黑T指示剂少许，用乙二胺四醋酸二钠滴定液（0.05mol/L）滴定至溶液自紫红色变为纯蓝色，每1毫升乙二胺四醋酸二钠滴定液（0.05mol/L）相当于21.60mg的 $C_{22}H_{38}O_4Zn$。

（2）应用示例二：硬脂酸镁的含量测定

本品与硫酸共沸，水解生成硬脂酸和硫酸镁，用氢氧化钠滴定剩余的硫酸。

测定方法：取本品约1.0g，精密称定，精密加硫酸滴定液（0.05mol/L）50ml，煮沸至油层澄清，继续加热10分钟，放冷，加甲基橙指示液1~2滴，用氢氧化钠滴定液（0.1mol/L）滴定。每1毫升硫酸滴定液（0.05mol/L）相当于2.016mg的 MgO。

（三）经还原分解后测定法

本方法适用于碘与苯环直接相连的药物，多数有机碘药物均可用本法测定。此类药物分子中碘的结合程度较牢固，单纯用硝酸银溶液直接回流法不能达到要求，当在强碱性溶液中用锌粉还原时，即可将有机结合的碘还原生成无机碘化物，用银量法或碘酸钾法进行分析测定。

（1）应用示例一：碘他拉酸的含量测定

测定方法：取本品约0.4g，精密称定，加氢氧化钠试液30ml与锌粉1.0g，加热回流30分钟，放冷，冷凝管用少量水洗涤，滤过，烧瓶与滤器用水洗涤3次，每次15ml，洗液与滤液合并，加冰醋酸5ml与曙红钠指示液5滴，用硝酸银滴定液（0.1mol/L）滴定。每1毫升硝酸银滴定液（0.1mol/L）相当于20.46mg的 $C_{11}H_9I_3N_2O_4$。

（2）应用示例二：泛影酸的含量测定

测定方法：取本品约0.4g，精密称定，加氢氧化钠试液30ml与锌粉1.0g，加热回流30分钟，放冷，冷凝管用少量水洗涤，滤过，烧瓶与滤器用水洗涤3次，每次15ml，洗液与滤液合并，加冰醋酸5ml与曙红钠指示液5滴，用硝酸银滴定液（0.1mol/L）滴定。每1毫升硝酸银滴定液（0.1mol/L）相当于20.46mg的 $C_{11}H_9I_3N_2O_4$。

反应方程式如下：

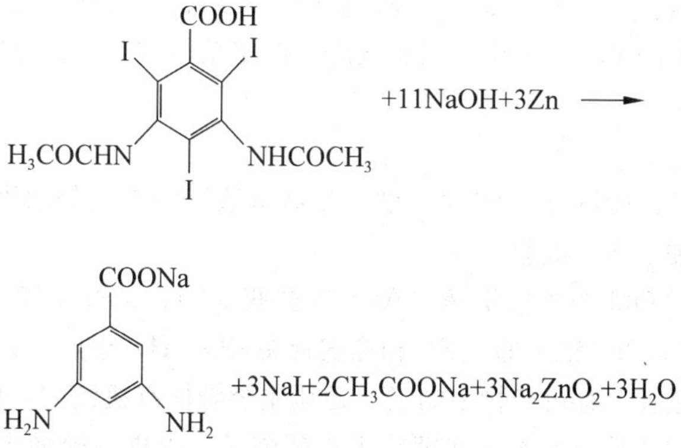

$$NaI+AgNO_3 \longrightarrow AgI\downarrow + NaNO_3$$

（3）应用示例三：碘番酸含量测定

测定方法：取本品约0.3g，精密称定，加氢氧化钠试液30ml与锌粉1g，加热回流30分钟，放冷，冷凝管用水少量洗涤，滤过，烧瓶与滤器用水洗涤3次，每次15ml，合并滤液与洗液，加冰醋酸5ml与曙红钠指示液5滴，用硝酸银滴定液（0.1mol/L）滴定。每1毫升硝酸银滴定液（0.1mol/L）相当于19.03mg的 $C_{11}H_{12}I_3NO_2$。

碘他拉酸、泛影酸、碘番酸、胆影酸、泛影葡胺和胆影葡胺等均采用相同方法测定。

三、经有机破坏的样品前处理

某些含卤素或金属的有机药物结构中，若金属及卤素的结合状态牢固，用一般的方法不能使之解离，就必须用有机破坏法把药物分子整个破坏，使有机结合状态的卤素或金属转变为可测定的无机化合物。有机破坏法一般分为湿法破坏和干法破坏。

（一）湿法破坏

湿法破坏，由于所用试剂不同，可分为硝酸-硫酸法、硝酸-高氯酸法、硫酸-硫酸盐法和其他湿法。

1. 硝酸-硫酸法 本法适用于大多数有机物质的破坏，如染料、中间体或有机药物等，但若样品中含有碱土金属存在时则不适用。这是因为碱土金属可与硫酸形成不溶性的硫酸盐，吸附被测定的金属（特别是铅）而造成误差。此时可改用硝酸-高氯酸法进行破坏。

2. 硝酸-高氯酸法 该方法破坏能力强，反应剧烈，反应时应严加注意，不可使反应瓶中内容物蒸干，否则会引起爆炸。本法适用于血、尿、组织等生物性检体样品的破坏，但对于某些含氮杂环类的药物不能完全破坏，此时需采用干法灼烧进行破坏。

3. 硫酸-硫酸盐法 常用硫酸盐为 Na_2SO_4 或 K_2SO_4，因前者为水合物，不利于有机破坏，故多使用后者。加入硫酸盐是为了提高硫酸的沸点，以达到完全破坏样品的目的，同时也避免了在加热过程中硫酸过早地分解为三氧化硫而逸出的损失。此法常用于有机砷、锑药物的破坏。因有机破坏是一个炭化过程，所以溶液中的砷、锑均以低价态存在。若供试品为低碳化合物，破坏时宜添加适量的高碳化合物，如淀粉等，以保证金属全部转变为低价态。

由于硫酸-硫酸盐法为含氮有机药物的定量分析方法（凯氏定氮法）的基础方法，故详细介绍之。

凯氏定氮法（kjeldahl nitrogen determination），以"氮测定法"收载于《中国药典》（2010 年版）二部附录ⅦD，分为第一法（常量法）和第二法（半微量法）。

本法系将含氮药物与硫酸于凯氏烧瓶中共热，药物分子中有机结构被氧化分解即消解成二氧化碳和水，有机结合的氮转变为无机氨，再与过量的硫酸结合为硫酸氢铵及硫酸铵，经氢氧化钠碱化后，释放出氨气，并随水蒸气馏出，用硼酸溶液或定量的酸滴定液吸收后，再用碱或酸滴定液滴定。

（1）仪器装置

1）凯氏烧瓶：第一法（常量法）与第二法（半微量法）的装置分别为 500ml 和 30～50ml 的硅玻璃或硼玻璃制成的硬质茄形烧瓶。

2）氮测定法：由 1000ml 的圆底烧瓶（A）、安全瓶（B）、连有氮气球的蒸馏器（C）、漏斗（D）、直形冷凝管（E）、100ml 锥形瓶（F）和橡皮管夹（G、H）组成，如图 5-1 所示。

（2）消解剂：为定量转化有机药物中的氮，必须完全破坏有机结构，但长时间使消解液受热会导致铵盐分解。故需在硫酸中加入硫酸钾或无水硫酸钠，以提高硫酸沸点，使消解温度升高；并加入催化剂加快消解速度，缩短消解时间。

常用的催化剂为汞或汞盐、铜盐、硒粉和二氧化锰等，其中汞或汞盐的催化作用最强，但汞盐易与氨生成硫酸氨汞配位化合物 $[Hg(NH_3)_2]SO_4$，其中的氨不易被碱游离，且当样品中有卤素存在时，卤素可与汞结合生成难离解的卤化汞（HgX）而失去催化作用。硫酸铜由于价廉易得，且无挥发性、毒性低，是最常用的催化剂。

对于某些难以分解的药物，如含氮杂环结构药物，在消解过程中通常要加入辅助氧化剂，使

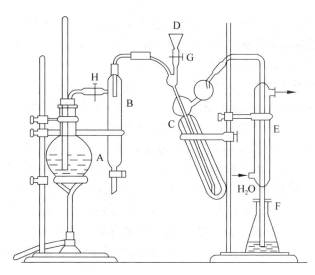

图 5-1 半微量氮测定法装置图

其分解完全并缩短消解时间。常用的辅助氧化剂可选 30% 过氧化氢和高氯酸。注意高氯酸是强氧化剂，用量不宜过大。若用量过大，可能生成高氯酸铵而分解，也可能将氮氧化成氮气而损失。尤其需注意辅助氧化剂高氯酸高温加热时易发生爆炸。操作时应慎重，且不能在高温时加入，应待消解液放冷后加入，再继续加热消解。

（3）操作法

1）第一法（常量法）：取供试品适量（约相当于含氮量 20～30mg），精密称定，供试品如为固体或半固体，可用滤纸称取，并连同滤纸置干燥的 500ml 凯氏烧瓶中；然后依次加入硫酸钾（或无水硫酸钠）10g 和硫酸铜粉末 0.5g，再沿瓶壁缓缓加硫酸 20ml；在凯氏烧瓶口放一小漏斗，并使凯氏烧瓶成 45° 斜置，用直火缓缓加热，使溶液的温度保持在沸点以下，等泡沸停止，强热至沸腾，待溶液成澄明的绿色后，除另有规定外，继续加热 30 分钟，放冷。沿瓶壁缓缓加水 250ml，振摇使混合，放冷后，加 40% 氢氧化钠溶液 75ml，注意使沿瓶壁流至瓶底，自成一液层，加锌粒数粒，用氮气球将凯氏烧瓶与冷凝管连接；另取 2% 硼酸溶液 50ml，置 500ml 锥形瓶中，加甲基红-溴甲酚绿混合指示液 10 滴；将冷凝管的下端插入硼酸溶液的液面下，轻轻摆动凯氏烧瓶，使溶液混合均匀，加热蒸馏，至接收液的总体积约为 250ml 时，将冷凝管尖端提出液面，使蒸汽冲洗约 1 分钟，用水淋洗尖端后停止蒸馏；馏出液用硫酸滴定液（0.05mol/L）滴定至溶液由蓝绿色变为灰紫色，并将滴定的结果用空白试验校正。每 1 毫升硫酸滴定液（0.05mol/L）相当于 1.401mg 的 N。

2）第二法（半微量法）：取供试品适量（约相当于含氮量 1.0～2.0mg），精密称定，置干燥的 30～50ml 凯氏烧瓶中，加硫酸钾（或无水硫酸钠）0.3g 与 30% 硫酸铜溶液 5 滴，再沿瓶壁滴加硫酸 2.0ml；在凯氏烧瓶口放一小漏斗，并使凯氏烧瓶成 45° 斜置，用小火缓缓加热，使溶液的温度保持在沸点以下，等泡沸停止，逐步加大火力，沸腾至溶液成澄明的绿色后，除另有规定外，继续加热 10 分钟，放冷，加水 2ml。

取 2% 硼酸溶液 10ml，置 100ml 锥形瓶中，加甲基红-溴甲酚绿混合指示液 5 滴，将冷凝管的尖端插入液面下。然后，将凯氏烧瓶中内容物经由 D 漏斗转入 C 蒸馏瓶中，用水少量淋洗凯氏烧瓶及漏斗数次，再加入 40% 氢氧化钠溶液 10ml，用少量水再洗漏斗数次，关 G 夹，加热 A 瓶进行蒸汽蒸馏，至硼酸液开始由酒红色变为蓝绿色时起，继续蒸馏约 10 分钟后，将冷凝管尖端提出液面，使蒸汽继续冲洗约 1 分钟，用水淋洗尖端后停止蒸馏。

馏出液用硫酸滴定液（0.005mol/L）滴定至溶液由蓝绿色变为灰紫色，并将滴定的结果用空白试验（空白和供试品所得馏出液的容积应基本相同，约为 70～75ml）校正。每 1 毫升硫酸滴定液（0.005mol/L）相当于 0.1401mg 的 N。

半微量法的蒸馏装置使用前应清洗。具体操作：连接蒸馏装置，A 瓶中加水适量与甲基红指示液数滴，加稀硫酸使成酸性，加玻璃珠或沸石数粒，从 D 漏斗中加水约 50ml，关闭 G 夹，开放冷凝水，煮沸 A 瓶中的水，当蒸汽从冷凝管尖端冷凝而出时，移去火源，关 H 夹，使 C 瓶中的水反抽至 B 瓶，开 G 夹，放出 B 瓶中的水，关 B 瓶及 G 夹，将冷凝管尖端插入约 50ml 水中，使水自冷凝管尖端反抽至 C 瓶，再抽至 B 瓶，如上法放出。如此将仪器内部洗涤 2～3 次。

（4）应用范围：《中国药典》应用本法主要测定含有氨基或酰胺结构的药物含量。对于有偶氮或肼等结构的含氮药物，因其消解过程中易产生氮气而损失，需消解前加锌粉还原后再依法处理；对于杂环中的氮，因其不易断键、难以消解，需用氢碘酸或红磷还原为氢化杂环后再行消解；对于含氮量超过 10% 的较高样品，需在消解液中加入少量多碳化合物，如淀粉、蔗糖等作为还原剂，以便于氮转变为氨。

应用示例：扑米酮的含量测定

扑米酮为取代丙二酰亚胺，具有 2 个酰胺氮，《中国药典》采用凯氏定氮法测定含量。本品结构如下：

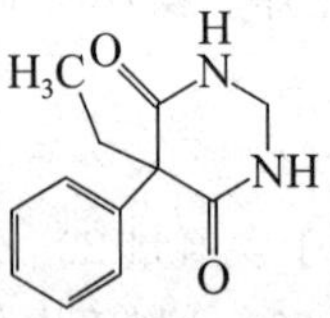

$$C_{13}H_{14}N_2O_2 \quad 218.26$$

测定方法：取本品约 0.2g，精密称定，照氮测定法（附录 VII D 第一法）测定。每 1 毫升硫酸滴定液（0.05mol/L）相当于 10.91mg 的 $C_{12}H_{14}N_2O_2$。

4. 其他湿法　除了以上 3 种湿法破坏之外，尚有硫酸-过氧化氢法、硫酸-高锰酸钾法、硝酸-硫酸-高氯酸法。主要针对不同的分析对象增加不同的氧化剂，以达到破坏分解的目的，转化成可测定的药物形态。

（二）干法破坏

本法主要适用于湿法不易破坏完全或某些不宜用硫酸进行破坏的有机药物的分析，如含卤素、硫、磷等有机药物分析的前处理。某些含硒及砷盐的药物检查也可使用本法。据破坏方式不同，干法破坏可分为高温炽灼法和氧瓶燃烧法。

1. 高温炽灼法　本法系将有机物灼烧灰化以达到破坏分解的目的。可取适量样品于瓷皿、镍皿或铂皿中，常加入碳酸钠、轻质氧化镁、氧化锌、硝酸镁等以助灰化。本法主要用于：

（1）含碘药物的鉴别：取适量样品置于坩埚中，直火炽灼，或与无水碳酸钠混匀后，炽灼至紫色的碘蒸气生成。

（2）含氟、氯、溴等元素药物的鉴别：取适量样品置于坩埚中，与无水碳酸钠或碳酸钠-碳酸钾混合物混合，炽灼至完全灰化，加水溶解或必要时煮沸溶解后鉴别。

（3）含磷药物的定量测定：例如甘油磷酸钠注射液的含量测定。

（4）砷盐的检查：有机结合的砷与无水碳酸钠或氢氧化钙、硝酸镁共热转化为无机砷酸盐后，依法检查。本法主要用于高分子化合物，如右旋糖酐铁，或大豆油等植物提取物中的砷盐检查，也可用于吡罗昔康、布美他尼等少数有机药物的检查。操作时炽灼温度不宜超过 700℃，温度过高容易导致砷酸盐挥发。

值得注意的是：① 干法破坏时，先小火加热，然后移入高温炉中灼烧，灼烧时温度控制在420℃以下，以免某些被测金属化合物的挥发；② 能否灰化完全，直接影响测定结果的准确性。灰化完全的检查方法是将灰分放冷后，加入稍过量的硝酸-水（1：3）或稀盐酸-水（1：3）混合液，用力振摇，观察溶液是否成色或有无不溶成分存在。若成色或有不溶有机物，可将溶液蒸干，再进行灼烧。③ 本法破坏后，有时所得灰分不易溶解，此时切勿弃去，应重复操作。

应用示例：甘油磷酸钠注射液的含量测定

测定方法：精密量取本品稀释液 1ml，置于瓷坩埚中，加氧化锌 1g，加热炭化后在 600℃炽灼 1 小时，放冷，加水与盐酸各 5ml，加热煮沸使溶解后，用钼蓝比色法测定。

2. 氧瓶燃烧法（oxygen flask combustion method）《中国药典》以同名收载于附录ⅦC。

本法系将分子中含有卤素或硫等元素的有机药物在充满氧气的燃烧瓶中进行燃烧，俟燃烧产物被吸入吸收液后，再采用适宜的分析方法来检查或测定卤素或硫等元素的含量。

本法是快速分解有机结构的简单方法。不需复杂的设备，在极短的时间内就能使有机结合的待测元素定量转化为无机形式。故被各国药典收载，适用于含卤素或硫、磷等元素的有机药物的鉴别、限度检查或含量测定，也可用于药物中杂质硒的检查。

（1）仪器装置：燃烧瓶为 500ml、1000ml 或 2000ml 磨口、硬质玻璃锥形瓶，瓶塞应严密、空心，底部熔封铂丝一根（直径为 1mm），铂丝下端做成网状或螺旋状，长度约为瓶身长度的 2/3，如图 5-2A 所示。

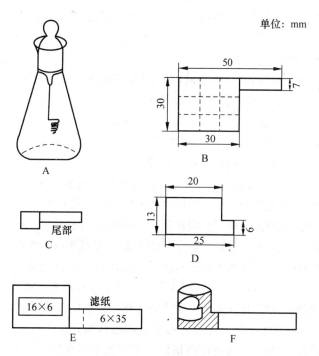

图 5-2 A～F 氧瓶燃烧装置与样品包装操作图

燃烧瓶容积大小的选择，主要取决于被燃烧分解的样品的量。当样品取量为 10～20mg 时，选用 500ml 燃烧瓶；当样品取量为 200mg 时，选用 1000ml 或 2000ml 的燃烧瓶。注意燃烧瓶使用前，应检查瓶塞是否密闭。

（2）吸收液的选择：可根据待测元素的种类和选用的分析方法选择，以使样品燃烧分解成的不同价态的待测元素后,再被定量地吸收并转化为单一价态,以达到分析方法的具体要求。

例如,含氟药物一般选用茜素氟蓝比色法检查氟含量。当应用本法进行有机破坏时,燃烧产物为单一的氟化氢,选用水作为吸收液。

含氯药物中氯含量采用银量法测定时,燃烧产物也为单一的氯化氢,但因氯化氢在水中溶解度较低,应选用水-氢氧化钠溶液作为吸收液。

含溴药物中溴含量采用银量法测定时,分解产生的溴化氢被氧气氧化成单质溴,其燃烧产物为单质溴与溴化氢的混合物,选用水-氢氧化钠吸收液,其中需加入还原剂二氧化硫饱和溶液,将单质溴还原为溴的负离子。

含碘药物测定时,分解生成的碘化氢被氧气氧化,燃烧产物主要为单质碘,并含有少量的五价碘（HIO_3）与一价碘（HIO）和微量的负一价碘（HIO）。当采用硝酸银滴定法测定含量时,选用水-氢氧化钠-二氧化硫饱和溶液作为吸收液。三种价态的碘均转变为负一价的碘;当使用间接碘量法测定时,则选用水-氢氧化钠溶液作为吸收液,待测物将转变为碘酸钠与碘化钠,再用溴-醋酸溶液将它们氧化为同一价态的碘酸,然后加碘化钾,使之定量生成单质碘,最后用硫代硫酸钠滴定液滴定生成的碘。

含硫药物的燃烧产物主要为三氧化硫,选用浓过氧化氢溶液与水的混合液作为吸收液,其产物经吸收后转变为硫酸,加入盐酸溶液,煮沸除去剩余的过氧化氢后,加入氯化钡试液,使硫酸生成硫酸钡沉淀,用重量法测定含量。

含磷药物的燃烧产物为五氧化二磷,选用水为吸收液,加少量硝酸溶液,加热煮沸使焦磷酸（$H_4P_2O_7$）和偏磷酸 $[(HPO_3)_n]$ 转化为磷酸后,采用钼蓝比色法测定含量。

含硒化合物燃烧分解时转化为 SeO_2 和少量 SeO_3,经吸收液硝酸（1→30）吸收后转变为硒酸（H_2SeO_4）,再用二氨基萘比色法测定。

（3）样品制备:①固体供试品,称量前应研细再精密称取适量,置无灰滤纸（图5-2B）中心,按虚线折叠（图5-2C）后,固定于铂丝下端的网内或螺旋处,使尾部露出;②液体供试品,应在透明胶纸和滤纸做成的纸袋中称样。纸袋的制法:将透明胶纸剪成规定的大小和形状（图5-2D）,中部贴一约 16mm×6mm 的无灰滤纸条,并于其突出部分贴一 6mm×35mm 的无灰滤纸条（图5-2E）,将透明胶纸对折,紧贴住底部及另一边,并使上口敞开（图5-2F）;精密称定重量,用滴管将供试品从上口滴在无灰滤纸条上,立即捏紧贴住上口,精密称定重量,两次重量之差即为供试品重,将含有液体供试品的纸袋固定于铂丝下端的网内或螺旋处,使尾露出。

（4）操作法:在燃烧瓶内加入规定的吸收液,并将瓶口用水湿润;小心急速通氧气约1分钟（通气管口应接近液面,使瓶内空气排尽）,立即用表面皿覆盖瓶口,备用;点燃包有供试品的滤纸尾部,迅速放入燃烧瓶中,按紧瓶塞,用水少量封闭瓶口,燃烧完毕(应无黑色碎片)充分振摇,使生成的烟雾完全吸入吸收液中,放置15分钟,用少量水冲洗瓶塞及铂丝,合并洗液及吸收液。用同法另做空白试验。然后按规定的方法进行鉴别、检查或含量测定。

注意事项:①按规定方法操作。选用大小适宜的燃烧瓶,燃烧瓶应干净,不得残留有机溶剂,不能用有机润滑剂涂抹瓶塞,要有防爆措施（如用毛巾围住燃烧瓶）;②燃烧瓶内氧气要确保充足,燃烧产物不得有黑色炭化物;③燃烧产生的烟雾应吸收完全。氟、氯产生白色烟雾,溴产生棕色烟雾,碘产生紫色烟雾,等烟雾完全消失后,静止15分钟,确保吸收完全;④测定氟化物时应采用石英质的燃烧瓶。因为燃烧生成的氟化氢可腐蚀玻璃,生成各种氟化物,且硼的氟化物（三氟化硼）在水中不能完全解离,使测定结果偏低。

应用示例:碘苯酯的含量测定见第22章实验五。

第2节 定量分析方法的特点

药品的含量测定是评价药品质量优劣的重要手段。《中国药典》(2010年版)二部含量测定项下所采用的定量分析方法主要包括容量分析法、光谱分析法和色谱分析法。以下分别加以叙述。

一、容量分析法

(一) 容量分析法的特点

容量分析法 (也称滴定分析法) 是将已知浓度的滴定液 (标准物质溶液) 由滴定管滴加到被测药物的溶液中，直至滴定液与被测药物按化学计量关系反应为止，然后根据滴定液的浓度和体积，计算出被测药物的含量。

当滴定液与被测药物完全作用时，反应达到化学计量点。反应达到化学计量点时应停止滴定，并准确获取滴定液被消耗的体积。但实际滴定过程中反应体系有时却无外观现象的变化，需借助适当的方法指示化学计量点的到达。最常用的方法是借助指示剂的颜色变化来判断化学计量点。即在滴定过程中，根据指示剂的颜色变化指示滴定终点。实际滴定过程中，滴定终点与反应的化学计量点不一定恰好符合，二者之差被称为滴定误差。滴定误差是容量分析误差的主要来源之一。它的大小取决于滴定反应的完全程度和指示剂的选择是否恰当。因此，需选择合适的指示剂，使滴定终点尽可能接近滴定反应的化学计量点。

容量分析法主要用于组分含量在1%以上的常量试样测定，其特点是准确度高、操作简便、快速；仪器简单、价廉。相对误差一般在2%以下。本法广泛应用于化学原料药的含量测定。当然它也具有一定的局限性，主要表现为专属性差。

(二) 容量分析法的有关计算

1. 滴定度 系指每1毫升规定浓度的滴定液所相当的被测药物的质量。《中国药典》(2010年版)二部中用毫克 (mg) 表示。如用配位滴定法测定葡萄糖酸锌的含量时，《中国药典》规定每1毫升乙二胺四醋酸二钠滴定液 (0.05mol/L) 相当于22.78mg的 $C_{12}H_{22}O_{14}Zn$。

2. 滴定度 (T) 的计算 在容量分析中，被测药物 (B) 与滴定液 (A) 之间都按一定的摩尔比进行反应，反应可表示：

$$aA + bB \longrightarrow cC + dD \tag{5-1}$$

滴定度 (T) 可按下式计算：

$$T = M \times \frac{b}{a} \times B (\text{mg/ml}) \tag{5-2}$$

式中，M为滴定液的摩尔浓度；b为被测药物的摩尔数；a为滴定液的摩尔数；B为被测药物的毫摩尔质量 (分子量)。

应用示例一：直接酸碱滴定法测定阿司匹林 (分子量为180.16) 原料药含量，化学反应方程式如下：

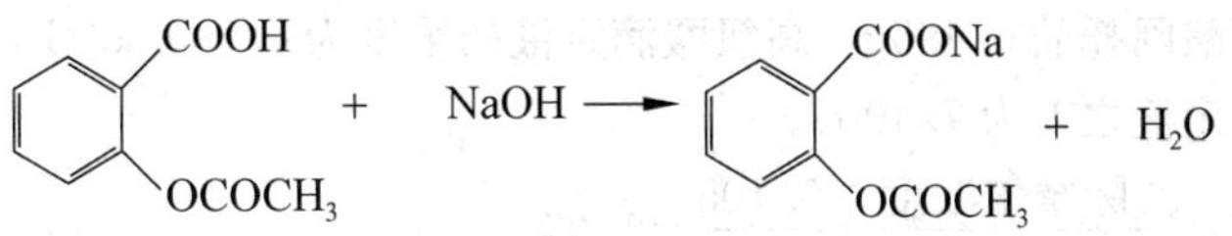

由反应方程式可知，乙酰水杨酸与氢氧化钠的摩尔比为 1：1。

滴定度（T）计算如下：$T = M \times \dfrac{b}{a} \times B = 0.1 \times \dfrac{1}{1} \times 180.16 = 18.02$（mg/ml）

应用示例二：用溴酸钾法测定异烟肼（相对分子量为 137.14）的含量时，溴酸钾滴定液的摩尔浓度为 0.016 67mol/L，化学反应方程式如下：

则滴定度（T）：$T = M \times \dfrac{b}{a} \times B = 0.016\ 67 \times \dfrac{3}{2} \times 137.14 = 3.429$(mg/ml)

3. 含量的计算 应用容量分析法测定药物的含量时，滴定方式有两种，直接滴定法和间接滴定法。测定结果的计算方法如下。

（1）直接滴定法：本法是用滴定液直接滴定被测药物，被测药物的百分含量计算式：

$$含量(\%) = \frac{V \times T}{W} \times 100\% \qquad (5-3)$$

式中，W 为供试品的取量；V 为消耗滴定液的体积；T 为滴定度。

在《中国药典》收载的容量分析法中，各品种项下均给出了滴定度值。可根据供试品的称取量、滴定液的消耗体积、滴定度，即可计算出被测药物的百分含量。

实际滴定过程中，所配制的滴定液摩尔浓度可能与药典中规定项下的摩尔浓度不一致，此时就不能直接使用药典上给出的滴定度（T），需乘以滴定液浓度校正因子（F），换算成实际的滴定度（T'），即 $T' = T \times F$，也可用校正滴定体积，即 $V' = V \times F$。

$$F = \frac{实际摩尔浓度}{规定摩尔浓度} \qquad (5-4)$$

则被测药物的百分含量计算公式：

$$含量(\%) = \frac{V \times T'}{W} \times 100\% \left(或 = \frac{V' \times T}{W} \times 100\% \right)$$

$$= \frac{V \times T \times F}{W} \times 100\% \qquad (5-5)$$

通常 F 值系由滴定液的标定后获得，V 值由滴定过程中读取。故在学习过程中应注意掌握滴定反应的原理，明确被测药物与滴定剂在反应中的摩尔比，即反应式中的 a 与 b 的数值，才能正确计算滴定度和百分含量。

应用示例：采用非水滴定法测定硫酸阿托品的含量

测定法：取本品约 0.5g，精密称定，加冰醋酸与酸酐各 10ml 溶解后，加结晶紫指示液 1～2 滴，用高氯酸滴定液（0.1mol/L）滴定至溶液显纯蓝色，并将滴定结果用空白试验校正。每 1 毫升高氯酸滴定液（0.1mol/L）相当于 67.68mg 的 $(C_{17}H_{23}NO_3)_2 \cdot H_2SO_4$。

滴定反应方程式：

$(C_{17}H_{23}NO_3)_2 \cdot H_2SO_4 + HClO_4 \longrightarrow (C_{17}H_{23}NO_3^+) \cdot ClO_4^- + (C_{17}H_{23}NO_3^+) \cdot HSO_4^-$

实际操作中，称取硫酸阿托品 0.495g，高氯酸滴定液的浓度为 0.105mol/L，供试品消耗的滴定液与空白试验消耗的滴定液之差为 7.40ml。

则，校正因子 $F = \dfrac{实际摩尔浓度}{规定摩尔浓度} = \dfrac{0.105}{0.1} = 1.05$

$$含量（\%）=\frac{V\times T\times F}{W}\times100\%=\frac{7.40\times67.68\times1.05}{495}\times100\%=106.2\%$$

（2）间接滴定法：间接滴定法包括生成物滴定法和剩余量滴定法。

1）生成物滴定法：本法系指被测药物与化合物 A 作用，定量生成化合物 B，再用滴定液滴定化合物 B。该法的百分含量计算方法与直接滴定法相同，只是在计算滴定度时需考虑被测药物与化合物 B 以及化合物 B 与滴定剂三者之间的化学计量关系（摩尔比）。

应用示例：葡萄糖酸锑钠的含量测定

测定方法：取本品约 0.3g，精密称定，置具塞锥形瓶中，加水 100ml、盐酸 15ml 与碘化钾试液 10ml，密塞，振摇后，在暗处静置 10 分钟，用硫代硫酸钠滴定液（0.1mol/L）滴定，至近终点时，加淀粉指示液，继续滴定至蓝色消失，并将滴定的结果用空白试验校正。每 1 毫升硫代硫酸钠滴定液（0.1mol/L）相当于 6.088mg 的 Sb。

$$Sb^{5+}+2KI\longrightarrow Sb^{3+}+I_2+2K^+$$
$$I_2+2Na_2S_2O_3\longrightarrow NaI+Na_2S_4O_6$$

2）剩余量滴定法：也称回滴定法，本法需先加入定量过量的滴定液 A，使其与被测药物定量反应，待反应完全后，再用另一滴定液 B 回滴定反应后剩余的滴定液 A。

为减小操作误差，本法需进行空白试验校正，则百分含量计算公式为

$$含量（\%）=\frac{(V_B^0-V_B^S)\times F_B\times T_A}{W}\times100\% \tag{5-6}$$

式中，V_B^0 为空白试验所消耗滴定液 B 的体积；V_B^S 为滴定样品测定时消耗的滴定液 B 的体积；F_B 为滴定液 B 的浓度校正因数；T_A 为滴定液 A 的滴定度；W 为供试品的称取量。

应用示例：司可巴比妥钠的含量测定

测定法：取本品约 0.1g，精密称定，置 250ml 碘瓶中，加水 10ml，振摇使溶解，精密加溴滴定液（0.05mol/L）25ml，再加盐酸 5ml，立即密塞，并振摇 1 分钟，在暗处放置 15 分钟后，注意微开瓶塞，加碘化钾试液 10ml，立即密塞，摇匀后，用硫代硫酸钠滴定液（0.1mol/L）滴定，至近终点时，加淀粉指示液，继续滴定至蓝色消失，并将滴定的结果用空白试验校正。

已知：司可巴比妥的分子量为 260.23，司可巴比妥与溴反应的摩尔比为 1∶1；供试品的称取量为 0.1022g；硫代硫酸钠滴定液的浓度为 0.1038mol/L；供试品滴定消耗硫代硫酸钠滴定液 15.73ml；空白试验消耗硫代硫酸钠滴定液 23.21ml。

则，溴滴定液的滴定度 $T_{Br_2}=M\times\dfrac{b}{a}\times B=0.05\times\dfrac{1}{1}\times260.23=13.01$（mg/ml）

$$校正因子（F_{Na_2S_2O_3}）=\frac{实际摩尔浓度}{规定摩尔浓度}=\frac{0.1038}{0.1}=1.038$$

$$司可巴比妥含量（\%）=\frac{(V^0-V^S)\times F_{Na_2S_2O_3}\times T_{Br_2}}{W}\times100\%$$

$$=\frac{(23.21-15.73)\times1.038\times13.01}{102.2}\times100\%=98.8\%$$

二、光谱分析法

当物质吸收辐射能后，物质内部会发生能级跃迁。由能级跃迁所产生的辐射能随波长的变化所得的图谱称为光谱。《中国药典》上收载的光谱分析方法主要包括紫外-可见分光光度法、荧光分析法、原子吸收分光光度法和红外分光光度法等。其中紫外-可见分光光度法和荧光分析法最常

用于药物的定量分析，因此，本节只重点介绍这两种光谱分析方法。

（一）紫外-可见分光光度法

紫外-可见分光光度法是根据物质分子对 200～760nm 波长范围电磁辐射的吸收特性建立起来的定性、定量和结构分析的方法。该法可用于药物的鉴别、检查和含量测定，在药物鉴别、检查和含量测定中应用非常广泛。

1. 紫外-可见光吸收光谱的产生　光是一种电磁波，不同波长的光具有不同的能量。当光照射到某一物质分子时，该物质分子就有可能吸收光子能量，由低能量的基态进入高能量的激发态，这一过程称为跃迁。产生跃迁的必要条件是光子所提供的能量正好与能级跃迁所需的能量相当。物质分子吸收了波长 200～400nm 的紫外光和波长 400～760nm 的可见光，引起分子中外层价电子能级跃迁而产生的光谱称为紫外-可见吸收光谱，属于电子光谱。其吸收曲线绘制方法应以波长为横坐标，吸光度为纵坐标，即得紫外-可见吸收光谱，它直接反映物质分子的电子结构特征。由于物质分子内部结构不同其能级的能量差不同，产生的紫外-可见吸收光谱也不同。据此可以对物质进行定性、定量分析。

2. 光的吸收定律和吸光系数　朗伯-比尔定律：它是分光光度法进行药物定量测定的依据，表明物质分子对特定波长光的吸收程度与被测物质溶液浓度及液层厚度的关系，其数学表达式：

$$A = -\lg \frac{I}{I_0} = -\lg T = ECL \tag{5-7}$$

式中，A 为吸光度；T 为透光率；E 为吸收系数；C 为被测物质溶液的浓度；L 为液层厚度。

由上式可见：吸光度 A 与被测物质溶液的浓度 C、液层厚度 L 之间是正比关系，此定律适用于单色光且为稀溶液。

吸收系数 E 为单位浓度、单位液层厚度时的吸光度。它有两种表示方式：① 摩尔吸收系数：指在一定波长下，溶液浓度为 1mol/L，厚度为 1cm 时的吸光度，用 ε 表示。② 百分吸收系数：指在一定波长下，溶液浓度为 1%（W/V），厚度为 1cm 时的吸光度，用 $E_{1cm}^{1\%}$ 表示。两者关系：

$$\varepsilon = \frac{M}{10} \times E_{1cm}^{1\%} \quad \text{或} \quad E_{1cm}^{1\%} = \frac{E \times 10}{M} \tag{5-8}$$

其中 M 是吸光物质的分子量。ε 大多用于研究分子结构，$E_{1cm}^{1\%}$ 多用于定量测定。ε 值的大小反映了吸光物质对某一波长单色光的吸收能力，也反映了测定反应的灵敏度。吸收系数 ε 或 $E_{1cm}^{1\%}$ 都不能直接测得，必须采用适宜的已知准确浓度的稀溶液测得吸光度 A 后计算求得。

3. 紫外-可见分光光度法的主要特点

（1）灵敏度高，可达 10^{-4}～10^{-7} g/ml。

（2）准确度高，相对误差为 2%～5%。

（3）仪器价格比较低廉，操作简单，易于普及。

（4）应用广泛，许多化合物均可采用紫外-可见分光光度法鉴别与测定，还可应用计算分光光度法不经分离直接测定混合物中各组分的含量。

4. 仪器校正和检定

（1）为保证测定结果的准确性必须校正测定波长，《中国药典》规定，除定期对仪器进行全面校正和检定外，还应在测定前对波长进行校正。这是由于环境因素对机械部分的影响，使仪器的波长经常会略有变动。常用的方法：① 以汞灯中的较强的谱线如 237.83nm、275.28nm、313.16nm 等或用仪器中氘灯的特定谱线 486.02nm、656.10nm 进行校正。② 利用钬玻璃在 279.4nm、287.5nm、333.7nm、418.5nm 处的尖锐吸收峰，校正波长，但需注意，不同来源的钬玻璃可能有微小的差异。

（2）吸光度的准确度可用重铬酸钾的硫酸溶液检定。取 120℃ 干燥至恒重的基准重铬酸钾约 60mg，精密称定，用 0.005mol/L 的硫酸溶液溶解并稀释至 1000ml，在规定的波长处测定并计算其吸收系数，与表 5-1 规定的数值相比，应符合规定。

表 5-1　重铬酸钾的硫酸溶液在规定波长下的吸收系数与许可范围

波长（nm）	235（λ_{min}）	257（λ_{max}）	313（λ_{min}）	350（λ_{max}）
吸收系数 $E_{1cm}^{1\%}$ 的规定值	124.5	144.0	48.62	106.6
吸收系数 $E_{1cm}^{1\%}$ 的允许范围	123.0～126.0	142.8～146.2	47.0～50.3	105.5～108.5

（3）杂散光是一些不在谱带宽度范围内的与所需波长相隔较远的光。杂散光检查可按表 5-2 配制一定浓度的碘化钠和亚硝酸钠溶液，置 1cm 石英吸收池中，在规定的波长处测定透光率，应符合表中的规定值。

表 5-2　杂散光检查所用试剂、波长及要求

试剂	浓度 [%(g/ml)]	测定用波长(nm)	透光率(%)
碘化钠	1.00	220	<0.8
亚硝酸钠	5.00	340	<0.8

5. 对溶剂的要求　含杂原子的有机溶剂通常具有很强的末端吸收，因此，作为溶剂使用时，它们的使用范围均不能小于截止使用波长。故在供试品测定前，应先检查所用的溶剂在供试品所用的波长处是否符合要求。溶剂的检查方法是将溶剂盛装在 1cm 的石英吸收池中，以空气为空白（即空白光路中不置任何物质），测定其吸光度，溶剂和吸收池的吸光度在 220～240nm 范围内不得超过 0.40，在 241～250nm 范围内不得超过 0.20，在 251～300nm 范围内不得超过 0.10，在 300nm 以上时不得超过 0.05。

6. 测定法　除另有规定外，应以配制供试品溶液的同批溶剂为空白对照，采用 1cm 的石英吸收池，在规定的吸收峰波长±2nm 以内测试几个点的吸光度，或由仪器在规定波长附近自动扫描测定，以核对供试品的吸收峰波长位置是否正确。除另有规定外，吸收峰波长应在该品种项下规定的波长±2nm 以内，并以吸光度最大的波长作为测定波长。一般供试品溶液的吸光度读数，以在 0.3～0.7 之间的误差较小。仪器的狭缝波带宽度应小于供试品吸收带的半宽度的十分之一，否则测得的吸光度会偏低；狭缝宽度的选择，应以减小狭缝宽度供试品吸光度不再增大为准。由于吸收池和溶剂本身可能有空白吸收，因此测定供试品的吸光度后，应减去空白读数，或由仪器自动扣除空白读数后再计算含量。

当溶液的 pH 对测定结果有影响时，应将供试品溶液的 pH 和对照品溶液的 pH 值调成一致。

含量测定的方法一般有以下几种：

（1）对照品比较法：按各品种项下的方法，分别配制供试品溶液和对照品溶液，对照品溶液中所含被测成分的量应为供试品溶液中被测成分规定量的 100%±10%，所用溶剂也应完全一致，在规定的波长测定供试品溶液和对照品溶液的吸光度后，按下式计算供试品中被测溶液的浓度：

$$C_X = \frac{A_X}{A_R} \times C_R \qquad (5-9)$$

式中，C_X 为供试品溶液的浓度；A_X 为供试品溶液的吸光度；C_R 为对照品溶液的浓度；A_R 为对照

品溶液的吸光度。

原料药百分含量的计算公式如下：

$$含量(\%) = \frac{C_X \times D}{W} \times 100\%　\eqno{(5-10)}$$

式中，D 为供试品溶液的稀释体积；W 为供试品的称取量；其他符号的意义同上。

固体制剂的标示量的百分含量可按下式计算：

$$标示量(\%) = \frac{C_X \times D \times \overline{W}}{W \times B} \times 100\%　\eqno{(5-11)}$$

式中，$\overline{W}$ 为单位制剂的平均重量（或装量）；B 为制剂的标示量；其他符号的意义同上。其中稀释体积 D 需根据供试品溶液的浓度要求或制备过程计算。

液体制剂含量相当于标示量的百分含量可按下式计算：

$$标示量(\%) = \frac{C_X \times D \times \overline{V}}{V \times B} \times 100\%　\eqno{(5-12)}$$

式中，$\overline{V}$ 为单位制剂的标示量（"规格"中分号之前的标示值）；V 为供试品的量取体积；B 为制剂的标示量（"规格"中分号之后的标示值）；其他符号的意义及计算同上。

（2）吸收系数法：按各品种项下的方法配制供试品溶液，在规定的波长处测定其吸光度，再以该品种在规定条件下的吸收系数计算含量。用本法测定时，吸收系数常应大于100，并注意仪器的校正和检定。

$$C_X = \frac{A_X}{E_{1cm}^{1\%} \times 100}　\eqno{(5-13)}$$

式中，C_X 为供试品溶液的浓度（g/ml）；A_X 为供试品溶液的吸光度；$E_{1cm}^{1\%}$ 为供试品中被测成分的百分吸收系数；100为浓度换算因数，是将 g/100ml 换算成 g/ml。

应用示例：维生素 B_6 注射液（规格：2ml：0.1g）含量测定

测定方法：精取2ml（相当维生素 B_6 0.1g），研细，置 500ml 量瓶中，加盐酸溶液稀释至刻度，摇匀，精取5ml，置100ml量瓶中，加盐酸溶液稀释至刻度，摇匀，在291nm波长处测定吸光度为0.426，维生素 B_6 的吸收系数 $E_{1cm}^{1\%}$ 为427。求本品含量。

根据供试品溶液的制备过程，稀释体积 $D = \dfrac{500 \times 100}{5} = 10000$ （ml）

$$
\begin{aligned}
标示量（\%） &= \frac{C_X \times D \times \overline{V}}{V \times B} \times 100\% = \frac{\dfrac{A_X}{E_{1cm}^{1\%} \times 100} \times D \times \overline{V}}{V \times B} \times 100\% \\
&= \frac{\dfrac{0.426}{427 \times 100} \times 10\,000 \times 2}{2 \times 0.1} \times 100\% = 99.8\%
\end{aligned}
$$

（3）计算分光光度法：计算分光光度法的方法有多种，使用时均应按各品种项下规定的方法进行。当吸光度在吸收曲线的陡然上升或下降的部位测定时，波长的微小变化可能对测定结果造成显著影响，故对照品和供试品测试条件应尽可能一致。该计算分光光度法一般不宜用作含量测定。

（4）比色法：供试品本身在紫外-可见光区没有强吸收，或在紫外光区虽有吸收，但为了避免干扰或提高灵敏度，加入适当的显色剂，使反应产物的最大吸收移至可见光区，这种测定方法称为比色法。

用比色法测定时，由于影响显色强度的因素较多，应取供试品与对照品或标准品同时操作。除另有规定外，比色法所用的空白系指用同体积的溶剂代替对照品或供试品的溶液，依次加入等量的相应试剂，并用同样的方法处理。在规定的波长处测定对照品和供试品溶液的吸光度后，应按对照品比较法计算供试品浓度及含量。

当吸光度和浓度不呈良好线性时，应取数份梯度量的对照品溶液，用溶剂补充至同一体积，显色后测定各份溶液的吸光度，然后以吸光度与相应的浓度绘制校正曲线，再根据供试品的吸光度在校正曲线上查得其相应的浓度，并求出其含量。

（二）荧光分析法

某些物质受紫外光或可见光照射激发后能发射出比激发光波长较长的荧光。当激发光强度、波长、所用溶剂及温度等条件固定时，物质在一定浓度范围内，其荧光强度（也叫发射光强度）与溶液中该物质的浓度成正比关系，可以用作定量分析。

1. 荧光分析法的特点

（1）灵敏度高，荧光分析法的灵敏度一般较紫外分光光度法为高，其灵敏度可达 $10^{-10} \sim 10^{-12}\,\mathrm{g/ml}$。

（2）荧光分析法需在低浓度溶液中进行。这是因为浓度过高的溶液会有"自熄灭"作用，在液面附近溶液还会吸收激发光，使荧光强度下降，导致荧光强度与浓度不成正比关系。

（3）能产生荧光的物质不多，为此需采用荧光衍生试剂，使无荧光或弱荧光的物质转化为强荧光性产物，以提高分析方法的灵敏度和选择性，进而扩大荧光分析法的应用范围。

（4）荧光分析法因灵敏度高，干扰因素较多，测定时必须做空白实验。

（5）荧光分析取样量少，方法快速，是药物分析中重要的分析方法之一。

2. 测定法　所用的仪器为荧光计或荧光分光光度计，按各品种项下的规定，选定激发光波长和发射光波长，并制备对照品溶液和供试品溶液。

通常荧光分析法都是在一定条件下，用对照品溶液测定荧光强度和浓度的线性关系。当线性关系良好时，可在每次测定前，用一定浓度的对照品溶液校正仪器的灵敏度；然后在相同的条件下，分别读取对照品溶液及其试剂空白的荧光强度与供试品溶液及其试剂空白的荧光强度，用下式计算供试品浓度：

$$C_{\mathrm{X}} = \frac{R_{\mathrm{X}} - R_{\mathrm{XB}}}{R_{\mathrm{R}} - R_{\mathrm{RB}}} \times C_{\mathrm{R}} \qquad\qquad (5\text{-}14)$$

式中，C_{X} 为供试品溶液的浓度；C_{R} 为对照品溶液的浓度；R_{X} 为供试品溶液的荧光强度；R_{XB} 为供试品溶液试剂空白的荧光强度；R_{R} 为对照品溶液的荧光强度；R_{RB} 为对照品溶液试剂空白的荧光强度。

因荧光分析中的浓度与荧光强度的线性较窄，故 $(R_{\mathrm{X}} - R_{\mathrm{XB}})/(R_{\mathrm{R}} - R_{\mathrm{RB}})$ 应控制在 $0.5 \sim 2$ 之间为宜，如有超过，应在调节溶液浓度后再测。

当浓度与荧光强度明显偏离线性时应改用工作曲线法。

对易被光分解或弛豫时间较长的品种，为使仪器灵敏度定标准确，避免因激发光多次照射而影响荧光强度，可选择一种激发光和发射光波长与供试品近似而对光稳定的物质配成适当浓度的溶液，作为基准溶液，例如蓝色荧光可用硫酸奎宁的稀硫酸溶液，黄绿色荧光可用荧光素钠水溶液，红色荧光可用罗丹明 B 水溶液等。在测定供试品溶液时选择适当的基准溶液代替对照品溶液校正仪器的灵敏度。

3. 注意事项　荧光分析法因灵敏度高，故应注意以下干扰因素。

（1）溶剂不纯会带入较大误差，应先做空白检查。必要时，应用玻璃磨口蒸馏器蒸馏后再用。

（2）溶液中的悬浮物对光有散射作用，必要时，应用垂熔玻璃滤器滤过或用离心法除去。

（3）所用的玻璃仪器与测定池等必须保持高度洁净。

（4）温度对荧光强度有较大的影响，测定时应控制使温度一致。

（5）溶液中的溶氧有降低荧光作用，必要时可在测定之前通入惰性气体除氧。

（6）测定时需注意溶液的 pH 和试剂的纯度等对荧光强度的影响。

三、色谱法

色谱法（chromatography）是一种物理或物理化学分离分析方法。它集分离分析于一体，先将混合物中各组分分离后再离线或在线进行分析。色谱法具有高灵敏度、高效能、高选择性、分析速度快及应用范围广等优点，是分析混合物的常用方法，被广泛用于药物分析中鉴别检查与含量测定，发挥着不可替代的重要作用。

《中国药典》（2010 年版）二部将色谱法分为纸色谱法、薄层色谱法、柱色谱法、气相色谱法、高效液相色谱法及电泳法等。

从不同的角度对色谱法进行分类，可有以下分类方法：

（1）按分离原理分类可分为吸附色谱法、分配色谱法、离子交换色谱法、分子排阻色谱法等。

1）吸附色谱法　利用吸附剂表面对不同组分物理吸附性能的差别而使之分离的色谱法，包括气-固色谱法（GSC）、液-固色谱法（LSC）等。

2）分配色谱法　利用固定液对不同组分分配性能的差别而使之分离的色谱法，称为分配色谱法。包括气-液色谱法（GLC）、液-液色谱法（LLC）等。

3）离子交换色谱法　是用离子交换树脂作为固定相，利用树脂上离子交换基团对样品离子交换能力的差别而使之分离的色谱法，称为离子交换色谱法。

4）分子排阻色谱法　用多孔凝胶作为固定相，利用凝胶孔径对不同尺寸的分子排阻效应的差别而使之分离的色谱法，称为分子排阻色谱法，也称为空间排阻色谱法或凝胶色谱法。

（2）按操作形式分类可分为平面色谱法、柱色谱法及电泳法。其中，平面色谱法又可分为纸色谱法、薄层色谱法；柱色谱法又可分为填充柱色谱法和毛细管柱色谱法等。

（3）按两相所处的状态分类根据流动相分子的聚集状态，可分为气相色谱法和液相色谱法；根据固定相分子的聚集状态，气相色谱法又分为气-固色谱法和气-液色谱法；液相色谱法又分为液-固色谱法和液-液色谱法。

（一）高效液相色谱法

高效液相色谱法（high performance liquid chromatography，HPLC），系采用高压输液泵将规定的流动相泵入装有填充剂的色谱柱，对供试品进行分离测定的色谱方法。注入的供试品，由流动相带入柱内，各组分在柱内被分离，并依次进入检测器，由积分仪、数据处理系统记录分析色谱信号。高效液相色谱法是一种在线分离的分析方法，具有高效、高速、高灵敏度、高自动化及应用范围广等特点，常用于药品鉴别、检查与含量分析等测定。

1. 基本理论

（1）塔板理论：假设色谱柱是由多块塔板叠加而成，每块塔板上样品在固定相和流动相间瞬间达到分配平衡。当混合组分流经色谱柱时，由于色谱柱的塔板相当多，即使分配系数仅有微小的差别，也可实现分离。塔板理论的假设实际上是把组分在两相间的连续转移过程，分解为间歇并瞬间分配平衡的过程，因此是半经验理论。

$$n=16(t_R/W)^2 \quad 或 \quad n=5.54 \ (t_R/W_{h/2})^2 \tag{5-15}$$

式中，n 为理论板数；W 为峰宽；$W_{h/2}$ 为半高峰宽；t_R 为保留时间。

（2）速率理论：荷兰学者 Van Deemter 吸收了塔板理论中的一些概念，从动力学角度导出了理论板高与流动相流速的关系，即范氏方程，建立了速率理论。速率理论成功地解释了由于色谱峰扩张而致柱效降低的原因。范氏方程式：

$$H = A + B/u + Cu \tag{5-16}$$

式中，H 为理论板高；A 为涡流扩散项；B/u 为纵向扩散项；Cu 为传质阻力项；u 为流动相的线速度（$u \approx L/t_0$，t_0 为死时间，L 为柱长）。

2. 对仪器的一般要求　所用的仪器为高效液相色谱仪。仪器应定期检定并符合有关规定。

（1）色谱柱：反相色谱系统使用非极性填充剂，常用的色谱柱填充剂为化学键合硅胶，以十八烷基硅烷键合硅胶最为常用，辛基硅烷键合硅胶和其他类型硅烷键合硅胶（氰基键合硅烷或氨基键合硅烷等）也有使用。正相色谱系统使用极性填充剂，常用的填充剂有硅胶等。离子交换填充剂，用于离子交换色谱；凝胶或高分子多孔微球等填充剂用于分子排阻色谱等。

除另有规定外，普通分析柱的填充剂粒径一般为 $3 \sim 10 \mu m$，粒径更小（约 $2 \mu m$）的填充剂常用于填装微径柱。

流动相的 pH 值应控制在 $2 \sim 8$ 之间。当 pH 值大于 8 时，可使载体硅胶溶解；当 pH 值小于 2 时，与硅胶相连的化学键合相会解离脱落。当色谱系统中需使用 pH 值大于 8 的流动相时，应选用耐碱的填充剂，当需使用 pH 值小于 2 的流动相时，应选用耐酸的填充剂。

（2）检测器：最常用的检测器为紫外检测器，包括二极管阵列检测器，其他常见的检测器有荧光检测器、示差折光检测器、蒸发光散射检测器、电化学检测器和质谱检测器等。

不同检测器，对流动相的要求不同。如采用紫外检测器，所用流动相应至少符合紫外-可见分光光度法项下对溶剂的要求；采用低波长检测时，还应考虑有机相中有机溶剂的截止使用波长，并选用色谱级有机试剂。蒸发光散射检测器和质谱检测器通常不允许使用含不挥发盐组分的流动相。

（3）流动相：反相色谱系统的流动相首选甲醇-水系统（采用紫外末端波长检测时，首选乙腈-水系统）。应尽可能少用含有缓冲液的流动相，必须使用时，应尽可能选用较低浓度缓冲液的流动相。

各品种项下规定的条件除固定相种类、流动相组成、检测器类型不得任意改变外，其余如色谱柱内径、长度、固定相牌号、载体粒度、流动相流速、混合流动相各组成的比例、柱温、进样量、检测器的灵敏度等，均可适当改变，以适应供试品并达到系统适用性试验的要求。

3. 系统适用性试验

色谱系统适用性试验通常包括理论板数、分离度、重复性和拖尾因子等 4 项参数。其中，分离度和重复性是系统适用性中更具实用意义的参数。

按各品种项下要求对色谱系统进行适用性试验，即用规定的对照品溶液或系统适用性试验溶液在规定的色谱系统进行试验，必要时可对色谱系统进行适当调整，以符合要求。

（1）色谱柱的理论板数（n）：用于评价色谱柱的分离效能。由于不同物质在同一色谱柱上的色谱行为不同，采用理论板数作为衡量柱效能的指标时，应指明测定物质，一般为待测组分或内标物质的理论板数。

在规定的色谱条件下，注入供试品溶液或各品种项下规定的内标物质溶液，记录色谱图，量出供试品主成分峰或内标物质峰的保留时间 t_R（以分钟或长度计，下同，但应取相同单位）和峰宽（W）或半高峰宽（$W_{h/2}$），按 $n=16 \ (t_R/W_h)^2$ 或 $n=5.54 \ (t_R/W_{h/2})^2$ 计算色谱柱的理论板数。

如果测得理论板数低于各品种项下规定的最小理论板数，应改变色谱柱的某些条件（如柱长、载体性能、色谱柱充填的优劣等），使理论板数达到要求。

（2）分离度（R）：用于评价待测组分与相邻共存物或难分离物质之间的分离度，是衡量色谱系统效能的关键指标。

定量分析时，为便于准确测量，要求待测峰与其他峰或内标峰或特定的杂质对照峰之间有较好的分离度。除另有规定外，待测组分与相邻共存物之间的分离度应大于 1.5。

分离度（R）的计算公式：

$$R = \frac{2\,(t_{R_2} - t_{R_1})}{W_1 + W_2} \tag{5-17}$$

式中，t_{R_1} 为相邻两峰中前一峰的保留时间；t_{R_2} 为相邻两峰中后一峰的保留时间；W_1 和 W_2 为相邻峰的峰宽。（图 5-3）

（3）重复性：用于评价连续进样中，色谱系统响应值的重复性能。采用外标法时通常取各品种项下的对照溶液，连续进样 5 次，除另有规定外，其峰面积测量值的相对标准偏差应不大于 2.0%；采用内标法时通常配制相当于 80%、100% 和 120% 的对照品溶液，加入规定量的内标溶液，配成 3 种不同浓度的溶液，分别进样 2 次，计算平均校正因子。其相对标准偏差应不大于 2.0%。

（4）拖尾因子（T）：用于评价色谱峰的对称性。为保证分离效果和测量精度，应检查待测峰的拖尾因子是否符合各品种项下的规定。

拖尾因子计算公式：

$$T = \frac{W_{0.05h}}{2d_1} \tag{5-18}$$

式中，$W_{0.05h}$ 为 5% 峰高处的峰宽；d_1 为峰顶点至峰前沿之间的距离（图 5-4）。

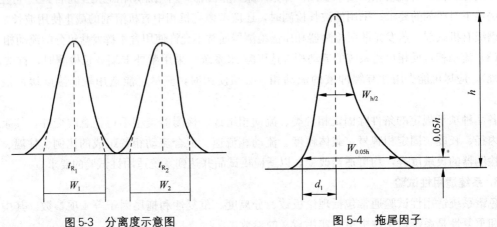

图 5-3　分离度示意图　　　　　　　　图 5-4　拖尾因子

除另有规定外，峰高法定量时 T 应在 0.95～1.05。

峰面积法测定时，若拖尾严重，将影响峰面积法的准确测量。必要时，应在各品种项下对拖尾因子做出规定。

4. 测定法　定量测定时，可根据供试品的具体情况采用峰面积法或峰高法。测定供试品中主成分含量时，常用两种方法：

（1）内标法：精密称（量）取对照品和内标物质，分别配成溶液，精密量取各适量，混合配成校正因子测定用的对照溶液。取一定量注入仪器，记录色谱图。测量对照品和内标物质的峰面积或峰高，按下式计算校正因子：

$$校正因子(f) = \frac{A_S/C_S}{A_R/C_R} \qquad (5\text{-}19)$$

式中，A_S 为内标物质的峰面积（或峰高）；A_R 为对照品的峰面积（或峰高）；C_S 为内标物质的浓度；C_R 为药物对照品的浓度。

再取各品种项下含有内标物质的供试品溶液，注入仪器，记录色谱图，测量供试品中待测成分和内标物质的峰面积或峰高，按下式计算含量：

$$含量（C_X）= f \cdot \frac{A_X}{A_{S'}/C_{S'}} \qquad (5\text{-}20)$$

式中，A_X 为供试品的峰面积（或峰高）；C_X 为供试品的浓度；f 为校正因子；$A_{S'}$ 为内标物质的峰面积（或峰高）；$C_{S'}$ 为内标物质的浓度。

当配制校正因子测定用的对照溶液和含有内标物质的供试品溶液使用同一份内标物质溶液时，则配制内标物质溶液不必精密称（量）取。

采用内标法，可避免因样品前处理及进样体积误差对测定结果的影响。

（2）外标法：精密称（量）取对照品和供试品，配制成溶液，分别精密取一定量，注入仪器，记录色谱图，测量对照品溶液和供试品溶液中待测成分的峰面积或峰高。

按下式计算含量：

$$含量（C_X）= C_R \times \frac{A_X}{A_R} \qquad (5\text{-}21)$$

式中，A_X 为供试品的峰面积（或峰高）；C_X 为供试品的浓度；A_R 为对照品的峰面积（或峰高）；C_R 为对照品的浓度。

外标法可用校正曲线法或外标一点法计算。

1）校正曲线法：配制一系列已知浓度的标准溶液，在同一操作条件下，按同量注入色谱仪，测量其峰面积（或峰高），绘制出峰面积（或峰高）与浓度的校正曲线。然后在相同的条件下，注入同量供试品，测得待测组分的峰面积（或峰高），根据校正曲线或它的回归方程，计算供试品中待测组分的浓度。

2）外标一点法

应用示例：阿奇霉素的含量测定见第 15 章第 3 节。

（二）气相色谱法

气相色谱法系采用气体为流动相（载气）流经装有填充剂的色谱柱进行分离测定的色谱方法。物质或其衍生物气化后，被载气带入色谱柱进行分离，各组分先后进入检测器，用数据处理系统记录色谱信号。

1. 气相色谱法的主要特点

气相色谱法也是一种分离分析技术，其具有以下特点：

（1）高选择性：气相色谱法能够分离分析性质极为相近的物质，如有机药物中的异构体。

（2）高效能：气相色谱法在较短的时间内能够同时分离和测定极为复杂的混合物。

（3）高灵敏度：气相色谱法使用高灵敏度的检测器，可以检出 $10^{-10} \sim 10^{-13}$ g 药物，因此，非常适用于微量和痕量药物的分析。

（4）分析速度快：气相色谱法操作迅速一般只需要几分钟到几十分钟便可完成一个分析周期。

（5）应用范围广：气相色谱法不仅可以分析气体，也可以分析液体或固体。

气相色谱法也有不足之处，不能直接分析难挥发和受热易分解的药物，常需采用化学衍生化技术扩大其应用范围。

2. 对仪器的一般要求 所用的仪器为气相色谱仪。由载气源、进样部分、色谱柱、柱温箱、检测器和数据处理系统等组成。进样部分、色谱柱和检测器的温度均应根据分析要求适当设定。

(1) 载气源：气相色谱法的流动相为气体，称为载气。氦气、氮气和氢气可用作载气。

(2) 进样部分：进样方式一般可采用溶液直接进样、自动进样或顶空进样。

溶液直接进样采用微量注射器、微量进样阀或有分流装置的气化室进样；采用溶液直接进样或自动进样时，进样口温度应高于柱温 30～50℃；进样量一般不超过数微升；柱径越细，进样量应越少，采用毛细管柱时，一般应分流以免过载。

顶空进样适用于固体和液体供试品中挥发性组分的分离与测定。

(3) 色谱柱：为填充柱或毛细管柱。填充柱的材质为不锈钢或玻璃，内装吸附剂、高分子多孔小球或涂渍固定液的载体。常用载体为经酸洗并硅烷化处理的硅藻土或高分子多孔小球，常用固定液有甲基聚硅氧烷、聚乙二醇等。毛细管柱的材质为玻璃或石英，内壁或载体经涂渍或交联固定液。常用的固定液有甲基聚硅氧烷、不同比例组成的苯基甲基聚硅氧烷、聚乙二醇等。

(4) 柱温箱：由于柱温箱温度的波动会影响色谱分析结果的重现性，因此柱温箱控温精度在 ±1℃，且温度波动小于每小时 0.1℃。温度控制系统分为恒温和程序升温两种。

(5) 检测器：适合气相色谱法的检测器有火焰离子化检测器（flame ionization detector，FID）、氮磷检测器（nitrogen phosphorus detector，NPD）、火焰光度检测器（flame photometric detector，FPD）、电子捕获检测器（electron capture detector，ECD）、热导检测器（thermal conductivity detector，TCD）和质谱检测器（mass detector，MS）等。

(6) 数据处理系统：可分为记录仪、积分仪以及计算机工作站等。

各品种项下规定的条件，除检测器种类、固定液品种及特殊指定的色谱柱材料不得任意改变外，其余如色谱柱内径、长度、载体牌号、粒度、固定液涂布浓度、载气流速、柱温、进样量、检测器的灵敏度等，均可适当改变，以适应具体品种并且符合系统适用性试验的要求。一般色谱图约于 30 分钟内记录完毕。

3. 系统适用性试验 同高效液相色谱法项下规定。

4. 测定法

(1) 内标法：同高效液相色谱法项下规定。

(2) 外标法：同高效液相色谱法项下规定。

(3) 标准溶液加入法：精密称(量)取待测成分对照品适量，配制成适当浓度的对照品溶液，取一定量，精密加入供试品溶液中，根据外标法或内标法测定主成分含量，再扣除加入的对照品溶液含量，即得供试品溶液中的主成分含量。

也可按下述公式计算，加入对照品溶液前后的校正因子相同，即

$$\frac{A_{is}}{A_X} = \frac{C_X + \Delta C_X}{C_X} \tag{5-22}$$

则待测组分的浓度 C_X 可通过如下公式进行计算：

$$C_X = \frac{\Delta C_X}{(A_{is}/A_X) - 1} \tag{5-23}$$

式中，C_X 为供试品中组分 X 的浓度；A_X 为供试品中组分的色谱峰面积；ΔC_X 为所加入的已知浓

度的待测组分对照品的浓度；A_{is}为加入对照品后组分 X 的色谱峰面积。

由于气相色谱法的进样量一般仅数微升，为减小进样误差，尤其当采用手工方式进样时，由于留针时间和室温等因素对进样量的影响，故最好采用内标法定量。当采用顶空进样技术时，由于供试品和对照品处于不完全相同的基质中，故可采用标准溶液加入法以消除基质效应的影响；当标准溶液加入法与其他定量方法结果不一致时，应以标准加入法结果为准。

应用示例：维生素 E 的含量测定

色谱条件：以硅酮（OV-17）为固定相，涂布浓度为 2%，或以 HP-1 毛细管柱（100% 二甲基聚硅氧烷）为分析柱；柱温为 265℃。

系统适用性试验：理论板数按维生素 E 峰计算应不低于 500（填充柱）或 5000（毛细管柱），维生素 E 峰与内标物质峰的分离度（R）应符合要求。

校正因子测定：取正三十二烷适量，加正己烷溶解并稀释成每 1 毫升中含有 1.0mg 的溶液，作为内标溶液。另取维生素 E 对照品约 20mg，精密称定，置棕色具塞瓶中，精密加内标溶液 10ml，密塞，振摇使溶解，取 1~3μl 注入气相色谱仪，计算校正因子。

样品测定：取本品约 20mg，精密称定，置棕色具塞瓶中，精密加内标溶液 10ml，密塞，振摇使溶解，取 1~3μl 注入气相色谱仪，测定，按内标法计算，即得。

第3节　药物分析的效能指标

药物分析的效能指标即药品质量标准分析方法验证指标。其目的就是验证所选用的分析方法是否适合相应的检测要求。一般建立药品质量标准时，分析方法需要验证；药品生产工艺变更、制剂的组分变更、原分析方法进行修订时，质量标准分析方法也需要验证。方法验证的理由、过程和结果均应记载在药品质量标准起草说明或修订说明中。

通常需验证的分析项目：鉴别试验，杂质定量检查或限度检查、原料药或制剂中有效成分含量测定，制剂中其他成分（如防腐剂等）的测定，以及药物溶出度、释放度等检查中溶出量的测定方法等均应做出必要验证。

检测内容：准确度、精密度（包括重复性、中间精密度和重现性）、检测限、定量限、专属性、线性与范围和耐用性。通常需视具体方法拟定验证的内容。

方法验证内容如下：

一、准确度

准确度系指用该方法测定的结果与真实值或参考值接近的程度，一般用回收率（%）表示。准确度应在规定范围内测试。所谓的"范围"即指分析方法验证中"六、线性和范围"项下中的内容。

（一）含量测定方法的准确度

1. 原料药的含量测定　可用已知纯度的对照品或供试品进行测定，回收率按下式计算；或用本法所得结果与已知准确度的另一个方法测定的结果进行比较。

$$回收率(\%) = \frac{测得量}{加入量} \times 100\% \tag{5-24}$$

2. 制剂的含量测定　主要考察制剂中其他组分与辅料对回收率是否有影响。可用含已知量被测物的各组分与制剂辅料的混合物进行测定。回收率计算同上式。如不能得到制剂的全部组分，可向制剂中加入已知量的被测物进行测定。回收率应按下式计算，或用本法测得结果与已知准确度的另一个方法测得结果进行比较。

$$回收率(\%)=\frac{测得量-本底量}{加入量}\times100\% \tag{5-25}$$

如该分析方法已测试并求出精密度、线性和专属性，在准确度也可推测出来的情况下，这一项可不必再做。

（二）杂质定量测定的准确度

杂质定量测定一般多采用色谱分析方法。具体操作可向原料药或制剂中加入已知量杂质进行测定。如不能得到杂质或降解产物，可用本法测定结果与另一成熟的方法进行比较，如药典标准方法或经过验证的方法。在不能测得杂质或降解产物的响应因子或不能测得对原料药的相对响应因子的情况下，可用原料药的响应因子。应明确表明单个杂质和杂质总量相当于主成分的重量比（%）或面积比（%）。

（三）数据要求

在规定范围内，至少用9个测定结果进行评价。例如，设计3个不同浓度，每个浓度各分别制备3份供试品溶液进行测定。应报告已知加入量的回收率（%），或测定结果平均值与真实值之差及其相对标准偏差或可信限。

二、精密度

精密度系指在规定的测试条件下，同一个均匀供试品，经多次取样测定所得结果之间的接近程度。含量测定与杂质定量测定均需考察方法的精密度。

（一）精密度的表示方法

精密度一般用偏差、标准偏差或相对标准偏差表示：

1. 偏差 （deviation, d）

$$d=测得值-平均值=X_i-\overline{X} \tag{5-26}$$

2. 标准偏差 （standard deviation, SD 或 S）：

$$S=\sqrt{\frac{\sum(X_i-\overline{X})^2}{n-1}} \tag{5-27}$$

3. 相对标准偏差 （relative standard deviation, RSD） **也称变异系数** （coefficient of variation, CV）：

$$RSD=\frac{标准偏差}{平均值}\times100\%=\frac{S}{\overline{X}}\times100\% \tag{5-28}$$

用 RSD% 表示精密度时，至少用6次结果进行评价。

（二）验证内容

精密度验证内容包括重复性、中间精密度和重现性。

1. 重复性　在相同条件下，由同一个分析人员测定所得结果的精密度称为重复性。

在规定范围内，至少用9次测定结果进行评价。例如，设计3个不同浓度，每个浓度各分别制备3份供试品溶液，进行测定，或将相当于100%浓度水平的供试品溶液，用至少测定6次的结果进行评价。

2. 中间精密度　在同一个实验室，不同时间由不同分析人员用不同设备测定结果之间的精密度，称为中间精密度。

为考察随机变动因素对精密度的影响，应设计方案进行中间精密度试验。变动因素为不同日期、不同分析人员、不同设备。

3. 重现性　在不同实验室由不同分析人员测定结果之间的精密度，称为重现性。

法定标准采用的分析方法，应进行重现性试验。例如，建立药典分析方法时，通过协同检验得出重现性结果。协同检验的目的、过程和重现性结果均应记载在起草说明中。应注意重现性试验用的样品本身的质量均匀性和贮存运输中的环境影响因素，以免影响重现性结果。

（三）数据要求

均应报告标准偏差、相对标准偏差和可信限。

三、检测限

检测限（limit of detection，LOD）系指试样中被测物能被检测出的最低量。LOD是一种限度检验效能指标，它反映方法与仪器的灵敏度和噪声的大小。无须定量测定，只需指出高于或低于该规定的浓度和量即可。药品中的鉴别试验和杂质检查方法，均应通过测试确定方法的检测限。

（一）常用的方法

1. 非仪器分析目视法　用已知浓度的被测物，试验出能被可靠地检测出的最低浓度或量。非仪器分析目视法即用目视直接评价结果的分析方法。如用显色鉴别、薄层色谱鉴别来检查杂质。

2. 信噪比法　该法用于能显示基线噪声的分析方法，即把已知低浓度试样测出的信号与空白样品测出的信号进行比较，算出能被可靠地检测出的最低浓度或量，一般以信噪比为3∶1或2∶1时相应浓度或注入仪器的量确定检测限。如GC、HPLC方法。

（二）数据要求

无论采用非仪器分析目视法或信噪比法，均应配制5～6份样品使其浓度近于或等于检测限目标值再行分析。报告应附测试图谱，说明测试过程和检测限结果。

四、定量限

定量限（limit of quantitation，LOQ）系指试样中被测物能被定量测定的最低量，其测定结果应具有一定准确度和精密度。杂质和降解产物用定量测定方法研究时，应确定方法的定量限。常用信噪比法来确定定量限。

定量限的测定方法与检测限的方法相同，只不过相应的系数不同，定量限一般以信噪比为10∶1时相应浓度或注入仪器的量来确定。

数据要求：除需附测试图谱说明测试过程和定量限结果外，还需说明测试结果的准确度与精密度。

五、专属性

专属性系指在其他成分（如杂质、降解产物、辅料等）可能存在下，采用的方法能正确测定出被测物的特性。鉴别反应、杂质检查和含量测定方法，均应考察其专属性。如方法专属性不强，应采用多个方法予以补充。

（一）鉴别反应

应能与可能共存的物质或结构相似化合物区分。不含被测成分的供试品，以及结构相似或组分中的有关化合物，均应呈负反应。

(二)含量测定和杂质测定

色谱法和其他分离方法，应附代表性图谱，以说明方法的专属性，并应标明诸成分在图中的位置，色谱法中的分离度应符合要求。

在杂质可获得的情况下，对于含量测定，试样中可加入杂质或者辅料，考察测定结果是否受干扰，并可与未加杂质或辅料的试样比较测定结果。对于杂质测定，也可向试样中加入一定量的杂质考察杂质之间是否得到分离。

在杂质或降解产物不能获得的情况下，可将含有杂质或降解产物的试样进行测定，与另一个已经验证的方法或药典方法比较结果。用强光照射、高温、高湿、酸（碱）水解或氧化的方法进行加速破坏，以研究可能的降解产物和降解途径。含量测定方法应比对二法的结果，杂质检查应比对检出的杂质个数，必要时可采用发光二极管阵列检测和质谱检测，进行峰纯度检查。

六、线性与范围

(一)线性

线性系指在设计的范围内，测试结果与试样中被测物浓度直接成正比关系的程度。

应在规定的范围内测定线性关系，可用一贮备液经精密稀释，或分别精密称样，制备一系列供试样品的方法进行测定，至少制备 5 份供试样品。以测得的响应信号作为被测物浓度的函数作图，观察是否呈线性，再用最小二乘法进行线性回归。必要时，响应信号可经数学转换，再进行线性回归计算。

数据要求：应列出回归方程、相关系数和线性图。

(二)范围

范围系指能达到一定精密度、准确度和线性，测试方法适用的高低限浓度或量的区间。

范围应根据分析方法的具体应用和线性、准确度、精密度结果和要求确定。若为原料药和制剂含量测定，范围应为测试浓度的 $80\%\sim120\%$；若为制剂含量均匀度检查，范围应为测试浓度的 $70\%\sim130\%$，根据剂型特点，如气雾剂和喷雾剂，范围可适当放宽；若为溶出度或释放度中的溶出量测定，范围应为限度的 $\pm20\%$，如规定了限度范围，则应为下限的 -20% 至上限的 $+20\%$；若为杂质测定，范围应根据初步实测，拟定为规定限度的 $\pm20\%$。如果含量测定与杂质检查同时进行，用百分归一化法，则线性范围应为杂质规定限度的 -20% 至含量限度（或上限）的 $+20\%$。

七、耐用性

耐用性系指在测定条件有小的变动时，测定结果不受影响的承受程度，为使方法可用于常规检验提供依据。开始研究分析方法时，就应考虑其耐用性。如果测试条件要求苛刻，则应在方法中写明。典型的变动因素：被测溶液的稳定性、样品的提取次数、时间等。液相色谱法中典型的变动因素：流动相的组成和 pH，不同厂牌或不同批号的同类型色谱柱、柱温、流速等。气相色谱法变动因素：不同厂牌或批号的色谱柱、固定相、不同类型的担体、柱温、进样口和检测器温度等。

经试验，应说明小的变动能否通过设计的系统适用性试验，以确保方法有效。

八、效能指标的评价与应用

验证一种分析方法，应视方法的使用对象拟定验证的内容，不一定对以上 8 项指标一一要求，主要有以下 3 种情况：

（1）鉴别试验方法验证时，只要求专属性、耐用性两项效能指标，其余效能指标不要求。

（2）原料药中杂质测定或制剂中的降解产物测定方法验证时，这些要求既可用于定量，又可用于限度检查。

用于定量时，除检测限指标不必要求外，其余效能指标均应验证。

用于限度检查时，只要求专属性、检测限和耐用性 3 项指标，其余效能指标不要求。

（3）原料药中主成分或制剂中有效组分含量测定及溶出度测定方法验证时，除检测限和定量限两项指标外，其余效能指标均应验证。

表 5-3 中列出的分析项目和相应的验证项目可供参考。

表 5-3　验证项目和验证内容

项目 内容	鉴　别	杂 质 测 定		含量测定及溶出量测定
		定　量	限　度	
准确度	—	+	—	+
精密度				
重复性	—	+	—	+
中间精密度	—	+①	—	+①
专属性②	+	+	+	+
检测限	—	—③	+	—
定量限	—	+	—	+
线性	—	+	—	+
范围	—	+	—	+
耐用性	+	+	+	+

①已有重现性验证，不需验证中间精密度；

②如一种方法专属性不强，可用其他分析方法予以补充；

③视具体情况予以验证。

学习重点

在建立药品质量标准分析方法时，首先应选择合适的分析方法，然后需进行分析方法的验证来证明选用的方法是否适合于相应的测定要求。通过本章的学习，应掌握药物定量分析的常用方法（容量分析法、光谱分析法和色谱分析法）的基本原理、适用范围和优缺点；掌握药品质量标准分析方法验证的相关内容。在此基础上，结合以后各章节的学习内容，学会针对某一种药物如何选择合适的定量分析方法，并对所选的方法进行验证。

思 考 题

1. 请对比说明容量分析法、光谱分析法和色谱分析法的优缺点。

2. 某药物用高效液相色谱法进行含量测定，其系统适用性试验包括哪几项？

3. 欲用容量分析法建立某药物的含量测定方法，其方法验证的指标包括哪几项？

（李惠芬）

第6章

药物生物样品分析

学习要求

1. 掌握药物分析常用生物样品的种类、特点、样品制备方法及其应用。
2. 熟悉生物样品制备的要求和注意事项。
3. 熟悉生物样品常用的分离富集方法及其原理。
4. 熟悉生物样品分析测定的一般实验步骤。
5. 了解体内药物分析常用分析方法、特点和应用。

第1节 药物的体内过程

一、药物的体内过程

药物从进入机体至排出体外的过程称药物的体内过程（图 6-1）。它包括药物在体内的吸收（absorption）、分布（distribution）、代谢（metabolism）和排泄（excretion）。药物吸收指药物由机体给药部位进入血液循环的过程。药物分布指药物由血液转运到体内各器官、组织或体液，分布达到动态平衡的过程。药物代谢又称生物转化（drug biotransformation），指药物经过体内吸收分布后，在各种药物酶的作用下，所发生的一系列化学反应。有些药物在体内保持原有的化学结构不变（以原型药存在），而多数药物则部分或全部转化生成代谢物（metabolites），代谢物与原型药相比在理化性质、药理活性、毒理活性等方面会有不同程度的变化。药物排泄指原型药物或代谢物排出体外的过程。药物可通过尿液、胆汁、乳液、唾液或其他途径（如汗液、泪液等）排出体外。

药物体内代谢反应可分为两相反应。第一相（phase I）反应包括氧化、还原和水解，其结果是在原型药物分子上增加了极性基团（如—OH、—COOH、—NH$_2$、—SH 等），水溶性增强。经历第一相反应后，药物的活性发生改变［灭活（inactivation）、激活（activation）或作用类型改变］。第二相（phase II）反应是结合反应（conjugation），是药物或经第一相反应后的代谢物与体内一些水溶性较大的内源化合物（如葡萄糖醛酸、硫酸、醋酸、氨基酸等）相结合，生成的结合物（又称缀合物（conjugates））的极性进一步增大，有利于通过尿液排泄。结合反应后，药物通常被灭活。

在常见的体液样品中，血浆、血清富含蛋白，尿液含蛋白量极微，唾液含蛋白量仅为血浆蛋白量的十分之一左右。药物在体内转运、转化过程中，可与组织蛋白（包括受体）和体液蛋白相

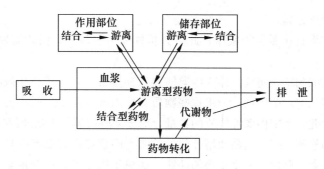

图6-1 药物的体内过程

结合。与药物相结合的血浆蛋白主要是白蛋白、α_1-酸性糖蛋白和脂蛋白。白蛋白主要与有机酸类药物结合，α_1-酸性糖蛋白主要与有机碱类药物结合。因此在组织和体液中除含有游离的药物、游离的代谢物外，还含有与蛋白结合的药物、结合的代谢物。

了解药物在体内吸收、分布、代谢和排泄过程以及体内样品中的药物及其代谢的存在形式或状态，对于合理选择用于体内药物分析的生物样品的制备方法和分析测定方法具有重要意义。

二、体内药物分析的特点

体内药物分析（pharmaceutical analysis in biological samples）是通过分析的手段了解生物机体中药物及其代谢物和内源性物质的数量与质量的变化规律，获得各种药物代谢动力学的各种参数和转变、代谢的方式、途径等信息。

体内药物分析的特点：

（1）被测定的药物和代谢物的浓度或活性极低；

（2）样品来自生物体，组成较复杂。样品中存在各种直接或间接影响测定结果的物质，干扰物影响较大，大多需要分离和净化；

（3）样品量少，尤其是连续测定时，很难再度获得完全相同的样品；

（4）工作量较大，随着工作的深入开展，会成倍地甚或按指数级数增加；

（5）往往要求很快地提供结果，尤其在毒物检测工作中；

（6）对测定仪器的性能要求较高（灵敏、快速、准确等）；

（7）测定数据的处理和阐明有时不太容易。

三、体内药物分析的主要任务

（1）生物样品中药物分析方法学研究是体内药物分析的主要任务，目标是建立最佳样品制备方法和分析测定方法；评定各种分析方法的灵敏度、专属性（也称特异性或选择性）和准确度；探讨各种方法应用于体内药物分析的规律性问题。

体内药物分析的样品来自生物体，组成较复杂，干扰物影响较大，而且一般药物含量低。进行药物体内研究时，要求分析方法的灵敏度、专属性和可靠性均较高。

（2）为新药研发提供体内药物分析数据。在新药研制过程中，按照国家药品注册有关规定，要提供药物在动物和人体内的药物动力学参数、生物利用度及血浆蛋白结合率等基本数据。对于已经应用于临床的药物，仍有必要再进行深入的体内研究。这些研究工作要靠体内药物分析提供数据。

（3）为临床治疗药物监测（therapeutic drug monitoring，TDM）提供准确的血药浓度测定值，并对血药浓度进行具体分析和合理解释，提供药学情报和信息，参与指导临床科学用药、确定最佳剂量、制订药物治疗方案。

治疗药物监测工作直接服务于临床，此类分析样品数量较大，因此需要简便、快速、灵敏、准确的分析方法。

（4）内源性物质的测定和研究。体内内源性物质如激素、儿茶酚胺和尿酸等，在机体正常生理条件下均处在一定的浓度范围内，如果这些物质在体内的含量发生明显变化或出现异常，提示机体发生了病变。因此，测定内源性物质的含量，对于某些疾病的诊断及治疗具有重要作用。

（5）滥用药物的检测。麻醉药品和精神药品的滥用问题在世界范围内日益严重，如何确证嫌疑人存在药物滥用现象，已成为一个重要的课题。如对于吸毒者体内的毒品（海洛因等）和运动员体内的违禁药品（兴奋剂等）的测定，也必须使用体内药物分析手段和技术才能完成。

第 2 节　生物样品的种类、采集和贮藏

生物样品包括各种体液和组织，其中血样（全血、血浆、血清）、尿液、唾液等样品在体内药物分析中应用较多。

一、生物样品的种类和取样

（一）血样

血浆（plasma）、血清（serum）和全血（whole blood）是体内药物分析常采用的样本，其中血浆和血清最常用。血药浓度通常是指血浆或血清中的药物浓度，而不是指含有血细胞的全血中的药物浓度。

供测定的血样应能代表整个血药浓度，因而应待药物在血液中分布均匀后取样。一般用注射器、毛细管或微量采血管采取。血样的采样量和时间间隔应依据测定目的和测定方法确定。动物实验时可直接从动脉或心脏取血。人通常从静脉取血。

全血经过抗凝剂（anti-coagulant）（如肝素、枸橼酸、草酸盐等）处理后的全部血液为全血，含抗凝剂的全血经离心（除去血细胞）后所得到的上层淡黄色透明液体为血浆，血浆体积约占全血的 55%。血浆中水约占 90%，其他成分有蛋白质、葡萄糖、凝血因子、金属离子、激素、二氧化碳等。一般认为，当药物在体内达到稳定状态时，血浆中药物浓度与药物在作用部位的浓度紧密相关，即血浆中的药物浓度反映了药物在体内靶器官的状况，因而血浆浓度可作为作用部位药物浓度的可靠指标。

肝素是一种含硫酸盐的黏多糖，常用其钠盐、钾盐，它能阻止凝血酶原转化为凝血酶，从而抑制纤维蛋白原形成纤维蛋白。一般 1ml 的全血需加 0.1～0.2mg 的肝素，加入血样后立即轻轻旋摇，但勿太猛烈，以免导致血细胞破裂。

如果血液不经抗凝处理而使其自行凝固，则血液会自动在一系列凝血因子的作用下发生凝聚，经放置一段时间或离心处理，血液中凝固的部分会与淡黄色的透明液体分离，该液体即为血清。在室温较高时，血凝过程较快，宜在血凝后半小时内分离血清。当室温较低时，血凝过程较慢，此种情况可将血液置 37℃ 温度下加速血清析出。血清与血浆的主要区别是血清中不含纤维蛋白原或其他凝血因子，其他成分与血浆成分相同。

全血样品的净化较血浆和血清麻烦，并且大多数药物的血浆浓度与红细胞中的浓度成正比，血浆中的药物浓度可反映药物在体内作用部位的状况，所以测定全血也不能提供更多的数据，而且全血如果发生溶血，其血红蛋白等可能会给测定带来影响。所以，多数情况下是测定血浆或血

清中的药物浓度。此外，有关血浆或血清中药物浓度的数据报道较多，可供参考。但是在某些情况下，例如一些可与红细胞结合的药物或药物在血浆和血球的分配比率因不同患者而差异较大时则宜采用全血测定。

采取血样后，应及时分离血浆或血清，并立即进行分析测定。如果不能立即测定，应将样品完全密塞后置冰箱内短期冷藏（4℃）或长期冷冻（−20℃）保存。

（二）尿液

尿液（urine）样品的测定通常用于药物的剂量回收、肾清除率、生物利用度以及代谢物类型的测定等研究。体内药物清除主要是通过尿液排出，药物可以原型（母体药物）或代谢物及其缀合物形式排出。正常尿液中除大量水分外，还含有无机盐（Cl^-、Na^+、K^+和磷酸盐等）、含氮化合物（尿素、尿酸、肌酸和肌酐、氨基酸、氨等）、其他有机物（例如结合的葡萄糖醛酸、乳酸、草酸、含硫化合物等）。另外，尿中还含有少量蛋白质和糖，但因常规方法检测不出来，所以常被看成是正常生理性的。但如果用常规检验方法在尿中检查出蛋白质和糖，则被认为是病理性的，即身体出现了某种疾病。

尿液药物浓度较高，收集量也可以很大，但因尿液浓度通常变化较大，所以应测定一段时间内尿中药物的总量（例如8小时、12小时、24小时内的累计量），需记录排出尿液体积及尿药浓度。尿药浓度改变不直接反映血药浓度，受试者肾功能将影响药物的排泄。尿液中药物大多呈缀合状态，测定前要将缀合物中的药物游离。尿液采集具有在较短时间内不可能多次取样、排尿时间较难掌握（尤其是婴儿）、不易采集完全等不足。

（三）唾液

唾液（saliva）是无色、无味、近中性（pH 6.9±0.5）的液体，每日分泌量1～1.5L。唾液的成分除了约占99%的水以外，还有钾、钠、钙、磷等多种微量元素和黏蛋白、球蛋白、唾液淀粉酶和溶菌酶等。有些药物在唾液中的浓度与血浆中的药物浓度存在一定的相关性，因而可依据药物唾液浓度推定血浆中游离药物浓度。但有些蛋白结合率较高的药物在唾液中的浓度比血浆浓度低得多，需高灵敏度的方法才能检测。

与血液样品相比，唾液样品有以下优点：① 唾液中蛋白含量极少，结合型药物少，其药物浓度与游离型浓度几乎相同，因此唾液中药物浓度可间接反映血清中药物的游离型浓度；② 唾液样品易收集，取样无痛苦、无损伤、无感染危险，患者易接受，对老人、儿童及血液采集困难的患者尤为方便；③ 唾液样品基质背景相对简单，有利于样品处理和分析测定。

唾液采样一般是在漱口后15分钟，收集口内自然流出或经舌在口内搅动后流出的混合唾液，离心后小心吸取上清液，可以直接测定或采取适宜的样品制备方法进行分离富集后再测定。离心分离操作，不仅可以除去唾液中黏蛋白的影响，也可以同时除去唾液中残渣或沉淀物对药物测定的影响。唾液少时也可用少许维生素C刺激，在短时间内可增加唾液量，但注意可能会对药物浓度有一定影响。

二、生物样品贮存和稳定性考察

取样后最好立即进行分析，冷藏（4℃）或冷冻（−20℃）有时也不能完全保证样品不起变化。尿液是很好的细菌生长液，若需收集24小时或更长时间的样品或不能立即测定的，应置冰箱冷藏或加防腐剂（1%甲苯、过饱和氯仿）保存。分析样品贮存时应考虑：贮存条件；样品贮存会对分析结果产生什么影响；样品不稳定时可能发生的反应及其产物；如何预防或校正不稳定样品的分析结果。

第3节　生物样品处理

由于生物样品（biological samples）中药物或代谢物的浓度低并多以不同形式存在（蛋白结合物或缀合物等），同时由于生物样品基质背景复杂，存在各种直接或间接影响分析测定结果的物质，因此体内药物分析中除少数体液样品经简单处理后可以直接测定外，多数样品需在分析测定前进行样品制备（sample preparation），也称样品前处理（pretreatment）或样品净化（clean-up）。药物生物样品的制备主要包括蛋白质的去除、缀合物的水解、分离富集以及必要时的衍生化。在药物生物样品分析测定过程中，样品处理的工作量较大，约占全过程所需时间的 60%～70%。

选择样品制备方法时要考虑：药物的理化性质、待测物的浓度范围、药物测定的目的、选用的生物体液和组织的类型、样品制备与分析技术的关系等。通过适当的样品制备将存在于复杂生物基质中的微量目标组分（药物、代谢物等）分离出来后进行定性或定量分析测定。

一、生物样品制备的常用方法

（一）去蛋白质

去除蛋白质是测定血浆、血清、全血及组织匀浆等样品中药物时的最先步骤。一般通过蛋白沉淀（protein precipitation）、酶解（zymohydrolysis）等方法去除生物样品中的蛋白质。

1. 蛋白沉淀法　生物体内的蛋白质是 20 种氨基酸按照不同的种类、数量和排列顺序通过肽键连接形成的生物大分子。蛋白质分子的直径在 1～100nm 之间，呈现出胶体颗粒特性。同时，由于在蛋白质表面上有亲水基团的存在，可在蛋白质表面上形成一层水化膜。蛋白质胶粒表面可带有电荷，也起到稳定胶粒的作用。这两个稳定因素防止了溶液中蛋白质的沉淀析出。

某些物理和化学因素使蛋白质分子的空间构象发生改变或被破坏，其导致理化性质的改变和生物活性的丧失，这种现象称为蛋白质的变性（denaturation）。造成蛋白质变性的因素有加热、有机溶剂、强酸、强碱、生物碱试剂和重金属离子等。变性的表现是蛋白质的溶解度下降，黏度上升，生物活性部分或全部丧失，以及抗水解能力下降。蛋白质变性后，其疏水部分暴露在外，使得它们易于聚集而从溶液中析出。这一现象称为蛋白质沉淀。常用的蛋白质沉淀方法见表 6-1。

表 6-1　常用的蛋白质沉淀方法

沉淀方法	原理和特点
中性盐沉淀（盐析）	盐溶：低盐浓度使蛋白质溶解度增加
	盐析：高盐浓度时破坏蛋白质的水化层并中和电荷，促使蛋白质颗粒相互聚集而沉淀
	特点：沉淀出的蛋白质不变性
	分级沉淀：不同蛋白质盐析时所需盐的浓度不同，混合蛋白质溶液可用不同的盐浓度分别沉淀
有机溶剂沉淀	在蛋白质溶液中加入一定量的与水互溶的有机溶剂使蛋白质表面失去水化层相互聚集而沉淀
	本法有时可引起蛋白质变性
加热沉淀	加热使蛋白质变性沉淀
	在等电点时加热最易沉淀，而偏酸或偏碱时，蛋白质虽加热变性也不易沉淀

沉 淀 方 法	原理和特点
重金属盐沉淀	蛋白质在 pH>pI 的溶液中呈负离子，可与重金属离子（Cu^{2+}、Hg^{2+}、Pb^{2+}、Ag^+ 等）结合成不溶性蛋白盐而沉淀
生物碱试剂沉淀	蛋白质在 pH<pI 时呈正离子，可与生物碱试剂（例如苦味酸、鞣酸、三氯醋酸等）结合成不溶性的盐而沉淀

通过向生物样品中加入沉淀剂［如三氯醋酸（TCA）、硫酸锌、硫酸铵等］或与水混合的有机溶剂（乙腈、乙醇或甲醇等）使蛋白质沉淀，然后离心取上清液进行分析测定是生物样品处理中最常用的方法。其中，乙腈、三氯醋酸、硫酸锌是最常用、最有效的去蛋白试剂。值得注意的是，用 TCA 去蛋白时会对 HPLC-MS 测定结果有影响，有时会引起显著的离子强度抑制。另外，因 TCA 沉淀蛋白效力较强，有时会因沉淀蛋白裹挟药物而使药物回收率下降。

2. 酶解法 最常用的是蛋白水解酶（proteolytic enzyme）中的枯草菌溶素。它是一种细菌性碱性蛋白分解酶，pH 值在 7.0～11.0 范围内使蛋白质肽键降解，在 50～60℃具有最大活力。具有以下优点：① 因是在平稳条件下进行的，可避免某些药物在酸中水解及较高温度时降解；② 可显著改善对蛋白结合率强的药物的回收率；③ 可用有机溶剂直接提取消化液而无乳化生成的危险；④ 在用 HPLC 时，无须再进行过多的净化操作。缺点是不适用于一些在高 pH 时易水解的药物。

（二）缀合物的水解（hydrolysis of conjugates）

缀合物指药物或其代谢物在体内与内源性物质结合生成的产物。这些内源性物质包括葡萄糖醛酸（glucuronic acid）、硫酸、甘氨酸、谷胱甘肽和醋酸等，其中前两种最为重要。一些含羟基、羧基、氨基和巯基的药物，可与葡萄糖醛酸形成葡萄糖醛酸苷缀合物。还有一些含酚羟基、芳胺及醇类药物能与内源性硫酸形成硫酸酯缀合物。尿液中药物多呈缀合状态。例如，非那西丁在体内受肝微粒体酶的作用脱烷基氧化成对乙酰氨基酚，后者与内源性葡萄糖醛酸或硫酸结合生成缀合物——对乙酰氨基酚葡萄糖醛酸苷和对乙酰氨基酚硫酸酯，其反应式如下：

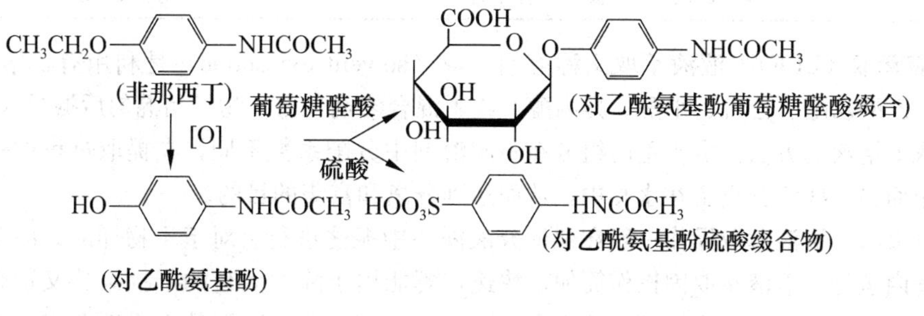

缀合物较原型药物具有较大的极性而不易被有机溶剂提取。为了测定尿液中药物总量，无论是直接测定还是萃取分离，之前都需要进行水解以将缀合物中的药物释放出来。

1. 酸水解 酸水解时可加入适量的盐酸溶液。酸的用量、浓度、反应时间及温度等条件需通过实验条件的优化确定。酸水解法简便、快速，但有些药物在水解过程中会分解。与酶水解法相比，其专一性较差。

2. 酶水解 对于遇酸及受热不稳定的药物可以采用酶水解法。葡萄糖醛酸苷酶（glucuronidase）

或硫酸酯酶（sulfatase）可分别用于药物的葡萄糖醛酸苷缀合物和硫酸酯缀合物的水解。由于上述两种缀合物在尿样中通常同时存在，实际应用中最常用的是葡萄糖醛酸苷酶-硫酸酯酶的混合酶。一般控制 pH 值为 4.5～5.5，37℃培育数小时进行水解。

酶水解比酸水解温和，一般不会引起被测物分解，且酶水解专属性强。其缺点是酶水解时间稍长以及酶制剂可能带入的黏蛋白会引起乳化或色谱柱阻塞。尿液酶水解前应先除去尿中能抑制酶活性的阳离子。

3. 溶剂解　溶剂解（solvolysis）指通过加入一定溶剂使缀合物（主要是硫酸酯）在萃取过程中被分解的过程。例如尿中的甾体硫酸酯在 pH＝1 时加乙酸乙酯提取时发生溶剂解，条件比较温和。

（三）分离富集

生物样品分离富集常用的方法有液液萃取（liquid-liquid extraction，LLE）、固相萃取（solid-phase extraction，SPE）。近年来，一些新的分离富集技术，例如固相微萃取（solid-phase microextraction，SPME），在药物生物样品分析中也逐渐得到应用。常用样品制备方法参见表6-2。

表 6-2　常用样品制备方法

方　法	原　理	应　用
液液萃取	分配	液体样品
固相萃取	分配或吸附	液体样品
柱切换	基于不同固定相的选择性差异	在线生物样品制备
固相微萃取	分配或吸附	液体样品（直接浸入或顶空）
蛋白沉淀	降低蛋白质溶解度	血浆样品
超滤	分子选择性滤膜	血浆样品
透析	分子选择性与渗透压	血浆样品
药物缀合物水解	水解	药物代谢物
直接 HPLC 进样	特定固定相的选择性或利用表面活性剂使蛋白质溶解	血浆样品
衍生化	亲电试剂与含活泼氢的基团反应	化学反应以改善分离或检测

1. 液液萃取（LLE）　液液萃取又称溶剂萃取（solvent extraction）是利用有机溶剂（例如，二氯甲烷、乙酸乙酯、己烷、甲醇、异丙醇，或者混合溶剂）与生物样品混匀后振摇或振荡提取，然后离心取上清液的方法。由于不同组分在不同溶剂中分配系数不同，在提取过程中一些组分进入有机相中而另一些组分仍留在水相中，从而达到分离和富集的目的。

样品量大时，液液萃取操作一般在梨形分液漏斗中振荡进行。对于生物样品，因其样品量少一般在试管内进行。液液萃取因操作简便、快速，既能用于除去大量的干扰组分又适合于微量组分的分离与富集，所以在生物样品分析中有着广泛的应用。液液萃取的选择性和回收率与溶剂的极性、溶液的 pH、提取方法、溶剂回收方法等因素有关。

（1）萃取溶剂的选择原则：在有机物的萃取分离中，溶剂选择的基本原则是"相似相溶"。即根据目标组分的极性选择极性与之相近的溶剂。通过选择那些对被分离物质溶解度大而对杂质溶解度小的溶剂，可以使被分离物质从混合组分中选择性地分离。一般溶剂的极性大小顺序如下：饱和烃类＜全氯代烃类＜不饱和烃类＜醚类＜未全氯代烃类＜酯类＜芳胺类＜酚类＜酮类＜醇类。常用萃取溶剂的极性（介电常数）见表6-3。

表6-3 常用萃取溶剂的介电常数

溶　剂	介电常数	溶　剂	介电常数
水	78.54	乙醚	4.335
异丁醇	15.8	甲苯	2.379
二氯甲烷	9.8	四氯化碳	2.238
乙酸乙酯	6.02	苯	2.284
氯仿	4.806	环己烷	2.023
		己烷	1.890

（2）溶液的 pH：因多数药物呈弱酸性或弱碱性，其在体内各种体液中同时以解离型和非解离型存在，而两种型体所占的比例取决于药物的 pK_a 和体液或介质的 pH，常用体液样品的 pH 值见表6-4。

表6-4 生物体液的 pH 值

体　液	pH 值	体　液	pH 值
胃液	1.0～2.0	尿液	4.8～7.5
唾液	6.4～7.5	眼泪	7.4
血液	7.35～7.45		

弱酸性或弱碱性药物的解离型和非解离型与其 pK_a 及介质 pH 值之间的关系可用 Handerson-Hasselbalch 方程式表示。

$$弱酸性药物 \quad pH - pK_a = \log \frac{[A^-]}{[HA]} \tag{6-1}$$

$$弱碱性药物 \quad pK_a - pH = \log \frac{[BH^+]}{[B]} \tag{6-2}$$

式中，HA 代表弱酸的非解离型；A^- 为弱酸解离型；B 为弱碱的非解离型；BH^+ 为弱碱解离型。一般情况下，非解离型易溶于弱极性溶剂而解离型易溶于极性溶剂。

由上式可见，对于给定的药物（pK_a 一定时），其解离型与非解离型的比值取决于所处介质的 pH 值。当 $pH = pK_a$ 时，药物的非电离型和电离型各占 50%。为使 90% 药物以非电离型存在便于溶剂提取，碱性药物最佳提取 pH 值要高于 pK_a 值 1～2 个单位；酸性药物最佳提取 pH 值则低于 pK_a 值 1～2 个单位。调整介质的 pH 值可以改变两种型体的比例。萃取溶液的 pH 值与药物 pK_a 值的关系如表6-5所示。

表6-5 pH 值与药物解离常数的关系

pH	弱酸性药物非解离型：解离型	弱碱性药物非解离型：解离型
$= pK_a - 2$	100：1	1：100
$= pK_a - 1$	10：1	1：10
$= pK_a$	1：1	1：1
$= pK_a + 1$	1：10	10：1
$= pK_a + 2$	1：100	100：1

（3）提取方法：由于体液样品量少且药物含量低，一般只提取 1～2 次。为减小样品制备和分析测定过程中可能产生的误差，多采用内标法对生物样品中的药物或代谢物进行定量测定。内标

一般需在样品制备前定量加入样品中,以被测组分的峰高(或峰面积)与内标的峰高(或峰面积)之比对浓度作标准曲线并同时进行样品测定。

(4)提取溶剂的蒸发:为提高被测组分的浓度,得到的提取液还需进一步浓缩富集。常用真空蒸发或吹氮气流使提取液中溶剂挥散后,再用少量溶剂溶解残留物后进行分析测定。

2. 固相萃取(SPE) 固相萃取基于选择性吸附、选择性洗脱的方式对样品进行富集、分离、纯化。SPE 保留或洗脱的机制取决于被测组分与吸附剂表面的活性基团,以及被测组分与洗脱液之间的分子间作用力。通过选择吸附被测组分而不吸附样品中其他成分的吸附剂,可以达到富集被测组分并同时去除样品基质中干扰组分的目的。

常用的固相萃取装置是装有固体吸附剂的针筒状聚丙烯小柱(图 6-2)。除了柱管式 SPE 外,采用过滤膜的圆盘式 SPE 的使用也日渐广泛。与柱管式 SPE 相比,圆盘式 SPE 具有相对较大的横截面,固定相薄,有利于增大流速和萃取速度,特别适合环境样品如水中痕量有机物的分析、尿中药物代谢物的分析等,可以通过增大样品体积来提高检测灵敏度。

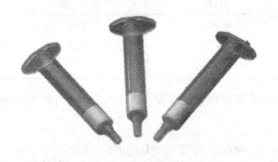

图 6-2 固相萃取小柱示意图

SPE 的基本方法是使液体样品通过装有吸附剂的 SPE 小柱,吸附剂选择性的保留其中被测组分,再选用适当强度溶剂洗去其他组分(杂质或干扰物),然后用少量良溶剂洗脱被测组分,从而达到快速分离净化与浓缩的目的。也可选择性吸附干扰杂质,而让被测组分流出;或同时吸附杂质和被测组分,再使用合适的溶剂选择性洗脱被测物质。SPE 的基本过程如图 6-3 所示。

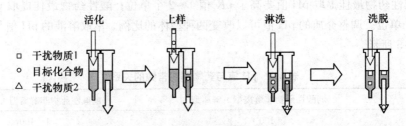

图 6-3 SPE 的基本过程

目前 SPE 已发展成为一种成熟的样品制备技术,常用 SPE 填料种类参见表 6-6。其中吸附型填料包括硅胶、硅藻土、氧化铝等。键合相型填料(改性硅胶)分为正相填料、反相填料和离子交换型填料等,正相填料含有氨基、腈基、二醇基等;反相填料含有 C_6、C_8、C_{18}、腈基、环己基、苯基等;离子交换型填料含有季胺、氨基、二氨基、苯磺酸基、羧基等。以硅胶为基质的化学键合吸附剂在极端 pH 条件下不稳定(适合于 pH 2~8)。此外,多孔聚合物吸附剂,如苯乙烯-

二乙烯苯共聚物和带各种极性基团的苯乙烯-二乙烯基苯的聚合物，特别是高交联度、大比表面的聚合物在萃取极性化合物方面获得广泛的应用。

表 6-6　常用固相萃取小柱填料

固 定 相	极 性	作 用 机 制
吸附剂		
硅胶	极性	吸附；氢键
氧化铝	极性	吸附；氢键
硅藻土	极性	吸附
键合相（改性硅胶）		
$-C_{18}H_{37}$（C_{18}或 ODS）	非极性	范德华力；π-π 作用
$-C_8H_{17}$（C_8）	非极性	范德华力；π-π 作用
$-C_6H_5$	非极性	范德华力；π-π 作用
$-(CH_2)_3CN$	极性	极性；氢键
$-(CH_2)_3NH_2$	极性	极性；氢键
$-(CH_2)_3C_6H_4SO_3H$	离子性	阳离子交换
$-(CH_2)_3N(CH_3)_3Cl$	离子性	阴离子交换
多孔聚合物		
苯乙烯/二乙烯苯共聚物	非极性	尺寸排阻

其中最常用的是 C_{18} 固定相小柱，样品预处理的基本步骤：依次用甲醇或乙腈、水（或缓冲溶液）洗涤小柱，上样并用水（或缓冲溶液）洗涤除去干扰物；用高浓度（如 80%）甲醇或乙腈水溶液洗脱待分析物质，浓缩洗脱液并用适宜溶剂或 HPLC 流动相溶解后进样分析。

近年出现的一些高选择性吸附剂分为分子识别型和限进性材料型（restricted access media, RAM）等。分子识别型 SPE 材料包括免疫吸附剂和分子印迹聚合物（molecular imprinted polymers, MIPs）等。用于 SPE 的免疫吸附剂是利用抗原和抗体间可逆的结合作用，高效选择性分离和纯化复杂体系中微量成分的方法，将抗体固定到固相载体上，可用于从复杂的生物、药物、食品或环境等样品中分离得到所需的目标化合物。由于免疫吸附剂是基于抗原-抗体间的特异性生物识别和结合作用，其中涉及静电相互作用、范德华力、疏水作用力、氢键作用力以及空间大小和形状的匹配等多种因素，而非单一的物理化学作用，因此在识别的选择性和结合力的强弱方面明显优于一般的吸附作用，是一种具有极高选择性的吸附分离手段。

分子印迹聚合物是一种新型的高分子材料，它对模板分子具有高特异性的识别能力。分子印迹分离技术，就是以待分离的化合物为印迹分子（也称模板、底物），制备对该类分子有选择性识别功能的分子印迹聚合物。近年来分子印迹聚合物在药物分析中已有许多应用。

限进性材料型吸附剂可以阻止大分子物质（蛋白质）进入吸附剂的空隙中。限制大分子进入 SPE 材料是基于 SPE 基质的孔径小于大分子的直径以及 SPE 材料外表面上亲水基团对大分子的排斥作用。SPE 限进性材料可直接与 HPLC 在线连接用于从体液中分离小分子药物。

3. 固相微萃取（SPME）　固相微萃取是由加拿大的 Waterloo 大学 Pawliszyn 教授于 1990 年发明的一种吸附/解吸技术，其装置如图 6-4 所示。SPME 是以涂渍在石英玻璃纤维上的固定相（高分子涂层或吸附剂）作为吸附介质，对目标组分进行萃取和富集，并在气相色谱进样口中直

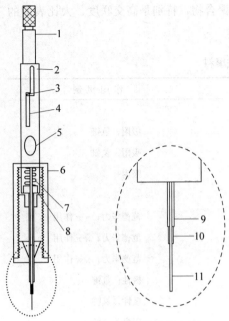

图 6-4 SPME 装置结构示意图

1. 压杆；2. 筒体；3. 压杆卡持螺钉；4. Z 形槽；
5. 筒体视窗；6. 调节针头长度的定位器；
7. 拉伸弹簧；8. 密封隔膜；9. 注射针管；
10. 纤维连接管；11. 熔融石英纤维

接热解吸（或用 HPLC 流动相冲洗到液相色谱柱中，参见图 6-4）进样进行分析测定的方法。SPME 集萃取、浓缩、解吸（或洗脱）、进样于一体，具有样品用量少、选择性高、使用方便、快捷等优点，目前已在环境、食品、医药、临床、法医分析等众多领域得到广泛地应用。近年有关 SPME 涂层材料研究报道很多，涉及各种类型的涂层材料。常用 SPME 涂层材料见表 6-7，目前已有多种不同涂层材料或不同涂层厚度的 SPME 商品供使用。

SPME 用于 GC 分析测定时，根据样品的状态，可以将萃取纤维直接浸入样品溶液中对被测组分进行提取（直接 SPME 法），也可以将萃取纤维置于样品的上方进行提取（顶空 SPME 法）。在应用 SPME 进行样品提取时，需对萃取纤维涂层的类型、萃取温度、萃取时间、搅拌速度和时间、盐析效应、溶液酸度、解析温度和时间等因素进行优化以确定最佳提取条件。

SPME 与 HPLC 联用的商品化装置如图 6-5 所示。为便于与 HPLC 系统在线连接以进行在线萃取和分离测定，通常使用 SPME 管内萃取丝和管内萃取涂层。毛细管内 SPME-HPLC 在线联用系统如图 6-6 所示。

表 6-7 常用 SPME 涂层材料

涂层材料	英文缩写	应用
聚二甲基硅氧烷	PDMS	非极性、弱极性物质
聚丙烯酸酯	PA	极性半挥发物质
聚二甲基硅氧烷-二乙烯基苯	PDMS-DVB	极性挥发物质
聚二甲基硅氧烷-碳分子筛	PDMS-Carboxen	气体硫化合物和有机挥发物（VOC）
聚乙二醇-二乙烯基苯	CW-DVB	极性物质
聚乙二醇-高温树脂	CW-TRR	极性物质

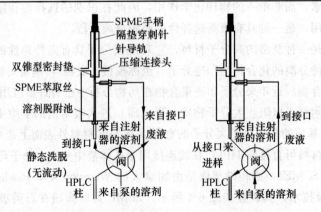

图 6-5 商品化 SPME-HPLC 示意图

4. 利用分子大小进行分离-供血浆中游离药物的测定 血浆中游离药物的测定可以采用超滤、超速离心、平衡透析以及凝胶过滤等方法。这些方法也可用于药物蛋白结合率的测定。

超滤：用一定孔径的超滤膜使蛋白质等大分子化合物留在膜上，小分子药物通过滤膜进入滤液中。常在样品中加等体积的50%乙腈水溶液，以减少药物和代谢物与蛋白的结合。滤液直接分析或浓缩后用适宜溶剂或HPLC流动相溶解后进样分析。超滤不能去除样品中的盐类和小分子内源性物质。

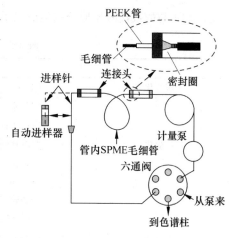

图6-6 毛细管内SPME-HPLC系统示意图

（四）化学衍生化

在药物分析中为了使被测组分能被相应的仪器检测或增强响应强度、或改善挥发性、选择性等，常需在测定前对被测组分进行化学衍生化。衍生化反应一般是通过被测组分分子结构中的活泼氢（例如，R-OH、R-COOH、R-NH$_2$、R-SH等）与相应的衍生化试剂反应生成衍生物。反应类型包括烷基化、酰化、硅烷化、缩合等。

例如，当用HPLC测定某药物时，当检测器为可见紫外检测器或荧光检测器时，如果被测药物无紫外或荧光吸收或者相关吸收较弱时，在测定前需通过化学反应使药物带上具有强紫外或荧光吸收的官能团，以使其在HPLC测定时能被检测或改善检测灵敏度。HPLC测定中常用的衍生化试剂参见表6-8。此外，还有电化学衍生化试剂和手性衍生化试剂等。电化学检测器具有灵敏度高、选择性强的特点，但只能检测具有电化学活性的化合物，将带有硝基或酚羟基的电化学试剂与被测组分（含羟基或氨基、羧基）发生反应生成具有电化学活性的衍生物，可以在电化学检测器上有较强的响应而被检测测定。

表6-8 HPLC测定中常用的衍生化试剂

试 剂	适 用 对 象
紫外衍生化	
苯甲酰甲基溴、萘甲酰甲基溴类	羧酸
芳香胺类（对硝基苯胺、对甲氧基苯胺、对氯苯胺、1-萘胺等）	羧酸
酰氯类（苯甲酰氯及其衍生物）	醇、伯胺、仲胺
2，4-二硝基苯肼	羰基化合物
硝基苯类（1-氟-2，4-二硝基苯(FDNB)、2，4，6-三硝基苯磺酸(TNBS)等）	伯胺、仲胺
异氰酸酯、异硫氰酸酯	伯胺、仲胺
荧光衍生化	
荧光胺	伯胺
邻苯二醛(OPA)	伯胺
丹酰氯(DNS-Cl)	伯胺、仲胺、醇
邻苯二胺	羧酸

GC测定时要求被测组分具有一定的挥发性，当被测组分挥发性较低时需先进行衍生化反应增加挥发性后再进行GC测定。例如，极性比较大的组分（如羧酸类、胺类、多羟基化合物、氨基酸等）由于分子间氢键的作用使得挥发性较差，通过酯化、硅烷化或酰化反应可以改善其挥发性，有利于进行GC测定。当GC测定采用电子捕获检测器时，通过衍生化反应引入卤代酰基或硅烷基可以改善分析测定的灵敏度。GC测定中常用的衍生化试剂见表6-9。其中双（三甲基硅烷基）三氟乙酰胺（BSTFA）和双（三甲基硅烷基）乙酰胺（BSA）是最常用的硅烷化试剂。硅烷

化试剂可与醇或羧酸反应分别生成三甲基硅基醚和三甲基硅酯，衍生物具有挥发性且易于分离。

表 6-9 GC 测定中常用的衍生化试剂

	试　剂	适用对象
烷基化	CH_3I	R-OH、R-NH-R′
	CH_2N_2	R-COOH、R-OH、R-NH-R′
	$C_6F_5-CH_2Br$	R-COOH、R-NH-R′
硅烷化	三甲基氯硅烷（TMCS）	R-COOH、R-OH、R-NH-R′
	六甲基二硅胺（HMDS）	R-COOH、R-OH
	双（三甲基硅烷基）乙酰胺(BSA)双(三甲基硅烷基)三氟乙酰胺(BSTFA)	R-COOH、R-OH
	三甲基硅烷基咪唑（TMSI）	R-OH、R-NH-R′
酰基化	$(CH_3CO)_2O$	R-NH-R′、R-NH_2、R-OH
	$(CF_3CO)_2O$	R-NH-R′、R-NH_2、R-OH
	C_6F_5-COCl	R-NH-R′

二、生物样品制备方法的要求

在建立生物样品制备方法时，不仅需考虑被测组分，还需考虑共存的其他可能干扰组分的影响。生物样品制备后的溶液应满足以下条件：

（1）被测组分的浓度在分析方法可测定的浓度范围内；

（2）纯度达到了分析系统（例如色谱分析系统）的要求；

（3）样品回收率稳定或具有重现性（reproducibility）；

（4）被测组分在测定中性质稳定；

（5）样品与色谱系统相容（compatibility）。

1. 范围（range）　样品制备后得到的溶液浓度应在分析测定方法的测定浓度线性范围内，由此确定样品的稀释倍数或富集倍数。当样品中被测组分浓度高于线性浓度范围时，需进一步稀释样品；反之，则需进一步富集样品，以保证最后测定样品的浓度在要求的线性浓度范围内。例如，生物样品中药物或其代谢物的浓度通常较低，在样品制备中通常需蒸发样品的有机溶剂提取液（一般几毫升）至近干，然后再加入少量的有机溶剂（一般几十微升）使残留物溶解后进行分析测定。

2. 选择性（selectivity）　样品制备不仅是提供一个可供测定的样品，还需提取液中其他组分不干扰之后的分析测定。由于不同样品制备方法具有不同的选择性，因而样品制备方法的选择性会直接影响到样品的分析测定结果。选择样品制备方法时，需根据样品基质情况、被测定组分和可能干扰组分的存在状态及其理化性质，选择合适的样品制备方法，在最大限度富集被测组分的同时尽量去除或降低干扰组分对测定的影响，以提高分析结果的准确度。

3. 回收率（recovery）　样品制备方法的回收率决定了分析测定结果的准确度。对于原料药或制剂，通常要求制备方法的回收率接近 100%，对于生物样品，因基质复杂、被测组分浓度低等原因，样品回收率一般明显低于 100%，只要样品制备方法的回收率稳定、重现性好即可接受。

4. 稳定性（stability）　样品制备后的溶液在完成分析测定之前应具有良好的稳定性，被测组分应在一定时间内稳定不变。当样品溶液测定需调节 pH 时，应注意 pH 变化可能对被测组分的稳定性带来的影响。当建立的分析方法用于药物降解产物或代谢产物的分析测定时尤应注意，否则很难确定测得的降解产物或代谢产物是原样品中存在的还是在样品测定过程中产生的，或者是两者兼而有之。忽视样品的稳定性有时会导致错误的结果或结论。

5. 与分析方法的相容性（compatibility）　选择制备样品的溶剂时首先需考虑的是提高回收率；其次还需考虑溶剂可能对分析测定（紫外-可见分光光度法、荧光分光光度法、HPLC、GC等）的影响。生物样品分析方法建立的顺序：①建立分析测定方法；②建立样品制备方法；③样品制备方法与分析测定方法的评价和优化。

三、生物样品处理中的注意事项

（一）导致待测物损失的因素

1. 吸附　玻璃表面或橡胶塞会吸附药物，特别是脂肪胺类及含硫化合物。采用硅烷化可减少玻璃表面的吸附性，非极性提取溶剂中加入少量极性溶剂也可减少器皿对药物的吸附。血样中红细胞和纤维蛋白原凝块的形成，常能引起待测物的共沉淀。所以宜将全血样品加入缓冲液后再行提取。这样血球散开，药物可从血球表面解吸，以减少共沉淀的损失。

2. 化学降解　药物的化学和生物学不稳定性常引起化学分解；光化学及热稳定性（尤其在净化步骤中强酸、强碱的中和所产生的热）引起的损失也应加以注意。应尽量采用温和条件制备样品以免引起药物的分解、开环等情况发生，必要时应避光操作。

3. 衍生化反应　衍生化反应不完全时，待测药物仅部分转化为所需的产物或生成副产物时都会影响到分析测定结果。

4. 络合　某些药物会与重金属离子络合或与内源性大分子相互作用，这种情况虽较少遇到，但往往是某些样品制备中药物损失的一个因素。

5. 蒸发　有的是药物本身的挥发性（如苯丙胺）或因蒸发所得残渣未能完全溶于所加的小体积溶剂中；或因减压浓缩引起溶液爆沸而导致损失；或在吹氮过程中使药物以气溶胶形式逸出。

（二）样品沾污

1. 增塑剂（plasticizers）　测定发现某些塑料血样采集管含有 3-（2-丁羟乙基）磷酸酯等，可使溶剂提取步骤中药物分配系数变化、方法精密度变差。

2. 脂肪酸及酯类　血样中浓度约为 $350\mu g/ml$（10-3mol/L），较待测药物高，易进入提取液中，有时会出现在色谱图中。

3. 溶剂中杂质　由于提取溶剂体积大，即使原来杂质浓度较低，但浓缩后时或通过色谱柱时，浓度显著增大而干扰测定。更严重的是干扰物在每批溶剂或试剂中有所不同，而影响不同实验室间、各分析人员间的实验结果。解决办法是采用高纯度溶剂并采用选择性高的检测方法。

4. 化学衍生化带来的杂质　由于试剂未经纯化致使色谱分析中往往呈现额外的杂质峰。

5. 实验环境和器皿、材料的污染　实验室的去污剂、润滑油、滤纸、玻璃器皿不够洁净，蒸馏水纯度不够等。

第 4 节　生物样品测定方法建立的一般步骤和方法认证

一、生物样品测定方法建立的一般步骤

1. 以纯品进行测定　以一定量纯品按拟定方法进行测定，确定浓度与测定响应值（如吸收度、色谱峰高或面积等）之间的线性关系、浓度线性范围、最适测定浓度、检测灵敏度、测定的最适条件（pH、温度、反应时间）等。

2. 以经过纯化处理过的空白样品进行测定

3. 空白样品添加标准品后进行测定 血样等样品中添加一定量标准品后进行测定，测定样品回收率数据，检验生物样品对测定有无干扰等。

4. 实际生物样品的测定 有时用体外建立的方法去测定体内实际样品时存在较大的误差。此时应采用专属性强的方法或法定方法作为对照测定，并以此来检验所建立的方法的准确度。

二、生物样品测定方法的认证

1. 准确度（accuracy） 指测定结果与真值之间接近的程度。常用回收率（recovery）间接反映测定方法的准确度；也可通过将测定方法与标准方法进行比较的方法来评价测定方法的准确度。生物样品测定方法应具有稳定的回收率。

2. 精密度（precision） 指测定结果与测定平均值之间的偏离程度。常用相对标准偏差（relative standard deviation，RSD）来评价方法的精密度。精密度又分为日内（within-day）精密度、日间（between-day）精密度和重现性（reproducibility）等。浓度与 RSD 间存在反比关系。一般情况下，RSD 在 10% 以内的方法可认为是可接受的，低浓度样品测定的 RSD 还可以依据具体情况再大些。

3. 灵敏度（sensitivity） 指某测定方法可以检测出的被测组分的最低量或最低浓度。常用最低检测限（limit of detection，LOD）或最低定量限（limit of quantification，LOQ）来表示。

4. 专属性或选择性（specificity 或 selectivity） 指测定的信号（响应）是属于被测药物所特有的。若有干扰就需改进测定方法或改用具有分离能力（如色谱法的专属性较吸收光度法为高）的方法或专属性较强的方法进行。

5. 不同方法测定结果的相关程度的比较 用某种具有相当专属性和可靠性的方法与新建方法同时测定样品，然后用相关系数 γ（correlation coefficient）来评价两种方法测定结果间的相关程度。γ 一般要求在 0.95 以上。

此外，还应从方法的可靠性、样品测定时间、操作的难易及仪器、设备要求、费用等多方面加以考虑。

第5节 生物样品药物分析的常用方法和应用

一、生物样品药物分析的常用方法

药物生物样品一般需经样品处理后再选用适宜方法进行分析测定。常用方法有光谱法、色谱法、免疫学法等。

（一）光谱法（spectroscopy）

药物分析常用的光谱法有比色法、紫外-可见分光光度法、荧光分光光度法、原子吸收分光光度法等。因为生物样品中药物含量较低、基质复杂，而无论是比色法、紫外-可见分光光度法还是荧光分光光度法，都存在灵敏度低、选择性差的缺点，易受基质组分和代谢物的干扰，通常只能用于药物浓度较高的生物样品的测定。

（二）色谱法（chromatography）

色谱法是一种使样品组分在固定相（stationary phase）和流动相（mobile phase）两相间不断地被分配或吸附而实现分离的物理方法。色谱法的最大特点是其分离效率高，它能把各种性质极相类似的组分彼此分离，而后可对各组分进行定性和定量分析测定。目前色谱法已成为药物体内外分析测定不可或缺的研究手段。

药物分析中广泛应用的色谱法有高效液相色谱法（high performance liquid chromatography，HPLC）、气相色谱法（gas chromatography，GC）、毛细管电色谱法（capillary electrochromatography，CEC）以及各种色谱法与质谱（mass spectrometry，MS）的联用技术。限于篇幅，本节仅对有关方法作简要介绍，有关原理详见相关书籍和资料。

1. 高效液相色谱法（HPLC） 高效液相色谱仪的基本结构分为高压输液系统、进样系统、分离系统、检测器、色谱工作站（数据记录和处理）、温控系统等。此外还配有辅助装置（如梯度洗脱）和在线脱气装置等。HPLC常用检测器有紫外-可见检测器、荧光检测器、质谱检测器等。

HPLC色谱仪的工作过程：首先高压泵将贮液器中流动相溶剂经过进样器送入色谱柱，然后从控制器的出口流出。当注入欲分离的样品时，流经进样器贮液器的流动相将样品同时带入色谱柱进行分离，然后依先后顺序进入检测器，记录仪将检测器送出的信号记录下来，由此得到HPLC色谱图。

HPLC的分离方式根据固定相和流动相相对极性的大小分为正相HPLC法和反相HPLC法。正相HPLC法的固定相的极性大于流动相的极性，而反相HPLC法固定相的极性小于流动相的极性。其中反相键合相HPLC法在药物分析中应用最广，本法中的固定相通常采用C_{18}化学键合相，流动相多采含不同调节剂（如有机溶剂、酸碱缓冲试剂、功能试剂等）的水溶液。化学键合相色谱条件的选择和应用参见表6-10。

表6-10 化学键合相色谱条件的选择和应用

样品种类	键合基团	流动相	色谱类型	实例
低极性溶解于烃类		甲醇-水	反相	多环芳烃
	—C_{18}	乙腈-水		三酰甘油、类脂、脂溶性维生素
		乙腈-四氢呋喃		甾族化合物、氢醌
中等极性可溶于醇	—CN	乙腈、正己烷	正相	脂溶性维生素、甾族、芳香醇、胺、类脂止痛药
		氯仿		芳香胺、脂、氯化农药、苯二甲酸
		正己烷		
	—NH_2	异丙醇		
	—C_{18}	甲醇、水、乙腈	反相	甾族、可溶于醇的天然产物、维生素、芳香酸、黄嘌呤
	—C_8			
	—CN			
高极性可溶于水	—C_8	甲醇、乙腈、水、缓冲溶液	反相	水溶性维生素、胺、芳醇、抗菌素、止痛药
	—CN			
	—C_{18}	水、甲醇、乙腈	反相离子对	酸、磺酸类染料、儿茶酚胺
	—SO_3^-	水和缓冲溶液	阳离子交换	无机阳离子、氨基酸
	—NR_3^+	磷酸缓冲溶液	阴离子交换	核苷酸、糖、无机阴离子、有机酸

当HPLC测定采用紫外检测器或荧光检测器时，如果被测组分本身不含紫外或荧光吸收基团，则需在测定前先对被测组分进行衍生化，即通过化学反应在被测组分的活性部位连接上具有紫外或荧光吸收的基团，使其对检测器有响应。常用的衍生化试剂参见表6-8。

2. 气相色谱法（GC） 气相色谱法（GC）是以气体为流动相（通常称为载气）的色谱分离技术，是由英国生物化学家Martin等人在研究液-液分配色谱的基础上于1952年创立。目前气相色谱法已成为一种分析速度快、灵敏度高、应用范围广的分析方法,可用于复杂样品的分析测定。GC 适于具有一定挥发性、热稳定性的合成药物或相关物质以及中药挥发油的测定。挥发性低的样品需经衍生化后再进行测定,热稳定性差的组分不宜采用 GC 进行测定。气相色谱法在药物分析中还常用于残留溶剂、中药农残的分析测定等。

气相色谱仪主要由载气系统、进样系统(包括进样口及气化室)、分离系统(填充柱或毛细管柱)、检测器、色谱工作站(计算机数据记录和处理)、温控系统等。在气相色谱分析中,被测组分先经进样口进样,进样的瞬间被气化,然后随载气进入色谱柱进行分离,分离后的组分依次进入检测器,色谱工作站采集处理相关数据并给出色谱图。气相色谱中常用的检测器有热导池检测器、氢火焰检测器、质谱检测器、氮磷检测器、电子捕获检测器等。

GC 根据固定相的状态(固态、液态)分为气-固色谱和气-液色谱。其分离原理分别为吸附和分配。按 GC 色谱柱直径大小又分为填充柱 GC 和毛细管柱 GC,后者因其高柱效在药物分析中应用愈来愈广泛。气相色谱法常用的载气有氮气、氦气和氢气。常用的 GC 固定液参见表 6-11。

表 6-11　常用的 GC 固定液

固定相	极性	相应色谱柱	应用	使用温度
100%二甲基聚硅氧烷	非极性	OV-1、OV-101、SE-30、DB-1、HP-1、BP1	常规使用、碳氢化合物、芳香化合物、农药、酚类、除草剂、胺、脂肪酸甲酯	$0.1\sim1.0\mu m$ $-60\sim340/360℃$ $>1.0\mu m$ $-60\sim280/300℃$
5%苯基-95%二甲基聚硅氧烷	非极性	SE-54、DB-5、HP-5、BP5	芳香化合物、农药、杀虫剂、药物、碳氢化合物	$0.1\sim1.0\mu m$ $-60\sim340/360℃$ $>1.0\mu m$ $-60\sim280/300℃$
14%氰丙苯基-86%二甲基聚硅氧烷	中等极性	HP-1701、DB-1701、OV-1701、BP-10	农药、杀虫剂、药物	$0.25\sim1.0\mu m$ $-20\sim280/300℃$
50%苯基-50%二甲基聚硅氧烷	中等极性	HP-50、DB-17、OV-17	药物、杀虫剂、乙二醇	$40\sim280/300℃$
聚乙二醇	极性	HP-20M(HP-Wax)、DB-Wax、BP20	溶剂、醇类、游离酸、芳香化合物	$0.25\sim1.0\mu m$ $20\sim260/300℃$ $>1.0\mu m$ $20\sim240/260℃$

气相色谱法只能测定在给定色谱条件下可以气化的组分。对于沸点高、不易气化的组分,需在 GC 测定前先进行衍生化,使其沸点降低而易于气化。例如,羧酸类药物往往沸点较高,但使其酯化后便可大大降低其沸点有利于 GC 测定。GC 中常用衍生化试剂参见表 6-9。

3. 毛细管电色谱法(CEC)　毛细管电色谱是毛细管电泳和液相色谱的融合技术,其柱效几乎比 HPLC 高一个数量级。CEC 采用电渗流来推动流动相,柱内无压降,使得峰扩展只与溶质扩散系数有关,因而使 CEC 的理论塔板数远远高于 HPLC 的理论塔板数,能达到接近于毛细管电泳的高理论塔板数。同时由于引入了 HPLC 的固定相,使 CEC 具备了 HPLC 固定相所具有的选择性,使它不仅能分离带电物质,也能分离中性化合物。CEC 分为填充柱电色谱、开管柱电色谱和平面层电色谱等多种形式。CEC 的突出特点:①分离效率比 HPLC 高;②选择性比毛细管电泳高;③分析速度快,分析结果重复性好;④能实现样品的富集和预浓缩。

毛细管电色谱作为一种高效微柱分离技术,自 20 世纪 80 年代末建立以来,在药物研究、手性药物分离、样品富集等方面已经有广泛的相关研究和应用报道。随着 CEC 理论、技术的不断完善,毛细管电色谱有可能会成为将高效、高速、高选择性和富集样品集于一身的新型分离分析技术。

（三）免疫学法（immunoassay）

免疫学法根据标记物性质不同，可分为荧光免疫法、放射免疫法和酶免疫法 3 类。目前荧光偏振免疫分析法（fluorescence polarization immunoassay，FPIA）最为常用。

荧光偏振免疫分析法是利用荧光偏振及抗原-抗体竞争结合的免疫反应原理而测定体内药物浓度的一种方法。荧光体经单一平面的偏振光（蓝光，波长 $\lambda=485\text{nm}$）照射后，吸收光能跃入激发态，然后释放能量回到基态，并发出单一平面的偏振荧光（绿光，$\lambda=525\text{nm}$），荧光偏振程度的大小与荧光分子的转动速度成反比，与荧光分子的大小成正比。

反应液中标有荧光素的抗原和抗体发生竞争反应，当体液中药物浓度低时，标记抗原与抗体结合多，因抗体分子大，复合物转动减慢，荧光偏振程度高；若体液中药物浓度高，则标记抗原与抗体结合少，荧光偏振程度低。利用荧光偏振程度的大小与待测药物浓度成反比的关系进行定量。

荧光偏振免疫分析法具有灵敏度高、重现性好、速度快等特点，尤其适合临床急救和常规监测，不仅可以测定总血药浓度，而且还能测定游离血药浓度。应用荧光偏振免疫分析法可以测定的常用药物有庆大霉素、妥布霉素、苯巴比妥、卡马西平、地高辛、普鲁卡因胺、茶碱、万古霉素、苯妥英、奎尼丁、丙戊酸、咖啡因、链霉素、卡那霉素、甲胺蝶呤、洋地黄毒苷、维拉帕米、丙咪嗪、环孢素等。

在治疗药物监测中免疫法存在的主要问题是特异性易受干扰。干扰因素除来自内源性物质外，还有抗原性决定基团未发生变化的待测药物代谢物，或具相似抗原性的其他药物及代谢物。例如强心药地高辛、洋地黄毒苷、地高辛代谢物二氢地高辛等，均可与地高辛抗体结合。显然，在体内几乎不发生代谢转化而以原型排泄的药物，则代谢物干扰较少，适用于免疫法检测，如庆大霉素等氨基糖苷类抗生素。只有具备完全或半抗原性的药物，在能制备特异性抗体的条件下才能用免疫学法进行监测。

二、应用

1. 唾液样品在体内药物分析中的应用　某些药物在唾液中与在血浆或血清中的药物浓度相近或者其浓度比值比较恒定，因而这些药物可以用唾液浓度指示其血药浓度。此外，唾液采集无痛、经济、简便的优点使测定唾液中药物浓度成为临床药物检测（TDM）的简便方法，例如，唾液中苯妥英钠的浓度与血浆中游离药物浓度密切相关，其浓度比值比较恒定，且唾液中苯妥英钠浓度等于同时取样的脑脊液药物浓度，因此可测定癫痫病人唾液中的苯妥英钠来进行临床药物监测。其他药物还有对乙酰氨基酚、地高辛、异烟肼、卡马西平、扑米酮、乙琥胺等。

对乙酰氨基酚在唾液中的浓度与血浆浓度具有相关性。有研究利用比色法通过唾液中的对乙酰氨基酚的浓度测定对定时释放片的衣层处方进行了筛选。目前缓/控释制剂处方的筛选一般是通过模拟体内条件来考察不同处方制剂的体外释放情况。由于体外模拟条件与真实的人体内环境有一定差异，因而体外模拟测定结果有时会与体内实际释放及吸收情况存在差异。通过测定对乙酰氨基酚在唾液中的浓度，可以比较真实地得到定时释放片在人体内开始释药时间及药物吸收情况，是一种很有效的制剂处方筛选方法。

样本采集与制备：健康志愿者 5 名，年龄 20～35 岁，体重 50～70kg。隔夜禁食 10 小时，取空白唾液后，口服对乙酰氨基酚定时释放片，同时饮用水 200ml，分别于给药后设定的时间点取唾液 3ml，离心（4000r/min）。取上清液 1.0ml，加入 20％的三氯醋酸溶液 1.0ml，沸水浴加热 3 分钟，离心（4000r/min）10 分钟。取上清液 1.8ml 于试管中，加入 3mol/L NaOH 1.0ml，沸水浴加热 50 分钟，冷至室温，加显色剂 1.0ml，摇匀，放置 20 分钟，在 696nm 处测定 A。同法平行制备测定空白样品。根据标准曲线计算每个志愿者不同时间唾液中药物浓度。隔周后分别服用另两种处方制剂后同法取样测定。依据测得的 3 种处方的药时曲线和药物动力学参数确定了最佳衣层处方。

地高辛的治疗指数较小，为保证用药安全有效，临床常需进行血药浓度的监测。研究发现，长期接受地高辛治疗的患者其血清和唾液浓度之间存在相关性。因此，利用唾液地高辛浓度来代替血清地高辛度进行临床监测具有可行性。应用血清和唾液药物浓度测定生物利用度的结果表明，其平均值较为接近，但个体间差异稍大，这种差异除可能由于不同个体的血清药物浓度差异较大外，还可能由于血清中含蛋白量较唾液为大，而使测定误差较大所引起。

2. 血浆或血清样品在体内药物分析中的应用　血药浓度的测定在药物治疗监测、疾病诊断、药物代谢动力学和生物利用度等研究中应用最广泛，目前国内外已有大量相关研究报道，限于篇幅，仅举数例说明取样、样品处理和测定过程等。

有研究采用弱阳离子交换（weak cation exchange，WCX）固相萃取小柱对血浆样品进行预处理，应用 HPLC 法同时分析血浆中阿普唑仑、阿托品、奥沙西泮、苯丙胺、苯妥英钠、芬太尼、氟哌啶醇、氯丙米嗪、氯氮、氯氮平、布桂嗪、舒必利、双氯芬酸 13 种药物。上述药物主要作用于中枢神经系统且为临床常见的中毒药物，本方法将固相萃取与 HPLC/DAD 技术结合，建立了同时测定血浆中 13 种药物的方法，方法简便、快速、回收率高，适合于临床药物中毒患者的血药浓度测定。

WCX 小柱为混合机制的固相萃取小柱，同时具备反相保留机制和离子交换机制，通过烷基链的疏水作用保留酸性和中性物质，而通过离子交换作用保留碱性物质。WCX 柱含有羧酸基，通过弱阳离子交换保留碱性物质，其 pK_a 值约为 4.8。可以通过酸化 WCX 小柱可以洗脱碱性物质。

样品处理：固相萃取小柱依次用 3ml 乙腈、1ml 水、2ml 醋酸铵缓冲液活化；取血浆 1ml，加入 2ml 乙酸铵缓冲液（pH=6），混匀，上固相柱；用 2ml 水洗去杂质；加 2ml 乙腈洗脱（A 层：中性和酸性洗脱层）；加 3ml 三氟乙酸-乙腈（2：98）洗脱（B 层：碱性洗脱层）；A、B 洗脱层分别在 60℃氮气下吹至近干，加 5％乙腈定容至 1ml 后进行 HPLC 测定。

色谱条件：色谱柱：C$_{18}$柱（4.6mm×250mm，5μm），流动相：A 相：2.72g 磷酸二氢钾溶于一定量超纯水中，加入 20％磷酸 2ml，并定容至 1000ml；B 相：乙腈。梯度洗脱程序：B 相从初始 5％经 30 分钟升至 50％，再从 50％经 5 分钟升至 80％，流速为 1.5ml/min；柱温：35℃；进样体积：50μl；检测波长：210nm。HPLC 测定图谱如图 6-7 所示。13 种药物的萃取回收率为 72.60％～110.24％，精密度小于 11.55％，检测限 0.01～0.10mg/L，线性相关系数大于 0.9985。

尼索地平是一种二氢吡啶类长效钙通道阻滞剂，通过抑制钙离子进入可兴奋细胞而发挥作用。临床主要用于缺血性心脏病、充血性心力衰竭及高血压的治疗。文献报道测定生物样品中尼索地平的方法有高效液相色谱法、液相色谱-质谱法或串联质谱法。

取样：24 名健康受试者于试验前 1 天晚餐后禁食，试验当日清晨空腹单剂量口服受试制剂或参比制剂 2 片（相当于尼索地平 10mg），于服药前和服药后各设定时间点由前臂静脉取血 4ml，分离血浆，-20℃保存待测。

血浆样品预处理：血浆样品预处理在暗室内进行。向 500μl 血浆中分别加入甲醇-水溶液（50：50）50μl，内标溶液（100ng/ml 的尼莫地平溶液）40μl 和磷酸盐缓冲液（pH 12）200μl，混匀；加提取溶剂正己烷-二氯甲烷-异丙醇（20：10：1）4ml，涡流混合 1 分钟，往复振荡 15 分钟（240次/分钟），离心 5 分钟（3500r/min），分取上层有机相于另一试管中，40℃氮气流下吹干，残留物加入流动相 150μl 溶解，取 20μl 进行 LC-MS/MS 分析。

色谱条件：色谱柱：C$_8$柱（150mm×4.6mm，5μm）；预柱为 C$_{18}$柱（4.0mm×3.0mm，5μm）；流动相为乙腈-水-甲酸（90：10：1）；流速为 0.80ml/min；进样量为 20μl；柱温为室温。质谱条件：APCI

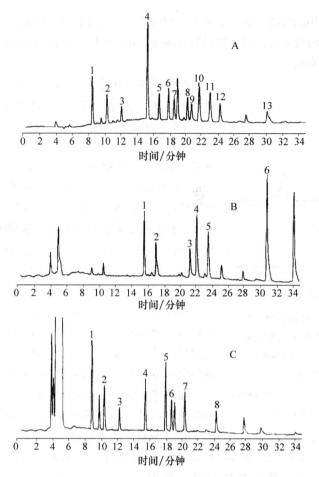

图6-7 13种药物标准溶液（A）、加标血浆经WCX固相萃取处理后中性/

酸性洗脱层（B）及碱性洗脱层（C）色谱图（药物浓度为10μg/ml，210nm检测）

A：1. 舒必利；2. 苯丙胺；3. 阿托品；4. 布桂嗪；5. 氯氮；6. 氯氮平；7. 芬太尼；

8. 氟哌啶醇；9. 苯妥英钠；10. 奥沙西泮；11. 阿普唑仑；12. 氯丙米嗪；13. 双氯芬酸；

B：1. 布桂嗪；2. 氯氮；3. 苯妥英钠；4. 奥沙西泮；5. 阿普唑仑；6. 双氯芬酸；

C：1. 舒必利；2. 苯丙胺；3. 阿托品；4. 布桂嗪；5. 氯氮平；6. 芬太尼；7. 氟哌啶醇；8. 氯丙米嗪

源；电晕放电电流为3.8μA；温度为450℃；离子源气体（N_2）压力为345kPa；气帘气体（N_2）压力为68.9kPa；正离子方式检测；去簇电压均为55V；扫描方式为多反应监测（MRM），用于定量分析的离子反应分别为m/z 389.2和315.2（尼索地平）和m/z 419.2和343.2（内标尼莫地平）；碰撞能量均为14eV；碰撞气压力为27.6kPa；扫描时间为200毫秒。

在提取条件优化时，考察了不同提取溶剂和碱化试剂对尼索地平提取率的影响。发现使用正己烷-二氯甲烷-异丙醇（20∶10∶1）混合溶剂时，提取回收率优于乙醚、乙酸乙酯和乙醚-二氯甲烷（3∶2）。以磷酸盐缓冲液（pH 12）作为pH调节剂时要优于1mol/ml氢氧化钠，且提取回收率较为稳定。本法测定血浆中尼索地平的线性范围为0.020～8.00ng/ml，定量下限为0.020ng/ml，日内、日间精密度（RSD）均小于7.6%，准确度（relative error，RE）在—3.4%～5.7%，单个样品分析时间为3.0分钟。

氟喹诺酮类（fluoroquinolones）药物是一类人工合成的重要广谱抗菌剂，对于各类革兰阳性和阴性菌有很高抗菌活性，广泛用于治疗人类的多种感染性疾病。有研究利用管内固相微萃取-高效液相色谱法在线联用的方法（in-tubeSPME/HPLC）对人血浆中5种氟喹诺酮药物进行了测定。血浆样品经磷酸盐溶液稀释后，可直接进行管内SPME/HPLC分析，基质中的蛋白及脂溶性物质对于萃取效率无明显影响。

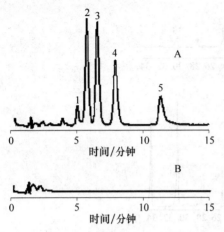

图6-8　血浆中5种氟喹诺酮的
管内固相微萃取-高效液相色谱图
A. 血浆中添加50μg/L的氟喹诺酮；
B. 空白血浆样品

1. 氧氟沙星；2. 诺氟沙星；3. 环丙沙星；
4. 恩诺沙星；5. 沙拉沙星

操作步骤：分析柱的平衡；萃取毛细管的活化；萃取；清洗；解吸；色谱分析；毛细管柱再活化。携带液为25mmol/L磷酸盐缓冲液（pH 4.1）。分析柱为ODS柱（4.6mm×150mm，5μm）；流动相为25mmol/L磷酸盐缓冲液（pH 2.1）-甲醇-乙腈（72：20：8）；流速1.0ml/min。采用紫外（UV-DAD）检测器，检测波长为280nm。HPLC色谱图如图6-8所示。采用本法在预处理和测定血浆中的5种氟喹诺酮类药物时，无基质干扰现象，5种药物的相对回收率在95.9%～110.2%之间，线性关系$r>0.9995$，日内、日间精密度RSD<7%，检测限为1.1～2.6μg/L。

有研究采用气相色谱-质谱联用法研究了8名健康志愿者口服小剂量阿司匹林肠溶片后血浆中阿司匹林和水杨酸的浓度及其体内动力学过程。阿司匹林在体内很快代谢成水杨酸，本法可以同时测定阿司匹林及其代谢产物水杨酸。

血浆样品预处理：取肝素抗凝血浆0.5ml，精密加入内标溶液20.0μl，3mol/LHCl 50μl，用乙醚-二氯甲烷（4：1）3.0ml提取，振荡1分钟，离心（3000r/min）5分钟，取上清液2.5ml 35℃吹干，加入双（三甲基硅烷）三氟乙酰胺（BSTFA）50μl，35℃反应20分钟以上，进样0.5μl。

色谱条件：色谱柱：HP-5弹性石英毛细管柱（0.25mm×30m，0.25μm）。温度：接口250℃，气化室220℃，柱初温100℃，保持1分钟后以15℃/min升至220℃。载气：高纯氦气，流量：0.9ml/min。选择离子检测（selective ion monitoring，SIM）：阿司匹林 m/z 195，水杨酸 m/z 267，苯甲酸 m/z 179。本法测定的选择离子检测图谱见图6-9。

值得注意的是，阿司匹林很容易分解成水杨酸，特别在碱性环境中分解速度更快。因血浆偏碱性对保存阿司匹林不利，因此分离出的血浆立即滴加稀盐酸可以保证在储存、操作过程中血浆中阿司匹林浓度稳定，真实地反映阿司匹林和水杨酸的药代动力学情况。本法测定的阿司匹林、水杨酸的日内及日间的RSD分别小于4.78%及6.16%。平均回收率大于96.9%。最小检测浓度：阿司匹林1.0ng/ml，水杨酸0.1μg/ml。

3. 尿液样品在体内药物分析中的应用　新乌头碱在附子中的含量较高，附子及含附子的中药复方在临床应用广泛。新乌头碱既是附子的主要有效活性成分同时也是毒性成分，且毒性极强，治疗量与致死量接近。有研究采用液相色谱-串联质谱法对大鼠灌胃给予新乌头碱后尿液中的代谢产物进行定性分析以研究新乌头碱的体内代谢过程。

尿液采集与处理：SD大鼠10只，禁食12小时（自由饮水），随机分为实验组和空白组，实验组灌胃给予新乌头碱1mg/kg，空白组为生理盐水，给药完毕后两组连续收集尿液24小时。尿液经滤纸和0.45μm微孔滤膜过滤后固相萃取。OasisMCX固相萃取柱经甲醇、水各6ml活化后，上样（尿液4ml），用0.1mol/L HCl、甲醇溶液1ml淋洗杂质，然后以70%甲醇溶液（含5%氨溶液）4ml洗脱生物碱。洗脱液用氮气吹干，复溶于甲醇溶液100μl中，利用液相色谱-串联质谱法进行样品测定。

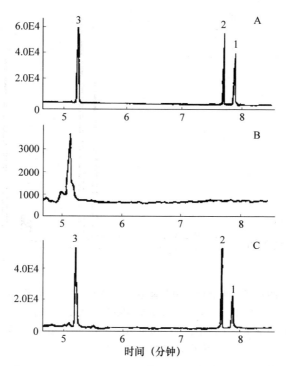

图 6-9　GC-MS 测定的选择离子检测（SIM）图谱

A. 标准溶液；B. 空白血浆样品；C. 志愿者口服阿司匹林肠衣片后的血浆样品

1. 阿司匹林；2. 水杨酸；3. 苯甲酸

色谱条件：色谱柱：C_{18} 柱（150mm×2.1mmID，5μm）；流动相：乙腈-水（0.1% 氨溶液）；二元梯度洗脱：0～25 分钟（35：65→90：10），平衡 5 分钟；检测波长 237nm；流速：200μl/min；柱温：30℃；进样量：10μl。质谱条件略。

本研究采取大鼠灌胃给予新乌头碱，连续收集尿液 24 小时，尿液经固相萃取法富集纯化后，以液相色谱-电喷雾多级串联质谱法分析尿液中新乌头碱的代谢产物。在大鼠尿液中发现了新乌头碱原型药物和 5 个代谢产物，分别推测为新乌头次碱葡萄糖醛酸结合物、10-羟基新乌头碱、1-*O*-去甲基新乌头碱、去氧新乌头碱、新乌头次碱。

4. 组织样品在体内药物分析中的应用　动物组织样品在药物代谢研究中有着广泛应用。9-硝基喜树碱（9-nitrocamptothecin）具有一定的抗肿瘤活性。有研究对 9-硝基喜树碱分别静脉给药和灌胃给药大鼠的血浆及组织样品中的药物浓度和分布进行了研究。血浆及组织样品经液-液萃取后利用高效液相色谱法进行分析测定。

组织样品处理：取组织样品（心、肺、脾、胃、脂肪、子宫、卵巢各 0.5g，脑、肾、肝、肠、平滑肌、骨骼肌、睾丸各 1.0g），加入乙腈 2ml，制备匀浆。匀浆超声 10 分钟后，加入水 1ml，离心 10 分钟。取上清液 2ml，加入内标（1mg/L 喜树碱甲醇溶液）100μl，再加入甲醇 100μl 及酸化试剂（0.5mol/L 磷酸溶液）2ml，混匀，加入正己烷-二氯甲烷-异丙醇（100：50：5）3ml，涡旋 1 分钟，振荡 10 分钟，离心 10 分钟，分离上层有机相，于 40℃空气流下吹干，以流动相 100μl 溶解，进样 50μl。

色谱条件：C_{18} 色谱柱；用于血浆样品分析的流动相为乙腈-水-甲酸溶液（35：65：2），流速为 1.0ml/min；用于组织样品分析的流动相为乙腈-水-甲酸溶液（30：70：2），流速为 1.2ml/min；柱温为室温，检测波长 UV 370nm。大鼠组织中 9-硝基喜树碱的 HPLC 测定色谱图如图 6-10 所示。

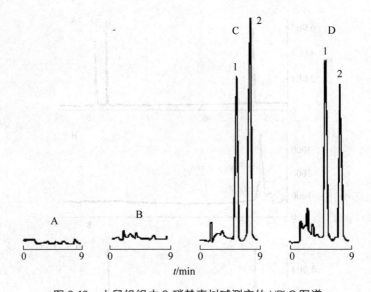

图 6-10　大鼠组织中 9-硝基喜树碱测定的 HPLC 图谱

A. 空白脂肪；B. 空白组织；C. 添加 9-硝基喜树碱（200ng/g）和内标后的组织样品；

D. 大鼠静注 9-硝基喜树碱（3mg/kg）后 0.5 小时后的组织样品

1. 喜树碱（内标）；2.9-硝基喜树碱

本测定方法血浆中 9-硝基喜树碱测定的线性范围为 25～1600μg/L，定量限为 25μg/L；心、肺、脾、胃、脂肪、子宫、卵巢中 9-硝基喜树碱测定的线性范围为 10～1000ng/g，定量限为 10ng/g；脑、肾、肝、肠、平滑肌、骨骼肌、睾丸中 9-硝基喜树碱浓度测定的线性范围为：5～500ng/g，定量限为 5ng/g。

学习重点

　　药物的体内过程和药物的体内代谢反应，体内药物分析常用生物样品的种类和特点，生物样品中蛋白质的去除方法，生物样品常用的分离富集方法及其原理，生物样品制备的一般要求和样品制备中的注意事项，生物样品分析测定的一般实验步骤，生物样品分析测定方法认证的项目，生物样品分析测定常用方法及其特点。

思 考 题

1. 试述药物体内过程和药物体内代谢反应。

2. 体内药物分析常用生物样品有哪些？试述各自特点。

3. 如何去除生物样品中的蛋白质？

4. 简述常用分离富集方法的基本原理。

5. 何时需对被测组分进行化学衍生化？化学衍生化的主要反应类型有哪些？

6. 生物样品制备有哪些要求？

7. 简述生物样品分析测定的一般实验步骤。

8. 生物样品分析测定方法认证都包括哪些项目？

9. 生物样品分析测定常用方法有哪些？简述各方法的特点。

（齐美玲）

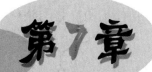

第7章

巴比妥类药物的分析

学习要求

1. 掌握巴比妥类药物的常用鉴别方法。

2. 掌握银量法、溴量法、酸碱滴定法、紫外分光光度法、高效液相色谱法测定巴比妥类药物含量。

3. 熟悉巴比妥类药物的结构与分析方法的关系。

4. 了解巴比妥类药物的特殊杂质检查。

巴比妥类药物是常用的催眠药，具有镇静、催眠、抗惊厥、降低脑细胞代谢等效应。适用于镇静、预防癫痫发作和癫痫持续状态的治疗，缺血性卒中、脑外伤后神经元保护，可用于麻醉。本类药物临床中常用的有苯巴比妥、异戊巴比妥、司可巴比妥和硫喷妥钠等。按药物作用时间，分为长效类如苯巴比妥，中效类如异戊巴比妥，短效类如戊巴比妥、司可巴比妥和超短效类如硫喷妥钠等。

第1节 药物化学结构与性质

巴比妥类药物为巴比妥酸的衍生物，具有丙二酰脲基本结构。常用的本类药物多为巴比妥酸 C_5 位的 5，5-二取代物；C_2 位为硫取代的硫代巴比妥酸的 5，5-二取代物；少数为巴比妥酸的1，5，5-三取代物。

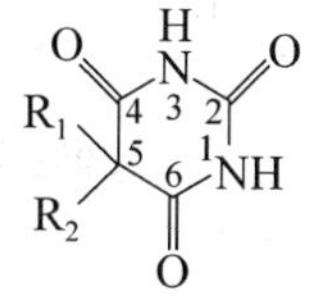

巴比妥类药物基本结构通式

本类的代表药物：

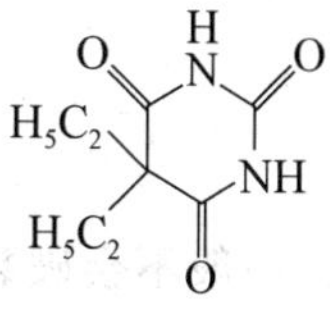

巴比妥 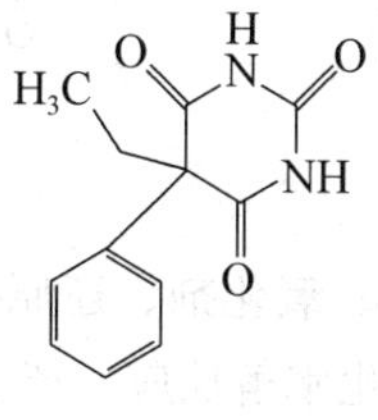　　　　　　苯巴比妥 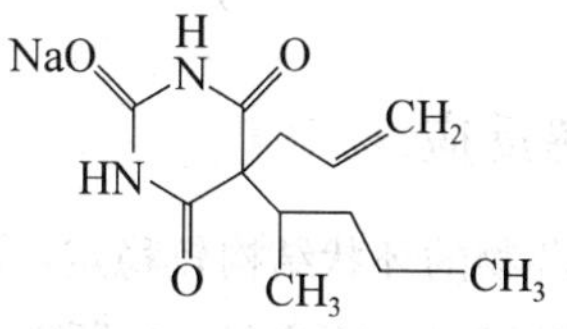　　　　　　司可巴比妥钠

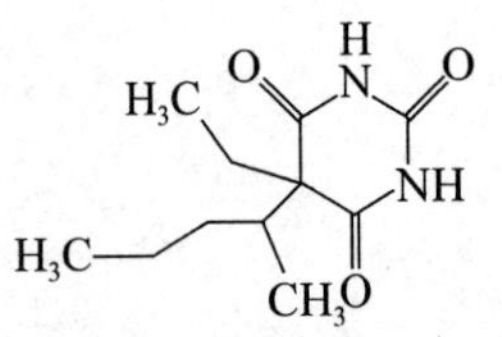

戊巴比妥 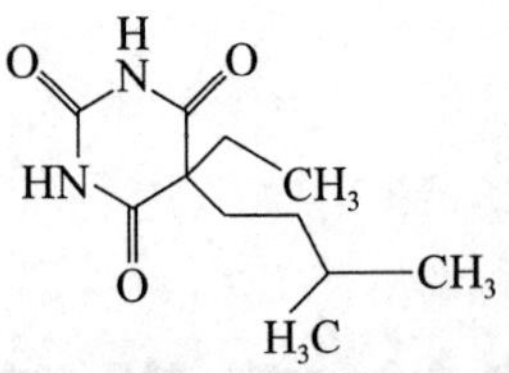　　　　　　　异戊巴比妥 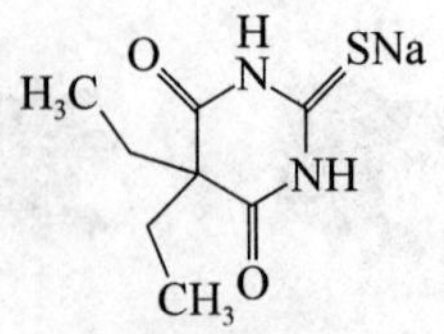　　　　　　硫喷妥钠

从上述结构可以看出，巴比妥类药物的基本结构可分为两部分：一部分为母核巴比妥酸环状丙二酰脲结构，此为巴比妥类药物的共同部分，决定巴比妥类药物的共性；另一部分为取代基部分，根据取代基不同，形成各种巴比妥类药物，具有不同的理化性质，可用于各种巴比妥类药物之间的相互区别。

巴比妥类药物多为白色结晶或结晶性粉末。有些为淡黄色，如注射用硫喷妥钠为淡黄粉末。本类药物具有一定的熔点。在空气中较稳定，加热多能升华。游离巴比妥类药物较难溶于水，易溶于有机溶剂；临床上常用其钠盐，则易溶于水，较难溶于有机溶剂。

《中国药典》收载的异戊巴比妥为白色结晶性粉末。无臭，味苦。在乙醇或乙醚中易溶，在三氯甲烷中溶解；在水中极微溶解；在氢氧化钠中或碳酸钠中溶解。熔点为 155～158.5℃。

苯巴比妥为白色有光泽的结晶性粉末；无臭，味微苦；饱和水溶液显酸性反应。在乙醇或乙醚中溶解，在三氯甲烷中略溶；在水中极微溶解；在氢氧化钠中或碳酸钠中溶解。熔点为 174.5～178℃。

苯巴比妥钠为白色结晶性颗粒或粉末；无臭，味苦；有引湿性。在水中极易溶解，在乙醇中溶解，在三氯甲烷或乙醚中几乎不溶。熔点为 174～178℃。

一、弱酸性

巴比妥类药物具有环状结构的 1，3-二酰亚胺基团（—NH—CO—NH—），其分子可发生酮式-烯醇式互变异构，在水溶液中发生二级电离，显弱酸性（pK_a 7.3～8.4）。在水溶液中随 pH 的增大，由一级电离变为二级电离。因此，本类药物可与强碱生成水溶性的盐类。

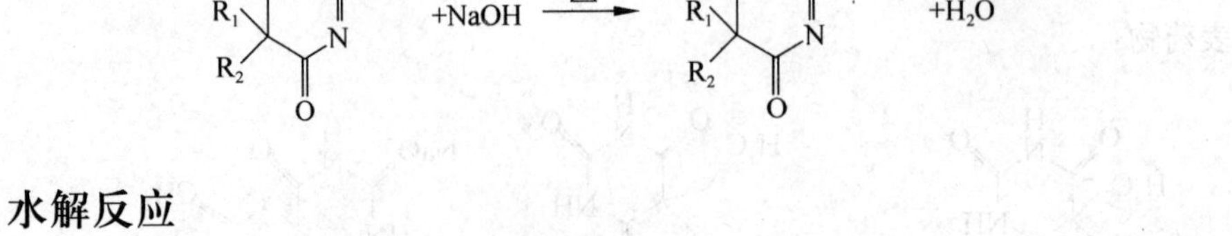

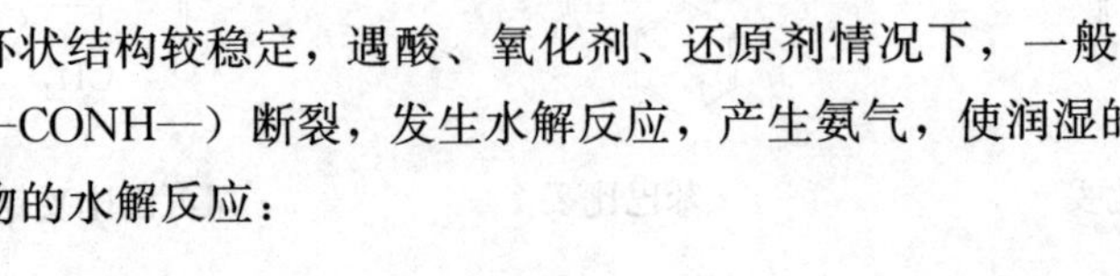

二、水解反应

巴比妥类药物的环状结构较稳定，遇酸、氧化剂、还原剂情况下，一般不会破裂。但与碱共沸时，其酰亚胺键（—CONH—）断裂，发生水解反应，产生氨气，使润湿的红色石蕊试纸变蓝。

游离巴比妥类药物的水解反应：

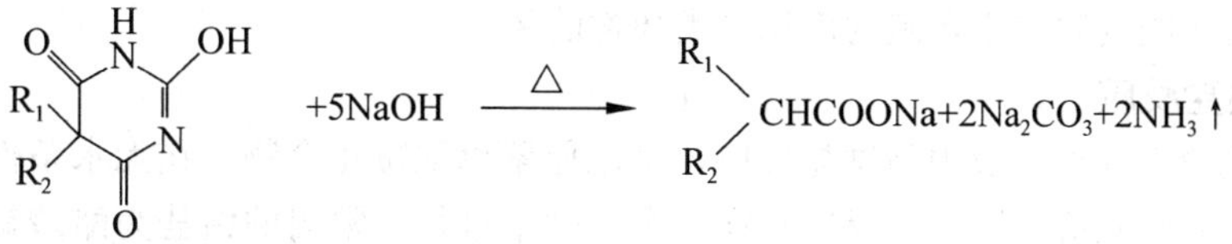

巴比妥类药物钠盐的水解反应：

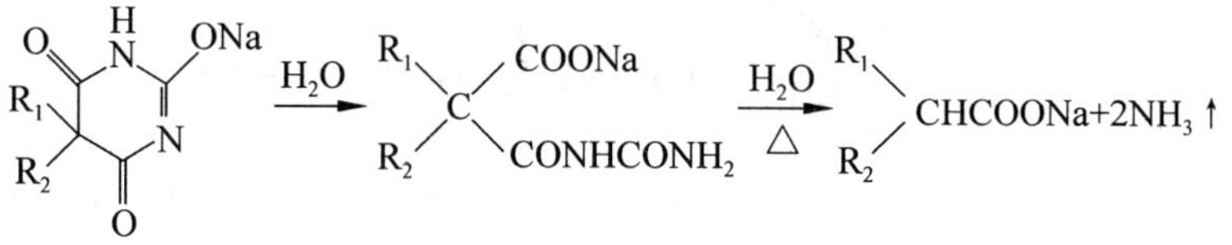

三、与重金属离子反应

巴比妥类药物的分子中含有丙二酰脲（—CONHCONHCO—）和酰亚胺（—CONH—）基团，在碱性条件下，可与某些重金属离子如 Ag^+、Cu^{2+}、Co^{2+}、Hg^{2+} 等发生呈色反应，可用于本类药物的鉴别和含量测定。

（一）与银盐反应

巴比妥类药物在碳酸钠溶液中，与硝酸银试液反应，先生成可溶性的一银盐，当加入过量的硝酸银试液，则生成难溶性的二银盐白色沉淀，此反应可用于本类药物的鉴别和含量测定。

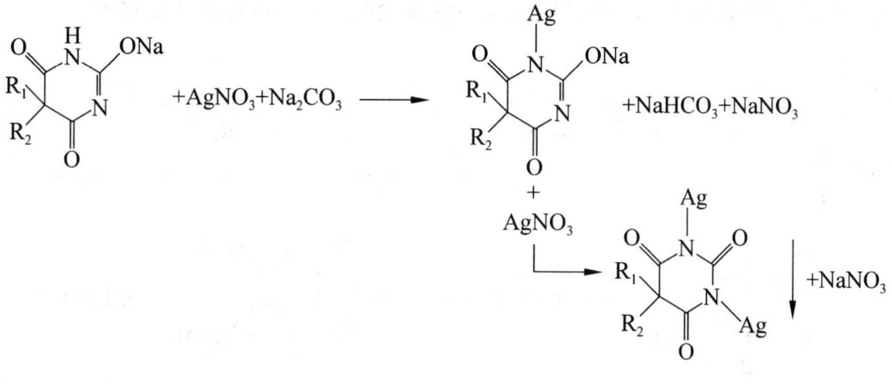

（二）与铜盐的反应

巴比妥类药物在吡啶溶液中生成烯醇式异构体，与铜吡啶试液反应生成有色配位化合物。

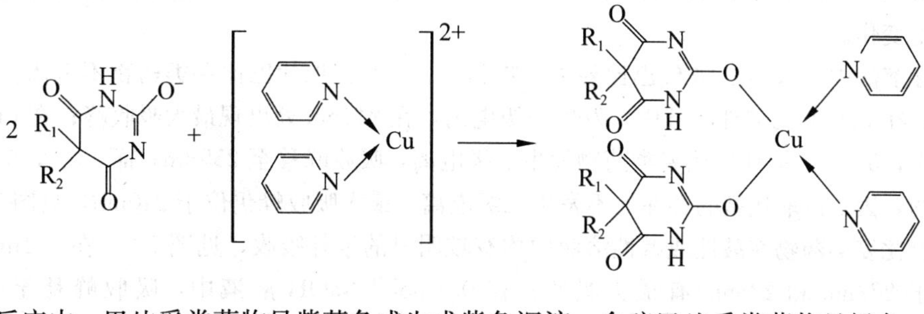

在此反应中，巴比妥类药物呈紫堇色或生成紫色沉淀，含硫巴比妥类药物呈绿色，此反应可

以用于硫代巴比妥类药物与不含硫的巴比妥类药物的区别。

（三）与钴盐反应

巴比妥类药物在碱性溶液中与钴盐反应，生成蓝紫色配位化合物。在无水条件下，反应的灵敏度和颜色的稳定性较好，因此，反应宜在无水条件下进行。常用的钴盐为醋酸钴、硝酸钴或氯化钴。碱常用异丙胺，以有机碱较好。

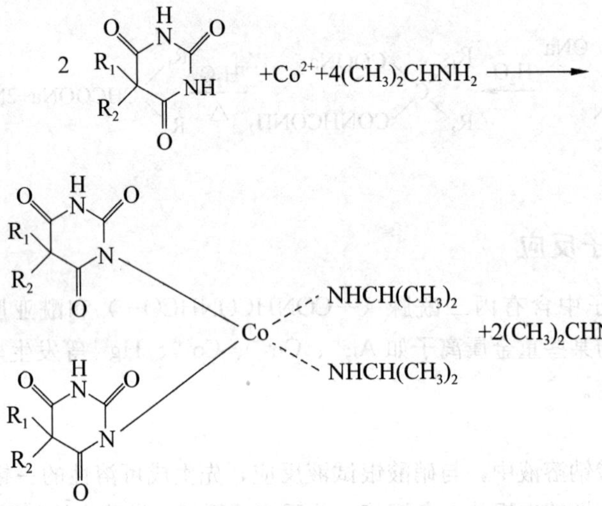

（四）与汞盐反应

巴比妥类药物与硝酸汞或氯化汞反应生成白色汞盐沉淀，此沉淀溶于氨试液。

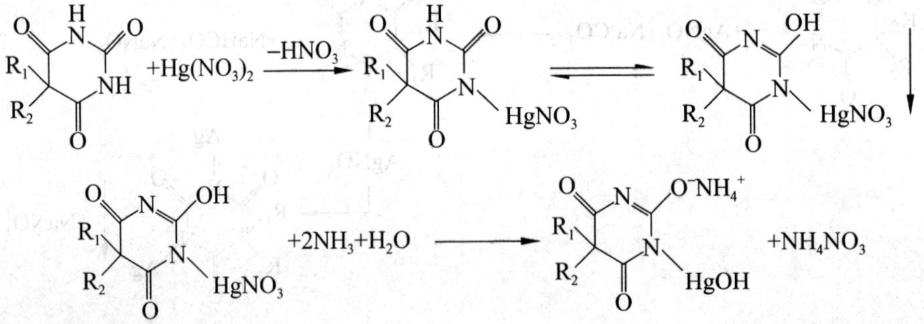

四、紫外吸收

巴比妥类药物的紫外吸收光谱与分子结构和取代基不同有关。其溶液紫外吸收随电离级数的不同而发生变化。

在酸性溶液中，5，5-二取代巴比妥类药物和1，5，5-三取代巴比妥类药物不电离，无明显的紫外吸收；在 pH 10 的碱性溶液中，发生一级电离，在 240nm 处出现最大吸收峰；在 pH 13 的强碱性溶液中，5，5-二取代巴比妥类药物发生二级电离，吸收峰移至 255nm，而 1，5，5-三取代巴比妥类药物，因 1 位取代基的存在，不发生二级电离，最大吸收峰仍位于 240nm，见图 7-1。

硫代巴比妥类药物在酸性或碱性溶液中均有较明显的紫外吸收，见图 7-2。在 0.1mol/L 盐酸溶液中，于 287nm 和 238nm 有最大吸收；在 0.1mol/L NaOH 溶液中，吸收峰移至 304nm 和 255nm；在 pH 13 强碱性溶液中，255nm 吸收峰消失，只保留 304nm 吸收峰。

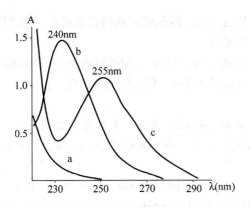

图 7-1　巴比妥类药物的紫外吸收光谱（2.5mg/100ml）
　　a. H₂SO₄ 溶液（0.05mol/L）（未电离）；
　　b. pH9.9 缓冲溶液（一级电离）；c. NaOH 溶液
　　　　（0.1mol/L）（二级电离）

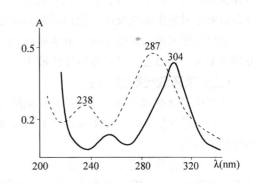

图 7-2　硫喷妥钠的紫外吸收光谱
·····：HCl 溶液（0.1mol/L）；——：NaOH 溶液

第 2 节　鉴 别 试 验

一、共性反应

巴比妥类药物具有丙二酰脲母核结构，因此，本类药物共性反应为丙二酰脲类的鉴别反应，可与银盐、铜盐等重金属离子进行反应。其反应原理见本章的"第 1 节药物化学结构与性质"。

（一）丙二酰脲类的鉴别反应

1. 与银盐反应　巴比妥类药物的一银盐可溶于水，而二银盐不溶。反应中第一次出现的白色沉淀是由于硝酸银局部过浓，产生少量巴比妥二银盐，振摇后，转换为可溶性的一银盐，继续滴加硝酸银至过量，则完全生成白色二银盐沉淀。

方法：取供试品约 0.1g，加碳酸钠试液 1ml 与水 10ml，振摇 2 分钟，滤过，滤液中逐滴加入硝酸银试液，即生成白色沉淀，振摇，沉淀即溶解；继续滴加过量的硝酸银试液，沉淀不再溶解。

2. 铜盐反应　取供试品约 50mg，加吡啶溶液（1→10）5ml，溶解后，加铜吡啶试液 1ml，即显紫色或生成紫色沉淀。

（二）熔点测定

巴比妥类药物可直接测定熔点，其钠盐可酸化后测定析出的游离巴比妥酸的熔点，也可将本类药物制成衍生物后，再测定衍生物的熔点来进行鉴别。《中国药典》利用测定熔点的方法进行鉴别的本类药物有司可巴比妥钠、异戊巴比妥钠、苯巴比妥钠及注射用硫喷妥钠。

苯巴比妥钠的鉴别　取本品约 0.5g，加水 5ml 溶解后，加稍过量的稀盐酸，即析出白色结晶性沉淀，滤过；沉淀用水洗净，在 105℃干燥后，依法测定，熔点为 174～178℃。

二、特殊取代基反应

巴比妥类药物取代基如有不饱和键、苯环取代及硫代时，可利用这些基团的性质进行鉴别反应。

（一）丙烯基的反应

司可巴比妥钠因分子结构中含有丙烯基，可与碘、溴或高锰酸钾发生反应，使碘、溴或高锰酸钾试液褪色。由于司可巴比妥钠与碘发生了加成反应，因此碘试液的棕色褪去。司可巴比妥钠与溴试液也可发生加成反应，使溴试液的深红色褪去。

司可巴比妥钠的鉴别反应　取本品 0.1g，加水 10ml 溶解后，加碘试液 2ml，所显棕黄色在 5 分钟内消失。司可巴比妥钠在碱性溶液中可与高锰酸钾反应，使高锰酸钾褪色。

（二）苯环取代基的反应

苯巴比妥含有苯环取代基，可与亚硝酸钠-硫酸、硝酸钾-硫酸、甲醛-硫酸进行反应。

（1）苯巴比妥鉴别 1：取本品约 10mg，加硫酸 2 滴与亚硝酸钠约 5mg，混合，即显橙黄色，随即转橙红色。

（2）苯巴比妥鉴别 2：取本品 50mg，置试管中，加甲醛试液 1ml，加热煮沸，冷却，沿管壁缓缓加硫酸 0.5ml，使成两液层，置水浴中加热，接界面显玫瑰红色。

（三）硫元素的反应

分子结构中含有硫的药物，经有机破坏后，变为硫离子，可显硫化物反应。

硫喷妥钠在氢氧化钠试液中与铅离子反应，生成白色铅盐沉淀；加热后，有机硫生成无机硫离子，白色铅盐沉淀转变为黑色硫化铅沉淀。

此外，除上述丙二酰脲类鉴别反应和特殊取代基反应外，巴比妥类药物还可利用红外光谱法、显微结晶鉴别、薄层色谱法进行鉴别。其钠盐尚可进行钠盐鉴别试验。

第 3 节　特殊杂质的检查

巴比妥类药物杂质的检查，除了酸度、溶液的澄清度、干燥失重、重金属、炽灼残渣等项目外，还对其中性或碱性杂质进行检查。特殊杂质的检查与其合成工艺有关。

一、苯巴比妥的特殊杂质检查

《中国药典》苯巴比妥的检查项目有：酸度、乙醇溶液的澄清度、中性和碱性物质、干燥失重和炽灼残渣等。

苯巴比妥的特殊杂质与其合成过程中产生的中间体（Ⅰ）和（Ⅱ）有关，其合成工艺如下：

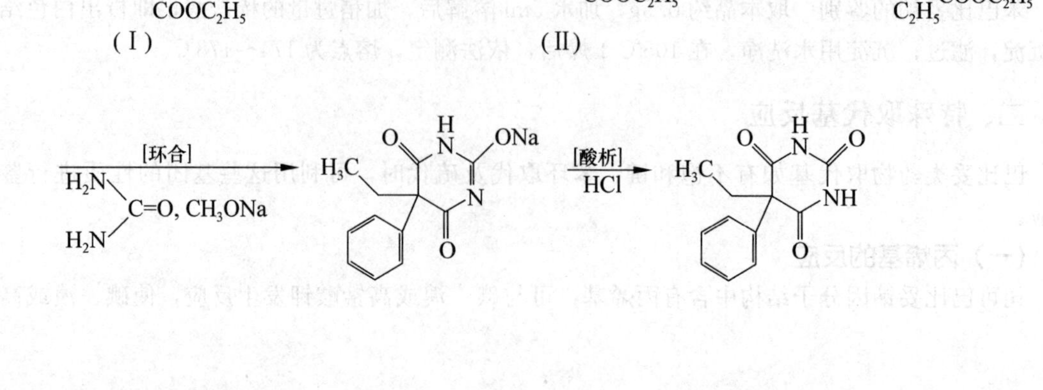

苯巴比妥中的特殊杂质主要是中间体（Ⅰ）和（Ⅱ），以及副反应产物。这些特殊杂质可通过检查酸度、乙醇溶液的澄清度、中性和碱性物质来加以控制。

（一）酸度

在苯巴比妥合成过程中，当中间体（Ⅱ）乙基化反应进行不完全时，会与尿素缩合生成苯丙二酰脲，该分子中 5 位碳原子上的氢受相邻两羰基的影响，酸性较苯巴比妥强，能使甲基橙指示液显红色。《中国药典》采用指示剂法，在一定量苯巴比妥水溶液中加甲基橙指示剂 1 滴，不得显红色，来控制苯巴比妥酸性物质的量。

《中国药典》苯巴比妥的酸度检查：取本品 0.20g，加水 10ml，煮沸搅拌 1 分钟，放冷，滤过，取滤液 5ml，加甲基橙指示液 1 滴，不得显红色。

苯巴比妥在水中极微溶解，因此采用煮沸搅拌，使酸性物质进入溶液。

（二）乙醇溶液的澄清度

苯巴比妥酸杂质在乙醇溶液中的溶解度比苯巴比妥小，通过乙醇溶液的澄清度检查来控制其酸杂质。

《中国药典》苯巴比妥的乙醇溶液澄清度的检查：取本品 1.0g，加乙醇 5ml，加热回流 3 分钟，溶液应澄清。

苯巴比妥可在乙醇中溶解，加热是为了增加其溶解度。

（三）中性或碱性物质

在苯巴比妥合成过程中，中性或碱性物质杂质主要是中间体（Ⅰ）形成的副产物 2-苯基丁酰胺、2-苯基丁二酰脲或分解产物，均为中性或碱性物质，难溶于氢氧化钠可溶于乙醚，而苯巴比妥具有酸性，可溶于氢氧化钠难溶于乙醚。

利用中性、碱性杂质与苯巴比妥在氢氧化钠试液和乙醚中的溶解度不同，将它们从样品中分离提取出来，干燥后称重，控制其限量。

《中国药典》苯巴比妥中性或碱性物质的检查：取本品 1.0g，置分液漏斗中，加氢氧化钠试液 10ml 溶解后，加水 5ml 与乙醚 25ml，振摇 1 分钟，分取醚层，用水振摇洗涤 3 次，每次 5ml，取醚液经干燥滤纸滤过，滤液置 105℃恒重的蒸发皿中，蒸干，在 105℃干燥 1 小时，遗留残渣不得过 3mg。

二、司可巴比妥钠的特殊杂质检查

《中国药典》司可巴比妥钠的检查项目有：酸度、溶液的澄清度、中性和碱性物质、干燥失重和重金属等。

司可巴比妥钠合成工艺如下：

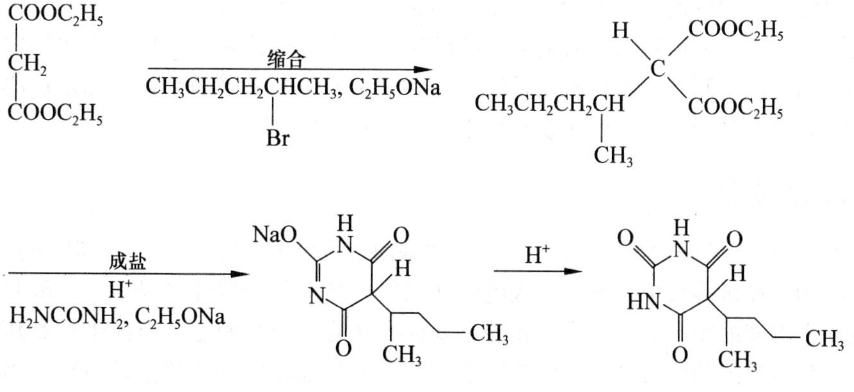

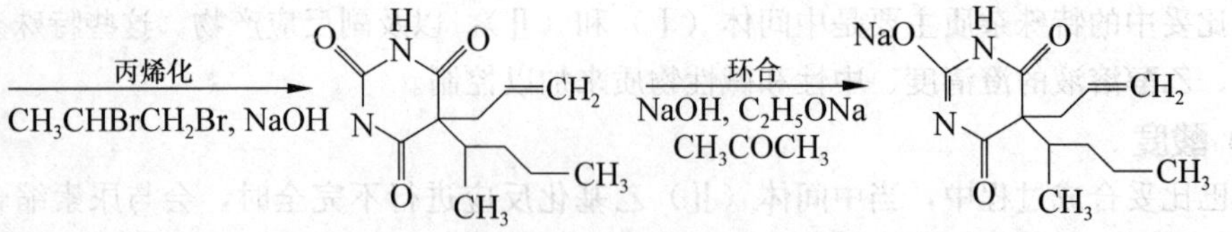

$$\xrightarrow[\text{CH}_3\text{CHBrCH}_2\text{Br, NaOH}]{\text{丙烯化}}$$

$$\xrightarrow[\substack{\text{NaOH, C}_2\text{H}_5\text{ONa}\\\text{CH}_3\text{COCH}_3}]{\text{环合}}$$

（一）溶液的澄清度

司可巴比妥钠在水中极易溶解，其水溶液应澄清，否则表明含有水不溶性杂质。

《中国药典》司可巴比妥钠溶液的澄清度的检查：取本品 1.0g，加新沸过的冷水 10ml 溶解后，溶液应澄清。

因本品水溶液遇水中二氧化碳易析出司可巴比妥，故进行本项检查时，溶解样品所用的水应新沸放冷，以消除水中二氧化碳的干扰。

（二）中性或碱性物质

本项检查的是合成过程中产生的中性或碱性副产物以及司可巴比妥钠的分解产物，如酰脲（Ⅰ）、酰胺（Ⅱ）类化合物。

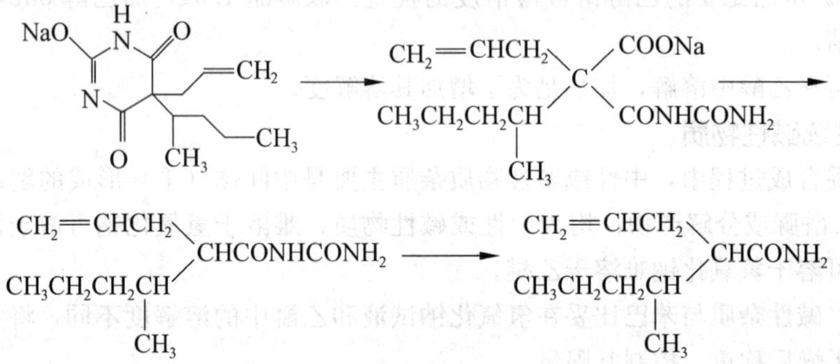

（Ⅰ）　　　　　　　　　（Ⅱ）

《中国药典》司可巴比妥钠的中性或碱性物质检查：取本品 1.0g，照苯巴比妥项下的方法检查，应符合规定。

中性、碱性杂质难溶于氢氧化钠可溶于乙醚，于碱性条件下用乙醚提取、干燥、称重，控制其限量。检查方法和原理同苯巴比妥。

第 4 节　含 量 测 定

巴比妥类药物的含量测定方法：酸碱滴定法、银量法、溴量法、紫外分光光度法、高效液相色谱法、电泳法、气相色谱-质谱法等。《中国药典》收载的巴比妥类药物的含量测定方法：苯巴比妥、苯巴比妥钠、注射用苯巴比妥钠、异戊巴比妥、异戊巴比妥片、异戊巴比妥钠、注射用异戊巴比妥钠采用银量法测定；司可巴比妥钠、司可巴比妥钠胶囊采用溴量法测定；注射用硫喷妥钠采用紫外分光光度法测定；苯巴比妥片采用高效液相色谱法测定。

一、酸碱滴定法

巴比妥类药物具有环状结构的 1，3-二酰亚胺基团（—NH—CO—NH—），其分子可发生酮式-烯醇式互变异构，在水溶液中可发生一级电离和二级电离，呈弱酸性（pK_a 7.3～8.4）。本类药物可与强碱生成水溶液盐类，故可作为一元酸，以标准碱溶液直接滴定。但由于本类药物在水中的溶解度较小，反应生成的弱酸盐易水解使滴定突跃不明显而影响滴定终点的观察，因此，滴定多在水-乙醇混合溶液、胶束水溶液或非水溶液中进行。

（一）在水-乙醇混合溶液中的滴定

以异戊巴比妥的含量测定为例，其反应原理如下：

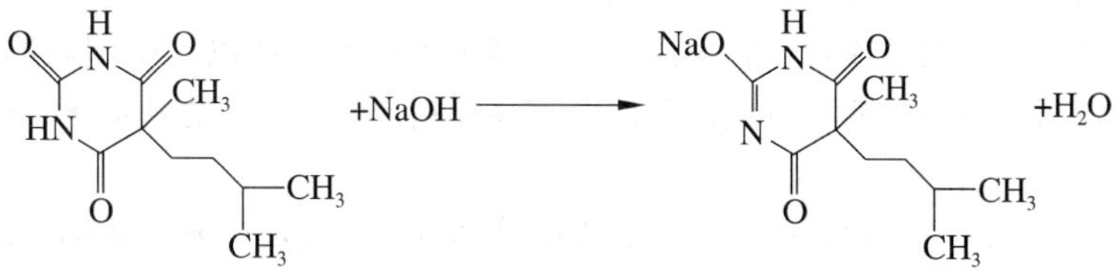

含量测定方法：取本品约 0.5g，精密称定，加乙醇 20ml 溶解后，加麝香草酚酞指示剂 6 滴，用氢氧化钠滴定液（0.1mol/L）滴定至溶液显淡蓝色，并将滴定结果用空白试验校正，即得。每 1 毫升氢氧化钠滴定液（0.1mol/L）相当于 22.63mg 的 $C_{11}H_{18}N_2O_3$。

本法操作简便，终点较难判断，是由于操作过程中易吸收二氧化碳，使终点的淡蓝色易褪去，尽管采用空白对照，也难取得满意的结果，因此，采用电位法指示终点。

（二）在胶束水溶液中的滴定

本法是在有机表面活性剂的胶束水溶液中进行滴定，采用指示剂或电位法指示终点。由于表面活性剂能改变巴比妥类药物的离解平衡，使药物的 K_a 值增大，使巴比妥类药物酸性增强，因此使滴定终点变化明显。常用的有机表面活性剂有：溴化十六烷基三甲基苄胺（cetyltrimethyl benzylammonium bromide，CTMA）和氯化四癸基二甲基苄胺（tetradacyl dimethyl benzyl ammonium chloride，TDBA）。

测定方法：取巴比妥类药物适量，精密称定，加表面活性剂水溶液（0.05mol/L）50ml 溶解后，加 5% 的麝香草酚酞指示液 0.5ml，用氢氧化钠滴定液（0.1mol/L）进行滴定。

二、银量法

巴比妥类药物的银量法含量测定的反应原理与丙二酰脲类鉴别反应中的银盐反应相同。巴比妥类药物的一银盐可溶于水，而二银盐不溶。利用滴定过程中先生成可溶性一银盐，当化学计量点稍过时，过量的银离子与药物形成难溶二银盐的混浊来指示终点。但实际操作时，近终点反应较慢，难以准确判断混浊的出现，用电位法指示终点可以消除这一缺点。本法受温度影响较大，改用甲醇做溶剂后获得明显改进。

巴比妥类药物的银量法含量测定原理的反应式，见"第 1 节药物化学结构与性质"。

《中国药典》苯巴比妥含量测定：取本品约 0.2g，精密称定，加甲醇 40ml 使溶解，再加新制的 3% 无水碳酸钠溶液 15ml，照电位滴定法，用硝酸银滴定液（0.1mol/L）滴定。每 1 毫升硝酸银滴定液（0.1mol/L）相当于 23.22mg 的 $C_{12}H_{12}N_2O_3$。

三、溴量法

司可巴比妥钠分子结构中含有丙烯基，可与溴定量地发生加成反应，《中国药典》采用溴量法测定司可巴比妥钠及其胶囊的含量。

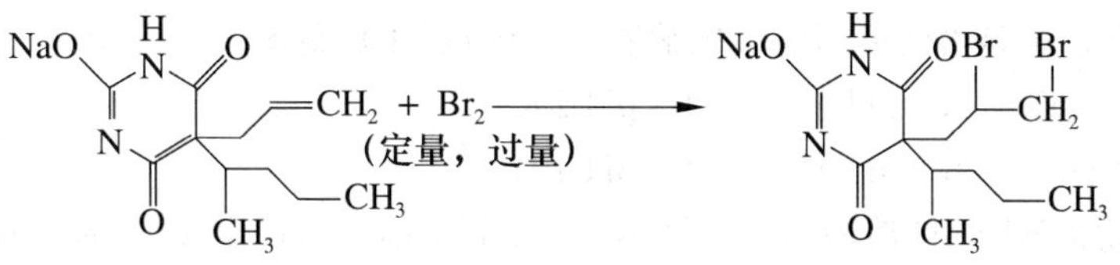

$$Br_2（剩余）+2KI \longrightarrow 2KBr+I_2$$

$$I_2+2Na_2S_2O_3 \longrightarrow 2NaI+Na_2S_4O_6$$

本法是剩余滴定法。滴定时，先加入定量过量的溴滴定液与药物反应，剩余的溴滴定液将碘化钾中的碘离子氧化为碘，碘再与硫代硫酸钠滴定液反应。

在实际工作中，由于溴易挥发，影响滴定液浓度的准确性，所以《中国药典》不用液体溴直接配制溴滴定液，而是用溴酸钾与溴化钾的混合溶液配制溴滴定液。方法如下：取溴酸钾 3.0g 与溴化钾 15g，加水适量使溶解成 1000ml，摇匀。

滴定时，在供试品溶液中加入适量盐酸，在酸性条件下，溴酸钾和溴化钾反应生成新生态溴，再与被测药物发生作用。

$$KBrO_3+5KBr+6HCl \longrightarrow 3Br_2+6KCl+3H_2O$$

四、紫外分光光度法

本类药物在碱性溶液中具有紫外吸收特征，因而可采用紫外分光光度法测定含量。本法可用于制剂的含量测定以及固体制剂的溶出度和含量均匀度检查。

（一）直接紫外分光光度法

本法是将供试品溶解后，根据溶液的 pH，选择合适的最大吸收波长（λ_{max}）处，直接测定供试品溶液的吸光度，再计算含量。硫代巴比妥类药物在酸性和碱性溶液中均有紫外吸收，强碱性溶液中，在 304nm 处有吸收峰，见图 7-2。

《中国药典》紫外分光光度法测定注射用硫喷妥钠的含量。

取装量差异项下的内容物，混合均匀，精密量取适量（相当于硫喷妥钠 0.25g），置 500ml 量瓶中，加水使硫喷妥钠溶解并稀释至刻度，摇匀，精密量取适量，用 0.4% 氢氧化钠溶液定量稀释制成每 1 毫升中含有 5μg 的溶液，作为供试品溶液。照紫外分光光度法，在波长 304nm 处测定吸收度。

另取硫喷妥钠对照品适量，精密称定，用 0.4% 氢氧化钠溶液定量稀释制成每 1 毫升中含有 5μg 的溶液，作为对照品溶液，同法测定吸收度，计算，即得。

（二）差示分光光度法

差示分光光度法系利用共存组分间化学性质的不同，通过某些反应（如酸碱反应、配位反应、氧化还原反应或其他反应）或改变某些条件（如 pH）使被测组分的 λ_{max} 发生显著蓝移或红移，以便从共存组分的重叠光谱中分离，达到消除干扰、不经分离、直接测定含量的目的。该法可用于巴比妥类药物的制剂分析。

巴比妥类药物在不同 pH 溶液中的紫外吸收光谱随其电离级数的不同发生显著差异，而杂质在不同 pH 溶液中的紫外吸收光谱无显著差异，因而测定不同 pH 溶液中的 ΔA，可消除杂质的干扰。

在酸性溶液中，5，5-二取代和 1，5，5-三取代巴比妥类药物不电离，无明显的紫外吸收；在 pH 10 的碱性溶液中，发生一级电离，在 240nm 处出现最大吸收峰；在 pH13 的强碱性溶液中，5，5-二取代巴比妥类药物发生二级电离，吸收峰移至 255nm，而 1，5，5-三取代巴比妥类药物，因 1 位取代基的存在，不发生二级电离，最大吸收峰仍位于 240nm，见图 7-1。

pH10 溶液可用硼酸盐缓冲液或碳酸盐缓冲液，或用 0.1%～1% 浓氨溶液制备。pH 2 溶液可用盐酸或硫酸制备。强碱溶液可用氢氧化钠液（0.45mol/L）制备。

（1）ΔA（240nm）＝A（pH 10）－A（pH 2）

（2）ΔA（260nm）＝A（pH 10）－A（pH 13）

巴比妥类药物在不同 pH 溶液中稳定性不同，pH 10 时，可稳定 25 分钟，而 pH 13 时，放置

15 分钟溶液的吸光度即可比放置前减少 10%。

五、高效液相色谱法

高效液相色谱法具有高效、灵敏度高、应用范围广、分析速度快的特点。其分离效能高，可选择合适的固定相和流动相以达到最佳分离效果。高灵敏度：紫外检测器可检测达 0.01ng 的成分，进样量可在微升数量级。应用范围广，大多数有机化合物可用高效液相色谱分析，特别是高沸点、大分子、强极性、热稳定性差化合物的分离分析。分析速度快，通常分析一个样品在 15～30 分钟，一般小于 1 小时。高效液相色谱法多应用于巴比妥类药物的制剂和生物样品的分析。

苯巴比妥片原采用银量法测定含量，如采用电位滴定法，由于辅料等因素影响，易产生平行误差。《中国药典》改为 HPLC 法。

1. 用高效液相色谱法测定苯巴比妥片的含量

（1）检测波长的选择：取苯巴比妥对照品适量，用 50% 的甲醇水溶液溶解制成浓度为 0.2mg/ml 的溶液，在 200～300nm 波长范围内扫描，根据其紫外吸收，选定 230nm 作为测定波长。

（2）色谱条件：色谱柱：phenomenex C_{18}（4.6mm× 250mm，5μm）；流动相：甲醇-水（60：40），流速：1.0ml/min；检测波长：230nm；柱温：室温；理论板数不小于 1500。在上述色谱条件下的色谱图见图 7-3。

精密称取苯巴比妥对照品约 50mg，置 10ml 量瓶中，用甲醇溶解并稀释至刻度，摇匀。精密量取 0.2、0.4、0.6、0.8、1.0ml，分别置 10ml 量瓶中，用流动相溶解并稀释到刻度，摇匀，精密量取 20μl，按上述色谱条件进样测定，记录色谱图。以浓度 C（mg/ml）为横坐标，

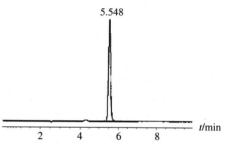

图 7-3　苯巴比妥高效液相色谱图

峰面积（A）为纵坐标进行线性回归，得回归方程：$A = 1.982 \times 10^4 C - 1.761 \times 10^2$，$r = 0.9999$。结果表明：苯巴比妥浓度在 0.1～0.5mg/ml 范围内与峰面积呈良好的线性关系。

加样回收率试验：测得平均回收率为 99.5%，RSD 为 0.31%。结果表明，用 HPLC 法测定本品含量回收率好，辅料对测定结果无干扰。

精密度与稳定性试验：6 小时内 RSD 为 0.1%，表明本法精密度与稳定性均较好。重复性试验：RSD 为 0.17%。

样品含量测定：取本品 20 片，精密称定，研细，精密称取适量（约相当于苯巴比妥 30mg），置 100ml 量瓶中，加流动相振摇使苯巴比妥溶解并稀释至刻度，摇匀，滤过，取续滤液作为供试品溶液；另精密称取苯巴比妥对照品适量，加流动相稀释制成每 1 毫升中约含 0.3mg 的溶液作为对照品溶液。精密量取上述两种溶液各 20μl，分别注入液相色谱仪。按外标法以峰面积计算即可。同时与药典方法比较，结果见表 7-1。

表 7-1　苯巴比妥片含量测定结果

生产厂家	批　　号	含量（%）	
		本法	药典法
南通制药总厂	010914	99.6	99.1
	021017	95.5	95.2
上海九福药业	020501	97.0	96.1

讨论：本品含量测定方法如采用电位滴定法，由于辅料等因素影响，易产生平行误差。采用HPLC法，结果灵敏度高，回收率好，方法可靠。RP-HPLC法中溶剂优化原则，采用甲醇-水系统进行优选，结果当甲醇与水的比例为3∶2时较为合适，样品出峰时间适宜，峰型对称，适合于本品的含量测定。

2.《中国药典》中苯巴比妥片的测定方法

（1）色谱条件与系统适用性试验：用辛烷基硅烷键合硅胶为填充剂；以乙腈-水（30∶70）为流动相；检测波长220nm。理论塔板数按苯巴比妥峰计算不低于2000，苯巴比妥与相邻色谱峰分离度应符合要求。

（2）测定法：取本品20片，精密称定，研细，精密称取适量（约相当于苯巴比妥30mg），置50ml量瓶中，加流动相适量，超声处理20分钟使苯巴比妥溶解，放冷，用流动相稀释至刻度，摇匀，滤过，精密量取续滤液1ml，置10ml量瓶中，用流动相稀释至刻度，摇匀，精密量取10μl，注入液相色谱仪，记录色谱图。另取苯巴比妥对照品，精密称定，加流动相溶解并定量稀释成每1毫升中约含苯巴比妥60μg的溶液，同法测定。按外标法以峰面积计算，即得。

六、电泳法

电泳法指带电荷的供试品在惰性支持介质（如纸、醋酸纤维素、琼脂糖凝胶、聚丙烯酰胺凝胶等）中，于电场的作用下，向其对应的电极方向按各自的速度进行泳动，使组分分离成狭窄的区带，用适宜的检测方法记录其电泳区带图谱或计算其含量（%）的方法。

应用实例：采用高效毛细管电泳法测定苯巴比妥片中苯巴比妥的含量

（1）电泳条件：运行缓冲液：取适量十二烷基硫酸钠（SDS）溶于30mmol/L磷酸氢二钠（用1mmol/L氢氧化钠溶液调pH=8.0）的缓冲液中，使SDS浓度为75mmol/L。温度：30℃；运行分离电压：18kV；紫外检测波长：280nm；压力进样10s，采用熔融石英毛细管柱作为分离通道，有效柱长为37cm，内径为50μm。

（2）对照品溶液的配制：精密称取苯巴比妥对照品1mg，置10ml量瓶中，加40%甲醇溶解并稀释至刻度，摇匀，作为储备液。

（3）样品处理：取苯巴比妥20片，精密称定为1.4589g，平均片重为0.0729g，研细，精密称取相当于1片的重量（相当于0.0730g）苯巴比妥药品粉末于100ml量瓶中，加40%甲醇适量，超声处理10分钟使其溶解，用40%甲醇稀释至刻度，摇匀，0.45μm孔径滤膜过滤即可，续滤液进样。

回归方程：$Y=101.16X-28.208$，$r=0.9979$。结果表明，苯巴比妥在8.75～200g/ml的浓度范围内线性关系良好。苯巴比妥对照品和样品电泳图见图7-4。

在电泳条件下进样测定，通过回归方程得到苯巴比妥的含量（$n=3$），结果批号为060103、060720、070215的3批样品中苯巴比妥含量分别为94.7%、97.3%、96.8%。

七、气相色谱-质谱法

气相色谱-质谱法（gas chromatography mass spectrometry，GC-MS）是采用气相色谱法分离并与质谱法相联用的定性、定量分析分析方法。GC-MS联用技术具有快速、简便、准确等优点，在药物分析、环境分析、食品分析、生化分析等各领域中均有应用。

应用实例：GC-MS/MS测定血液中巴比妥类安眠药物

建立GC-MS/MS测定血液中巴比妥类安眠药物的分析方法。方法通过固相萃取提取并富集血液样品中常见巴比妥类安眠药物，采用离子阱二级质谱定性并定量检测其含量，并优化萃取溶液

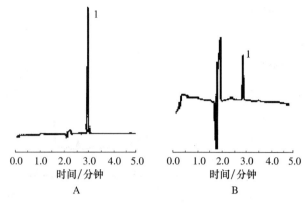

图 7-4 苯巴比妥的毛细管电泳图谱
A. 苯巴比妥对照品；B. 样品；1. 苯巴比妥

pH 与气相色谱/二级质谱联用分析条件，对巴比妥类安眠药物进行定量分析。

（1）检测条件：气相色谱条件：载气为 He，柱温初始温度为 160℃（保持 1 分钟），以 15℃/min 的升温速率升温至 280℃（保持 1 分钟），进样口温度 280℃，进样量 1μl，不分流。

（2）质谱条件：离子阱温度为 170℃，倍增器电压为 1700V，接口温度 270℃，扫描质量 40～450amu，EI 源 70eV。

（3）标准储备液：取标准品巴比妥、异戊巴比妥、速可眠、苯巴比妥各 100mg 加入 100ml 容量瓶中，用甲醇定容至刻度线，准确吸取 10ml 混合溶液移至 100ml 容量瓶中，用甲醇定容。分别配置 pH 值为 2、4、6、8、10 的 1.0mol/L 磷酸盐缓冲溶液。

（4）试样的提取与浓缩：取空白血液 2ml，加入 100mg/ml 标准储备液 200μl，加入缓冲溶液 4ml，混匀，超声振荡 30 分钟，13000r/min 离心 5 分钟取上清液。分别用 5ml 甲醇、5ml 水活化固相萃取柱后，将上清液以 0.5ml/min 流速过柱，再用 5ml 水清洗，氮气吹干，最后用 2ml 三氯甲烷以 0.5ml/min 流速洗脱，将洗脱液浓缩至干后，溶于 2ml 三氯甲烷，即得。

萃取体系 pH 值的选择见表 7-2。

表 7-2 不同 pH 值萃取体系提取回收率（%）

样 品	pH 值			
	2	4	6	8
巴比妥	77.6±5.12	70.8±5.47	86.4±4.73	18.8±5.97
苯巴比妥	71.6±5.68	69.5±6.02	80.3±5.82	15.5±6.92
异戊巴比妥	81.1±4.51	79.4±5.24	92.6±3.67	25.4±4.87
速可眠	79.5±4.84	76.9±5.67	88.6±4.15	22.9±4.15

气相色谱/二级质谱联用分析条件的优化，见图 7-5、表 7-3。

巴比妥类安眠药 GC-MS/MS 检验标准曲线、检出限，见表 7-4。

试验结果表明，使用固相萃取法，在 pH 值为 6 的体系中，巴比妥类安眠药具有较高的回收率，达到 80％以上。离子阱串联质谱（MS/MS）的应用，不仅可对血中巴比妥类安眠药进行定性和定量测定，而且还避免了气相色谱分析中，当干扰组分的保留时间与被测物非常接近时而引起的误差。此外，离子阱串联质谱（MS/MS）技术是选择目标化合物的特征离子为母离子进行分析，不仅可以消除基底干扰，提高信噪比，还可以给出结构信息。此方法与常用的 GC-NPD 方法灵敏度相当，完全可以满足实际的要求。

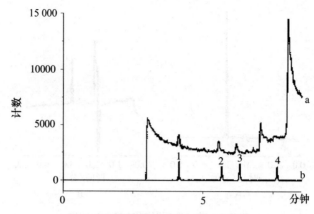

图 7-5　血液样品中巴比妥类安眠药物 MS 图

a. GC-MS 总离子流图；b. GC-MS/MS 离子流图

1. 巴比妥；2. 异戊巴比妥；3. 速可眠；4. 苯巴比妥

表 7-3　巴比妥类安眠药的二级质谱条件

样　品	母　离　子	CID 电压	模　　式	子　离　子
巴比妥	185*	0.62	resonance	114, 129, 157
异戊巴比妥	227*	0.65	resonance	114, 157
速可眠	239*	0.70	resonance	126, 141, 169
苯巴比妥	233*	0.42	resonance	162, 177, 189

注：带 * 为 $M+1$ 峰

表 7-4　巴比妥类安眠药 GC-MS/MS 检验标准曲线、检出限

样　品	保留时间	回归方程	相关系数	检出限 ($\mu g/ml$)
巴比妥	4.148	$Y=2.591\times10^6 X-9.155\mathrm{e}4$	0.9996	0.10
异戊巴比妥	5.658	$Y=1.840\times10^6 X-1.63\mathrm{e}5$	0.9979	0.10
速可眠	6.305	$Y=6.964\times10^5 X-3.00\mathrm{e}4$	0.9990	0.06
苯巴比妥	7.628	$Y=3.065\times10^5 X-6.281.1$	0.9996	0.04

学习重点

　　巴比妥类药物具有弱酸性、水解性及与金属离子反应的性质，依据药物的丙二酰脲结构和性质，可采用的鉴别方法有银盐反应与铜盐反应。依据不同的特殊取代基，可采用显色反应及硫元素反应等。

　　依据药物的结构、性质以及生产工艺，掌握特殊杂质检查的方法和原理。

　　依据药物的结构和性质，本类药物的含量测定法有酸碱滴定法（包括在水-乙醇混合溶液中及胶束溶液中）、银量法、溴量法、紫外分光光度法（包括直接紫外分光光度法及差示分光光度法）、高效液相色谱法、电泳法及气相色谱-质谱法。

思　考　题

1. 试述巴比妥类药物的结构与理化性质的关系。

2. 如何利用巴比妥类药物的紫外吸收光谱特征来区别不同类型的巴比妥？

3. 巴比妥类药物的鉴别试验主要有哪些？其原理是什么？

4. 巴比妥类药物的含量测定方法主要有哪些？

5. 银量法测定巴比妥类药物的原理是什么？《中国药典》对该法进行了哪些改进？

6. 说明溴量法测定司可巴比妥含量的原理、滴定度和含量计算。

7. 如何区别硫喷妥钠、苯巴比妥、司可巴比妥和异戊巴比妥？

8.《中国药典》苯巴比妥、司可巴比妥钠的杂质检查项目有哪些？司可巴比妥钠的澄清度检查中溶解样品的水，为什么要事先煮沸？

（甄汉深）

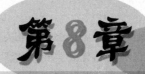

芳酸及其酯类药物的分析

学习要求

1. 掌握芳酸及其酯类药物的化学结构及其性质。

2. 掌握芳酸及其酯类药物的鉴别方法、含量测定方法、特殊杂质的检查方法及其限量计算方法。

3. 了解芳酸及其酯类药物的生产工艺流程、杂质的引入途径以及各类杂质的特点。

芳酸及其酯类药物系指含有取代苯基的一类羧酸化合物。本类药物按其化学结构可分为两大类：①分子结构中羧基直接与苯环相连，如水杨酸类（邻羟基苯甲酸类）和苯甲酸类药物；②羧基通过磺酸基或烃氧基等与苯环间接相连，如其他芳酸及其酯类药物。

药物分子结构中的取代基往往决定各药物性质，如游离羧基呈酸性，可成盐或酯，均溶于氢氧化钠溶液中。本类药物多为固体，除钠盐溶于水外，一般溶于乙醇、乙醚等有机溶剂，难溶于水。

第1节 药物化学结构与性质

一、水杨酸类药物

（一）化学结构

本类药物的基本结构为邻羟基苯甲酸，由于取代基的不同，有一大类药物。其典型药物如下：

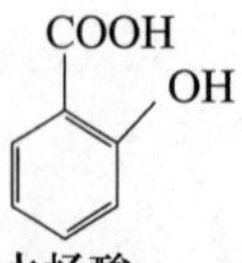

水杨酸
(salicylic acid)

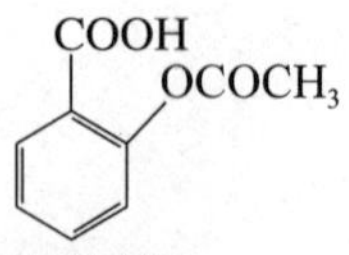

阿司匹林
(aspirin)

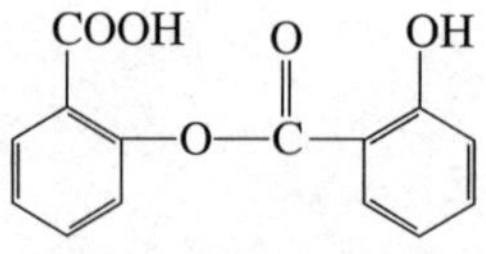

双水杨酯
(salsalate)

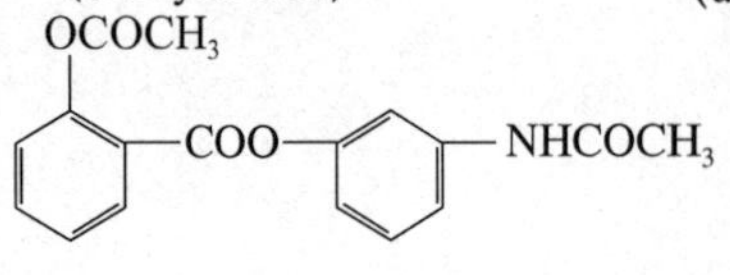

贝诺酯
(benorilate)

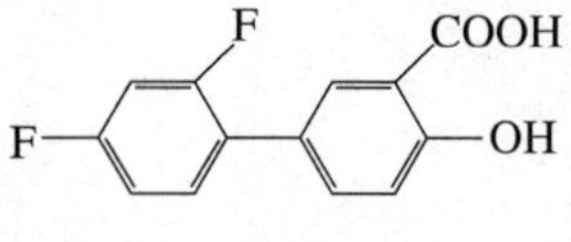

二氟尼柳
(diflunisal)

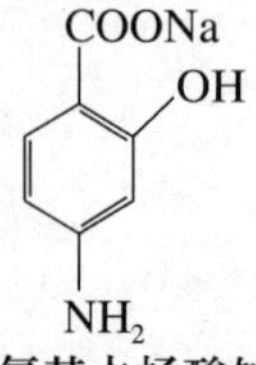

对氨基水杨酸钠
(diflunisal)

（二）主要性质

1. 溶解性 水杨酸类药物如水杨酸、水杨酸二乙胺、阿司匹林、对氨基水杨酸钠、双水杨酯和贝诺酯等均为固体，具有一定的熔点。除水杨酸二乙胺和对氨基水杨酸钠易溶于水以外，其他药物在水中微溶或几乎不溶，而能溶于乙醇、乙醚、氯仿等有机溶剂中。

2. 酸性 本类药物的酸性受苯环、羧基和取代基的影响。取代基为羟基、卤素、硝基时能降低苯环电子云密度，使羧基中羟基氧原子的电子云密度降低，从而增加氧氢键极性，较易离解出质子，故酸性较苯甲酸强；反之，取代基为甲基、氨基时能增加苯环电子云密度从而降低氧氢键极性，使酸性较苯甲酸弱。

水杨酸结构中的羟基位于苯甲酸的邻位，使羧基中碳氧双键的氧形成分子内氢键，增强羧基中氧氢键的极性，使酸性增强。因此水杨酸的酸性（pK_a＝2.95）比苯甲酸（pK_a＝4.26）更强。当邻位羟基被酰化后酸性下降，如阿司匹林（水杨酸乙酰化物）的酸性（pK_a＝3.49）较水杨酸弱，但仍比苯甲酸的酸性强。

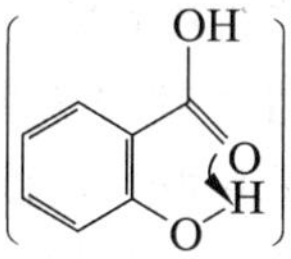

由于本类药物具有较强的酸性，均可采用酸碱滴定法测定含量。《中国药典》以中性乙醇为溶剂，酚酞为指示剂，用标准氢氧化钠滴定液测定水杨酸、阿司匹林和双水杨酯及其片剂的含量。水杨酸与二乙胺成盐后呈弱碱性，采用非水滴定法测定含量。

3. 与三氯化铁呈色反应 在水杨酸类药物的分子结构中，羧基的邻位由羟基取代，使本类药物在弱酸性溶液中可与三价铁离子生成紫色配位化合物，为本类药物的特征鉴别反应；亦可用于水杨酸酯类药物中游离水杨酸的检查。

4. 不稳定性 由于芳酸及其酯类药物易水解生成游离水杨酸，游离水杨酸受热易脱羧降解生成酚类，在生产和贮藏过程中容易引入各种降解产物。故本类药物及其制剂应检查水杨酸和酚类杂质，如《中国药典》收载的阿司匹林、双水杨酯及其片剂均规定检查游离水杨酸；对氨基水杨酸钠和贝诺酯中则分别检查间氨基酚和对氨基酚。在检查制剂中存在的特殊杂质时，应考虑加有的辅料和稳定剂等，常采用色谱法，如阿司匹林胶囊和栓剂中游离水杨酸的测定采用柱分配色谱法，适当改变柱色谱条件，也可用于药物含量的测定。

5. 其他特性 本类药物的分子结构中具有苯环，在紫外光区的特征吸收可供含量测定；对氨基水杨酸钠的分子结构中具有芳伯氨基，显芳香第一胺的反应，可供鉴别和含量测定；贝诺酯的结构中具有潜在芳伯胺基，经酸水解后显芳香第一胺的反应，可供鉴别和含量测定。

二、苯甲酸类药物

（一）化学结构

在苯甲酸类药物的分子结构中，羧基直接与苯环相连，《中国药典》收载的典型药物结构如下：

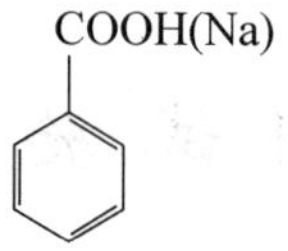

苯甲酸及其钠盐
(benzoic acid and sodium benzoate)

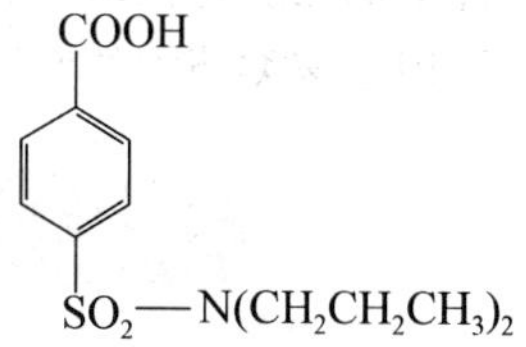

丙磺舒
(probenecid)

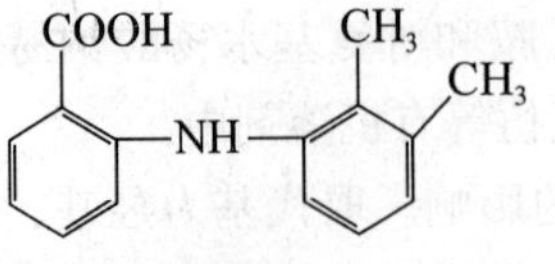

甲芬那酸
(mefenamic)

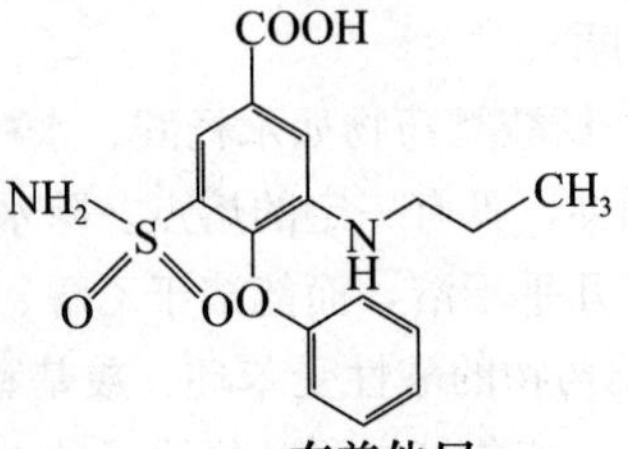

布美他尼
(bumetanide)

(二)主要性质

1. 溶解性 大多数是结晶性的固体；游离形式几乎不溶于水，易溶于有机溶剂（丙酮、乙醚等）中，其碱金属盐易溶于水。苯甲酸钠的水溶液呈碱性，加强酸则产生白色沉淀（游离苯甲酸）。

2. 酸性 在分子结构中，羧基与苯环直接相连，具有较强酸性，钠盐具有弱碱性，其酸碱性可用于含量测定。《中国药典》以中性乙醇为溶剂，采用氢氧化钠直接滴定法测定苯甲酸、丙磺舒、甲芬那酸及其制剂的含量；利用游离苯甲酸与钠盐在有机溶剂和水中的溶解度不同，采用双相滴定法，以盐酸为滴定剂测定苯甲酸钠的含量。

3. 光谱特性 本类药物结构中的苯环及其取代基，具有特征的紫外和红外吸收光谱，可用于鉴别和含量测定。《中国药典》采用红外和紫外-可见分光光度法鉴别丙磺舒与甲芬那酸；采用紫外-可见分光光度法测定丙磺舒片的含量；采用紫外-可见分光光度法测定丙磺舒片、甲芬那酸片及胶囊的溶出度。

4. 其他特性 苯甲酸及其钠盐的中性溶液与三氯化铁试剂反应，可生成碱式苯甲酸铁盐的赭色沉淀；丙磺舒分子结构中含有硫元素，受热分解生成亚硫酸盐，显硫化物的反应，可用于鉴别。

三、其他芳酸及其酯类药物

(一)化学结构

该类药物分子结构中的羧基通过烃基或烃氧基与苯环间接相连，典型药物如下：

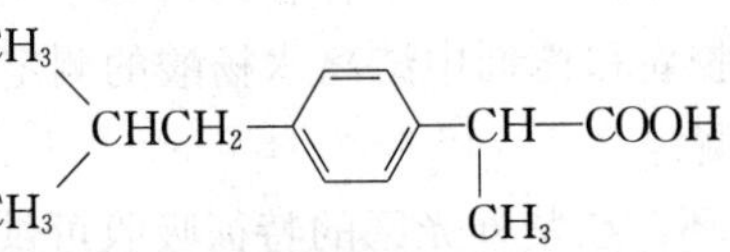

布洛芬
(ibuprofen)

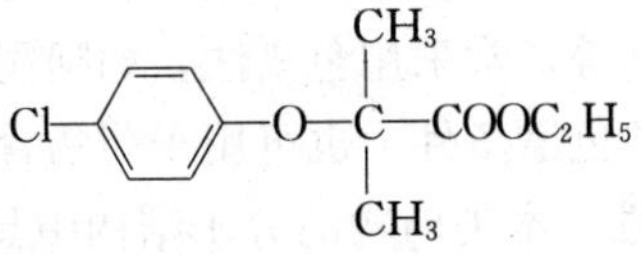

氯贝丁酯
(clofibrate)

(二)主要性质

布洛芬为苯乙酸衍生物，比苯甲酸及水杨酸类药物的酸性弱，《中国药典》采用氢氧化钠直接滴定的方法测定含量。氯贝丁酯为苯氧基丙酸酯衍生物，《中国药典》以中性乙醇为溶剂，酚酞为指示剂，采用两步滴定法测定含量；氯贝丁酯具有羧酸酯结构，碱水解后与盐酸羟胺生成异羟肟酸盐，在弱酸性条件下加三氯化铁即生成紫色异羟肟酸铁；布洛芬和氯贝丁酯均具有特征的紫外和红外吸收光谱，可用于该类药物的鉴别。

第 2 节　鉴 别 试 验

依据芳酸及其酯类药物的主要性质，可采用的鉴别方法可以归纳为 3 大类：化学方法、光谱法和色谱法。

（1）化学方法：分子结构中具有酚羟基、羧基或酯键时，如阿司匹林、丙磺舒、布洛芬、苯甲酸钠，在一定的酸碱条件下与三氯化铁试液作用生产有色产物；具有酯键时，如阿司匹林，在一定的酸碱条件下发生水解，显示其水解产物的特征；具有芳伯氨基时，如对氨基水杨酸钠、贝诺酯，可发生重氮化-偶合反应；有些药物发生的分解反应可供鉴别，如在酸性条件下加热苯甲酸钠时，产生的苯甲酸在试管内壁形成白色升华物，又如丙磺舒的分子结构中有硫元素，高温加热时可发生二氧化硫的特臭，与氢氧化钠共熔融，可生成亚硫酸钠，经硝酸氧化成硫酸盐，而显硫酸盐反应。

（2）光谱法：本类药物的分子结构中有共轭体系，具有紫外吸收光谱特征，可进行鉴别；本类药物分子结构中具有苯环以及其他振动和转动能级跃迁的特征结构，可以用红外吸收光谱法进行鉴别。

（3）色谱法：常用的方法是薄层色谱法（thin layer chromatography，TLC）和高效液相色谱法（high performance liquid chromatography，HPLC），前者的鉴别依据是供试品溶液主斑点的位置和颜色应与对照品溶液一致，后者的鉴别依据是供试品溶液主峰保留时间应与对照品溶液主峰保留时间一致。

一、化学方法

（一）三氯化铁反应

1. 水杨酸类　水杨酸及其盐类在中性或弱酸性条件下，与三氯化铁试液反应，生成紫堇色铁配位化合物。

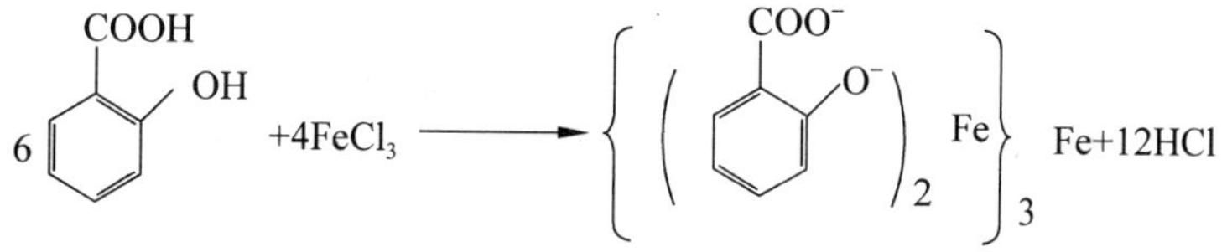

反应适宜的 pH 值为 4.0～6.0，在强酸性溶液中配位化合物分解。本反应可在稀溶液中进行，极为灵敏；如取样量大，产生颜色过深时，可加水稀释后观察。《中国药典》采用该法鉴别水杨酸的具体方法：取本品的水溶液，加三氯化铁试液 1 滴，即显紫堇色。

在该类药物中，许多药物都可以用该法进行鉴别，见表 8-1。

表 8-1　水杨酸类药物的三氯化铁鉴别方法

序　号	药品名称	操作方法
1	水杨酸（salicylic acid）	本品的水溶液，加三氯化铁试液 1 滴，即显紫堇色
2	阿司匹林（aspirin）	本品加水煮沸使水解后，与三氯化铁试液反应，呈紫堇色
3	双水杨酯（salsalate）	本品的稀溶液，与三氯化铁试液反应，呈紫色
4	贝诺酯（benorilate）	本品加氢氧化钠试液煮沸水解，滤液加盐酸适量至显微酸性，与三氯化铁试液反应，呈紫堇色
5	二氟尼柳（diflunisal）	本品加乙醇溶解后，与三氯化铁试液反应，呈深紫色。
6	对氨基水杨酸钠（diflunisal）	本品加稀盐酸呈酸性后，与三氯化铁试液反应，呈紫红色。

2. 苯甲酸类

（1）苯甲酸的中性或碱性水溶液，与三氯化铁试液可生成碱式苯甲酸铁盐的赭色沉淀。

《中国药典》采用该法鉴别苯甲酸的具体方法如下：

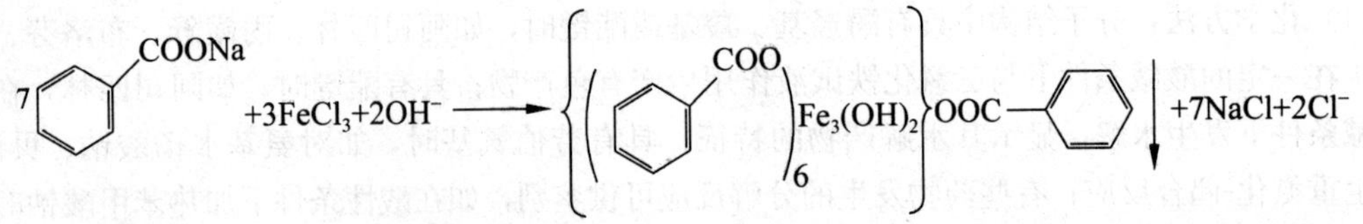

$$7 \quad \text{苯环-COONa} + 3FeCl_3 + 2OH^- \longrightarrow \left\{ \left(\text{苯环-COO} \right)_6 Fe_3(OH)_2 \quad OOC\text{-苯环} \right\} \downarrow +7NaCl + 2Cl^-$$

取本品约 0.2g，加 0.4% 氢氧化钠溶液 15ml，振摇，滤过，滤液中加三氯化铁试液 2 滴，即生成赭色沉淀。

（2）丙磺舒加少量氢氧化钠试液使生成钠盐溶解后，在弱酸性水溶液中，与三氯化铁试液反应，即产生米黄色沉淀，产物的结构式为：

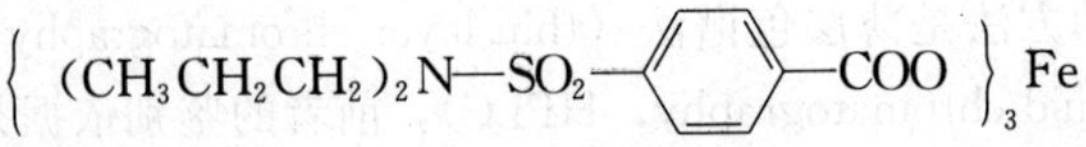

$$\left\{ (CH_3CH_2CH_2)_2N\text{—}SO_2\text{-苯环-}COO \right\}_3 Fe$$

方法：取本品约 5mg，加 0.1mol/L 氢氧化钠溶液 0.2ml，用水稀释至 2ml（pH 值为 5.0～6.0），加三氯化铁试液 1 滴，即生成米黄色沉淀。

3. 其他芳酸类　本类药物可与铁盐生成紫色的羟肟酸铁配位化合物，此反应多用于羧酸及其酯类的鉴别。

（1）布洛芬：本品在无水乙醇条件下，与高氯酸羟胺、N，N-双环己基羧二亚胺（DDC）混合，温水中加热 20 分钟。冷却后，加高氯酸铁的无水乙醇溶液，即呈紫色〔《日本药局方》（15版）的方法〕。

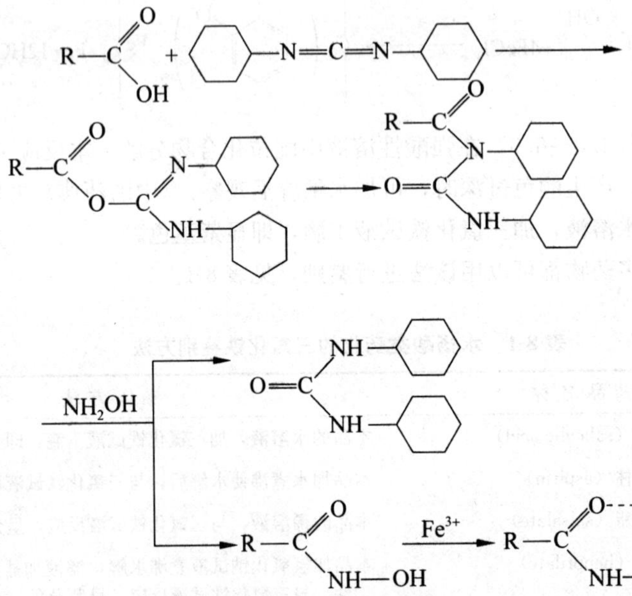

（2）氯贝丁酯：本品分子中具有酯结构，其乙醚溶液（1→10）数滴，加盐酸羟胺的乙醇饱和溶液与氢氧化钾的乙醇饱和溶液各 2～3 滴，水浴加热约 2 分钟，冷却，加稀盐酸使成酸性，加 1% 三氯化铁溶液 1～2 滴，即显紫色。

$$Cl-\langle \rangle-O-\underset{\underset{CH_3}{|}}{\overset{\overset{CH_3}{|}}{C}}-COOC_2H_5 + NH_2OH \cdot HCl + 2KOH \longrightarrow$$

$$Cl-\langle \rangle-O-\underset{\underset{CH_3}{|}}{\overset{\overset{CH_3}{|}}{C}}-\overset{\overset{O}{\parallel}}{C}-NHOK + C_2H_5OH + KCl + H_2O$$

$$\Big\downarrow Fe^{3+}$$

$$Cl-\langle \rangle-O-\underset{\underset{CH_3}{|}}{\overset{\overset{CH_3}{|}}{C}}-\overset{\overset{O----Fe/3}{\parallel}}{\underset{\underset{NH-O}{|}}{C}}$$

（紫色）

（二）水解反应

水杨酸类药物易水解生成游离水杨酸，即产生白色沉淀。

（1）阿司匹林与碳酸钠试液加热，使其酯键水解，得水杨酸钠及醋酸钠，加过量稀硫酸酸化后，则析出白色水杨酸沉淀，并产生醋酸的臭气；分离水杨酸沉淀，于 100～150℃ 干燥后，熔点为 156～161℃。该沉淀可溶于醋酸铵试液中。

$$\langle \rangle\overset{COOH}{\underset{OCOCH_3}{}} + Na_2CO_3 \overset{\triangle}{\longrightarrow} \langle \rangle\overset{COONa}{\underset{OH}{}} + CH_3COONa + CO_2\uparrow$$

$$2\langle \rangle\overset{COONa}{\underset{OH}{}} + H_2SO_4 \longrightarrow 2\langle \rangle\overset{COOH}{\underset{OH}{}}\Big\downarrow + Na_2SO_4$$

$$2CH_3COONa + H_2SO_4 \longrightarrow 2CH_3COOH + Na_2SO_4$$

（2）双水杨酯为水杨酰水杨酸酯，与氢氧化钠试液煮沸，水解生成水杨酸盐，上述水杨酸盐的鉴别反应呈阳性。

（三）重氮化-偶合反应

水杨酸类药物的分子结构中，具有芳伯胺基或潜在芳伯胺基的典型药物包括对氨基水杨酸钠、贝诺酯等，均可发生重氮化反应，生成的重氮盐可与碱性 β-萘酚偶合生成有色的偶氮染料。

例如，贝诺酯具潜在的芳伯氨基，加酸水解后产生芳伯氨基结构，在酸性溶液中，与亚硝酸钠试液发生重氮化反应，生成的重氮盐与碱性 β-萘酚偶合产生橙红色沉淀。

$$\langle \rangle\overset{OCOCH_3}{\underset{COO-\langle \rangle-NHCOCH_3}{}} + 3H_2O \overset{HCl}{\underset{\triangle}{\longrightarrow}}$$

$$OH-\langle \rangle-NH_2 \cdot HCl + \langle \rangle\overset{OH}{\underset{COOH}{}} + 2CH_3COOH$$

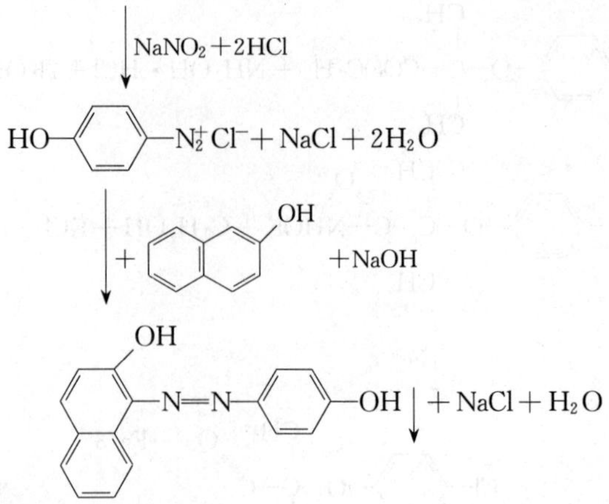

$$NaNO_2 + 2HCl$$

$$HO-\!\!\!\!\bigcirc\!\!\!\!-N_2^+Cl^- + NaCl + 2H_2O$$

$$+ \quad \bigcirc\!\!\!\bigcirc^{OH} \quad + NaOH$$

$$\bigcirc\!\!\!\bigcirc^{OH}-N=\!N-\!\!\!\!\bigcirc\!\!\!\!-OH \downarrow + NaCl + H_2O$$

《中国药典》采用该法鉴别贝诺酯，具体方法如下：

取本品约 0.1g，加稀盐酸 5ml，煮沸，放冷，滤过，滤液显芳香第一胺反应。

(四) 分解产物的反应

苯甲酸类药物受热分解，依据分解产物的主要性质对该类药物进行鉴别。

(1) 苯甲酸盐在强酸条件下，加热生成苯甲酸，具有升华特性，可用于鉴别。如苯甲酸钠置干燥试管中，加硫酸后，加热（不炭化），生成的苯甲酸在试管内壁凝成白色升华物。

(2) 含有卤素或硫的药物，可分解后鉴别。如丙磺舒高温加热时，可产生二氧化硫的特臭；与氢氧化钠熔融，可分解生成亚硫酸钠，经硝酸氧化成硫酸盐，而显硫酸盐反应。

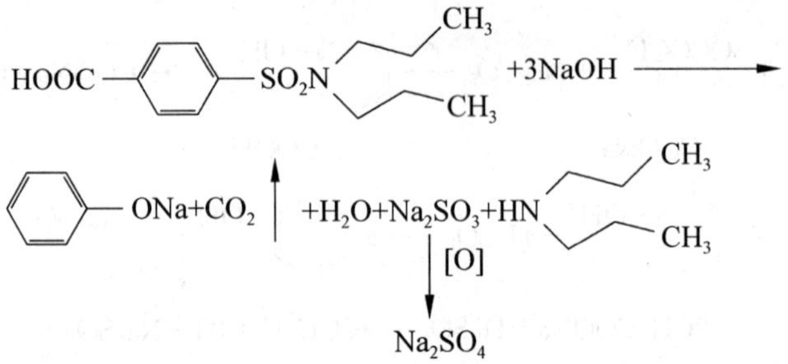

$$HOOC-\!\!\!\!\bigcirc\!\!\!\!-SO_2N\!\!\begin{array}{c}CH_3\\CH_3\end{array} \quad +3NaOH \longrightarrow$$

$$\bigcirc\!\!-ONa + CO_2 \uparrow + H_2O + Na_2SO_3 + HN\!\!\begin{array}{c}CH_3\\CH_3\end{array}$$

$$\downarrow [O]$$

$$Na_2SO_4$$

《中国药典》采用该法鉴别丙磺舒，具体方法如下：

取本品约 0.1g，加氢氧化钠 1 粒，小火加热熔融数分钟，放冷，残渣加硝酸数滴，再加盐酸溶解是成酸性，加水少许稀释，滤过，滤液显硫酸盐的鉴别反应。

(五) 氧化反应

本类药物易被氧化剂氧化而呈现不同的颜色。如甲芬那酸与重铬酸钾试液反应，方法为取本品约 5mg，加硫酸 2ml 使溶解，加 0.5% 重铬酸钾溶液 0.05ml，即呈深蓝色，随即变为棕绿色。

二、光谱法

(一) 紫外分光光度法

紫外吸收光谱为电子光谱，光谱与分子结构中的共轭体系相关。分子结构中的共轭体系不同时，其紫外吸收光谱不同。芳酸及其酯类药物的分子结构中具有共轭体系，可以利用该性质进行鉴别。《中国药典》采用紫外分光光度法鉴别本类药物，具体示例如下：

1. 水杨酸类

（1）贝诺酯：本品加无水乙醇溶解，制成每1毫升中约含7.5μg的溶液，在240nm的波长处有最大吸收；在240nm波长处的吸收系数（$E_{1cm}^{1\%}$）为730～760。

（2）二氟尼柳：本品加盐酸乙醇溶液（0.1mol/L）溶解，制成每1毫升中约含20μg的溶液，在251nm与315nm的波长处有最大吸收，其吸光度比值应为4.2～4.6。

2. 苯甲酸类

（1）丙磺舒：用含盐酸的乙醇［取盐酸溶液（9→1000ml）2ml，加乙醇制成100ml］制成每1毫升中含20μg的溶液，在255nm与249nm的波长处有最大吸收，在249nm波长处的吸收度约为0.67。

（2）甲芬那酸：用1mol/L盐酸溶液-甲醇（1∶99）混合液，制成每1毫升中约含20μg的溶液，在279nm与350nm的波长处有最大吸收，其吸光度分别为0.69～0.74、0.56～0.60。

3. 其他芳酸类

（1）布洛芬：本品加0.4％氢氧化钠溶液溶解，制成每1毫升中含0.25mg的溶液，滤过，取续滤液，在265nm与273nm的波长处有最大吸收，在245nm与271nm的波长处有最小吸收，在295nm的波长处有一肩峰。

（2）氯贝丁酯：本品加无水乙醇制成每1毫升中含0.1mg的溶液A与每1毫升中含10μg的溶液B。溶液A在280nm与288nm的波长处有最大吸收；溶液B在226nm波长处有最大吸收。

（二）红外分光光度法

红外吸收光谱是由分子振动、转动能级的跃迁所产生的分子光谱，与紫外吸收光谱比较，红外吸收光谱特征性强，被各国药典广泛用于化学药物的鉴别。

《中国药典》对芳酸及其酯类药物均规定了红外吸收光谱法鉴别项。以水杨酸和对氨基水杨酸钠为例讨论如下：

（1）水杨酸的红外吸收光图谱见图8-1，显示的主要特征吸收与解析见表8-2。

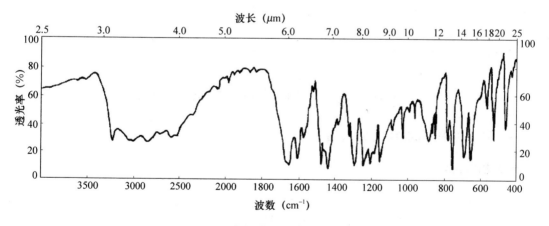

图 8-1　水杨酸的红外吸收光图谱

表 8-2　水杨酸的红外吸收光谱特征吸收峰位及其归属

峰位（cm⁻¹）	归属
3300～2300	ν_{O-H}（羧基及羟基）
1660	$\nu_{C=O}$（羧酸羰基）
1610，1570，1480，1440	$\nu_{C=C}$（苯环）
775	δ_{Ar-H}（邻位取代苯环）

（2）对氨基水杨酸钠的红外吸收光图谱见图 8-2，显示的主要特征吸收与解析见表 8-3。

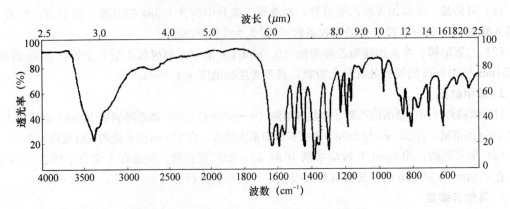

图 8-2　对氨基水杨酸钠的红外吸收光图谱

表 8-3　对水杨酸钠的红外吸收光谱特征吸收峰位及其归属

峰位（cm^{-1}）	归　属
3700～2900	ν_{N-H}，ν_{O-H}（胺基及羟基）
1640	δ_{N-H}（胺基）
1580，1550	$\nu_{C=C}$（苯环）
1300	ν_{C-N}（芳胺）
1188	ν_{C-O}（酚）

三、色谱法

在薄层色谱法测定中，比移值是定性参数。在相同的色谱条件下，供试品溶液主斑点的比移值与对照品的比移值一致；在高效液相色谱法测定中，保留时间是定性参数。在相同的色谱条件下，供试品溶液主峰保留时间应与对照品的保留时间一致。

第 3 节　特殊杂质的检查

一、阿司匹林的特殊杂质检查

（一）合成工艺

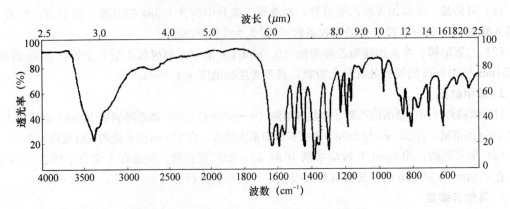

（二）检查

由于以上的合成工艺路线，在生产过程中有可能引入一系列特殊杂质。根据阿司匹林的分子结构和生产工艺的不同，可能引入的特殊杂质及其引入途径见表8-4。

表8-4　阿司匹林中可能引入的特殊杂质及其引入途径

序　号	杂质名称	结　构　式	杂质的来源
1	苯酚	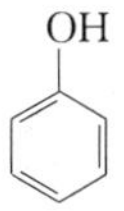 OH	合成原料苯酚没有反应完全；水杨酸精制时温度过高脱羧产生
2	醋酸苯酯	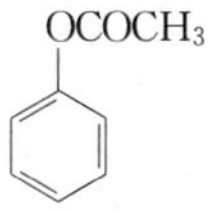 OCOCH₃	乙酰化试剂与苯酚作用脱去一个分子水后的缩合产物
3	水杨酸	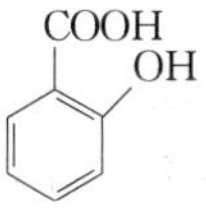 COOH OH	未反应完全的中间体；产物水解产生
4	水杨酸苯酯	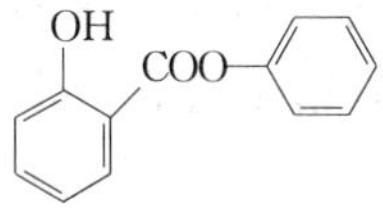 OH COO	水杨酸与苯酚作用脱去一个分子水后的缩合产物
5	乙酰水杨酸苯酯	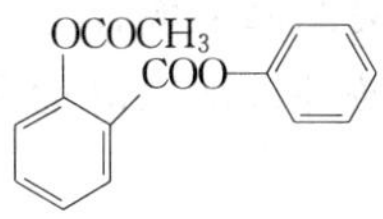 OCOCH₃ COO	乙酰水杨酸与苯酚作用脱去一个分子水后的缩合产物
6	有机杂质	结构未知	遇硫酸炭化呈色的低分子有机杂质

从表8-4可见，阿司匹林中有可能引入以上6种特殊杂质，因此除了需要检查一般杂质外，规定做如下的特殊杂质检查项：

1. 溶液的澄清度　检查碳酸钠试液中的不溶物。利用药物和杂质酸碱度的不同，它们在碳酸钠试液中的溶解度不同，对杂质进行检查。阿司匹林和水杨酸在碳酸钠试液中完全溶解，杂质1、杂质2、杂质4、杂质5均不溶解。在测定条件下要求溶液澄清，以此来控制特殊杂质1、2、4、5。

阿司匹林为弱酸，可与碳酸钠发生中和反应，生成可溶于水的钠盐；而上述杂质1、2、4、5均无羧基，不能与碳酸钠发生反应，故不溶于碳酸钠试液，从而利用杂质和药物溶解行为的差异进行杂质检查并控制杂质限量。

检查方法：取阿司匹林样品0.5g，加温热至约45℃的碳酸钠试液10ml溶解后，溶液应澄清。

2. 水杨酸　生产过程中乙酰化不完全或贮藏过程中水解产生的水杨酸对人体有毒性，而且分子中酚羟基在空气中被逐渐氧化成一系列醌型有色物质，颜色显淡黄、红棕甚至深棕色，使阿司匹林成品变色。

《中国药典》采用高效液相色谱法检查游离水杨酸的限量。

色谱条件与系统适用性试验：用十八烷基硅烷键合硅胶为填充剂；以乙腈-四氢呋喃-冰醋酸-水（20∶5∶5∶70）为流动相；检测波长为303nm。理论板数按水杨酸峰计算不低于5000，阿司匹林主峰与水杨酸主峰分离度应符合要求。

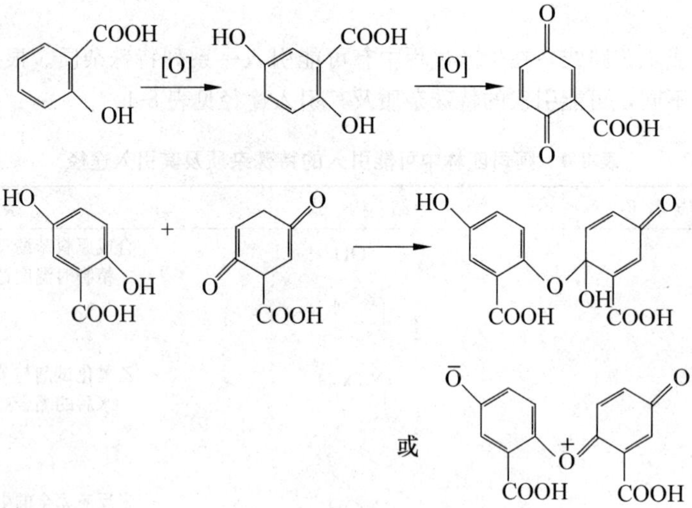

供试品溶液的制备：取本品 0.1g，精密称定，置 10ml 量瓶中，加 1% 冰醋酸甲醇溶液适量，振摇使溶解，并稀释至刻度，摇匀，即得（临用前新配）。

对照品溶液的制备：取水杨酸对照品约 10mg，精密称定，置 100ml 量瓶中，加 1% 冰醋酸甲醇溶液适量使溶解，并稀释至刻度，摇匀；精密量取 5ml，置 50ml 量瓶中，用 1% 冰醋酸甲醇溶液稀释至刻度，摇匀，即得。

测定法：立即精密量取供试品溶液、对照品溶液各 10μl，分别注入液相色谱仪，记录色谱图。供试品溶液色谱图中如显水杨酸色谱峰，按外标法以峰面积计算供试品中水杨酸含量，含水杨酸不得过 0.1%。

通常，制剂不再检查原料药物项下的有关杂质，但阿司匹林在制剂过程中又易水解为水杨酸，因此《中国药典》均采用高效液相色谱法检查阿司匹林片和阿司匹林肠溶片的游离水杨酸，限量分别为 0.3% 和 1.5%；同法控制阿司匹林肠溶胶囊、阿司匹林泡腾片及栓剂的杂质水杨酸，其限量均为 3.0%。

3. 易炭化物 检查被硫酸炭化呈色的低分子有机杂质。

检测方法：取供试品 0.5g，缓缓加入至含硫酸 [含 H_2SO_4 94.5%～95.5%（g/g）] 5ml 的比色管中，振摇使溶解，静置 15 分钟后观察，溶液如显色，与对照液（取比色用氯化钴液 0.25ml，比色用重铬酸钾液 0.25ml，比色用硫酸铜液 0.40ml，加水使成 5ml）比较，不得更深。

4. 有关物质 《中国药典》采用高效液相色谱法对阿司匹林的有关物质进行检查。

色谱条件与系统适用性试验：用十八烷基硅烷键合硅胶为填充剂，流动相 A 为乙腈-四氢呋喃-冰醋酸-水（20：5：5：70），流动相 B 为乙腈，采用梯度洗脱，在 60 分钟内，流动相 A 的比例从 100% 变化到 20%，流动相 B 的比例从 0% 变化到 80%；检测波长为 276nm。阿司匹林峰的保留时间约为 8 分钟，理论板数按阿司匹林峰计算不低于 5000，阿司匹林峰与水杨酸峰分离度应符合要求。

测定法：取本品约 0.1g，精密称定，置 10ml 量瓶中，加 1% 冰醋酸甲醇溶液适量，振摇使溶解，并稀释至刻度，摇匀，即得供试品溶液；精密量取供试品溶液 1ml，置 200ml 量瓶中，用 1% 冰醋酸甲醇溶液稀释至刻度，摇匀，即得对照溶液；精密量取对照溶液 10ml，置 100ml 量瓶中，用 1% 冰醋酸甲醇溶液稀释至刻度，摇匀，即得灵敏度试验溶液。分别精密量取供试品溶液、对照溶液、灵敏度试验溶液及水杨酸检查项下的水杨酸对照品溶液各 10μl，注入液相色谱仪，记录色谱图。供试品溶液色谱图中如显杂质峰，除水杨酸峰外，其余各杂质峰面积的和不得大于对照溶液主峰峰面积（0.5%）。供试品溶液色谱图中任何小于灵敏度试验溶液主峰面积的峰可以忽略不计。

二、二氟尼柳的特殊杂质检查

（一）合成工艺

二氟尼柳主要具有 6 种合成工艺路线。由于合成工艺路线的不同，所用的起始原料、反应条件等多因素的不同，在生产过程中会引入不同的杂质。因此，应根据所采用的生产工艺，对可能引入的杂质进行检查。二氟尼柳的 6 种合成工艺路线的原料和合成步骤见表 8-5。

表 8-5 二氟尼柳的合成路线

合 成 路 线	起 始 原 料	合成的基本步骤
1	2，4-二氟苯胺	偶合、乙酰化、氧化、水解、羧化
2	2，4-二氯苯甲酰氯	氟化、氢化、偶合
3	间苯二胺盐酸盐	重氮化、氟化、偶合
4	2，4-二硝基苯氯	还原、重氮化、氟化、偶合
5	对硝基苯胺	偶合、氟代、还原
6	2，4-二氟苯胺重氮盐	偶合、氧化

合成路线 1 如下：

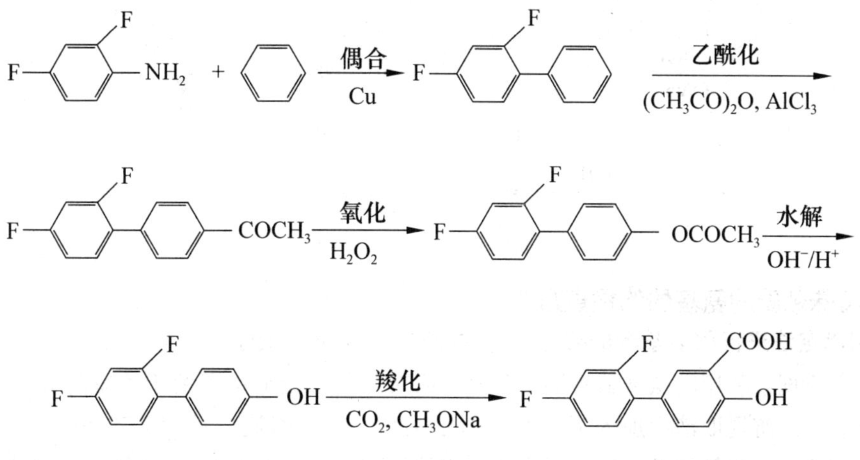

（二）检查

由于二氟尼柳有多种合成路线，引入的杂质包括中间体及副产物，杂质的结构与性质相差较大。《中国药典》分别采用 TLC 和反相 HPLC 色谱法，以自身对照法检查有关物质 A 和 B。检查方法如下：

（1）有关物质 A：取本品，加甲醇溶解并稀释制成每 1 毫升中约含 10mg 的溶液，作为供试品溶液；精密量取适量，加甲醇定量稀释制成每 1 毫升中约含 50μg 的溶液，作为对照溶液。照薄层色谱法试验，吸取上述两种溶液各 5μl，分别点于同一硅胶 GF$_{254}$ 薄层板上，以正己烷-二氧六环-冰醋酸（85：10：5）为展开剂，展开后，晾干，置紫外光灯（254nm）下检视。供试品溶液如显杂质斑点，与对照溶液的主斑点比较，不得更深。

（2）有关物质 B：取有关物质 A 项下的供试品溶液与对照溶液，照高效液相色谱法测定。用十八烷基硅烷键合硅胶为填充剂；以水-甲醇-乙腈-冰醋酸（55∶23∶30∶2）为流动相；检测波长为 254nm；理论板数按二氟尼柳峰计算不低于 2000。精密量取有关物质 A 项下的对照溶液 20μl 注入液相色谱仪，调节检测灵敏度，使主成分色谱峰的峰高为满量程的 20%～25%；再精密量取有关物质 A 项下的供试品溶液与对照溶液各 20μl，分别注入液相色谱仪，记录色谱图至主成分峰的 2 倍。供试品溶液的色谱图中如有杂质峰，各杂质峰面积的和不得大于对照溶液主峰面积（0.5%）。

《美国药典》（33 版）采用相同的薄层色谱法检查"色谱纯度"，限度为单个杂质不得过 0.2%，总量不得过 0.5%；同时检查"有机挥发性杂质"和"残留溶剂"。

三、对氨基水杨酸钠的特殊杂质检查

（一）合成工艺与间氨基酚杂质的产生

对氨基水杨酸钠的合成方法有多种，由于合成工艺路线的不同，所用的起始原料和反应条件等也不同，在生产过程中会引入不同的杂质。

在成品中可能有未反应完全的间氨基酚；对氨基水杨酸钠不稳定，在潮湿的空气中，露置日光或遇热受潮时，失去二氧化碳，生成间氨基酚，色渐变深，再被氧化成二苯醌型化合物，二苯醌型化合物的氨基容易被羟基取代而生成 3，5，3′，5′-四羟基联苯醌，呈明显的红棕色。其反应如下：

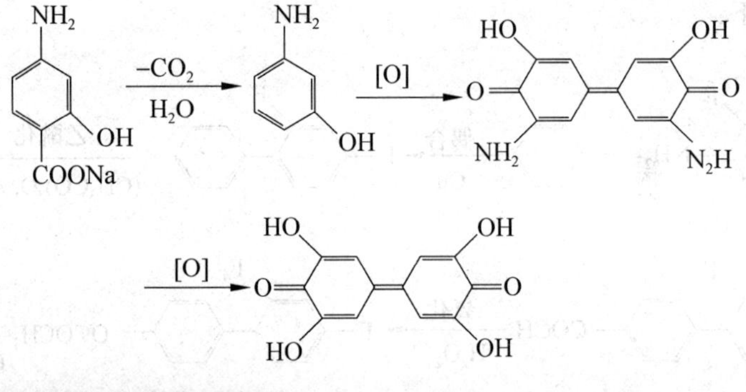

（二）特殊杂质间氨基酚的检查方法

1. 双相滴定法进行间氨基酚的检查 ［《中国药典》(2005 年版)］

（1）基本原理：利用间氨基酚易溶于乙醚，而对氨基水杨酸钠不溶于乙醚的特性，用乙醚提取分离杂质后，乙醚提取液中加入适量水和指示剂后，用盐酸滴定液（0.02mol/L）滴定，以消耗一定量盐酸滴定液来控制其限量，反应所生成的盐酸盐在乙醚中不溶，而转溶于水相中。

（2）检查方法：取本品，研细，称取 3.0g，置 50ml 烧杯中，加入用熔融氯化钙脱水的乙醚 25ml，用玻璃棒搅拌 1 分钟，注意将乙醚溶液滤入分液漏斗中，不溶物再用脱水的乙醚提取 2 次，每次 25ml，乙醚液滤入同一分液漏斗中，加水 10ml 与甲基橙指示液 1 滴，振摇后，用盐酸滴定液（0.02mol/L）滴定，并将滴定的结果用空白试验校正，消耗盐酸滴定液（0.02mol/L）不得超过 0.30ml。

2. 高效液相色谱法检查有关物质 ［《中国药典》(2010 年版)］

取本品适量，精密称定，加流动相溶解并稀释制成每 1 毫升中含 0.7mg 的溶液，作为供试品溶液；精密量取供试品溶液 1ml，置 100ml 量瓶中，加流动相溶解并稀释至刻度，摇匀，作为对照溶液 A。另取间氨基酚对照品适量，精密称定，加流动相稀释制成每 1 毫升中含 $1.2\mu g$ 的溶液，作为对照品溶液 B。照含量测定项下的色谱条件，检测波长为 280nm 测定，理论板数按对氨基水杨酸钠峰计算应不低于 3000，对氨基水杨酸钠峰与杂质峰之间的分离度应符合要求。

取对照溶液 A20μl，注入液相色谱仪，调节检测灵敏度，使对氨基水杨酸钠色谱峰的峰高为满量程的 20%～25%。另精密量取供试品溶液、对照溶液 A 与对照品溶液 B 各 20μl，分别注入液相色谱仪，记录色谱图至主成分峰保留时间的 3.5 倍。供试品溶液的色谱图中如有与间氨基酚峰保留时间一致的峰，按外标法以峰面积计算，其含量不得过 0.25%，其他单个杂质峰面积不得大于对照溶液 A 主峰面积的 1/10（0.1%），其他各杂质峰面积的和不得大于对照溶液 A 主峰面积（1.0%）。

3.《美国药典》（33 版）采用离子对高效液相色谱法检查间氨基酚的限量

（1）色谱条件：填充剂为十八烷基硅烷键合硅胶（C_{18}，10μm），色谱柱为 250mm×4.6mm；流动相为磷酸二氢钠液（0.05mol/L）-磷酸氢二钠液（0.05mol/L）-甲醇（含氢氧化四丁基铵 1.9g）（425∶425∶150）；检测波长为 254nm；流速约 1.5ml/min。

（2）贮备液配制：内标溶液为磺胺溶液（5μg/ml）；对照品贮备溶液为间氨基酚溶液（12μg/ml）。均用流动相为溶剂。

（3）对照品溶液制备：精密量取标准贮备溶液与内标溶液各 10ml，置于 100ml 量瓶中，用流动相稀释至刻度，即得。

（4）供试品溶液制备：精密称取供试品 69mg，置于 100ml 量瓶中，加流动相 50ml，振摇使溶解后，加内标溶液 10ml，用流动相稀释至刻度，即得。

（5）系统适用性试验：取对照品溶液重复进样 6 次，间氨基酚峰与内标磺胺峰的分离度应大于 2.5；相对标准偏差应不大于 7%（按间氨基酚峰与内标峰的响应值之比计）。

（6）测定法：取标准溶液和供试品溶液各 20μl，分别进样，记录色谱图，磺胺与间氨基酚的相对保留时间分别为 0.66 和 0.1。规定对氨基水杨酸钠中含间氨基酚不超过 0.25%。

（三）《中国药典》（2005 年版）方法、《美国药典》（33 版）方法及《中国药典》（2010 年版）方法的对比分析

1.《中国药典》（2005 年版）方法的原理和杂质限量规定　利用间氨基酚易溶于乙醚，而对氨基水杨酸不溶于乙醚的特性，用乙醚提取分离杂质后，乙醚提取液加入适量水和指示剂后，用盐酸滴定液（0.02mol/L）滴定，以消耗一定量盐酸滴定液来控制其限量。

利用杂质和主药的溶解特性的不同，对氨基水杨酸钠不溶于乙醚，间氨基酚易溶于乙醚，通过乙醚萃取的方法实现了组分之间的分离，然后选择性地测定间氨基酚的量。方法属于容量分析法的范畴，灵敏度低。优点是方法简便、快速，专属性好。

杂质限量定得比《美国药典》低了 1 个数量级，为 0.0218%。间氨基酚的相对分子质量为 109。按下式计算杂质限量（L）：

$$L = \frac{0.02\text{mol/L} \times 109 \times 0.3\text{ml}}{3.0 \times 1000} \times 100\% = 0.0218\%$$

2.《美国药典》（33 版）方法的原理和杂质限量规定　《美国药典》采用反相离子对高效液相色谱法（内标法定量）：ODS 柱；流动相为甲醇-水混合溶液，甲醇溶液中含氢氧化四丁基铵，可提供阳离子，水溶液中含磷酸盐缓冲液，使间氨基酚的酚羟基解离为阴离子，流动相中的阴阳离子生成离子对，调整了色谱保留行为，提高了色谱峰的对称性和测定结果的重现性。测定中以磺胺为内标，以相对于内标的峰面积值来体现信号的强度，增大了测定的准确度和精密度。

共存组分通过色谱行为进行分离,然后选择性测定间氨基酚的量。方法的专属性和灵敏度均较高。采用反相离子对高效液相色谱法,内标法定量,方法设计严谨,测定结果准确精密。《中国药典》(2005 年版)的方法比较,方法不够简便和快速是其缺点。《美国药典》的杂质限量规定为 0.25%,比《中国药典》(2005 年版)的规定大了一个数量级。

以下式计算杂质限量:

$$\frac{R_X}{R_S} = \frac{C_X}{C_S}$$

$$L = \frac{C_X \times D}{W} \times 100\% = 0.25\%$$

式中,R_S 和 R_X 分别为对照品溶液和供试品溶液的相对响应值;C_S 和 C_X 分别为对照品溶液和供试品溶液的浓度($\mu g/ml$);D 为稀释体积和浓度单位换算因素,数值为 0.0001;W 为供试品的称样量(g)。

3. 《中国药典》(2010 年版)方法的原理和杂质限量规定

《中国药典》(2010 年版)方法采用反相高效液相色谱法(ODS 柱),与《美国药典》(33 版)方法比较,没有采用离子对色谱,也没有用内标法定量,其准确度和精密度等不及《美国药典》(33 版)方法高,但方法相对简便、快速是其优点;《美国药典》(33 版)方法只测定并限定了间氨基酚的量(限量为 0.25%),《中国药典》(2010 年版)方法不仅测定并限定间氨基酚的量(限量为 0.25%),而且对间氨基酚以外其他杂质杂质也做了限定,各单个杂质的量不得超过 0.1%,其他杂质的总和不得大于 1.0%。

第 4 节 含 量 测 定

一、酸碱滴定法

(一)直接滴定法[《中国药典》(2010 年版)]

利用药物的游离羧基的酸性,用碱滴定液直接滴定。以阿司匹林(相对分子质量=180.16)的含量测定为例进行研究。

1. 反应原理

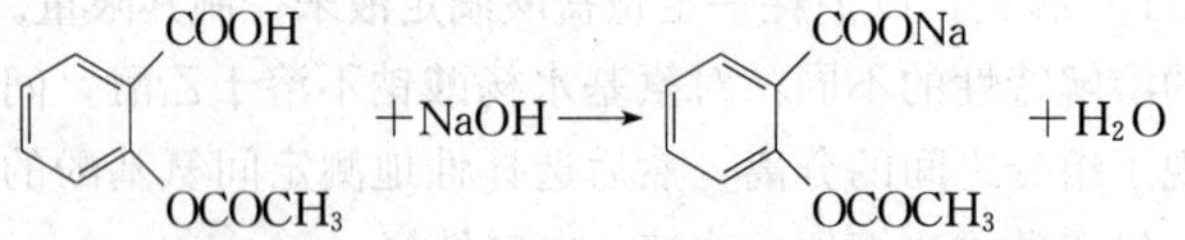

2. 方法 取本品约 0.4g,精密称定,加中性乙醇(对酚酞指示液显中性)20ml 溶解后,加酚酞指示液 3 滴,用氢氧化钠滴定液(0.1mol/L)滴定。每 1 毫升的氢氧化钠滴定液(0.1mol/L)相当于 18.02mg 的 $C_9H_8O_4$。

3. 讨论

(1)阿司匹林在水中微溶,易溶于乙醇,故使用乙醇为溶剂。因本品是弱酸,用强碱滴定时,化学计量点偏碱性,故指示剂选用在碱性区变色的酚酞。因为乙醇对酚酞显酸性,可消耗氢氧化钠滴定液致使测定结果偏高。所以,乙醇在使用之前需用氢氧化钠中和至对酚酞显中性,此乙醇称为中性乙醇。中性乙醇的作用有两个方面,一是增大阿司匹林的溶解度,二是抑制酯键的水解。

(2)共存的酸性杂质(水杨酸和醋酸等)对测定有干扰,使测定结果偏高。本法适于水杨酸等酸性杂质合格的原料药的测定，其干扰可以忽略。

（3）测定方法中抑制了酯键的水解，表现在3个方面，其一，滴定在不断振摇下稍快地进行，以防止局部碱浓度过高促使阿司匹林酯键的水解；其二，规定温度控制在0~40℃范围内，反应的低温条件可避免酯键水解；其三，用中性乙醇代替水作为溶剂，对酯键的水解过程起到抑制作用。

（4）本法的前提是水杨酸和醋酸等酸性杂质的量很少，其干扰可以忽略；酯键的水解过程通过实验条件进行了抑制。但实验过程只是减少了误差，相应的误差依然存在。共存酸性杂质的干扰以及酯键水解消耗的碱是本方法实验误差的两个来源。

（5）含量计算公式如下：

$$含量（\%）=\frac{V \times T \times F}{W} \times 100\%$$ (8-1)

式中，V 为样品测定时消耗氢氧化钠滴定液的体积（ml）；W 为供试品称样量（g）；F 为氢氧化钠滴定液的浓度校正系数；T 为氢氧化钠滴定液的滴定度。

4. 其他应用实例 《中国药典》（2005年版）采用以上的直接滴定法测定水杨酸、二氟尼柳、双水杨酯、布美他尼、苯甲酸和布洛芬的含量。操作方法如下：

（1）水杨酸的测定：取本品约0.3g，精密称定，加中性乙醇（对酚酞指示液显中性）25ml溶解后，加酚酞指示液3滴，用氢氧化钠滴定液（0.1mol/L）滴定。每1毫升氢氧化钠滴定液（0.1mol/L）相当于13.81mg的 $C_7H_6O_3$。

（2）二氟尼柳的测定：取本品约0.45g，精密称定，加甲醇80ml溶解后，加水10ml与酚红指示液（取酚红0.1g，加0.2mol/L氢氧化钠溶液1.4ml、90%乙醇5ml，微温使溶解，加20%乙醇稀释至250ml，即得）8~10滴，用氢氧化钠滴定液（0.1mol/L）滴定，并将滴定的结果用空白试验校正。每1毫升氢氧化钠滴定液（0.1mol/L）相当于25.02mg的 $C_{13}H_8F_2O_3$。

（3）双水杨酯的测定：取本品约0.5g，精密称定，加乙醇40ml溶解后，加酚酞指示液0.2ml，用氢氧化钠滴定液（0.1mol/L）滴定，并将滴定的结果用空白试验校正。每1毫升氢氧化钠滴定液（0.1mol/L）相当于25.82mg的 $C_{14}H_{10}O_5$。

（4）布美他尼的测定：取本品约0.5g，精密称定，加中性乙醇（对酚酞指示液显中性）60ml溶解后，加甲酚红指示液5滴，用氢氧化钠滴定液（0.1mol/L）滴定至溶液显红色。每1毫升氢氧化钠滴定液（0.1mol/L）相当于36.44mg的 $C_{17}H_{20}N_2O_5S$。

（5）苯甲酸的测定：取本品约0.25g，精密称定，加中性乙醇（对酚酞指示液显中性）25ml溶解后，加酚酞指示液3滴，用氢氧化钠滴定液（0.1mol/L）滴定。每1毫升氢氧化钠滴定液（0.1mol/L）相当于12.21mg的 $C_7H_6O_2$。

（6）甲芬那酸的测定：取本品约0.5g，精密称定，加微温的无水中性乙醇（对酚磺酞指示液显中性）100ml，振摇使溶解，加酚磺酞指示液3滴，用氢氧化钠滴定液滴定。每1毫升氢氧化钠滴定液（0.1mol/L）相当于24.13mg的 $C_{15}H_{15}NO_2$。

（7）布洛芬的测定：取本品约0.5g，精密称定，加中性乙醇（对酚酞指示液显中性）50ml溶解后，加酚酞指示液3滴，用氢氧化钠滴定液（0.1mol/L）滴定。每1毫升氢氧化钠滴定液（0.1mol/L）相当于20.63mg的 $C_{13}H_{18}O_2$。

（二）水解后剩余滴定法 [《美国药典》（33版）、《日本药局方》（15版）]

利用阿司匹林酯键结构在碱性溶液中易于水解的特性，加入定量过量的氢氧化钠滴定液，加热使酯键水解，剩余的氢氧化钠滴定液用硫酸滴定液回滴定。适合于阿司匹林原料药的测定，且要求水杨酸和醋酸很少，其干扰可以忽略的情况。

1. 反应原理

$$\underset{\text{OCOCH}_3}{\overset{\text{COOH}}{\bigcirc}} +2\text{NaOH} \xrightarrow[\triangle]{\text{水解}} \underset{\text{OH}}{\overset{\text{COONa}}{\bigcirc}} +\text{CH}_3\text{COONa}$$

$$2\text{NaOH}+\text{H}_2\text{SO}_4 \xrightarrow{\text{剩余的碱用酸回滴}} \text{Na}_2\text{SO}_4+2\text{H}_2\text{O}$$

一个分子阿司匹林消耗 2 个分子氢氧化钠。

2. 方法 取本品约 1.5g，精密称定，至烧瓶中，加氢氧化钠滴定液（0.5mol/L）50.0ml，混合，缓缓煮沸 10 分钟，放冷，加酚酞指示液，用硫酸滴定液（0.25mol/L）滴定，并将滴定结果用空白试验校正。每 1 毫升氢氧化钠滴定液（0.5mol/L）相当于 45.04mg 的 $C_9H_8O_4$。

3. 讨论

（1）碱液在受热时易吸收二氧化碳，生成碳酸盐。当用酸回滴定时，酸滴定液的消耗体积减小，使测定结果偏高。故需要在相同的条件下用空白试验进行校正。为减小二氧化碳的影响，《日本药局方》（15 版）在装有附带二氧化碳吸收管的回流冷凝器的锥形瓶中进行水解。

（2）反应在过量的碱存在下加热煮沸，使酯键完全水解，一个分子的阿司匹林消耗两个分子的氢氧化钠，水解过程定量进行，消除了"直接滴定法"中因酯键水解而引入的误差。

（3）测定的前提是水杨酸和醋酸等酸性杂质很少，其干扰可以忽略，但误差依然存在。酯键水解而引入的误差被消除，共存的酸性杂质引入的误差是本方法的主要误差来源。该法的误差小于直接滴定法。

（4）含量计算公式如下：

$$含量（\%） = \frac{(V_0 - V) \times T \times F}{W} \times 100\% \tag{8-2}$$

式中，V_0 为空白试验时消耗硫酸滴定液的体积（ml）；V 为样品测定时消耗硫酸滴定液的体积（ml）；W 为供试品的称样量（g）；F 为硫酸滴定液的浓度校正系数；T 为硫酸滴定液的滴定度。

（5）直接滴定法［《中国药典》（2010 年版）］和水解后剩余滴定法［《美国药典》（33 版）、《日本药局方》（15 版）］的比较。

《中国药典》（2010 年版）方法中存在两个方面的误差：共存的酸性杂质消耗碱；酯键水解消耗碱。方法简便、快速是其优点。

《美国药典》（33 版）方法和《日本药局方》（15 版）方法中只存在一个方面的误差：共存的酸性杂质消耗碱。酯键水解而引入的误差被排除。方法的设计相对严谨，误差小，但测定过程费时和费力是其缺点。

（三）两步滴定法

在阿司匹林片剂的生产过程中，辅料的组成中有少量枸橼酸或酒石酸，它们作为稳定剂抑制储存过程中酯键的水解。因此，在阿司匹林片剂中与主药共存的酸性物质：① 水杨酸和醋酸等（杂质）；② 枸橼酸或酒石酸（稳定剂）。如果采用"直接滴定法"和"水解后剩余滴定法"测定时，共存的酸性物质对测定具有干扰。需首先中和共存的酸性物质，然后采用"水解后剩余滴定法"测定。本法分两步进行，故称为"两步滴定法"。

1. 应用示例

（1）示例一：阿司匹林肠溶片的含量测定［《中国药典》（2005 年版）方法］。

1）测定方法：取本品 10 片，精密称定，研细，用中性乙醇 70ml 分数次研磨，并移入 100ml 量瓶中，充分振摇，再用水适量洗涤研钵数次，洗液合并于 100ml 量瓶中，再用水稀释至刻度，摇匀，滤过，精密量取续滤液 10ml（相当于阿司匹林 0.3g），置锥形瓶中，加中性乙醇（对酚酞指示液显中性）20ml，振摇，使阿司匹林溶解，加酚酞指示液 3 滴，滴加氢氧化钠滴定液（0.1mol/L）至溶液显粉红色，再精密加氢氧化钠滴定液（0.1mol/L）40ml，置水浴上加热 15 分钟并时时振摇，迅速放冷至室温，用硫酸滴定液（0.05mol/L）滴定，并将滴定的结果用空白试验校正。每 1ml 的氢氧化钠滴定液（0.1mol/L）相当于 18.02mg 的 $C_9H_8O_4$。

2）讨论：以上测定过程包括了两步，第一步中和了存在的各种游离羧基，包括阿司匹林、杂质（水杨酸和醋酸）以及稳定剂（枸橼酸或酒石酸）的游离羧基。因为是在中性乙醇中滴定，没有加热环节，阿司匹林的酯键的水解过程被抑制。发生的反应如下：

$$\text{(水杨酸乙酰酯)COOH, OCOCH}_3 + NaOH \longrightarrow \text{COONa, OCOCH}_3 + H_2O$$

$$\text{COOH, OH} + NaOH \longrightarrow \text{COONa, OH} + H_2O$$

$$CH_3COOH + NaOH \longrightarrow CH_3COONa + H_2O$$

$$\begin{array}{c} COOH \\ H-C-OH \\ H-C-OH \\ COOH \end{array} + 2NaOH \longrightarrow \begin{array}{c} COONa \\ H-C-OH \\ H-C-OH \\ COONa \end{array} + 2H_2O$$

$$\begin{array}{c} CH_2-COOH \\ OH-C-COOH \\ CH_2-COOH \end{array} + 3NaOH \longrightarrow \begin{array}{c} CH_2-COONa \\ OH-C-COONa \\ CH_2-COONa \end{array} + 3H_2O$$

在第一步滴定到酚酞指示液终点的基础上开始第二步滴定（水解后剩余滴定法）。精密加氢氧化钠滴定液（0.1mol/L）40ml，置水浴上加热 15 分钟，并时时振摇，迅速放冷至室温，用硫酸滴定液（0.05mol/L）滴定剩余的碱，并将滴定结果用空白试验校正。

溶液中所有的游离羧基都在第一步滴定中被中和了，不再消耗氢氧化钠。第二步滴定中加入氢氧化钠并加热煮沸时，只有阿司匹林的酯键水解消耗氢氧化钠，消耗氢氧化钠的量只与阿司匹林的含量有关。加入过量的氢氧化钠，剩余的氢氧化钠用硫酸滴定。发生的反应如下：

$$\text{COONa, OCOCH}_3 + 2NaOH \xrightarrow[\triangle]{\text{水解}} \text{COONa, OH} + CH_3COONa$$

$$2NaOH + H_2SO_4 \xrightarrow{\text{剩余的碱用酸回滴}} Na_2SO_4 + 2H_2O$$

第一步滴定的作用是排除特殊杂质和稳定剂的干扰，用第二步滴定的数据进行含量测定，一个分子的阿司匹林消耗一个分子的氢氧化钠。按下式计算含量：

$$标示量（\%）=\frac{(V_0-V)\times T\times F\times \overline{W}}{W\times 标示量}\times 100\%\tag{8-3}$$

式中，V_0 为空白试验时消耗硫酸滴定液的体积（ml）；V 为样品测定时消耗硫酸滴定液的体积（ml）；W 为供试品的称样量（g）；F 为硫酸滴定液的浓度校正系数；T 为硫酸滴定液的滴定度；$\overline{W}$ 为平均片重（g）。

（2）示例二：氯贝丁酯原料药的含量测定〔《中国药典》（2010 年版）方法〕

1）氯贝丁酯（相对分子质量＝242.70）的合成工艺路线

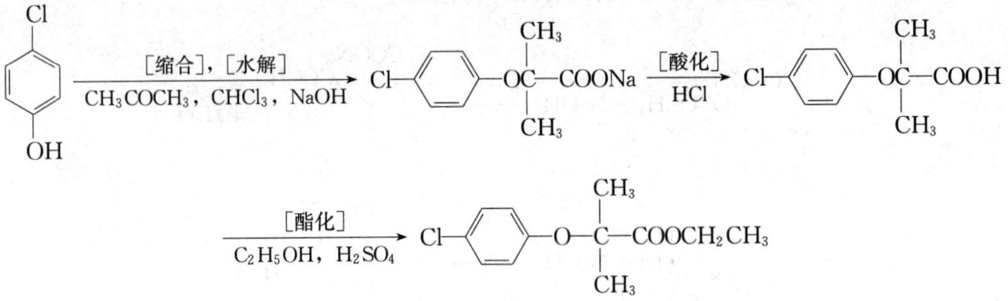

氯贝丁酯的合成工艺是以对氯酚为起始原料，氯贝丁酯分解也能产生对氯酚，故在成品中常有微量的对氯酚存在。另外，有可能引入中间体对-氯苯氧异丁酸。对氯酚和对-氯苯氧异丁酸均具有酸性。氯贝丁酯（相对分子质量＝242.70）的分子中具有酯的结构，理论上可以采用的方法是加过量的碱水解后的剩余滴定法，但对氯酚等酸性杂质也消耗碱，使测定结果偏高。因此，为了消除供试品中共存的酸性杂质的干扰，采用两步滴定法进行测定。第一步滴定中和了共存的酸性杂质；第二步的测定只与主药氯贝丁酯有关，共存的酸性杂质对测定没有干扰。

2）测定方法：取氯丁贝酯 2g，精密称定，置锥形瓶中，加中性乙醇（对酚酞指示液显中性）10ml 与酚酞指示液数滴，滴加氢氧化钠滴定液（0.1mol/L）至显粉红色，再精密加氢氧化钠滴定液（0.5mol/L）20ml，加热回流 1 小时至油珠完全消失，放冷，用新沸过的冷水洗涤冷凝管，洗液并入锥形瓶中，加酚酞指示液数滴，用盐酸滴定液（0.5mol/L）滴定，并将滴定的结果用空白试验校正。每 1 毫升氢氧化钠滴定液（0.5mol/L）相当于 121.4mg 的 $C_{12}H_{15}ClO_3$。

第一步滴定：中和酸性杂质

第二步滴定

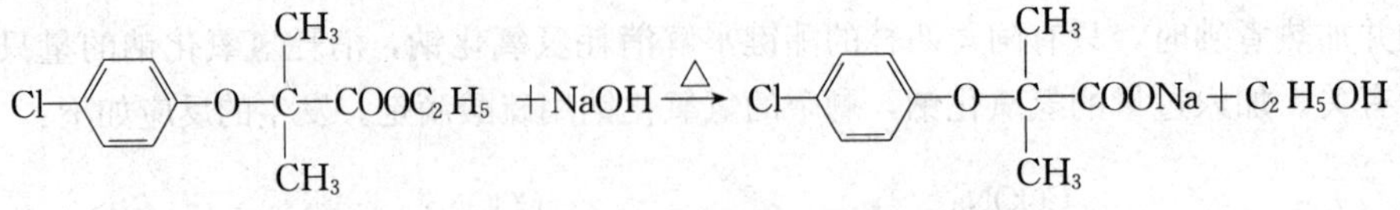

$$NaOH+HCl\longrightarrow NaCl+H_2O$$

氯丁贝酯与氢氧化钠反应的摩尔比为 1：1，含量计算公式如下：

$$含量（\%）=\frac{(V_0-V)\times F\times T}{W}\times 100\%\tag{8-4}$$

式中，V_0 为空白试验时消耗硫酸滴定液的体积（ml）；V 为样品测定时消耗硫酸滴定液的体积（ml）；W 为氯贝丁酯的称取量（g）；F 为盐酸滴定液的浓度校正系数；T 为盐酸滴定液的滴定度。

二、双相滴定法

（一）原理

苯甲酸钠（相对分子质量＝144.11）为芳酸碱金属盐，易溶于水，其水溶液呈碱性，可用标准酸滴定液滴定。但在水相中进行滴定时存在以下两个方面的问题：一是滴定过程的产物苯甲酸在水中的溶解度很小，在水相中析出而使溶液浑浊；二是由于苯甲酸具有较强的酸性（pK_a＝4.26），可以电离形成一定的缓冲体系而使滴定终点的 pH 突跃不够明显，干扰滴定终点的准确判断。解决以上问题可以采用的方法是采用双相滴定法［《中国药典》（2005 年版）］、［《日本药局方》（14 版）］或采用非水滴定法［《中国药典》（2010 年版）］。

双相滴定法的基本原理是利用苯甲酸能溶于有机溶剂的性质，在水相中加入与水不相混溶的有机溶剂乙醚，将滴定过程中产生的苯甲酸不断萃取到乙醚层中，解决了滴定产物苯甲酸带来的问题；另一方面，将苯甲酸萃取到乙醚层中，相当于减少了生成物的浓度，促使反应向正反应方向移动，使滴定反应进行的完全，终点易于判断，测定结果的准确度高。反应式如下：

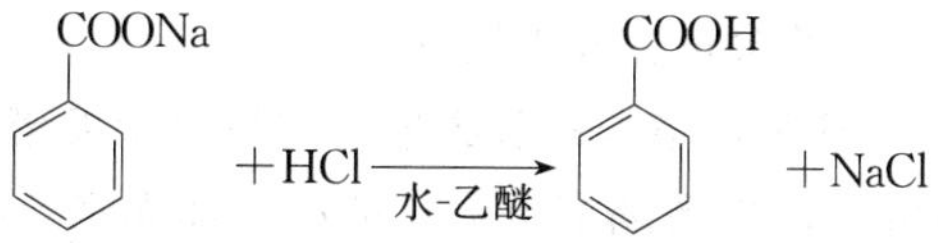

（二）《中国药典》（2005 年版）方法

取本品约 1.5g，精密称定，置分液漏斗中，加水 25ml、乙醚 50ml 及甲基橙指示液 2 滴，用盐酸滴定液（0.5mol/L）滴定，边滴边振摇，至水层显橙红色；分取水层，置具塞锥形瓶中，乙醚层用水 5ml 洗涤，洗液并入锥形瓶中，加乙醚 20ml，继续用盐酸滴定液（0.5mol/L）滴定，边滴边振摇，至水层显持续的橙红色。每 1 毫升盐酸滴定液（0.5mol/L）相当于 72.06mg 的 $C_7H_5NaO_2$。

（三）《日本药局方》（15 版）方法

取干燥至恒重的本品约 1.5g，精密称定，置 300ml 具塞烧瓶中，加水 25ml 使溶解，加乙醚 75ml 及溴酚蓝指示液 10 滴，用 0.5mol/L 盐酸滴定液滴定，边滴边强烈振摇，以使水相与乙醚层混合，滴定至水层显持续的亮绿色。每 1 毫升的 0.5mol/L 盐酸滴定液相当于 72.05mg 的 $C_7H_5NaO_2$。

（四）讨论

《中国药典》（2005 年版）方法和《日本药局方》（15 版）方法均采用双相滴定法，双相体系是水-乙醚。两者的差异是选择的指示剂不一样，因此，两者在测得结果中引入的误差不同。

三、亚硝酸钠滴定法

具有芳伯胺基或潜在芳伯胺基的药物，如对氨基水杨酸钠、贝诺酯等，均能在盐酸存在下与亚硝酸钠定量地发生重氮化反应，生成重氮盐。采用亚硝酸钠滴定法（重氮化法）测定药物含量时，以外指示剂法或永停法指示终点。

四、紫外分光光度法

(一) 直接紫外分光光度法

通过如下的药典应用实例,学习直接紫外分光光度法。

1. 贝诺酯的含量测定 [《中国药典》(2010 年版) 方法] 贝诺酯为 4-乙酰胺苯基乙酰水杨酸酯,无游离羧基。但其取代苯结构在乙醇溶液中,在 240nm 的波长处有最大吸收,可用于含量测定。测定方法如下:

取本品适量,精密称定,加无水乙醇溶解使成每 1 毫升中约含 7.5μg 的溶液,照紫外-可见分光光度法测定,在 240nm 的波长处测定吸收度;另取贝诺酯对照品,精密称定,同法测定,计算,即得。

$$C_X = \frac{A_X}{A_R} \times C_R \tag{8-5}$$

$$含量(\%) = \frac{C_X \times D}{W} \times 100\% \tag{8-6}$$

式中,C_X 与 A_X 分别为供试品溶液的浓度和吸收度;C_R 与 A_R 分别为对照品溶液的浓度和吸收度;W 为供试品的称取量 (g);D 为稀释体积和浓度单位换算因数。

2. 贝诺酯片剂的含量测定 [《中国药典》(2010 年版) 方法] 贝诺酯片剂采用紫外-可见分光光度法测定,以吸收系数法计算含量。方法如下:

取本品 10 片,精密称定,研细,精密称取适量 (约相当于贝诺酯 15mg),置 100ml 量瓶中,加无水乙醇适量,振摇,微温,使贝诺酯溶解后,放冷,加无水乙醇稀释至刻度,摇匀,滤过,精密量取续滤液 5ml,置 100ml 量瓶中,加无水乙醇稀释至刻度,摇匀。在 240nm 的波长处测定吸收度,按 $C_{17}H_{15}NO_5$ 的吸收系数 ($E_{1cm}^{1\%}$) 为 745 计算,即得。

$$C_X = \frac{A_X}{E_{1cm}^{1\%} \times 100} \tag{8-7}$$

$$标示量(\%) = \frac{C_X \times D \times \overline{W}}{W \times 标示量} \times 100\% \tag{8-8}$$

式中,C_X 与 A_X 分别为供试品溶液的浓度和吸收度;W 为供试品的称取量 (g);$\overline{W}$ 为片剂的平均片重 (g);标示量 (g/片);D 为稀释体积和浓度单位换算因数。

$$D = \frac{100 \times 100}{5 \times 100} = 20$$

3. 丙磺舒片剂的含量测定 [《中国药典》(2010 年版) 方法]

丙磺舒在盐酸乙醇溶液中,在 249nm 波长处有最大吸收,以吸收系数法计算含量。方法如下:

取本品 10 片,精密称定,研细,精密称取适量 (约相当于丙磺舒 60mg),置 200ml 量瓶中,加乙醇 150ml 与盐酸溶液 (9→100) 4ml,置 70℃水浴上加热 30 分钟,放冷,用乙醇稀释至刻度,摇匀,滤过,精密量取续滤液 5ml,置 100ml 量瓶中,加盐酸溶液 (9→100) 2ml,用乙醇稀释至刻度,摇匀。在 249nm 处测定吸收度,按丙磺舒 ($C_{13}H_{19}NO_4S$) 的吸收系数 ($E_{1cm}^{1\%}$) 为 338 计算,即得。

计算方法同"贝诺酯片剂的含量测定"。

《美国药典》(33 版) 以氯仿为溶剂,用 1‰碳酸钠溶液提取,稀盐酸酸化后,再用氯仿提取,用紫外分光光度法,采用对照品比较法测定丙磺舒片剂的含量。

4. 二氟尼柳胶囊的含量测定［《中国药典》（2010 年版）方法］　二氟尼柳在盐酸乙醇溶液中，于 315nm 波长处有最大吸收，以对照品比较法计算含量。方法如下：

取装量差异项下的内容物，研细，精密称取适量（约相当于二氟尼柳 0.1g），置 100ml 量瓶中，加 0.1mol/L 盐酸乙醇溶液适量，超声处理 10 分钟使二氟尼柳溶解，放冷，用 0.1mol/L 盐酸乙醇溶液稀释至刻度，摇匀，滤过，精密量取续滤液 5ml，置 100ml 量瓶中，用 0.1mol/L 盐酸乙醇溶液稀释至刻度，摇匀，作为供试品溶液；取二氟尼柳对照品，精密称定，用 0.1mol/L 盐酸乙醇溶液溶解并定量稀释制成每 1 毫升中约含 50μg 的溶液作为对照品溶液。

在 315nm 波长处，分别测定供试品溶液和对照品溶液的吸收度，计算方法同"贝诺酯的含量测定"。

（二）离子交换-紫外分光光度法

1. 氯贝丁酯的含量测定［《美国药典》（33 版）方法］

（1）离子交换树脂的预处理：在烧杯中加入氢氧化钠溶液（1mol/L）75ml 和强碱性聚苯乙烯-二乙烯苯型阴离子交换树脂（50～100 目）约 3g，放置约 15 分钟（偶尔搅拌）。用水洗涤树脂，直至洗液对石蕊试纸显中性，最后用甲醇洗涤 3 次，每次 50ml，备用。

（2）离子交换柱的制备：在离子交换柱管（1cm×15cm）下端填塞适量玻璃棉，用甲醇湿法装入足够量的阴离子交换树脂，使柱床高度为 6～8cm。

（3）对照品溶液的制备：取氯贝丁酯对照品适量，精密称定，用甲醇溶解并稀释制成每 1 毫升中约含 20μg 的溶液，即得。

（4）供试品溶液的制备：取供试品约 200mg，精密称定，置 100ml 量瓶中，加入甲醇至刻度，混匀；精密量取 10ml，移入离子交换柱，用甲醇洗脱，将洗脱液收集于 100ml 量瓶中，并用甲醇稀释至刻度，混匀，精密量取该溶液 5.0ml，置 50ml 量瓶中，用甲醇稀释至刻度，混匀，即得。

（5）测定法：取对照品溶液和供试品溶液，分置 1cm 吸收池中，以甲醇为空白，在最大吸收波长 226nm 处分别测定吸收度，用下式计算氯贝丁酯的含量：

$$\frac{A_X}{A_R} = \frac{C_X}{C_R} \tag{8-9}$$

$$含量(\%) = \frac{C_X \times D}{W} \times 100\% \tag{8-10}$$

式中，C_X 和 C_R 分别为供试品溶液和对照品溶液的浓度（μg/ml）；A_X 和 A_R 分别为供试品溶液和对照品溶液的吸收度；W 为供试品的称样量（g）；D 为稀释体积和浓度单位换算因数。

2. 氯贝丁酯的含量测定［《美国药典》（33 版）］**方法的讨论**　氯贝丁酯在 226nm 的波长处有最大吸收，可用紫外-可见分光光度法测定含量。但对-氯酚、对-氯苯氧异丁酸等有关物质在 226nm 处也有吸收，对测定有干扰。根据氯贝丁酯结构不能发生电离，而对-氯酚、对-氯苯氧异丁酸等可发生酸性解离的性质差异，在碱性条件下，杂质发生电离提供阴离子，由强碱性阴离子交换树脂吸附酸性杂质，杂质保留在阴离子交换树脂柱上。用甲醇洗脱时，氯贝丁酯被洗脱下来，而杂质保留在色谱柱上。收集洗脱液并用对照品比较法定量测定氯贝丁酯的含量。

（三）柱分配色谱-紫外分光光度法

《美国药典》（33 版）采用柱分配色谱-紫外分光光度法，经柱色谱分离后，同时定量测定阿司匹林胶囊中阿司匹林和水杨酸。

1. 测定方法（柱分配色谱-紫外法）

（1）水杨酸的限量测定

1）色谱柱的制备：于玻璃管（长度为 150～400mm，内径为 10～30mm）的下端塞入少量的玻璃棉，装入两层填充剂，下层为硅胶土 1g 和磷酸液（5mol/L）0.5ml 的混合物，上层为硅胶土 3g 和新制三氯化铁-尿素试剂〔取尿素 60g，通过搅拌（不得加热助溶）溶于三氯化铁溶液（6→10）8ml 和 0.05mol/L 盐酸溶液 42ml 混合液中，必要时用 6mol/L 盐酸溶液调节 pH 值至 3.2〕2ml 的混合物。

2）对照品溶液的制备：取水杨酸（预先置硅胶干燥器干燥 3 小时）适量，精密称定，置 100ml 量瓶中，加入三氯甲烷至刻度，混匀；取 10.0ml，置另一 100ml 量瓶中，用三氯甲烷稀释至刻度，混匀，使成 75μg/ml 的储备液。精密量取此储备液 10ml，置含甲醇 10ml、盐酸 2 滴和冰醋酸乙醚溶液（1→10）10ml 的 50ml 量瓶中，用三氯甲烷稀释至刻度，混匀。

3）供试品溶液的制备：取胶囊内容物适量（相当于阿司匹林 100mg），精密称定，加入三氯甲烷 10ml，搅拌 3 分钟后，转移至色谱柱填充剂上，并用三氯甲烷数毫升洗净容器后，一并转移至柱内。用三氯甲烷 50ml 洗脱，并用三氯甲烷洗涤柱头，弃去洗脱液。再用冰醋酸-水饱和乙醚溶液（1→10）10ml 洗脱水杨酸，收集洗脱液于已盛有甲醇 10ml 与盐酸 2 滴的 50ml 量瓶中，继续用三氯甲烷 30ml 洗脱，并用三氯甲烷稀释至刻度。

4）测定法：在最大吸收波长 306nm 处，用 1cm 吸收池，以制备对照品溶液的混合溶剂为空白，同时分别测定对照品溶液和供试品溶液的吸收度，供试品溶液的吸收度不得超过对照品溶液的吸收度（按阿司匹林标示量计，水杨酸限量为 0.75%）。

注：在测定中所用的三氯甲烷均应在临用前用水饱和。

（2）阿司匹林的含量测定

1）色谱柱的制备：填充剂为硅藻土 3g 和新制碳酸氢钠液（1→12）2ml 的混合物。

2）对照品溶液的制备：取阿司匹林对照品，以冰醋酸的三氯甲烷溶液（1→100）为溶剂，制成每 1 毫升中含 50μg 的溶液。

3）供试品溶液的制备：取胶囊 20 粒，清除内容物，精密称定，研细，混匀；取细粉适量（相当于阿司匹林 50mg），精密称定，置 50ml 量瓶中，加入盐酸甲醇溶液（1→50）1ml，以三氯甲烷稀释至刻度，混匀。精密量取 5ml，移置色谱柱填充剂上，用三氯甲烷 5ml 和 25ml 相继洗涤，弃去洗液，用冰醋酸三氯甲烷溶液（1→10）10ml 洗脱后，再用冰醋酸三氯甲烷溶液（1→100）85ml 洗脱，洗脱液收集于 100ml 量瓶中，并用后者溶剂稀释至刻度，混匀。

4）测定法：立即于最大吸收波长 280nm 处，用 1cm 吸收池，以三氯甲烷为空白，测定对照品溶液和供试溶液的吸光度，用对照品比较法计算所取胶囊内容物细粉中阿司匹林（$C_9H_8O_4$）的含量（mg）。

注：在测定中所用的三氯甲烷均应在临用前用水饱和。

2. 测定原理

（1）阿司匹林胶囊中水杨酸的限量检查：水杨酸与三氯化铁生成紫色水杨酸铁配位化合物，保留于硅藻土色谱柱上，用氯仿洗脱时，因为高浓度尿素的作用使配位化合物移动较慢，且紫色环谱带较窄。若紫色环谱带扩散，则应重新填装色谱柱。阿司匹林分子中不具有酚羟基，不能与三氯化铁生成配位化合物，用氯仿洗脱下来。

当阿司匹林被分离除去后，以冰醋酸的乙醚溶液洗脱，紫色配位化合物解离，水杨酸游离出来，继而用三氯甲烷洗脱，合并洗脱液，在 306nm（水杨酸的最大吸收波长）处测定吸收度，吸收度只与水杨酸的浓度程度成正比，阿司匹林对测定没有干扰。

洗脱时，若有三氯化铁被洗下，则使洗脱液带黄色，影响测定结果，故在色谱柱下层加入伴有磷酸的硅藻土，磷酸与 Fe^{3+} 生成不溶于洗脱液的磷酸铁而避免干扰。

柱色谱结构见图 8-3。

（2）阿司匹林胶囊中阿司匹林的含量测定：在硅藻土-碳酸氢钠色谱柱中，阿司匹林和水杨酸均成钠盐保留在色谱柱上，先用三氯甲烷洗脱除去中性或碱性杂质；用冰醋酸氯仿溶液洗脱时，因为阿司匹林的酸性弱，在酸性条件下游离，被三氯甲烷洗脱下来，而水杨酸的酸性强，与碳酸钠成盐牢固，仍以盐的形式保留在色谱柱上；收集冰醋酸氯仿洗脱液，在 280nm（阿司匹林的最大吸收波长）处测定吸收度，吸收度只与阿司匹林的浓度成正比，水杨酸对测定没有干扰。

柱色谱结构见图 8-4。

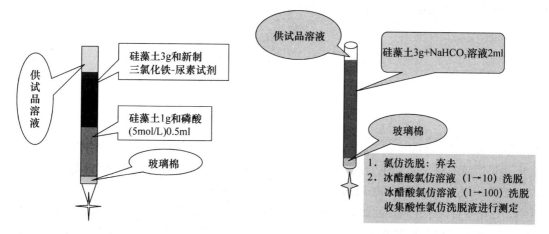

图 8-3　水杨酸限量检查的柱色谱结构图　　图 8-4　阿司匹林含量测定的柱色谱结构图

3. 结果计算

（1）水杨酸的限量计算：

$$L = \frac{\dfrac{75\mu g/ml \times 10ml}{50ml}}{\dfrac{100mg}{50ml} \times 1000} \times 100\% = 0.75\%$$

（2）阿司匹林的含量计算：

$$标示量（\%）= \frac{\dfrac{A_X}{A_R} \times C_R \times D \times \overline{W}}{W \times 标示量} \times 100\% \tag{8-11}$$

式中，C_R 为对照品溶液的浓度（$\mu g/ml$）；A_X 和 A_R 分别为供试品溶液和对照溶液的吸收度；W 为供试品的称取量（g）；D 为稀释体积和浓度单位换算因数；$\overline{W}$ 为平均囊重(g)。

五、高效液相色谱法

高效液相色谱法具有分离和分析为一体的特性，因而可以选择性地测定共存组分中单成分的含量。高效液相色谱法与前面所学的两步滴定法、柱色谱分离-紫外光谱法一样，在共存有杂质、辅料及稳定剂的情况下，可以选择性测出被测成分的含量。

《中国药典》采用高效液相色谱法测定贝诺酯（原料、片剂）、阿司匹林（片剂、肠溶片、肠溶胶囊、泡腾片、栓剂）、布洛芬（口服溶液、片剂、胶囊、混悬滴剂、缓释胶囊、糖浆）、甲芬那酸（片剂、胶囊）等的含量。

1. 应用示例一 阿司匹林泡腾片的含量测定（《中国药典》）。

（1）色谱条件与系统适用性试验：用十八烷基硅烷键合硅胶为填充剂，以乙腈-四氢呋喃-冰醋酸-水（20∶5∶5∶70）为流动相；检测波长为 276nm。理论板数按阿司匹林峰计算不低于 3000，阿司匹林峰与水杨酸峰之间的分离度应符合要求。

（2）测定法：取本品 10 片，精密称定，充分研细，精密称取细粉适量（约相当于阿司匹林 10mg），置 100ml 量瓶中，加 1% 冰醋酸的甲醇溶液强烈振摇使溶解，并用 1% 冰醋酸的甲醇溶液稀释至刻度，摇匀，滤膜滤过，精密量取续滤液 10μl，注入液相色谱仪，记录色谱图；另取阿司匹林对照品适量，精密称定，加 1% 冰醋酸的甲醇溶液振摇使溶解并定量稀释成每 1 毫升约含 100μg 的溶液，同法测定，按外标法以峰面积计算，即得。

$$含量（\%）= \frac{\dfrac{A_X}{A_R} \times C_R \times D}{W} \times 100\% \qquad (8\text{-}12)$$

$$标示量（\%）= \frac{\dfrac{A_X}{A_R} \times C_R \times D \times \overline{W}}{W \times 标示量} \times 100\% \qquad (8\text{-}13)$$

式中，C_R 为对照品溶液的浓度（μg/ml）；A_X 和 A_R 分别为供试品溶液和对照品溶液的峰面积积分值；W 为供试品的称取量（g）；D 为稀释体积和浓度单位换算因数；$\overline{W}$ 为平均片重(g)。

2. 应用示例二 对氨基水杨酸钠的含量测定（《中国药典》）。

（1）色谱条件与系统适用性试验：用十八烷基硅烷键合硅胶为填充剂；以 0.05mol/L 磷酸氢二钠-0.05mol/L 磷酸二氢钠-甲醇-10% 四丁基氢氧化铵溶液（400∶400∶200∶19）为流动相，检测波长为 265nm。理论板数按对氨基水杨酸钠峰计算不低于 3000，对氨基水杨酸钠与相邻杂质峰的分离度应符合要求。

（2）测定法：取本品适量，精密称定，加流动相溶解并稀释制成每 1 毫升中含 0.07mg 的溶液，摇匀，精密量取 20μl，注入液相色谱仪，记录色谱图；另取对氨基水杨酸钠对照品适量，同法测定。按外标法以峰面积计算，即得。

3. 应用示例三 贝诺酯的含量测定（《中国药典》）。

（1）色谱条件与系统适用性试验：用十八烷基硅烷键合硅胶为填充剂；以甲醇-水（用磷酸调 pH 值为 3.5）（56∶44）为流动相；检测波长为 240nm。理论板数按贝诺酯峰计算不低于 3000，贝诺酯与相邻杂质峰分离度大于 1.5。

（2）测定法：取本品适量，精密称定，加甲醇溶解并定量稀释制成每 1 毫升中约含 0.4mg 的溶液，摇匀，作为供试品溶液，精密量取 10μl 注入液相色谱仪，记录色谱图；另取贝诺酯对照品适量，精密称定，用甲醇溶解并定量稀释制成每 1 毫升中约含 0.4mg 的溶液，同法测定，按外标法以峰面积计算，即得。

4. 应用示例四 丙磺舒的含量测定（《中国药典》）。

（1）色谱条件与系统适用性试验：用十八烷基硅烷键合硅胶为填充剂；以 0.05mol/L 磷酸二氢钠溶液（加 1% 冰醋酸，用磷酸调节 pH 值至 3.0）-乙腈（50∶50）为流动相；检测波长为 245nm。理论板数按丙磺舒峰计算一般不低于 3000。

（2）测定法：取本品适量，精密称定，加流动相溶解并定量稀释制成每 1 毫升中约含 60μg 的溶液，精密量取 20μl 注入液相色谱仪，记录色谱图；另取丙磺舒对照品适量，精密称定，用甲醇溶解并定量稀释制成每 1 毫升中约含 0.4mg 的溶液，同法测定。按外标法以峰面积计算，即得。

5. 应用示例五　阿司匹林各类制剂的含量测定（《中国药典》）。

《中国药典》规定阿司匹林不同剂型的测定方法如下：

（1）阿司匹林肠溶胶囊的测定

1）色谱条件与系统适用性试验：用十八烷基硅烷键合硅胶为填充剂，以乙腈-四氢呋喃-冰醋酸-水（20∶5∶5∶70）为流动相；检测波长为 276nm。理论板数按阿司匹林峰计算不低于 3000，阿司匹林峰与水杨酸峰分离度应符合要求。

2）测定法：取装量差异项下内容物，研细，精密称取适量（约相当于阿司匹林 10mg），置 100ml 量瓶中，加 1% 冰醋酸无水甲醇溶液强烈振摇使溶解并稀释至刻度，摇匀，滤过，滤膜过滤，精密量取 10μl，注入液相色谱仪，记录色谱图；另取阿司匹林对照品，精密称定，用 1% 冰醋酸无水甲醇溶液溶解并稀释制成每 1 毫升中约含 0.1mg 的溶液，同法测定。按外标法以峰面积计算，即得。

含量计算公式如下：

$$标示量(\%) = \frac{C_R \times \dfrac{A_X}{A_R} \times D \times \overline{W}}{W \times 标示量} \times 100\% \tag{8-14}$$

式中，C_R 为对照品溶液的浓度（μg/ml）；A_X 和 A_R 分别为供试品溶液和对照品溶液中阿司匹林的峰面积积分值；D 为稀释体积和浓度单位换算因数；W 为供试品称样量（g）；$\overline{W}$ 为胶囊平均装量（g）；标示量（g/粒）。

（2）阿司匹林片剂的测定：阿司匹林片剂包括阿司匹林片、肠溶片及泡腾片，均采用与阿司匹林肠溶胶囊相同的高效液相色谱条件。测定方法如下：

取供试品一定量，精密称定，充分研细，精密称取细粉适量（约相当于阿司匹林 10mg），置 100ml 量瓶中，用 1% 的冰醋酸甲醇溶液强烈振摇溶解并稀释至刻度，滤膜滤过，精密量取续滤液 10μl，注入液相色谱仪，记录色谱图；另取阿司匹林对照品，精密称定，用 1% 冰醋酸无水甲醇溶液溶解并稀释制成每 1 毫升中约含 0.1mg 的溶液，同法测定。按外标法以峰面积计算，即得。

（3）阿司匹林栓剂的测定：采用与阿司匹林肠溶胶囊相同的高效液相色谱条件，其测定方法如下：

取本品 5 粒，精密称定，置小烧杯中，在 40～50℃ 水浴上微温熔融，在不断搅拌下冷却至室温，精密称取适量（约相当于阿司匹林 0.1g），置 50ml 量瓶中，加 1% 冰醋酸的甲醇溶液适量，在 40～50℃ 水浴中充分振摇使供试品溶解，放冷，用 1% 冰醋酸的甲醇溶液稀释至刻度，摇匀，置冰浴中冷却 1 小时，取出迅速滤过，取续滤液作为供试品贮备液。精密量取供试品贮备液 5ml，置 100ml 量瓶中，用 1% 冰醋酸的甲醇溶液稀释至刻度，摇匀，精密量取 10μl，注入液相色谱仪，记录色谱图；另取阿司匹林对照品，精密称定，用 1% 冰醋酸无水甲醇溶液溶解并稀释制成每 1 毫升中约含 0.1mg 的溶液，同法测定。按外标法以峰面积计算，即得。

$$标示量(\%) = \frac{C_X \times D \times \overline{W}}{W \times 标示量} \times 100\% \tag{8-15}$$

式中，C_X 为供试品溶液中阿司匹林的浓度（mg/ml）；$\overline{W}$ 为平均粒重（g）；W 为供试品称样量（g）；

D 为稀释体积和浓度单位换算因数。

6. 应用示例六 布美他尼制剂的含量测定（《中国药典》）。

色谱条件与系统适用性试验：用十八烷基硅烷键合硅胶为填充剂；以甲醇-0.1%三氟乙酸溶液（58：42）为流动相；检测波长为 344nm。理论板数按布美他尼峰计算不低于 3000，布美他尼峰与相邻杂质峰的分离度应符合要求。

测定布美他尼制剂含量时，均以布美他尼（50μg/ml）为对照品，流动相为溶剂，按外标法以峰面积计算，即得。

7. 应用示例七 甲芬那酸制剂的含量测定（《中国药典》）。

（1）色谱条件与系统适用性试验：用十八烷基硅烷键合硅胶为填充剂；以 0.05mol/L 磷酸二氢铵溶液（用氨试液调节 pH 值至 5.0）-乙腈-四氢呋喃（40：46：14）为流动相；检测波长为 254nm。理论板数按甲芬那酸峰计算一般不低于 5000，拖尾因子应不大于 2.0。

（2）测定法：取本品适量（约相当于甲芬那酸 0.1g），精密称定，置 100ml 量瓶中，加流动相溶解并稀释至刻度，滤过，精密量取续滤液 5ml，置 25ml 量瓶中，加流动相稀释至刻度，摇匀，取 10μl 注入液相色谱仪，记录色谱图。另取甲芬那酸对照品适量，同法测定。按外标法以峰面积计算，即得。

8. 应用示例八 布洛芬制剂的含量测定（《中国药典》）。

色谱条件与系统适用性试验：用十八烷基硅烷键合硅胶为填充剂；以醋酸钠缓冲液（取醋酸钠 6.13g，加水 750ml，振摇使溶解，用冰醋酸调节 pH 值至 2.5）-乙腈（40：60）为流动相；检测波长为 263nm。理论板数按布洛芬峰计算不低于 2500。

测定布洛芬制剂含量时，均以布洛芬为对照品，甲醇为溶剂，按外标法以峰面积计算，即得。

学习重点

芳酸及其酯类药物按其化学结构可分为水杨酸类（包括水杨酸、阿司匹林、对氨基水杨酸钠、双水杨酸酯、贝诺酯、水杨酸二乙胺等）、苯甲酸类（包括苯甲酸钠、丙磺舒、甲芬那酸、布美他尼等）、其他芳酸及其酯类药物（包括布洛芬、氯贝丁酯等）。

依据药物的结构和性质，可采用的鉴别方法有显色反应、沉淀反应、吸收光谱法及高效液相色谱法。

依据药物的结构、性质以及生产工艺，了解对氨基水杨酸钠、二氟尼柳、阿司匹林的生产过程可能引入的杂质以及各类杂质的特点，在此基础上，掌握特殊杂质检查的方法和原理。

依据药物的结构和性质，本类药物的含量测定法有酸碱滴定法（包括基于游离羧基酸性的直接滴定法、水解后剩余滴定法、两步滴定法）、双相滴定法、亚硝酸钠滴定法、紫外分光光度法（包括直接紫外分光光度法、离子交换-紫外分光光度法、柱分配色谱-紫外分光光度法）及高效液相色谱法。

思 考 题

1. 简述对氨基水杨酸钠、二氟尼柳、阿司匹林的特殊杂质引入的途径以及特殊杂质检查方法建立的基本思路。

2. 用酸碱中和法测定阿司匹林含量时，干扰因素有哪些？如何排除？

3. 简述用两步滴定法测定阿司匹林肠溶片含量的基本原理。

4. 用紫外法测定含量时，采用的方法有吸收系数法和对照品比较法。简述两者的操作过程以及各自的优缺点。

5. 双相滴定法的基本原理以及该法建立的思路适用于解决哪些问题？

6. 不能采用直接滴定法或水解后剩余滴定法测定阿司匹林肠溶片的含量，为什么？

7. "溶液的澄清度"是阿司匹林的杂质检查项目之一。请简述其检查的杂质内容以及方法建立的原理。

（王玉华）

第9章

磺胺类药物的分析

学习要求

1. 掌握磺胺类药物的化学结构与性质，以及含量测定方法中的亚硝酸钠滴定法。
2. 熟悉磺胺类药物的鉴别试验的原理与方法。
3. 了解用紫外分光光度法及高效液相色谱法测定磺胺类药物的含量。

磺胺类药物（sulfonamides）是具有对氨基苯磺酰胺结构的一类药物的总称，属于预防和治疗细菌感染性疾病的化学治疗药物。磺胺类药物是人工合成的最早的化学药品之一，被发现于 20 世纪 30 年代，开创了化学治疗药物的新纪元。此类药物具有疗效良好，使用方便、性质稳定、价格低廉等优点，在抗感染药物中占有一定地位。磺胺类药物主要通过干扰细菌的二氢叶酸的合成，从而使细菌生长和繁殖受到抑制。此类药物根据它们在肠道的吸收情况和临床用途，可分为肠道易吸收磺胺药、肠道不易吸收磺胺药和外用磺胺药三类。磺胺类药常与抗菌药磺胺增效剂甲氧苄啶联用，使细菌的叶酸代谢受到双重阻断，抗菌范围扩大，疗效明显增强。《中国药典》收载了 9 种原料药和 15 种单方制剂及 9 种复方制剂，共计 33 个品种。

第 1 节　药物化学结构与性质

磺胺类药物是对氨基苯磺酰胺的衍生物，其基本结构：

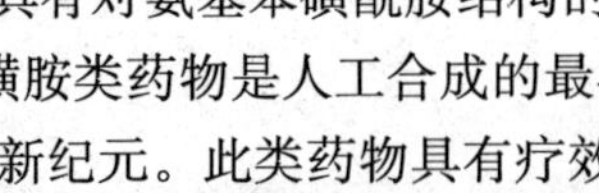

$$R'HN^4 \!\!-\!\!\!\!\bigcirc\!\!\!\!-\!\!SO_2N^1HR$$

通常将磺酰胺上的氮原子规定为 N^1，芳氨基上的氮原子规定为 N^4。N^1 或 N^4 上的取代情况不同时，构成了不同的磺胺类药物。磺胺类药物中以 N^1 取代物较多，且取代基 R 多为杂环。《中国药典》收载的药物有磺胺甲噁唑（sulfamethoxazole）、磺胺异噁唑（sulfafurazole）、磺胺嘧啶（sulfadiazine）、磺胺多辛（sulfadoxine）、磺胺醋酰钠（sulfacetamide sodium）、柳氮磺吡啶（sulfasalazine）及与三种磺胺嘧啶 N^1 原子与金属结合的药物，磺胺嘧啶钠（sulfadiazine sodium）、磺胺嘧啶银（sulfadiazine silver）、磺胺嘧啶锌（sulfadiazine zinc）。其中，磺胺嘧啶锌为一个原子锌与两分子磺胺嘧啶共价结合的锌盐二水合物。它们的结构如下：

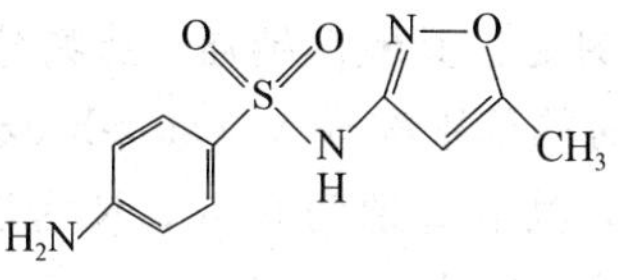

磺胺甲噁唑

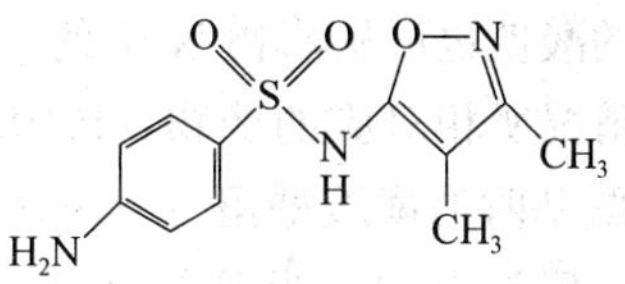

磺胺异噁唑

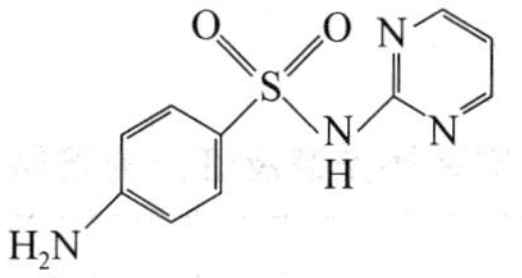

磺胺嘧啶

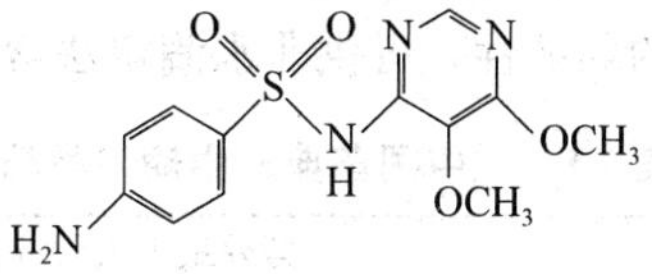

磺胺多辛

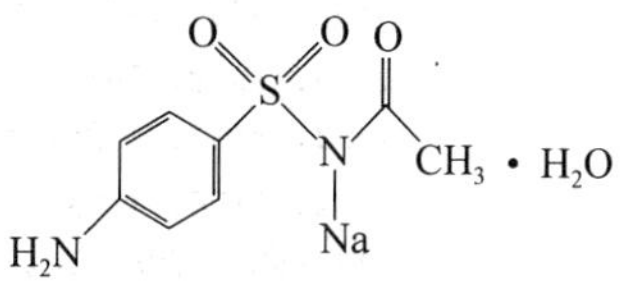

磺胺醋酰钠

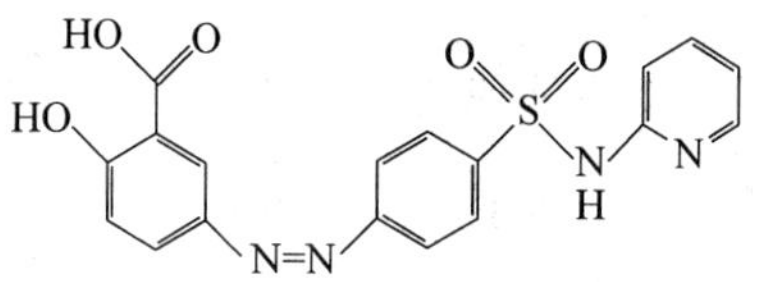

柳氮磺吡啶

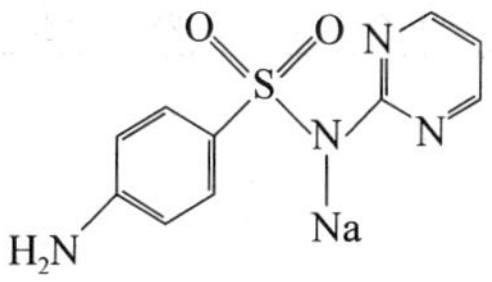

磺胺嘧啶钠

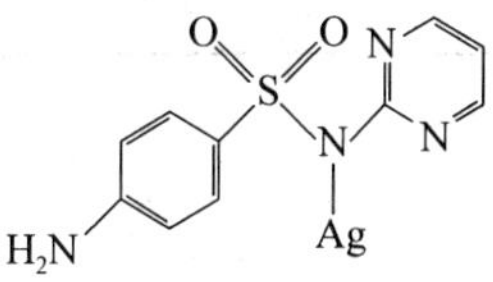

磺胺嘧啶银

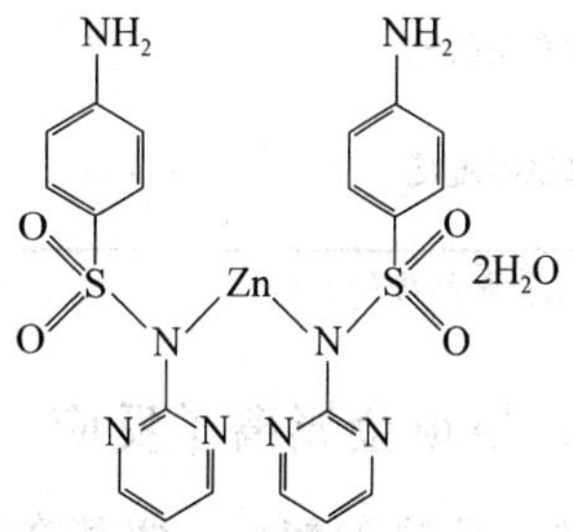

磺胺嘧啶锌

　　磺胺类药物在性状上有以下特性。多为白色或类白色结晶或结晶性粉末，但也有少部分药物除外。如柳氮磺吡啶，由于其在结构上为 5-氨基水杨酸和磺胺吡啶结合而成的偶氮化合物，分子中共轭链较长，故而呈现暗黄色至红棕色。磺胺类药物无臭、无味或味微苦或味苦。磺胺类药物中除钠盐外均难溶于水，易溶于稀盐酸、氢氧化钠或氨试液中。磺胺类药物的溶解特性在于其多为酸碱两性化合物，分子结构中具有酸性的磺酰胺基和碱性的芳伯氨基。

　　本类药物的基本结构主要可化分为芳伯氨、磺酰胺和苯环 3 个部分，因而呈现芳伯氨基、磺酰胺基及苯环的特性反应。另外，本类药物 N^1 上的取代基 R 多为含氮杂环，在酸性溶液中可与生物碱沉淀试剂（如苦味酸试液、碘试液、碘化汞钾试液、碘化铋钾试液等）反应生成沉淀。同时，含氮杂环与苯环的存在，使得该类药物普遍呈现较强的紫外吸收。磺胺类药物的主要性质如下。

一、弱酸性

　　磺胺类药物多为弱酸性，其酸性来源于磺酰胺基的 N^1 上的活泼氢原子。磺胺类药物酸性的大小，取决于 N^1 上的取代基 R。R 的吸电性越大，则其酸性越强。如 R 为苯酰基时酸性强，可溶于碳酸氢钠溶液中，并逸出二氧化碳气泡；当 R 为酰基时或杂环时，酸性也较强，但不溶于碳酸氢钠溶液，可溶于氢氧化钠溶液；如取代基 R 为氢时，则酸性极弱；当 R 为脒基时，药物呈碱性，不溶于氢氧化钠溶液。

磺胺类药物的酸性也可从药物 N^1 上的 pK_a 值上判定。其酸性越强，药物分子的 pK_a 值越小。对于上述各取代情况所相对应的药物，R 为苯酰基时的苯甲酰磺胺（sulfabenzamide），其 pK_a 值为 4.57；R 为乙酰基时的磺胺醋酰（sulfacetamide），其 pK_a 值为 5.40；R 为氢时的磺胺（sulfanilamide），其 pK_a 值为 10.4；当 R 为脒基时的磺胺脒（sulfaguanidine），pK_a 值为 11.3。R 为杂环时，磺胺类药物 N^1 上的 pK_a 值大多在 5～7.5。《中国药典》收载的部分磺胺类药物的 pK_a 值见表 9-1。本类药物的弱酸性，可供非水滴定法含量测定。

表 9-1　《中国药典》中磺胺类药物的 pK_a 与紫外光谱及红外光谱数据

药物名称	pK_a	紫外最大吸收波长（nm）		红外光谱（cm^{-1}）
		酸性水溶液	碱性水溶液	
磺胺甲噁唑	5.60	265	256	1157, 1145, 1600, 1624, 1369 683, 1308, 1471, 830, 1405
磺胺异噁唑	5.00	265	253	1168, 1602, 1637, 1351, 1096 1652, 1443, 1328, 691, 733
磺胺嘧啶	6.52	242	240 254	1579, 1155, 1323, 1491, 1441 943, 681, 795, 1092, 1450
磺胺多辛	6.10	264	272	1582, 1157, 1318, 1087, 1597 1446, 1411, 1484, 1646, 698
磺胺醋酰钠	5.40*	271	256	1150, 1271, 1088, 1334, 554 831, 1603, 696, 1380, 1581
柳氮磺吡啶	9.70	232 349	238 285	1632, 1675, 1080, 1355, 1390 1616, 1130, 1173, 1280, 1200

* 表示磺胺醋酰的 pK_a

二、与重金属离子反应

磺胺类药物的酸性，使其在碱性溶液中生成钠盐。这些钠盐可与重金属离子（如 Cu^{2+}、Ag^+、Co^{2+} 等）反应，生成难溶性沉淀。其中，与硫酸铜的反应如下：

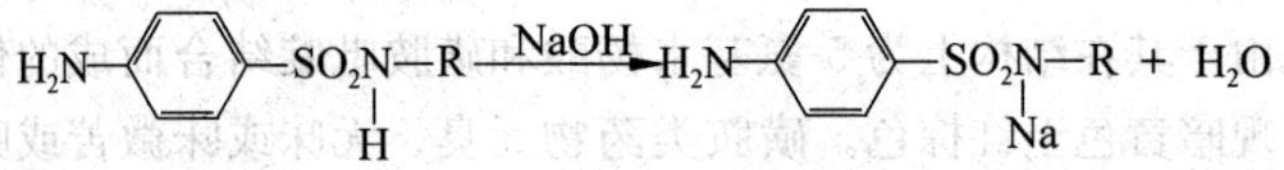

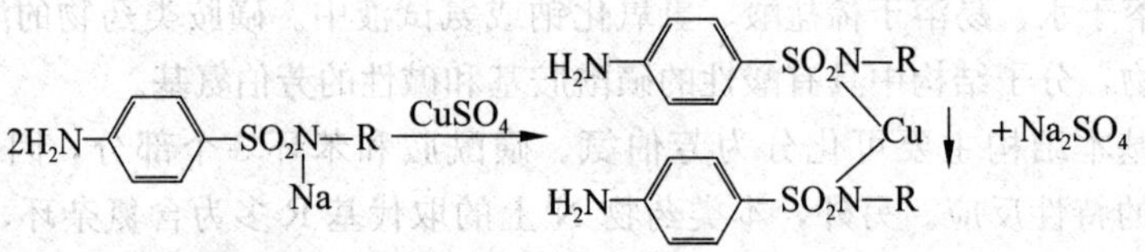

三、重氮化-偶合反应

磺胺类药物分子结构中的 N^4 大多数无取代基（$R' = H$），分子呈游离的芳伯氨基。芳伯氨基在酸性溶液中与亚硝酸钠形成重氮盐，再在碱性下与酚类（常用 β-萘酚）或酸性下与胺类偶合生成具有鲜艳色泽的偶氮化合物。

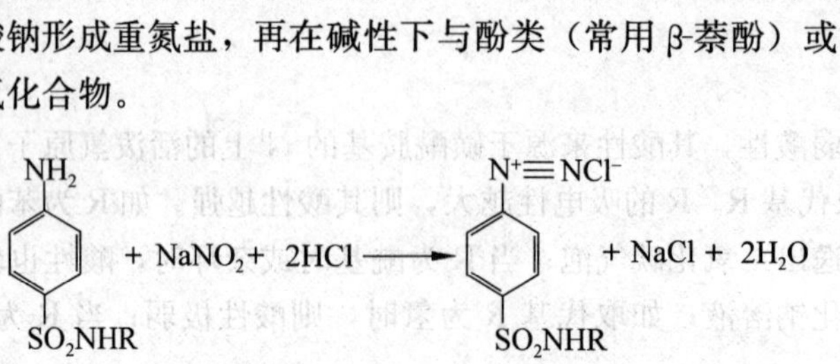

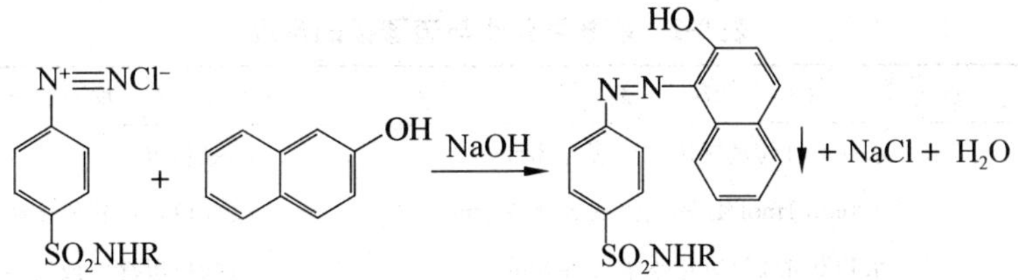

对于 N^4 为酰胺基的磺胺类药物，可先水解使结合的芳伯氨基游离，再与相应的试剂发生重氮化-偶合反应。磺胺类药物的重氮化-偶合反应可用于本类药物的鉴别和含量测定。

第 2 节　鉴别试验

利用磺胺类药物的理化性质，如化合物熔点、光谱特征、色谱行为及各化学活性基团反应产物的颜色、沉淀、熔点等，可以对本类药物区分与鉴别。其中，磺胺类药物的紫外光谱特征，不仅可供药物的直接鉴别，还可用于色谱分离后的检识。由于磺胺类药物多为酸碱两性物质，使其紫外光谱在酸碱环境下呈现不同特征。表 9-1 列举了《中国药典》收载的部分磺胺类药物在酸碱溶液中的紫外最大吸收波长。可供本类药物的鉴别试验有多种，主要的有以下方法。

一、芳香第一胺的反应

本类药物的分子结构中含有芳伯氨基，可用芳香第一胺反应即重氮化-偶合反应鉴别；偶合试剂为碱性 β-萘酚试液。磺胺类药物的芳香第一胺反应广泛用在此类药物的原料药及各种制剂中磺胺药的鉴别试验。《中国药典》收载的 9 种磺胺药物的鉴别，除磺胺醋酰钠和柳氮磺吡啶外，均采用了芳香第一胺反应。在《英国药典》（2010 年版）中，磺胺醋酸钠的鉴别也利用了芳香第一胺反应，其鉴别方法如下：

取本品 1g 溶于 10ml 水中，加 6ml 稀醋酸，过滤，沉淀经少量水洗后在 100~105℃干燥 4 小时。干燥后的沉淀约 1mg 加热溶于 1ml 水中，按芳香第一胺反应进行试验，结果有橙红色的沉淀生成。

二、与金属离子反应

磺胺类药物可与多种重金属离子反应，生成难溶性沉淀。其中，与铜盐试液的反应生成有颜色的难溶性沉淀，常用于本类药物的鉴别，铜盐试液多为硫酸铜试液。为使磺胺药物溶解，常加入氢氧化钠溶液。但氢氧化钠溶液不可过量，因过量的氢氧化钠会与硫酸铜反应，生成蓝色的沉淀而产生干扰。《中国药典》是通过规定氢氧化钠溶液的用量，以确保既能溶解药物，又不会产生氢氧化铜的沉淀。如磺胺嘧啶的鉴别：

取本品约 0.1g，加水与 0.4％氢氧化钠溶液各 3ml，振摇使溶解，滤过，取滤液，加硫酸铜试液 1 滴，即生成黄绿色沉淀，放置后变为紫色。

本类药物与金属铜的沉淀的颜色，随 N^1 取代基的不同而异，有的并伴有颜色变化过程。《中国药典》收载的药物与硫酸铜反应见表 9-2。磺胺嘧啶钠、磺胺嘧啶银及磺胺嘧啶锌也可与铜盐反应，但要先经化学处理，处理后与硫酸铜反应的结果等同于磺胺嘧啶与硫酸铜的反应。

表 9-2 磺胺类药物与硫酸铜的反应

药品名称	溶　剂	反应的结果
磺胺甲噁唑	水和 0.4％氢氧化钠溶液各 3ml	草绿色沉淀
磺胺异噁唑	水和 0.1mol/L 氢氧化钠溶液各 3ml	淡棕色，放置析出暗绿色絮状沉淀
磺胺嘧啶	水和 0.4％氢氧化钠溶液各 3ml	黄绿色沉淀，放置后变为紫色
磺胺多辛	水和 0.1mol/L 氢氧化钠溶液各 3ml	黄绿色沉淀，放置后变为淡蓝色
磺胺醋酰钠	水 3ml	蓝绿色沉淀

三、红外分光光度法

红外分光光度法所获取的光谱具有特异性，是各国药典中磺胺原料药的主要鉴别项目。磺胺类药物结构中各主要基团，在红外光谱中呈现的特征吸收峰情况如下：在 3500～3300cm^{-1} 区间有氨基的两个伸缩振动峰；在 1650～1500cm^{-1} 区间有一个较强的氨基面内弯曲振动峰；在 1600～1450cm^{-1} 区间有苯环的骨架振动峰（通常在 1600cm^{-1} 和 1500cm^{-1} 附近）；在 1350 和 1150cm^{-1} 附近有两个强的磺酰基伸缩振动特征峰，这两个峰为磺胺类药物第一特征峰；在 900～650cm^{-1} 区间有苯环芳氢的面外弯曲振动峰；磺胺类药物为对位二取代苯，在 850～790cm^{-1} 区间有一个强的特征峰。红外光谱的指纹区含有区分不同磺胺药物的丰富的信息，《中国药典》收载的部分磺胺类药物的红外光谱，在 2000～650cm^{-1} 指纹区间 10 个主峰按强度递减的数据见表 9-1。

磺胺甲噁唑和磺胺嘧啶的红外图谱如图 9-1 和图 9-2 所示。图谱中各特征峰的归属情况见表 9-3。

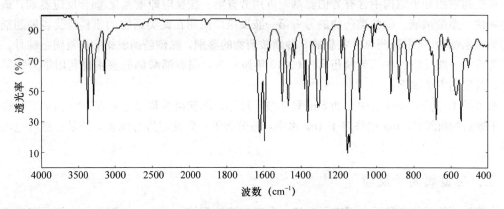

图 9-1 磺胺甲噁唑红外吸收光谱图

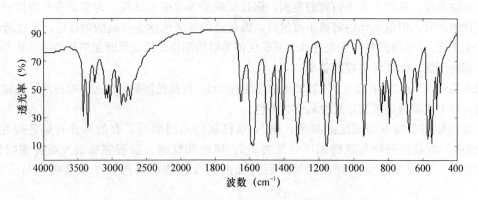

图 9-2 磺胺嘧啶红外吸收光谱图

表 9-3　磺胺甲噁唑、磺胺嘧啶红外特征峰

峰位（cm⁻¹）		归　属
磺胺甲噁唑	磺胺嘧啶	
3470，3380	3410，3350	芳伯氨 ν_{N-H}
3300	3240	磺酰胺 ν_{N-H}
680	1650，680	芳伯氨 δ_{NH_2}
1600，1505	1580，1490	苯环 $\nu_{C=C}$
1310，1150	1325，1155	磺酰胺 $\nu_{S=O}$
830	795	对位取代苯 γ_{C-H}
925	940	磺酰胺 ν_{S-N}
550	550	磺酰胺 $\delta_{S=O}$

四、薄层色谱法

薄层色谱法在磺胺类药物的鉴别中，多半利用其分离功能来检识制剂中的磺胺药物。薄层色谱法也可用于磺胺类药物原料药的鉴别，特别是不能进行红外光谱测定时。由于薄层色谱法鉴别药物的专属性不及红外光谱法，在不使用红外光谱时，应同时配有更多的其他鉴别方法。例如，《英国药典》在对磺胺甲噁唑的鉴别，一是采用红外光谱与药物的熔点，二是可选用薄层色谱法，但同时应测定药物的熔点和进行芳香第一胺的反应。其薄层色谱法的方法如下：

取供试品 20mg，用 3ml 的浓氨溶液与甲醇的混合溶液（体积比为 2：48）溶解，加相同的混合溶液稀释至 5ml，作为供试品溶液。另取磺胺甲噁唑对照品 20mg，按供试液制备方法，制备对照品溶液。取供试品溶液和对照品溶液各 5μl，分别点于同一硅胶 GF₂₅₄ 薄层板上，以稀氨溶液-水-硝基甲烷-二氧六环（3：5：41：51）为展开剂，展开过薄层板的 3/4 处，在紫外光下检视。供试品溶液所显的主斑点的位置和大小应与对照品溶液的主斑点相同。

五、高效液相色谱法

高效液相色谱法用于磺胺类药物的鉴别，多见于该类药物的制剂上，特别是复方制剂。通过色谱柱良好的分离功能，排除共存物质的干扰。《中国药典》在对磺胺嘧啶片的鉴别中，新增了高效液相色谱法，以增加鉴别的可靠性。其方法与相应的含量测定方法相同，要求在含量测定项下记录的色谱图中，供试品溶液主峰的保留时间应与对照品溶液主峰的保留时间一致。所用的色谱条件：十八烷基硅烷键合硅胶为填充剂；乙腈-0.3%醋酸铵溶液（20：80）为流动相；检测波长为 260nm。理论板数按磺胺嘧啶峰计算不低于 3000。测定方法如下：

取本品 20 片，精密称定，研细，精密称取适量（约相当于磺胺嘧啶 0.1g），置 100ml 量瓶中，加 0.1mol/L 氢氧化钠溶液 10ml，振摇使磺胺嘧啶溶解，用流动相稀释至刻度，摇匀，滤过，精密量取续滤液 5ml，置 50ml 量瓶中，用流动相稀释至刻度，摇匀，精密量取 10μl，注入液相色谱仪，记录色谱图；另取磺胺嘧啶对照品约 25mg，精密称定，置 50ml 量瓶中，加 0.1mol/L 氢氧化钠溶液 2.5ml 溶解后，用流动相稀释至刻度，摇匀，精密量取 10ml，置 50ml 量瓶中，用流动相稀释至刻度，摇匀，同法测定。

第3节 含量测定

本类药物的含量测定，可以利用其结构中的芳伯氨基，用亚硝酸钠滴定法；或利用磺酰胺基酸性的活泼氢，用酸量法、银量法及配位滴定法。也可利用芳环的取代反应，用溴量法测定含量。还可以利用共轭体系的紫外吸收或药物与其他物质反应后的颜色，用紫外分光光度法或可见分光光度法测定。如在《中国药典》中，是以结晶紫为指示剂、甲醇钠为滴定液来测定磺胺异噁唑；以硫酸铁胺为指示剂、硫氰酸铵为滴定液来测定磺胺嘧啶银；在醋酸-醋酸钠缓冲液（pH 值 4.5）中，于 359nm 的波长处通过吸收系数法测定柳氮磺吡啶。

对于复方制剂及生物样本或其他介质中磺胺类药物的测定，用的较多的是同时兼有分离和分析功能的液相色谱法。另外，也有灵敏度高、选择性好的各种光谱法或光谱与化学计量学结合的技术运用。

一、亚硝酸钠滴定法

本方法普遍被各国药典采纳用于磺胺类药物原料药的测定，《中国药典》所载的磺胺药原料药和单方制剂的含量测定大部分采用本法。

(一)原理

包括磺胺类药物，绝大多数的含芳伯氨基或潜在芳伯氨基的药物，都可用本法测定。潜在芳伯氨基如芳酰胺基、硝基，前者经水解，后者经还原可转化为芳伯氨基。

$$Ar-NHCOR+H_2O \xrightarrow[\triangle]{H^+} Ar-NH_2+RCOOH$$

$$Ar-NO_2+3Zn+6HCl \longrightarrow Ar-NH_2+2H_2O+3ZnCl_2$$

芳伯氨基在盐酸溶液中，与亚硝酸钠定量发生重氮化反应，生成重氮盐，可用亚硝酸钠滴定液在酸性条件下滴定。

$$Ar-NH_2+NaNO_2+2HCl \longrightarrow Ar-N_2^+Cl^-+NaCl+2H_2O$$

(二)反应速度与影响因素

芳伯氨基与亚硝酸钠的重氮化反应为亚硝酰正离子（NO^+）对芳伯氨基的亲电反应，反应速度受多种因素的影响。在盐酸的存在下，芳伯氨的重氮化反应通常有以下过程。先是亚硝酸钠生成亚硝酸，进而形成亚硝酰正离子供给体 NOCl。

$$NaNO_2+HCl \longrightarrow HNO_2+NaCl$$

$$HNO_2+HCl \longrightarrow NOCl+H_2O$$

然后，亚硝酰正离子供给体与游离的芳伯氨进行亲电反应，再经系列步骤转化为重氮盐：

$$Ar-NH_2 \xrightarrow[\text{慢}]{NO^+Cl^-} Ar-NH-NO \xrightarrow{\text{快}} Ar-N=N-OH \xrightarrow{\text{快}} Ar-N_2^+Cl^-$$

第一步反应的速度较慢，后两步反应的速度较快，所以整个反应速度取决于第一步。第一步反应的快慢与芳伯氨基化合物中芳伯氨的游离程度和亚硝酰正离子的浓度密切相关。而芳伯氨基的游离程度又与芳伯氨基的碱性及溶液的酸度有关。如芳伯氨基的碱性较弱，则在一定强度酸性溶液中成盐的比例较小，即游离的芳伯氨多，重氮化反应速度就快；反之，芳伯氨碱性较强，则在一定强度的酸性溶液中成盐的比例较大，游离芳伯氨较少，则氨化反应速度就慢。

亚硝酰正离子的形成与采用酸的种类有关。在不同矿酸体系中，生成的亚硝酰正离子供给体的亲电活性不同，从而影响重氮化反应速度。即在氢溴酸中最大，盐酸中次之，硝酸中或硫酸中最小。氢溴酸与亚硝酸及盐酸与亚硝酸作用生成亚硝酰正离子供给体的反应分别如下：

$$HNO_2 + HBr \longrightarrow NOBr + H_2O$$

$$HNO_2 + HCl \longrightarrow NOCl + H_2O$$

由于前一反应的平衡常数较后一反应的平衡常数约大 300 倍，即生成的 NOBr 量大得多，也就是在反应体系中亚硝酰正离子的浓度大得多，从而加速重氮化反应的进程。另外影响重氮化反应速度的因素还有酸度和温度等。

（三）测定的主要条件

1. 酸及酸的用量　亚硝酸钠滴定法多采用盐酸。这是由于虽然氢溴酸重氮化的速度快，但其价格昂贵，而另一方面，芳伯氨类药物的盐酸盐较其硫酸盐的溶解度大，并且反应速度也较快。盐酸的用量按其反应，1mol 的芳伯氨需与 2mol 的盐酸作用，但实际测定时盐酸的用量要大得多，尤其是某些在酸中较难溶解的药物，往往要多加一些。因为加过量的盐酸，一则可加快重氮化反应速度；二是重氮盐在酸性溶液中稳定；还可防止生成偶氮氨基化合物，而影响测定结果。偶氮氨基化合物的生成是一可逆反应：

$$Ar-N_2^+Cl^- + H_2N-Ar \rightleftharpoons Ar-N=N-NH-Ar + HCl$$

酸度加大，反应向左进行，故可防止偶氮氨基化合物的生成。若酸度过大，又阻碍了芳伯氨基的游离，反而影响重氮化反应的速度。在太浓的盐酸中还可使亚硝酸分解。所以，加入盐酸的量一般按芳胺类药物与酸的摩尔比约为 1：（2.5～6）。

2. 加入溴化钾　采用盐酸时，溴化钾的加入会有如下的反应：

$$KBr + HCl \longrightarrow KCl + HBr$$

氢溴酸的产生，比反应液仅存盐酸时，会产生更多的亚硝酰正离子，从而加快重氮化反应的进行。

重氮化反应的速度另一方面也取决于药物分子中的芳伯氨基的碱性，而芳伯氨基碱性的强弱与芳环取代基的性质及位置有关。若芳伯氨基邻、对位上有吸电子基团，尤其是在对位上有硝基、磺酸基、羧基、卤素等，芳伯氨基的碱性减弱，可使重氮化反应较快进行，可以不加溴化钾直接在盐酸溶液中滴定。如《中国药典》中规定亚硝酸滴定液的标定就是以对氨基苯磺酸为基准物，不加溴化钾，只需在 30ml 水中加盐酸（1→2）20ml 即可。若芳伯氨基邻、对位有供电子基团，尤其是在对位上有烃基、羟基、烃氧基等，芳伯氨基的碱性增强，重氮化反应较慢。此时须向反应液中加入适量的溴化钾，以加快重氮化反应的速度。《中国药典》用亚硝酸钠滴定法测定磺胺类药物的含量时，均加入了溴化钾。

3. 滴定温度　通常情况下，温度高，重氮化反应速度快；但温度太高，可使亚硝酸逸失和分解：

$$3HNO_2 \longrightarrow HNO_3 + H_2O + 2NO\uparrow$$

反应生成的重氮盐也随温度的升高而分解：

$$Ar-N_2^+Cl^- + H_2O \longrightarrow Ar-OH + N_2\uparrow + HCl$$

一般温度每升高 10℃，重氮化反应速度加快 2.5 倍，但重氮盐分解的速度也相应地加快 2 倍，故测定宜在低温下进行。如《美国药典》（32 版）亚硝钠滴定法，溶液的温度控制在 15℃，并且滴定液缓缓加入。但重氮化反应在低温时进行太慢，综合考虑，且经试验证明，芳伯氨的亚硝酸钠滴定，可在室温下进行，但对滴定的速度有要求。

4. 滴定速度　重氮化反应为分子反应，反应速度较慢，所以滴定的速度不宜过快。但为了避免室温下滴定过程中亚硝酸挥发和分解，滴定时将滴定管尖端插入液面下约2/3处，一次将大部分亚硝酸钠滴定液在搅拌条件下迅速加入，使其尽快反应。然后将滴定管尖端提出液面，用少量水冲洗尖端，再缓缓滴定。尤其是在近终点时，因尚未反应的芳伯氨药物的浓度极稀，应在最后一滴加入后，搅拌1～5分钟，再确定终点是否真正到达。这样可以缩短滴定时间，也不影响结果。《中国药典》仍采用此法。

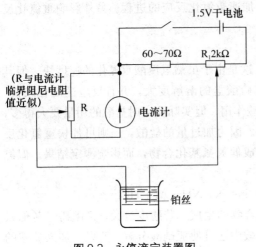

图9-3　永停滴定装置图

5. 指示终点的方法　亚硝酸钠滴定法终点指示的方法有电化学方法和指示剂法。电化学指示终点方法为电位滴定法或永停滴定法，指示剂法为外指示剂法或为内指示剂法。电化学指示终点的方法要优于指示剂法。《中国药典》采用永停滴定法指示终点。

（1）永停滴定法：永停滴定法可用永停滴定仪或图9-3的图示装置。电流计的灵敏度为10^{-9}A/格，电极系统为两个完全相同的惰性电极铂电极。滴定时将电极插入供试品溶液，调节R_1使加于电极上的电压约为50mV。用亚硝酸钠滴定液滴定过程中，边滴定边观察电流计指针变化情况。终点前，溶液中电流计指针为零；到达终点时，电流计指针突然偏转，并不再回零。即为滴定终点。

终点前溶液中无可逆电对，无电流产生，因此，电流计指针停在零位（或接近零位）不动，终点后$NaNO_2$稍有过量，使溶液中有HNO及其分解产物NO的可逆电对产生，此时，电路中有电流通过，电流计指针偏转并不再回零位。终点时，在电极上发生氧化还原反应：

正极　　　　　　　　　　　$NO + H_2O \longrightarrow HNO_3 + H^+ + e$

负极　　　　　　　　　　　$HNO_3 + H^+ + e \longrightarrow NO + H_2O$

永停滴定法装置简单，方法准确。特别是近年来商品化的永停滴定仪具有自动吸液、自动注液、自动测定、自动记录和打印结果等功能；测量准确、性能可靠，容量滴定值数字可直接显示，操作更加简便。永停滴定法中，电极的清洁状态是实验成功与否的关键，污染的电极在滴定时指示迟缓，终点时电流变小。应注意对电极进行活化处理。处理的方法为，可将电极插入10ml浓硝酸和1滴三氯化铁试液的溶液内煮沸数分钟，也用铬酸洗液浸泡数分钟，取出后用水冲净。或按仪器说明提供的方法，对电极进行活化处理。

（2）电位滴定法：采用铂-甘汞电极系统，当重氮化反应完成时，溶液有微过量的亚硝酸，产生可逆电对，使电位产生突跃。

（3）外指示剂法：常用碘化钾-淀粉糊剂或指示液。滴定到达终点时，稍过量的亚硝酸钠在酸性溶液中氧化碘化钾，析出的碘遇淀粉即显蓝色。

$$2NaNO_2 + 2KI + 4HCl \longrightarrow 2NO + I_2 \downarrow + 2KCl + 2NaCl + 2H_2O$$

用时，指示剂不能直接加入到被滴定的溶液中，只能在临近终点时，用细玻棒蘸取溶液，在外部与指示剂接触来判断终点，因此称之为外指示剂。以碘化钾-淀粉作外指示剂的方法，在操作时应注意：①防止误判终点。由于被滴定的溶液酸性强，未达到终点时，碘化钾在酸性条件下遇光被空气中的氧缓慢氧化而游离出碘，遇淀粉显蓝色，故应加以区别，以防误认为已到终点。②注意减少供试品溶液损失。亚硝酸钠滴定液（0.1mol/L）在过量1～2滴（0.05～0.1ml）时，才能灵敏地指示终点。但由于多次的外试，会损失供试品从而增加滴定误差，所以初次采用者较难掌握。最好是预先计算标准溶液的消耗量，在接近理论终点前，再缓缓滴定并取测定液试验终点，以减少供试液的损失。③碘化钾-淀粉指示液易变质，需临用配制，并在配制时加入氯化锌防腐。

应用外指示剂的灵敏度与反应容积有关，当测定与标化的体积不一致，往往会引入一定的偏差，有甚至高达＋0.9％或＋1.5％。避免这些偏差，应使测定和标化的体积一致，或测定与标化都进行空白试验校正。外指示剂法可使用淀粉碘化钾试纸、对-二甲氨基苯甲醛试纸或亚甲蓝试纸指示终点。

（4）内指示剂法：由于外指示剂法存在着操作麻烦、终点不易掌握，测定液经常取出容易造成误差等缺陷，所以多年来，国内外对亚硝酸钠滴定法的内指示剂进行了研究，有中性红、橙黄-亚甲蓝等指示剂成功用于磺胺类药物测定的报道。

采用内指示剂法，操作虽较简便，但由于终点不够明显，尤其是当重氮盐有色时，终点时的颜色变化更难观察，因而至今也未普遍推广。普遍而适用的亚硝酸钠滴定法的内指示剂，还有待于寻找。

（四）方法应用

《中国药典》磺胺嘧啶的含量测定是完全按药典附录永停滴定法来进行。方法为：取本品约0.5g，精密称定，置烧杯中，加水40ml与盐酸溶液（1→2）15ml，而后置电磁搅拌器上，搅拌使溶解，再加溴化钾2g。插入铂-铂电极后，将滴定管的尖端插入液面的2/3处，用亚硝酸钠滴定液（0.1mol/L）迅速滴定。随滴随搅拌，至终点时，将滴定管的尖端提出液面，用少量水淋洗尖端，洗液并入溶液中，继续缓缓滴定，至电流计指针突然偏转，并不再回原，即为滴定终点。每1毫升亚硝酸钠滴定液（0.1mol/L）相当于25.03mg的磺胺嘧啶（$C_{10}H_{10}N_4O_2S$）。

《中国药典》中磺胺嘧啶软膏或眼膏的含量测定，也是采用永停滴定法。但由于基质的存在，在滴定前需对样品进行前处理，以消除干扰。磺胺嘧啶软膏含量测定方法如下：精密称取本品适量（约相当于磺胺嘧啶0.5g），加盐酸10ml与热水40ml，置水浴中加热15分钟，并不断搅拌，放冷，待基质凝固后，分取溶液。基质再加盐酸3ml与水25ml，置水浴加热10分钟，并不断搅拌，放冷后，分取溶液。将两次水溶液合并，照磺胺嘧啶含量测定项下方法测定。

磺胺异噁唑虽含有芳伯氨基，但亚硝酸钠与其不按定量关系反应，因此不能用亚硝酸钠滴定法测定含量。测定的方法可改用酸量法。如《中国药典》采用的溶剂为甲醇、指示剂为结晶紫、滴定液为甲醇钠；《美国药典》（32版）所用的溶剂为二甲基甲酰胺、指示剂为百里酚蓝、滴定液为甲醇锂；《英国药典》（2010年版）所采用的溶剂及指示剂与《美国药典》（32版）相同，即分别是二甲基甲酰胺和百里酚蓝，滴定液是氢氧化四甲基铵。虽然磺胺异噁唑，按一般重氮化滴定时，由于消耗亚硝酸钠多于一个摩尔，不能用以定量测定其含量。但是，如果选择一适当条件，将其 N^1 完全乙酰化，而 N^4 不被乙酰化，即成为 N^1-乙酰磺胺异噁唑，则可与亚硝酸钠定量反应，而能按常法测定其含量。

二、紫外分光光度法

磺胺类药物在紫外光区有强的紫外吸收，故可用紫外分光光度法进行测定。由于磺胺类药物分子中的共轭结构接有酸碱基团，因此在不同溶剂中，它们的吸收光谱有明显的差异。测定溶剂可选稀酸、稀碱或醇。对于单组分的样品，或虽为多组分，但各组分间的紫外吸收曲线不重叠或部分重叠的制剂，可选取适宜的波长，直接用紫外分光光度法测定含量。如果制剂中各组分相互干扰而不能直接测定时，则可用计算分光光度法测定含量。

(一) 直接紫外分光光度法

磺胺类药物的紫外最大吸收波长多在 250~270nm 之间，柳氮磺吡啶由于结构上的特点，吸收峰所在的波长较大，各国药典多采用紫外法测定其含量。《中国药典》中柳氮磺吡啶的原料及其肠溶片和栓剂均采用紫外分光光度法以吸光系数法进行定量，供试液的 pH 值控制在 4.5。对于原料药，测定方法如下：取本品 1.5g，精密称定，置 100ml 量瓶中，加 0.1mol/L 氢氧化钠溶液使其溶解，用水稀释至刻度，摇匀，精密量取 1ml，置 200ml 容量瓶中，加水 180ml，用醋酸-醋酸钠缓冲液（pH 值 4.5）稀释至刻度，以水为空白，照紫外-可见分光光度法（附录ⅣA）在 359nm 的波长处测定吸光度，按 $C_{18}H_{14}N_4O_5S$ 的吸光系数（$E_{1cm}^{1\%}$）为 658 计算。

《中国药典》采用直接紫外分光光度法检查磺胺嘧啶片（sulfadiazine tables）的溶出度。其方法：取本品，照溶出度测定法（附录ⅩC 第二法），以盐酸溶液（9→1000）1000ml 为溶出介质，转速为每分钟 75 转，依法操作，以 60 分钟时，取溶液 5ml 滤过，精密量取续滤液 1ml，置 50ml 容量瓶中，加 0.01mol/L 氢氧化钠溶液稀释至刻度，摇匀，照紫外-可见分光光度法（附录ⅣA）在 254nm 的波长处测定吸光度，按 $C_{10}H_{10}N_4O_2S$ 的吸光系数（$E_{1cm}^{1\%}$）为 866 计算每片的溶出量。限度为标示量的 70%，应符合规定。

测定结果可按下式计算：

$$溶出量（\%）=\frac{A\times1000\times50}{866\times100\times标示量}\times100\%$$ (9-1)

式中，A 为吸光度；标示量，g/片。

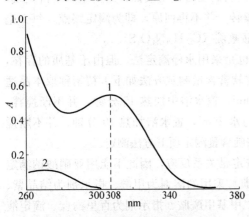

图 9-4　磺胺嘧啶与甲氧苄啶在
酸性溶液中的紫外吸收光谱
1. SD（40μg/ml）；2. TMP（5μg/ml）

磺胺增效剂甲氧苄啶（trimethoprim，TMP）同磺胺药物组成复方制剂，虽可显著增加磺胺药物的抗菌作用，但对于测定，由于其紫外吸收曲线与磺胺药物相重叠，干扰了磺胺药物的紫外吸光度的测定。对于此种情况，可通过选择适当溶剂，利用磺胺药物与 TMP 吸收曲线未重叠的部分，用直接紫外分光光度法来测定磺胺药物。例如，复方磺胺嘧啶片（compound sulfadiazine tablets）中的磺胺嘧啶（sulfadiazine SD）与 TMP 在酸性溶液中，紫外吸收曲线在 302nm 以后不再重叠，在此波长区间，SD 在 308nm 有一吸收峰，如图 9-4。所以可用紫外分光光度法直接测定 SD 的含量，而不受 TMP 的干扰。

《中国药典》曾采用该方法测定复方磺胺嘧啶片中 SD 的含量。方法如下：取复方磺胺嘧啶片 10 片，精密称定，研细，精密称取适量（约相当于磺胺嘧啶 0.2g），置 100ml 容量瓶中，加 0.4% 氢氧化钠溶液适量，振摇使磺胺嘧啶溶解，并稀释至刻度，摇匀，滤过，精密量取续滤液 2ml，置另一 100ml 容量瓶中，加盐酸溶液（9→1000）稀释至刻度，摇匀，照紫外-可见分光光度法（附录ⅣA），在 308nm 的波长处测定吸光度；另取磺胺嘧啶对照品适量，精密称定，加盐酸溶液（9→1000）溶解并定量稀释制成 1ml 中约含 40μg 的溶液，同法测定，计算，即得。

测定结果可按下式计算：

$$标示量（\%）=\frac{A_X\times c\times D\times V\times\overline{W}}{A_R\times W\times标示量}\times100\%$$ (9-2)

式中，A_X 和 A_R 分别为供试液和对照品溶液的吸光度；c 为对照品溶液的浓度，g/ml；D 为溶液的稀释倍数；V 为供试品溶液体积，ml；W 为称样量，g；$\overline{W}$ 为平均片重，g；标示量，g/片。

（二）计算分光光度法

计算分光光度法，是通过"数学分离"消除共存物质干扰，对复杂体系中待测组分实现选择定量的分光光度法。它可大大减少乃至无需进行物理化学的分离过程，适用于组分间吸收曲线相互重叠时的复方药物制剂分光光度法的测定。计算分光光度法根据所涉及数学方法可分作数学变换的方法和多元变量分析的方法。在数学变换的计算分光光度法中，等吸收双波长分光光度法是一最简单的计算分光光度法，它曾被我国药典采用，用来测定复方磺胺嘧啶片和复方磺胺甲噁唑片（compound sulfamethoxazole tablets）的含量。

等吸收双波长分光光度法的基本原理：在干扰组分吸收曲线上吸光系数相同的两个波长处，若被测组分的吸光系数有显著差异，可直接测定混合物在这两个波长处的吸光度的差值，由于干扰组分两波长的吸光度差值为零，即混合物的吸光度差值与干扰组分无关，但等于被测组分的吸光度差值，而且被测组分的吸光度差值与其浓度成正比，所以可消除干扰吸收，从而对被测物定量。等吸收双波长法的关键是选择测定波长（λ_2）和参比波长（λ_1）。波长选择的原则是干扰组分在 λ_2 和 λ_1 的吸光度应相等，同时测定组分在两波长处的差值尽量大。参比波长对测定影响较大，所以《中国药典》规定，采用对照品溶液来确定，以防止波长因仪器不同所带来的误差。此外，应避免所选择的波长在吸收曲线的陡坡上，并使两波长保持合理的距离，以防距离过远时，仪器的参数变化而引入误差。

复方磺胺甲噁唑片中磺胺甲噁唑（sulfamethoxazole，SMZ）与 TMP 的紫外光谱重叠严重，测定 SMZ 时无合适的波长可供直接测定。在碱性溶液中，SMZ 与 TMP 的紫外吸收曲线如图 9-5。从中可知，SMZ 在 257nm 波长处有一吸收峰，TMP 在此波长处的吸收最小，并在 304nm 波长附近有等吸收点，而 SMZ 在这两个波长处的吸光度差值（ΔA）较大，故可选定 257nm 为 SMZ 的测定波长，在 304nm 波长附近选择参比波长。供试品在 257nm 和 304nm 波长处的 ΔA 与 SMZ 浓度成正比，与 TMP 无关，由此消除 TMP 的干扰。

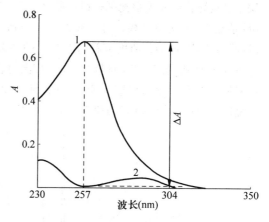

图 9-5　磺胺甲噁唑与甲氧苄啶在
碱性溶液中的紫外吸收光谱
1. SMZ（10μg/ml）；2. TMP（2μg/ml）

SMZ 的含量测定方法如下：取供试品 10 片，精密称定，研细，精密称取适量（约相当于 SMZ50mg 和 TMP10mg），置 100ml 容量瓶中，加乙醇适量，振摇 15 分钟，加乙醇稀释至刻度，摇匀，滤过，取续滤液作为供试品溶液；另精密称取在 105℃干燥至恒重的 SMZ 对照品 50mg 与 TMP 对照品 10mg，分别至 100ml 容量瓶中，各加乙醇溶解并稀释至刻度，摇匀，分别作为对照品溶液（Ⅰ）和对照品溶液（Ⅱ）。精密量取供试品溶液与对照品溶液（Ⅰ）、（Ⅱ）各 2ml，分别置 100ml 容量瓶中，各加 0.4％氢氧化钠溶液稀释至刻度，摇匀，取对照品溶液（Ⅱ）的稀释液，以 257nm 为测定波长（λ_2），在 304nm 波长附近（每间隔 0.5nm）选择等吸收点作为参比波长（λ_1），要求，$\Delta A = A_{\lambda_2} - A_{\lambda_1} = 0$，再在 λ_2 与 λ_1 波长处分别测定供试品溶液的稀释液和对照品溶液（Ⅰ）的稀释液的吸光度，求出各自的吸光度差值（ΔA），计算，即得。

含量测定结果的计算公式：

$$标示量（\%）=\frac{\Delta A_X \times W_R \times \overline{W}}{\Delta A_R \times W \times 标示量} \times 100\% \tag{9-3}$$

式中，ΔA_X、ΔA_R 分别是供试品溶液的稀释液和对照品溶液（Ⅰ）的稀释液的吸光度差值；W_R 为 SMZ 对照品的称样量，g；W 为片粉的称样量，g；$\overline{W}$ 为平均片重，g；标示量，g/片。由于供试品与对照品是在完全平等的条件下操作的，所以计算公式中无需考虑稀释的倍数。操作时，为使片粉中的 SMZ 与 TMP 在乙醇中溶解完全，以振摇 15 分钟加以控制，其中，滑石粉等不溶物应过滤，否则影响紫外测定。

三、高效液相色谱法

高效液相色谱法（HPLC）具有快速、准确、灵敏度，专属性强和分离效能好等许多优点，在用于磺胺类药物分析中可克服亚硝酸滴定法及双波长分光光度法专属性差、操作繁杂等不足。若采用质谱作为 HPLC 法的检测器，即液质联用的方法，可对复杂生物介质中多种微量的磺胺类药物进行同时定量。《中国药典》用 HPLC 法测定了磺胺嘧啶片、磺胺嘧啶混悬液及所收载的复方磺胺药物制剂。例如，联磺甲氧苄啶片（sulfamethoxazole, sulfadiazine and trimethoprim tablets）的含量测定。

联磺甲氧苄啶片为 SMZ、SD 与 TMP 组成的三组分复方片剂，每片中 SMZ、SD 与 TMP 的标示量分别为 200mg、200mg、80mg。《中国药典》所要求的色谱条件与系统适用性试验为：用十八烷基硅烷键合硅胶为填充剂；以乙腈-水-三乙胺（200：799：1）（用氢氧化钠试液或冰醋酸调节 pH 值至 5.9）为流动相；检测波长为 240nm。理论板数按 TMP 峰计算应不低于 4000，SMZ 峰、SD 峰与 TMP 峰的分离度应符合要求。图 9-6 是采用 ZORBAXXDBC$_{18}$色谱柱（4.6mm×150mm，5μm），按药典规定的流动相，在 30℃柱温时、以 1.5ml/min 流速分离联磺甲氧苄啶片中 3 种组分的对照品混合溶液（SMZ 0.2mg/ml、SD 0.2mg/ml、TMP 80μg/ml）所得到的 240nm 波长下的色谱图。色谱出峰的顺序分别为 SD、TMP 及 SMZ。

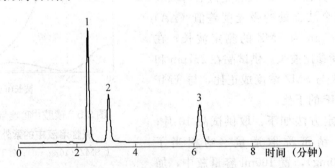

图 9-6　联磺甲氧苄啶片中三种组分的对照品混合溶液色谱图

1. 磺胺嘧啶，t_R＝2.39 分钟；2. 甲氧苄啶，t_R＝3.09 分钟；3. 磺胺甲噁唑，t_R＝6.20 分钟

《中国药典》的测定方法：取本品 20 片，精密称定，研细，精密称取适量（约相当于 SMZ 22mg），置 100ml 量瓶中，加 0.1mol/L 盐酸溶液适量，超声处理使主成分溶解，用 0.1mol/L 盐酸溶液稀释至刻度，摇匀，滤过，精密量取续滤液 20μl 注入液相色谱仪，记录色谱图；另取 SMZ 对照品，SD 对照品和 TMP 对照品各适量，精密称定，加 0.1mol/L 盐酸溶液溶解并定量稀释制成每 1 毫升中含 SMZ 0.22mg，SD 0.22mg 与 TMP 89μg 的溶液，摇匀，同法测定。按外标法以峰面积计算，即得。结果可按下式计算：

$$组分标示量（\%）=\frac{C_R \times A_X \times 100 \times \overline{W}}{A_R \times W \times 标示量} \times 100\%$$ （9-4）

式中，C_R 为待测组分对照液的浓度，mg/ml；A_R，A_X 分别为对照品溶液和供试品溶液的待测组分的峰面积；W 为供试品称样量，mg；$\overline{W}$ 为平均片重，mg；标示量，mg/片。

学习重点

　　磺胺类药物结构特点明显，可分作芳伯氨、磺酰胺和苯环三个部分。芳伯氨基可显芳香第一胺类的鉴别反应；磺酰胺基具有酸性，可与重金属离子发生有色沉淀反应；苯环相关的共轭体系可提供丰富的紫外信息。此外，重要的鉴别试验还有红外分光光度法和色谱法。本类药物的含量测定主要方法有亚硝酸钠滴定法、紫外分光光度法和高效液相色谱法。芳伯氨基的重氮化偶合反应及亚硝酸滴定法中的永停滴定法是本章的重要内容之一，应掌握它们的原理及应用。本章制剂的特点是多为复方药物，对含量测定所选用的紫外分光光度法和高效液相色谱法，也应了解它们的原理、特点及应用。

思　考　题

　　1. 磺胺类药物的重氮化-偶合反应来自哪一种基团？这一反应属于专属性鉴别试验还是一般性鉴别试验？

　　2. 磺胺类药物鉴别试验的铜盐反应中，加硫酸铜应先做成钠盐，如何不使碱过量？如过量会造成什么结果？

　　3. 磺胺嘧啶可用亚硝酸钠法测定含量，写出滴定反应式。若称样量为 0.5024g，亚硝酸滴定液的实际浓度为 0.1018mol/L，滴定体积 19.60ml，计算供试品中磺胺嘧啶的含量，每 1 毫升亚硝酸钠滴定液（0.1mol/L）相当于 25.03mg 的磺胺嘧啶。

（方洪壮）

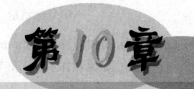

第10章

芳香胺类药物的分析

学习要求

1. 熟悉各类芳香胺药物的结构、性质和鉴别方法之间的关系。
2. 掌握芳香胺类药物的鉴别和含量测定的基本原理与方法。
3. 了解芳香胺类药物的高效液相、体内药物分析和杂质检查的基本原理与方法。

第1节 药物化学结构与性质

芳香胺类药物涉及面较广,国内外药典收载的品种也较多。本章重点介绍芳胺类、芳烃胺类药物中的苯乙胺类和苯丙胺类药物的分析方法及有关药物的质量控制方法。

一、芳胺类药物

芳胺类药物的基本结构有两类:一类为芳伯氨基未被取代,而在芳环对位有取代的对氨基苯甲酸酯类;另一类则为芳伯氨基被酰化,并在芳环对位有取代的酰胺类药物。

1. 基本结构与典型药物

(1) 基本结构:本类药物分子中都具有对氨基苯甲酸酯的母体,结构通式如下:

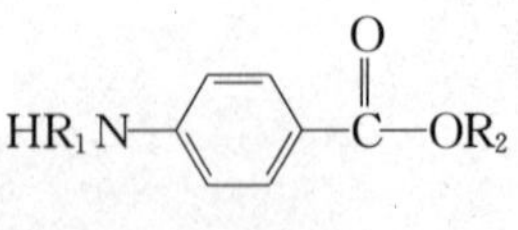

$$HR_1N-\underset{}{\bigcirc}-\overset{O}{\underset{}{C}}-OR_2$$

(2) 典型药物:苯佐卡因、盐酸普鲁卡因、盐酸氯普鲁卡因和盐酸丁卡因等局部麻醉药。化学结构:

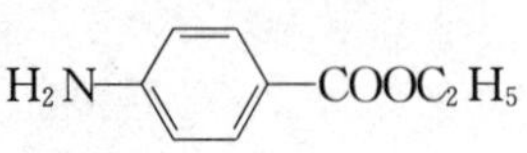

$$H_2N-\bigcirc-COOC_2H_5$$

苯佐卡因 (benzocaine)

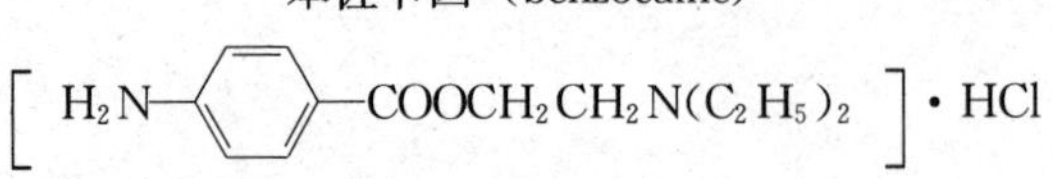

$$\left[H_2N-\bigcirc-COOCH_2CH_2N(C_2H_5)_2\right]\cdot HCl$$

盐酸普鲁卡因 (procaine hydrochloride)

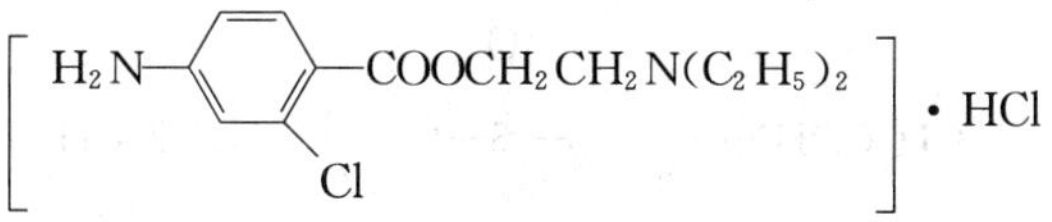

$$\left[H_2N-\underset{Cl}{}-COOCH_2CH_2N(C_2H_5)_2 \right] \cdot HCl$$

盐酸氯普鲁卡因 （chloroprocaine hydrochloride）

$$\left[CH_3(CH_2)_2HN--COOCH_2CH_2N(CH_3)_2 \right] \cdot HCl$$

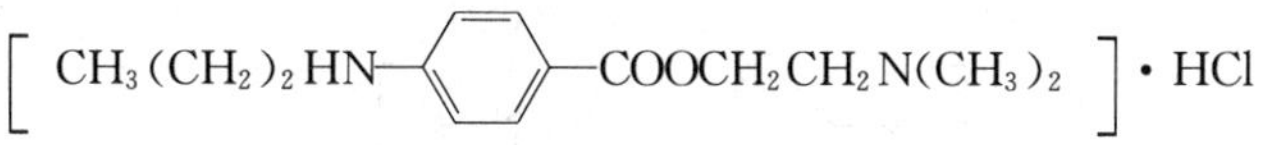

盐酸丁卡因 （tetracaine hydrochloride）

由于盐酸普鲁卡因胺（抗心律失常药）化学结构与盐酸普鲁卡因不同之处仅在酯键改为酰胺键，化学性质与本类药物很相似，故也在此一并列入讨论。其化学结构如下：

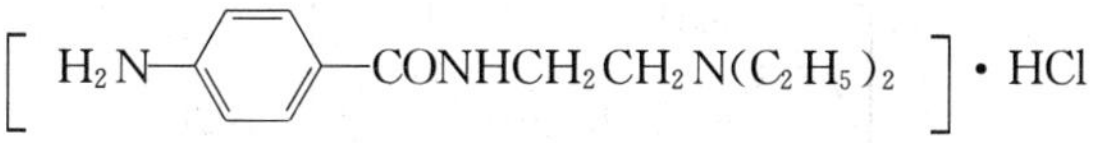

$$\left[H_2N--CONHCH_2CH_2N(C_2H_5)_2 \right] \cdot HCl$$

盐酸普鲁卡因胺 （procainamide hydrochloride）

2. 主要性质

（1）芳伯氨基特性：本类药物的结构中具有芳伯氨基（除盐酸丁卡因外），故显重氮化-偶合反应；与芳醛缩合成 Schiff 碱反应；易氧化变色等。

（2）水解特性：因分子结构中含有酯键（或酰胺键），故易水解。药物水解反应的快慢受光、热或碱性条件的影响。苯佐卡因、盐酸普鲁卡因水解产物为对氨基苯甲酸（PABA），盐酸氯普鲁卡因水解产物为4-氨基-2-氯苯甲酸，盐酸丁卡因水解产物为对丁氨基苯甲酸（BABA）。

（3）弱碱性：分子结构中脂烃胺侧链为叔胺氮原子（除苯佐卡因外），故具有弱碱性。能与生物碱沉淀剂发生沉淀反应；在水溶液中不能用标准酸直接滴定，只能在非水溶剂体系中滴定。

（4）其他特性：本类药物因苯环上具有芳伯氨基或同时具有脂烃胺侧链，其游离碱多为碱性油状液体或低熔点固体，难溶于水，可溶于有机溶剂。其盐酸盐均系白色结晶性粉末，具有一定的熔点，易溶于水和乙醇，难溶于有机溶剂。

二、酰胺类药物

1. 基本结构与典型药物

（1）基本结构：本类药物均系苯胺的酰基衍生物，其结构共性是具有芳酰氨基，结构通式：

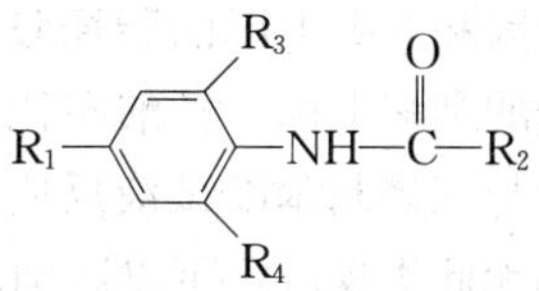

$$R_1-\underset{R_4}{\overset{R_3}{}}-NH-\overset{O}{\underset{}{C}}-R_2$$

（2）典型药物：包括对乙酰氨基酚等解热镇痛药、盐酸利多卡因、盐酸布比卡因和盐酸罗哌卡因等局部麻醉药、醋氨苯砜抗麻风药和盐酸妥卡尼抗心律失常药等。各典型药物结构：

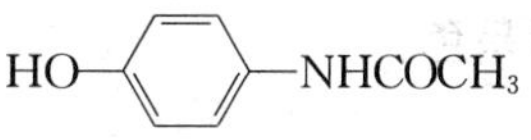

$$HO--NHCOCH_3$$

对乙酰氨基酚 （paracetamol）

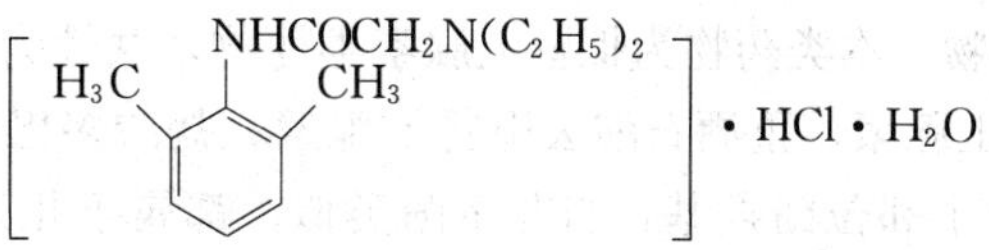

$$\left[\underset{H_3C}{\overset{NHCOCH_2N(C_2H_5)_2}{}} \overset{CH_3}{} \right] \cdot HCl \cdot H_2O$$

盐酸利多卡因 （lidocaine hydrochloride）

$$CH_3COHN-\!\!\!\!\bigcirc\!\!-\!\!\overset{\overset{O}{\|}}{\underset{\underset{O}{\|}}{S}}\!\!-\!\!\bigcirc\!\!-NHCOCH_3$$

醋氨苯砜（acedapsone）

$$\left[\begin{array}{c}CH_3\\ \bigcirc\!\!-NHCO\!\!-\!\!\bigcirc\!\!\overset{C_4H_9}{\underset{N}{|}}\\ CH_3\end{array}\right]\cdot HCl$$

盐酸布比卡因（bupivacaine hydrochloride）

$$\left[\begin{array}{c}CH_3\\ \bigcirc\!\!-NHCO\!\!-\!\!\bigcirc\!\!\overset{C_3H_7}{\underset{N}{|}}\\ CH_3\end{array}\right]\cdot HCl$$

盐酸罗哌卡因
(ropivacaine hydrochloride)

$$\begin{array}{c}CH_3 \quad \overset{H}{N}\!\!-\!\!\overset{NH_2}{|}\\ \bigcirc\!\!\overset{|}{\underset{O}{\|}}C\!\!-\!\!CH\!\!-\!\!CH_3\\ CH_3 \end{array}\cdot HCl$$

盐酸妥卡尼（tocainide hydrochloride）

2. 主要性质

（1）水解后显芳伯氨基特性：本类药物的分子结构中均含有芳酰氨基，在酸性溶液中易水解为芳伯氨基化合物，并显芳伯氨基特性反应。其水解反应的速度，对乙酰氨基酚相对比较快。盐酸利多卡因、盐酸布比卡因、盐酸罗哌卡因和盐酸妥卡尼在酰氨基邻位存在两个甲基，由于空间位阻影响，较难水解，所以其盐的水溶液比较稳定。

（2）水解产物易酯化：对乙酰氨基酚和醋氨苯砜，水解后产生醋酸，可在硫酸介质中与乙醇反应，发出醋酸乙酯的香味。

（3）酚羟基特性：对乙酰氨基酚具有酚羟基，与三氯化铁发生呈色反应，可与分子结构中无酚羟基的本类药物区别。

（4）弱碱性：利多卡因、布比卡因和罗哌卡因的脂烃胺侧链有叔胺氮原子，妥卡尼结构中有伯胺氮原子，显碱性，可以成盐；盐酸利多卡因、盐酸布比卡因、盐酸罗哌卡因和盐酸妥卡尼能与生物碱沉淀剂发生沉淀反应，其中与三硝基苯酚试液反应生成的沉淀具有一定的熔点。对乙酰氨基酚和醋氨苯砜不具有此侧链，亦无此类反应，可以区别。

（5）与重金属离子发生沉淀反应：盐酸利多卡因、盐酸布比卡因、盐酸罗哌卡因和盐酸妥卡尼分子结构中酰氨基上的氮可在水溶液中与铜离子或钴离子配位，生成有色的配位化合物沉淀。此沉淀可溶于三氯甲烷等有机溶剂后呈色。

三、苯乙胺类药物

1. 基本结构与典型药物　本类药物为拟肾上腺素类药物，共性为具有苯乙胺的基本结构。其中肾上腺素、盐酸异丙肾上腺素、重酒石酸去甲肾上腺素、盐酸多巴胺和硫酸特布他林分子结构中苯环的3，4位上都有2个邻位酚羟基，与儿茶酚类似，都属于儿茶酚胺类药物。表10-1列举了《中国药典》收载的本类药物16种，本节分析与讨论了有代表性药物的鉴别、检查和含量测定方法。本类药物的基本结构：

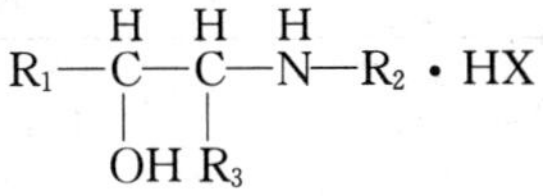

$$R_1-\overset{\overset{\displaystyle H}{|}}{\underset{\underset{\displaystyle OH}{|}}{C}}-\overset{\overset{\displaystyle H}{|}}{\underset{\underset{\displaystyle R_3}{|}}{C}}-\overset{\overset{\displaystyle H}{|}}{N}-R_2 \cdot HX$$

表 10-1　苯乙胺类典型药物

药 物 名 称	R_1	R_2	R_3	HX
肾上腺素（adrenaline）	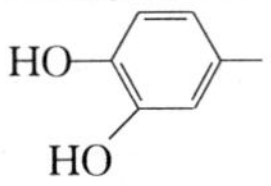 HO—〇—（3,4-二羟基苯基）	—CH$_3$		
盐酸异丙肾上腺素（isoprenaline hydrochloride）	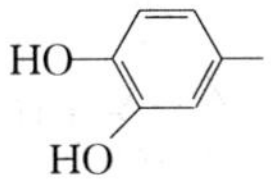 HO—〇—（3,4-二羟基苯基）	—CH（CH$_3$）$_2$	—H	HCl
重酒石酸去甲肾上腺素（noradrenaline bitartrate）	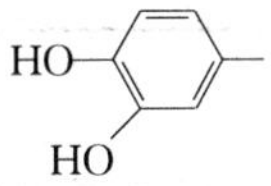 HO—〇—（3,4-二羟基苯基）	—H	—H	CH(OH)COOH | CH(OH)COOH
盐酸多巴胺（dopamine hydrochloride）	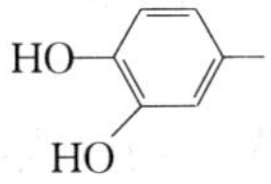 HO—〇—（3,4-二羟基苯基）	—H	—H	HCl
硫酸特布他林（terbutaline sulfate）	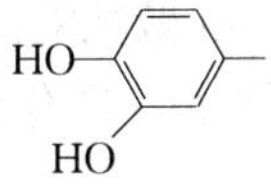 HO—〇—（3,5-二羟基苯基）	—C（CH$_3$）$_3$	—H	H$_2$SO$_4$
盐酸去氧肾上腺素（phenylephrine hydrochloride）	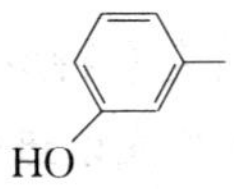 HO—〇—（3-羟基苯基）	—CH$_3$	—H	HCl
重酒石酸间羟胺（metaraminol bitartrate）	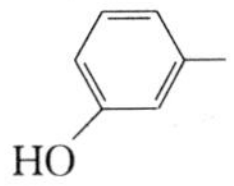 HO—〇—（3-羟基苯基）	—H	—CH$_3$	CH(OH)COOH | CH(OH)COOH
硫酸沙丁胺醇（salbutamol sulfate）	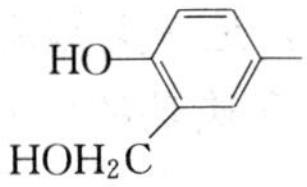 HO—〇—CH$_2$OH	—CH（CH$_3$）$_2$	—H	H$_2$SO$_4$
盐酸甲氧明（methoxamine hydrochloride）	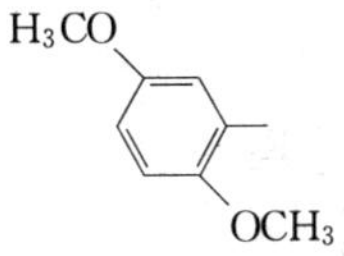 H$_3$CO—〇—OCH$_3$	—H	—CH$_3$	HCl
盐酸苯乙双胍（phenformin hydrochloride）	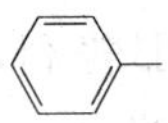 〇—（苯基）	—C(NH)NHC(NH)NH$_2$	—H	HCl
盐酸氯丙那林（clorprenaline hydrochloride）	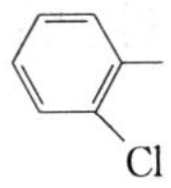 〇—Cl（2-氯苯基）	—CH（CH$_3$）$_2$	—H	HCl
盐酸克仑特罗（clenbuterol hydrochloride）	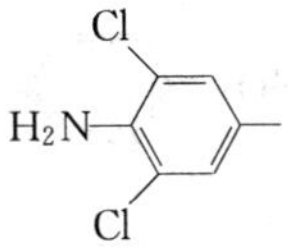 H$_2$N—〇（Cl,Cl）（4-氨基-3,5-二氯苯基）	—C（CH$_3$）$_3$	—H	HCl

（续表）

药物名称	R₁	R₂	R₃	HX
盐酸麻黄碱（ephedrine hydrochloride）	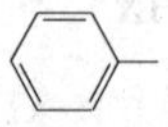 (苯基)	—CH₃	—CH₃	HCl
盐酸伪麻黄碱（pseudo-ephedrine hydrochloride）	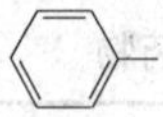 (苯基)	—CH₃	—CH₃	HCl
盐酸多巴酚丁胺（dobu-tamine hydrochloride）	HO—(苯基)—, HO—	—H		(结构) HCl
盐酸氨溴索（ambroxol hydrochloride）	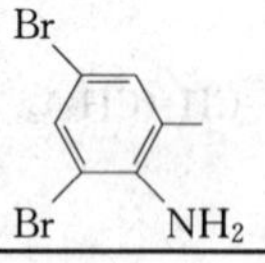 Br, Br, NH₂ (结构)	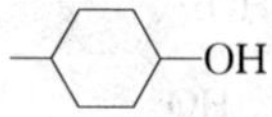 (环己基)—OH	—H	HCl

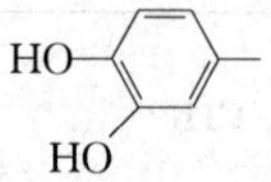

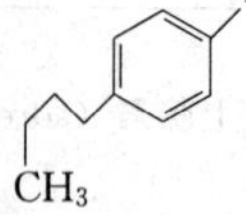

2. 主要性质

（1）弱碱性：本类药物分子结构中具有烃氨基侧链，其中氮为仲胺氮，故显弱碱性。其游离碱难溶于水，易溶于有机溶剂，其盐可溶于水。

（2）酚羟基特性：本类药物某些分子结构中具有邻苯二酚（或酚羟基）结构，可与重金属离子配位呈色，露置空气中或遇光、热易氧化，色泽变深，在碱性溶液中更易变色。

（3）光学活性：大多数药物分子结构中具有手性碳原子，具有旋光性，可利用此特性进行药物分析。

此外，药物分子结构中苯环上的其他取代基，如盐酸克仑特罗和盐酸氨溴索的芳伯氨基，也各具特性，均可供分析用。还可利用其紫外吸收与红外吸收光谱进行定性或定量分析。

四、苯丙胺类药物

1. 基本结构与典型药物

（1）基本结构：本类药物均具有苯丙胺的基本结构，是一类作用于肾素-血管紧张素系统，能够有效地调节、控制人体血压，治疗充血性心力衰竭的含羧基的血管紧张素转化酶（ACE）抑制剂。其结构通式：

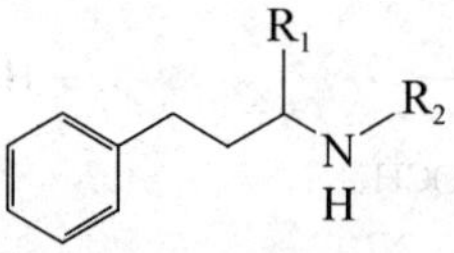

（2）典型药物包括《中国药典》：收载的马来酸依那普利，USP30-NF25（2007 亚洲版）收载的马来酸依那普利、盐酸贝那普利、赖诺普利、雷米普利和盐酸喹那普利等，以及《英国药典》（2005 年版）收载的马来酸依那普利、赖诺普利、雷米普利和西拉普利等。各典型药物结构：

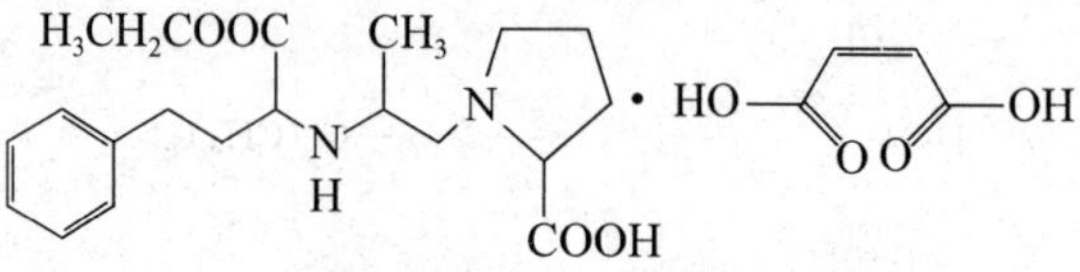

马来酸依那普利（enalapril maleate）

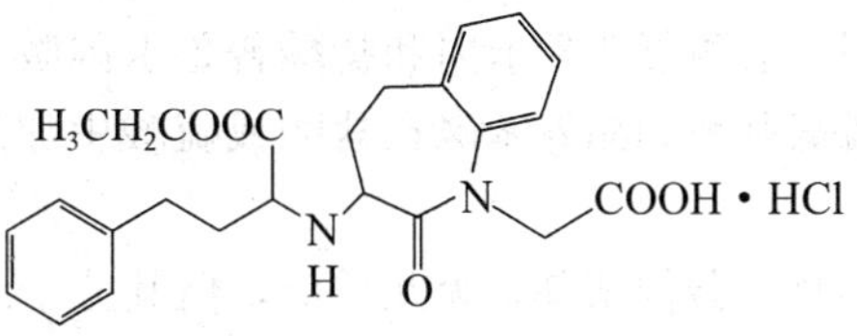

盐酸贝那普利（benazepril hydrochloride）

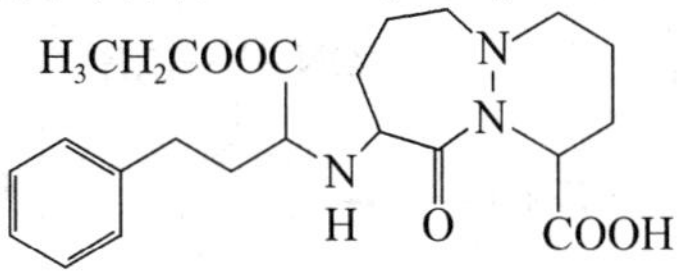

西拉普利（cilazapril）

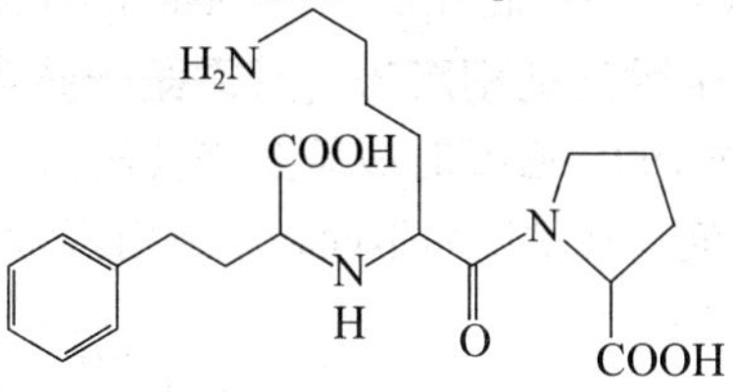

赖诺普利（lisinopril）

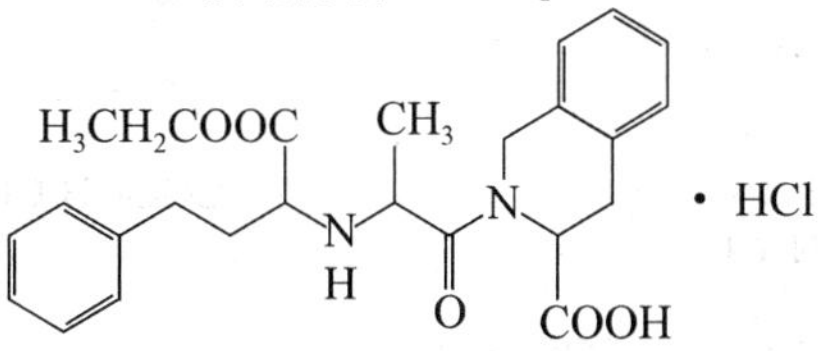

盐酸喹那普利（quinapril hydrochloride）

2. 主要性质

（1）酸碱性：本类药物分子结构中含有一个或两个羧基，显中等酸性，可用于水溶液体系或醇-水混合溶液体系酸碱滴定法测定含量。同时，本类药物分子结构中具有烃氨基侧链，其中氮为仲胺氮，故显弱碱性，也可用于非水滴定法测定含量。

（2）脯氨酸衍生物：本类药物大部分可看成是脯氨酸衍生物，如马来酸依那普利是苯丁酸酯基通过一丙氨酸再连接在脯氨酸氮原子上，故具有某些氨基酸特性。

（3）光学活性：本类药物分子结构中具有手性碳原子，都是纯对映体，具有旋光性，可利用此特性进行药物鉴别。

（4）水解特性：本类药物大多数是前体药物，在体内经血浆脂酶水解，生成活性代谢产物。如盐酸贝那普利体内转化为活性代谢物贝那普利拉（enalaprilat）。或在体外通过不同的条件，生成不同的降解产物，如马来酸依那普利水溶液在 pH 2 条件下，降解产物为依那普利双酮（enalapril diketopiperazine）；在 pH 5 条件下，降解产物为依那普利拉（enalaprilat）。

其他理化性质如熔点、溶解性、显色反应、紫外吸收光谱、红外吸收光谱与色谱行为，也各具特性，均可选择供本类药物的鉴别、检查与含量测定用。

第 2 节　鉴别试验

一、重氮化-偶合反应

分子结构中具有芳伯氨基或潜在芳伯氨基的药物，均可发生重氮化反应，生成的重氮盐可与碱性 β-萘酚偶合生成有色的偶氮染料。

苯佐卡因、盐酸普鲁卡因、盐酸氯普鲁卡因和盐酸普鲁卡因胺在盐酸溶液中，可直接与亚硝酸钠进行重氮化反应；对乙酰氨基酚和醋氨苯砜在盐酸或硫酸中加热水解后，也可与亚硝酸钠进行重氮化反应。

盐酸丁卡因分子结构中不具有芳伯氨基，无此反应，但其分子结构中的芳香仲胺在酸性溶液中与亚硝酸钠反应，生成 N-亚硝基化合物的乳白色沉淀，可与具有芳伯氨基的同类药物区别。

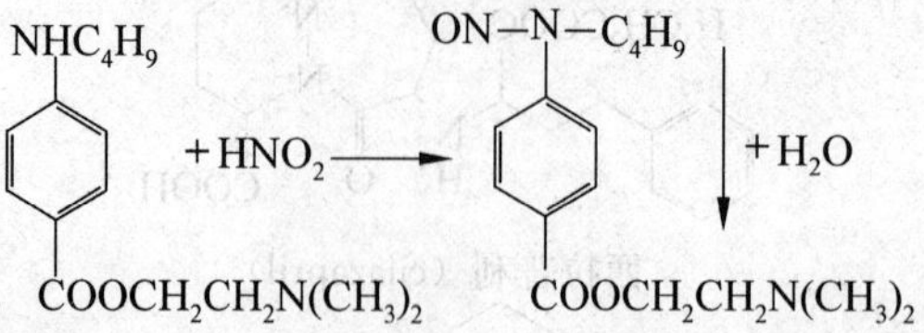

（一）苯佐卡因和盐酸普鲁卡因的鉴别方法（芳香第一胺类反应）

取供试品约 50mg，加稀盐酸 1ml，必要时缓缓煮沸使溶解，放冷，加 0.1mol/L 亚硝酸钠溶液数滴，滴加碱性 β-萘酚试液数滴，视供试品不同，生成由橙黄到猩红色沉淀。

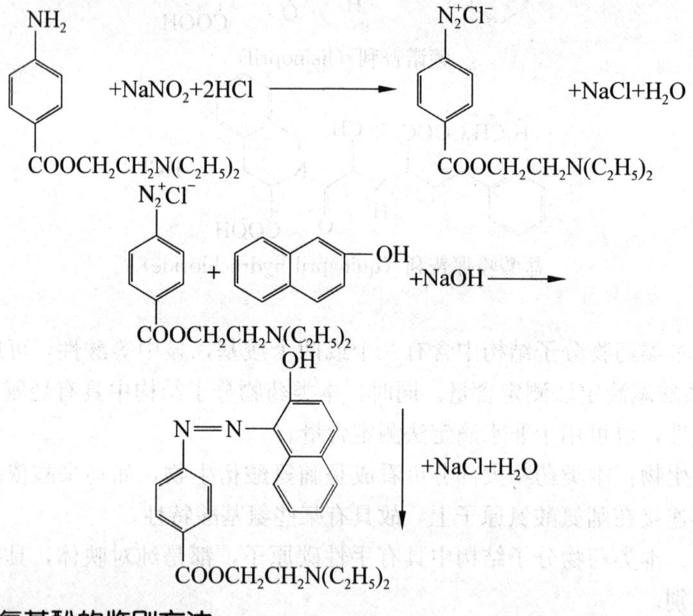

（二）对乙酰氨基酚的鉴别方法

取本品约 0.1g，加稀盐酸 5ml，置水浴中加热 40 分钟，放冷；取 0.5ml，滴加亚硝酸钠试液 5 滴，摇匀，用水 3ml 稀释后，加碱性 β-萘酚试液 2ml，振摇，即显红色。

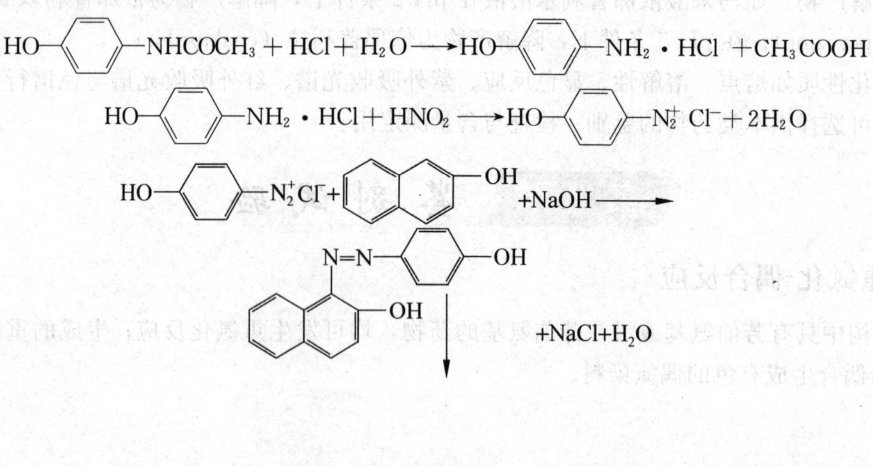

醋氨苯砜在硫酸溶液中，加热水解生成氨苯砜可显芳香第一胺类反应，《中国药典》采用此法作为醋氨苯砜的定性鉴别方法之一。

二、三氯化铁反应

（一）芳胺类药物与三氯化铁反应

对乙酰氨基酚分子结构中具有酚羟基，可直接与三氯化铁试液反应显蓝紫色。

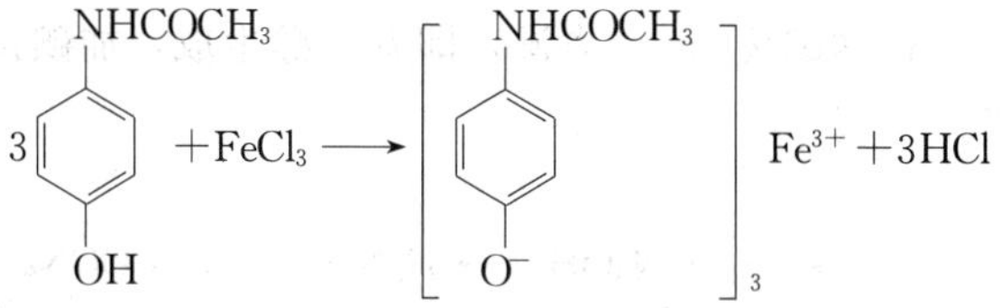

（二）苯乙胺类药物与三氯化铁反应

本类药物的分子结构中若具有酚羟基，可与 Fe^{3+} 离子配位显色，加入碱性溶液，随即被高铁离子氧化而显紫色或紫红色。《中国药典》收载本类药物的显色反应定性鉴别方法见表 10-2。

表 10-2　苯乙胺类药物与三氯化铁的显色反应

药　　物	鉴 别 方 法
肾上腺素	加盐酸溶液（9→1000）2～3 滴溶解后，加水 2ml 与三氯化铁试液 1 滴，即显翠绿色；再加氨试液 1 滴，即变紫色，最后变成紫红色
盐酸异丙肾上腺素	加三氯化铁试液 2 滴，即显深绿色；滴加新制的 5％碳酸氢钠溶液，即变蓝色，然后变成红色
重酒石酸去甲肾上腺素	加三氯化铁试液 1 滴，振摇，即显翠绿色；再缓缓加碳酸氢钠试液，即显蓝色，最后变成红色
盐酸去氧肾上腺素	加三氯化铁试液 1 滴，即显紫色
盐酸多巴胺	加三氯化铁试液 1 滴，溶液显墨绿色；滴加 1％氨溶液，即转变成紫红色
硫酸沙丁胺醇	加三氯化铁试液 2 滴，振摇，溶液显紫色；加碳酸氢钠试液，即显橙黄色浑浊
盐酸多巴酚丁胺	加三氯化铁试液 1 滴，溶液显绿色；再加氨试液 1 滴即变为蓝紫色、紫色，最后呈紫红色

三、水解反应

芳胺类药物分子中有些具有酯键结构，在碱性条件下可水解，利用其水解产物的特性或与某些试剂的反应可进行鉴别。《中国药典》二部采用此法鉴别盐酸普鲁卡因和苯佐卡因。

（一）盐酸普鲁卡因的鉴别方法

取本品约 0.1g，加水 2ml 溶解后，加 10％氢氧化钠溶液 1ml，即生成白色沉淀（普鲁卡因）；加热，变为油状物（普鲁卡因）；继续加热，发生的蒸气（二乙氨基乙醇）能使湿润的红色石蕊试纸变为蓝色；热至油状物消失（生成可溶于水的对氨基苯甲酸钠）后，放冷，加盐酸酸化，即析出白色沉淀（对氨基苯甲酸）。此沉淀能溶于过量的盐酸。

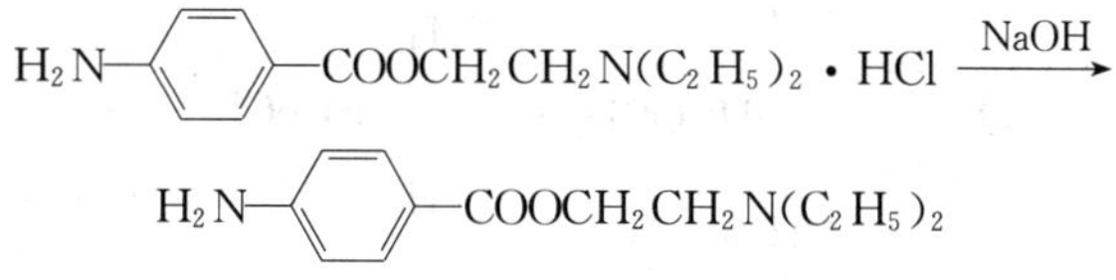

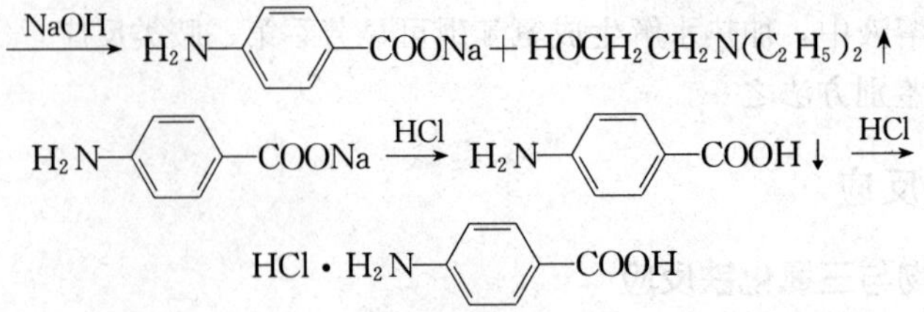

$$\xrightarrow{NaOH} H_2N-\!\!\!\!\bigcirc\!\!\!\!-COONa + HOCH_2CH_2N(C_2H_5)_2\uparrow$$

$$H_2N-\!\!\!\!\bigcirc\!\!\!\!-COONa \xrightarrow{HCl} H_2N-\!\!\!\!\bigcirc\!\!\!\!-COOH\downarrow \xrightarrow{HCl}$$

$$HCl\cdot H_2N-\!\!\!\!\bigcirc\!\!\!\!-COOH$$

(二) 苯佐卡因的鉴别方法

取本品约 0.1g，加氢氧化钠试液 5ml，煮沸，即有乙醇生成，加碘试液，加热，即生成黄色沉淀，并发生碘仿的臭气。

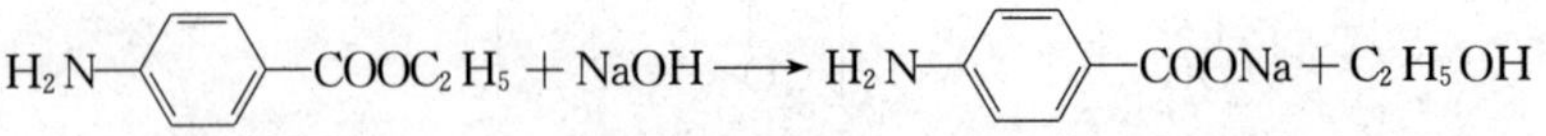

$$H_2N-\!\!\!\!\bigcirc\!\!\!\!-COOC_2H_5 + NaOH \longrightarrow H_2N-\!\!\!\!\bigcirc\!\!\!\!-COONa + C_2H_5OH$$

$$C_2H_5OH + 4I_2 + 6NaOH \longrightarrow CHI_3\downarrow + 5NaI + HCOONa + 5H_2O$$

四、与重金属离子反应

(一) 盐酸利多卡因的鉴别方法

分子结构中具有芳酰胺的盐酸利多卡因，在碳酸钠试液中与硫酸铜反应生成蓝紫色配位化合物，此有色物转溶入三氯甲烷中显黄色。《中国药典》（2010 年版）二部选择此反应作为盐酸利多卡因的鉴别方法之一，即：取本品 2g，加水 20ml 溶解后，取溶液 2ml，加硫酸铜试液 0.2ml 与碳酸钠试液 1ml，即显蓝紫色；加三氯甲烷 2ml，振摇后放置，三氯甲烷层显黄色。苯佐卡因、盐酸普鲁卡因、盐酸氯普鲁卡因和盐酸丁卡因等，在同样条件下不发生此反应。

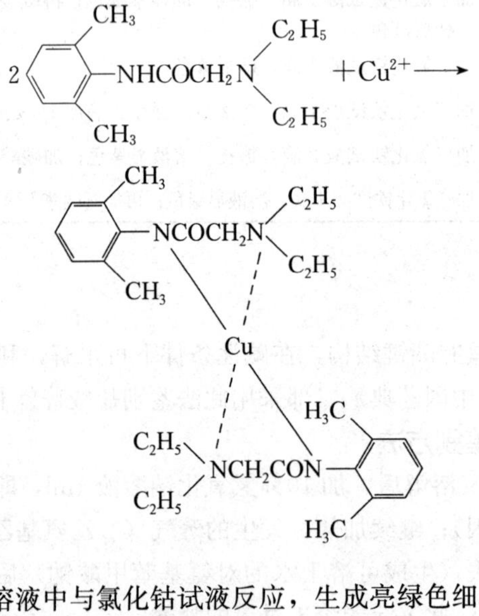

$$2\ \text{（2,6-二甲苯基-NHCOCH}_2\text{N(C}_2\text{H}_5\text{)}_2) + Cu^{2+} \longrightarrow$$

盐酸利多卡因，在酸性溶液中与氯化钴试液反应，生成亮绿色细小钴盐沉淀。

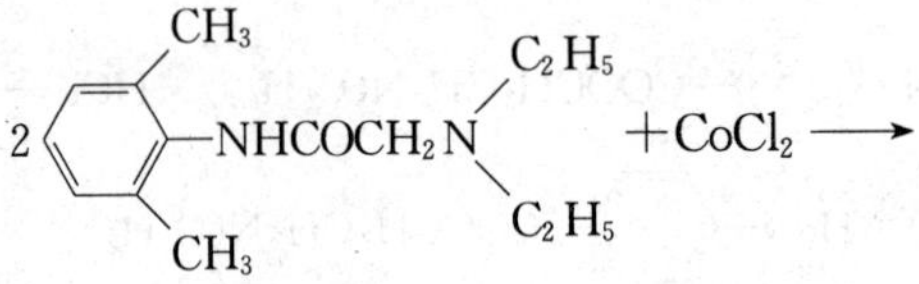

$$2\ \text{（2,6-二甲苯基-NHCOCH}_2\text{N(C}_2\text{H}_5\text{)}_2) + CoCl_2 \longrightarrow$$

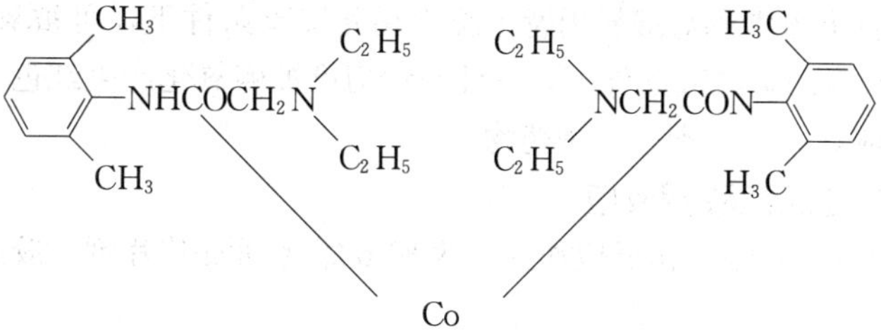

　　盐酸利多卡因的水溶液加硝酸酸化后，加硝酸汞试液煮沸，显黄色；对氨基苯甲酸酯类药物显红色或橙黄色，可与之区别。

（二）盐酸普鲁卡因胺的鉴别方法

　　因其分子结构中具有芳酰胺结构，可被浓过氧化氢氧化成羟肟酸，再与三氯化铁作用形成配位化合物羟肟酸铁。《中国药典》（2010 年版）二部选择此反应作为盐酸普鲁卡因胺的鉴别方法之一，即：取本品 0.1g，加水 5ml，加三氯化铁试液与浓过氧化氢溶液各 1 滴，缓缓加热至沸，溶液显紫红色，随即变为暗棕色至棕黑色。

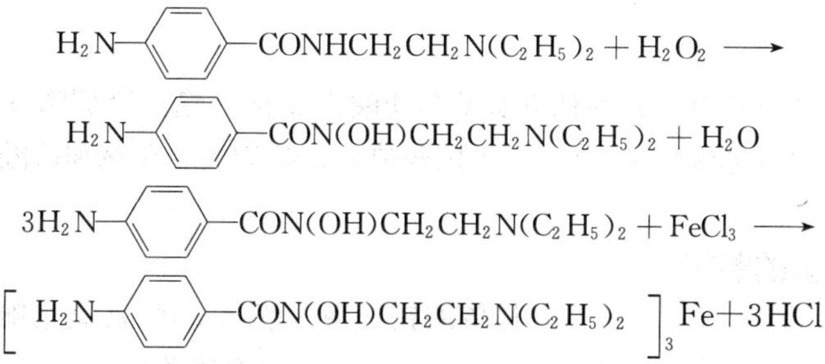

五、与甲醛硫酸反应

　　某些苯乙胺类药物可与甲醛在硫酸中反应，形成具有醌式结构的有色化合物。如肾上腺素显红色，盐酸异丙肾上腺素显棕色至暗紫色，重酒石酸去甲肾上腺素显淡红色，盐酸去氧肾上腺素呈玫瑰红→橙红→深棕红的变化过程。例如盐酸甲氧明《中国药典》即用此法鉴别。

　　盐酸甲氧明的鉴别：取本品约 1mg，加甲醛硫酸试液 3 滴，即显紫色；渐变为棕色，最后成绿色。

六、氧化反应

（一）苯乙胺类药物氧化反应

　　本类药物分子结构中多数具有酚羟基，易被碘、过氧化氢、铁氰化钾等氧化剂氧化而呈现不同的颜色。《中国药典》收载的本类药物肾上腺素、盐酸异丙肾上腺素和重酒石酸去甲肾上腺素选择氧化反应作为一种定性鉴别方法。

　　肾上腺素在酸性条件下，被过氧化氢氧化后，生成肾上腺素红显血红色，放置可变为棕色多聚体；盐酸异丙肾上腺素在偏酸性条件下被碘迅速氧化，生成异丙肾上腺素红，加硫代硫酸钠使碘的棕色消退，溶液显淡红色。

　　重酒石酸去甲肾上腺素在酸性条件下比较稳定，几乎不被碘氧化。为了与肾上腺素和盐酸异丙肾上腺素相区别，《中国药典》规定本品加酒石酸氢钾饱和溶液（pH 值 3.56）溶解，加碘试液放置 5 分钟后，加硫代硫酸钠试液，溶液为无色或仅显微红色或淡紫色，可与肾上腺素或盐酸异丙肾上腺素相区别。肾上腺素和盐酸异丙肾上腺素在此实验条件下，可被氧化产生明显的红棕色或紫色。而在 pH 值 6.5 的缓冲液条件下，三种药物均可被碘氧化产生红色，故在 pH 值 6.5 条件下加碘试液的氧化反应，无法区别这三种药物。

（二）苯丙胺类药物高锰酸钾反应

《中国药典》采用高锰酸钾氧化反应作为马来酸依那普利及其片剂、胶囊剂的定性鉴别方法。例如：

马来酸依那普利的鉴别：取本品约 20mg，加稀硫酸 1ml，滴加高锰酸钾试液，红色即消失。

七、与亚硝基铁氰化钠反应

苯乙胺类药物重酒石酸间羟胺分子中具有脂肪伯氨基，《中国药典》选择脂肪族伯胺的专属反应——与亚硝基铁氰化钠反应（Rimini 试验）进行鉴别，即：取本品 5mg，加水 0.5ml 使溶解，加亚硝基铁氰化钠试液 2 滴、丙酮 2 滴与碳酸氢钠 0.2g，在 60℃ 的水浴中加热 1 分钟，即显红紫色。注意，试验中所用的丙酮必须不含甲醛。

八、双缩脲反应

苯乙胺类药物盐酸麻黄碱、盐酸伪麻黄碱和盐酸去氧肾上腺素等药物分子结构中，芳环侧链具有氨基醇结构，可显双缩脲特征反应。《中国药典》收载盐酸麻黄碱和盐酸去氧肾上腺素的鉴别之一即为双缩脲反应。

（一）盐酸麻黄碱的鉴别

取本品约 10mg，加水 1ml 溶解后，加硫酸铜试液 2 滴与 20% 氢氧化钠溶液 1ml，即显蓝紫色；加乙醚 1ml，振摇后，放置，乙醚层即显紫红色，水层变成蓝色。

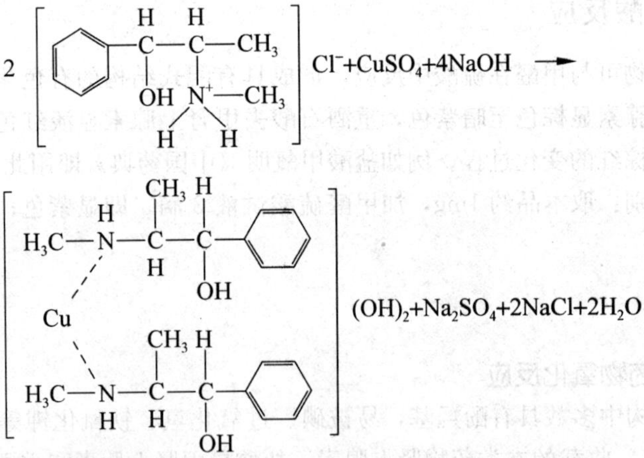

（二）盐酸去氧肾上腺素的鉴别

取本品 10mg，加水 1ml 溶解后，加硫酸铜试液 1 滴与氢氧化钠试液 1ml，摇匀，即显紫色；加乙醚 1ml 振摇，乙醚层应不显色。可与盐酸麻黄碱相区别。

九、紫外分光光度法

芳胺类药物分子结构中均含有苯环，具有紫外吸收光谱特征，因此是国内外药典常采用的鉴别方法之一。《中国药典》收载的利用紫外吸收光谱进行鉴别的芳胺类药物见表 10-3。

表 10-3　用紫外特征吸收光谱鉴别的芳香胺类药物

药　　物	溶　　剂	浓度（mg/ml）	λ_{max}（nm）	吸收度（A）
盐酸布比卡因	0.01mol/L 盐酸	0.40	263，271	0.53～0.58，0.43～0.48
醋氨苯砜	无水乙醇	0.005	256，284	
盐酸普鲁卡因胺片（注射液）	水	0.005	280	
盐酸异丙肾上腺素	水	0.05	280	0.50
盐酸多巴胺	0.5% 硫酸	0.03	280	
硫酸特布他林	0.1mol/L 盐酸	0.1	276	
重酒石酸间羟胺	水	0.1	272	
硫酸沙丁胺醇	水	0.08	274	
盐酸苯乙双胍	水	0.01	234	0.60
盐酸克仑特罗	0.1mol/L 盐酸	0.03	243，296	
盐酸伪麻黄碱	水	0.5	251，257，263	
盐酸多巴酚丁胺	盐酸溶液（9→1000）	0.04	220，278	

十、红外分光光度法

　　芳胺类红外吸收光谱具有特征性强，专属性好的特点。因此，国内外药典均把红外吸收光谱作为一种鉴别方法，《中国药典》对此类药物的鉴别，几乎都用到红外吸收光谱法。该法特别适用于化学结构比较复杂、化学结构相互之间差别较小的药物的鉴别与区别。因为这些药物采用其他理化方法难以进行区别，而用红外吸收光谱法就比较容易区别。盐酸普鲁卡因的红外吸收图谱及分析见图 10-1 和表 10-4。

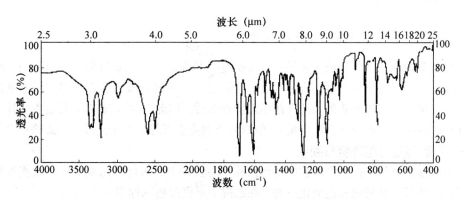

图 10-1　盐酸普鲁卡因的红外吸收图谱（氯化钾压片）

表 10-4　盐酸普鲁卡因红外吸收图谱分析

峰位（cm⁻¹）	归　　属	峰位（cm⁻¹）	归　　属
3315，3200	（伯胺）	1645	（胺基）
2585	（胺基）	1604，1520	（苯环）
1692	（酯羰基）	1271，1170，1115	（酯基）

第3节 特殊杂质的检查

一、盐酸普鲁卡因注射液中对氨基苯甲酸的检查

盐酸普鲁卡因分子结构中有酯键，易发生水解反应。其注射液制备过程中受灭菌温度、时间、溶液 pH 值、贮藏时间以及光线和金属离子等因素的影响，可发生水解反应生成对氨基苯甲酸和二乙氨基乙醇。其中对氨基苯甲酸随贮藏时间的延长或高温加热，可进一步脱羧转化为苯胺，而苯胺又可被氧化为有色物，使注射液变黄，疗效下降，毒性增加。故《中国药典》规定，本品注射液应检查水解产物对氨基苯甲酸，其限度不得超过 1.2%。

$$H_2N-\!\!\!\left\langle\bigcirc\right\rangle\!\!\!-COOH \xrightarrow{-CO_2} H_2N-\!\!\!\left\langle\bigcirc\right\rangle \xrightarrow{[O]} O=\!\!\!\left\langle\bigcirc\right\rangle\!\!\!=O$$

检查方法 精密量取本品适量，用水定量稀释制成每 1 毫升中含盐酸普鲁卡因 0.2mg 的溶液，作为供试品溶液；取对氨基苯甲酸对照品，精密称定，加水溶解并定量制成每 1 毫升中含 2.4μg 的溶液，作为对照品溶液；取供试品溶液 1 毫升与对照品溶液 9ml 混合均匀，作为系统适用性试验溶液。照高效液相色谱法（附录 Ⅴ D）试验，用十八烷基硅烷键合硅胶为填充剂；以含 0.1% 庚烷磺酸钠的 0.05mol/L 磷酸二氢钾溶液（用磷酸调节 pH 值至 3.0）-甲醇（68：32）为流动相；检测波长为 279nm。取系统适用性试验溶液 10μl，注入液相色谱仪，理论板数按对氨基苯甲酸峰计算不低于 2000，盐酸普鲁卡因峰和对氨基苯甲酸峰的分离度应大于 2.0。取对照品溶液 10μl。注入液相色谱仪，调节检测灵敏度．使主成分峰高约为满量程的 20%．精密量取供试品溶液与对照品溶液各 10μl，分别注入液相色谱仪，记录色谱图。供试品溶液色谱图中如有与对氨基苯甲酸保留时间一致的色谱峰，按外标法以峰面积计算，不得过标示量的 1.2%。

二、对乙酰氨基酚的特殊杂质检查

对乙酰氨基酚原料药的合成工艺是：以对硝基氯苯为原料，水解后制得对硝基酚，经还原生成对氨基酚，再经乙酰化后制得；也可以以酚为原料，经亚硝化及还原反应制得对氨基酚。在生产过程中除可能引入一般杂质外，还可能引入特殊杂质。因此，《中国药典》规定本品除了检查酸度、氯化物、硫酸盐、水分（干燥失重）、炽灼残渣和重金属等一般杂质外，还需检查以下项目：

（一）乙醇溶液的澄清度与颜色

对乙酰氨基酚原料药的生产工艺中使用铁粉作为还原剂，可能带入成品中，致使乙醇溶液产生浑浊。中间体对氨基酚的有色氧化产物，在乙醇中显橙红色或棕色。

检查方法取本品 1.0g，加乙醇 10ml 溶解后，溶液应澄清无色；如显浑浊，与 1 号浊度标准液比较，不得更浓；如显色，与棕红色 2 号或橙红色 2 号标准液比较，不得更深。

（二）有关物质

由于本品的生产工艺路线较多，不同生产工艺路线所带入的杂质也有所不同，这些杂质主要包括中间体、副产物及分解产物。例如：对氨基酚、对氯苯乙酰胺、O-乙酰基对乙酰氨基酚、偶氮苯、氧化偶氮苯、苯醌和醌亚胺等。《中国药典》对本品"有关物质"项下检查，以对氯苯乙酰胺为对照品，采用高效液相色谱法进行限度检查。

检查方法：临用新制。取本品适量，精密称定，加溶剂甲醇-水（4：6）制成每 1 毫升中

约含20mg的溶液，作为供试品溶液；另取对氯苯乙酰胺对照品适量，精密称定。加上述溶剂溶解并制成每1毫升中约含1μg的溶液，作为对照品溶液。照高效液相色谱法（附录ⅤD）试验。用辛烷基硅烷键合硅胶为填充剂；以磷酸盐缓冲液（取磷酸氢二钠8.95g，磷酸二氢钠3.9g，加水溶解至1000ml，加10％四丁基氢氧化铵12ml）-甲醇（60∶40）为流动相；检测波长为245nm；柱温为40℃；理论板数按对乙酰氨基酚峰计算不低于2000，对氯苯乙酰胺峰与对乙酰氨基酚峰的分离度应符合要求，取对照品溶液20μl，注入液相色谱仪，调节检测灵敏度，使对氯苯乙酰胺色谱峰的峰高约为满量程的10％，再精密量取供试品溶液与对照品溶液各20μl，分别注入液相色谱仪，记录色谱图；按外标法以峰面积计算，含对氯苯乙酰胺不得过0.005％。

（三）对氨基酚

本品在合成过程中，由于乙酰化不完全或贮藏不当发生水解，均可引入对氨基酚，使本品产生色泽并对人体有毒性，应严格控制其限量。

对氨基酚及有关物质：临用新制。取本品适量，精密称定，加溶剂甲醇-水（4∶6）制成每1毫升中约含20mg的溶液，作为供试品溶液；另取对氨基酚对照品和对乙酰氨基酚对照品适量，精密称定。加上述溶剂溶解并制成每1毫升中约含对氨基酚1μg和对乙酰氨基酚20μg的混合溶液，作为对照品溶液。照高效液相色谱法（附录ⅤD）试验。用辛烷基硅烷键合硅胶为填充剂；以磷酸盐缓冲液（取磷酸氢二钠8.95g，磷酸二氢钠3.9g，加水溶解至1000ml，加10％四丁基氢氧化铵溶液12ml）-甲醇（90∶10）为流动相；检测波长为245nm；柱温为40℃；理论板数按对乙酰氨基酚峰计算不低于2000，对氨基酚峰与对乙酰氨基酚峰的分离度应符合要求。取对照品溶液20μl，注入液相色谱仪，调节检测灵敏度，使对氨基酚色谱峰的峰高约为满量程的10％，再精密量取供试品溶液与对照品溶液各20μl，分别注入液相色谱仪，记录色谱图至主成分峰保留时间的4倍；供试品溶液的色谱图中如有与对照品溶液中对氨基酚保留时间一致的色谱峰，按外标法以峰面积计算，含对氨基酚不得过0.005％；其他杂质峰面积均不得大于对照品溶液中对乙酰氨基酚的峰面积（0.1％）；杂质总量不得过0.5％。

对于对乙酰氨基酚制剂中对氨基酚的检查，由于药物制剂除含主药外，往往还含有附加剂，而附加剂有时会干扰主药的测定，因此在检测方法上多数与原料药不同。《中国药典》二部收载的对乙酰氨基酚咀嚼片、泡腾片、颗粒、滴剂中对氨基酚的检查，均采用高效液相色谱法进行限度检查。例如：

对乙酰氨基酚咀嚼片中对氨基酚的检查：临用新制。精密称取本品细粉适量（约相当于对乙酰氨基酚100mg），置10ml量瓶中，加流动相适量，振摇使对乙酰氨基酚溶解，加流动相稀释至刻度，摇匀，滤过，取续滤液作为供试品溶液；另精密称取对氨基酚对照品适量，加流动相溶解并稀释制成每1毫升中含10μg的溶液，作为对照品溶液。照高效液相色谱法（附录ⅤD）试验。用十八烷基硅烷键合硅胶为填充剂；0.05mol/L醋酸铵溶液-甲醇（85∶15）为流动相；检测波长为257nm。理论塔板数按对乙酰氨基酚计算不低于5000，对乙酰氨基酚峰与对氨基酚峰的分离度应符合要求。精密量取对照品溶液10μl注入液相色谱仪，调节检测灵敏度，使对氨基酚色谱峰的峰高约为满量程的10％，再精密量取供试品溶液与对照品溶液各10μl，分别注入液相色谱仪，记录色谱图。供试品溶液的色谱图中如有与对照品溶液中对氨基酚保留时间一致的色谱峰，按外标法以峰面积计算，含对氨基酚不得过对乙酰氨基酚标示量的0.1％。

三、酮体检查

在所列典型药物中，肾上腺素、盐酸异丙肾上腺素、重酒石酸去甲肾上腺素、盐酸去氧肾上腺素和盐酸甲氧明等均需检查酮体。这些药物在生产中均由其酮体氢化还原制得，若氢化不完全，易引入酮体杂质，所以《中国药典》规定检查酮体。检查条件和要求见表 10-5。

表 10-5　紫外分光光度法检查酮体的条件和要求

药　　物	检查的杂质	溶　剂	样品浓度(mg/ml)	检测波长(nm)	吸 光 度
肾上腺素	酮体	HCl(9→2000)	2.0	310	≤0.05
盐酸异丙肾上腺素	酮体	水	2.0	310	≤0.15
重酒石酸去甲肾上腺素	酮体	水	2.0	310	≤0.05
盐酸去氧肾上腺素	酮体	水	2.0	310	≤0.20
盐酸甲氧明	酮体	水	1.5	347	≤0.06

四、马来酸依那普利中有关物质的检查

根据马来酸依那普利的分子结构，在一定酸度和湿度条件下，马来酸依那普利会产生两个主要降解产物依那普利拉（enalaprilat）和依那普利双酮。为此，国内外药典均采用高效液相色谱法对相关降解产物进行控制。USP30-NF25（2007 亚洲版）规定马来酸依那普利中与主成分峰比较相对保留时间约 1.10 的杂质成分含量不得大于 1.0%，其他任何单个杂质成分含量不得大于 0.3%，各杂质成分总量不得大于 2%。《中国药典》和《英国药典》（2005 年版）均规定马来酸依那普利中各杂质成分总量不得大于 1%。

《中国药典》对于马来酸依那普利中有关物质的检查方法如下：

有关物质：取本品，加流动相溶解并稀释制成每 1 毫升中约含 2mg 的溶液，作为供试品溶液；精密量取适量，加流动相稀释制成每 1 毫升中约含 20μg 的溶液，作为对照溶液；取马来酸适量，加流动相溶解并稀释制成每 1 毫升中约含 0.5mg 的溶液；另分别取依那普利拉对照品、马来酸依那普利对照品和依那普利双酮对照品适量，加流动相溶解并稀释制成每 1 毫升中各约含 20μg 的混合溶液。照高效液相色谱法（附录Ⅴ D）试验，用辛烷基硅烷键合硅胶为填充剂，以磷酸盐缓冲溶液（0.01mol/L，磷酸二氢钾溶液，用磷酸调 pH 值为 2.2）-乙腈（75∶25）为流动相；检测波长为 215nm；柱温为 50℃。取马来酸溶液和混合溶液各 20μl，分别注入液相色谱仪，依那普利峰拖尾因子应小于 2.0，马来酸峰与依那普利拉峰的分离度应符合要求，依那普利拉、依那普利与依那普利双酮各峰之间的分离度应大于 4.0。取对照溶液 20μl。注入液相色谱仪，调节检测灵敏度，使依那普利色谱峰的峰高约为满量程的 15%，再精密量取供试品溶液和对照溶液各 20μl，分别注入液相色谱仪，记录色谱图至依那普利双酮出峰完毕，供试品溶液色谱图中如有杂质峰（马来酸峰除外），单个杂质峰面积不得大于对照溶液中依那普利峰面积的 0.3 倍（0.3%），各杂质峰面积的和不得大于对照溶液中依那普利峰面积（1.0%）。

《中国药典》对马来酸依那普利片和马来酸依那普利胶囊中有关物质检查按同法操作。

五、西拉普利中有关物质的检查

西拉普利在生产过程和贮藏过程都有可能引入杂质。《英国药典》（2005 年版）收载了西拉普

利 4 个主要杂质，即 A、B、C、D：

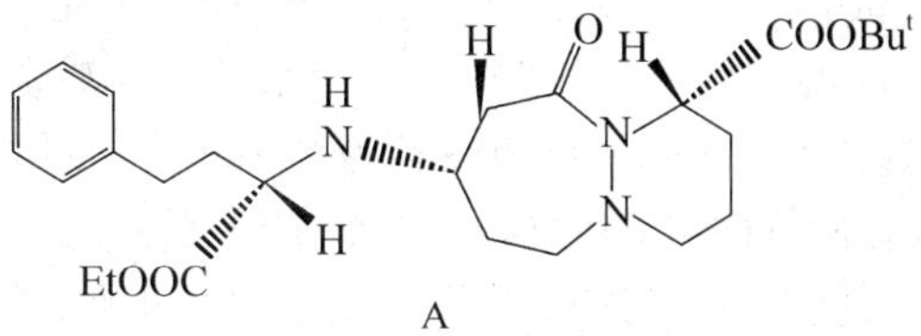

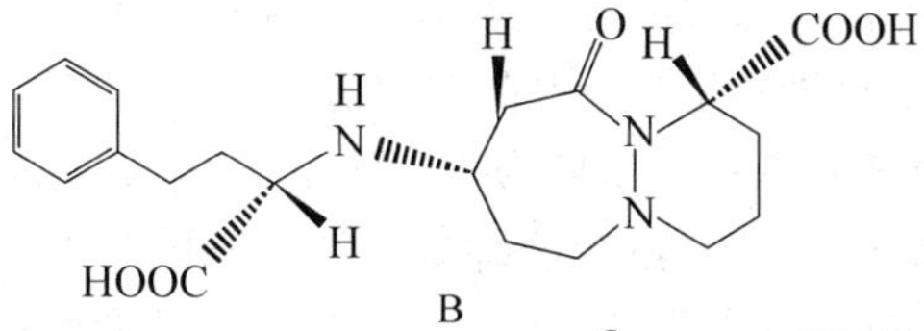

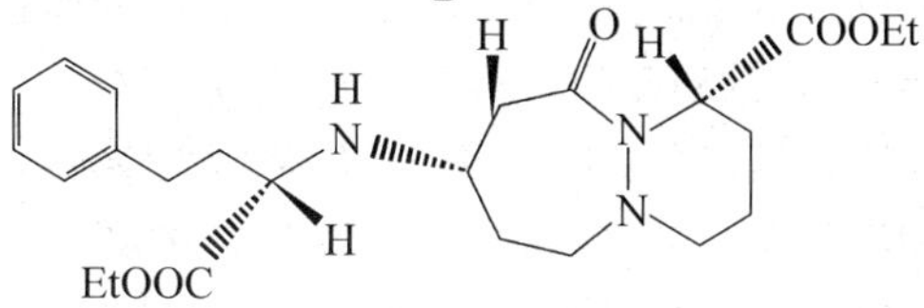

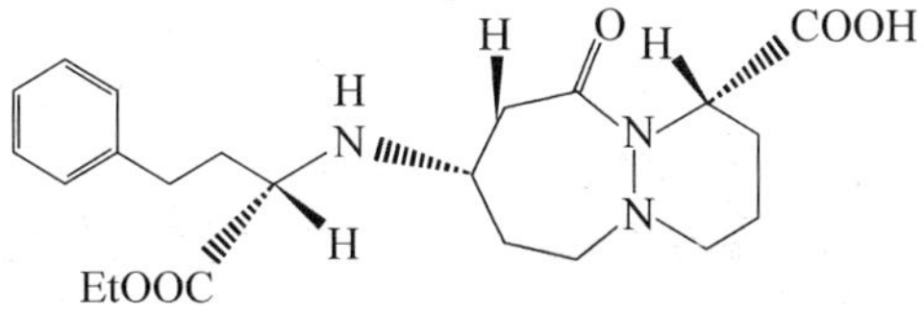

《英国药典》（2005 年版）采用薄层色谱法检查西拉普利中杂质 A，并规定杂质 A 的含量不得过 0.1%；同时采用高效液相色谱法检查西拉普利中杂质 B、C、D 及其他杂质，并规定杂质 B、C、D 及其他杂质的含量分别不得过 0.5%、0.1%、0.2%和 0.1%，各杂质成分总量不得过 1%。具体方法如下：

（一）西拉普利中杂质 A 的检查（薄层色谱法）

供试品溶液：取本品 0.20g，加甲醇使溶解并稀释制成每 1 毫升含西拉普利 40mg 的溶液。

对照溶液（a）：精密称定杂质 A 的对照品 2mg，加甲醇使溶解并稀释制成每 1 毫升含杂质 A 40μg 的溶液。

对照溶液（b）：精密称定本品和杂质 A 的对照品各 5mg，加甲醇使溶解并稀释制成每 1 毫升含西拉普利和杂质 A 各 0.5mg 的溶液。

吸取上述溶液各 5μl，点于硅胶 G 薄层板上，以冰醋酸-水-正己烷-甲醇-乙酸乙酯（1∶1∶3∶3∶12）为展开剂，展开 10cm 后，冷气流下通风干燥 10 分钟，分别喷以新鲜配制的碘化铋钾-稀醋酸溶液（1∶10）和稀过氧化氢溶液，立即检视。供试品溶液如显杂质 A 斑点，其颜色与对照溶液（a）主斑点比较，不得更深。注意，在此薄层色谱条件下，只有当对照溶液（b）显示两个清晰分离的斑点时，西拉普利中杂质 A 的检查结果才有效。

（二）其他有关物质的检查（高效液相色谱法）

供试品溶液：取本品 25.0mg，加流动相使溶解并稀释制成每 1 毫升含西拉普利 0.5mg 的溶液。

对照溶液（a）：精密量取 1.0ml 供试品溶液，加流动相稀释至 50ml，取此稀释液 5ml，加流动相稀释至 20ml 制成每 1 毫升含西拉普利 2.5μg 的溶液。

对照溶液（b）：精密称定西拉普利杂质 D 的标准品 10.0mg，加供试品溶液使溶解并稀释成每

1 毫升含杂质 D0.5mg 的溶液。

色谱条件与系统适用性试验：用十八烷基硅烷键合硅胶为填充剂的色谱柱（25cm×4.6mm，5μm），以四氢呋喃-三乙胺水溶液（取三乙胺 10ml 与水 750ml 混合，用磷酸调节 pH 至 2.30）（760∶200）为流动相，流速 1.0ml/min，检测波长为 214nm。分别取对照溶液（a）和对照溶液（b）20μl，注入液相色谱仪，调节检测灵敏度，使对照溶液（a）的主成分色谱峰峰高约为满量程的 50%，并且对照溶液（b）色谱图中西拉普利和杂质 D 的分离度不得低于 2.5。

测定法：精密量取供试品溶液和对照溶液（a）各 20μl，分别注入液相色谱仪，记录色谱图至西拉普利保留时间的 2 倍。如果供试品溶液中存在杂质 A（与西拉普利色谱峰的相对保留时间为 4～5），则色谱图必须记录至杂质 A 峰被洗脱为止。而杂质 B、C、D 与西拉普利色谱峰的相对保留时间分别为 0.6、1.6 和 0.9。供试品溶液色谱图中如有杂质 B、C、D 及其他杂质峰，则杂质 B 的峰面积不得大于对照溶液（a）主峰面积（0.5%），杂质 C 的峰面积不得大于对照溶液（a）主峰面积的 0.2 倍（0.1%），杂质 D 的峰面积不得大于对照溶液（a）主峰面积的 0.4 倍（0.2%），除主峰及杂质 B、C、D 峰以外其他杂质的峰面积之和不得大于对照溶液（a）主峰面积的 0.2 倍（0.1%），各杂质峰面积之和不得大于对照溶液（a）主峰面积的两倍（1.0%）。

注意：西拉普利中其他有关物质的高效液相色谱法检查中，供试品溶液色谱图中峰面积小于对照溶液（a）主峰面积 0.1 倍的所有峰以及杂质 A 峰均不计入。

第 4 节　含量测定

一、亚硝酸钠滴定法

（本章简述，该法在磺胺类药物分析中详细阐述）

本类药物分子结构中具有芳伯氨基或水解后具有芳伯氨基，在酸性溶液中可与亚硝酸钠反应，可用亚硝酸钠滴定法测定含量。由于本法适用范围广，常被国内外药典所采用。《中国药典》收载的苯佐卡因、盐酸丁卡因、注射用盐酸普鲁卡因、盐酸普鲁卡因胺及其片剂与注射液，可直接用本法测定其含量；醋氨苯砜及其注射液，经水解后可用本法测定其含量。

（一）基本原理

芳伯氨基或水解后生成芳伯氨基的药物在酸性溶液中与亚硝酸钠定量发生重氮化反应，生成重氮盐，可用永停滴定法指示反应终点。

$$Ar\!-\!NHCOR + H_2O \xrightarrow[\triangle]{H^+} Ar\!-\!NH_2 + RCOOH$$

$$Ar\!-\!NH_2 + NaNO_2 + 2HCl \longrightarrow Ar\!-\!\overset{+}{N_2}\overset{-}{Cl} + NaCl + 2H_2O$$

（二）测定的主要条件

重氮化反应的速度受溴化钾试剂、盐酸、反应温度和滴定速度等多种因素的影响，亚硝酸钠滴定液及反应生成的重氮盐也不够稳定，因此在测定中应注意这些因素作用。

二、酸碱滴定法

（一）直接酸碱滴定法

1. 芳胺类

盐酸丁卡因的含量测定：取本品约 0.25g，精密称定，加乙醇 50ml 振摇使溶解，加 0.01mol/L 盐酸溶液 5ml，摇匀，照电位滴定法，用氢氧化钠滴定液（0.1mol/L）滴定，两个突跃点体积的差作为滴定体积。每 1 毫升氢氧化钠滴定液（0.1mol/L）相当于 30.08mg 的 $C_{15}H_{24}N_2O_2 \cdot HCl$。

2. 苯丙胺类

（1）马来酸依那普利的含量测定：取本品 0.300g，精密称定，加新沸过的冷水（无二氧化碳）溶解并稀释至 30ml，用氢氧化钠滴定液（0.1mol/L）滴定，电位法指示终点，滴定至滴定曲线第二个拐点。每 1 毫升的氢氧化钠滴定液（0.1mol/L）相当于 16.42mg 的 $C_{24}H_{32}N_2O_9$。

（2）赖诺普利的含量测定：取本品 0.350g，精密称定，加蒸馏水溶解并稀释至 50ml，用氢氧化钠滴定液（0.1mol/L）滴定，电位法指示终点。每 1 毫升的氢氧化钠滴定液（0.1mol/L）相当于 40.55mg 的 $C_{21}H_{31}N_3O_5$。

（3）雷米普利的含量测定：取本品 0.350g，精密称定，加甲醇 25ml 和水 25ml 溶解，用氢氧化钠滴定液（0.1mol/L）滴定，电位法指示终点，并将滴定的结果用空白试验校正。每 1 毫升的氢氧化钠滴定液（0.1mol/L）相当于 41.65mg 的 $C_{23}H_{32}N_2O_5$。

（4）西拉普利的含量测定：取本品 0.300g，精密称定，加乙醇 10ml 和水 50ml 溶解，用氢氧化钠滴定液（0.1mol/L）滴定，电位法指示终点，并将滴定的结果用空白试验校正。每 1 毫升的氢氧化钠滴定液（0.1mol/L）相当于 41.75mg 的 $C_{22}H_{31}N_3O_5$。

（二）在非水溶液中滴定

（1）芳胺类药物中的盐酸布比卡因和盐酸妥卡尼其分子结构均含有弱碱性氮原子，故《中国药典》采用非水滴定法测定其含量。测定时，溶解在冰醋酸中，用高氯酸（0.1mol/L）滴定至终点；前者采用电位滴定法，而盐酸妥卡尼则以结晶紫为指示剂。由于盐酸妥卡尼为盐酸盐，故滴定前应加入醋酸汞溶液，生成氯化高汞以消除氢卤酸的干扰。

药典示例：盐酸妥卡尼的含量测定。取本品约 0.2g，精密称定，加冰醋酸 10ml 溶解后，加醋酸汞试液 5ml 与结晶紫指示液 1 滴，用高氯酸滴定液（0.1mol/L）滴定至溶液显蓝绿色，并将滴定的结果用空白试验校正，每 1 毫升高氯酸滴定液（0.1mol/L）相当于 22.87mg 的 $C_{11}H_{16}N_{20} \cdot HCl$。

盐酸妥卡尼非水溶液滴定法反应过程如下：

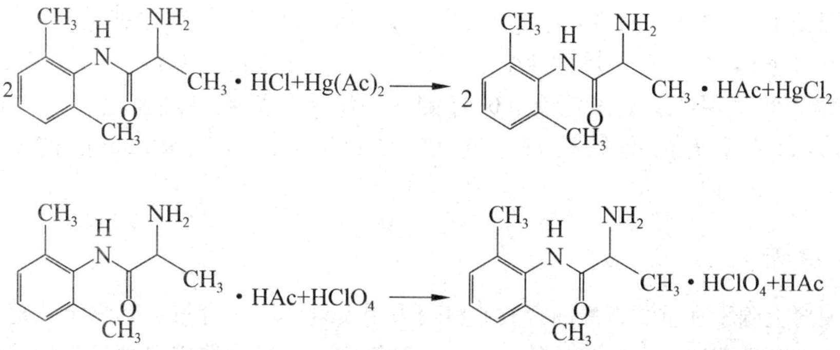

（2）苯乙胺类列举的 16 种典型药物中，采用非水溶液滴定法测定原料药含量的有肾上腺素、盐酸异丙肾上腺素、重酒石酸去甲肾上腺素、盐酸多巴胺、硫酸特布他林、硫酸沙丁胺醇、盐酸甲氧明、盐酸苯乙双胍、盐酸氯丙那林、盐酸麻黄碱、盐酸伪麻黄碱和盐酸多巴酚丁胺等。

常用的测定条件：冰醋酸为溶剂，加入醋酸汞试液以消除氢卤酸的干扰，用高氯酸滴定液（0.1mol/L）滴定，以结晶紫指示液指示终点；仅盐酸甲氧明测定中以萘酚苯甲醇指示终点。由于相应的游离碱碱性较弱，终点突跃不明显，难以判断，故硫酸特布他林和盐酸苯乙双胍采用电位法指示终点。如果测定药物碱性较弱，终点不够明显可加入醋酐，以提高其碱性，使终点突跃明显。如《中国药典》收载的硫酸沙丁胺醇的测定。

方法：取本品约 0.4g，精密称定，加冰醋酸 10ml，微热使溶解，放冷，加醋酐 15ml 和结晶紫指示液 1 滴，用高氯酸滴定液（0.1mol/L）滴定至溶液显蓝绿色，并将滴定结果用空白试验校正。每 1 毫升的高氯酸滴定液（0.1mol/L）相当于 57.67mg 的 $(C_{13}H_{21}NO_3)_2 \cdot H_2SO_4$。

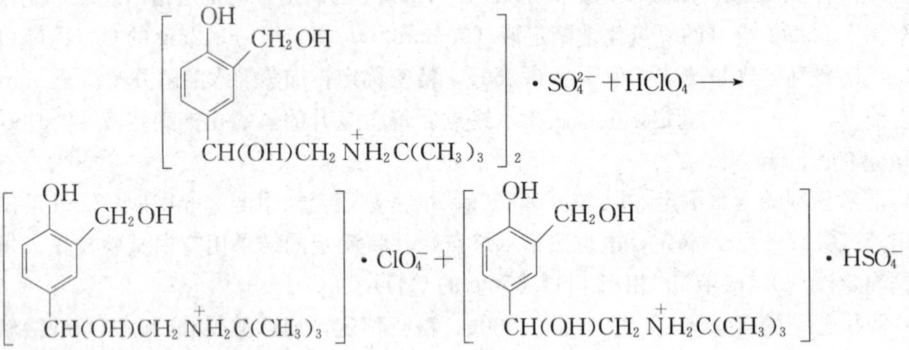

$$\left[\begin{array}{c} OH \\ CH_2OH \\ \\ \\ CH(OH)CH_2 \overset{+}{N}H_2C(CH_3)_3 \end{array} \right]_2 \cdot SO_4^{2-} + HClO_4 \longrightarrow$$

$$\left[\begin{array}{c} OH \\ CH_2OH \\ \\ \\ CH(OH)CH_2 \overset{+}{N}H_2C(CH_3)_3 \end{array} \right] \cdot ClO_4^- + \left[\begin{array}{c} OH \\ CH_2OH \\ \\ \\ CH(OH)CH_2 \overset{+}{N}H_2C(CH_3)_3 \end{array} \right] \cdot HSO_4^-$$

有机碱的硫酸盐，因硫酸在滴定液中酸性很强，只能滴定至 HSO_4^-。值得注意的是，加入醋酐应防止氨基被乙酰化，乙酰化物碱性很弱，如伯氨基的乙酰化物，以结晶紫为指示剂时不能被滴定，用电位滴定法尚可测定，但突跃很小，这样就会使滴定结果偏低；仲氨基的乙酰化物，以指示剂法和电位滴定法都不能被滴定。但在低温时可防止乙酰化，所以加冰醋酸溶解样品后，应在放冷的条件下再加醋酐。

3. 苯丙胺类 本类药物均具有苯丙胺的基本结构，其中氮为仲胺氮，同时含有一个或两个羧基；因此利用羧基的中等酸性，可作为一元酸以标准碱液在水溶液体系或乙醇-水混合溶液体系中直接滴定；或利用仲胺氮的弱碱性，在非水溶液体系中用高氯酸直接滴定。《中国药典》收载的马来酸依那普利采用非水溶液滴定法；《英国药典》（2005）收载的马来酸依那普利和赖诺普利采用水溶液体系直接滴定法，而雷米普利和西拉普利则采用醇-水混合溶液体系滴定法测定含量。应用示例如下：

马来酸依那普利的含量测定：取本品约 0.4g，精密称定，加冰醋酸 15ml 与无水二氧六环（取二氧六环 500ml，加入经干燥的 4A 分子筛 10g，放置过夜，即得）5ml，微温使溶解，加结晶紫指示液 1 滴，用高氯酸滴定液（0.1mol/L）滴定至溶液显纯蓝色，并将滴定结果用空白试验校正。每 1 毫升的高氯酸滴定液（0.1mol/L）相当于 49.25mg 的 $C_{20}H_{28}N_2O_5 \cdot C_4H_4O_4$。

三、溴量法

盐酸去氧肾上腺素和重酒石酸间羟胺原料药采用溴量法测定含量。其测定原理系药物分子中的苯酚结构，在酸性溶液中酚羟基的邻、对位活泼氢能与过量的溴定量地发生溴代反应，再以碘量法测定剩余的溴，根据消耗的硫代硫酸钠滴定液的量，即可计算供试品的含量。以盐酸去氧肾上腺素的含量测定为例。

（一）基本原理

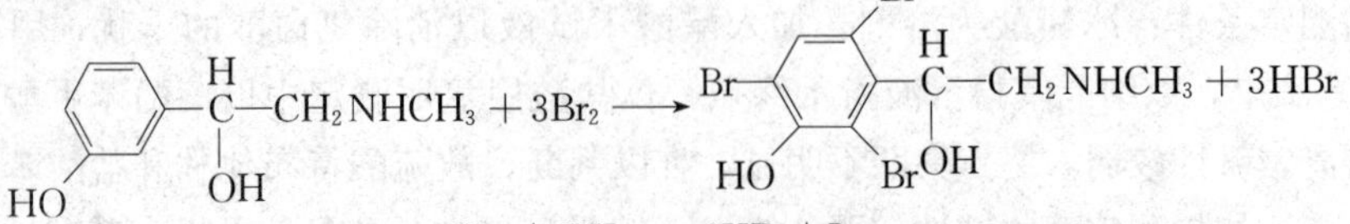

$$\begin{array}{c} \text{图} \end{array}$$

$$Br_2 + 2KI \longrightarrow 2KBr + I_2$$

$$I_2 + 2Na_2S_2O_3 \longrightarrow 2NaI + Na_2S_4O_6$$

（二）测定方法

取本品约 0.1g，精密称定，置碘瓶中，加水 20ml 使溶解，精密加溴滴定液（0.05mol/L）50ml，再加盐酸 5ml，立即密塞，放置 15 分钟并时时振摇，注意微开瓶塞，加碘化钾试液 10ml，立即密塞，振摇后，用硫代硫酸钠滴定液（0.1mol/L）滴定，至近终点时，加淀粉指示液，继续滴定至蓝色消失，并将滴定的结果用空白试验校正。每 1 毫升溴滴定液（0.05mol/L）相当于 3.395mg 的 $C_9H_{13}NO_2 \cdot HCl$。

四、分光光度法

（一）芳胺类

对乙酰氨基酚在 0.4％氢氧化钠溶液中，于 257nm 波长处有最大吸收，其紫外吸收光谱特征，可用于其原料及其制剂的含量测定。该法较亚硝酸钠滴定法灵敏度高，操作简便，因此被国内外药典所收载。如 USP30-NF25（2007 年版）采用甲醇-水混合溶剂，于 244nm 波长处测定吸光度，与对照品溶液进行对照测定其含量；而《中国药典》则采用百分吸收系数（$E_{1cm}^{1\%}$）法，测定对乙酰氨基酚原料、片剂、咀嚼片、注射液、栓剂及胶囊剂的含量。例如：

（1）对乙酰氨基酚的测定：取本品约 40mg，精密称定，置 250ml 量瓶中，加 0.4％氢氧化钠溶液 50ml 溶解后，加水至刻度，摇匀，精密量取 5ml，置 100ml 量瓶中，加 0.4％氢氧化钠溶液 10ml，加水至刻度，摇匀，照紫外-可见分光光度法，在 257nm 的波长处测定吸光度，按 $C_8H_9NO_2$ 的吸收系数（$E_{1cm}^{1\%}$）为 715 计算，即得。本品按干燥品计算，含 $C_8H_9NO_2$ 应为 98.0％～102.0％。

（2）对乙酰氨基酚片的溶出度测定：取本品，照《中国药典》附录 Ⅹ C 溶出度测定第一法（转篮法），以稀盐酸 24ml 加水至 1000ml 为溶出介质，转速为每分钟 100 转，依法操作，经 30 分钟时，取溶液 5ml，滤过，精密量取续滤液 1ml，加 0.04％氢氧化钠溶液稀释至 50ml，摇匀，照紫外-可见分光光度法，在 257nm 的波长处测定吸光度，按 $C_8H_9NO_2$ 的吸收系数（$E_{1cm}^{1\%}$）为 715 计算每片的溶出量。限度为标示量的 80％，应符合规定。

（二）苯乙胺类

基于苯乙胺的基本结构，《中国药典》采用紫外分光光度法测定本类一些药物制剂的含量，例如重酒石酸间羟胺注射液、盐酸甲氧明注射液、盐酸克仑特罗栓剂和盐酸异丙肾上腺素气雾剂的含量测定方法。例如：

盐酸甲氧明注射液的测定：精密量取本品适量（约相当于盐酸甲氧明 100mg）。置 250ml 量瓶中，加水稀释至刻度，摇匀，精密量取 10ml，置 100ml 量瓶中，加水稀释至刻度，摇匀，照紫外-可见分光光度法（附录Ⅳ A），在 290nm 的波长处测定吸光度，按 $C_{11}H_{17}NO_3 \cdot HCl$ 的吸收系数（$E_{1cm}^{1\%}$）为 137 计算，即得。

五、高效液相色谱法

高效液相色谱法具有高效分离、高灵敏度和高选择性测定的特点，已越来越广泛地应用于本类药物及其制剂的定量分析，《中国药典》收载：

（一）芳胺类

盐酸利多卡因的测定

（1）色谱条件与系统适用性试验：用十八烷基硅烷键合硅胶为填充剂；以磷酸盐缓冲液（取

1mol/L 磷酸二氢钠溶液 1.3ml 与 0.5mol/L 磷酸氢二钠溶液 32.5ml，加水稀释至 1000ml，摇匀)-乙腈（50∶50）（用磷酸调节 pH 值至 8.0）为流动相；检测波长为 254nm。理论板数按利多卡因峰计算不低于 2000。

（2）测定法：取本品适量，精密称定，加流动相溶解并定量稀释制成每 1 毫升中约含 2mg 的溶液，精密量取 20μl 注入液相色谱仪，记录色谱图；另取利多卡因对照品，同法测定。按外标法以峰面积计算，并将结果乘以 1.156，即得。

（二）苯乙胺类

《中国药典》采用高效液相色谱法作为盐酸异丙肾上腺素注射液、盐酸肾上腺素注射液、重酒石酸去甲肾上腺素注射液、盐酸多巴胺注射液、硫酸沙丁胺醇注射液及其胶囊、硫酸沙丁胺醇片、缓释片与缓释胶囊、盐酸氨溴索、盐酸氨溴索口服溶液、片剂、胶囊与缓释胶囊等的含量测定方法。例如：

盐酸异丙肾上腺素注射液：照高效液相色谱法（附录ⅤD）测定。

（1）色谱条件与系统适用性试验：用十八烷基硅烷键合硅胶为填充相；以庚烷磺酸钠溶液（取庚烷磺酸钠 1.76g，加水 800ml 使溶解)-甲醇（80∶20），用 1mol/L 磷酸溶液调节 pH 值至 3.0 为流动相；检测波长为 280nm。取重酒石酸肾上腺素对照品适量，加含 1‰焦亚硫酸钠的流动相溶解并稀释制成每 1 毫升中含 0.2mg 的溶液作为溶液 A，取盐酸异丙肾上腺素对照品适量，加 0.1‰焦亚硫酸钠溶液溶解并稀释制成每 1 毫升中含 0.02mg 的溶液作为溶液 B，取溶液 A 1ml 与溶液 B 18ml，混匀，作为系统适用性试验溶液。取 20μl，注入液相色谱仪，理论板数按盐酸异丙肾上腺素峰计算不低于 2000。重酒石酸肾上腺素峰与盐酸异丙肾上腺素峰的分离度应大于 3.5。

（2）测定法：精密量取本品 2ml，置 50ml 量瓶中，用 0.1‰焦亚硫酸钠溶液稀释至刻度，摇匀，精密量取 20ul，注入液相色谱仪，记录色谱图；另取盐酸异丙肾上腺素对照品，同法测定。按外标法以峰面积计算，即得。

（三）苯丙胺类

《中国药典》采用高效液相色谱法测定马来酸依那普利片和胶囊的含量，USP30-NF25（2007 年亚洲版）收载的马来酸依那普利及其片剂、依那普利拉、盐酸贝那普利及其片剂、赖诺普利及其片剂、雷米普利和盐酸喹那普利及其片剂等均采用高效液相色谱法测定含量。具体示例如下：

1. 马来酸依那普利片的含量测定　照高效液相色谱法测定。

（1）色谱条件与系统适用性试验：用辛烷基硅烷键合硅胶为填充剂，以磷酸盐缓冲溶液（0.01mol/L 磷酸二氢钾溶液，用磷酸调 pH 值为 2.2)-乙腈（75∶25）为流动相，检测波长为 215nm，柱温为 50℃。取马来酸适量，加流动相溶解并稀释制成每 1 毫升中约含马来酸 0.5mg 的溶液；另分别取依那普利对照品，马来酸依那普利对照品和依那普利双酮对照品适量，加流动相溶解并稀释制成每 1 毫升中各约含 20μg 的混合溶液。取马来酸溶液和混合溶液各 20μl，分别注入液相色谱仪，依那普利峰拖尾因子应小于 2.0，马来酸峰与依那普利拉峰的分离度应符合要求，依那普利拉、依那普利与依那普利双酮各峰之间的分离度应大于 4.0。

（2）测定法：取本品 20 片，精密称定，研细，精密称取适量（约相当于马来酸依那普利 20mg），置 100ml 量瓶中，加水适量，振摇，使马来酸依那普利溶解，用水稀释至刻度，摇匀，滤过，精密量取续滤液 20μl，注入液相色谱仪，记录色谱图；另取马来酸依那普利对照品适量，精密称定，加水溶解并定量稀释制成每 1 毫升中约含 0.2mg 的溶液，同法测定，按外标法以依那普利峰面积计算，即得。

2. 盐酸喹那普利的含量测定（避光操作）　照高效液相色谱法（附录ⅤD）测定。

（1）色谱条件与系统适用性试验：用十八烷基硅烷键合硅胶为填充剂；以甲醇-水-磷酸-二乙胺（60∶40∶0.13∶0.16）为流动相；检测波长为 215nm，柱温 40℃；取盐酸喹那普利与 ［3S-［2（R*），3α，11αβ］］-1，3，4，6，11，11a-六氢-3-甲基-1，4-二氧代-α-（2-苯乙基）-2*H*-吡嗪并 ［1，2-b］ 异喹啉-2-乙酸乙酯对照品适量，加水溶解并稀释制成每 1 毫升中含 5μg 的溶液，取 20μl，注入液相色谱仪，盐酸喹那普利色谱峰与杂质峰的分离度应大于 4.0。理论板数按喹那普利峰计算不低于 1000。

（2）测定法：取本品，精密称定，加水溶解并定量稀释制成每 1 毫升中含盐酸喹那普利 0.2mg 的溶液（临用新配），精密量取 20μl，注入液相色谱仪，记录色谱图；另取盐酸喹那普利对照品，同法测定。按外标法以峰面积计算，即得。

六、体内药物分析

（一）芳胺类

应用示例：高效毛细管电泳法研究人血浆中的普鲁卡因、利多卡因、丁卡因和布比卡因。

盐酸普鲁卡因、盐酸利多卡因、盐酸丁卡因和盐酸布比卡因是目前临床应用最多的局麻药物。由于这些药物均具有一定的毒副作用，加之其在临床应用甚为广泛，因此对其进行治疗监测一直为人们所重视。高效毛细管电泳法作为新兴的分离分析技术，与气相色谱、高效液相色谱相比，具有高效、快速、样品用量少、操作简便等优点，是理想的治疗药物监测方法。其测定方法如下：

实验方法所用溶液分析前经 0.22μm 纤维素酯膜过滤。毛细管依次用 1mol/LNaOH、0.1mol/L NaOH、蒸馏水冲洗 2 分钟，再用运行缓冲溶液冲洗 4 分钟。每次分析后需用运行缓冲溶液冲洗 2 分钟，再进行下次分析。

电泳分离条件 40mmol/L 的 H_3PO_4-Tris 缓冲体系，pH 值 5.00；石英毛细管 59.0cm（有效长度 50.8cm）×70μm（id），柱温 18℃；压力进样 3kPa×5 秒，工作电压 20.0V，检测波长 220nm。

样品处理与测定：精密吸取含药血浆 0.2ml 于 2ml 具塞刻度离心管中，加入 1mol/L NaOH 0.05ml 旋涡振荡 1 分钟，加乙醛-二氯甲烷（3∶7）混合溶剂 1.2ml，振摇 2 分钟，以 3500r/min 离心 10 分钟，分取有机层置 2ml 离心管中，30℃水浴氮气流下蒸干。残渣加运行缓冲液溶解，3kPa×5 秒压力进样进行毛细管电泳分析，典型电泳图见图 10-2，外标法峰高定量。

（二）苯乙胺类

应用示例：LC-MS/MS 测定人血浆中的盐酸伪麻黄碱

盐酸伪麻黄碱为麻黄碱的异构体，能直接作用于呼吸道黏膜上的 α 受体，减轻过敏性鼻炎引起的鼻充血，对全身血管和血压的影响较弱，其不良反应明显小于麻黄素。伪麻黄碱的检测常用 HPLC、GC、毛细管电泳等法，灵敏度偏低、内源性杂质干扰较大。为进一步提高伪麻黄碱检测的选择性和灵敏度，通过液液萃取结合反相萃取的血浆样品处理方法，采用 LC-MS/MS 法测定人血浆中的盐酸伪麻黄碱。

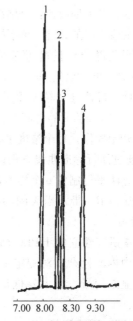

图 10-2　4 种局麻药血浆提取样品的毛细管电泳典型谱图

1. 盐酸普鲁卡因；2. 盐酸利多卡因；
3. 盐酸丁卡因；4. 盐酸布比卡因

(1) 色谱条件：色谱柱为 Diamonsil TM C₁₈柱（150mm×4.6mm，5μm），流动相为 10mmol/L 醋酸铵（冰醋酸调 pH 值为 4）-甲醇（20：80），流速 0.5ml/min，不分流进样，柱温 35℃。盐酸伪麻黄碱及内标优化后的质谱条件：多反应离子检测（multiple reaction monitoring，MRM）方式，离子极性为正离子，气动辅助电喷雾离子化，雾化气流速 10L/min，气帘气流速 11L/min，去簇电压分别为伪麻黄碱 10V 内标 58V；入口电压分别为伪麻黄碱 4V 内标 10V；碰撞能量分别为伪麻黄碱 17V、内标 45V。离子选择通道分别为伪麻黄碱 m/z 166→148，内标 m/z 300→191。

(2) 血浆样品的处理：取 0.5ml 血浆样品置具塞试管中，加入内标溶液及 2mol/mL 氢氧化钠各 50μl，涡旋混匀 30 秒，加入 5ml 正己烷-二氯甲烷-异丙醇（100：50：5）提取液，振摇 10 分钟，$3.5×10^3$r/min 离心 10 分钟，吸取上层有机相，加 100μl10% 冰醋酸，涡旋 3 分钟，$3.5×10^3$r/min 离心 10 分钟，弃上层有机层，加 50μl 氨溶液，涡旋 30 秒，$3.5×10^3$r/min 离心 10 分钟，取上层水层进样 40μl，记录色谱图。

(3) 标准曲线的制备：取上述伪麻黄碱贮备液，精密吸取不同系列体积的对照品溶液，用甲醇定容至 10ml 量瓶中，配成 0.05～10.00g/ml 系列浓度的伪麻黄碱对照品溶液，取空白血浆 0.5ml，依次加入 0.051、0.101、0.203、0.506、1.013、2.026、5.065、10.13μg/ml 的盐酸伪麻黄碱标准系列甲醇溶液各 50μl，配制相当于 5.1、10.1、20.3、50.6、101.3、202.6、506.5、1013ng/ml 的标准含药血浆，加入内标溶液（100.6μg/ml 磷酸可待因甲醇溶液）50μl，按"血浆样品的处理"项下方法操作，吸取上清液进样，记录色谱图，以伪麻黄碱峰面积和内标峰面积的比值对血药浓度作线性回归，权重系数为 $1/C^2$得回归方程为：$Y=6.8×10^{-3}X+9.5×10^{-3}$（$r=0.9986$）伪麻黄碱浓度的线性范围为 $5.1～1.013×10^3$ng/ml，最低检测限为 1.0ng/ml（S/N=10）。

(4) 萃取回收率：分别取 5.1、10.13、101.3、$1.013×10^3$ng/ml 的伪麻黄碱标准系列溶液，按"血浆样品的处理"项下操作，每个浓度平行制备 6 份，以萃取后的色谱峰面积与未经萃取直接进样获得的色谱峰面积之比，考察伪麻黄碱和内标（10.13μg/ml）的萃取回收率分别为 86.86%、95.24%、96.91%、92.60%。

(5) 准确度和精密度的测定：按"标准曲线的制备"项下分别制备 5.1、10.13、101.3、$1.013×10^3$ng/ml 的伪麻黄碱含药血浆质量控制样品，按"血浆样品的处理"项下从"加入内标"开始操作，每个浓度平行制备 6 份，进样分析，记录色谱图，计算样品和内标峰面积比值 R，通过随行标准曲线方程计算出实测浓度。以实测浓度与加入浓度之比计算相对回收率。再按以上方法平行制备 6 个样本进行分析，每日每样本连续测定 6 次，连续 3 天计算样品和内标峰面积比值 R，带入当天的随行标准曲线，结果日内精密度 RSD 小于 7%，日间精密度 RSD 小于 12%。

本研究建立的 HPLC-MS/MS 法方法简便易行、回收率、灵敏度较高、重现性好，且生物样本中内源性杂质对测定不产生干扰，整个色谱行为少于 6 分钟，缩短了样品分析周期，节约了血浆用量，大大降低试验成本，适用于大样本量的伪麻黄碱药代动力学和生物等效性研究。

（三）苯丙胺类

应用示例：HPLC-MS 法同时测定人血浆中依那普利及其代谢物依那普利拉的浓度。

马来酸依那普利（enalapril maleate）是 1980 年由美国 Merck 公司推出的第 2 代口服无巯基的血管紧张素转换酶抑制剂（angiotensin converting enzyme inhibitors，ACEI），在抗高血压和治疗充血性心力衰竭等方面有较好疗效，目前在国内外已广泛应用于临床。马来酸依那普利口服吸收率为 60％，食物不影响其生物利用度，吸收后在肝脏迅速水解为活性型依那普利拉（enalaprilat），其抑制 ACE 的作用比母药强。本研究建立的 HPLC-MS 法，可同时测定人血浆中依那普利及其代谢产物依那普利拉的浓度，用于依那普利的人体生物利用度和药物动力学研究。

（1）质谱条件：色谱柱为 Thermo Hypesil C_{18}（150mm×2.1mm，5μm），流动相为 20mmol/L 醋酸铵（pH=3.0，0.15％TFA）-甲醇=47：53（v/v），流速为 0.25ml/min，质谱条件：正离子检测电喷雾电离，电离源电压 45kV，喷雾气氮气（N_2）流速为 1.5L/min，干燥气体氮气流速为 10L/min，脱溶剂温度为 250℃，检测器电压 1.5kV，选择性正离子监测，分别监测 m/z377（依那普利）、m/z349（依那普利拉）和 m/z425（贝那普利）。

（2）血浆样品处理：取血浆 0.1ml，置 1.5ml 离心管中，加入内标液 50μl，加丙酮 0.3ml，漩涡振荡提取 1 分钟，14000r/min 离心 5 分钟。吸取上清液于 60℃真空干燥器中抽干，残渣用流动相 50μl 溶解，取上清液 5μl 进样。

（3）标准曲线制备：取空白血浆 0.1ml 于 1.5ml 离心管中，加入依那普利和依那普利拉对照品溶液，配成同时含依那普利和依那普利拉 1.6、3.1、6.3、12.5、25.0、50.0、100.0、200.0、400.0ng/ml 的系列浓度，按"血浆样品处理"项下操作进样分析，内标法定量，分别以依那普利浓度和依那普利拉的峰面积与内标峰面积之比（A/A_{is}）对浓度（C）进行线性回归。

依那普利的回归方程为 $A/A_{is}=0.0182C-0.0007$，$r=0.9997$，表明依那普利在 1.6～400.0ng/ml 线性关系良好，定量下限为 1.6ng/ml。

依那普利拉的回归方程为 $A/A_{is}=0.0139C-0.0096$，$r=0.9998$，表明依那普利拉在 1.6～400.0ng/ml 线性关系良好，定量下限为 1.6ng/ml。

（4）提取回收率：按"标准曲线制备"项下制备低、中、高 3 个浓度系列样品（同时含依那普利和依那普利拉 3.1、25.0、200.0ng/ml），每一浓度平行操作 5 份，将所得到的对照品血浆峰面积与相应浓度的对照品溶液峰面积相比，求萃取回收率。结果依那普利的萃取回收率分别为 86.9％、86.9％、89.9％；依那普利拉的萃取回收率分别为 89.9％、89.8％、84.1％。

（5）方法回收率及精密度试验：按"标准曲线制备"项下制备低、中、高 3 个浓度系列样品（同时含依那普利和依那普利拉 3.1、25.0、200.0ng/ml），每一浓度平行操作 5 份，代入标准曲线计算浓度，以测得值与加入值的比值计算回收率，在 94.0％～99.6％范围内，并计算日内精密度。连续 3 天配制并测定上述浓度样品，考察方法日间精密度，结果日内精密度 RSD 均小于 8％，日间精密度 RSD 均小于 9％。

本研究中建立的 HPLC-MS 测定人血浆中依那普利和依那普利拉的浓度法优势在于：血样经丙酮萃取，处理相对简单；灵敏度高；测定结果准确等优点，可用于依那普利的人体生物利用度和药物动力学研究，为临床合理用药提供实验依据。

学习重点

本章重点掌握芳胺类中对氨基苯甲酸酯类的典型药物及其主要化学性质：芳伯氨基特性，水解特性；弱碱性。酰胺类药物的典型药物及其主要化学性质：水解后显芳伯氨基特性；水解产物易酯化；酚羟基的特性；弱碱性；与重金属反应。掌握的鉴别试验：重氮化-偶合反应；三氯化铁反应；与金属离子的反应；水解产物的反应。

掌握苯乙胺类典型药物及其主要化学性质：弱碱性；酚羟基等特性。主要鉴别反应：三氯化铁反应，甲醛硫酸反应，亚硝酰铁氰化钠反应，双缩脲反应。

掌握苯丙胺类中马来酸依那普利等药物主要化学性质和鉴别反应。

掌握含量测定方法主要有亚硝酸钠滴定法、酸碱滴定法、溴量法、紫外分光光度法、HPLC法。

在特殊杂质的检查中重点掌握酮体检查，药典采用的是紫外分光光度法。

HPLC法主要用于测定本类药物的制剂及体内药物动力学研究。

思 考 题

1. 简述盐酸利多卡因非水滴定法的原理及其所用试剂的作用。

2. 简述芳胺类药物重氮化-偶合反应原理及影响因素。

3. 盐酸普鲁卡因注射液中为什么要检查对氨基苯甲酸？

（冯雪松）

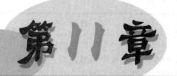

第11章

杂环类药物的分析

学习要求

1. 掌握吡啶类、吩噻类、苯并二氮杂䓬类典型药物的鉴别方法，几种代表药物的有关物质来源及检查方法。

2. 掌握常用于杂环类药物的含量测定方法及其特点。

3. 熟悉各类杂环药物的基本结构和性质，熟悉色谱法用于含量测定的应用特点。

杂环类有机化合物为有机环结构中夹杂有非碳元素原子的环状有机化合物。其中非碳元素原子称为杂原子，一般为氮、氧、硫等。杂环化合物种类繁多，数量庞大。在自然界分布很广，其中不少具有生理活性，如某些生物碱、维生素、抗生素等；在化学合成药物中，杂环类药物也占有相当数量，已成为现代药物中品种较多、应用较广的一大类药物。本章仅讨论人工合成的杂环类药物。一些天然的杂环类药物以及可以合并于生物碱、维生素、抗生素类的化学合成药物，则分别在有关章节中讨论。

杂环类药物按其所含有的杂原子种类与数目、环的元数与环数的不同，可以分成许多不同的类别。如呋喃类、吡唑酮类、吡啶及哌啶类、嘧啶类、吩噻嗪类、苯并二氮杂䓬类等。而各类又可根据环上取代基的类型、数目、位置的不同，衍生出数目众多的同系列药物。

本章选择性地介绍应用比较广泛的三类杂环类药物，并以几个典型药物予以重点讨论。它们分别是吡啶类中的异烟肼、尼可刹米和硝苯地平等；吩噻嗪类中的氯丙嗪、奋乃静和盐酸硫利达嗪等；苯并二氮杂䓬类中的地西泮、奥沙西泮和氯氮䓬等。

第1节　吡啶类药物

吡啶类药物的分子结构中，均含有氮杂原子不饱和六元单环。现以常用且具有代表性的药物异烟肼、尼可刹米和硝苯地平为例进行讨论。

一、基本结构与主要理化性质

（一）典型吡啶类药物的结构与物理性质

典型吡啶类药物的结构与物理性质如表11-1所示。

表 11-1 典型吡啶类药物的结构与物理性质

药 物 名 称	结构式/分子式/相对分子质量	物 理 性 质
异烟肼 Isoniazid	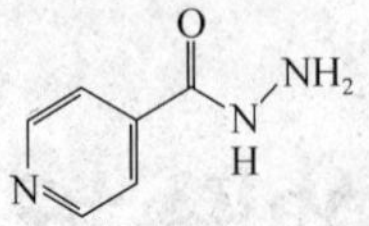 C$_6$H$_7$N$_3$O 137.14	无色结晶，或白色至类白色的结晶性粉末；遇光渐变质。在水中易溶，在乙醇中微溶，在乙醚中极微溶解。熔点 170～173℃
尼可刹米 Nikethamide	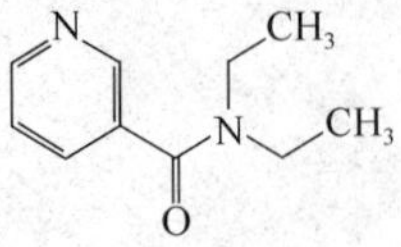 C$_{10}$H$_{14}$N$_2$O 178.23	无色或淡黄色的澄明油状液体，放置冷处，即成结晶；有引湿性 能与水、乙醇、三氯甲烷或乙醚任意混合凝点 22～24℃。在 25℃时，相对密度 1.058～1.066，折光率 1.522～1.524
硝苯地平 Nifedipine	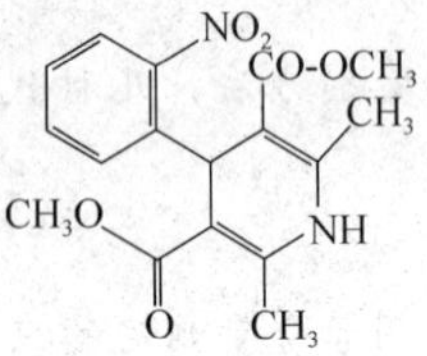 C$_{17}$H$_{18}$N$_2$O$_6$ 346.34	黄色结晶性粉末；遇光不稳定；在丙酮或三氯甲烷中易溶，在乙醇中略溶，在水中几乎不溶；熔点 171～175℃
尼群地平 Nitrendipine	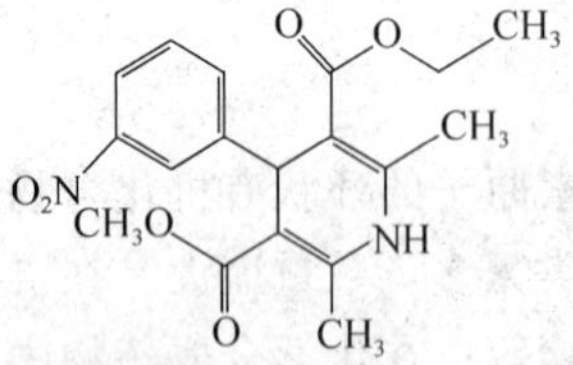 C$_{18}$H$_{20}$N$_2$O$_6$ 360.37	黄色结晶或结晶性粉末。遇光易变质；在丙酮或三氯甲烷中易溶，在甲醇或乙醇中略溶，在水中几乎不溶；熔点 157～161℃
尼莫地平 Nimodipine	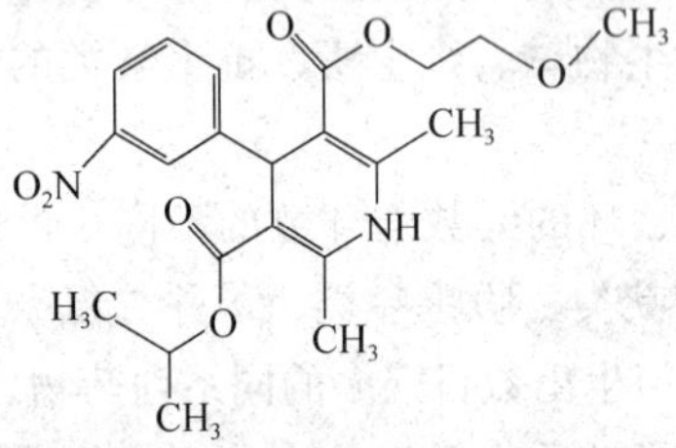 C$_{21}$H$_{26}$N$_2$O$_7$ 418.45	淡黄色结晶性粉末或粉末。遇光不稳定；在丙酮、三氯甲烷或乙酸乙酯中易溶，在乙醇中溶解，在乙醚中微溶，在水中几乎不溶；熔点 124～128℃

（二）主要化学性质

1. 吡啶环的特性 本类药物分子结构中 α、α′ 位未取代的吡啶环，可发生开环反应。例如异烟肼和尼可刹米结构中的吡啶环 α、α′ 位未取代，而 β 或 γ 位被羧基衍生物所取代。

2. 弱碱性 本类药物吡啶环上的氮原子为弱碱性氮原子，吡啶环的 pK$_b$ 值为 8.8（水中）。尼可刹米分子中，除了吡啶环上氮原子外，吡啶环 β 位上被酰氨基取代。虽然酰氨基的化学性质不甚活泼，但遇碱水解后释放出具有碱性的二乙胺，故可以进行鉴别。

3. 还原性 异烟肼的分子结构中，吡啶环 γ 位上被酰肼取代，酰肼基具有较强的还原性，可被不同的氧化剂氧化，也可与某些含羰基的化合物发生缩合反应。

除此之外，各药物具有不同的取代基团，具有不同的性质。

4. 紫外吸收特性 本类药物的分子结构中均含有芳杂环，在紫外光区有特征吸收，可用于鉴别。

二、鉴别试验

（一）吡啶环的开环反应

本反应适用于吡啶环的 α、α' 位未取代，β 或 γ 位被羧基衍生物所取代的尼可刹米和异烟肼。

1. 戊烯二醛反应（köning 反应）　当溴化氰与芳伯胺作用于吡啶环，使环上氮原子由 3 价转变成 5 价，吡啶环发生水解反应生成戊烯二醛，再与芳伯胺缩合，缩合生成有色的戊烯二醛衍生物；其颜色随所用芳胺的不同有所差异，如与苯胺反应呈黄色至黄棕色，与联苯胺则呈粉红色至红色。

《中国药典》只用于尼可刹米的鉴别，所用芳胺为苯胺。鉴别反应如下：

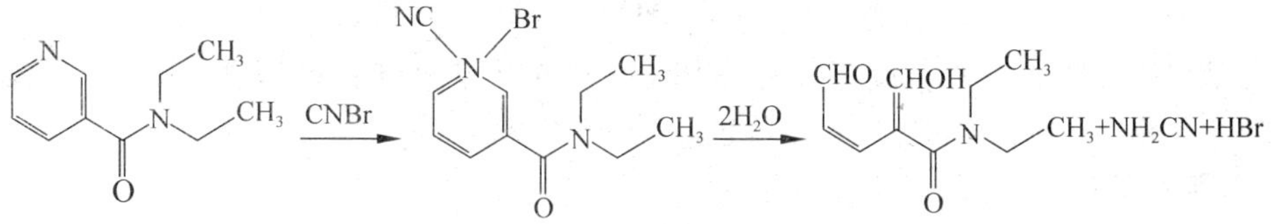

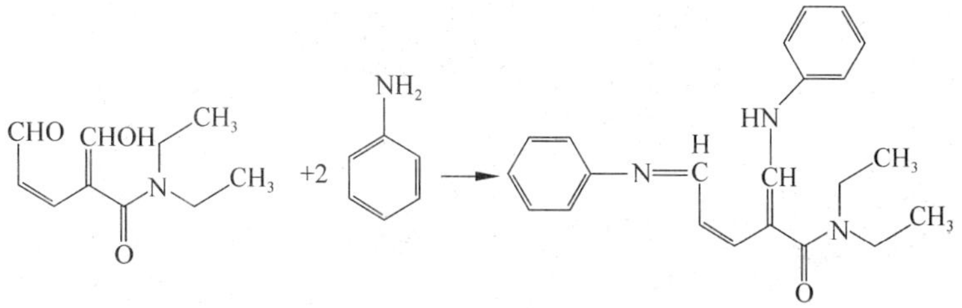

（黄色）

鉴别法：取本品 1 滴，加水 50ml，摇匀，分取 2ml，加溴化氰试液 2ml 与 2.5％苯胺溶液 3ml，摇匀，溶液渐显黄色。

在《英国药典》（2010 年版）中此法还用于烟酸、烟酸甲酯及烟酰胺的鉴别。用于异烟肼鉴别时，应先用高锰酸钾或溴水将其氧化为异烟酸，再与溴化氰作用，然后再与芳胺缩合形成有色的戊烯二醛衍生物。

2. 二硝基氯苯反应（Vongerichten 反应）　在无水条件下，将吡啶及其某些衍生物与 2，4-二硝基氯苯混合共热或使其热至熔融，冷却后，加醇制氢氧化钾溶液将残渣溶解，溶液呈紫红色。

烟酸《中国药典》鉴别法　取本品约 4mg，加 2，4-二硝基氯苯 8mg，研匀，置试管中，缓缓加热熔化后，再加热数秒钟，放冷，加乙醇制氢氧化钾试液 3ml，即显紫红色。

采用本法鉴别异烟肼、尼可刹米时，需适当处理，即将酰肼氧化成羧基或将酰胺水解为羧基后进行鉴别。

异烟肼注射液《英国药典》鉴别法　取本品适量（约相当于异烟肼 25mg），加乙醇 5ml，加硼砂 0.1g 及 5％的 2，4-二硝基氯苯乙醇溶液 5ml，蒸干，继续加热 10 分钟，残渣加甲醇 10ml 搅拌后，即显紫红色。其反应式如下：

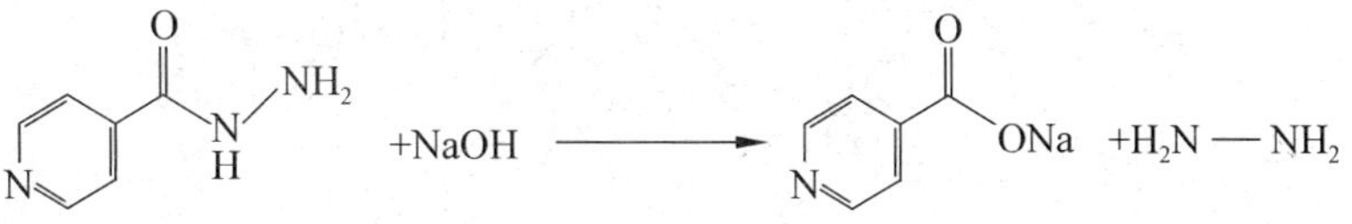

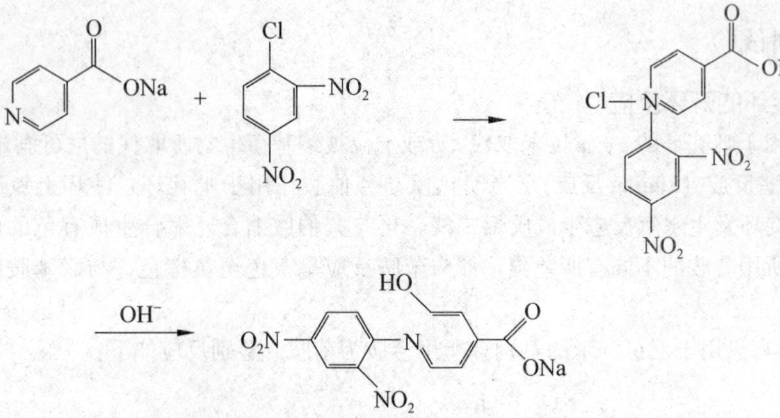

若异烟肼不经处理，则其酰肼基在乙醇溶液中，亦可与 2，4-二硝基氯苯反应，生成 2，4-二硝基苯肼衍生物，在碱性溶液中亦呈紫红色。

（二）酰肼基团的反应

1. 还原反应 异烟肼与氨制硝酸银试液反应，即生成金属银黑色浑浊和气泡（氮气），并在玻璃试管壁上产生银镜，异烟肼被氧化为可溶性的异烟酸铵。

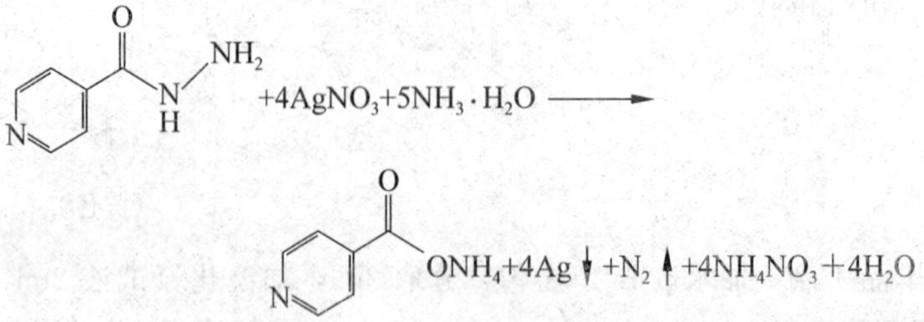

$$+4AgNO_3+5NH_3 \cdot H_2O \longrightarrow$$

$$ONH_4+4Ag\downarrow +N_2\uparrow +4NH_4NO_3+4H_2O$$

鉴别法：取异烟肼约 10mg，置试管中，加水 2ml 溶解后，加氨制硝酸银试液 1ml，即发生气泡与黑色浑浊，并在试管壁上生成银镜。

另外，异烟肼与亚硒酸作用，可将其还原成红色硒的沉淀。

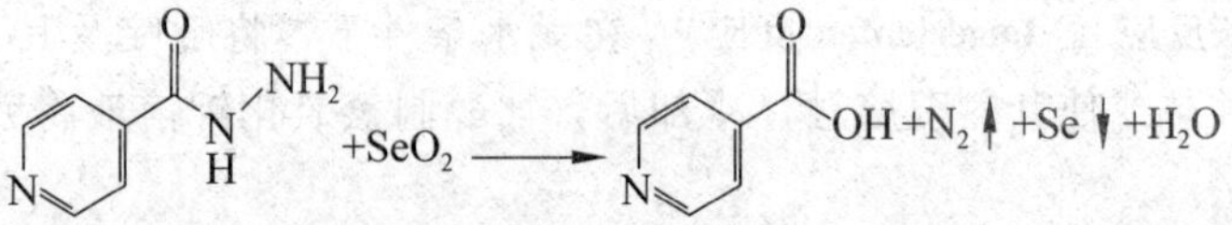

$$+SeO_2 \longrightarrow OH+N_2\uparrow +Se\downarrow +H_2O$$

2. 缩合反应 异烟肼的酰肼基与芳醛缩合形成腙，有固定的熔点，可用于鉴别，《中国药典》和《英国药典》均采用本法鉴别异烟肼。

鉴别法：取本品约 0.1g，加水 5ml 溶解后，加 10％香草醛的乙醇溶液 1ml，摇匀，微热，放冷，即析出黄色结晶；滤过，用稀乙醇重结晶，在 105℃ 干燥后，测定熔点，其熔点为 228～231℃，熔融时同时分解。

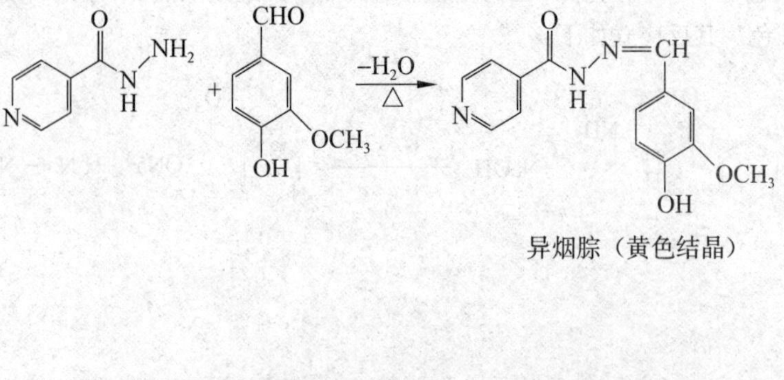

$$-H_2O, \triangle$$

异烟腙（黄色结晶）

另外，异烟肼与 1，2-萘醌-4-磺酸在碱性介质中可缩合呈红色，凡具有芳香 NH_2 基或活性 CH_2 基者均有此反应。

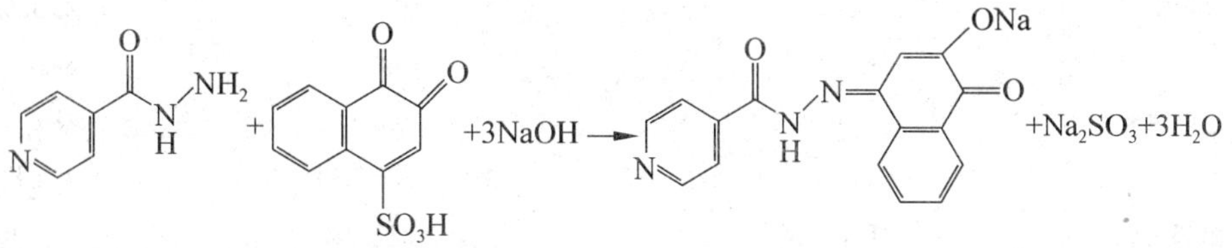

（三）二氢吡啶的解离反应

二氢吡啶类药物的丙酮或甲醇溶液与碱作用，二氢吡啶环 1，4-位氢均可发生解离，形成 p-π 共轭而发生颜色变化。《中国药典》中用该方法鉴别硝苯地平和尼群地平等。

硝苯地平鉴别法：取本品约 25mg，加丙酮 1ml 溶解，加 20％氢氧化钠溶液 3～5 滴，振摇，溶液显橙红色。

（四）形成沉淀的反应

本类药物具有吡啶环的结构，可与重金属盐类及苦味酸等试剂形成沉淀。如尼可刹米可与硫酸铜及硫氰酸铵作用生成草绿色配位化合物沉淀。

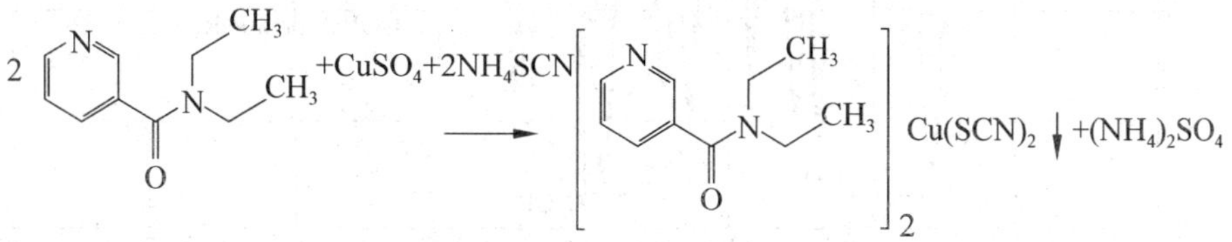

又如，异烟肼、尼可刹米可与氯化汞形成白色沉淀。

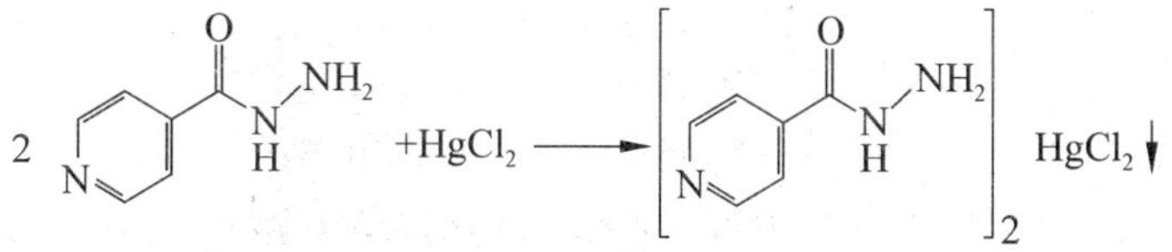

二氢吡啶类药物，如硝苯地平及尼莫地平等的乙醇或丙酮溶液亦可与氯化汞形成沉淀。

（五）分解反应

1. 与氢氧化钠试液共热 尼可刹米与氢氧化钠试液加热，酰胺键水解，即可有二乙胺臭味逸出，能使湿润的红色石蕊试纸变蓝。《中国药典》采用该法鉴别尼可刹米。

2. 与无水碳酸钠或氢氧化钙共热 异烟肼、尼可刹米等与无水碳酸钠或氢氧化钙共热，可发生脱羧降解，并有吡啶臭味逸出。

（六）紫外与红外吸收光谱特征

本类药物的分子结构中均含有芳杂环，在紫外光区有特征吸收，其最大吸收波长及百分吸收系数可供鉴别。例如《中国药典》采用该法鉴别硝苯地平：取本品适量，加三氯甲烷 2ml 使溶解，加无水乙醇制成每 1 毫升含 15μg 的溶液，照紫外-可见分光光度法测定，在 237nm 的波长处有最大吸收，在 320～355nm 的波长处有较大的宽幅吸收。典型吡啶类药物的紫外吸收特征见表 11-2。

表 11-2 吡啶类药物的紫外吸收特征

药 物	溶 剂	$\lambda_{max}(nm)$	$E_{1cm}^{1\%}$
异烟肼	HCl(0.01mol/L)	265	约 420
	水	266	378
尼可刹米	HCl(0.01mol/L)	263	285
	NaOH(0.1mol/L)	255/260	840/860
硝苯地平	无水乙醇	237/333	—/140
尼群地平	无水乙醇	236/353	

红外吸收光谱具有指纹特性，同时可以专属地反映分子结构中的官能团信息，常用于原料药物的鉴别。如硝苯地平在各国药典中均采用 IR 鉴别（图 11-1）。

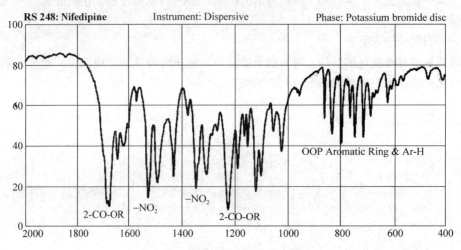

图 11-1 硝苯地平的红外吸收图谱

峰位（cm⁻¹）	归属
1700～1680	$\nu_{C=O}$（酯羰基）
1530/1350	$\nu_{N=O}$（硝基）
1230～1000	$\nu_{C=O}$（酯氧基）
860～600	OOP（Ar-C-H）

三、有关物质检查

（一）异烟肼中游离肼的检查

异烟肼不甚稳定，游离肼为主要有关物质，其既可在合成工艺中由原料引入，又可在贮藏过程中降解而产生。肼是一种诱变剂和致癌物质，因此，异烟肼及其制剂的国内外药典标准中均规定了游离肼的限量检查。常用的方法有薄层色谱法、比浊法等。

1. 薄层色谱法《中国药典》和《英国药典》对异烟肼及其注射用异烟肼中的游离肼的检查，均采用薄层色谱法分离后，以对-二甲氨基苯甲醛与肼反应生成腙显色，进行比较检查。

（1）《中国药典》法：取本品，加水制成每 1 毫升中含 50mg 的溶液，作为供试品溶液，另取硫酸肼加水制成每 1 毫升中含 0.20mg（相当于游离肼 50μg）的溶液，作为对照溶液。吸取供试品溶液 10μl 与对照溶液 2μl，分别点于同一硅胶薄层板（用羧甲基纤维素钠溶液制备）上，以异丙醇-丙酮（3：2）为展开剂，展开后，晾干，喷以乙醇制对-二甲氨基苯甲醛试液，15 分钟后检视，在供试品主斑点前方与硫酸肼斑点相应的位置上，不得显黄色斑点。

异烟肼斑点呈棕橙色的清晰斑点，R_f 值约为 0.21。游离肼斑点呈鲜黄色，R_f 值约为 0.30。本法检出肼的灵敏度为 0.1μg，控制的限量为 0.02％。

《英国药典》采用荧光 TLC 法同时检查"游离肼及有关物质"，与《中国药典》法略有不同。

（2）《英国药典》法：取异烟肼 1.0g，加丙酮-水（1：1）制成 10ml，作为供试品溶液；取硫酸肼 50mg，加水 50ml 使溶解后，加丙酮稀释至 100ml，量取 10ml，加供试品溶液 0.2ml，加丙酮-水（1：1）稀释至 100ml，作为对照溶液。量取供试品溶液与对照溶液各 5μl，分别点于同一硅胶 GF$_{254}$ 薄层板上，以乙酸乙酯-丙酮-甲醇-水（50：20：20：10）为展开剂，展开后，晾干。于 254nm 紫外光下检测，供试品溶液如显杂质斑点，与对照溶液主斑点（异烟肼）比较不得更深（0.2％）；再喷以对-二甲氨基苯甲醛溶液，并在日光下检视，供试品溶液如显与硫酸肼相应的杂质斑点，不得比对照溶液中硫酸肼斑点的强度更深（0.05％）。

2. 比浊法　《日本药局方》采用样品中加水杨醛的乙醇溶液观察混浊的方法来控制游离肼的限量。

《日本药局方》法：取异烟肼 0.1g，加水 5ml 使溶解，加水杨醛乙醇液（1→20）0.1ml，迅速振摇混合，放置 5 分钟内溶液不混浊。

本法操作简单，但专属性差。放置时间过长，异烟肼的反应产物也会产生浑浊。游离肼可与水杨醛反应生成不溶于水的水杨醛腙，呈现混浊。

表 11-3　典型二氢吡啶类药物的主要有关物质

药 物 名 称	有关物质结构式/代码/名称
硝苯地平 (nifedipine)	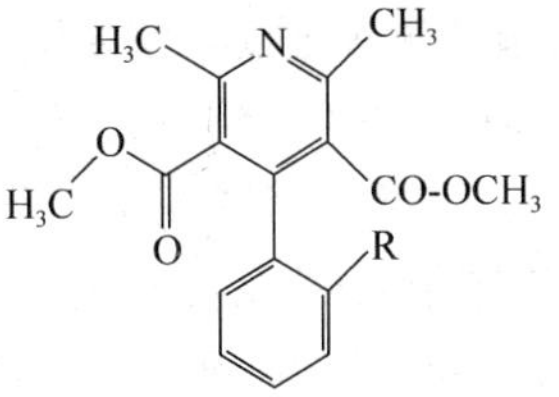 A. R=NO$_2$：2，6-二甲基-4-（2-硝基苯基）吡啶-3，5-二羧酸二甲酯（硝苯吡啶类似物） B. R=NO：2，6-二甲基-4-（2-亚硝基苯基）吡啶-3，5-二羧酸二甲酯（亚硝苯吡啶类似物）
尼群地平 (nitrendipine)	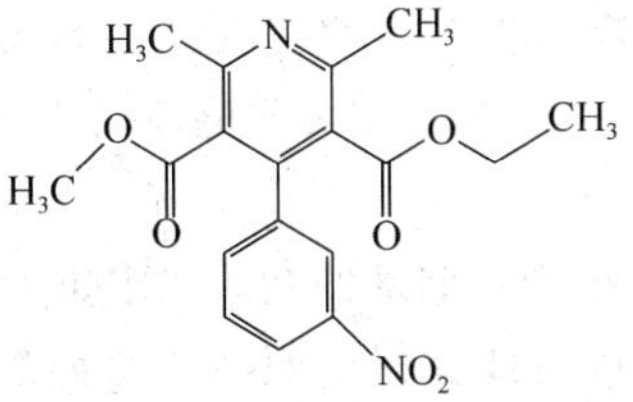 A. 2，6-二甲基-4-（3-硝基苯基）吡啶-3，5-二羧酸甲乙酯（硝苯吡啶类似物）
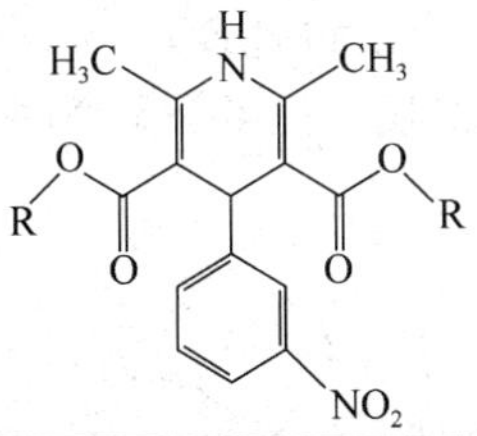	B. R=CH$_3$：2，6-二甲基-4-（3-硝基苯基）-1，4-二氢吡啶-3，5-二羧酸二甲酯 C. R=CH$_2$CH$_3$：2，6-二甲基-4-（3-硝基苯基）-1，4-二氢吡啶-3，5-二羧酸二乙酯

（二）尼可刹米中有关物质检查

尼可刹米在生产和贮藏过程中易引入 N-乙基烟酰胺（ethylnicotinamide）和结构不明的有关物质，故《中国药典》及《英国药典》均采用薄层色谱法中的高低浓度对比法进行检查。

检查法：取本品，加甲醇制成每 1 毫升中含 40mg 的溶液，作为供试品溶液；精密量取适量，加甲醇稀释成每 1 毫升中含 0.4mg 和 0.04mg 的溶液，作为对照液（1）和（2）。吸取上述三种溶液各 10μl，分别点于同一硅胶 GF254 薄层板上，以三氯甲烷-丙酮（75：25）为展开剂，展开后，晾干，置紫外光灯（254nm）下检视。供试品溶液如显杂质斑点，与对照液（2）的主斑点比较，不得更深；如有 1 个超过时，应不深于对照液（1）的主斑点。

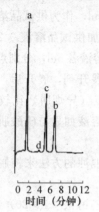

图 11-2 硝苯地平光降解物
HPLC 分析图

a. 对氨基苯甲酸乙酯（内标）；b. 硝苯地平；
c. 亚硝苯吡啶类似物（有关物质 B）；
d. 硝苯吡啶类似物（有关物质 A）

（三）二氢吡啶药物中有关物质检查

二氢吡啶类药物遇光极不稳定，分子内部发生光化学歧化作用，降解为硝苯吡啶衍生物及（或）亚硝苯吡啶衍生物。在生产和贮藏过程中都有可能引入包括上述光分解物在内的有关物质（表 11-3）。因此，《中国药典》及《美国药典》中均采用具有较高灵敏度和分离效能的高效液相色谱法进行检测二氢吡啶类药物有关物质，且要求在避光的条件下进行；也有文献采用内标法测定其有关物质（图 11-2）。

硝苯地平有关物质检查法：避光操作。取本品，精密称定，加甲醇溶解并分别制成每 1 毫升中含 1mg 与 0.2mg 的溶液，作为供试品溶液（1）和（2）；取硝苯地平杂质对照品 A 和 B 各 10mg，精密称定，置 50ml 量瓶中，用甲醇溶解并稀释至刻度，摇匀，作为对照品溶液（1）。分别精密量取供试品溶液（2）和对照品溶液（1）各 1ml，置 100ml 量瓶中，用流动相稀释至刻度，摇匀，作为对照品溶液（2）。照高效液相色谱法测定，用十八烷基硅烷键合硅胶为填充剂；以甲醇-水（3：2）为流动相；检测波长为 235nm。取对照品溶液（2）20μl 注入液相色谱仪，调节检测灵敏度，使杂质 A 和 B 色谱峰的峰高约为满量程的 20%；杂质 A、B 与硝苯地平之间的分离度均应符合要求。再精密量取供试品溶液（1）和对照品溶液（2）各 20μl，分别注入液相色谱仪。记录色谱图至主成分峰保留时间的 2 倍。供试品溶液（1）色谱图中如有与对照品溶液（2）色谱图中杂质 A 与 B 相应的峰，其峰面积不得大于对照品溶液（2）色谱图中杂质 A 与 B 的峰面积；如有其他杂质峰，单个杂质峰面积不得大于对照品溶液（2）中硝苯地平的峰面积；各杂质峰面积的总和［供试品溶液（1）色谱图中小于对照品溶液（2）色谱图中硝苯地平面积的 10% 以下的杂质峰忽略不计］不得大于对照品溶液（2）色谱图中硝苯地平峰面积的 2.5 倍（0.5%）。

由以上方法可知，原料药中杂质 A、B 及其他结构不明确的杂质的限量均不得超过 0.2%，杂质总量不得超过 0.5%。本方法的特点为对结构明确且能获得对照品的两种杂质采用外标法测定，对结构尚不清楚的其他杂质采用主成分自身稀释对照法。由于制剂加工、贮藏过程中会发生降解，《中国药典》对硝苯地平片中的有关物质虽然仍采用 HPLC 法，但单个杂质限量为 2.0%，杂质总量为 3.0%。

四、含量测定

本类药物吡啶环上的氮原子为弱碱性氮原子，如异烟肼、尼可刹米等，可用非水溶液滴定法直接测定其含量。本类药物还具有还原性，如异烟肼的分子结构中，吡啶环 γ 位上被酰肼取代，酰肼基具有较强的还原性，可被不同的氧化剂氧化，也可与某些含羰基的化合物发生缩合反应，可采用溴酸钾法、溴量法及剩余碘量法进行含量测定；硝苯地平可采用铈量法测定。

（一）异烟肼的含量测定

1. 溴酸钾法 异烟肼具有较强的还原性，在酸性溶液中可以用溴酸钾滴定。《中国药典》和《英国药典》中用溴酸钾滴定法进行异烟肼及其制剂的含量测定。异烟肼与溴酸钾反应的化学计量摩尔比为 3：2：

$$3 \text{（异烟肼）} +2KBrO_3 \longrightarrow 3 \text{（异烟酸）} +3N_2+2KBr+3H_2O$$

用甲基橙指示液指示终点。终点时，微过量的溴酸钾氧化甲基橙使其在酸性溶液中的粉红色消失，以指示终点的到达。

测定法：取本品约 0.2g，精密称定，置 100ml 量瓶中，加水使溶解并稀释至刻度，摇匀；精密量取 25ml，加水 50ml、盐酸 20ml 与甲基橙指示液 1 滴，用溴酸钾滴定液（0.01667mol/L）缓缓滴定（温度保持在 18～25℃）至粉红色消失。每 1 毫升溴酸钾滴定液（0.01667mol/L）相当于 3.429mg 的 $C_6H_7N_3O$。

异烟肼在强酸性的介质中可被溴酸钾氧化为异烟酸和氮气，同时溴酸钾被还原为溴化钾。终点时微过量的溴酸钾可将粉红色的甲基橙指示剂氧化褪色，以指示终点的到达。此反应中甲基橙是不可逆的氧化还原指示剂，为了防止滴定过程中局部过浓的溴酸钾破坏指示剂而提前到达终点，要求在充分搅拌条件下缓缓滴定，且保持温度为 10～25℃。

本方法操作简便，结果准确，因此《中国药典》注射用异烟肼采用本法测定含量。

2. 非水溶液滴定法 非水溶液滴定法是在非水溶剂中进行的酸碱滴定测定法。主要用来测定有机碱及其氢卤酸盐、磷酸盐、硫酸盐以及有机酸碱金属盐类药物的含量。也用于测定某些有机弱酸的含量。

由于本类药物多为弱碱性，在水溶液中用标准酸直接滴定没有明显的突跃，终点难以观测，常不能获得满意的测定结果。而在非水酸性溶剂中，只要在水溶液中的 pK_b 值小于 10，都能被冰醋酸均化到溶剂醋酸根（AcO^-）水平，相对碱强度显著增强。因而使弱碱性药物的滴定能顺利地进行。因此，弱碱性药物及其盐类原料药的含量测定，国内外药典多采用高氯酸非水溶液滴定法。

异烟肼的吡啶环具有碱性，可在非水溶剂中与高氯酸定量生成高氯酸盐，大多采用在冰醋酸中用高氯酸的冰醋酸溶液滴定，以结晶紫为指示剂，亦可采用高氯酸的二氧六环溶液为滴定剂，甲基红为指示剂。

《日本药局方》中方法如下。取本品约 0.3g，精密称定，加冰醋酸 50ml 与醋酐 10ml 溶解后，加 α-萘酚苯甲醇试液 0.5ml，用高氯酸滴定液（0.1mol/L）滴定，至溶液显黄绿色，并将滴定的结果用空白试验校正。每 1 毫升的高氯酸滴定液（0.1mol/L）相当于 13.714mg 的 $C_6H_7N_3O$。

除另有规定外，精密称取供试品适量 ［约消耗高氯酸滴定液（0.1mol/L）8ml］，加冰醋酸 10～30ml 使溶解（必要时可温热，放冷），加各品种项下规定的指示液 1～2 滴（或以电位滴定法指示终点），用高氯酸滴定液（0.1mol/L）滴定。终点颜色应以电位滴定时的突跃点为准，并将滴定结果用空白试验校正。

3. 高效液相色谱法 ODS 填充柱，以 0.02mol/L 磷酸氢二钠溶液（用磷酸调 pH 值至 6.0）-甲醇（85：15）为流动相，检测波长 262nm。理论板数按异烟肼峰计算不低于 4000。

测定法：取本品，精密称定，加水溶解并定量稀释制成每 1 毫升中约含 0.1mg 的溶液，精密量取 10μl 进样，另取异烟肼对照品，同法测定，按外标法以峰面积计算，即得。

《中国药典》异烟肼、异烟肼片采用本法测定含量。

（二）尼可刹米的含量测定

1. 非水溶液滴定法　国内外多数药典采用非水溶液滴定法测定尼可刹米原料。《中国药典》中测定方法如下。

测定法：取本品约 0.15g，精密称定，加冰醋酸 10ml 与结晶紫指示液 1 滴，用高氯酸滴定液（0.1mol/L）滴定至溶液显蓝绿色，并将滴定的结果用空白试验校正。每 1 毫升高氯酸滴定液（0.1mol/L）相当于 17.82mg 的尼可刹米（$C_{10}H_{14}N_2O$）。

2. 紫外分光光度法　分光光度含量测定法是对于具有特征吸收的药物，在其最大吸收波长处测定吸光度，再利用其百分吸收系数（$E_{1cm}^{1\%}$）或与其对照品同法测定计算含量的方法。常用于制剂含量、含量均匀度及溶出度的测定。分光光度法包括直接测定、萃取后测定及双波长测定等不同的类型。直接分光光度法是指供试品不需要提取分离，溶于适当的溶剂中即可进行含量测定。适用于纯度较高、没有杂质或辅料干扰的原料及制剂的含量测定。如《中国药典》和《英国药典》中均采用紫外分光光度法测定尼可刹米注射液的含量，《中国药典》中方法如下。

测定法：用内容量移液管精密量取本品 2ml，置 200ml 量瓶中，用 0.5% 硫酸溶液分次洗涤移液管内壁，洗液并入量瓶中，加 0.5% 硫酸溶液稀释至刻度，摇匀；精密量取适量，加 0.5% 硫酸溶液定量稀释成每 1 毫升中约含尼可刹米 20μg 的溶液，照紫外-可见分光光度法，在 263nm 的波长处测定吸光度，按 $C_{10}H_{14}N_2O$ 的吸收系数（$E_{1cm}^{1\%}$）为 292 计算，即得。

由于本品黏度较大，需使用内容量移液管取供试品，内容量移液管是按盛装液体的体积刻度的，用于精密移取黏度较大的液体。使用时精密吸取溶液，拭干管端的外壁，放出内容物，再用适当的溶剂分次洗涤移液管内壁，将样品完全转移出来。

（三）硝苯地平的含量测定

1. 铈量法　《中国药典》采用铈量法测定硝苯地平、尼群地平等的含量，下面以硝苯地平为例。硝苯地平与硫酸铈反应的化学计量摩尔比为 1:2。反应式如下：

用邻二氮菲指示液指示终点。终点时，微过量的 Ce^{4+} 将指示液中的 Fe^{2+} 氧化成 Fe^{3+}，使橙红色配合物离子转化为淡蓝色或无色的配合物离子，以指示终点的到达。

测定法：取本品约 0.4g，精密称定，加无水乙醇 50ml，微热使溶解，加高氯酸溶液（取 70% 高氯酸 8.5ml，加水至 100ml）50ml、邻二氮菲指示液 3 滴，立即用硫酸铈滴定液（0.1mol/L）滴定，至近终点时，在水浴中加热至 50℃ 左右，继续缓缓滴定至橙红色消失，并将滴定结果用空白试验校正。每 1 毫升硫酸铈滴定液（0.1mol/L）相当于 17.32mg 的 $C_{17}H_{18}N_2O_6$。

2. 紫外分光光度法　紫外分光光度法广泛用于药物制剂含量、含量均匀度及溶出度测定，当有些药物制剂即使在药物的最大吸收波长处进行分光光度法含量测定，有时也不能完全消除其他成分的干扰。对此，可以进行萃取分离后分光光度法测定。如《中国药典》中硝苯地平胶囊、硝苯地平胶丸和硝苯地平片。

硝苯地平胶囊含量测定法：取装量差异项下的内容物，混合均匀，精密称取适量（约相当于硝苯地平 30mg），置乳钵中，加三氯甲烷 2ml 研磨，用无水乙醇分次定量转移至 100ml 量瓶中，用无水乙醇稀释至刻度，摇匀，滤过，精密量取续滤液 5ml，置 50ml 量瓶中，加无水乙醇稀释至刻度，摇匀，在 333nm 的波长处，测定吸光度，按 $C_{17}H_{18}N_2O_6$ 的吸收系数（$E_{1cm}^{1\%}$）为 140 计算，即得。避光操作。

第 2 节　吩噻嗪类药物

吩噻嗪类药物为苯并噻嗪的衍生物，其分子结构中均含有硫氮杂蒽母核。

一、基本结构与理化性质

（一）典型吩噻嗪类药物的结构与物理性质

典型吩噻嗪类药物如表 11-4 所示。他们在结构上的差异，主要表现在母核 2 位上 R′取代基和 10 位上 R 取代基的不同。R′基团通常为—H、—Cl、—CF₃、—COCH₃、—SCH₃等。R 基团则为具有 2～3 个碳链的二甲或二乙胺基；或为含氮杂环，如哌嗪和哌啶的衍生物等。

临床上常用的本类药物多为其盐酸盐。《中国药典》收载本类的典型药物：盐酸氯丙嗪、盐酸异丙嗪、奋乃静、盐酸氟奋乃静等。

表 11-4　典型吩噻嗪类药物的结构与物理性质

表头结构式（R＝R′＝H：吩噻嗪（phenothiazine））

药 物 名 称	结构式/分子式/分子量			物 理 性 质
	R	R′	HX	
盐酸丙嗪 Promazine Hydrochloride $C_{17}H_{20}N_2S \cdot HCl$ 320.88	—CH₂CH₂CH₂N（CH₃）₂	H	HCl	白色或类白色结晶性粉末；微有吸湿性；在水、乙醇或三氯甲烷中易溶解；熔点 172～182℃（熔距不得过 3℃）UV（0.1mol/LHCl）λmax 252 与 301nm，A₂₅₂（5μg/ml）/A₃₀₁（5μg/ml）=7.1～7.9
盐酸氯丙嗪 Chlorpromazine Hydrochloride $C_{17}H_{19}ClN_2S \cdot HCl$ 355.33	—CH₂CH₂CH₂N（CH₃）₂	Cl	HCl	白色或乳白色结晶性粉末；有引湿性；遇光渐变色；水溶液显酸性反应；在水、乙醇或三氯甲烷中易溶，在乙醚中不溶。熔点 194～198℃ UV（5μg/ml，0.1mol/LHCl）λmax 254 与 306nm，$E_{1cm}^{1\%}$（254nm）890～960
盐酸异丙嗪 Promethazine Hydrochloride $C_{17}H_{20}N_2S \cdot HCl$ 320.89	—CH₂CH（CH₃）N（CH₃）₂	H	HCl	白色或几乎白色的粉末或颗粒；在空气中日久变为蓝色；在水中极易溶解，在乙醇或三氯甲烷中易溶，在丙酮或乙醚中几乎不溶；熔点 217～223℃（dec）UV（6μg/ml，0.01mol/LHCl）λmax 249nm，$E_{1cm}^{1\%}$ 883～937

（续表）

药物名称	结构式/分子式/分子量			物理性质
奋乃静 Perphenazine C$_{21}$H$_{26}$ClN$_3$OS 403.97	CH$_2$CH$_2$CH$_2$— CH$_2$CH$_2$OH	—Cl		白色或淡黄色的结晶性粉末 在三氯甲烷中极易溶解，在乙醇中溶解，在水中几乎不溶；在稀盐酸中溶解 熔点 94～100℃ UV（10μg/ml，MeOH）λ$_{max}$ 257 与 313nm，A$_{313}$/A$_{257}$＝0.120～0.128
癸氟奋乃静 Fluphenazine Decanoate C$_{32}$H$_{44}$F$_3$N$_3$O$_2$S 591.78	CH$_2$CH$_2$CH$_2$— (CH$_2$)$_2$O-CO-(CH$_2$)$_8$CH$_3$	—CF$_3$		淡黄色或黄棕色黏稠液体；遇光，色渐变深 在甲醇、乙醇、三氯甲烷、无水乙醚或植物油中极易溶解，在水中不溶 UV（10μg/ml，MeOH）λ$_{max}$ 260 与 310nm，E$_{1cm}^{1\%}$(260nm) 570～630。
盐酸氟奋乃静 Fluphenazine Hydrochloride C$_{22}$H$_{26}$F$_3$N$_3$OS·2HCl 510.44	CH$_2$CH$_2$CH$_2$— CH$_2$CH$_2$OH	—CF$_3$	2HCl	白色或类白色的结晶性粉末；遇光易变色 在水中易溶，在乙醇中略溶，在丙酮中极微溶，在乙醚中不溶 熔点 226～233℃（dec） UV（10μg/ml，MeOH）λ$_{max}$ 260nm 与 310nm，E$_{1cm}^{1\%}$(260nm) 630～700。
盐酸三氟拉嗪 Trifluoperazine Hydrochloride C$_{21}$H$_{24}$F$_3$N$_3$S·2HCl 480.42	CH$_2$CH$_2$CH$_2$— CH$_3$	—CF$_3$	2HCl	白色或微黄色的结晶性粉末；微有引湿性；遇光渐变色 在水中易溶，在乙醇中溶解，在三氯甲烷中微溶，在乙醚中不溶 熔点 ～242℃（dec） UV（0.1mol/LHCl）100μg/mlλ$_{max}$ 305nm；5μg/mlλ$_{max}$255nm，E$_{1cm}^{1\%}$～650
盐酸硫利达嗪 Thioridazine Hydrochloride C$_{21}$H$_{26}$N$_2$S$_2$·HCl 407.04	—CH$_2$CH$_2$— H$_3$C	—SCH$_3$	HCl	白色或类白色的结晶性粉末。在三氯甲烷中易溶，在乙醇或水中溶解，在乙醚中几乎不溶 熔点 159～165℃（熔距不得过3℃） UV（8μg/ml，乙醇）λ$_{max}$ 264nm 与 315nm
苯磺酸美索达嗪 Mesoridazine Besylate C$_{21}$H$_{26}$N$_2$OS$_2$·C$_6$H$_6$O$_3$S 544.75	—CH$_2$CH$_2$— H$_3$C	—SO-CH$_3$	苯磺酸	白色或类白色的结晶性粉末 在水、三氯甲烷或甲醇中易溶 熔点 ～178℃（dec） UV（10μg/ml，MeOH）λ$_{max}$263nm

（二）主要理化性质

1. 紫外和红外吸收光谱特征 本类药物中的硫氮杂蒽母核为共轭三环的 π 系统，一般在紫外区有三吸收峰值，分别在 205nm、254nm 和 300nm，最强峰多在 254nm 附近。由于 2 位、10 位上的取代基不同，可引起最大吸收峰的位移。如 2 位上被卤素取代时，可使吸收峰红移 5～10nm，同时会使 250～265nm 区段的峰强度增大；2 位上被—SCH$_3$ 或—COCH$_3$ 基取代时，则使吸收峰红移更显著，并在240～245nm及275～285nm波长处有强吸收。因此，利用其紫外特征吸收可进行本类药物的鉴别。

吩噻嗪类药物硫氮杂蒽母核的硫为二价，易被氧化生成砜（＝SO₂）和亚砜（＝S＝O）杂质。氧化产物与原药的紫外吸收光谱有明显不同，它们具有4个吸收峰（图11-3）。因此，可利用紫外吸收光谱的这些特征测定药物中氧化杂质的含量；同时也可在药物含量测定时对氧化产物的干扰进行校正。

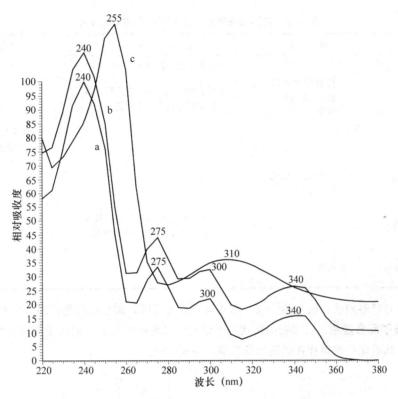

图 11-3　氯丙嗪及其氧化物的 UV 吸收谱

a. 氯丙嗪一氧化物；b. 氯丙嗪二氧化物；c. 氯丙嗪

吩噻嗪类药物由于取代基 R 和 R′的不同，则可产生指纹特征不同的红外光吸收图谱。国内外药典标准中本类药物大多数品种均采用红外光吸收图谱进行鉴别。

2. 氧化呈色　吩噻嗪类药物硫氮杂蒽母核中的二价硫易被氧化。与不同氧化剂作用，如硫酸、硝酸、三氯化铁试液及过氧化氢等，母核可被氧化成亚砜、砜等不同的产物，并随着取代基的不同，而呈不同的颜色。因此，可用于本类药物的鉴别。

3. 与金属离子配合呈色　吩噻嗪类药物分子结构中二价硫可与金属钯离子形成有色的配位化合物。其氧化产物砜和亚砜则无此反应。利用此性质可进行药物的鉴别和含量测定，专属性强，可消除氧化产物的干扰。

4. 碱性　母核上氮原子的碱性极弱，侧链 R 的脂烃胺基、哌嗪基具有碱性，可用于含量测定。

二、鉴别试验

（一）光谱特征

国内外药典中常用本类药物紫外吸收光谱中的最大吸收波长、最小吸收波长进行鉴别，或同时利用最大吸收波长处的吸光度或吸收系数进行鉴别。

药典中吩噻嗪类药物的紫外吸收特征鉴别示例见表 11-4。

（二）显色反应

1. 氧化剂显色反应 吩噻嗪类药物可被不同氧化剂氧化而呈色。常用的氧化剂为硫酸、硝酸、过氧化氢。各药物由于取代基不同，所显颜色也有差异。因其反应过程和反应产物极其复杂，很难用化学反应式表达。常用的吩噻嗪类药物呈色反应见表 11-5。

表 11-5　常用吩噻嗪类药物与氧化剂的显色反应

药 物 名 称	硫　酸	硝　酸	过 氧 化 氢
盐酸氯丙嗪	—	显红色，渐变淡黄色	—
盐酸异丙嗪	显樱桃红色，放置后颜色渐变深	生成红色沉淀，加热即溶解，溶液由红色转变为橙黄色	—
奋乃静	—	—	显深红色；放置后颜色渐褪去
盐酸氟奋乃静	显淡红色，温热后变成红褐色	—	—
盐酸三氟拉嗪	—	生成微带红色的白色沉淀；放置后，红色变深，加热后变黄色	—
盐酸硫利达嗪	显蓝色	—	—

盐酸氟奋乃静鉴别法：取本品 5mg，加硫酸 5ml 使溶解，即显淡红色；温热后变成红褐色。

2. 与钯离子配合显色 吩噻嗪类药物分子结构中二价硫可与金属钯离子形成有色（红色）的配位化合物。其氧化产物砜和亚砜则无此反应，专属性强。

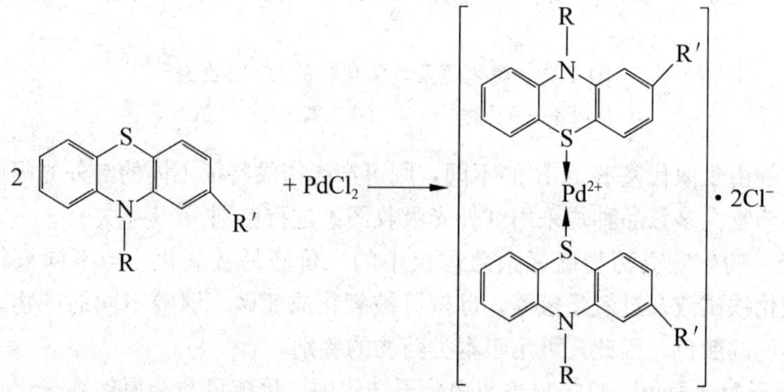

癸氟奋乃静鉴别法：取本品约 50mg，加甲醇 2ml 溶解后，加 0.1%氯化钯溶液 3ml，即有沉淀生成，并显红色，再加过量的氯化钯溶液，颜色变深。

（三）分解产物的反应

癸氟奋乃静为含氟有机药物，经与碳酸钠及碳酸钾在 600℃炽灼，分解成氟化物，加酸性茜素锆试液，生成 $[ZrF_6]^{2-}$ 配位离子，茜素游离使溶液由红色变为黄色。

鉴别法：取本品 15～20mg，加碳酸钠与碳酸钾各约 0.1g，混匀，在 600℃炽灼 15～20 分钟，放冷，加水 2ml 使溶解，加盐酸溶液（1→2）酸化，滤过，滤液加茜素锆试液 0.5ml，应显黄色。

三、有关物质检查

吩噻嗪类药物结构中的二价硫易被氧化生成砜类化合物，此外遇光分解及在合成中的副反应均会产生有关物质（表 11-6）。

表 11-6 典型吩噻嗪类药物的主要有关物质

药 物 名 称	有关物质结构式/代码/名称
盐酸异丙嗪 (Promethazine Hydrochloride)	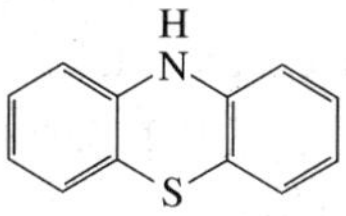 A. 吩噻嗪（phenothiazine）
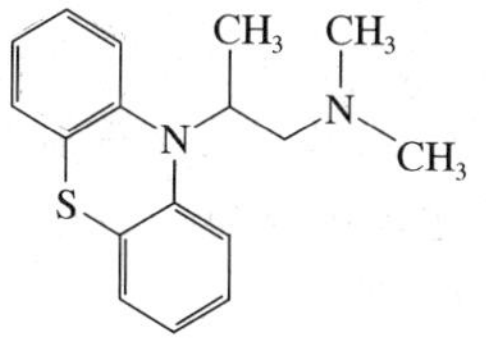	B. N，N-二甲基-2-（10H-吩噻嗪-10-基）丙-1-胺（异丙美沙嗪，isopromethazine）
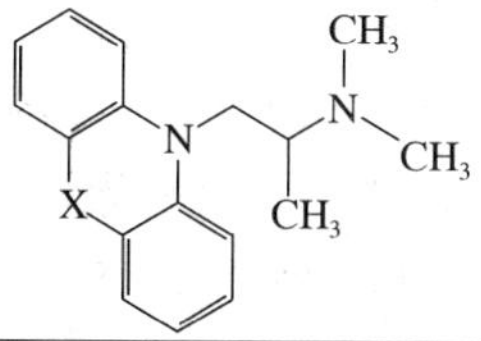	C. R＝H，X＝S：N-甲基-1-（10H-吩噻嗪-10-基）丙-2-胺 D. R＝CH$_3$，X＝SO：S-氧化-N，N-二甲基-1-（10H-吩噻嗪-10-基）丙-2-胺
癸氟奋乃静 (Fluphenazine Decanoate)	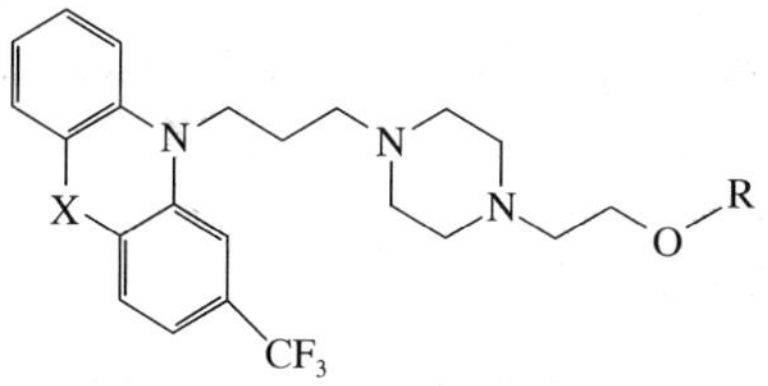 A. X＝SO，R＝H：S-氧化-氟奋乃静 B. X＝S，R＝H：氟奋乃静 C. X＝S，R＝CO— [CH$_2$]$_5$ —CH$_3$：氟奋乃静庚酸酯 D. X＝S，R＝CO— [CH$_2$]$_6$ —CH$_3$：氟奋乃静辛酸酯 E. X＝S，R＝CO— [CH$_2$]$_7$ —CH$_3$：氟奋乃静壬酸酯 F. X＝S，R＝CO— [CH$_2$]$_9$ —CH$_3$：氟奋乃静十一酸酯 G. X＝S，R＝CO— [CH$_2$]$_{10}$ —CH$_3$：氟奋乃静十二酸酯

吩噻嗪类药物原料及其制剂中大多规定了有关物质的检查项。主要采用薄层色谱法，以主成分自身对照法控制限量。现以盐酸异丙嗪为例介绍有关物质的检查方法。盐酸异丙嗪中的有关物质主要来源于合成过程中的副反应产物。

1. 合成工艺

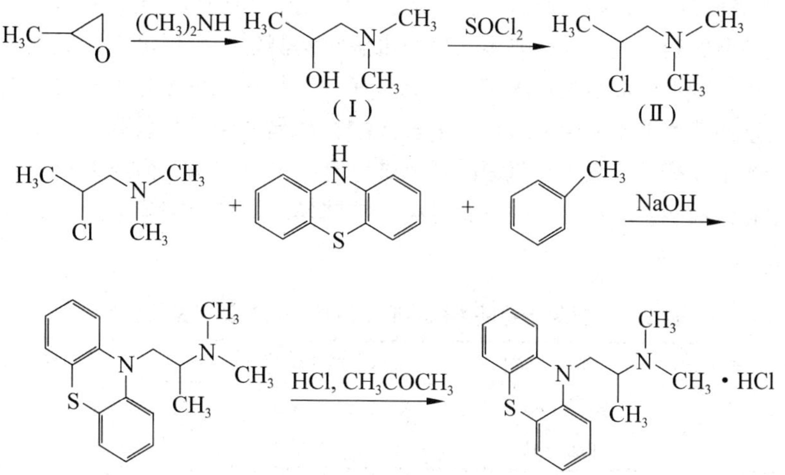

2. 杂质的来源 异丙嗪合成过程中，中间体Ⅱ（1-二甲氨基-2-氯丙烷）在碱性条件下，能形成中间体季铵离子，由于亲核性进攻，转位形成2-二甲氨基碳正离子，水解后为2-二甲氨基-1-丙醇：

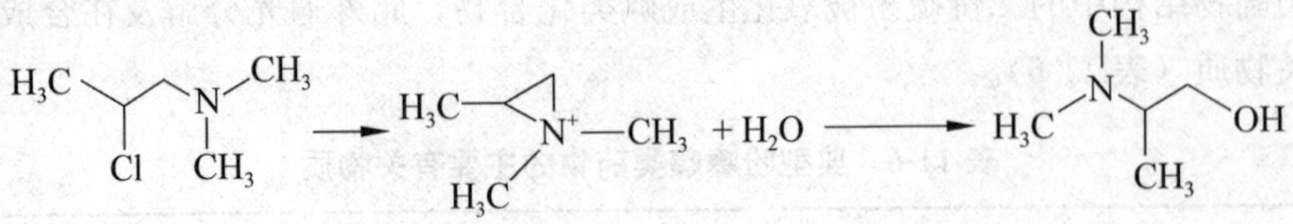

再与吩噻嗪母核缩合后，主要生成异丙嗪。发生副反应，则生成少量异构体杂质：N，N-二甲基-2-（$10H$-吩噻嗪-10-基）丙-1-胺（异丙美沙嗪，isopromethazine）。

此异构体盐酸盐及吩噻嗪母体在丙酮中溶解度大，合成过程中多存留在母液里。但是，即使经丙酮精制处理，也不能完全去除，他们均可被带入成品药物中。此外，异丙嗪不太稳定，易氧化，贮藏不当或存放时间过长时，也可能产生分解产物。

由于杂质对照品不易获得，可采用薄层色谱，以高低浓度对比法控制其杂质限量。上述异构体、吩噻嗪母核及其分解产物等杂质均能检出。该法检出灵敏度为 $0.5\mu g$。

3. 检查法 避光操作。取本品，加二氯甲烷制成每1毫升中含10mg的溶液，作为供试品溶液；精密量取适量，加二氯甲烷制成每1毫升中含0.15mg和0.05mg的溶液，作为对照溶液（1）和（2）。照薄层色谱法试验，吸取上述三种溶液各 $10\mu l$，分别点于同一硅胶 GF_{254} 薄层板上，以己烷-丙酮-二乙胺（8.5：1：0.5）为展开剂，展开后，晾干，置紫外光灯（254nm）下检视，供试品溶液如显杂质斑点，不得多于3个；其杂质斑点与对照溶液（2）的主斑点比较，不得更深；如有一点超过，应不深于对照溶液（1）的主斑点。

注意：①异丙嗪遇光不稳定，上述检查应在避光条件下操作；②溶液临用时配制，否则杂质斑点增多。

四、含量测定

吩噻嗪类药物的含量测定方法主要是基于其三环结构共轭系统在紫外光区有吸收和侧链上 N 原子具有弱碱性的特点，采用非水溶液滴定法和紫外分光光度法进行测定，另外还可采用高效液相色谱法对药物制剂中的含量进行测定。

（一）盐酸氯丙嗪

1. 非水溶液滴定法 本类药物母核上氮原子碱性较弱，在非水介质中也不能与高氯酸成盐，而10位取代基的烃胺或哌嗪基，具有一定的碱性，在非水介质中可以与高氯酸定量结合。

对于吩噻嗪类原料药，国内外药典多采用非水滴定法测定，所用溶剂除酸性溶剂如醋酸、醋酐外，也有采用中性或近中性溶剂如丙酮、二氧六环、乙腈等。吩噻嗪类药物，临床上使用的多为其盐酸盐，当这些药物溶于冰醋酸时，由于氢卤酸在冰醋酸中酸性较强，对测定有干扰。必须先加入过量的醋酸汞冰醋酸溶液，使氢卤酸形成难以电离的卤化汞，而药物则转变成可测定的醋酸盐。然后再用高氯酸滴定液滴定，即可获得满意的结果。常见吩噻嗪类药物的非水溶液滴定法的主要条件如表 11-7 所示。

表 11-7　常见吩噻嗪类药物非水碱量法含量测定主要条件

药物名称	取样量(g)	溶剂	加入醋酸汞试液(ml)	指示剂	终点颜色
盐酸氯丙嗪	0.2	醋酐 10ml	5	橙黄Ⅳ	玫瑰红色
盐酸异丙嗪	0.3	冰醋酸 10ml	4	结晶紫	蓝色

（续表）

药 物 名 称	取样量(g)	溶　　剂	加入醋酸汞试液(ml)	指　示　剂	终点颜色
奋乃静	0.15	冰醋酸 20ml	—	结晶紫	蓝绿色
癸氟奋乃静	0.25	冰醋酸 20ml	—	结晶紫	蓝绿色
盐酸氟奋乃静	0.3	冰醋酸 20ml	5	结晶紫	蓝绿色
盐酸三氟拉嗪	0.2	冰醋酸 20ml	5	结晶紫	蓝绿色

非水溶液滴定法的终点确定，常用电位滴定法和指示剂法。

电位滴定时用玻璃电极为指示电极，饱和甘汞电极（玻璃套管内装氯化钾的饱和无水甲醇溶液）为参比电极。

采用高氯酸滴定液滴定时，常用的指示剂为结晶紫（crystal violet）、橙黄Ⅳ（orange Ⅳ）、萘酚苯甲醇（naphtholbenzein）、喹哪啶红（quinaldine red）、孔雀绿（malachite green）等。指示剂的终点颜色变化，均需要用电位滴定法来确定。在以冰醋酸作溶剂，用高氯酸滴定碱性药物时，结晶紫的酸式色为黄色，碱式色为紫色，而且不同的酸度下变色极为复杂。由碱性区域到酸性区域的颜色变化为紫、蓝紫、蓝绿、绿、黄。滴定不同强度碱性药物时，终点颜色也不同。滴定碱性较强的药物时，应该以蓝色为终点，如盐酸异丙嗪等。碱性次之的以蓝绿色或绿色为终点，如癸氟奋乃静和盐酸氟奋乃静等。

盐酸氯丙嗪非水溶液滴定法：取本品约 0.2g，精密称定，加醋酐 10ml，振摇溶解后，加醋酸汞试液 5ml 与橙黄Ⅳ指示液 1 滴，用高氯酸滴定液（0.1mol/L）滴定至溶液显玫瑰红色，并将滴定的结果用空白试验校正。每 1 毫升高氯酸滴定液（0.1mol/L）相当于 35.53mg 的 $C_{17}H_{19}ClN_2S \cdot HCl$。

2. 紫外分光光度法　此法多用于本类制剂的含量测定。

（1）盐酸氯丙嗪片（12.5mg、25mg、50mg/片）含量测定法：避光操作。取本品 10 片，除去包衣后，精密称定，研细，精密称取适量（约相当于盐酸氯丙嗪 10mg），置 100ml 量瓶中，加盐酸溶液（9→1000）70ml，振摇使盐酸氯丙嗪溶解，用同一溶剂稀释至刻度，摇匀，滤过，精密量取续滤液 5ml，置 100ml 量瓶中，加同一溶剂稀释至刻度，摇匀，照紫外-可见分光光度法，在 254nm 的波长处测定吸光度，按 $C_{17}H_{19}ClN_2S \cdot HCl$ 的吸收系数（$E_{1cm}^{1\%}$）为 915 计算，即得。

（2）盐酸氯丙嗪注射液（1ml：10mg，1ml：25mg，2ml：50mg）含量测定法：避光操作。精密量取本品适量（约相当于盐酸氯丙嗪 50mg），置 250ml 量瓶中，加盐酸溶液（9→1000）至刻度，摇匀；精密量取 10ml，置 50ml 量瓶中，加盐酸溶液（9→1000）至刻度，摇匀，照紫外-可见分光光度法，在 306nm 的波长处测定吸光度，按 $C_{17}H_{19}ClN_2S \cdot HCl$ 的吸收系数（$E_{1cm}^{1\%}$）为 115 计算，即得。

由于盐酸氯丙嗪注射液中含有作为抗氧剂的维生素 C，以防止氯丙嗪红色自由基氧化产物的生成：

在 254nm 的波长处采用紫外分光光度法测定盐酸氯丙嗪含量时，因维生素 C 也有明显吸收，干扰测定，因而在其另一最大吸收波长 306nm 处测定时，维生素 C 无吸收，不产生干扰。

(3) 盐酸氯丙嗪注射液含量 USP 测定法：精密量取本品适量（约相当于盐酸氯丙嗪 100mg），置 500ml 量瓶中，以盐酸溶液（0.1mol/L）稀释至刻度，摇匀，精密量取 10ml，置 250ml 分液漏斗中，加水 20ml，加氨试液使成碱性，用乙醚振摇提取 4 次，每次 25ml，合并乙醚液，用盐酸溶液（0.1mol/L）振摇提取 4 次，每次 25ml，合并盐酸提取液置 250ml 量瓶中，通气除去残留乙醚，加盐酸溶液（0.1mol/L）稀释至刻度，摇匀，以盐酸溶液（0.1mol/L）作空白，照紫外-可见分光光度法，分别在 254nm 及 277nm 的波长处测定吸光度，并计算吸光度差值（ΔA）；另精密称取盐酸氯丙嗪对照品适量，加盐酸溶液（0.1mol/L）制成每 1 毫升中含 8μg 的溶液，同法测定，计算，即得。

吩噻嗪药物中的氧化物，经萃取也不能分离。在药物的特征峰谷吸收双波长处，如其氧化物具有等吸收，则进行吸光度差测定，即可以消除样品中氧化物对测定的干扰（图 11-3）。

《美国药典》采用此法测定盐酸氯丙嗪、盐酸三氟拉嗪等制剂的含量。盐酸氯丙嗪测定时利用的峰吸收波长为 254nm、谷吸收波长为 277nm，其氧化物在该双波长处具有等吸收。

(二) 奋乃静

1. 非水溶液滴定法 《中国药典》和《英国药典》（2010 年版）中奋乃静的原料药含量测定均采用非水碱量法。取本品约 0.15g，精密称定，加冰醋酸 20ml 溶解后，加结晶紫指示液 1 滴，用高氯酸滴定液（0.1mol/L）滴定至溶液显蓝绿色，并将滴定的结果用空白试验校正。每 1 毫升高氯酸滴定液（0.1mol/L）相当于 20.20mg 的 $C_{21}H_{26}ClN_3OS$。

2. 紫外分光光度法 《中国药典》中奋乃静片含量测定方法：取本品 20 片，除去包衣后，精密称定，研细，精密称取适量（约相当于奋乃静 10mg），置 100ml 量瓶中，加盐酸-乙醇溶液约 70ml，充分振摇使奋乃静溶解，用盐酸-乙醇溶液稀释至刻度，摇匀，滤过，精密量取续滤液 5ml，置另一 100ml 量瓶中，用盐酸-乙醇溶液稀释至刻度，摇匀，作为供试品溶液；另取奋乃静对照品适量，精密称定，用盐酸-乙醇溶液溶解并定量稀释制成每 1 毫升中约含 5μg 的溶液，作为对照品溶液。取上述两种溶液，在 258nm 的波长处分别测定吸收度，计算，即得。

3. 钯离子比色法 吩噻嗪药物在 pH 值 2±0.1 的缓冲溶液中，可与钯离子（Pd^{2+}）形成红色配合物，在 500nm 波长附近具有最大吸收，可进行比色法含量测定。

因为钯离子只与未被氧化的硫配合，当硫原子已被氧化为亚砜或砜时，则不与钯离子显色。所以，利用空白试验对照法，钯离子比色法可选择性地消除吩噻嗪药物中氧化物的干扰，准确测定未被氧化的吩噻嗪药物的含量。显色 10 分钟后完全，可稳定 2 小时左右。比色液适宜的浓度范围为 50～250μg/ml。《美国药典》采用此法对奋乃静注射液、糖浆及片剂的含量进行测定。

奋乃静糖浆含量《美国药典》测定法：精密量取本品适量（约相当于奋乃静 6mg），置 25ml 量瓶中，用水稀释至刻度，摇匀，精密量取 10ml，置 125ml 分液漏斗中，加水 25ml，加氨试液调节 pH 值为 10～11，用三氯甲烷振摇提取 4 次，每次 20ml，以置有无水硫酸钠 5g 的干燥滤纸滤过，合并滤液，置沸水浴上氮气流下蒸发至约 5ml 后，移开水浴，氮气流下吹干，残留物精密加入盐酸-乙醇溶液（取乙醇 500ml，加水 300ml，加盐酸 10ml，加水至 1000ml，摇匀）15.0ml 溶解，必要时滤过。精密量取 10ml，与氯化钯溶液（取氯化钯 100mg，置 100ml 棕色量瓶中，加盐酸 1ml 和水 50ml，沸水浴加热使溶解，冷却后，加水稀释至刻度，摇匀，30 天内使用。临用前，取 50ml，置 500ml 量瓶中，加盐酸 4ml、无水醋酸钠 4.1g，用水稀释至刻度，摇匀）15.0ml，混合均匀，必要时滤过，以试剂作空白，照紫外-可见分光光度法，在 480nm 的波长处测定吸光度；

另精密称取奋乃静对照品适量，加盐酸-乙醇溶液制成每1毫升中约含160μg的溶液，同法测定，计算，即得。

（三）盐酸硫利达嗪

高效液相色谱法具有分离模式多样、适用范围广、选择和专属性强、检测手段多样灵敏、重复性好、分析速度快等优点。各国药典中采用HPLC法对杂环类药物的含量和有关物质进行直接分析测定的比例不断增加。

《英国药典》中盐酸硫利达嗪口服液含量反相HPLC测定时，采用醋酸铵作为扫尾剂；《美国药典》中盐酸硫利达嗪片含量反相HPLC测定时，采用三乙胺作为扫尾剂（乙腈-水-三乙胺＝850：150：1）。《美国药典》中地西泮的含量及有关物质均采用乙腈流动相反相HPLC法测定。

盐酸硫利达嗪口服液含量《英国药典》测定法：用十八烷基硅烷键合硅胶为填充剂；以10％醋酸铵溶液-甲醇（10：90）为流动相，流速1.5ml/min；检测波长为263nm。取硫利达嗪对照品和苯磺酸美索达嗪对照品各适量，加乙腈-水（50：50）溶解制成每1毫升中含硫利达嗪和苯磺酸美索达嗪分别约为25μg和35μg的混合溶液，作为系统适用性试验溶液；取20μl注入液相色谱仪，记录色谱图，盐酸硫利达嗪与苯磺酸美索达嗪的分离度不低于3.0（可由甲醇的比例进行适当调节）。避光操作。

测定法：精密称取盐酸硫利达嗪口服液适量，加乙腈-水（50：50）定量稀释制成每1毫升中含硫利达嗪约为25μg的溶液作为供试品溶液，取20μl注入液相色谱仪，记录色谱图；另精密称取硫利达嗪对照品适量，用乙腈-水（50：50）溶解并定量稀释制成每1毫升中约含25μg的溶液，作为对照溶液，同法测定。按外标法以峰面积计算出每1毫升供试品中$C_{21}H_{26}N_2S_2$的含量。

第3节　苯并二氮杂䓬类药物

苯并二氮杂䓬类药物为苯环与七元含氮杂环稠合而成的有机药物，其中1，4-苯并二氮杂䓬类药物是目前临床应用最广泛的抗焦虑、抗惊厥药。《中国药典》中收载的本类药物有三唑仑、阿普唑仑、地西泮、奥沙西泮、艾司唑仑、氯硝西泮和氯氮䓬等

一、基本结构与主要理化性质

（一）典型苯并二氮杂䓬类药物的结构与物理性质

典型1，4-苯并二氮杂䓬类药物的结构如表11-8。本章重点讨论的地西泮、氯硝西泮、氯氮䓬和三唑仑，在多国药典中均收载。

表11-8　典型1，4-苯并二氮杂䓬类药物的结构与物理性质

药物名称	结构式/分子式/相对分子质量	物理性质
地西泮 （diazepam）	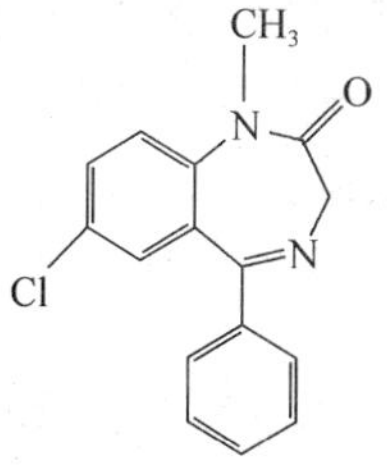 $C_{16}H_{13}ClN_2O$　284.74	白色或类白色的结晶性粉末 在丙酮或三氯甲烷中易溶，在乙醇中溶解，在水中几乎不溶 熔点130～134℃ UV（10μg/ml 0.5％硫酸甲醇溶液）$E_{1cm}^{1\%}$（λ_{max} 284nm）440～468

（续表）

药物名称	结构式/分子式/相对分子质量	物理性质
奥沙西泮 （oxazepam）	C₁₅H₁₁ClN₂O₂ 286.72	白色或类白色结晶性粉末 在乙醇、三氯甲烷或丙酮中微溶，在乙醚中极微溶 　解，在水中几乎不溶 熔点 198～202℃（dec） UV（10μg/ml 乙醇）λ_{max}229nm，315nm±2nm
氯硝西泮 （clonazepam）	C₁₅H₁₀ClN₃O₃ 315.72	微黄色或淡黄色结晶性粉末 在丙酮或三氯甲烷中略溶，在甲醇或乙醇中微溶， 　在水中几乎不溶 熔点 237～240℃ UV（10μg/ml 0.5%硫酸乙醇溶液）λ_{max} 252nm± 　2nm 与 307nm±2nm
氯氮草 （chlordiazepoxide）	C₁₆H₁₄ClN₃O 299.76	淡黄色结晶性粉末 在乙醚、三氯甲烷或二氯甲烷中溶解，在水中微溶 熔点 239～243℃（dec） UV（0.1mol/LHCl）λ_{max}（7μg/ml）245nm 与 308nm； $E_{1cm}^{1\%}$（15μg/ml，308nm）309～329
三唑仑 （triazolam）	C₁₇H₁₂Cl₂N₄ 343.21	白色或类白色结晶性粉末 在冰醋酸或三氯甲烷中易溶，在甲醇中略溶，在乙 　醇或丙酮中微溶，在水中几乎不溶 熔点 239～243℃ UV（5μg/ml 乙醇）λ_{max}221nm

（二）主要化学性质

1. 弱碱性　本类药物结构中二氮杂草七元环上的氮原子具有弱碱性，可采用非水溶液滴定法进行滴定测定。

2. 紫外光谱特性　由于二氮杂草环上的二氮原子的性质不同，在不同 pH 介质中，本类药物可形成不同的离子化状态：质子化分子（H_2A^+），中性分子（HA），或去质子化分子（A^-），从而影响其紫外光谱性质。

3. 水解特性　在强酸性溶液中，本类药物可水解，形成相应的二苯甲酮衍生物，这也是本类药物的主要有关物质。其水解产物所呈现的某些特性，也可用于本类药物的鉴别和含量测定。

4. 卤素特性　含卤素的药物，有机破坏后，可呈卤化物反应。

二、鉴别试验

（一）化学鉴别

1. 沉淀反应　一些苯并二氮杂草药物具有生物碱性质，可与生物碱沉淀剂作用。如：氯氮草的盐酸溶液（9→1000），遇碘化铋试液，生成橙红色沉淀。盐酸氟西泮的水溶液和氯硝西泮的稀盐酸溶液遇碘化铋钾试液，也生成橙红色沉淀，而后者放置后，沉淀颜色变深，可以相互区别。

2. 水解后呈芳香伯胺反应 氯氮䓬和奥沙西泮的盐酸溶液（1→2），缓慢加热煮沸，放冷，加亚硝酸钠和碱性 β-萘酚试液，生成橙红色沉淀，而后者放置颜色变暗。

其反应如下：

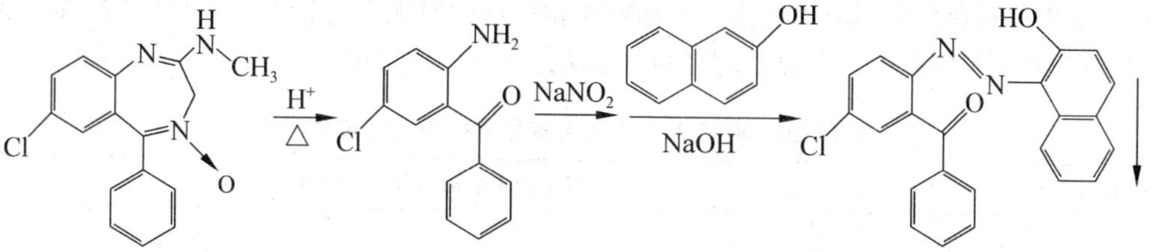

3. 硫酸-荧光反应 苯并二氮杂䓬类药物溶于硫酸后，在紫外光（365nm）下，显不同颜色的荧光。如地西泮为黄绿色；氯氮䓬为黄色；艾司唑仑为亮绿色；硝西泮则为淡蓝色。若在稀硫酸中，其荧光颜色略有差别：地西泮为黄色；氯氮䓬为紫色；艾司唑仑为天蓝色；硝西泮则为蓝绿色。

4. 分解产物的反应 本类药物大多为有机氯化合物，用氧瓶燃烧法破坏，生成氯化氢，以 5% 氢氧化钠溶液吸收，加硝酸酸化，显氯化物反应。《中国药典》用于地西泮和三唑仑的鉴别。

（二）光谱特征

本类药物均含有较大共轭体系。常利用紫外最大吸收波长，以及最大吸收波长处的吸光度或吸光度比值进行鉴别（表 11-7）。红外吸收光谱已用于大多数 1,4-苯并二氮杂䓬类药物的指纹鉴别。

（三）色谱法

苯并二氮杂䓬类药物发展很快，目前临床应用的品种不断增多。由于本类药物结构与性质相似，不易区分鉴别。因此，色谱法常被用于本类药物的专属鉴别。

如《英国药典》中氯硝西泮及氯氮䓬等采用 TLC 法鉴别；《美国药典》中地西泮及盐酸氟西泮采用 TLC 法、氯氮䓬采用 HPLC 法鉴别；《中国药典》中地西泮注射液采用 HPLC 法鉴别。

氯硝西泮 TLC 鉴别法（BP）：避光操作，试液临用前配制。取本品 8mg，加丙酮溶解并稀释至 10ml，作为供试品溶液；取氯硝西泮对照品 8mg，加丙酮溶解并稀释至 10ml，作为对照品溶液（a）；取氯硝西泮对照品 8mg 和氟硝西泮对照品 8mg，加丙酮溶解并稀释至 10ml，作为对照品溶液（b）。吸取上述三种溶液各 5μl，分别点于同一硅胶 GF$_{254}$ 薄层板上，以乙酸乙酯-硝基甲烷（15：85）为展开剂，展开后，晾干，置紫外光灯（254nm）下检视，对照品溶液（b）应显 2 个分离清晰的斑点；供试品溶液主斑点应与对照品溶液（a）主斑点的位置和大小相同。

五种常见苯并二氮杂䓬类药物的 TLC 鉴别：配制供试品溶液，取 10μl，点于硅胶 G 薄层板上，以苯-丙酮（3：2）为展开剂，饱和 15 分钟，展开 15cm，挥散溶剂，用稀硫酸喷雾，于 105℃干燥 30 分钟，置紫外灯下检视荧光斑点（表 11-9）。

表 11-9　五种常见苯并二氮杂䓬类药物的薄层色谱

药物名称	R$_f$ 值		斑点颜色*		
	单一点样	混合点样	自然光	254cm	365cm
地西泮	0.80	0.78	无色	黄色（m）	黄色（m）
氯氮䓬	0.34	0.34	无色	蓝紫色（s）	蓝紫色（w）
艾司唑仑	0.22	0.20	无色	灰紫色（m）	蓝紫色（m）
奥沙西泮	0.49	0.52	黄色	亮灰蓝色（s）	亮灰蓝色（s）
硝西泮	0.72	0.72	黄色	紫色（w）	紫色（w）

* s、m、w 分别表示荧光强度的强、中、弱

三、有关物质检查

苯并二氮杂䓬类药物在生产或储藏过程中易引入药物的中间体、副产物和分解产物等有关物质（表11-10）。

目前国内外药典多采用薄层色谱法或高效液相色谱法对他们进行有关物质检查，而三唑仑在《中国药典》及《美国药典》中都采用气相色谱法进行有关物质检查。

表 11-10　典型苯并二氮杂䓬类药物的主要有关物质

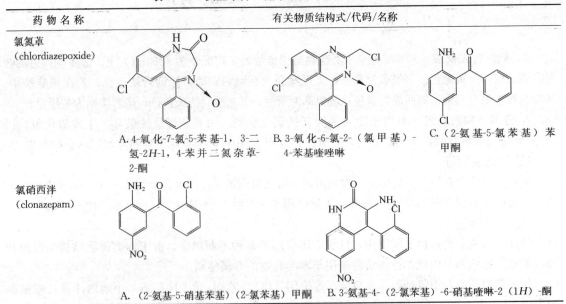

药物名称	有关物质结构式/代码/名称
氯氮䓬 （chlordiazepoxide）	A. 4-氧化-7-氯-5-苯基-1,3-二氢-2H-1,4-苯并二氮杂䓬-2-酮　　B. 3-氧化-6-氯-2-（氯甲基）-4-苯基喹唑啉　　C.（2-氨基-5-氯苯基）苯甲酮
氯硝西泮 （clonazepam）	A.（2-氨基-5-硝基苯基）（2-氯苯基）甲酮　　B. 3-氨基-4-（2-氯苯基）-6-硝基喹唑啉-2（1H）-酮

（一）氯氮䓬中有关物质的检查

1. TLC 法[《美国药典》和《英国药典》(2000 年版)]　《美国药典》（硅胶薄层）：取本品 50.0mg，加丙酮 2.5ml，振摇，待不溶颗粒下沉后，取其上清液 50μl 与（2-氨基-5-氯苯基）苯甲酮对照溶液（10μg/ml）、4-氧化-7-氯-1,3-二氢-5-苯基-2H-1,4-苯并二氮杂䓬-2-酮对照溶液（100μg/ml）各 10μl，分别点于同一硅胶薄层板上，以乙酸乙酯展开（不必预先饱和），喷以硫酸液（1mol/L）并于 105℃加热 15min 后，依次喷以亚硝酸钠溶液（1→1000）、氨基磺酸铵溶液（1→200）及 N-（1-萘基）-乙二胺盐酸盐溶液（1→1000）。供试品溶液所显杂质斑点，与对照溶液的主斑点比较，不得更大，更深。相当于其 4-氧化-7-氯-1,3-二氢-5-苯基-2H-1,4-苯并二氮杂䓬-2-酮（中间体）含量不得过 0.1%，分解产物（2-氨基-5-氯苯基）苯甲酮含量不得过 0.01%。

《英国药典》（2000 年版）（硅胶 GF254 薄层）：避光操作，试液临用前配制。取本品 0.10g，加甲苯-甲醇(8:12)溶解并稀释至 5ml，作为供试品溶液；精密量取 0.5ml 加甲苯-甲醇（8:12）稀释至 100ml，作为对照溶液（a）；取（2-氨基-5-氯苯基）苯甲酮对照品 5mg，加甲苯-甲醇（8:12）溶解并稀释至 100ml，作为对照溶液（b）。吸取对照溶液各 5μl，供试品溶液 25μl，分别点于同一硅胶 GF254 薄层板上，甲苯-乙酸乙酯-乙醇-乙二胺-水（70:15:10:4:1）为展开剂，展开后，晾干，置紫外光灯（254nm）下检视。供试品溶液所显杂质斑点，与对照溶液（a）的主斑点比较，不得更深（0.1%）。喷以 1mol/L 盐酸溶液现制的亚硝酸钠溶液（1→100），冷风吹干，再喷以盐酸 N-（1-萘基）-乙二胺的乙醇溶液（4→1000），供试品溶液如显（2-氨基-5-氯苯基）苯甲酮的紫色斑点，与对照品溶液（b）主斑点比较，不得更深（0.05%）。

2. HPLC 法[《欧洲药典》(7.0 版)] 避光操作（图 11-4），试液临用前配制。色谱条件与系统

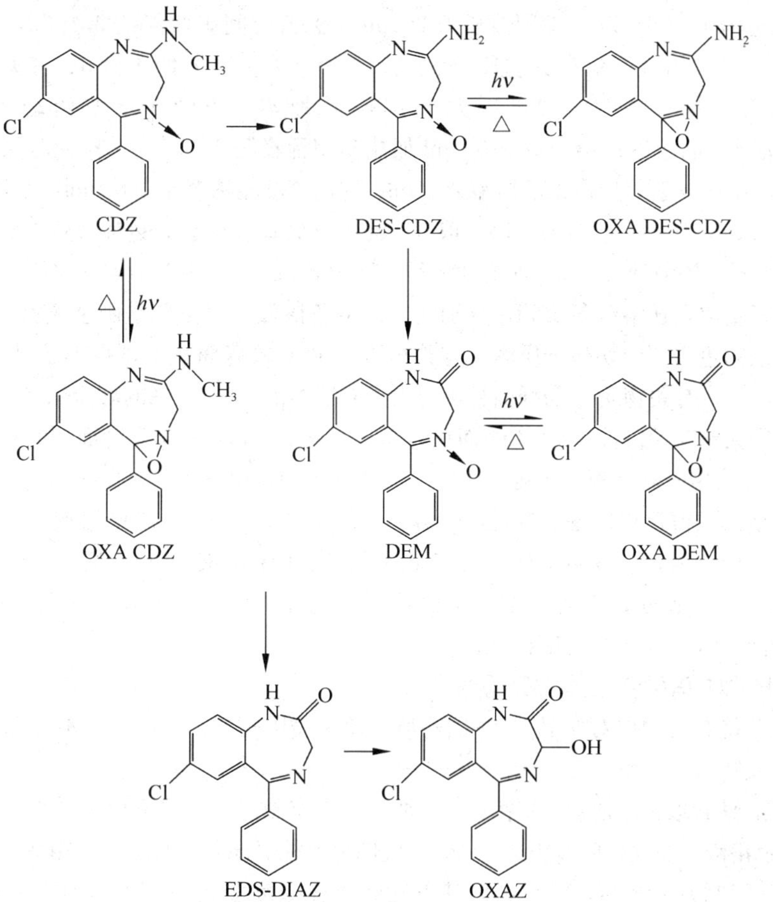

图 11-4　氯氮䓬光降解/分解产物的 HPLC 分析图

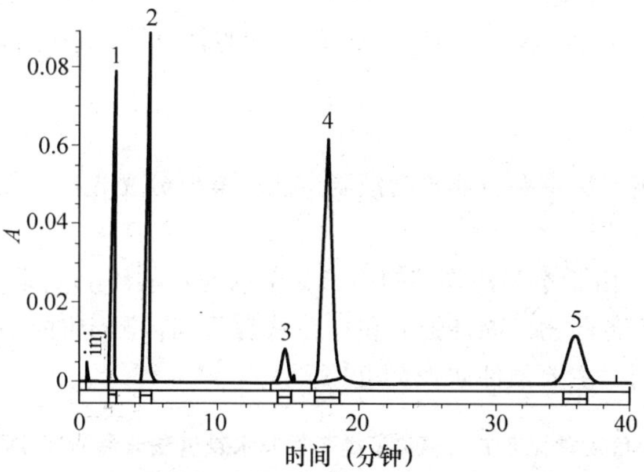

a. 代谢/光降解途径（CDZ. 氯氮䓬；DES-CDZ. 去甲基氯氮䓬；DEM. 地莫西泮；DES-DIAZ. 去甲基地西泮；

OXAZ. 奥沙西泮；CDZ 的光解产物（OXACDZ：CDZ 的氧杂氮杂环丙烷；

OXA DES-CDZ：DES-CDZ 的氧杂氮杂环丙烷；OXA DEM：DEM 的氧杂氮杂环丙烷）

b. 分降解物的 HPLC 分析图［分解产物：(1) 地莫西泮；

(2) 氯氮䓬；(3) 氧杂氮杂环丙烷；(4) 光降解；(5) 2-氨基-5-二苯甲酮]

适用性试验：用十八烷基硅烷键合硅胶为填充剂（150mm×4.6mm，5μm）；乙腈-水（50：50）为流动相，流速为1.0ml/min；检测波长为254μm。保留时间硝西泮约3.1min，氯氮䓬约3.6分钟，相对于氯氮䓬的相对保留有关物质A约为0.7、有关物质B约为2.3、有关物质C约为3.9倍；硝西泮峰和氯氮䓬峰的分离度应大于2.0。称取本品20.0mg，加流动相溶解并稀释至100.0ml，作为供试品溶液；精密量取0.5ml加流动相稀释至100.0ml，作为对照溶液（a）；取硝西泮5mg，加流动相溶解，加供试品溶液25.0ml，并用流动相稀释至100.0ml，精密量取2ml，加流动相稀释至50.0ml，作为对照溶液（b）；取（2-氨基-5-氯苯基）苯甲酮对照品4mg，加流动相溶解并稀释至100.0ml，精密量取1ml，加流动相稀释至100.0ml，作为对照溶液（c）。按上述色谱条件进行试验。准确量取上述溶液各10μl，分别注入液相色谱仪，记录色谱图至氯氮䓬峰保留时间的6倍。供试品溶液的色谱图中如显杂质峰，有关物质A和B的峰面积均不得大于对照溶液（a）主峰的峰面积（0.2%），有关物质C的峰面积不得大于对照溶液（c）主峰的峰面积（0.2%），其他杂质峰的面积均不得大于对照溶液（a）主峰面积的0.5倍（0.1%），各杂质峰面积的和（小于对照溶液（a）主峰面积0.25倍的峰除外）不得大于对照溶液（a）主峰面积的2.5倍（0.5%）。

3. "酸性溶液的澄清度"法（《中国药典》）　取本品0.50g，加盐酸溶液（9→200）25ml，振摇使溶解，溶液应澄清；如发生浑浊，与对照液（取标准铅溶液10ml，加5%碳酸氢钠溶液1ml，混匀，再加水14ml）比较，不得更浓。主要控制中间体：3-氧化-6-氯-2-（氯甲基）-4-苯基喹唑啉，其在盐酸溶液（9→200）溶解性低。

（二）三唑仑中有关物质的GC检查

由于不易获得有关物质对照品，《中国药典》及《美国药典》中对三唑仑都采用GC峰面积归一化法计算有关物质的含量。

《美国药典》法：取本品适量，精密称定，加三氯甲烷制成每1毫升中含三唑仑2mg的溶液，摇匀，作为供试品溶液。照气相色谱法试验，使用玻璃色谱柱（3mm×120cm），用酸洗并经硅烷化处理的硅藻土（60~80目）为载体，以三氟丙基甲基聚硅氧烷为固定液，涂布浓度为3%，检测器温度275℃，柱温和进样器温度均为240℃。取供试品溶液4μl注入气相色谱仪，记录时间为主成分峰保留时间的3倍，按峰面积计算，除溶剂峰外，所有杂质峰面积的总和不得超过总峰面积的1.5%。

四、含量测定

本类药物的含量测定方法主要有非水溶液滴定法、紫外分光光度法及色谱法。

（一）氯氮䓬

1. 非水溶液滴定法　由于本类药物结构中二氮杂䓬七元杂环上氮原子的弱碱性，可用非水溶液滴定法进行测定。由于各药物的碱性强弱和存在状态不同，测定时所采用的溶剂、指示剂及指示终点的方法也不尽相同，主要条件如表11-11所示。

表11-11　常见苯并二氮杂䓬类药物非水碱量法含量测定主要条件

药物名称	取样量(g)	溶　剂	指　示　剂	终点颜色
地西泮	0.2	冰醋酸、醋酐各10ml	结晶紫	绿色
氯氮䓬	0.3	冰醋酸20ml	结晶紫	蓝色
阿普唑仑	0.15	醋酐10ml	结晶紫	黄绿色

续表

药物名称	取样量(g)	溶　　剂	指　示　剂	终点颜色
艾司唑仑	0.1	醋酐 50ml	结晶紫	黄色
氯硝西泮	0.25	醋酐 35ml	盐酸耐尔蓝	黄绿色
盐酸氟西汀	0.2	醋酐 20ml	电位法	—

《中国药典》中测定氯氮䓬含量：取本品约 0.3g，精密称定，加冰醋酸 20ml 溶解后，加结晶紫指示液 1 滴，用高氯酸滴定液（0.1mol/L）滴定至溶液显蓝色，并将滴定的结果用空白试验校正。每 1 毫升高氯酸滴定液（0.1mol/L）相当于 29.98mg 的 $C_{16}H_{14}ClN_3O$。

2. 紫外分光光度法　《中国药典》中测定氯氮䓬片的含量，取本品 20 片，精密称定，研细，精密称取适量（约相当于氯氮䓬 30mg），置 100ml 量瓶中，加盐酸溶液（9→1000）70ml，充分振摇使氯氮䓬溶解，用盐酸溶液（9ml→1000ml）稀释至刻度，摇匀，滤过，精密量取续滤液 5ml，置 100ml 量瓶中，用盐酸溶液（9→1000）稀释至刻度，摇匀，在 308nm 的波长处测定吸光度，按 $C_{16}H_{14}ClN_3O$ 的吸收系数（$E_{1cm}^{1\%}$）为 319 计算，即得。

（二）地西泮

1. 紫外分光光度法　地西泮片的含量测定、溶出度、含量均匀度均采用紫外分光光度法中的吸收系数法，现以地西泮的含量均匀度和溶出度为例。

（1）地西泮的含量均匀度：取本品 1 片，置 100ml 量瓶中，加水 5ml，振摇，使药片崩解后，加 0.5％硫酸的甲醇溶液约 60ml，充分振摇使地西泮溶解，用加 0.5％硫酸的甲醇溶液稀释至刻度，摇匀，滤过，精密量取续滤液 10ml，置 25ml 量瓶中，用 0.5％硫酸的甲醇溶液稀释至刻度，摇匀，在 284nm 的波长处测定吸光度，按 $C_{16}H_{13}ClN_2O$ 的吸收系数（$E_{1cm}^{1\%}$）为 454 计算含量，应符合规定。

（2）地西泮的溶出度：取本品，以盐酸溶液（9→1000）800ml 为溶出介质，转速为每分钟 100 转，依法操作，经 20 分钟时，取溶液约 10ml，滤过，续滤液立即在 242nm 的波长处测定吸光度，按 $C_{16}H_{13}ClN_2O$ 的吸收系数（$E_{1cm}^{1\%}$）为 1018 计算每片的溶出量。限度为标示量的 75％，应符合规定。

2. 高效液相色谱法　高效液相色谱法具有分离模式多样、适用范围广、选择和专属性强、检测手段多样灵敏、重复性好、分析速度快等优点。各国药典中采用 HPLC 法对杂环类药物的含量和有关物质进行直接分析测定的比例不断增加。

《中国药典》中地西泮注射液的含量测定：用十八烷基硅烷键合硅胶为填充剂；以甲醇-水（70∶30）为流动相；检测波长为 254nm。理论板数按地西泮峰计算不低于 1500，地西泮峰和内标物质峰的分离度应符合要求。

（1）内标溶液的制备：取萘 50mg，置 25ml 量瓶中，加甲醇溶解并稀释至刻度，摇匀，即得。

（2）测定法：精密量取本品适量（约相当于地西泮 10mg），置 50ml 量瓶中，加内标溶液 10ml，用甲醇稀释至刻度，摇匀，精密量取 10μl 注入液相色谱仪，记录色谱图；另取地西泮对照品约 10mg，精密称定，同法测定。按内标法以峰面积计算，即得。

学习重点

　　本章介绍了应用广泛的三类杂环类药物（吡啶类、吩噻嗪类和苯并二氮杂䓬类）的结构、理化性质及其鉴别反应、特殊杂质来源及检查和含量测定方法。

　　吡啶类药物结构中 α、α' 位未取代的可发生吡啶环开环，杂环上的氮原子具有弱碱性，也可与一些试剂发生沉淀反应，尼可刹米吡啶环 β 位上的酰氨基取代可遇碱水解后释放出具有碱性的二乙胺，异烟肼吡啶环 γ 位上被酰肼取代基具有较强的还原性，也可与某些含羰基的化合物发生缩合反应。本类药物的分子结构中均含有芳杂环，在紫外光区有特征吸收。应掌握色谱法在本类药物的有关物质控制中的应用，如异烟肼、尼可刹米和硝苯地平。本类药物的含量测定方法主要涉及非水溶液滴定法、氧化-还原滴定法和紫外分光光度法。

　　吩噻嗪类药物的结构特征是硫氮杂蒽母核上硫原子可被氧化呈色可作鉴别，不同取代基呈色不同；未被氧化的硫可与金属离子络合，而氧化产物则无此反应；侧链上氮原子具有碱性，可用于含量测定。本类药物的硫氮杂蒽母核为共轭三环的 π 系统，一般在紫外区有三吸收峰值，分别在 205nm、254nm 和 300nm，由于 2 位、10 位上的取代基不同，可引起最大吸收峰的位移。以盐酸异丙嗪为例了解有关物质的来源和检查方法。由于本类药物临床使用多为盐酸盐，当采用非水溶液滴定法进行含量测定时须主要反应条件；原料药与不同制剂的含量测定方法的异同。

　　苯并二氮杂䓬类药物的七元环上的氮原子具有弱碱性可用于鉴别和含量测定；在不同 pH 值介质中，本类药物可形成不同的离子化状态，可影响其紫外光谱性质；在强酸性溶液中，在强酸性溶液中，本类药物可水解。

思 考 题

　　1. 为什么要检查异烟肼药物中的游离肼？检查方法有哪些？

　　2. 吡啶类药物中吡啶环结构具有哪些重要的化学性质？异烟肼、尼可刹米和硝苯地平常用的鉴别方法有哪些？

　　3. 吩噻嗪类药物常用的鉴别方法有哪些？根据其结构特点试述其方法和原理。

　　4. 试述盐酸氯丙嗪不同制剂所采用不同的含量测定方法的特点及原因。

（宋　敏）

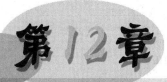

生物碱类药物的分析

生物碱（alkaloids）是一类存在于生物体内的含氮有机化合物，大多具有较复杂的氮杂环结构，并具有显著的生理活性。生物碱绝大多数存在于植物体内，少数存在于动物体内（如蟾蜍碱）。据不完全统计，有一百多个科的植物中都含有数量不等的生物碱，其中以罂粟科、防己科、茄科、小檗科、毛茛科、芸香科、夹竹桃科、马钱科及茜草科等植物中含量最多。就生物碱含量而言，低者仅约该植物的百万分之一（如长春花中长春新碱含量仅为百万分之一），高者可达百分之十左右（如黄连含小檗碱约9%），一般植物中的含量约在0.1%至1%。

自19世纪初从鸦片中发现吗啡以来，生物碱已达2000多种，其中有80多种具有特殊而显著的生理活性，广泛地应用于临床。如鸦片中的吗啡具有强烈的镇痛作用；麻黄中的麻黄碱具有止咳平喘作用；黄连中的小檗碱具有抗菌消炎作用；秋水仙碱、长春新碱等具有不同程度的抗癌作用等。由于这些天然药物从植物中提取，具有生理活性的同时也有明显的毒性，除了临床应用须十分慎重外，严格控制其质量亦尤为重要。

生物碱类药物数目较多，结构复杂，基本母核多种多样，根据其母核结构，可大致分为十几类。本章主要讨论应用较为广泛的苯烃胺类（phenhydrocarbon amines）、托烷类（tropanes）、喹啉类（quinolines）、异喹啉类（isoquinolines）及吲哚类（indoles）五大类典型生物碱药物的分析方法。

第1节 苯烃胺类药物的分析

一、化学结构与性质

（一）典型药物的化学结构

本类药物的结构特征是具有苯烃胺结构，其氮原子不结合在环内，而是在侧链上，属于脂肪胺。常见的典型药物有盐酸麻黄碱（ephedrine hydrochloride）、盐酸伪麻黄碱（pseudoephedrine hydrochloride）及秋水仙碱（colchicine）等，结构如下：

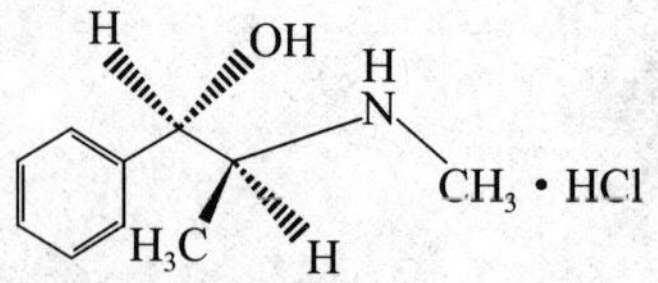

盐酸伪麻黄碱

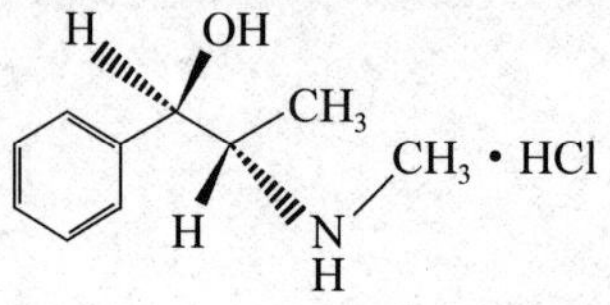

盐酸麻黄碱

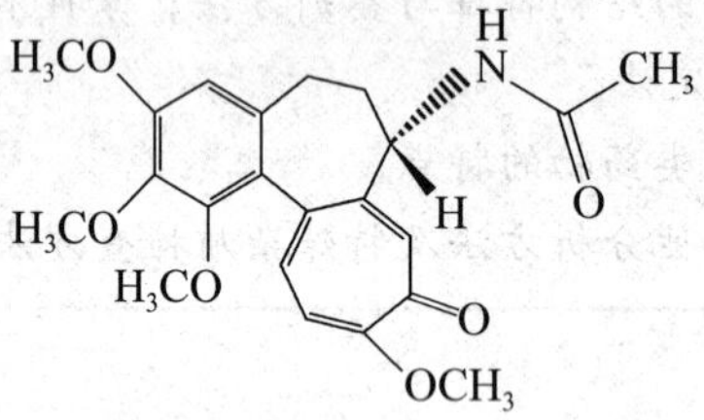

秋水仙碱

（二）主要性质

1. 碱性　麻黄碱和伪麻黄碱属于仲胺类生物碱，碱性较一般生物碱强（如麻黄碱的 pK_b 为 4.44），易与酸成盐。

2. 溶解性　由于麻黄碱和伪麻黄碱的分子量较小，其溶解性与一般生物碱不完全相同。例如，游离的麻黄碱可溶于水，也能溶于有机溶剂。

3. 光谱特征　药物分子结构中由于含有苯环、羟基、羰基及胺基，因此具有特征的紫外和红外吸收光谱，如盐酸伪麻黄碱的水溶液在 251mm、257mm、263nm 的波长处有最大吸收。

4. 旋光性　由于侧链上含有不对称碳原子，因而具有旋光性。如麻黄草中存在的麻黄碱为左旋体，而伪麻黄碱为右旋体。

典型药物及主要理化性质如表 12-1 所示。

表 12-1　典型苯烃胺类药物的理化性质

药物名称	理化性质
盐酸麻黄碱	白色针状结晶或结晶性粉末；无臭，味苦 在水中易溶，在乙醇中溶解，在三氯甲烷或乙醚中不溶 熔点 217～220℃ UV（0.5mg/ml，水溶液）：λ_{max} 251nm、257nm 与 263nm 比旋度（50mg/ml水溶液）：−33.0°～−35.5°
盐酸伪麻黄碱	白色结晶性粉末；无臭，味苦 在水中极易溶解，在乙醇中易溶，在三氯甲烷中微溶 熔点 183～186℃ UV（0.5mg/ml，水溶液）：λ_{max} 251nm、257nm 与 263nm 比旋度（50mg/ml水溶液）：+61.0°～+62.5°

药物名称	理 化 性 质
秋水仙碱	类白色至淡黄色结晶性粉末；无臭；略有引湿性；遇光色变深 在乙醇或三氯甲烷中易溶，在水中溶解（但在一定浓度的水溶液中能形成半水合物的结晶析出），在乙醚中极微溶解 UV（10μg/ml，乙醇）：λ_{max} 243nm 与 350nm，A_{243}/A_{350}＝1.7～1.9 比旋度（10mg/ml乙醇溶液）：$-240°$～$-250°$

　　麻黄碱和伪麻黄碱都是拟肾上腺素药，麻黄碱可用于治疗气喘，并具有中枢神经系统兴奋及散瞳作用。盐酸伪麻黄碱为抗过敏药物，用于减轻感冒、过敏性鼻炎及鼻窦炎引起的鼻充血症状。秋水仙碱主要用于急性痛风，对一般疼痛、炎症和慢性痛风无效；亦可抑制细胞的有丝分裂，有抗肿瘤作用，但毒性大，现已少用。

二、鉴别试验

　　除上述的一些物理性状可作为本类生物碱的鉴别外，还可利用某些物理常数（如熔点、比旋度、紫外和红外吸收光谱等）和化学特性（如与沉淀试剂、显色试剂和分子中某些结构或官能团的化学反应等）来作进一步鉴别。

（一）双缩脲反应

　　此反应为芳环侧链具有氨基醇结构生物碱的特征反应。《中国药典》中盐酸麻黄碱采用该反应进行鉴别：取本品约 10mg，加水 1ml 溶解后，加硫酸铜试液 2 滴与 20％氢氧化钠试液 1ml，即显蓝紫色；加乙醚 1ml，振摇后，放置，乙醚层即显紫红色，水层变成蓝色。

　　反应机制为盐酸麻黄碱或伪麻黄碱所含的仲胺基，在碱性溶液中与 Cu^{2+} 作用形成含不同结晶水的蓝紫色配位化合物。加入乙醚后，无水铜配位化合物 ［$(C_{10}H_{15}NO)_2CuO$］ 及含有 2 个结晶水的铜配位化合物 ［$(C_{10}H_{15}NO)_2CuO \cdot 2H_2O$］ 进入乙醚层，显紫红色；具有 4 个结晶水的配位化合物 ［$(C_{10}H_{15}NO)_2CuO \cdot 4H_2O$］ 则溶于水层显蓝色。反应式如下：

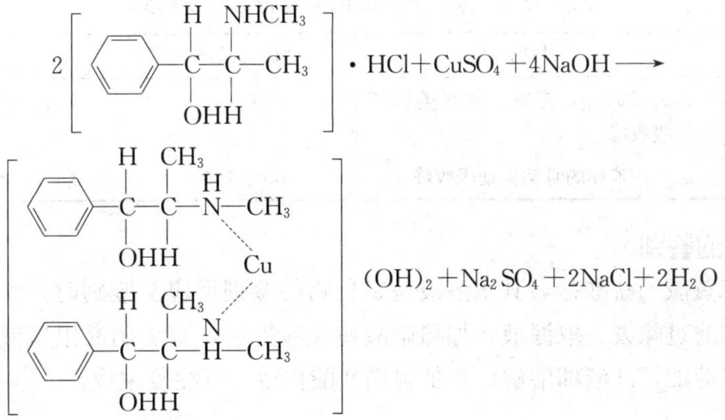

（二）光谱鉴别法

　　1. 紫外吸收光谱法　本类生物碱药物含有芳环或共轭双键结构，因此在紫外光谱中常有一个或几个特征峰，可作为鉴别的依据。通常比较 λ_{max}，λ_{min} 或二者吸收度的比值；比较与对照品吸收光谱或吸收系数的一致性，进行鉴别。如《中国药典》对盐酸伪麻黄碱的鉴别之一即是采用紫外光谱法。方法：取本品，加水制成 0.5mg/ml 的溶液，照紫外分光光度法测定，在 251nm、257nm 与 263nm 波长处有最大吸收。《中国药典》中对秋水仙碱的鉴别采用了吸收度比值法。方法是：

取本品，加乙醇溶解并稀释制成 $10\mu g/ml$ 的溶液，照紫外-可见分光光度法，在 243nm 与 350nm 波长处测定吸光度，243nm 波长处的吸光度与 350nm 波长处的吸光度比值应为 1.7～1.9。

2. 红外吸收光谱法 红外光谱能反映分子的结构特点及微细结构，专属性强、准确度高，是鉴别药物的有效方法。各国药典广泛采用本法，即将药品在规定条件下获得的红外吸收光谱与《药品红外光谱集》中的相应标准图谱比较，峰形、峰位、相对强度均应一致。盐酸麻黄碱、盐酸伪麻黄碱和秋水仙碱在《中国药典》中均可采用它们的红外光谱进行鉴别。如盐酸麻黄碱的鉴别，《中国药典》规定，本品的红外吸收图谱应与对照的图谱（光谱集 387 图）一致。其图谱（图 12-1）及主要特征峰（表 12-2）如下：

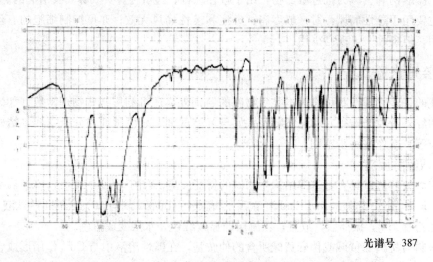

光谱号 387

图 12-1　盐酸麻黄碱的红外吸收光谱

表 12-2　盐酸麻黄碱的主要特征峰及归属

波数（cm^{-1}）	归属	波数（cm^{-1}）	归属
3320	ν_{O-H}、ν_{N-H}，羟基、仲胺类特征吸收峰	1050	ν_{C-O}，C—O 键特征吸收峰
1450、1580	ν_{C-C}，苯环的骨架振动吸收峰	700、750	δ_{C-H}，苯环面外弯曲振动

（三）氯化物的鉴别

麻黄碱和伪麻黄碱的盐酸盐，其水溶液显氯化物的鉴别反应。鉴别时，须先加氨试液使成碱性，将析出的沉淀滤过除去。取滤液，加稀硝酸使成酸性后，滴加硝酸银试液，即生成白色凝乳状沉淀；分离，沉淀加氨试液即溶解，再加稀硝酸酸化后，沉淀复生成。

三、特殊杂质检查

生物碱类药物大多是从植物中提取，部分也由人工合成。由于其结构复杂，生产工艺长，在生产或贮藏过程中易引入结构相近的其他生物碱，而这些生物碱一般均有特殊的生理活性和毒性。为了保证用药安全、有效，必须对生物碱类药物中存在的特殊杂质加以严格控制。

（一）有关物质的检查

麻黄碱和伪麻黄碱是从麻黄科植物草麻黄、中麻黄或木贼麻黄中提取出的一类生物碱，它们互为旋光异构体。麻黄中含有多种结构相似的生物碱，含量较多的为（－）麻黄碱和（＋）伪麻黄碱，此外尚有少量（－）N-甲基麻黄碱、（－）-去甲基麻黄碱、（＋）N-甲基伪麻黄碱和（＋）-去甲伪麻黄碱。对于这些与药物结构及性质相似的杂质，需分离后再检查。色谱法可以分离并检测药物中的杂质，所以在杂质检查中应用日益增多。《中国药典》对盐酸麻黄碱、盐酸伪麻黄碱及秋水仙碱中有关物质的检查均采用高效液相色谱法。如盐酸伪麻黄碱中有关物质的检查：

取本品，加流动相溶解并制成每 1 毫升中含 2mg 的溶液，作为供试品溶液；精密量取适量，加流动相稀释制成每 1 毫升中含 10μg 的溶液作为对照溶液（1）；取盐酸麻黄碱对照品 10mg，置 100ml 量瓶中，加供试品溶液 5ml，用流动相溶解并稀释至刻度，摇匀，作为对照溶液（2）。照高效液相色谱法（附录VD）测定。用苯基硅烷键合硅胶为填充剂；以 1.16% 醋酸铵溶液-甲醇（94∶6，用醋酸调节 pH 值至 4.0）为流动相；检测波长为 257nm。理论板数按伪麻黄碱峰计算不低于 2000，伪麻黄碱峰与麻黄碱峰的分离度应大于 2.0。取对照溶液（2）20μl，注入液相色谱仪，调节检测灵敏度，使两主成分色谱峰的峰高为满量程的 50% 以上，精密量取供试品溶液与对照溶液（1）各 20μl，分别注入液相色谱仪中，记录色谱图至伪麻黄碱峰保留时间的 2 倍。供试品溶液的色谱图中如有杂质峰，单个杂质峰面积不得大于对照溶液（1）主峰面积（0.5%）；各杂质峰面积的和不得大于对照溶液（1）主峰面积的 2 倍（1.0%），小于对照溶液（1）主峰面积 0.1 倍的峰可忽略不计。

（二）其他生物碱的检查

秋水仙碱是从百合科植物丽江山慈菇的球茎中提取得到的一种生物碱，在微生物和酶的作用下往往会发生不同程度的降解，得到降解型化合物，其主要降解产物为去甲秋水仙碱。这些酶降解的产物在新鲜的植物中含量较低，而在干的植物中，特别是在干花和干叶子中含量相对较高。《中国药典》利用显色反应检查秋水仙碱中的去甲秋水仙碱，原理为去甲秋水仙碱的分子结构中由于脱去甲基而生成了酚羟基，向其水溶液加三氯化铁试液，酚羟基可与 Fe^{3+} 离子配位显色。方法：取本品 0.05g，加水 5ml 溶解后，加三氯化铁试液 0.1ml，摇匀，如显绿色，与同体积的对照溶液（取比色用氯化钴液 1ml、比色用重铬酸钾液 1.5ml 与比色用硫酸铜液 2.5ml，摇匀，即得）比较，不得更深。

（三）残留溶剂的检查

对于游离生物碱及其盐类一般采用有机溶剂提取法。因此，用于提取生物碱的有机溶剂常常会残留在生物碱类药物中。《中国药典》采用气相色谱法对秋水仙碱中残留的乙酸乙酯和三氯甲烷进行检查，方法如下：

取本品约 0.3g，精密称定，置 20ml 顶空瓶中，精密加水 10ml 使溶解，密封，作为供试品溶液；分别精密称取乙酸乙酯与三氯甲烷各适量，加水定量稀释制成每 1 毫升中约含 0.75mg 与 3μg 的混合溶液，精密量取 10ml，置 20ml 顶空瓶中，密封，作为对照品溶液。照残留溶剂测定法（附录ⅧP 第一法）试验，以聚乙二醇（PEG-20M）（或极性相近）为固定液，柱温为 75℃，进样口温度为 200℃，检测器温度为 250℃，顶空瓶平衡温度为 80℃，平衡时间为 30 分钟。取对照品溶液顶空进样，乙酸乙酯峰与三氯甲烷峰分离度应符合要求。精密量取供试品溶液与对照品溶液分别顶空进样，记录色谱图。按外标法以峰面积计算，含乙酸乙酯不得过 6.0%，含三氯甲烷不得过 0.01%。

四、含量测定

本类药物具有苯烃胺的基本结构，氮原子不在环状结构内，而在侧链上，利用仲胺氮的弱碱性，原料药多采用非水溶液滴定法，而制剂常采用高效液相色谱法进行含量测定，现就应用广泛的这两种含量测定方法进行讨论。

（一）非水溶液滴定法

非水溶液滴定法是在非水溶剂中进行的酸碱滴定法。本类药物的结构特征为脂肪胺，碱性虽然较一般生物碱强，但其强度却不能满足水溶液滴定的要求（$CK_b < 10^{-8}$），在水溶液中进行滴定时没有明显的滴定突跃，难于掌握终点，无法准确定量。而在非水酸性介质中，只要在水溶液中的 pK_b 值小于 10，都能被冰醋酸均化到溶剂醋酸根（Ac^-）的水平，相对碱强度显著增强，因而使滴定突跃增大，滴定能顺利进行。故各国药典中对苯烃胺类药物的原料药的测定，基本上均采用非水溶液滴定法。所用溶剂大多是冰醋酸或冰醋酸-醋酐等酸性介质，滴定液为高氯酸的冰醋酸溶液，用指示剂法或电位法确定终点。

1. 基本原理 采用非水溶液滴定法测定本类药物时，游离的生物碱可用高氯酸滴定液直接滴定。例如秋水仙碱，滴定使其生成生物碱的高氯酸盐。反应式：

$$B + HClO_4 \longrightarrow BH^+ \cdot ClO_4^-$$

生物碱类药物，除少数以游离生物碱的形式供药用外，绝大多数生物碱类药物在临床上都用其盐类。生物碱盐的滴定过程，实际上是一个置换反应，即强酸滴定液置换出与生物碱结合的较弱的酸，反应原理可用下列通式表示：

$$BH^+ \cdot A^- + HClO_4 \longrightarrow BH^+ \cdot ClO_4^- + HA$$

式中 $BH^+ \cdot A^-$ 表示生物碱盐，HA 表示被置换出的弱酸。由于被置换出的 HA 酸性强弱不同，对滴定反应的影响也不同。若置换出的 HA 酸性较强时，反应不能定量完成，因此在实际滴定中，应根据化学平衡的理论除去或降低滴定反应产生的 HA，使反应顺利完成。

2. 一般方法 除另有规定外，通常是取经适当方法干燥的供试品适量，加冰醋酸 10～30ml 溶解（必要时可温热）。若供试品为氢卤酸盐，应再加 5% 的醋酸汞的冰醋酸溶液 3～5ml，加各品种项下规定的指示剂 1～2 滴（或以电位滴定法指示终点），用 0.1mol/L 的高氯酸滴定液滴定至终点，终点颜色应以电位滴定时的突跃点为准，并做空白试验。

3. 测定条件的选择

（1）适用范围及溶剂的选择：非水溶液滴定法主要用于在水溶液中不能被滴定的生物碱以及生物碱盐的含量测定。一般来说生物碱的 K_b 在 $10^{-8} \sim 10^{-10}$ 时，宜选用冰醋酸作溶剂；K_b 处于 $10^{-10} \sim 10^{-12}$ 时，宜选用冰醋酸与醋酐的混合液为溶剂，因为醋酐离解生成醋酐合乙酰阳离子是比醋酸合质子更强的酸。K_b 小于 10^{-12} 时，应用醋酐作溶剂。

（2）酸根的影响：在生物碱盐的滴定中，与之成盐的酸在冰醋酸中的酸性强弱对滴定能否顺利进行有关。无机酸在冰醋酸中的酸性以下列次序递减：

$$HClO_4 > HBr > H_2SO_4 > HCl > HSO_4^- > HNO_3 > H_3PO_4$$

前面已提到，若在滴定过程被置换出的 HA 酸性较强，则反应不能进行到底，如测定生物碱的氢卤酸盐时，由于被置换出的氢卤酸的酸性较强，影响滴定终点，需要处理。一般处理的方法是加入定量的醋酸汞的冰醋酸溶液，使其生成在醋酸中难以解离的卤化汞，这样在进行滴定反应时，醋酸实际上就是滴定反应的产物，因而反应进行得很完全。

$$2BH^+ \cdot X^- + Hg(Ac)_2 \longrightarrow 2BH^+ \cdot Ac^- + HgX_2$$

$$BH^+ \cdot Ac^- + HClO_4 \longrightarrow BH^+ \cdot ClO_4^- + HAc$$

加入的醋酸汞量不足时，将影响滴定终点的判断，而使测定结果偏低；过量的醋酸汞（理论量的 1～3 倍）不影响测定结果。

（3）指示终点方法的选择：指示终点常用电位法和指示剂法，《中国药典》生物碱类药物大多采用结晶紫作指示剂。秋水仙碱采用电位法指示终点，指示剂的终点判断是依靠电位法的对比来确定的。在冰醋酸作溶剂，用高氯酸滴定碱时，结晶紫碱式色为紫色，酸式色为黄色。在不同的酸度下，变色较为复杂，由碱式区域到酸式区域的颜色变化为紫、蓝、蓝绿、绿、黄绿、黄。在滴定不同强度碱时，终点颜色不同。滴定较强生物碱应以蓝色为终点，如硫酸阿托品、氢溴酸东莨菪碱等；碱性次之以蓝绿色或绿色为终点如盐酸麻黄碱、盐酸伪麻黄碱等。

4. 测定实例

（1）游离生物碱药物的测定：游离的生物碱可用高氯酸滴定液直接滴定，例如秋水仙碱。在滴定秋水仙碱时，因其在冰醋酸中显较弱的碱性，因此加入适量醋酐。醋酐解离生成的醋酐合乙酰氧离子比醋酸合质子的酸性还强，有利于秋水仙碱碱性的增强，使滴定突跃敏锐。《中国药典》对秋水仙碱的含量测定方法为：取本品约 0.25g，精密称定，加无水冰醋酸 50ml 使溶解，加醋酐 5ml，照电位滴定法（附录 VII A），用高氯酸滴定液（0.1mol/L）滴定，并将滴定结果用空白试验校正。每 1 毫升高氯酸滴定液（0.1mol/L）相当于 39.94mg 的 $C_{22}H_{25}NO_6$。

（2）盐酸盐类药物的测定：苯烃胺类生物碱大多以盐酸盐形式存在，如盐酸麻黄碱、盐酸伪麻黄碱等。用高氯酸滴定液滴定其盐酸盐，置换出盐酸。

$$BH^+ \cdot Cl^- + HClO_4 \longrightarrow BH^+ \cdot ClO_4^- + HCl$$

由于盐酸在冰醋酸中的酸性较强，影响滴定进行，须先加入过量的醋酸汞冰醋酸溶液，使盐酸生成难解离的氯化汞，而盐酸盐转化为醋酸盐。然后再用高氯酸滴定液滴定。

$$2BH^+ \cdot Cl^- + Hg(Ac)_2 \longrightarrow 2BH^+ \cdot Ac^- + HgCl_2$$

$$BH^+ \cdot Ac^- + HClO_4 \longrightarrow BH^+ \cdot ClO_4^- + HAc$$

《中国药典》关于盐酸伪麻黄碱的含量测定方法：取本品约 0.3g，精密称定，加冰醋酸 10ml，微温溶解后，加醋酸汞试液 6ml 与结晶紫指示液 1 滴，用高氯酸滴定液（0.1mol/L）滴定至溶液显蓝绿色，并将滴定结果用空白试验校正。每 1 毫升高氯酸滴定液（0.1mol/L）相当于 20.17mg 的 $C_{10}H_{15}NO \cdot HCl$。

（二）高效液相色谱法

高效液相色谱法多用于本类药物的片剂和注射液的含量测定。例如《中国药典》采用高效液相色谱法测定秋水仙碱片、盐酸麻黄碱注射液和盐酸麻黄碱滴鼻液的含量。

1. 应用示例一　秋水仙碱片的含量测定。

（1）色谱条件与系统适用性试验：用辛烷基硅烷键合硅胶为填充剂；以甲醇-水（40∶60）为流动相；检测波长为 254nm。理论板数按秋水仙碱峰计算不低于 5000，秋水仙碱峰与相邻色谱峰的分离度应符合要求。

（2）测定法：取本品 20 片，精密称定，研细，精密称取适量（约相当于秋水仙碱 1mg），置 100ml 量瓶中，加水适量，振摇 1 小时使秋水仙碱溶解，用水稀释至刻度，摇匀，滤过，精密量取续滤液 20μl 注入液相色谱仪，记录色谱图；另取秋水仙碱对照品，精密称定，加水溶解并定量稀释制成每 1 毫升中约含 10μg 的溶液，同法测定。按外标法以峰面积计算，即得。

2. 应用示例二　盐酸麻黄碱注射液和盐酸麻黄碱滴鼻液的含量测定。

（1）色谱条件与系统适用性试验：用十八烷基硅烷键合硅胶为填充剂；以磷酸盐缓冲液（取磷酸二氢钾 6.8g，三乙胺 5ml，磷酸 4ml，加水至 1000ml，用稀磷酸或氢氧化钠试液调节 pH 值至 3.0±0.1）-乙腈（90∶10）为流动相；检测波长为 210nm。理论板数按盐酸麻黄碱峰计算不低于 3000，盐酸麻黄碱峰与相邻杂质峰的分离度应符合要求。

（2）测定法：精密量取本品适量，用流动相稀释制成 1ml 中约含 30μg 的溶液，精密量取 10μl 注入液相色谱仪，记录色谱图；另取盐酸麻黄碱对照品，同法测定。按外标法以峰面积计算，即得。

第 2 节　托烷类药物的分析

一、化学结构与性质

（一）典型药物的化学结构

本类生物碱可分为颠茄生物碱和古柯生物碱两类，典型药物有硫酸阿托品（atropine sulfate）、氢溴酸东莨菪碱（scopolamine hydrobromide）和氢溴酸山莨菪碱（anisodamine hydrobromide），其植物来源见表 12-3。莨菪碱是从茄科植物颠茄、曼陀罗等提取的生物碱。天然存在于植物中的是不稳定的左旋莨菪碱，经提取处理得到比较稳定的消旋莨菪碱，即阿托品。氢溴酸后马托品（homatropine hydrobromide）是人工合成的短效 M 受体阻断药，临床上使用它们的硫酸盐或氢溴酸盐。

表 12-3　阿托品类生物碱的来源

植物名称	含主要生物碱	植物名称	含主要生物碱
颠茄（Atropa belladonna）	莨菪碱	莨菪（Hyoscyamus niger）	东莨菪碱、莨菪碱
曼陀罗（Datura stramonium）	莨菪碱	唐古特莨菪（Scopolia tangutica）	山莨菪碱
南洋金花（Datura metal 白曼陀罗）	东莨菪碱		

典型托烷类药物的结构如下：

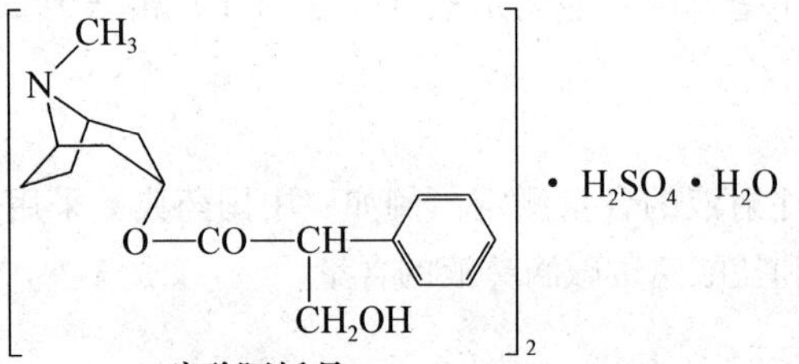

硫酸阿托品

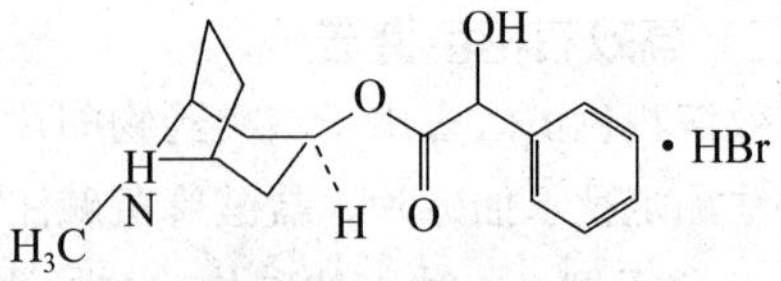

氢溴酸后马托品

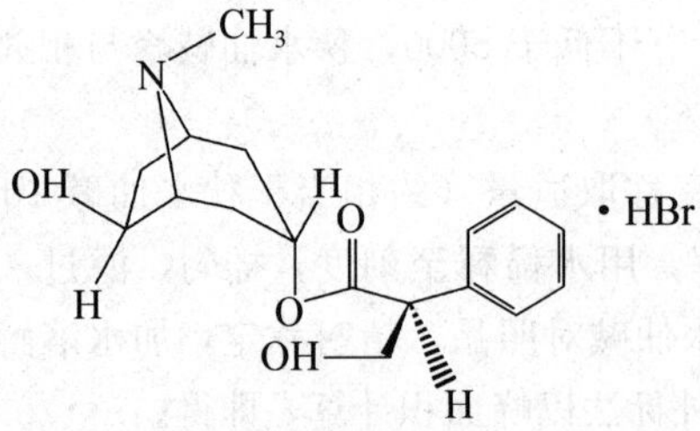

氢溴酸山莨菪碱

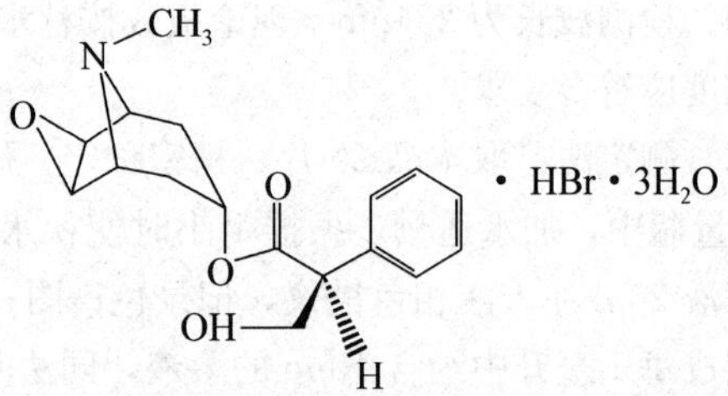

氢溴酸东莨菪碱

由以上结构可见，本类药物是由莨菪烷（托烷）衍生的氨基醇与不同的有机酸缩合而成的酯类生物碱。

（二）主要性质

典型药物及其物理性质如表 12-4 所示。

表 12-4　典型托烷类药物的物理性质

药物名称	物 理 性 质
硫酸阿托品	无色结晶或白色结晶性粉末；无臭 在水中极易溶解，在乙醇中易溶 熔点～190℃（干燥品） 外消旋体，无旋光性
氢溴酸东莨菪碱	无色结晶或白色结晶性粉末；无臭，微有风化性 在水中易溶，在乙醇中略溶，在三氯甲烷中极微溶解，在乙醚中不溶 熔点 195～199℃ 比旋度（50mg/ml 水溶液）：－24°～－27°
氢溴酸山莨菪碱	白色结晶或结晶性粉末；无臭 在水中极易溶解，在乙醇中易溶，在丙酮中微溶 熔点 176～181℃ 比旋度（0.1g/ml 水溶液）：－9.0°～－11.5°
氢溴酸后马托品	白色结晶或结晶性粉末；无臭，遇光易变质 在水中易溶，在乙醇中略溶，在乙醚中不溶 熔点 214～217℃

从分子结构还可得出以下性质：

1. 碱性　分子结构中，氮原子位于五元脂环上，故碱性较强（如阿托品的 pK_{b1} 为 4.35），易与酸成盐。临床上使用它们的硫酸盐或氢溴酸盐。

2. 水解性　本类药物由于具有酯的结构，因而易水解，水解产物可用于鉴别。以阿托品为例，水解生成莨菪醇（Ⅰ）和莨菪酸（Ⅱ），其反应式如下：

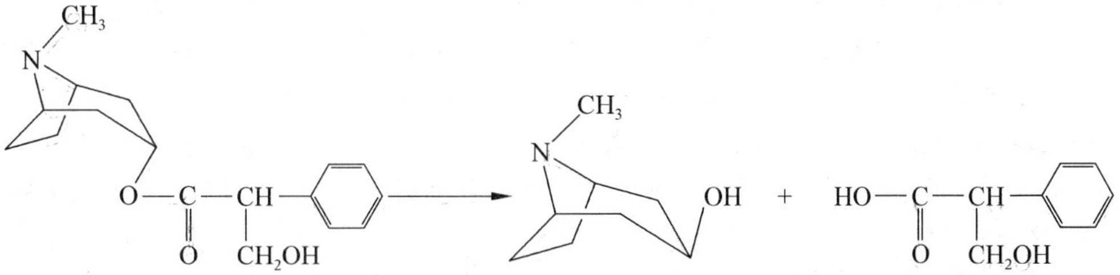

3. 光谱特征　分子结构中含有苯环、羰基、羟基及胺基，具有特征的紫外和红外吸收光谱。

本类药物为 M 胆碱受体阻滞剂，药理作用极为广泛。对中枢神经系统有抑制和兴奋双相调节作用，能抑制腺体分泌、解除平滑肌痉挛等。如莨菪碱和阿托品，均有解热镇痛、解磷中毒和散大瞳孔等作用；东莨菪碱与莨菪碱生物活性相似，常用作防晕和镇静药物。

二、鉴别试验

（一）Vitaili 反应

此反应为托烷类生物碱的特征反应。以硫酸阿托品《中国药典》的鉴别为例：取本品约 10mg，加发烟硝酸 5 滴，置水浴上蒸干，得黄色残渣，放冷，加乙醇 2～3 滴湿润，加固体氢氧化钾一小粒，显深紫色。

反应原理为阿托品、东莨菪碱、山莨菪碱等托烷类生物碱与发烟硝酸共热，水解，并得到黄色莨菪酸的三硝基衍生物，遇醇制氢氧化钾即显深紫色。反应式如下：

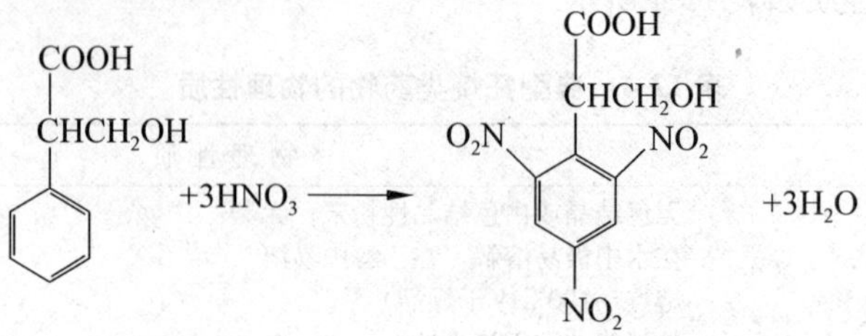

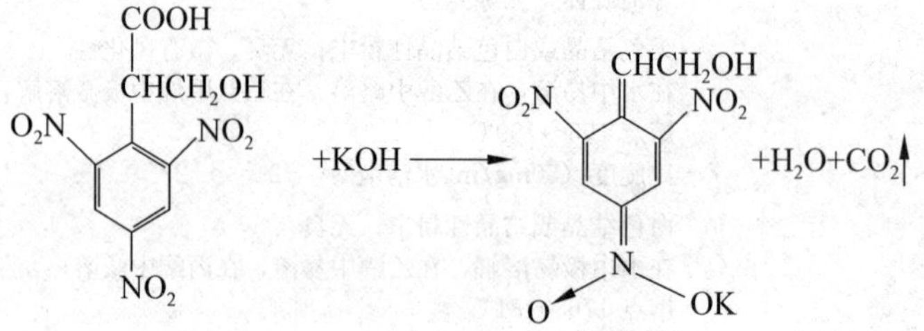

(深紫色)

若供试品量少，形成紫色不明显时，可投入氢氧化钾颗粒少许，即可在氢氧化钾表面形成深紫色。后马托品不具有莨菪酸结构，故无此反应，可作区别。

(二) 沉淀反应

在酸性条件下，大多数生物碱可与生物碱沉淀试剂，如碘化钾-碘、碘化铋钾、碘化汞钾、硅钨酸、磷钨酸、二氯化汞等反应生成难溶性盐、复盐或配位化合物沉淀，用于该生物碱的鉴别。阿托品、莨菪碱具有较强的碱性，可与二氯化汞作用，析出黄色氧化汞沉淀，加热后可转变为红色。反应通式：

$$2B + HgCl_2 + H_2O \longrightarrow HgO\downarrow + 2B \cdot HCl$$

如二氯化汞试液加至过量，将有阿托品或莨菪碱与氯化汞结合所生成的复盐结晶析出。东莨菪碱遇二氯化汞试液仅生成白色复盐沉淀，与阿托品和莨菪碱有区别。《中国药典》中氢溴酸东莨菪碱的鉴别方法如下：取本品约 10mg，加水 1ml 溶解后，置分液漏斗中，加氨试液使成碱性后，加三氯甲烷 5ml，振摇，分取三氯甲烷液，置水浴上蒸干，残渣中加二氯化汞的乙醇溶液（取二氯化汞 2g，加 60% 乙醇使成 100ml）1.5ml，即生成白色沉淀（与阿托品及后马托品的区别）。

(三) 氧化反应

本类药物水解后，生成的莨菪酸容易被氧化。少量的生物碱与硫酸和一小粒重铬酸钾在加热的条件下，发生氧化反应，生成苯甲醛，而逸出类似苦杏仁的臭味。其反应式为：

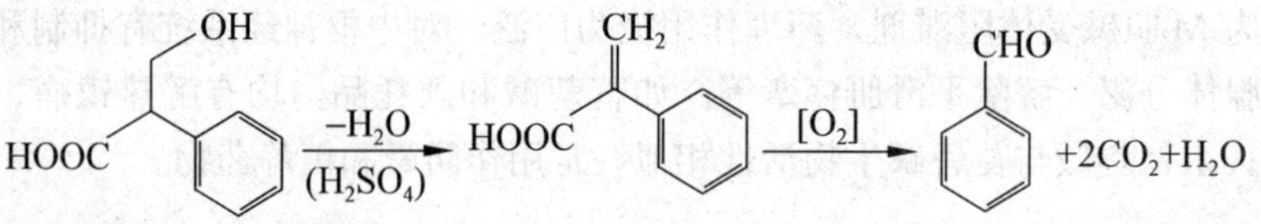

(四) 硫酸盐和溴化物的反应

本类药物常以硫酸盐或溴化物的形式存在，因而其水溶液显硫酸盐或溴化物的鉴别反应。

1. 硫酸盐的鉴别　对于硫酸阿托品，可以通过以下方法鉴别其水溶液中的硫酸盐。

(1) 取供试品溶液，滴加氯化钡试液，即生成白色沉淀；分离，沉淀在盐酸或硝酸中均不溶解。

(2) 取供试品溶液，滴加醋酸铅试液，即生成白色沉淀；分离，沉淀在醋酸铵试液或氢氧化钠试液中溶解。

（3）取供试品溶液，加盐酸，不生成白色沉淀（与硫代硫酸盐区别）。

2. 溴化物的鉴别

（1）取供试品溶液，滴加硝酸银试液，即生成淡黄色凝乳状沉淀；分离，沉淀能在氨试液中微溶，但在硝酸中几乎不溶。

（2）取供试品溶液，滴加氯试液，溴即游离，加三氯甲烷振摇，三氯甲烷层显黄色或红棕色。

（五）红外吸收光谱

《中国药典》中，硫酸阿托品、氢溴酸后马托品、氢溴酸东莨菪碱及氢溴酸山莨菪碱均可利用它们的红外吸收光谱进行鉴别，要求与对照的标准图谱一致。

（六）高效液相色谱法

《中国药典》根据高效液相色谱峰的保留时间鉴别氢溴酸后马托品。方法：取有关物质检查项下的供试品溶液，作为供试品溶液。另取氢溴酸后马托品对照品，加流动相溶解并稀释制成每1毫升中约含2mg的溶液，作为对照品溶液。照有关物质项下的色谱条件，量取供试品溶液和对照品溶液各 $10\mu l$，分别注入液相色谱仪，记录色谱图，供试品溶液主峰的保留时间应与对照品溶液主峰的保留时间一致。

三、特殊杂质检查

（一）有关物质的检查

反相高效液相色谱法在生物碱类药物有关物质的检查中应用最广，该方法大多采用化学键合相为固定相，如十八烷基硅烷键合硅胶、辛烷基硅烷键合硅胶等。对于碱性较强的生物碱类药物，可在流动相中加入离子对试剂，其中所含的反离子与待测离子（呈离解状态的药物）作用生成电中性的离子对，可以增加药物与非极性固定相之间的相互作用，从而改善分离。常用的离子对试剂有戊烷磺酸钠、己烷磺酸钠、庚烷磺酸钠、十二烷基磺酸钠等。《中国药典》对硫酸阿托品、氢溴酸东莨菪碱及氢溴酸后马托品中有关物质的检查均采用高效液相色谱法。如硫酸阿托品中有关物质的检查方法见第4章第5节。

（二）其他生物碱的检查

在生物碱提取过程中，由于提取工艺的原因，可能会引入结构相近的其他生物碱。《中国药典》规定，对药物中存在的其他生物碱应进行限量检查。

1. 薄层色谱法 薄层色谱法由于具有设备简单、操作简便、分离速度快，灵敏度和分辨率较高等优点，被许多国家药典用于药物中杂质的检查。《中国药典》采用薄层色谱法对氢溴酸山莨菪碱中其他生物碱进行检查，方法如下：取本品与氢溴酸山莨菪碱对照品，分别加甲醇制成每1毫升中含10mg的溶液。照薄层色谱法（附录ⅤB）试验，吸取上述两种溶液各 $10\mu l$，分别点于同一氧化铝（中性，活度Ⅱ～Ⅲ级）薄层板上，用三氯甲烷-无水乙醇（95：5）为展开剂，展开，晾干，喷以稀碘化铋钾试液-碘化钾碘试液（1：1）。供试品溶液除显一个与对照品溶液主斑点位置相同的灰黑色斑点外，不得显其他斑点。

2. 沉淀反应 氢溴酸东莨菪碱的水溶液中加入氨试液不得发生浑浊。当有其他生物碱，如阿扑阿托品（apoatropine，脱水阿托品）、颠茄碱（belladonine）等存在时，则产生浑浊。本品水溶液加入氢氧化钾试液，则有东莨菪碱析出，溶液显浑浊；但因东莨菪碱在碱性条件下可水解，生成异东莨菪醇和莨菪酸，前者在水中溶解，后者生成钾盐在水溶液中也能溶解，故可使瞬即发生的浑浊消失。如《中国药典》氢溴酸东莨菪碱中其他生物碱的检查：

取本品 0.10g，加水 2ml 溶解后，分成两等份：一份中加氨试液 2～3 滴，不得发生浑浊；另一份中加氢氧化钾试液数滴，只许发生瞬即消失的类白色浑浊。

《英国药典》（2010 年版）对氢溴酸东莨菪碱中其他生物碱及分解产物的检查采用薄层色谱法：

取本品 0.2g，加甲醇溶解并稀释至 10ml，作为供试品溶液；精密量取 1ml，加甲醇稀释至 100ml，作为对照液（a）；取对照液（a）5ml，加甲醇稀释至 10ml，作为对照液（b）。照薄层色谱法试验，吸取上述溶液各 10μl，分别点于同一硅胶 G 薄层板上，以浓氨溶液-甲醇-丙酮-三氯甲烷（2∶10∶30∶50）为展开剂，展开后，于 105℃干燥 15 分钟，冷却后，喷稀碘化铋钾试液显色。供试品溶液除主斑点及起点处的黄色斑点外，其他杂质斑点的颜色与对照液（a）的主斑点比较均不得更深（1.0%），比对照液（b）主斑点颜色更深的杂质斑点不得多于 1 个（0.5%）。

（三）旋光性杂质的检查

利用旋光性质的差异，用于硫酸阿托品中"莨菪碱"的检查。阿托品由左旋体莨菪碱经消旋化制得，无旋光性。莨菪碱因消旋不完全而引入，具有左旋光性，以此差异进行检查。《中国药典》方法：取本品，按干燥品计算，加水溶解并制成每 1 毫升中含 50mg 的溶液，依法测定（附录 Ⅵ E），旋光度不得过－0.40°。

（四）易氧化物的检查

氢溴酸东莨菪碱是从茄科植物颠茄、白曼陀罗、莨菪等中提取得到的莨菪碱的氢溴酸盐，在其制备过程中可能引入还原性杂质，如阿扑东莨菪碱（即脱水东莨菪碱，aposcopolamine）及其他含有不饱和双键的有机物质。它们的紫外吸收最大波长红移，可使高锰酸钾溶液褪色。

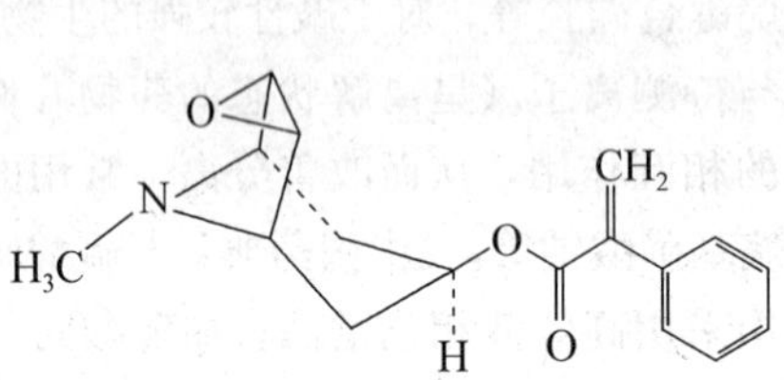

阿扑东莨菪碱 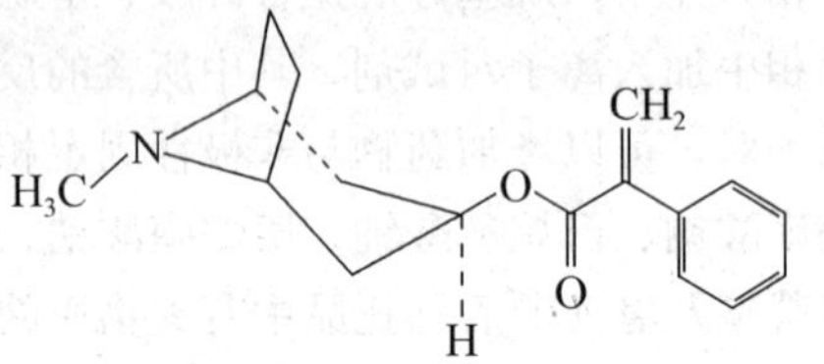   阿扑阿托品

如《中国药典》氢溴酸东莨菪碱中易氧化物的检查：

取本品 0.15g，加水 5ml 溶解后，在 15～20℃加高锰酸钾滴定液（0.02mol/L）0.05ml，10 分钟内红色不得完全消失。

四、含量测定

托烷类药物的分子结构中，五元脂环上含有叔胺氮原子，因此，具有较强的碱性，易与酸成盐。原料药多采用非水溶液滴定法，而制剂常采用酸性染料比色法和高效液相色谱法进行含量测定，现就常用的几种含量测定方法进行讨论。

（一）原料药的测定

1. 非水溶液滴定法 非水溶液滴定法主要用于 $pK_b > 8$ 的有机弱碱性药物及其盐类的含量测定，如有机弱碱及它们的有机酸盐、氢卤酸盐、磷酸盐、硫酸盐及硝酸盐等，本类药物主要以硫酸盐和氢溴酸盐的形式存在。有关非水溶液滴定法的基本原理、方法、溶剂及指示剂的选择等，参见本章第 1 节含量测定部分，以下仅就该方法在托烷类药物分析中的应用加以讨论。

（1）硫酸盐类药物：硫酸为二元酸，在水溶液中可以发生二级离解，生成 SO_4^{2-}；但在冰醋酸非水介质中，只能发生一级离解，生成 HSO_4^-，不再发生二级离解，所以生物碱的硫酸盐在冰醋酸中，只能滴定至硫酸氢盐。

一些生物碱常含有两个或两个以上的氮原子，这些氮原子在结构中所处的位置不同，因而碱性也不同，只有碱性强的氮原子在水溶液中能与质子结合。但当介质为非水酸性介质时，原来不能与质子结合的氮原子碱性大为增强，也要消耗质子，因此，含多个氮原子的生物碱在非水溶液滴定时需注意生物碱硫酸盐的结构，准确判断两者之间反应时的摩尔比，才能准确计算滴定结果。

如阿托品为一元碱，因而硫酸阿托品的化学结构式可以简写为 $(BH^+)_2 \cdot SO_4^{2-}$。用高氯酸直接滴定时，反应式：

$$(BH^+)_2 \cdot SO_4^{2-} + HClO_4 \longrightarrow BH^+ \cdot ClO_4^- + BH^+ \cdot HSO_4^-$$

可见 1mol 的硫酸阿托品消耗 1mol 的高氯酸，以此可由滴定计算含量。由于硫酸氢根离子的酸性很弱，不干扰滴定的准确进行，因此可按一般步骤操作，无需加入特殊试剂。但采用冰醋酸作为溶剂时，目视终点的灵敏度较差，通常采用冰醋酸-醋酐混合物作为溶剂的处理，来改进滴定终点的灵敏度。如《中国药典》硫酸阿托品的含量测定：

取本品约 0.5g，精密称定，加冰醋酸与醋酐各 10ml 使溶解后，加结晶紫指示液 1～2 滴，用高氯酸滴定液（0.1mol/L）滴定至溶液显纯蓝色，并将滴定的结果用空白试验校正。每 1 毫升高氯酸滴定液（0.1mol/L）相当于 67.68mg 的 $(C_{17}H_{23}NO_3)_2 \cdot H_2SO_4$。

（2）氢溴酸盐类药物：这类药物溶于冰醋酸时，由于氢溴酸在冰醋酸中的酸性较强，仅次于高氯酸，因而对测定有干扰。必须先加入过量的醋酸汞冰醋酸溶液，使氢溴酸形成难以电离的溴化汞，而药物则转变成可测定的醋酸盐。然后再用高氯酸滴定液滴定，即可获得满意的结果。如《中国药典》中氢溴酸山莨菪碱的含量测定。

方法：取本品约 0.2g，精密称定，加冰醋酸 20ml 使溶解后（必要时微热使溶解），加醋酐汞试液 5ml 与结晶紫指示液 1 滴，用高氯酸滴定液（0.1mol/L）滴定至溶液显纯蓝色，并将滴定的结果用空白试验校正。每 1 毫升高氯酸滴定液（0.1mol/L）相当于 38.63mg 的 $C_{17}H_{23}NO_4 \cdot HBr$。

氢溴酸后马托品的测定采用电位法指示终点。方法：取本品约 0.2g，精密称定，加醋酐-冰醋酸（7：3）30ml 使溶解，照电位滴定法（附录ⅦA），用高氯酸滴定液（0.1mol/L）滴定，并将滴定的结果用空白试验校正。每 1 毫升高氯酸滴定液（0.1mol/L）相当于 35.63mg 的 $C_{16}H_{21}NO_3 \cdot HBr$。

2. 高效液相色谱法　除了非水溶液滴定法以外，高效液相色谱法在生物碱类药物含量测定中的应用日益增多。如《中国药典》采用高效液相色谱法对氢溴酸东莨菪碱进行含量测定，方法如下：

（1）色谱条件与系统适用性试验：用辛烷基硅烷键合硅胶为填充剂；以 0.25% 十二烷基硫酸钠溶液（用磷酸调节 pH 值至 2.5）-乙腈（60：40）为流动相；检测波长为 210nm。理论板数按氢溴酸东莨菪碱峰计算不低于 6000。

（2）测定法：取本品适量，精密称定，加水溶解并稀释制成每 1 毫升中含 0.3mg 的溶液，作为供试品溶液；精密量取 20μl 注入液相色谱仪，记录色谱图；另取氢溴酸东莨菪碱对照品，精密称定，用水溶解并稀释制成每 1 毫升中含 0.26mg 的溶液，同法测定，按外标法以峰面积计算，即得。

（二）制剂的测定

1. 酸性染料比色法　在一定的 pH 条件下，一些酸性染料可与生物碱类药物定量结合显色，从而可以利用分光光度法测定药物的含量。该方法具有一定的专属性和准确度，样品用量少、灵敏度高，适用于少量供试品，小剂量药物及其制剂，或生物体内生物碱类药物的定量分析。《中国药典》多采用本法测定一些含量较低的生物碱制剂。

(1) 基本原理：在适当 pH 值的水溶液中，生物碱类药物（B）可与氢离子结合成阳离子（BH$^+$），一些酸性染料如溴酚蓝、溴百里酚蓝、溴甲酚绿等在此条件下可解离为阴离子（In$^-$），上述阳离子与阴离子能定量结合生成电中性的、吸收光谱明显红移的有色离子对（BH$^+ \cdot$ In$^-$），该离子对可以被有机溶剂定量提取，在一定波长处测定该有机相中有色离子对的吸光度，对照品比较法定量，即可计算出生物碱药物的含量。其反应示意式如下：

$$B + H^+ \rightleftharpoons BH^+$$

$$HIn \rightleftharpoons H^+ + In^-$$

$$BH^+ + In^- \rightleftharpoons (BH^+ \cdot In^-)_{水相} \rightleftharpoons (BH^+ \cdot In^-)_{有机相}$$

也可将呈色的有机相碱化（如加入醇制氢氧化钠），使与生物碱阳离子结合的酸性染料释放出来，测定其吸光度，再计算出生物碱的含量。

(2) 测定条件的选择：从上述原理可以看出，应用酸性染料比色法测定生物碱类药物的关键在于酸性染料与生物碱能否定量地形成离子对并完全被有机溶剂提取。这就涉及提取常数的大小，提取常数大则提取率高，反之提取率就低。而提取常数与水相 pH（决定水相中 BH$^+$ 和 In$^-$ 的浓度）、有机相的性质及酸性染料的性质有关，其中以水相 pH 值最为重要。

1) 水相 pH 值的选择：水相 pH 值的大小极为重要，对水相 pH 值的要求是：既能使生物碱类药物形成阳离子（BH$^+$）、酸性染料电离成足够的阴离子（In$^-$），阴阳离子才能定量生成离子对，并完全转溶于有机溶剂中，剩余的染料完全保留在水相。从上述可知，水相 pH 值过低，抑制了 HIn 离解成 In$^-$，使离子对浓度减小；水相 pH 值过高则生物碱将成游离状态，离子对浓度亦减小，因此，选择一个最佳 pH 应使生物碱全部以 BH$^+$ 形式存在，酸性染料大部分以 In$^-$ 形式存在，是酸性染料比色法至关重要的实验条件。其选择方法一般根据生物碱和染料的 pK 值以及两相中分配系数而定。但准确的 pH 值条件是要根据测定对象的试验结果来确定。

2) 酸性染料的选择：离子对的形成以及离子对在有机相中的溶解度与酸性染料的种类有关。对所选染料的要求是不但能与生物碱药物定量结合，而且生成的离子对在有机相中的溶解度大，在最大吸收波长处有较高的吸光度。酸性染料本身在有机溶剂中不溶或很少溶解（即要求空白有最小的吸收度）。常用的酸性染料有甲基橙、溴酚蓝、溴麝香草酚蓝、溴甲酚绿等。《中国药典》中，托烷类药物含量测定，所选用的酸性染料为溴甲酚绿。

酸性染料的浓度，一般认为对测定结果影响不大，只要有足够量即可。增加酸性染料的浓度可以提高测定的灵敏度。但如果浓度太高，则易产生严重的乳化层，且不易去除，往往影响测定的结果。

3) 有机溶剂的选择：离子对提取常数的大小与有机溶剂的性质有关。通常，有机溶剂与离子对形成氢键的能力强，则提取效率高。此外，有机溶剂应不与或极少与水混溶，不溶或极少溶解酸性染料，所形成的离子对溶液在最大吸收波长处有高的吸光度。常用的有机溶剂有三氯甲烷、二氯甲烷、二氯乙烯、乙醚、苯、甲苯、四氯化碳等，其中以三氯甲烷最为常用，它能与离子对形成氢键，选择性好，在水中的溶解度小，且混溶的微量水分易于除去，是理想的溶剂。

4) 有机相中水分的影响：在提取过程中，严防水分混入有机溶剂中，因为微量水分会使有机溶剂发生混浊，影响比色，而且由水分带入未反应的酸性染料，会使测定结果偏高。一般多采用加入脱水剂（如无水硫酸钠）或经干燥滤纸滤过的方法，以除去混入的微量水分。

5) 共存物的影响：酸性染料中的有色杂质如混入提取的有机相中，将干扰测定。可以在加入供试品以前，将缓冲液与酸性染料的混合液先用有机溶剂提取，弃去该提取液，再加入供试品溶液，依法测定。制剂中的一般赋形剂、中性、酸性以及极弱碱性的物质均不干扰测定；强酸可改变染料溶液或缓冲液的 pH 值；碱性物质不但可以改变体系的 pH 值，还可能与酸性染料发生反应，它们对测定均有干扰。

以上影响因素中，水相的最佳 pH 值和酸性染料的选择以及有机溶剂的影响是酸性染料比色法的实验关键。

（3）制剂的测定：利用本法主要进行紫外吸收弱、标示量低的生物碱药物制剂的含量测定。《中国药典》对硫酸阿托品和氢溴酸山莨菪碱的片剂及注射液的含量测定采用酸性染料比色法。以硫酸阿托品片含量测定为例，分析方法如下：

1）对照品溶液的制备：取硫酸阿托品对照品约 25mg，精密称定，置 25ml 量瓶中，加水溶解并稀释至刻度，摇匀。精密量取 5ml，置 100ml 量瓶中，用水稀释至刻度，摇匀，作为对照品溶液。

2）供试品溶液的制备：取本品 20 片，精密称定，研细，精密称取适量（约相当于硫酸阿托品 2.5mg），置 50ml 量瓶中，加水振摇使硫酸阿托品溶解并稀释至刻度，滤过，取续滤液，作为供试品溶液。

3）测定法：精密量取供试品溶液与对照品溶液各 2ml，分别置预先精密加入三氯甲烷 10ml 的分液漏斗中，各加溴甲酚绿溶液（取溴甲酚绿 50mg 与邻苯二甲酸氢钾 1.021g，加 0.2mol/L 氢氧化钠溶液 6.0ml 使溶解，再加水稀释至 100ml，摇匀，必要时滤过）2.0ml，振摇提取 2 分钟后，静置使分层，分取澄清的三氯甲烷液，照紫外-可见分光光度法（附录Ⅳ A），在 420nm 的波长处分别测定吸光度，计算，并将结果乘以 1.027，即得。

含量计算公式：

$$含量占标本量的百分率 = \frac{\dfrac{A_X}{A_R} \times C_r \times 50 \times 1.027 \times 平均片重}{取样量 \times 标示量} \times 100\% \qquad (12-1)$$

式中，A_X、A_R 为供试品溶液和对照品溶液的吸光度；C_r 为对照品溶液的浓度（mg/ml）；50 为供试品溶液的体积（ml）；1.027 为 $(C_{17}H_{23}NO_3)_2 \cdot H_2SO_4 \cdot H_2O$ 与 $(C_{17}H_{23}NO_3)_2 \cdot H_2SO_4$ 质量换算因数。

2. 高效液相色谱法 《中国药典》采用高效液相色谱法对氢溴酸东莨菪碱片剂以及注射液进行含量测定，方法如下：

（1）色谱条件与系统适用性试验：用辛烷基硅烷键合硅胶为填充剂；以 0.25％十二烷基硫酸钠溶液（用磷酸调节 pH 值至 2.5）-乙腈（60：40）为流动相；检测波长为 210nm。理论板数按氢溴酸东莨菪碱峰计算不低于 6000。

（2）测定法：取本品 20 片，精密称定，研细，精密称取适量（约相当于氢溴酸东莨菪碱 0.75mg），置 25ml 量瓶中，加水适量，超声处理使溶解，放冷，用水稀释至刻度，摇匀，滤膜滤过，取续滤液作为供试品溶液，精密量取 50μl 注入液相色谱仪，记录色谱图；另取氢溴酸东莨菪碱对照品，精密称定，加水溶解并稀释制成每 1 毫升中含 0.026mg 的溶液，同法测定，按外标法以峰面积计算，并将结果乘以 1.141，即得。

第 3 节　喹啉类药物的分析

一、化学结构与性质

（一）典型药物的化学结构

本类生物碱具有喹啉（quinoline）环结构，代表药物有硫酸奎宁（quinine sulfate）、硫酸奎尼丁（quinidine sulfate）、盐酸环丙沙星（ciprofloxacin hydrochloride）及氧氟沙星（ofloxacin）等，其结构如下：

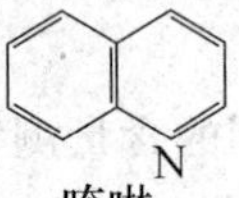
喹啉

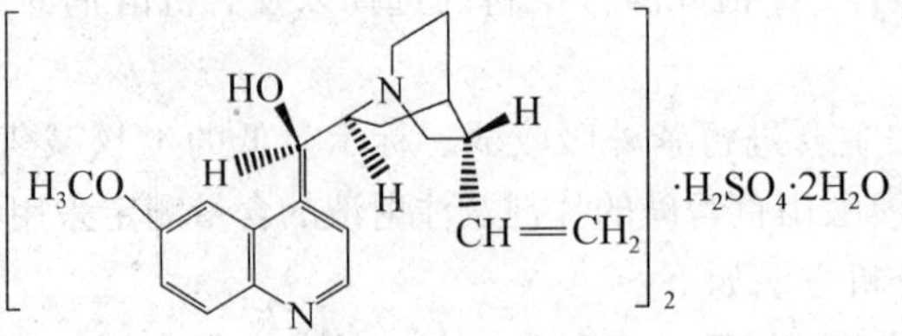
硫酸奎宁

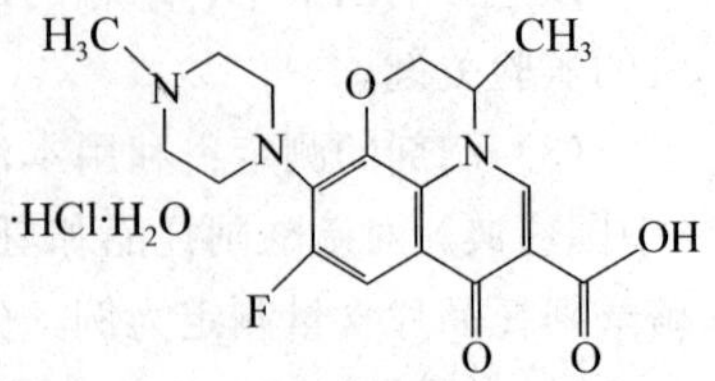
氧氟沙星

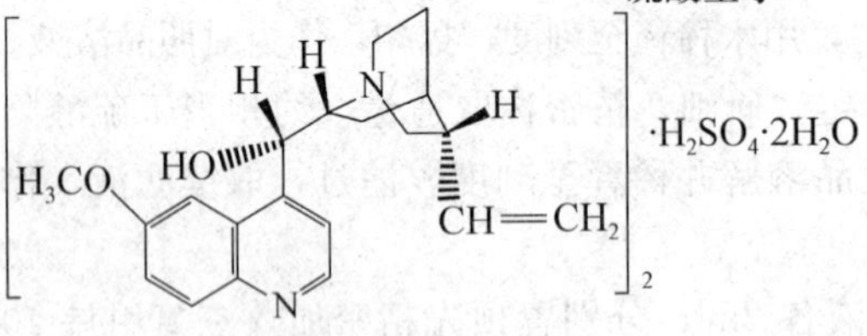
硫酸奎尼丁

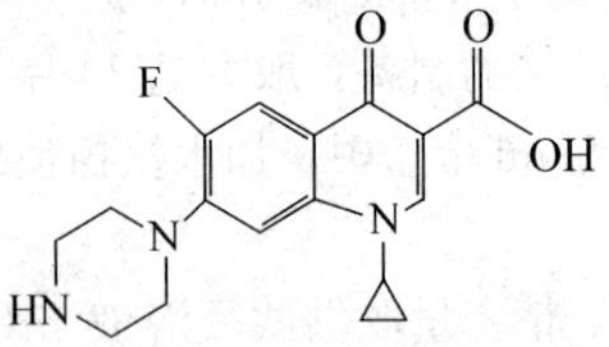
盐酸环丙沙星

（二）主要性质

上述典型喹啉类药物的基本性质，包括性状、溶解性等如表 12-5 所示。

表 12-5　典型喹啉类药物的物理性质

药物名称	物理性质
硫酸奎宁	白色细微的针状结晶，轻柔，易压缩；无臭，味极苦；遇光渐变色；水溶液显中性反应 在三氯甲烷-无水乙醇（2∶1）中易溶，在水、乙醇、三氯甲烷或乙醚中微溶 比旋度（20mg/ml，0.1mol/L HCl）：−244°～−237°
硫酸奎尼丁	白色细针状结晶；无臭，味极苦；遇光渐变色 在沸水中易溶，在三氯甲烷或乙醇中溶解，在水中微溶，在乙醚中几乎不溶 比旋度（20mg/ml，0.1mol/L HCl）：+275°～+290°
盐酸环丙沙星	白色至微黄色结晶性粉末；几乎无臭，味苦 在水中溶解，在甲醇或乙醇中极微溶解，在丙酮、乙酸乙酯或二氯甲烷中几乎不溶
氧氟沙星	白色至微黄色结晶性粉末；无臭、味苦；遇光渐变色 在三氯甲烷中略溶，在水或甲醇中微溶或极微溶解；在冰醋酸或氢氧化钠试液中易溶，在 0.1mol/L 盐酸溶液中溶解 比旋度（10mg/ml，三氯甲烷）：−1°～+1°

本类药物的主要特性：

1. 碱性　奎宁或奎尼丁分子结构中包括喹啉环和喹核碱两部分，各含一个氮原子，其中喹核碱为脂环氮，碱性强，可以与硫酸成盐；喹啉环上的氮为芳环氮，碱性较弱，不能与硫酸成盐，因此两分子的奎宁或奎尼丁与一分子二元酸成盐。奎宁的 pK_{b1} 为 5.1，pK_{b2} 为 9.7，其饱和水溶液的 pH 值为 8.8；奎尼丁的 pK_{b1} 为 5.4，pK_{b2} 为 10.0，碱性稍弱于奎宁。

2. 旋光性　奎宁和奎尼丁分子式完全相同，但喹核碱部分的立体结构不同，因而旋光性不同。奎宁为左旋体，而奎尼丁为右旋体，药理作用也截然不同。盐酸环丙沙星无旋光性；氧氟沙星为消旋体，其左旋体药物具有旋光性。

3. 溶解性　奎宁和奎尼丁溶解性能也不同。奎宁在三氯甲烷-无水乙醇（2∶1）的混合液中易溶，后者在沸水或乙醇中易溶。

4. 光谱特性　喹啉环为芳杂环，结构中还含有羟基、羰基等，在紫外和红外光谱区有特征吸收。硫酸奎宁和硫酸奎尼丁在稀硫酸溶液中均显蓝色荧光，而喹诺酮类药物则无荧光，据此性质可用于鉴别。

二、鉴别试验

（一）绿奎宁反应

绿奎宁反应为 6-位含氧喹啉衍生物的特征反应。硫酸奎宁和硫酸奎尼丁均具此结构，因此《中国药典》中硫酸奎宁和奎尼丁均采用该反应进行鉴别。如硫酸奎宁的鉴别方法：

取本品约 20mg，加水 20ml 溶解后，分取溶液 5ml，加溴试液 3 滴与氨试液 1ml，即显翠绿色。

反应机制：6-位含氧喹啉经溴水（或氯水）氧化、溴化（氯化），再与氨溶液缩合，生成绿色的二醌基亚胺的铵盐。

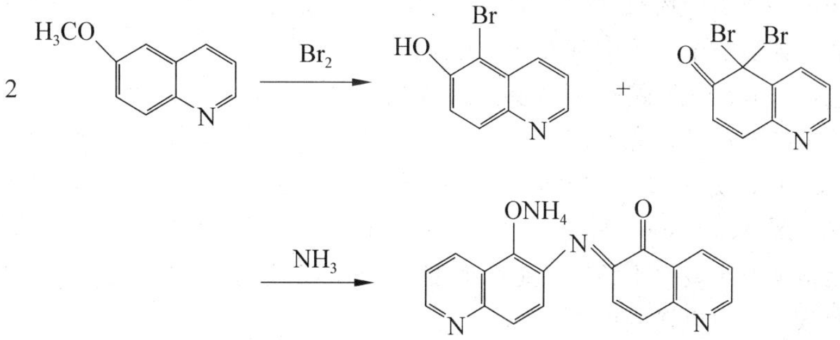

（二）光谱鉴别法

1. 荧光光谱特征　硫酸奎宁和硫酸奎尼丁在稀硫酸溶液中均显蓝色荧光，而盐酸环丙沙星则无荧光。利用此特性，可鉴别或区别本类药物。如《中国药典》硫酸奎尼丁的鉴别：

取本品约 20mg，加水 20ml 溶解后，分取溶液 10ml，加稀硫酸使成酸性，即显蓝色荧光，加几滴盐酸，荧光即消失。

2. 红外吸收光谱　硫酸奎宁、盐酸环丙沙星和氧氟沙星在《中国药典》中均采用红外吸收光谱法进行鉴别。

（三）无机酸盐

硫酸奎宁和硫酸奎尼丁中含有硫酸根，可以通过其水溶液显硫酸盐的鉴别反应进行鉴别。如《中国药典》硫酸奎宁的鉴别：

取本品约 20mg，加水 20ml 溶解后，分取溶液 5ml，加盐酸使成酸性后，加氯化钡试液 1ml，即发生白色沉淀。

盐酸环丙沙星中含有盐酸根，在酸性条件下与硝酸银反应生成白色沉淀，即显氯化物的鉴别反应进行鉴别。

（四）薄层色谱法

生物碱类药物多以盐的形式应用于临床。在采用薄层色谱法时，由于生物碱盐的极性较强，不易溶于展开剂，且可被硅胶牢固吸附而造成严重拖尾。因此，常常在展开剂中加入碱性试剂，如氨、二乙胺等，一方面可以中和生物碱盐中的酸，使生物碱游离；另一方面中和硅胶的弱酸性，降低斑点拖尾的严重程度。如《中国药典》盐酸环丙沙星的鉴别：

称取本品与环丙沙星对照品适量，分别加 0.1mol/L 盐酸溶液适量（每 5mg 环丙沙星加 0.1mol/L 盐酸溶液 1ml）使溶解，用乙醇稀释制成每 1 毫升中约含环丙沙星 1mg 的溶液，作为供试品溶液与对照品溶液；另取环丙沙星对照品与氧氟沙星对照品适量，加 0.1mol/L 盐酸溶液适量（每 5mg 环丙沙星加 0.1mol/L 盐酸溶液 1ml）使溶解，用乙醇稀释制成每 1 毫升中约含环丙沙星 1mg 与氧氟沙星 1mg 的溶液，作为系统适用性试验溶液，照薄层色谱法（附录ⅤB）试验，吸取上述三种溶液各 2μl，分别点于同一硅胶 GF$_{254}$ 薄层板上，以乙酸乙酯-甲醇-浓氨溶液（5：6：2）为展开剂，展开，取出，晾干，置紫外光灯 254nm 或 365nm 下检视。系统适用性试验溶液应显两个完全分离的斑点，供试品溶液所显主斑点的位置和颜色应与对照品溶液主斑点的位置和颜色相同。

三、特殊杂质检查

（一）有关物质的检查

从制备工艺来看，药物中的有关物质主要是生产过程中产生的中间体、副反应产物以及分解产物等，结构不明，或多种物质共存。《中国药典》大多采用色谱法（TLC 法或 HPLC 法）对有关物质进行检查。如硫酸奎尼丁中有关物质的检查：

取本品适量，加稀乙醇溶解并稀释制成每 1 毫升中约含 6mg 的溶液，作为供试品溶液；精密量取适量，用稀乙醇稀释成每 1 毫升中含 0.06mg 的溶液，作为对照溶液。照薄层色谱法（附录ⅤB）试验，吸取上述两种溶液各 10μl，分别点于同一硅胶 H 薄层板上，以三氯甲烷-丙酮-二乙胺（5：4：1）为展开剂，展开约 15cm，晾干。喷冰醋酸，于紫外光灯（365nm）下检视；再喷碘铂酸钾试液。供试品溶液除产生奎尼丁和二氢奎尼丁主斑点外，其他杂质斑点的荧光强度或颜色与对照溶液的主斑点比较，不得更强或更深。

《中国药典》盐酸环丙沙星和氧氟沙星中有关物质的检查均采用高效液相色谱法，如氧氟沙星中有关物质的检查：

取本品适量，精密称定，加 0.1mol/L 盐酸溶液溶解并定量稀释制成每 1 毫升中约含 1.2mg 的溶液，作为供试品溶液；精密量取适量，用 0.1mol/L 盐酸溶液定量稀释制成每 1 毫升中含 2.4μg 的溶液，作为对照溶液。另精密称取杂质 A 对照品约 18mg，置 100ml 量瓶中，加 6mol/L 氨溶液 1ml 与水适量使溶解，用水稀释至刻度，摇匀，精密量取 2ml，置 100ml 量瓶中，用水稀释至刻度，摇匀，作为杂质 A 对照品溶液。照高效液相色谱法（附录ⅤD）试验，用十八烷基硅烷键合硅胶为填充剂；以醋酸铵高氯酸钠溶液（取醋酸铵 4.0g 和高氯酸钠 7.0g，加水 1300ml 使溶解，用磷酸调节 pH 值至 2.2）-乙腈（85：15）为流动相 A，乙腈为流动相 B；按表 12-6 进行线性梯度洗脱。柱温为 40℃；流速为每分钟 1ml。称取氧氟沙星对照品、环丙沙星对照品和杂质 E 对照品各适量，加 0.1mol/L 盐酸溶液溶解并稀释制成每 1 毫升中约含氧氟沙星 1.2mg、环丙沙星和杂质 E 各 6μg 的混合溶液，取 10μl 注入液相色谱仪，以 294nm 为检测波长，记录色谱图，氧氟沙星峰的保留时间约为 15 分钟。氧氟沙星峰与杂质 E 峰和氧氟沙星峰与环丙沙星峰的分离度应分别大于 2.0 与 2.5。取对照溶液 10μl 注入液相色谱仪，以 294nm 为检测波长，调节检测灵敏度，使主成分色谱峰的峰高约为满量程的 20%。精密量取供试品溶液、对照溶液和杂质 A 对照品溶液各 10μl，分别注入液相色谱仪，以 294nm 和 238nm 为检测波长，记录色谱图。供试品溶液色谱图中如有杂质峰，杂质 A（238nm 检测）按外标法以峰面积计算，不得过 0.3%，其他单个杂质（294nm 检测）峰面积不得大于对照溶液主峰面积（0.2%），其他各杂质峰面积的和（294nm 检测）不得大于对照溶液主峰面积的 2.5 倍（0.5%）。供试品溶液色谱图中任何小于对照溶液主峰面积 0.1 倍的峰可忽略不计（表 12-6）。

表12-6 氧氟沙星有关物质检查的线性梯度洗脱程序

时间（分钟）	流动相A（%）	流动相B（%）	时间（分钟）	流动相A（%）	流动相B（%）
0	100	0	39	70	30
18	100	0	40	100	0
25	70	30	50	100	0

附：杂质A：（±）9，10-二氟-3-甲基-7-氧代-2，3-二氢-7H-吡啶并［1，2，3-de］-1，4-苯并噁唑-6-羧酸

　　杂质E：（±）9-氟-3-甲基-7-氧代-10-（1-哌嗪基）-2，3-二氢-7H-吡啶并［1，2，3-de］-1，4-苯并噁唑-6-羧酸

（二）其他生物碱的检查

硫酸奎宁中可能存在其他金鸡纳碱，利用各组分吸附性质的差异，《中国药典》采用薄层色谱法通过供试品溶液自身稀释对照进行检查。方法如下：

取本品，用稀乙醇制成每1毫升约含10mg的溶液，作为供试品溶液；精密量取适量，用稀乙醇稀释制成每1毫升中约含50μg的溶液，作为对照溶液。照薄层色谱法（附录ⅤB）试验，吸取上述两种溶液各5μl，分别点于同一硅胶G薄层板上，以三氯甲烷-丙酮-二乙胺（5：4：1.25）为展开剂，展开，微热使展开剂挥散，喷以碘铂酸钾试液使显色。供试品溶液如显杂质斑点，与对照溶液的主斑点比较，不得更深。

（三）残留溶剂的检查

《中国药典》采用气相色谱法对盐酸环丙沙星中残留的甲苯和乙醇进行限量检查：

取本品约0.2g，精密称定，置顶空瓶中，精密加水5ml使溶解，密封，作为供试品溶液。精密称取甲苯和乙醇各适量，用水定量稀释制成每1毫升中含甲苯0.05mg和乙醇0.1mg的混合溶液，精密萃取5ml，置顶空瓶中，密封，作为对照品溶液。照残留溶剂测定法（附录ⅧP）测定，以（5%）苯基-（95%）甲基聚硅氧烷（或极性相近）为固定液的毛细管柱为色谱柱，柱温为50℃；顶空瓶平衡温度为90℃，平衡时间为30分钟。取对照品溶液顶空进样，记录色谱图，乙醇峰与甲苯峰的分离度应符合要求。取供试品溶液和对照品溶液分别顶空进样，记录色谱图，按外标法以峰面积计算，均应符合规定。

（四）不溶物的检查

硫酸奎宁和硫酸奎尼丁在制备过程中可能引入无机盐类或其他生物碱等杂质，可利用药物与杂质在溶解行为方面的差异进行检查。如《中国药典》硫酸奎宁中三氯甲烷-乙醇中不溶物的检查：

取本品2.0g，加三氯甲烷-无水乙醇（2：1）的混合液15ml，在50℃加热10分钟后，用称定重量的垂熔坩埚滤过，滤渣用上述混合液分5次洗涤，每次10ml，在105℃干燥至恒重，遗留残渣不得过2mg。

（五）吸光度的检查

氧氟沙星在生产和贮藏过程中引入的特殊杂质，可以通过溶液的吸光度检查进行控制。《中国药典》氧氟沙星的吸光度检查法：

取本品0.1g，精密称定，精密加氢氧化钠试液10ml溶解后，照紫外-可见分光光度法（附录ⅣA），在450nm的波长处测定吸光度，不得过0.25。

四、含量测定

对于喹啉类生物碱药物的原料药及其制剂，主要采用非水溶液滴定法和高效液相色谱法进行含量测定。

（一）非水溶液滴定法

1. 原料药的含量测定　《中国药典》硫酸奎宁和硫酸奎尼丁的含量测定均采用非水溶液滴定法。对于生物碱的硫酸盐，尤其是含多个氮原子的生物碱在非水溶液滴定时要特别注意与滴定剂反应的物质的量关系，原因就在于这些氮原子在水溶液中常常仅有一个能与质子作用，但当介质改变为非水条件，尤其是非水酸性介质时，一些氮原子的碱性大为增强，原来不能与质子结合的氮原子，也要消耗质子，以硫酸奎宁的测定为例。硫酸奎宁由奎宁与硫酸在水溶液中成盐而得。奎宁分子结构中有两个氮原子，在水溶液中，仅喹核碱的碱性较强，可与硫酸生成盐；而喹啉环的碱性极弱，不能与硫酸成盐，而保持游离状态。因此，两分子奎宁和一分子硫酸成盐，用化学式可表示为（QH）$_2$SO$_4$。但在冰醋酸介质中滴定时，奎宁碱性发生了变化，喹啉环的氮原子也显示较强的碱性，可与质子成盐，1mol 奎宁可与 2mol 质子结合。因此，滴定时 1mol 的硫酸奎宁消耗了 4mol 质子，其中 1mol 质子是硫酸提供的，其余 3mol 质子由滴定剂高氯酸提供。反应式如下：

$$(C_{20}H_{24}N_2O_2 \cdot H^+)_2 \cdot SO_4^{2-} + 3HClO_4 \longrightarrow$$
$$(C_{20}H_{24}N_2O_2 \cdot 2H^+) \cdot 2ClO_4^- + (C_{20}H_{24}N_2O_2 \cdot 2H^+) \cdot HSO_4^- \cdot ClO_4^-$$

硫酸奎宁与高氯酸反应的物质的量比为 1:3。《中国药典》对硫酸奎宁的含量测定方法：取本品约 0.2g，精密称定，加冰醋酸 10ml 溶解后，加醋酐 5ml 与结晶紫指示液 1~2 滴，用高氯酸滴定液（0.1mol/L）滴定至溶液显蓝绿色，并将滴定的结果用空白试验校正。每 1 毫升高氯酸滴定液（0.1mol/L）相当于 24.90mg 的（C$_{20}$H$_{24}$N$_2$O$_2$）$_2$·H$_2$SO$_4$。

2. 片剂的含量测定　片剂中许多赋形剂如硬脂酸盐、苯甲酸盐、羧甲基纤维素钠等都消耗高氯酸，使含量测定结果偏高。为排除片剂辅料的干扰，一般需经提取、分离并干燥后方可用该法测定含量。如《中国药典》硫酸奎宁片的含量测定：

取本品 20 片，除去包衣后，精密称定，研细，精密称取适量（约相当于硫酸奎宁 0.3g），置分液漏斗中，加氯化钠 0.5g 与 0.1mol/L 氢氧化钠溶液 10ml，混匀，精密加三氯甲烷 50ml，振摇 10 分钟，静置，分取三氯甲烷液，用干燥滤纸滤过，精密量取续滤液 25ml，加醋酐 5ml 与二甲基黄指示液 2 滴，用高氯酸滴定液（0.1mol/L）滴定至溶液显玫瑰红色，并将滴定的结果用空白试验校正。每 1 毫升高氯酸滴定液（0.1mol/L）相当于 19.57mg 的（C$_{20}$H$_{24}$N$_2$O$_2$）$_2$·H$_2$SO$_4$·2H$_2$O。

在上述分析过程中，硫酸奎宁先经强碱溶液碱化，生成两分子奎宁游离碱，这两分子奎宁进一步与四分子高氯酸反应：

$$(QH^+)_2 \cdot SO_4^{2-} + 2NaOH \longrightarrow 2Q + Na_2SO_4 + 2H_2O$$
$$2Q + 4HClO_4 \Longrightarrow 2[(QH_2^{2+}) \cdot (ClO_4^-)_2]$$

从上式可知，硫酸奎宁片的含量测定中，硫酸奎宁与高氯酸反应的物质的量比为 1:4。测定结果按下式计算：

$$标示量（\%） = \frac{19.57 \times (V-V_0) \times \dfrac{C}{0.1} \times 10^{-3} \times 平均片重}{取样量 \times 标示量} \times 100\% \qquad (12\text{-}2)$$

式中，V_0 和 V 分别为空白试验和样品测定时消耗高氯酸滴定液的体积（ml）；C 为高氯酸滴定液的浓度（mol/L）。

（二）高效液相色谱法

氧氟沙星、盐酸环丙沙星以及它们的制剂均采用高效液相色谱法进行含量测定，此法可有效排除药物中的有关物质，制剂中的辅料及稳定剂的干扰。

1. 应用示例一 《中国药典》氧氟沙星的含量测定

(1) 色谱条件与系统适用性试验：用十八烷基硅烷键合硅胶为填充剂；以醋酸铵高氯酸钠溶液（取醋酸铵 4.0g 和高氯酸钠 7.0g，加水 1300ml 使溶解，用磷酸调节 pH 值至 2.2）-乙腈（85∶15）为流动相；检测波长为 294nm。称取氧氟沙星对照品、环丙沙星对照品和杂质 E 对照品各适量，加 0.1mol/L 盐酸溶液溶解并稀释制成每 1 毫升中约含氧氟沙星 0.12mg、环丙沙星和杂质 E 各 6μg 的混合溶液，取 10μl 注入液相色谱仪，记录色谱图，氧氟沙星峰的保留时间约为 15 分钟，氧氟沙星峰与杂质 E 峰和氧氟沙星峰与环丙沙星峰的分离度应分别大于 2.0 与 2.5。（附杂质 E：（±）9-氟-3-甲基-7-氧代-10-（1-哌嗪基）-2，3-二氢-7H-吡啶并 ［1，2，3-de］-1，4-苯并噁唑-6-羧酸）

(2) 测定法：取本品约 60mg，精密称定，置 50ml 量瓶中，加 0.1mol/L 盐酸溶液溶解并稀释至刻度，摇匀，精密量取 5ml，置 50ml 量瓶中，用 0.1mol/L 盐酸溶液稀释至刻度，摇匀，精密量取 10μl 注入液相色谱仪，记录色谱图；另取氧氟沙星对照品适量，同法测定，按外标法以峰面积计算，即得。

2. 应用示例二 《中国药典》盐酸环丙沙星的含量测定

(1) 色谱条件与系统适用性试验：用十八烷基硅烷键合硅胶为填充剂；以 0.025mol/L 磷酸溶液-乙腈（87∶13）（用三乙胺调节 pH 值至 3.0±0.1）为流动相。检测波长为 278nm；流速为每分钟 1.5ml。称取氧氟沙星对照品、环丙沙星对照品和杂质 I 对照品各适量，加流动相溶解并稀释制成每 1 毫升中约含氧氟沙星 5μg、环丙沙星 0.1mg 和杂质 I 10μg 的混合溶液，取 20μl 注入液相色谱仪，记录色谱图，环丙沙星峰的保留时间约为 12 分钟，环丙沙星峰与氧氟沙星峰和杂质 I 峰的分离度均应符合要求。（附杂质 I：1-环丙基-7-氯-6-［（2-氨乙基）氨基］-4-氧代-1，4-二氢-3-喹啉甲酸）

(2) 测定法：取本品适量，精密称定，加流动相溶解并定量稀释制成每 1 毫升中约含 0.1mg 的溶液，精密量取 20μl 注入液相色谱仪，记录色谱图；另取环丙沙星对照品，同法测定。按外标法以峰面积计算供试品中 $C_{17}H_{18}FN_3O_3$ 的含量。

对于盐酸环丙沙星片剂、胶囊及滴眼液的含量测定均是经过适当处理后，照盐酸环丙沙星项下的方法测定。如《中国药典》盐酸环丙沙星片的含量测定：

取本品 10 片，精密称定，研细，精密称取细粉适量（约相当于环丙沙星 0.2g），置 200ml 量瓶中，加流动相适量振摇使溶解并稀释至刻度，摇匀，滤过，精密量取续滤液 5ml，置 50ml 量瓶中，用流动相稀释至刻度，摇匀，照盐酸环丙沙星项下的方法测定，即得。

第 4 节 异喹啉类药物的分析

异喹啉类生物碱是一类生物活性非常强的生物碱，其结构多样，数量众多（目前发现有 1000 多种），具有广泛的药理作用，包括抗炎抗菌、镇痛镇咳、抗心律失常、保护心脑血管、调解免疫作用以及抗癌等。

一、化学结构与性质

（一）典型药物的化学结构

本类生物碱具有异喹啉（isoquinoline）环结构，典型药物有盐酸吗啡（morphine hydrochloride）、磷酸可待因（codeine phosphate）、盐酸小檗碱（berberine hydrochloride）和盐酸罂粟碱（papaverine hydrochloride），结构如下：

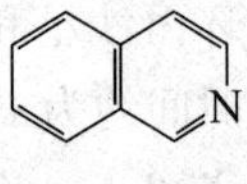

异喹啉

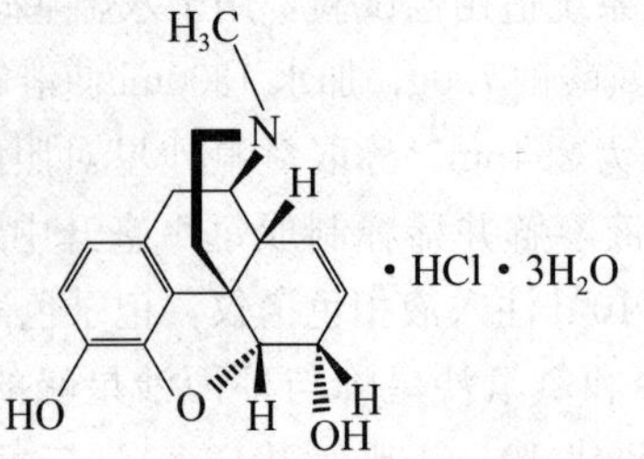

盐酸吗啡

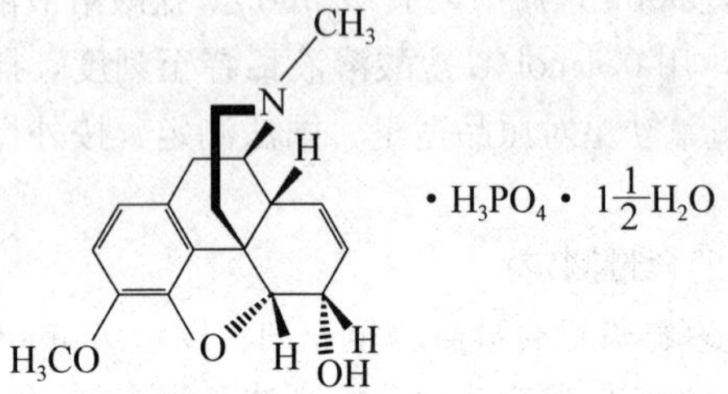

· HCl · 3H₂O

磷酸可待因

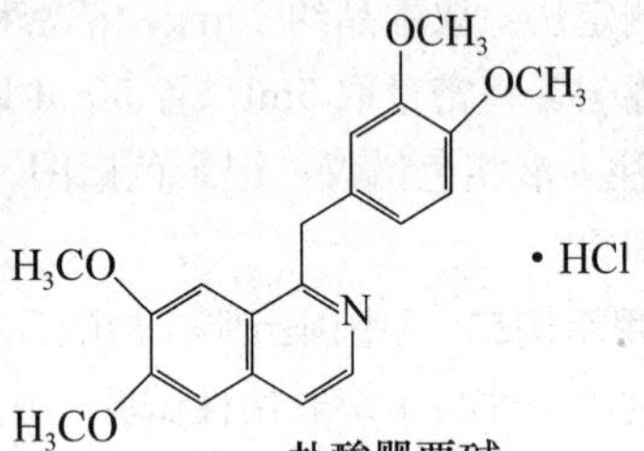

· H₃PO₄ · 1½H₂O

盐酸罂粟碱

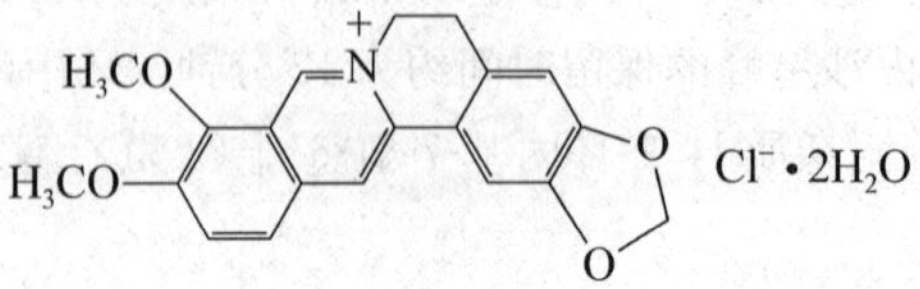

· HCl

盐酸小檗碱

Cl⁻ · 2H₂O

（二）主要性质

上述典型异喹啉类药物的基本性质如表 12-7 所示。

表 12-7　典型异喹啉类药物的物理性质

药物名称	物 理 性 质
盐酸吗啡	白色、有丝光的针状结晶或结晶性粉末；无臭；遇光易变质 在水中溶解，在乙醇中略溶，在三氯甲烷或乙醚中几乎不溶 比旋度（20mg/ml，水溶液）：−110.0°～−115.0°
磷酸可待因	白色细微的针状结晶性粉末；无臭；有风化性；水溶液显酸性反应 在水中易溶，在乙醇中微溶，在三氯甲烷或乙醚中极微溶解 熔点：154～158℃
盐酸小檗碱	黄色结晶性粉末；无臭，味极苦 在热水中溶解，在水或乙醇中微溶，在三氯甲烷中极微溶解，在乙醚中不溶
盐酸罂粟碱	白色结晶性粉末；无臭 在三氯甲烷中溶解，在水中略溶，在乙醇中微溶，在乙醚中几乎不溶 熔点：146～148℃

从分子结构还可以得出以下性质：

1. 碱性　吗啡分子中存在有酚羟基和叔胺基团，属于两性化合物，但碱性略强，pK_b 为

6.13，其饱和水溶液的 pH 值为 8.5；可待因分子中无酚羟基，仅含有叔胺基团，碱性比吗啡稍强，pK_b 为 6.04；小檗碱中的氮原子呈季胺结构，可以离子化，碱性最强。

2. 还原性　吗啡结构中具有酚羟基，易发生氧化作用，可与某些氧化试剂反应，主要产物是伪吗啡和 N-氧化吗啡。盐酸小檗碱也可被一些氧化剂如氯水、重铬酸钾等氧化，据此可用于鉴别和含量测定。

3. 旋光性　盐酸吗啡的分子结构中含有不对称碳原子，具有旋光性，为左旋体。

4. 光谱特征　异喹啉环为芳杂环，结构中还含有羟基、胺基等，在紫外和红外光谱区有特征吸收，可用于鉴别。

二、鉴别试验

（一）特征鉴别反应

1. Marquis 反应　Marquis 反应为含酚羟基的异喹啉类生物碱的特征反应，这类化合物遇甲醛-硫酸能形成具有醌式结构的有色化合物。《中国药典》对盐酸吗啡采用该反应进行鉴别：取供试品约 1mg，加甲醛硫酸试液（Marquis 试液）1 滴，即显紫堇色。

2. Frohde 反应　此反应是吗啡生物碱的特征反应。《中国药典》中鉴别实例：取盐酸吗啡约 1mg，加钼硫酸试液 0.5ml，即显紫色，继变为蓝色，最后变为棕绿色。

3. 还原反应　吗啡分子中含有酚羟基，具有弱还原性。向吗啡水溶液中加入稀铁氰化钾试液，吗啡将被铁氰化钾氧化生成伪吗啡，而铁氰化钾被还原成亚铁氰化钾，亚铁氰化钾再与试液中的三氯化铁反应，进一步生成普鲁士蓝。

$$4C_{17}H_{19}NO_3 + 4K_3Fe(CN)_6 \longrightarrow H_4Fe(CN)_6 + 2C_{34}H_{35}N_2O_6 + 3K_4Fe(CN)_6$$

$$3K_4Fe(CN)_6 + 4FeCl_3 \longrightarrow Fe_4[Fe(CN)_6]_3 + 12KCl$$

（普鲁士蓝）

可待因不含酚羟基，无还原性，故无此反应。《中国药典》盐酸吗啡根据此反应与磷酸可待因进行区别：

取本品约 1mg，加水 1ml 溶解后，加稀铁氰化钾试液 1 滴，即显蓝紫色（与可待因的区别）。

（二）一般鉴别反应

1. 熔点测定　化合物的熔点是化合物的特征物理常数，一定程度上反映了物质的性质，利用这一特点，《中国药典》对磷酸可待因和盐酸罂粟碱的鉴别条目之一为熔点法。如磷酸可待因的鉴别：

取本品约 0.2g，加水 4ml 溶解后，在不断搅拌下滴加 20% 氢氧化钠溶液至出现白色沉淀，用玻璃棒摩擦器壁使沉淀完全，滤过；沉淀用水洗净，在 105℃干燥 1 小时，依法测定（附录ⅥC），熔点为 154～158℃。

2. 显色反应　大多数生物碱可与生物碱显色试剂反应，呈现不同的颜色。常用的显色剂：浓硫酸、浓硝酸、钼硫酸、钒硫酸、硒硫酸和甲醛硫酸等。显色反应的机制可能涉及氧化、脱水、缩合等化学反应，也有的是由于试剂被还原后而显色。异喹啉类生物碱与一些显色试剂的显色反应见表 12-8。

表 12-8　某些异喹啉类生物碱的显色反应

试剂	吗啡	可待因	乙基吗啡	阿扑吗啡	那可丁	罂粟碱
硫酸	—	渐显淡蓝	—	—	黄绿	—
硝酸	橙红	黄	黄	暗紫	—	黄橙
甲醛-硫酸	紫→深紫	洋红→黄棕	紫→蓝	紫→蓝	紫→褐	深红→紫

（续表）

试剂	吗啡	可待因	乙基吗啡	阿扑吗啡	那可丁	罂粟碱
钼酸-硫酸	紫→棕绿	绿→蓝	绿→蓝	紫→绿	绿→红黄	紫→绿
钒酸-硫酸	褐绿	绿→蓝	绿	紫→绿	朱红→洋红	绿
亚硒酸-硫酸	黄绿→绿	绿→蓝	绿	褐紫→暗褐	—	暗绿蓝→红

（1）应用示例一：《中国药典》盐酸罂粟碱的鉴别即采用显色反应与吗啡进行区别

取本品 5mg，加甲醛硫酸试液 1ml，溶液应无色或显淡黄色，渐渐变成深玫瑰红色，最后变成紫色（吗啡或吗啡的酯化物立即显紫色或紫堇色）。

（2）应用示例二：《中国药典》对磷酸可待因的鉴别

取本品约 1mg，置白瓷板上，加含亚硒酸 2.5mg 的硫酸 0.5ml，立即显绿色，渐变蓝色。

（3）应用示例三：《中国药典》盐酸小檗碱的鉴别

取本品约 5mg，加稀盐酸 2ml，搅拌，加漂白粉少量，即显樱红色。

盐酸小檗碱加稀盐酸溶解后，滴加氯水或漂白粉溶液，显樱红色，可能是其氧化产物所呈现的颜色。

3. 沉淀反应　大多数生物碱类药物在酸性水溶液中，可与某些沉淀剂反应，生成难溶性盐、复盐或配位化合物等沉淀。这些能与生物碱产生沉淀的试剂称为生物碱沉淀试剂。如碘化铋钾与生物碱的反应：

$$—NH^+ + KBiI_4 \longrightarrow —NH^+BiI_4^- + K^+$$

利用这些沉淀反应，可进行生物碱类药物的一般鉴别。如盐酸罂粟碱的鉴别：取本品约 10mg，加水 10ml 溶解后，加稀盐酸 3 滴与铁氰化钾试液 5 滴，即生成浅黄色沉淀。此反应可与其他阿片生物碱相区别。

生物碱沉淀试剂的种类很多，大多为重金属盐类和大分子的酸类。表 12-9 列出了较为常用的几种生物碱沉淀试剂。

表 12-9　常用的生物碱沉淀试剂

试剂名称	试剂主要组成	与生物碱反应的产物
碘-碘化钾（Wagner 试剂）	$KI\text{-}I_2$	多生成棕色或褐色沉淀（$B \cdot I_2 \cdot HI$）
碘化铋钾（Dragendoff 试剂）	$BiI_3 \cdot KI$	多生成红棕色沉淀（$B \cdot BiI_3 \cdot HI$）
碘化汞钾（Mayer 试剂）	$HgI_2 \cdot 2KI$	生成类白色沉淀，若加过量试剂，沉淀又被溶解（$B \cdot HgI_2 \cdot 2HI$）
氯化金（3%）	$HAuCl_4$	黄色晶形沉淀（$B_2 \cdot HAuCl_4$ 或 $B_2 \cdot 4HCl \cdot 3AuCl_3$）
硅钨酸（Bertrand 试剂）	$SiO_2 \cdot 12WO_3$	浅黄色或灰白色沉淀（$4B \cdot SiO_2 \cdot 12WO_3 \cdot 2H_2O$）
苦味酸（Hager 试剂）	2，4，6-三硝基苯酚	晶形沉淀（必须在中性溶液中反应）
雷氏铵盐（ammoniumreineckate）	硫氰酸铬铵	生成难溶性复盐，往往有一定晶形、熔点或分解点（$BH^+[Cr(NH_3)_2SCN_4]$）

4. 氯化物和磷酸盐的鉴别　对于该类生物碱的盐酸盐，可依照氯化物的鉴别反应进行鉴别，即在酸性条件下与硝酸银反应生成白色沉淀；磷酸可待因中的磷酸根，在中性溶液中与硝酸银反应生成浅黄色沉淀，即显磷酸盐的鉴别反应。

5. 红外光谱法　《中国药典》中，盐酸吗啡、磷酸可待因、盐酸小檗碱及盐酸罂粟碱均可利用它们的红外吸收光谱进行鉴别。

三、特殊杂质检查

由于生产方法、工艺条件的原因或贮藏期间出现分解，致使药物中存在中间体、副产物等杂质和分解产物，需对这些特殊杂质进行检查。

（一）有关物质的检查

该类药物中的有关物质，均采用高效液相色谱法进行检查。以磷酸可待因为例，由于可待因合成过程中甲基化不完全，分离不彻底而易引入吗啡等杂质，因此，《中国药典》采用高效液相色谱法对磷酸可待因中的有关物质进行检查：

取本品，精密称定，加流动相溶解并稀释制成每 1 毫升中含 10mg 的溶液作为供试品溶液；另取吗啡对照品，精密称定，用流动相溶解并稀释制成每 1 毫升中含 1mg 的溶液作为对照品溶液；精密量取供试品溶液 0.2ml 与对照品溶液 1ml，置同一 100ml 量瓶中，用流动相稀释至刻度，摇匀，作为对照溶液。照高效液相色谱法（附录 Ⅴ D）试验，用十八烷基硅烷键合硅胶为填充剂；以 0.03mol/L 醋酸钠溶液（用冰醋酸调节 pH 值至 3.5）-甲醇（60：10）为流动相；检测波长为 230nm；理论板数按磷酸可待因峰计算不低于 2000，吗啡峰与磷酸可待因峰的分离度应符合要求。取对照溶液 10μl 注入液相色谱仪，调节检测灵敏度，使主成分色谱峰的峰高约为满量程的 20%。再精密量取供试品溶液和对照溶液各 10μl，分别注入液相色谱仪，记录色谱图至主成分峰保留时间的 3 倍，供试品溶液的色谱图中如有与吗啡峰保留时间一致的色谱峰，其峰面积不得大于对照溶液中吗啡峰面积（0.1%）；其他单个杂质的峰面积不得大于对照溶液中磷酸可待因峰面积的 2.5 倍（0.5%）；各杂质峰面积的和不得大于对照溶液中磷酸可待因峰面积的 5 倍（1.0%）。

（二）其他生物碱的检查

盐酸吗啡在提取过程中可能引入其他生物碱，如阿扑吗啡、罂粟碱、那可丁等，因而需要对盐酸吗啡中存在的这些杂质进行限量检查。

阿扑吗啡是吗啡在酸性溶液中加热，脱水，经分子重排后生成的，其水溶液在碳酸氢钠碱性条件下，经碘试液氧化，生成水溶性绿色化合物。该产物能溶于乙醚，使醚层显红色，水层仍显绿色。《中国药典》据此对盐酸吗啡中的阿扑吗啡进行检查：

取本品 50mg，加水 4ml 溶解后，加碳酸氢钠 0.10g 与 0.1mol/L 碘溶液 1 滴，加乙醚 5ml，振摇提取，静置分层后，乙醚层不得显红色，水层不得显绿色。

在提取吗啡时，还可能引入罂粟酸。罂粟酸在微酸性溶液中遇三氯化铁生成红色的罂粟酸铁，利用此性质，《中国药典》对盐酸吗啡中的罂粟酸进行检查：

取本品 0.15g，加水 5ml 溶解后，加稀盐酸 5ml 与三氯化铁试液 2 滴，不得显红色。

（三）有机腈的检查

盐酸小檗碱在合成过程中可能引入有机腈，《中国药典》采用薄层色谱法对盐酸小檗碱中的有机腈进行检查：

取研细的本品约 0.25g，精密称定，置 25ml 具塞锥形瓶中，加无水乙醚 5ml，振摇 5 分钟，用垂熔漏斗（G5）滤过，用无水乙醚洗涤 3～4 次（每次 2ml），合并滤液与洗液，浓缩至约 0.5ml，作为供试品溶液；另取胡椒乙腈对照品适量，精密称定，加三氯甲烷溶解并稀释制成每 1 毫升中约含 0.1mg 的溶液，作为对照品溶液。照薄层色谱法（附录 Ⅴ B）试验，吸取对照品溶液 10μl 与供试品溶液全量，分别点于同一硅胶 G（厚度 0.5mm）薄层板上，以苯-冰醋酸（25：0.1）为展开剂，展开，晾干，喷以 5% 钼酸铵硫酸溶液，在 105℃ 加热 10～20 分钟，检视，供试品溶液在与对照品溶液所显主斑点的相应位置上，不得显杂质斑点（合成品）。

四、含量测定

上述四种典型药物，原料药大多采用非水溶液滴定法测定含量，而药物的制剂除了该法以外，还可以采用提取酸碱滴定法、紫外分光光度法和高效液相色谱法。

（一）非水溶液滴定法

盐酸吗啡、磷酸可待因及盐酸罂粟碱均采用非水溶液滴定法进行含量测定。用高氯酸滴定生物碱的盐酸盐时，由于置换出的盐酸在醋酸中酸性较强，反应不能定量完成，需加入醋酸汞，使其生成难溶的氯化汞沉淀，反应即可定量完成。《中国药典》盐酸吗啡的含量测定方法如下：

取本品约 0.2g，精密称定，加冰醋酸 10ml 与醋酸汞试液 4ml 溶解后，加结晶紫指示液 1 滴，用高氯酸滴定液（0.1mol/L）滴定至溶液显绿色，并将滴定的结果用空白试验校正。每 1 毫升高氯酸滴定液（0.1mol/L）相当于 32.18mg 的 $C_{17}H_{19}NO_3 \cdot HCl$。

磷酸在醋酸中的酸性极弱，不影响滴定反应的定量完成，因此，生物碱的磷酸盐可不经特殊处理直接进行滴定。如《中国药典》磷酸可待因的含量测定：

取本品约 0.25g，精密称定，加冰醋酸 10ml 溶解后，加结晶紫指示液 1 滴，用高氯酸滴定液（0.1mol/L）滴定至溶液显绿色，并将滴定的结果用空白试验校正。每 1 毫升高氯酸滴定液（0.1mol/L）相当于 39.74mg 的 $C_{18}H_{21}NO_3 \cdot H_3PO_4$。

药物的片剂由于含有赋形剂等附加成分对测定有影响，需经适当处理后再进行测定。如《中国药典》盐酸罂粟碱片的含量测定：

取本品 20 片，精密称定，研细，精密称取适量（约相当于盐酸罂粟碱 0.12g），置分液漏斗中，加水 20ml，摇匀，加氨试液 7.5ml，用三氯甲烷振摇提取 6 次（30ml、15ml、10ml、10ml、10ml、10ml），每次得到的三氯甲烷液，均用同一份水 10ml 洗涤后，用经三氯甲烷润湿的脱脂棉滤过，滤器再用三氯甲烷洗涤 2 次，每次 10ml，合并三氯甲烷液，置水浴上蒸干，加无水乙醇 5ml，蒸干，再加无水乙醇 5ml，蒸干至无乙醇臭，在 105℃ 干燥半小时，加冰醋酸 10ml，振摇使溶解，加结晶紫指示液 1 滴，用高氯酸滴定液（0.05mol/L）滴定至溶液显绿色，并将滴定结果用空白试验校正。每 1 毫升高氯酸滴定液（0.05mol/L）相当于 18.79mg 的 $C_{20}H_{21}NO_4 \cdot HCl$。

该方法中，样品先经过氨试液碱化，使盐酸罂粟碱游离出来，再用有机溶剂提取分离后测定。盐酸罂粟碱在三氯甲烷中溶解性较好，故可提取完全。

（二）氧化还原滴定法

《中国药典》采用氧化还原滴定法对盐酸小檗碱进行含量测定，滴定原理为盐酸小檗碱在酸性条件下可被重铬酸钾氧化，过量的重铬酸钾可将加入的 I^- 氧化成 I_2，再用 $Na_2S_2O_3$ 标准溶液滴定生成的 I_2。通过间接滴定法求得盐酸小檗碱的含量，方法如下：

取本品约 0.3g，精密称定，置烧杯中，加沸水 150ml 使溶解，放冷，移置 250ml 量瓶中，精密加重铬酸钾滴定液（0.01667mol/L）50ml，加水稀释至刻度，振摇 5 分钟，用干燥滤纸滤过，精密量取续滤液 100ml，置 250ml 具塞锥形瓶中，加碘化钾 2g，振摇使溶解，加盐酸溶液（1→2）10ml，密塞，摇匀，在暗处放置 10 分钟，用硫代硫酸钠滴定液（0.1mol/L）滴定，至近终点时，加淀粉指示液 2ml，继续滴定至蓝色消失，溶液显亮绿色，并将滴定的结果用空白试验校正。每 1 毫升重铬酸钾滴定液（0.01667mol/L）相当于 12.39mg 的 $C_{20}H_{18}ClNO_4$。

（三）提取酸碱滴定法

生物碱的制剂，含生物碱的中药及其制剂，由于样品中其他组分对测定有干扰，一般需经碱化、有机溶剂提取后再进行酸碱滴定，称为提取酸碱滴定法。本法适合于碱性较强（$pK_b 6\sim 9$）的生物碱类药物的分析，是生物碱制剂常用的含量测定方法之一。

1. 基本原理　利用生物碱盐类大多数易溶于水，其游离碱大多数不溶于水而溶于有机溶剂的性质，将生物碱的盐经碱化、有机溶剂提取后，采用酸碱滴定法测定其含量。

2. 一般方法

（1）碱化：将供试品溶于水或稀酸中，加入适量的碱化试剂使生物碱游离。

能使生物碱游离的碱化试剂有氨溶液、碳酸钠、碳酸氢钠、氢氧化钠、氢氧化钙和氧化镁等。但强碱不适用于下列生物碱类的药物：① 含酯结构的生物碱药物，如阿托品和利血平等，与强碱接触易发生水解。② 含酚羟基的生物碱，如吗啡，可与强碱形成酚盐而溶于水，难以被有机溶剂提取。③ 含脂肪性共存物的药物，当有脂肪性物质与生物碱共存时，碱化后易发生乳化，导致提取不完全。因此，碱化试剂的碱性强度要适中，同时应考虑生物碱的性质及共存物的影响。

最常用的碱化试剂是氨溶液，这是由于一般生物碱的 pK_b 为 $6\sim 9$，而氨的 pK_b 为 4.76，可使大部分的生物碱游离，又不会因为碱性过强而产生上述的分解和乳化作用，而且氨具有挥发性，易被除去，可以消除对测定的干扰。

（2）有机溶剂提取：用适当的有机溶剂分次振摇提取，使游离的生物碱完全转入有机溶剂中，合并提取液，用水洗涤以除去混存的碱化试剂和水溶性杂质，再用无水硫酸钠或植物胶（西黄蓍胶）脱水，滤过，得到游离生物碱的有机溶剂提取液。

合适的提取溶剂是准确滴定的关键，提取溶剂应符合以下要求：① 与水不相混溶，沸点低，对生物碱的溶解度大，而对其他物质的溶解度尽可能最小。若单一溶剂达不到要求，可采用混合溶剂。② 对生物碱及碱化试剂均呈化学惰性。如碱化试剂与三氯甲烷长时间接触或加热，可使三氯甲烷分解成盐酸，与生物碱成盐，影响测定结果。故提取碱性较强的生物碱时，不宜采用三氯甲烷为提取溶剂。又如小檗碱可与苯、丙酮、三氯甲烷等溶剂生成几乎不溶于水的分子加合物，在提取小檗碱不易采用这些溶剂。

根据提取溶剂的条件，最常用的溶剂为三氯甲烷。采用三氯甲烷为提取溶剂时，应注意不能蒸干，以防其分解成盐酸。一般是将三氯甲烷提取液蒸发至近干，加入滴定液，再加热除尽三氯甲烷。需要注意的是，以三氯甲烷为提取溶剂时，常产生乳化现象，特别是在有脂肪性物质共存，或一些生药浸出剂时，更易发生。为了预防乳化，可采用弱碱性的碱化试剂，并避免过于猛烈的振摇。对于已经形成的乳化层，可用下列方法进行破坏：① 旋转分液漏斗（加速分层）；② 加少量乙醇并轻轻转动分液漏斗；③ 加饱和氯化钠溶液数滴（盐析）；④ 如为碱性水液，加少量酸液，反之，加少量碱液；⑤ 经少量脱脂棉过滤；⑥ 用热毛巾在分液漏斗外部热敷。

乙醚也是一种常用的溶剂，但应用不如三氯甲烷广泛，因为乙醚的沸点太低、易挥发、易燃，可溶于乙醚的生物碱较少，而且在水中溶解度又较大。为了减少乙醚在水中的溶解度，可加入中性盐如氯化钠，使水层饱和，以使其与水充分分离而使提取完全。由于乙醚易于氧化为过氧化物，蒸发时宜先通风或吹入空气使乙醚尽量挥发，再行干燥，并避免蒸干而引起爆炸。

提取溶剂的用量和提取次数一般在《中国药典》的具体药物分析方法中都有规定。通常应提取 4 次，第一次提取时，有机溶剂的用量至少应为水液体积的 1/2，以后每次提取，有机溶剂的用量均为第一次的 1/2。如果水液体积很小时，第一次提取溶剂的用量应与水液相等。

（3）测定：① 直接滴定法：将提取液中的有机溶剂蒸干，残渣用少量中性乙醇溶解，然后用酸滴定液直接滴定。一般地，直接滴定生成的生物碱盐为强酸弱碱盐，水解呈酸性，故应选用变色范围在酸性区域的指示剂。如甲基红（变色范围为 pH 值 4.2～6.3 由红变黄）、溴酚蓝（变色范围为 pH 值 3.0～4.6 由黄变蓝）。②剩余滴定法：将提取液中的有机溶剂蒸干，于残渣中加入定量过量的酸滴定液，再用碱滴定液滴定剩余的酸。若生物碱易挥发或易分解（如麻黄碱、烟碱），应在蒸至近干时加入酸滴定液，使生物碱成盐，再继续加热除去残余的有机溶剂，放冷后完成滴定。使用剩余滴定法时，滴定终点为中性或弱碱性，可选择变色范围在近中性或弱碱性区域指示剂。③返提取法：不蒸去有机溶剂，直接于提取液中加入定量过量的酸滴定液，振摇，使生物碱定量的返提取进入酸液中，分出酸液，有机层再用水分次振摇提取。合并酸和水提取液，最后以碱滴定液回滴。

有些生物碱（如可待因、奎宁等）的盐酸盐可溶于三氯甲烷，因此，如用三氯甲烷提取时，酸滴定液不宜用盐酸，而应用硫酸。如用盐酸作滴定液，则可用其他有机溶剂作提取液。

3. 制剂的测定　提取酸碱滴定法是测定生物碱类药物的常用方法之一，但是对于加热易分解破坏、干燥时间过长或不易得到恒定结果的生物碱，本法不宜采用。而且提取酸碱滴定法操作繁琐，误差较大，目前主要用于碱性较强的生物碱制剂的含量测定。如《中国药典》磷酸可待因糖浆以氨试液为碱化试剂、三氯甲烷为提取溶剂，采用剩余滴定法测定含量：

用内容量移液管精密量取本品 10ml，以水洗出移液管内的附着液，置分液漏斗中，加氨试液使成碱性，用三氯甲烷振摇提取至少 4 次，第一次 25ml，以后每次各 15ml，至可待因提尽为止，每次得到的三氯甲烷液均用同一份水 10ml 洗涤，洗液用三氯甲烷 5ml 振摇提取，合并三氯甲烷液，置水浴上蒸干，精密加硫酸滴定液（0.01mol/L）25ml，加热使溶解，放冷，加甲基红指示液 2 滴，用氢氧化钠滴定液（0.02mol/L）滴定。每 1 毫升硫酸滴定液（0.01mol/L）相当于 8.488mg 的 $C_{18}H_{21}NO_3 \cdot H_3PO_4 \cdot 1\frac{1}{2}H_2O$。

（四）紫外分光光度法

利用药物的紫外吸收特性，《中国药典》采用紫外分光光度法对盐酸吗啡片进行含量测定：

取本品 20 片，精密称定，研细，精密称取适量（约相当于盐酸吗啡 10mg），置 100ml 量瓶中，加水 50ml，振摇，使盐酸吗啡溶解，用水稀释至刻度，摇匀，滤过，精密量取续滤液 15ml，置 50ml 量瓶中，加 0.2mol/L 氢氧化钠溶液 25ml，用水稀释至刻度，摇匀，照紫外-可见分光光度法（附录ⅣA），在 250nm 的波长处测定吸光度；另取吗啡对照品适量，精密称定，用 0.1mol/L 氢氧化钠溶液溶解并定量稀释制成每 1 毫升中约含 20μg 的溶液，同法测定。计算，结果乘以 1.317，即得盐酸吗啡（$C_{17}H_{19}NO_3 \cdot HCl \cdot 3H_2O$）的含量。

（五）高效液相色谱法

高效液相色谱法是生物碱类药物制剂最为常用的含量测定方法，如《中国药典》盐酸小檗碱片的含量测定：

（1）色谱条件与系统适用性试验：用十八烷基硅烷键合硅胶为填充剂；以磷酸盐缓冲液 [0.05mol/L 磷酸二氢钾溶液和 0.05mol/L 庚烷磺酸钠溶液（1∶1），含 0.2％三乙胺，并用磷酸调节 pH 值至 3.0]-乙腈（60∶40）为流动相；检测波长为 263nm。理论板数按盐酸小檗碱峰计算不低于 3000，盐酸小檗碱峰与相邻杂质峰的分离度应符合要求。

（2）测定法：取本品 20 片，如为糖衣片，除去糖衣，精密称定，研细，精密称取细粉适量（约相当于盐酸小檗碱 40mg），置 100ml 量瓶中，加沸水适量使盐酸小檗碱溶解，放冷，用水稀释至刻度，摇匀，滤过，弃去初滤液约 8ml，精密量取续滤液 5ml，置 50ml 量瓶中，用水稀释至刻度，摇匀，精密量取 20μl，注入液相色谱仪，记录色谱图；另取盐酸小檗碱对照品适量，精密称定，用沸水溶解，放冷，用水定量稀释制成每 1 毫升中约含 $40\mu g$ 的溶液，同法测定。按外标法以峰面积计算，即得。

《中国药典》磷酸可待因片的含量测定也采用高效液相色谱法：

（1）色谱条件与系统适用性试验：用十八烷基硅烷键合硅胶为填充剂，以 0.03mol/L 醋酸钠溶液（用冰醋酸调节 pH 值至 3.5）-甲醇（25：10）为流动相；检测波长为 280nm；理论板数按磷酸可待因峰计算不低于 2000，磷酸可待因峰与相邻杂质峰的分离度应符合要求。

（2）测定法：取本品 20 片，精密称定，研细，精密称取适量（约相当于磷酸可待因 30mg），置 100ml 量瓶中，加水溶解并稀释至刻度，摇匀，滤过；精密量取续滤液 $10\mu l$ 注入液相色谱仪，记录色谱图；另取磷酸可待因对照品适量，精密称定，加水溶解并定量稀释成每 1 毫升中含 0.3mg 的溶液，同法测定。按外标法以峰面积计算，并将结果乘以 1.068，即得。

第 5 节　吲哚类药物的分析

一、化学结构与性质

（一）典型药物的化学结构

本类生物碱具有吲哚（indole）环结构，大多数结构复杂，具有显著的生理活性。代表药物主要有利血平（reserpine）、马来酸麦角新碱（ergometrine maleate）、长春碱（vinblastine）、长春新碱（vincristine）等，以利血平和马来酸麦角新碱为例，前者是常用的抗高血压药，后者在临床上用于产后使子宫收缩，是一种子宫收缩药。它们的结构如下：

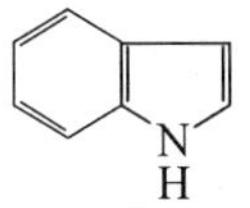

吲哚

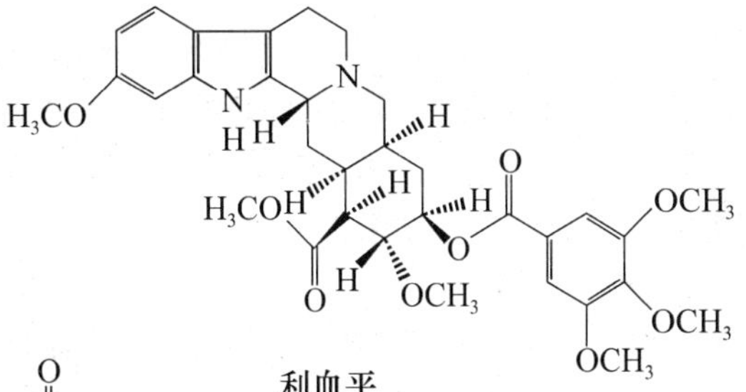

利血平

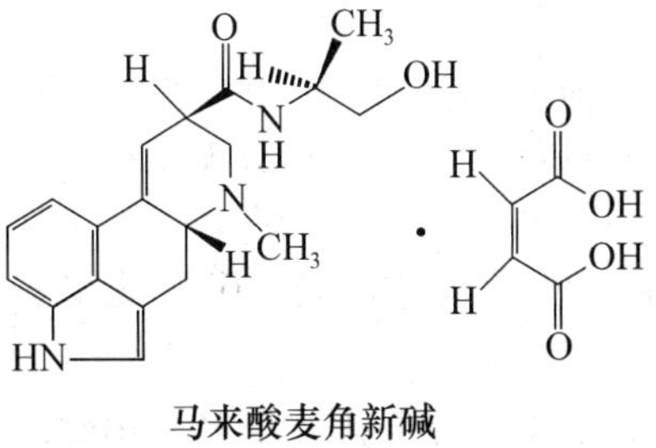

马来酸麦角新碱

（二）主要性质

1. 溶解性　利血平为白色至淡黄褐色的结晶或结晶性粉末，遇光色渐变深；在三氯甲烷中易溶，在丙酮中微溶，在水、甲醇、乙醇或乙醚中几乎不溶。马来酸麦角新碱为白色或类白色的结晶性粉末，遇光易变质；在水中略溶，在乙醇中微溶，在三氯甲烷或乙醚中不溶。

2. 碱性　利血平的分子结构中含有两个碱性强弱不同的氮原子。其中，吲哚环上的氮原子因与苯环共轭，氮上电子云密度小，碱性极弱；另一个氮原子在脂肪碳链上，碱性稍强，但由于空间位阻的原因，不能与酸结合形成稳定的盐，临床上使用其游离碱。麦角新碱的分子结构中含有 3 个氮原子，除了吲哚环氮原子外，其余两个氮原子可与一分子的马来酸成盐。

3. 水解性　利血平含酯的结构，与碱接触或受热易水解。

4. 旋光性 利血平和马来酸麦角新碱的分子结构中均含有不对称碳原子，具有旋光性。利血平为左旋体，在三氯甲烷中的比旋度为$-115°\sim-131°$；马来酸麦角新碱为右旋体，在水中的比旋度为$+53°\sim+56°$。

5. 光谱特征 吲哚环为芳杂环，具有紫外和红外特征吸收，可用于鉴别和含量测定。

二、鉴别试验

(一) 特征鉴别反应

吲哚环上的 β 位氢原子较活泼，能与芳醛缩合而显色。此反应又称为官能团反应，是吲哚生物碱的特征反应。

1. 与香草醛反应 《中国药典》利用该反应对利血平进行鉴别，方法为：取本品约 1mg，加新制的香草醛试液 0.2ml，约 2 分钟后显玫瑰红色。

2. 与对二甲氨基苯甲醛反应 利血平与对二甲氨基苯甲醛反应，显绿色，再遇冰醋酸，转变为红色。

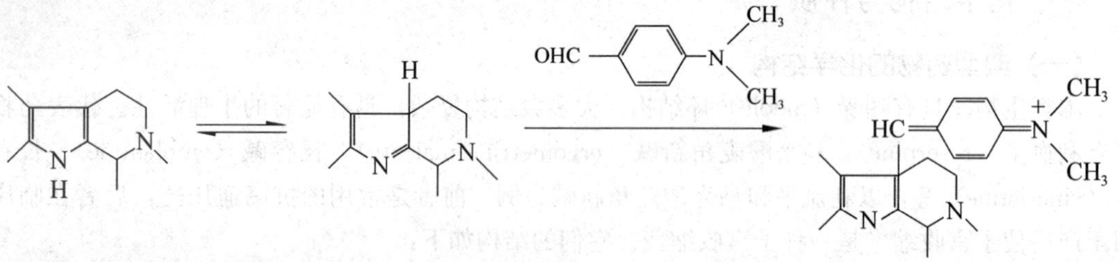

《中国药典》中利血平的鉴别：取本品约 0.5mg，加对二甲氨基苯甲醛 5mg、冰醋酸 0.2ml 与硫酸 0.2ml，混匀，即显绿色；再加冰醋酸 1ml，转变为红色。

马来酸麦角新碱也可采用该反应进行鉴别：取本品约 1mg，加 1ml 水溶解后，加对二甲氨基苯甲醛试液 2ml，5 分钟后，显深蓝色。

(二) 一般鉴别反应

1. 显色反应 利血平可与显色试剂钼硫酸反应而显色。如《中国药典》利血平的鉴别：取本品约 1mg，加 0.1％钼酸钠的硫酸溶液 0.3ml，即显黄色，约 5 分钟后转变为蓝色。

2. 光谱鉴别

(1) 荧光特征光谱：马来酸麦角新碱的水溶液显蓝色荧光，可依此来鉴别马来酸麦角新碱。

(2) 红外吸收光谱：《中国药典》利血平和马来酸麦角新碱均可采用红外吸收光谱进行鉴别。

三、特殊杂质检查

生物碱类药物在合成过程中可能会生成中间体、副产物等有关物质，同时，由于药物本身不太稳定，易氧化，因此在贮存过程中，也可能引入分解产物。《中国药典》大多采用薄层色谱法和高效液相色谱法对这些特殊杂质进行检查。

(一) 有关物质的检查

1. 应用示例一 《中国药典》马来酸麦角新碱采用薄层色谱法检查有关物质

取本品，精密称定，加乙醇-浓氨溶液（9∶1）溶解并定量稀释制成每 1 毫升中含 5mg 的溶液与每 1 毫升中含 0.2mg 的溶液，分别作为供试品溶液（1）与供试品溶液（2）；另取马来酸麦角新碱对照品，精密称定，用上述溶剂溶解并定量稀释制成每 1 毫升中含 5mg 的溶液，作为对照品溶液。照薄层色谱法（附录ⅤB）试验，吸取上述 3 种溶液各 10μl，分别点于同一硅胶 G 薄层板上，以三氯甲烷-甲醇-水（25：8：1）为展开剂，展开，晾干，置紫外光灯（365nm）下检视。供试品溶液（1）主斑点的位置和颜色应与对照品溶液的主斑点相同，如显杂质斑点，其颜色与对照品溶液对应的杂质斑点比较，不得更深，并不得显对照品溶液以外的杂质斑点；供试品溶液（2）除主斑点外，不得显任何杂质斑点。

2. 应用示例二　《中国药典》利血平中有关物质的检查

避光操作。取本品约 10mg，置 10ml 量瓶中，加冰醋酸 1ml 使溶解，加甲醇稀释至刻度，摇匀，作为供试品溶液；精密量取 1ml，置 100ml 量瓶中，用流动相稀释至刻度，摇匀，作为对照溶液。照含量测定项下的色谱条件，取对照溶液 10μl，注入液相色谱仪，调节检测灵敏度，使主成分色谱峰的峰高约为满量程的 20％。再精密量取供试品溶液与对照溶液各 10μl，分别注入液相色谱仪，记录色谱图至主成分峰保留时间的 2 倍。供试品溶液色谱图中如有杂质峰，各杂质峰面积的和不得大于对照溶液主峰面积的 1.5 倍（1.5％）。

（二）氧化产物的检查

利血平在生产和贮存过程中，受光照和空气中氧的作用，易氧化变质。利用氧化产物和药物对光选择性吸收的差异，可采用紫外分光光度法对其进行检查。如《中国药典》利血平中氧化产物的检查：

取本品 20mg，置 100ml 量瓶中，加冰醋酸溶解并稀释至刻度，摇匀，照紫外-可见分光光度法（附录ⅣA），在 388nm 的波长处测定吸光度，不得过 0.10。

四、含量测定

（一）非水溶液滴定法

马来酸麦角新碱属于生物碱的有机酸盐，对这类生物碱盐的滴定，由于滴定中被高氯酸置换出的有机酸酸性极弱，不干扰滴定的准确进行，因此可按一般步骤进行。如《中国药典》马来酸麦角新碱的含量测定：

取本品约 60mg，精密称定，加冰醋酸 20ml 溶解后，加结晶紫指示液 1 滴，用高氯酸滴定液（0.05mol/L）滴定至溶液显蓝绿色，并将滴定的结果用空白试验校正。每 1 毫升高氯酸滴定液（0.05mol/L）相当于 22.07mg 的 $C_{19}H_{23}N_3O_2 \cdot C_4H_4O_4$。

（二）荧光分析法

荧光分析法是一种利用物质的荧光光谱特性来进行定性或定量的分析方法。该方法具有灵敏度高、选择性好的优点，与紫外分光光度法相比，荧光分析法的灵敏度要高 2～4 个数量级。前已述及，利血平易被氧化，而氧化产物具有荧光。利用此特性，《中国药典》对其片剂采用荧光分析法，方法如下：

避光操作。取本品 20 片，如为糖衣片应除去包衣，精密称定，研细，精密称取适量（约相当于利血平 0.5mg），置 100ml 棕色量瓶中，加热水 10ml，摇匀后，加三氯甲烷 10ml，振摇，用乙醇定量稀释至刻度，摇匀，滤过，精密量取续滤液，用乙醇定量稀释成每 1 毫升约含利血平 2μg 的溶液，作为供试品溶液；另精密称取利血平对照品 10mg，置 100ml 棕色量瓶中，加三氯甲烷 10ml 溶解后，再用乙醇稀释至刻度，摇匀；精密量取 2ml，置 100ml 棕色量瓶中，用乙醇稀释至刻度，摇匀，作为对照品溶液。精密量取对照品溶液与供试品溶液各 5ml，分别置具塞试管中，加五氧化二钒试液 2.0ml，激烈振摇后，在 30℃放置 1 小时，照荧光分析法（附录Ⅳ E），在激发光波长 400nm、发射光波长 500nm 处测定荧光强度，计算，即得。

计算公式：

$$C_i = \frac{I_i - I_{ib}}{I_r - I_{rb}} \times C_r \qquad (12-3)$$

式中，C_i、C_r 分别为供试品溶液及对照品溶液的浓度；I_i、I_r 分别为供试品溶液及对照品溶液的荧光强度；I_{ib}、I_{rb} 分别为供试品溶液及对照品溶液试剂空白的荧光强度。

在荧光分析法中，一般都是先测定空白溶液的荧光强度，再测定对照溶液或供试品溶液的荧光强度，从后者中减去前者，就是对照溶液或供试品溶液本身的荧光强度。利用荧光物质浓度与荧光强度之间的线性关系，进行定量测定。

（三）紫外分光光度法

利用马来酸麦角新碱与对二甲氨基苯甲醛的显色反应，《中国药典》对其注射液采用紫外分光光度法测定含量：

精密量取本品适量（约相当于马来酸麦角新碱 1.5mg），置 25ml 量瓶中，用水稀释至刻度，摇匀，精密量取 1ml，置具塞刻度试管中，精密加 1% 酒石酸溶液 1ml 与对二甲氨基苯甲醛试液 4ml，摇匀，静置 5 分钟，照紫外-可见分光光度法（附录ⅣA），在 550nm 的波长处测定吸光度；另取马来酸麦角新碱对照品约 15mg，精密称定，置 250ml 量瓶中，加水适量使溶解并稀释至刻度，摇匀，同法测定。计算，即得。

（四）高效液相色谱法

《中国药典》利血平注射液采用高效液相色谱法进行测定：

（1）色谱条件与系统适用性试验：用十八烷基硅烷键合硅胶为填充剂；以乙腈-1% 乙酸铵溶液（46∶54）为流动相；检测波长为 268nm。理论板数按利血平峰计算不低于 4000；利血平峰与相邻杂质峰的分离度应符合要求。

（2）测定法：避光操作。精密量取本品适量，用甲醇定量稀释制成每 1 毫升约含利血平 20μg 的溶液，精密量取 20μl，注入液相色谱仪，记录色谱图；另取利血平对照品约 12.5mg，置 50ml 量瓶中，加三氯甲烷 1.5ml 使溶解，用甲醇稀释至刻度，摇匀，精密量取 2ml，置 25ml 量瓶中，用甲醇稀释至刻度，摇匀，同法测定。按外标法以峰面积计算，即得。

学习重点

本章的学习重点包括典型生物碱类药物的结构特征、鉴别方法以及含量测定的各种方法。生物碱类药物的碱性随着氮原子在分子中结合状态的不同而异，碱性的强弱又直接影响提取分离以及含量分析方法。非水溶液滴定法是利用氮原子的碱性在非水介质中进行的中和滴定；酸性染料比色法是根据生物碱与酸性染料在一定条件所成的复合物颜色，按分光光度法完成总碱的测定。提取酸碱滴定法常用于生物碱制剂的含量测定，一般需经碱化、有机溶剂提取后再进行酸碱滴定。另外，大多数生物碱分子结构中含有双键，在紫外区有吸收，因此，可按紫外分光光度法于特定波长处测定生物碱含量。同理，有荧光的生物碱也可用荧光光度法测定。挥发性生物碱组分可以用 GC 法或 HPLC 法，HPLC 法可以测定几乎所有类型的生物碱，广泛应用于本类药物的特殊杂质检查和含量测定。

思　考　题

1. 说明麻黄碱、阿托品、奎宁、吗啡和利血平的结构特点，如何利用这些特征加以区别？

2. 生物碱类药物在色谱分析中，常发生拖尾现象，什么原因？如何解决？

3. 试述中和滴定法与非水溶液滴定法的异同点？非水滴定法测定生物碱类药物时要注意哪些问题？写出常用非水溶剂、滴定剂和指示剂，并说明溶剂选择的依据是什么？

4. 非水溶液滴定法测定生物碱药物的氢卤酸盐、硫酸盐、硝酸盐时会有何干扰？如何消除干扰（分别叙述）？

5. 提取酸碱滴定法测定生物碱含量是利用了生物碱的什么性质？说明测定原理和主要实验条件。

6. 在酸性染料比色法中水相的 pH 如何影响药物的含量测定？说明原理。

（姚寒春）

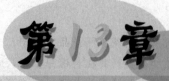

维生素类药物的分析

学习要求

1. 掌握维生素类药物的结构、性质、鉴别试验和含量测定方法。
2. 熟悉维生素类药物杂质检查项目和方法。
3. 了解维生素 A 三点校正法的原理、测定和计算方法。

维生素（vitamins）是维持人体正常生理机能所必需的营养素，是人体内不能合成或合成量很少，必须由食物供给的一组小分子有机化合物，这些有机物并不是同一类物质，其中有些是醇、醛、酮、胺和酯类等化合物，各具有不同的理化性质和生理作用。维生素既不是机体组织的组成成分，也不是提高能量的物质，但是在调节人体物质代谢和维持正常的生理功能等方面发挥着极其重要的作用。如果人体缺少某种维生素，会引起维生素缺乏症，而影响人体的正常生理机能。如：人体缺少维生素 A，就会患夜盲症，人体缺少维生素 C，就会患维生素 C 缺乏病等。《中国药典》收载了维生素 A、B_1、B_2、B_6、B_{12}、C、D_2、D_3、E、K_1 等原料及制剂共 40 多个品种，按其溶解性不同，可分为脂溶性维生素（fat-soluble vitamins 如维生素 A、D、E 和 K 等）和水溶性维生素（water-soluble vitamins 如维生素 B_1、B_2、B_6、B_{12} 和 C）两大类。

依据维生素类药物的生物特性和物理性质，其分析方法可分为生物法、微生物法、化学法和物理化学法，目前维生素类药物的常用分析方法主要是化学法或物理化学法。本章仅对六类常见的重要维生素（A、B_1、C、D、E 和 K_1）分别从化学结构、理化性质、鉴别、特殊杂质检查和含量测定进行详细介绍。

第 1 节　维生素 A 的分析

维生素 A 是由 β-白芷酮和两分子异戊二烯构成的多烯类化合物，维生素 A 包括维生素 A_1（视黄醇，retinol）、A_2（去氢维生素 A，dehydroretinol）和 A_3（去水维生素 A，anhydroretinol）等，通常所说的维生素 A 系指维生素 A_1，其活性最高，维生素 A_2 的活性仅是维生素 A_1 的 30%～40%。动物性食品，如肝、肉类、蛋黄、乳制品和鱼肝油是维生素 A 的丰富来源。动物食品中维生素 A 主要以酯的形式存在，植物中主要以维生素 A 原（胡萝卜素）形式存在。

《中国药典》收载的维生素 A 是指人工合成的维生素 A 醋酸酯结晶加精制植物油制成的油溶液，同时还收载有维生素 A 软胶囊、维生素 AD 软胶囊和维生素 AD 滴剂。

一、化学结构与性质

（一）化学结构

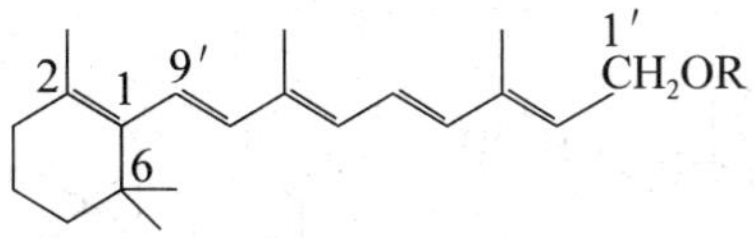

维生素 A 的结构是一个具有共轭多烯侧链的环己烯，天然维生素 A 的侧链主要是全反式结构，R 基团不同则可以是维生素 A 醇或其酯，见表 13-1。在维生素 A 的侧链上一共有 4 个双键，所以，理论上说，应该有 2^4 （16）种异构体，目前，包括维生素 A 在内，共计发现 6 种异构体，见表 13-2。

表 13-1 维生素 A 醇及其酯

—R	名称	分子式	摩尔质量
—H	维生素 A 醇（VA₁）	$C_{20}H_{30}O$	286.45
—COCH₃	维生素 A 醋酸酯	$C_{22}H_{32}O_2$	328.49
—COC₁₅H₃₁	维生素 A 棕榈酸酯	$C_{36}H_{60}O_2$	524.86

表 13-2 维生素 A 醇的立体异构体

名称	顺反异构	名称	顺反异构
新维生素 Aₐ	2-顺式	异维生素 Aₐ	6-顺
新维生素 Aᵦ	4-顺	异维生素 Aᵦ	2，6-二顺
新维生素 Ac	2，4-二顺	维生素 A	全反式

此外，鱼肝油中尚含有去氢维生素 A（dehydroretinol 维生素 A₂），去水维生素 A（anhydroretinol 维生素 A₃），其效价均低于维生素 A，维生素 A 的二聚体鲸醇（kitol）无生物活性，这些物质都能与显色剂产生相近颜色，并且也有紫外吸收，所以，在测定维生素 A 含量时需要考虑这些因素干扰。

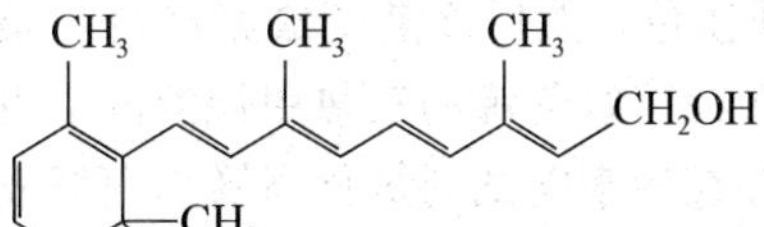

去氢维生素A（A₂ dehydroretinol） 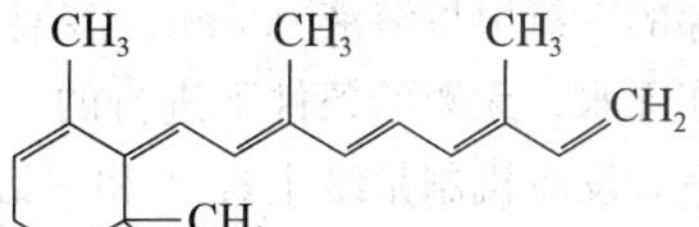　　　　　　去水维生素A（A₃ anhydroretinol）

（二）性质

1. 紫外吸收性质　维生素 A 的分子结构中具有多烯共轭系统，在 325～328nm 内可产生最大吸收，常用于鉴别和含量测定。

2. 不稳定性　维生素 A 结构中具有多个不饱和键，决定了维生素 A 的不稳定，具备双键的化学性质，比如易被空气中的氧气或氧化剂氧化，易被紫外光裂解。维生素 A 对酸也不稳定，遇到 Lewis 或无水氯化氢乙醇溶液，可以发生脱水反应，生成脱水维生素 A。临床一般常用维生素 A 醋酸酯或棕榈酸酯，并把其溶解于植物油中。维生素 A 及其制剂的保存除需密封外还需要放于凉暗处。

（1）易被氧化。在加热或金属离子存在时，反应更容易进行。

$$维生素 A \longrightarrow 无活性的氧化产物$$

维生素 A 的氧化产物：

1）环氧化物

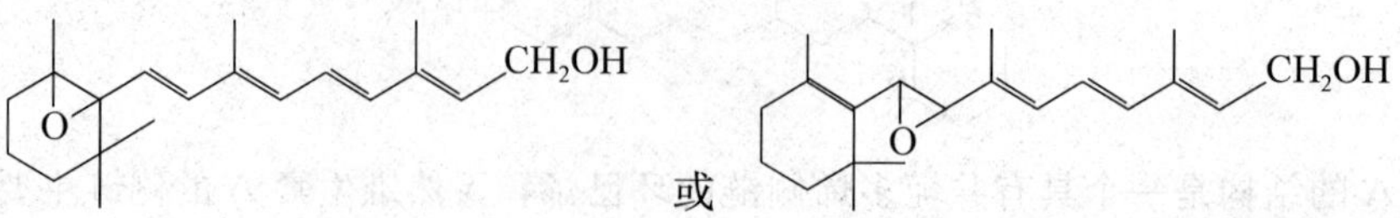

或

2）维生素 A 醛

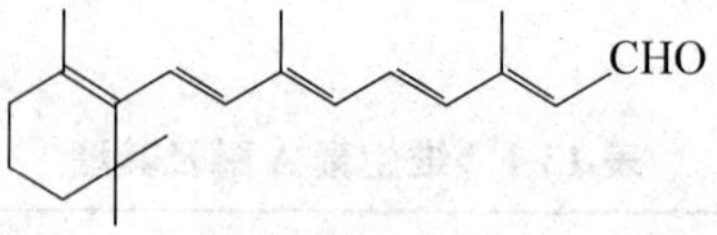

3）维生素 A 酸

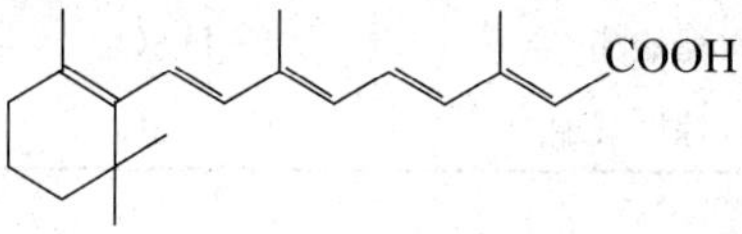

（2）易发生脱氢、脱水、聚合反应。如维生素 A_2、维生素 A_3 和鲸醇（维生素 A 醇的二聚体，没有生物活性）。

3. 与三氯化锑显色　维生素 A 在三氯甲烷中能与三氯化锑试剂作用，产生不稳定的蓝色，此反应常用于维生素 A 的鉴别和含量测定。

4. 溶解性　维生素 A 容易溶解于三氯甲烷、乙醚、环己烷和石油醚，微溶于乙醇溶液，不溶解于水中。

二、鉴别试验

（一）三氯化锑反应（Carr-Price 反应）

取维生素 A 溶液 1 滴，加入三氯甲烷 10ml 振摇使其溶解，取出 2 滴，加三氯甲烷 2ml 与25％三氯化锑的三氯甲烷溶液 0.5ml，溶液即可呈现蓝色，然后逐渐变成紫红色。操作时应该注意此反应是在无水、无醇的条件下进行的。维生素 A 在三氯化锑的三氯甲烷溶液中可显蓝色，最后变成紫红色，反应机制是维生素 A 和三氯化锑中存在的亲电试剂氯化高锑作用形成不稳定的蓝色碳正离子。反应如下：

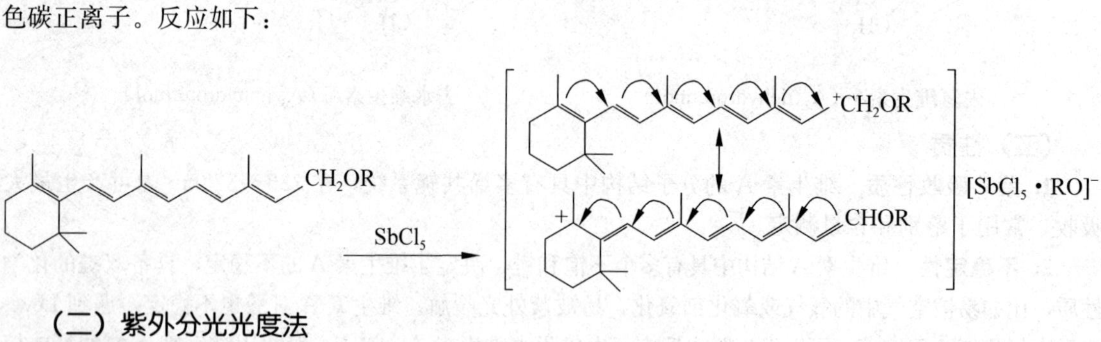

（二）紫外分光光度法

取维生素 A 供试品，加无水乙醇-盐酸（100：1）溶液溶解，立即在 300～400nm 波长范围扫描紫外光谱，在 326nm 的波长处有单一的最大吸收峰。将此溶液置水浴上加热 30 秒迅速冷却，紫外光谱在 348nm、367nm、389nm 的波长处有三个尖锐的吸收峰。其原因为，维生素 A 分子中含有 5 个共轭双键，其无水乙醇溶液在 326nm 的波长处有最大吸收峰，当在盐酸催化下加热，则发生脱水反应而生成去水维生素 A。去水维生素 A 比维生素 A 多一个共轭双键，故其最大吸收峰波长红移，同时在 340～390nm 的波长之间出现 3 个吸收峰。见图 13-1。

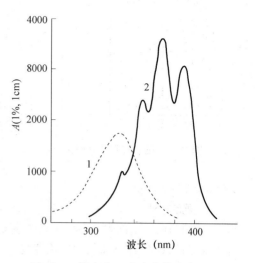

图 13-1　维生素 A 和去水维生素 A
的紫外吸收光谱

1. 维生素 A　2. 去水维生素 A
维生素 A：$\lambda_{max}=326nm$，一个吸收峰
去水维生素 A：$\lambda_{max}=350～390nm$，三个吸收峰

（三）薄层色谱法（TLC）

分别取供试品与对照品（不同维生素 A 酯类）的环己烷溶液（$5U/\mu l$）各 $2\mu l$，点于薄层板上〔硅胶 G 为吸附剂，环己烷-乙醚（80∶20）为展开剂〕，不必挥散溶剂，立即展开。取出薄层板后，置空气中挥干，喷三氯化锑溶液，比较供试品溶液和对照品溶液所显蓝色斑点位置，即可鉴别。

本法为《英国药典》（2000 年版）鉴别浓缩合成品维生素 A（油剂）各种酯类的方法。《美国药典》采用硅胶为吸附剂，环己烷-乙醚（80∶20）为流动相，以维生素 A 的氯仿溶液（约 1500U/ml）点样 0.01 ml，展开 10cm，空气中挥干，以磷钼酸为显色剂显色。维生素 A 醇及其醋酸酯、棕榈酸酯均显蓝绿色，其 R_f 值分别为 0.1、0.45 和 0.7。

三、含量测定

因为维生素 A 的三氯化锑比色法反应专属性差、测定结果受水分、温度影响较大、显色极不稳定，因此，各国药典均收载紫外分光光度法作为维生素 A 法定的含量测定方法。但是由于三氯化锑比色法操作较为简便、快速，目前仍为食品或饲料行业中维生素 A 含量测定的常用方法。

（一）紫外分光光度法（三点校正法）

1. 概述　由于在维生素 A 的分子中具有共轭多烯的结构，所以在 325～328nm 的波长范围内具有特征的紫外吸收，可以用紫外分光光度法测定维生素 A 的含量。但是，由于在维生素 A 原料中常混有其他杂质，包括其多种异构体、氧化降解产物（维生素 A_2、维生素 A_3、环氧化物、维生素 A 醛和维生素 A 酸等）、合成中间体、副产物等有关物质，且维生素 A 制剂中常含稀释用油。这些杂质在 325～328nm 波长之间的紫外区也有吸收，对维生素 A 的测定有干扰。为了消除有关物质的干扰，求得维生素 A 的真实含量，故采用"三点校正法"测定，即在三个波长处测得吸光度后，在规定条件下以校正公式进行校正，再进行计算，这样可求得维生素 A 的真实含量。

2. 原理　三点校正法是在两个假设的前提下建立起来的。即

（1）物质对光的吸收具有加和性，即：$A_{样品}=A_{维生素A}+A_{相关物质}$。

（2）维生素 A 中的杂质的无关吸收在 310～340nm 范围内可看作是直线，且随波长的增大吸光度减小。

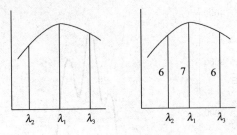

图 13-2　三点校正法波长的选择

3. 波长选择　λ_1：维生素 A 的 λ_{max}，λ_2、λ_3 分别在 λ_1 两侧。直接测定法与皂化法的波长选择见图 13-2。

(1) 直接测定法：等波长差法，$\lambda_3 - \lambda_1 = \lambda_1 - \lambda_2$。《中国药典》规定，测定维生素 A 醋酸酯时，$\lambda_1 = 328nm$，$\lambda_2 = 316nm$，$\lambda_3 = 340nm$，上述公式成为 $\lambda_{340} - \lambda_{328} = \lambda_{328} - \lambda_{316}$，$\lambda_2$、$\lambda_3$ 分别在 λ_1 两侧 12nm 处。

(2) 皂化法：等吸收比法，$A_{\lambda_2} = A_{\lambda_3} = 6/7A_{\lambda_1}$。《中国药典》规定，测定维生素 A 醇时，$\lambda_1 = 325nm$，$\lambda_2 = 310nm$，$\lambda_3 = 334nm$。

4. 测定方法

《中国药典》二部附录中维生素 A 测定法项下收载有"直接测定法"和"皂化法"两种方法。合成维生素 A 和天然鱼肝油中的维生素 A 均为酯式维生素 A，如供试品中干扰测定的杂质较少，能符合直接测定法测定的规定时，可用溶剂溶解供试品后直接测定，否则应按皂化法，经皂化、提取分离维生素 A 醇后测定。

(1) 直接测定法（适用于高纯度的酯式维生素 A 测定）

1) 操作：精密称定维生素 A 醋酸酯，加环己烷配制成每 1 毫升中含 9～15U 的溶液，然后在 300、316、328、340 和 360nm 5 个波长处分别测定吸光度，确定最大吸收波长（理论上为 328nm）。计算各个波长下的吸光度与 328nm 波长下的吸光度比值。流程如下：

$$样品 \xrightarrow[溶解]{环己烷} 配制成9～15U/ml \Rightarrow 规定波长处测 A$$

2) 计算

求 $E_{1cm}^{1\%}$：

$$E_{1cm}^{1\%} = \frac{A}{C \cdot L} \tag{13-1}$$

式中 A 值有两种可能，一是直接采用 328nm 的波长下测得吸光度值，即 A_{328}，也可以是吸光度校正值，即 $A_{328(校正)}$。校正公式：

$$A_{328(校正)} = 3.52 (2A_{328} - A_{316} - A_{340}) \tag{13-2}$$

求 U/g：U/g（效价）系指每克供试品中所含维生素 A 的国际单位数。

$$U/g = E_{1cm}^{1\%} \times 1900 \tag{13-3}$$

求维生素 A 醋酸酯占标示量的百分含量：

$$标示量（\%） = \frac{U（测定）\times 平均丸重}{W \times 标示量} \times 100\% = \frac{A \cdot D \cdot \overline{W} \cdot 1900}{W \cdot L \cdot 100 \cdot 标示量} \times 100\% \tag{13-4}$$

式中 A 为直接测得的 A_{328} 或校正后的 $A_{328(校正)}$；D 为供试品的稀释倍数；1900 为维生素 A 醋酸酯在环己烷溶液中测定的换算因子；$\overline{W}$ 为胶丸的平均内容物质量；W 为称取的内容物质量（即供试品取用量）；L 为比色池厚度（cm）。

3) A 值的选择

计算吸光度比值（A_i/A_{328}），分别与《中国药典》规定的吸光度比值相减（规定在 300、316、328、340 和 360nm 波长处，吸光度 A 值分别为 0.555、0.907、1.000、0.811 和 0.299）。判断 5 个差值是否超过规定的 ± 0.02，如果最大吸收波长在 326～329nm 区间，并且 5 个差值均不超过 ± 0.02 时，则不需要用校正公式计算吸光度，直接用 328nm 波长处测得的吸光度 A_{328} 求 $E_{1cm}^{1\%}$；5 个差值中有的超过 ± 0.02 时，但是 P 值 $\left(P = \frac{A_{328(校正)} - A_{328}}{A_{328}} \times 100\%\right)$ 在 $\pm 3.0\%$，则仍不需要用校

正公式计算吸光度，用 328nm 波长处测得的吸光度 A_{328} 求 $E_{1cm}^{1\%}$；P 值在 $-15.0\% \sim -3.0\%$ 之间，此时需要用校正公式计算吸光度，即 $A_{328(校正)}$ 代入 $E_{1cm}^{1\%} = \dfrac{A}{C \cdot L}$ 式中求出 $E_{1cm}^{1\%}$；P 值小于 -15% 或大于 $+3\%$，则不能用本法计算吸光度，而应用皂化法测定含量；如果最大吸收波长不在 $326 \sim 329nm$ 之间，同样用皂化法测定。上述可用图 13-3 表示。

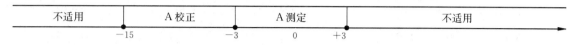

图 13-3 三点校正法（直接测定法）中 A 值的选择

（2）皂化法（适用于维生素 A 醇测定）

1）操作：精密称取一定量供试品，加入氢氧化钾的乙醇溶液煮沸回流，反应结束后用乙醚提取、浓缩、洗涤、过滤和干燥处理。最后用异丙醇溶解残渣并稀释成每 1 毫升中含维生素 A 为 $9 \sim 15U$ 的溶液，分别在 300、310、325 和 334nm 波长处测定吸光度 A，并确定最大吸收波长（应为 325nm）。

2）计算

求 $E_{1cm}^{1\%}$：
$$E_{1cm}^{1\%} = \frac{A}{C \cdot L} \tag{13-5}$$

式中 A 值，可能是 325nm 波长处测得的吸光度值，即 A_{325}，也可以是吸光度校正值，即 $A_{325(校正)}$。校正公式：
$$A_{325(校正)} = 6.815A_{325} - 2.555A_{310} - 4.260A_{334} \tag{13-6}$$

求效价（U/g）：
$$U/g = E_{1cm}^{1\%} \times 1830 \tag{13-7}$$

求维生素 A 醇占标示量的百分含量：
$$标示量\% = \frac{A \cdot D \cdot \overline{W} \cdot 1830}{W \cdot L \cdot 100 \cdot 标示量} \times 100\% \tag{13-8}$$

式中，A 为直接测得的 A_{325} 或校正后的 $A_{325(校正)}$；D 为供试品的稀释倍数；1830 为维生素 A 醇在异丙醇溶液中测定的换算因子；$\overline{W}$ 为胶丸的平均内容物质量；W 为称取的内容物质量（即供试品取用量）；L 为比色池厚度（cm）。

3）A 值的选择：如果最大吸收波长在 $323 \sim 327nm$ 区间，并且 $A_{300}/A_{325} \leqslant 0.73$ 时，若 P 值 $\left(P = \dfrac{A_{325(校正)} - A_{325}}{A_{325}} \times 100\% \right)$ 在 $\pm 3.0\%$，则用 325nm 波长处测得的吸光度 A_{325} 求 $E_{1cm}^{1\%}$；若 P 值超过 $\pm 3.0\%$，此时需要用校正公式计算吸光度，即 $A_{325(校正)}$ 代入 $E_{1cm}^{1\%} = \dfrac{A}{C \cdot L}$ 式求出 $E_{1cm}^{1\%}$。如果最大吸收波长不在 $323 \sim 327nm$ 区间或 $A_{300}/A_{325} > 0.73$ 时，表示供试品中杂质含量过高，应采用色谱法将未皂化部分纯化后再进行测定。

5. 测定实例 维生素 AD 胶丸中维生素 A 的含量测定：已知：平均胶丸内容物重为 0.0805g，维生素 A 的标示量为 10 000U/丸，精密称取维生素 AD 胶丸装量差异项下的内容物 0.1287g，置于 10ml 烧杯中，加环己烷溶解并定量转移至 50ml 容量瓶中，用环己烷稀释至刻度，摇匀，精密称取 2ml，置于另一 50ml 容量瓶中，用环己烷稀释至刻度，摇匀。以环己烷为空白，测得最大吸收波长为 328nm，并分别测定 300、316、328、340 和 360nm 波长处的吸光度，计算以上各个波长处的吸光度与 328nm 波长处的吸光度比值，并与规定值比较，测定数据如下表：

波长	吸光度	比值	规定值	比值差
300	0.374	0.565	0.555	+0.010
316	0.594	0.897	0.907	−0.010
328	0.662	1.000	1.000	0
340	0.552	0.834	0.811	+0.023
360	0.221	0.334	0.299	+0.035

求：维生素 A 的标示百分含量。

其中，A_{360}/A_{328} 的比值与规定值之差为 +0.035，超过规定值（±0.02），故需要计算校正吸光度。

$$A_{328(校正)} = 3.52 \ (2A_{328} - A_{316} - A_{340}) = 3.52 \ (2 \times 0.662 - 0.594 - 0.544) = 0.627$$

$$P = \frac{A_{328(校正)} - A_{328}}{A_{328}} \times 100\% = [(0.627 - 0.662)/0.662] \times 100\% = -5.4\%$$

因校正吸光度与实际测量值之差已超过实测值的 −3.0%，故应以 $A_{328(校正)}$ 计算含量。

$$E_{1cm}^{1\%} \ (328\text{nm}) = \frac{A_{328(校正)}}{100 \times m_s/D} = \frac{0.627}{100 \times 0.1287/1250} = 60.90$$

式中 m_s 为取样量，D 为稀释体积。

供试品中维生素 A 效价 = $E_{1cm}^{1\%}$(328nm) × 1900 = 60.90 × 1900 = 115 710(U/g)

$$标示量(\%) = \frac{维生素 A 效价(U/g) \times 每丸内容物平均装置(g/丸)}{标示量(U/丸)} \times 100\%$$

$$= \frac{115 \ 710 \times 0.0805}{10 \ 000} \times 100\%$$

$$= 93.1\%$$

（二）三氯化锑比色法

1. 原理　维生素 A 与三氯化锑的无水三氯甲烷溶液作用，产生不稳定的蓝色，在 618～620nm 的波长处有最大吸收，符合 Beer 定律。

$$VitA + SbCl_3 \xrightarrow{\text{无水 } CHCl_3} 蓝色$$

2. 方法　标准曲线绘制：取维生素 A 对照品，配置成系列三氯甲烷溶液，加入适量的三氯化锑三氯甲烷溶液，在 620nm 的波长处迅速测定吸光度。按照同样方法测定供试品溶液的吸光度，根据标准曲线计算含量。

3. 注意事项

（1）操作要迅速，加入 $SbCl_3$ 后 5～10 秒内测定吸光度。

（2）整个操作要避免有水参加，需要无水参与。

（3）该反应对温度敏感，要控制 T（测样）−T（绘标）≤±1℃，否则需要重新测定。

（4）该反应不是维生素 A 的专属反应，所以干扰物质常使测定结果偏高。

（5）三氯化锑具有很强的腐蚀性，操作时要小心。

（三）高效液相色谱法

高效液相色谱法测定人血清中维生素 A、E、C 的含量，建立测定人血清中维生素 A 和维生素 E 的以及测定维生素 C 的高效液相色谱方法。

1. 仪器与色谱条件

（1）仪器：高效液相色谱仪，紫外检测器。

（2）色谱条件：ODS（C_{18}）色谱柱（4.6mm×25cm，$5\mu m$）；测定维生素A、E时，流动相为甲醇；流速为1.0ml/min；检测波长为325nm（维生素A）和292nm（维生素E）；进样量为$20\mu l$，柱温为35℃。测定维生素C时，流动相为30mmol/L KH_2PO_4-甲醇（体积比88：12），pH＝3.0；流速为0.8ml/min；检测波长243nm；进样量为$20\mu l$，柱温为35℃。

2. 分析用样品液

（1）对照品：维生素A，维生素E，维生素C。

（2）血清样品制备

1）维生素A、E血清样品处理：取$400\mu l$血清，加入$400\mu l$乙醇，涡旋1分钟，加入$800\mu l$正己烷，涡旋3分钟，10 000r/min离心10分钟，取$600\mu l$上清液，残渣中再加入$600\mu l$正己烷，涡旋3分钟，10 000r/min离心10分钟，取上清液。合并两次上清液，氮气吹干，加入$400\mu l$甲醇溶解，涡旋1分钟，经$0.22\mu m$的微孔滤膜过滤后，取$20\mu l$进样。

2）维生素C血清样品处理：取$200\mu l$血清，加入$10\mu l$水，加入维生素C提取溶剂（0.35mol/L高氯酸-0.27mmol/L乙二胺四乙酸二钠-0.1％二硫苏糖醇）$500\mu l$，涡旋2分钟，10 000r/min离心5分钟，取上清液，经$0.22\mu m$的微孔滤膜过滤后，取$20\mu l$进样。

3. 方法与结果 分别测定血清样品和系列标准样品（由血清样品加入系列浓度的维生素对照品溶液制成），以标准样品的色谱峰响应值减去血清样品色谱峰响应值的差值（y）对标准样品中维生素对照品浓度（x）进行线性回归，得回归方程，并绘制标准曲线。其中维生素A、E的色谱峰响应值以峰面积计，维生素C以峰高计。维生素A：$y=1.817×10^3x-3.300×10^3$，$r=0.9996$，维生素E：$y=7.138×10^3x-1.568×10^3$，$r=0.9999$，维生素C：$y=1.821×10^3x+10.38$，$r=0.9999$。本实验条件下，维生素A的最低定量限为$89.1\mu g/L$，维生素E为4.6mg/L，维生素C为0.5mg/L。

利用双波长高效液相色谱法同时测定人血清中维生素A、维生素E的含量，及高效液相色谱法测定人血清中维生素C的含量，结果准确可靠，重复性良好。该方法可作为大量血清样品中维生素A、E、C含量测定的分析方法，用于人群体检时的营养学评价，对及时纠正体内维生素缺乏和评价某生理病理条件下的机体状况具有重要的临床意义。

第 2 节　维生素 B_1 的分析

维生素B_1又名硫胺素（thiamine），主要存在于酵母、瘦肉、豆类和种子的外皮（如米糠）及胚芽中，此外来源于人工合成。维生素B_1容易被小肠吸收，硫胺素焦磷酸（thiamine pyrophosphate TTP）是维生素B_1的体内活性形式。维生素B_1具有维持糖代谢及神经传导与消化的正常功能，维生素B_1缺乏可引发脚气病、食欲不振和消化不良等病症。《中国药典》收载有维生素B_1及其片剂和注射剂。

一、化学结构与性质

（一）化学结构

维生素 B_1 是由氨基嘧啶和噻唑环通过亚甲基连接而成的季铵化合物，噻唑环上季铵及嘧啶环上的氨基，为碱性基团，可与酸成盐。化学名称为氯化 4-甲基-3〔（2-甲基-4-氨基-5-嘧啶基）甲基〕-5-（2-羟基乙基）噻唑鎓盐酸盐。

（二）性质

1. 溶解性　维生素 B_1 纯品为白色结晶，干燥品置于空气中可迅速吸收水分，易溶于水，水溶液呈酸性，微溶或不溶于脂溶性溶液。

2. 紫外吸收（UV）　本品的盐酸溶液在 246nm 有最大吸收，$\lambda_{max}=246nm$。

3. 硫胺显碱性　本品的分子中具有两个碱性基团，一个是噻唑环上的季铵，另一个是嘧啶环上的氨基。所以，本品可以和酸生成相应的盐。

4. 沉淀反应　本品可与生物碱沉淀试剂发生反应生成沉淀。如：维生素 B_1 与硅钨酸反应可生成一定的沉淀，利用这个反应可以用重量法测定维生素 B_1 的含量。

5. 硫色素反应　维生素 B_1 分子中的噻唑环在碱性条件下可开环，再与嘧啶环上的氨基环合，此反应产物可被铁氰化钾 $K_3Fe(CN)_6$ 等一些氧化剂氧化后，与嘧啶环上的氨基缩合成具有荧光的硫色素，后者溶于正丁醇中呈蓝色荧光。

6. 氯化物的特性　维生素 B_1 为盐酸盐，故本品水溶液显氯化物的特征反应。

二、鉴别反应

（一）硫色素荧光反应

1. 原理　维生素 B_1 在碱性溶液中可被铁氰化钾 $K_3Fe(CN)_6$ 等一些氧化剂氧化生成具有荧光的硫色素，后者溶于正丁醇中呈蓝色荧光。反应如下：

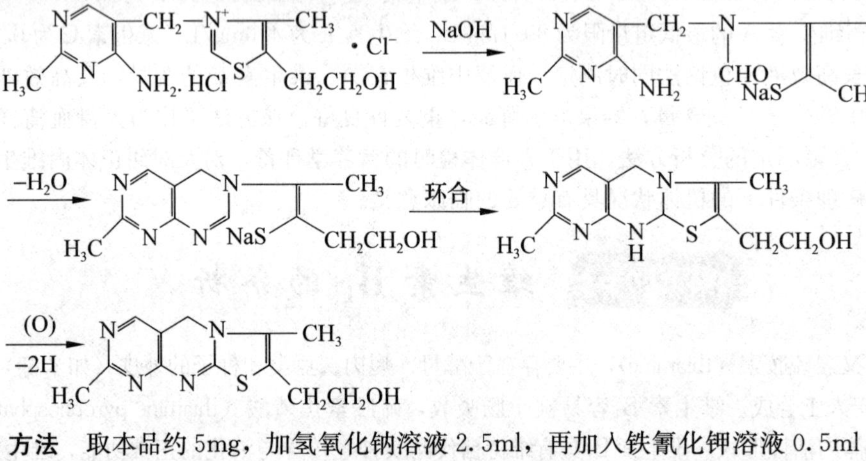

2. 方法　取本品约 5mg，加氢氧化钠溶液 2.5ml，再加入铁氰化钾溶液 0.5ml 与正丁醇 5ml，用力振摇 2 分钟，静止分层，上层可见光下显强烈的蓝色荧光，加入酸使溶液呈酸性，则荧光消失，再加入碱液使溶液呈碱性，荧光又重现。

这个反应是维生素 B_1 的专属反应，可用于维生素 B_1 的鉴别和含量测定。

（二）沉淀反应

（1）维生素 B_1 可与碘化汞钾（或碘化铋钾）反应，生成淡黄色沉淀。

（2）维生素 B_1 可与碘反应，生成红色沉淀。

（3）维生素 B_1 可与硅钨酸反应，生成白色沉淀。

（三）硝酸铅反应

维生素 B_1 与 NaOH 共热，产物中有硫化钠生成，利用 S^{2+} 的特征进行鉴定，与硝酸铅反应生成黑色沉淀，可供鉴别。

三、含量测定

维生素 B_1 的含量测定方法有非水滴定法（《中国药典》所用方法）、硫色素荧光法、紫外分光光度法、硅钨酸重量法、银量法、比色法和络合滴定法。其中前 3 种是常见测定方法，我们主要介绍前 3 种测定方法。《中国药典》采用非水滴定法测定原料药，片剂和注射剂采用紫外分光光度法。

（一）非水滴定法

1. 原理　维生素 B_1 分子中含有两个已成盐的伯胺和季铵基团，在非水溶液中（在醋酸汞存在情况下），可被高氯酸滴定。根据滴定过程中消耗的高氯酸量即可计算维生素 B_1 的含量。

2. 方法　取本品约 0.15g，精密称定，置于 100ml 磨口锥形瓶中，加冰醋酸 20ml，微热（或超声）溶解后，密塞，放冷至室温，加醋酸汞试液 5ml 与喹哪啶红-亚甲蓝混合溶液（指示剂）2滴，用高氯酸滴定液（0.1mol/L）滴定至溶液显天蓝色，振摇 30 秒后不褪色，并将滴定结果用空白试验校正，每 1 毫升高氯酸滴定液（0.1mol/L）相当于 16.86mg 的氯化 4-甲基-3 〔（2-甲基-4-氨基-5-嘧啶基）甲基〕-5-（2-羟乙基）噻唑鎓盐酸盐。

（二）紫外分光光度法

维生素 B_1 结构中含有共轭体系，其盐酸溶液的最大紫外吸收波长为 246nm，可用于含量测定。

1. 维生素 B_1 片的测定

（1）方法：取本品 20 片，精密称定，研细，精密称取（约相当于维生素 B_1 25mg），置于100ml 容量瓶内，加盐酸溶液（9→1000）约 70ml，振摇 15 分钟使维生素 B_1 溶解，加盐酸（9→1000）稀释至刻度，摇匀，用干燥滤纸过滤，精密称取滤液 5ml，另置于 100ml 量瓶内，再加盐酸（9→1000）稀释至刻度，摇匀，在 246nm 处测定其吸光度，按 $C_{12}H_{17}ClN_4OS \cdot HCl$ 的吸收系数（$E_{1cm}^{1\%}$）为 421 计算即可。

（2）计算：采用紫外分光光度法测定维生素 B_1 片含量占标示量百分率（％）的计算公式如下：

$$含量占标示量百分率（\%）= \frac{每片含量}{标示量} \times 100\%$$

$$= \frac{含量（\%）\times 平均片重}{标示量} \times 100\%$$

$$= \frac{A \times D \times \overline{W}}{E_{1cm}^{1\%} \times 100 \times W \times 标示量} \times 100\% \qquad (13-9)$$

式中，A 为供试品溶液在波长 246nm 处的吸光度；$E_{1cm}^{1\%}$ 为吸收系数；D 为供试品稀释倍数；W 为称取样品量（g）；$\overline{W}$ 为平均片重（g）。

2. 维生素 B_1 注射液的测定

（1）方法：精密称取本品适量（约相当于维生素 B_1 25mg），置于 100ml 容量瓶内，加水稀释至刻度，摇匀，精密量取 5ml，置于 100ml 量瓶内，加盐酸溶液（9→1000）稀释至刻度，摇匀，在 246nm 处测定其吸光度，按 $C_{12}H_{17}ClN_4OS \cdot HCl$ 的吸收系数（$E_{1cm}^{1\%}$）为 421 计算即可。

（2）计算：采用紫外分光光度法测定维生素 B_1 注射液含量占标示量百分率（％）的计算公式如下：

$$含量占标示量百分率（\%）= \frac{含量（mg/ml）}{标示量（mg/ml）} \times 100\%$$

$$= \frac{A \times D}{E_{1cm}^{1\%} \times 100 \times V \times 标示量} \times 100\% \qquad (13\text{-}10)$$

式中，A 为供试品溶液的吸光度；$E_{1cm}^{1\%}$ 为吸收系数；D 为供试品稀释倍数；V 为取样量（ml）。

（三）硫色素荧光法

本法为《美国药典》收载法。

1. 原理　维生素 B_1 分子在碱性条件可被铁氰化钾 $[K_3Fe(CN)_6]$ 等一些氧化剂氧化生成具有荧光的硫色素，后者溶于正丁醇中呈蓝色荧光。该反应为维生素 B_1 的专属性反应，在一定条件下形成的硫色素与维生素 B_1 浓度成正比，可用于维生素 B_1 及其制剂的含量测定，测定结果较为准确，但是操作较为繁琐。

2. 方法　首先氧化剂的配制，取新配置的 1.0% 铁氰化钾溶液 4.0ml，加 3.5mol/L 氢氧化钠溶液制成 100ml，供 4 小时内使用。其次对照品的配制，维生素 B_1 对照品约 25mg，精密称定，溶于 300ml 的稀醇溶液（1→5），用 3mol/L 盐酸溶液调节 pH 值至 4.0，加稀醇稀释成 1000ml，作为贮备液，遮光冷藏，供一个月使用。取贮备液适量，用 0.2mol/L 盐酸溶液逐步定量稀释至 0.2μg/ml 的溶液。再次供试品溶液的配制，取供试品适量，用 0.2mol/L 盐酸溶液溶解，制成 100μg/ml 的溶液，精密量取 5ml，逐步定量稀释至 0.2μg/ml 的溶液。最后含量测定，取 40ml 带有塞子的试管 3 支，各精密加入对照品溶液 5ml，其中两支试管内迅速加入氧化剂各 3.0ml，在 30 秒内再加入正丁醇 20.0ml，密封，剧烈振摇 90 秒。另 1 支试管中加 3.5mol/L 氢氧化钠溶液 3.0ml（代替氧化剂），并按照上述方法操作，作为空白。另取 3 支相同试管，各精密加入供试品溶液 5ml，照上述对照品溶液同样处理。于上述 6 支试管中，各加入无水乙醇 2ml，旋摇数秒后，静止分层，取上层澄清的正丁醇溶液约 10ml，置荧光计测定池内，测定荧光强度（输入和输出的最大波长分别为 365nm 和 435nm）。

$$5ml \text{ 供试品溶液中维生素 } B_1 \text{ 的 } \mu g \text{ 数} = (A-b)/(S-d) \times 0.2 \times 5 \qquad (13\text{-}11)$$

式中 A 和 S 分别为供试品溶液和对照品溶液测得的平均荧光读数；b 和 d 分别为其相应的空白读数；0.2 为对照品溶液的浓度（μg/ml）；5 为测定时对照品溶液的取样体积（ml）。

第 3 节　维生素 C 的分析

维生素 C（vitamin C）又称 L-抗坏血酸（ascorbic acid），呈酸性。抗坏血酸分子中 C_2 和 C_3 羟基容易氧化脱氢生成脱氢抗坏血酸，后者又可接受氢还原成抗坏血酸。人类和其他灵长类、豚鼠等动物体内不能合成维生素 C，必须由食物提供。维生素 C 广泛存在于新鲜蔬菜和水果中。《中国药典》收载有维生素 C 原料及其片剂、泡腾片、泡腾颗粒、颗粒剂和注射剂。

一、化学结构与性质

（一）化学结构

（1）维生素 C 分子中具有 2 个手性碳原子（C_4 和 C_5），所以具有 4 种光学异构体，其中生理

活性最强的是 *L*（＋）-抗坏血酸。

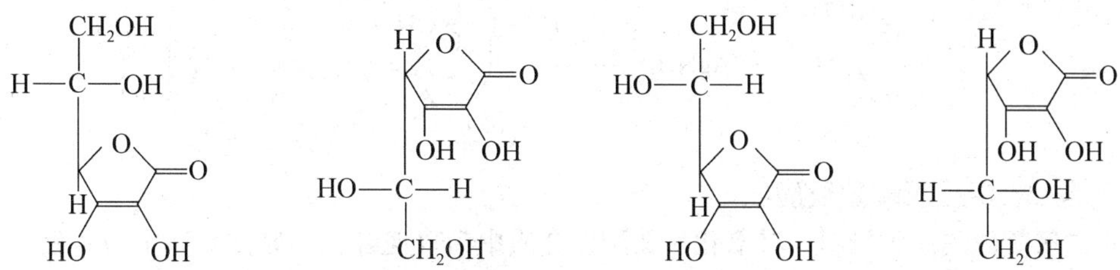

| *L*(+)-抗坏血酸 | *L*(+)-异抗坏血酸 | *D*(-)-异抗坏血酸 | *D*(-)-抗坏血酸 |

（2）具有内酯结构，碱性（或酸性）条件下可水解。

（3）具有烯二醇基，烯二醇基具有很强的还原性，能够被一些氧化剂氧化成去氢抗坏血酸。

（二）性质

1. 溶解性　维生素 C 易溶解在水中，在乙醇中略溶，在三氯甲烷或乙醚中不溶。

2. 酸性　由于维生素 C 的分子中具有烯二醇的结构，所以维生素 C 具有酸性。C_3 上的羟基，由于受共轭效应的影响，酸性较强（$pK_a=4.17$），C_2 上的羟基，由于邻位羰基的影响，酸性较弱（$pK_a=11.57$）。所以维生素 C 一般表现为一元酸，能与 $NaHCO_3$ 作用生成钠盐。

3. 还原性　维生素 C 分子中的烯二醇基，具有很强的还原性，能够被很多氧化剂氧化成二酮基。

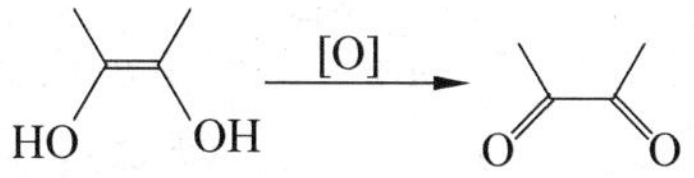

4. 水解反应　维生素 C 分子中的内酯受到双键影响，变得较一般内酯稳定，但是在强碱（强酸）溶液中，内酯环可以水解，生成酮酸盐。

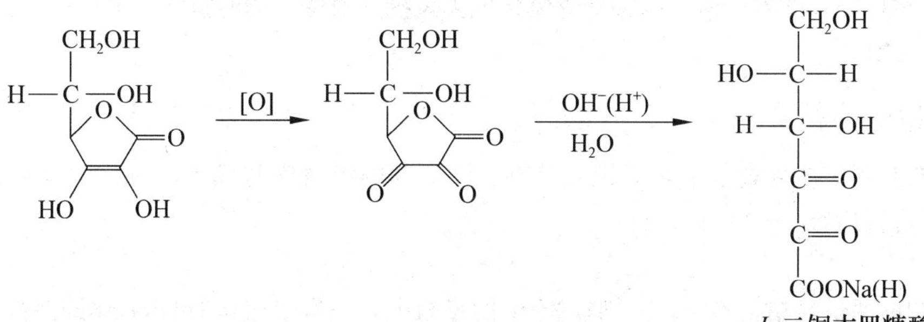

L-二铜古罗糖酸
（无生物活性）

5. 紫外吸收特性　维生素 C 具有 α，β-不饱和酮片段，其稀盐酸溶液在 243nm 波长处有最大吸收，$E_{1cm}^{1\%}$ 为 560，可用于鉴别和含量测定，若在中性或碱性条件下，则红移至 265nm 处。

6. 糖的性质　维生素 C 的化学结构类似糖结构，所以维生素 C 还具有糖的性质与化学反应。

二、鉴别试验

（一）与硝酸银反应

《中国药典》采用该法作为维生素 C 的鉴别方法。维生素 C 分子中具有烯二醇结构，具有较强的还原性，可被硝酸银氧化生成去氧抗坏血酸，同时产生金属银沉淀。

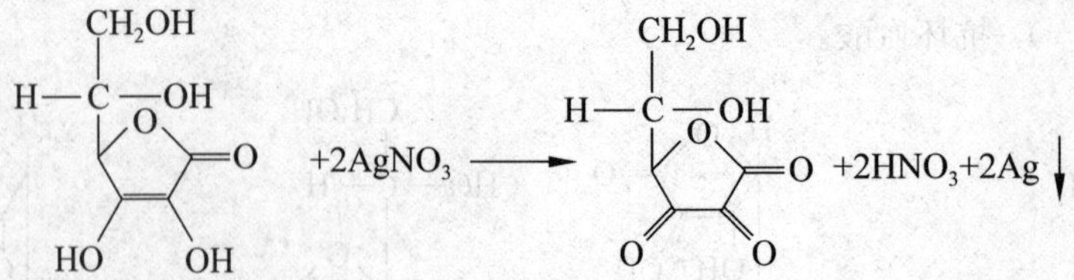

$$CH_2OH$$ 结构式 $+2AgNO_3 \longrightarrow$ 结构式 $+2HNO_3+2Ag\downarrow$

（二）与2，6-二氯靛酚反应

2，6-二氯靛酚是一种染料，其氧化型在酸性介质中为玫瑰红色，碱性介质中为蓝色，与维生素C反应后生成还原型无色的酚亚胺。

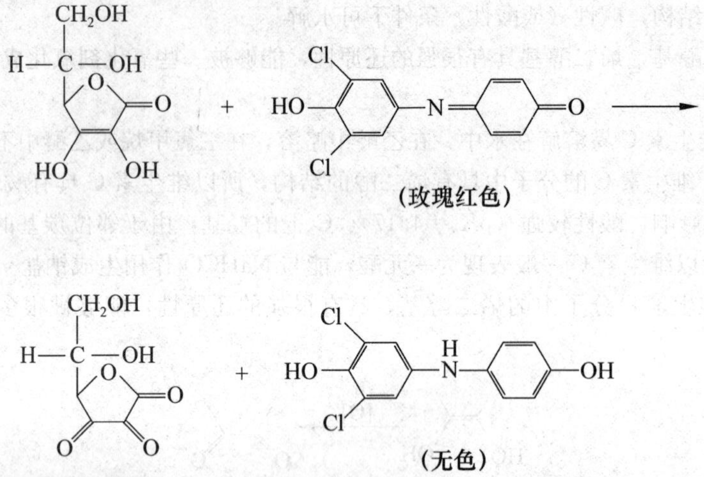

结构式 （玫瑰红色）

结构式 （无色）

（三）与其他氧化剂反应

作为强还原剂，维生素C可以与强氧化剂和大部分弱氧化剂发生氧化-还原反应，如高锰酸钾、亚甲蓝、碱性酒石酸铜试液、磷钼酸等氧化成去氢抗坏血酸，同时抗坏血酸可使其试剂褪色，产生沉淀或呈现颜色。

三、铁和铜的检查

《中国药典》规定应检查维生素C及其片剂、注射剂的澄清度与颜色，另外对维生素C原料中铁、铜离子进行检查。

（一）铁

取本品5.0g两份，精密称定，分别置25ml的量瓶中，一份中加0.1mol/L硝酸溶液溶解并稀释至刻度，摇匀，作为供试品溶液（B）；另一份中加标准铁溶液（精密称取硫酸铁铵863mg，置1000ml量瓶中，加1mol/L硫酸溶液25ml，加水稀释至刻度，摇匀，精密称取10ml，置100ml量瓶中，加水稀释至刻度，摇匀）1.0ml，加0.1mol/L硝酸溶液溶解并稀释至刻度，摇匀，作为对照液（A）。照原子吸收分光光度法，在248.3nm的波长处分别测定，应符合规定［若A和B溶液测得吸光度分别为a和b，则要求$b<(a-b)$］。

（二）铜

取本品2.0g两份，精密称定，分别置25ml量瓶中，一份中加0.1mol/L硝酸溶液溶解并稀释至刻度，摇匀，作为供试液（B）；另一份中加标准铜溶液（精密称取硫酸铜393mg，置1000ml量瓶中，加水稀释至刻度，摇匀，精密量取10ml，置100ml量瓶中，加水稀释至刻度，摇匀）1.0ml，加0.1mol/L硝酸溶液溶解并稀释至刻度，摇匀，作为对照溶液（A）。照原子吸收分光光度法，在324.8nm的波长处分别测定，应符合规定（要求同上计算）。

四、含量测定

维生素 C 的含量测定大多数是基于其强还原性，可以被不同氧化剂定量氧化。因容量分析法简便快速、结果准确，被各国药典所采取，如碘法、2，6-二氯靛酚法等，对于复方制剂和体液中维生素 C 的测定，又相继发展了紫外分光光度法和高效液相色谱法等。

（一）碘量法

1. 原理　维生素 C 在醋酸溶液中，可被碘定量氧化。根据消耗碘滴定液的体积，即可计算维生素 C 的含量。

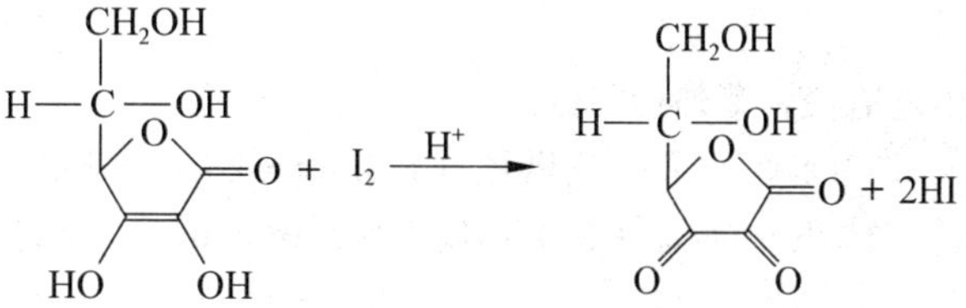

2. 操作　取本品约 0.2g，精密称定，加新沸过的冷水 100ml 与稀醋酸 10ml 使溶解，加入淀粉指示液 1ml，立即用碘滴定液（0.05mol/L）滴定，至溶液显蓝色并在 30 秒内不褪色。每 1 毫升碘滴定液（0.05mol/L）相当于 8.806mg 的 $C_6H_8O_6$。流程如下：

$$样品 \xrightarrow{\text{新沸放冷的水，稀 HAc}} \xrightarrow{\text{淀粉}} 0.05mol/L \text{ 碘滴定液}$$

终点颜色：无色→蓝色

3. 注意事项

（1）在酸性条件下，维生素 C 受空气中氧的氧化速度减慢。但样品溶于稀醋酸后仍需立即进行滴定。

（2）用新沸放冷的水作溶剂。这样可减少水中溶解氧的影响。

（3）为消除制剂中辅料对测定的干扰，《中国药典》要求滴定前要进行必要处理。如片剂溶解后应滤过，取续滤液测定；注射液测定前加丙酮 2ml，以消除注射剂中抗氧化剂亚硫酸氢钠对测定的影响。

（二）2，6-二氯靛酚滴定法

1. 原理　2，6-二氯靛酚是一种常见染料，其氧化型在酸性溶液中显红色，碱性溶液中为蓝色，反应后生成还原型无色的酚亚胺。因此，维生素 C 在酸性溶液中，可用 2，6-二氯靛酚滴定，用滴定剂自身的颜色变化指示终点，不需要另加指示剂。

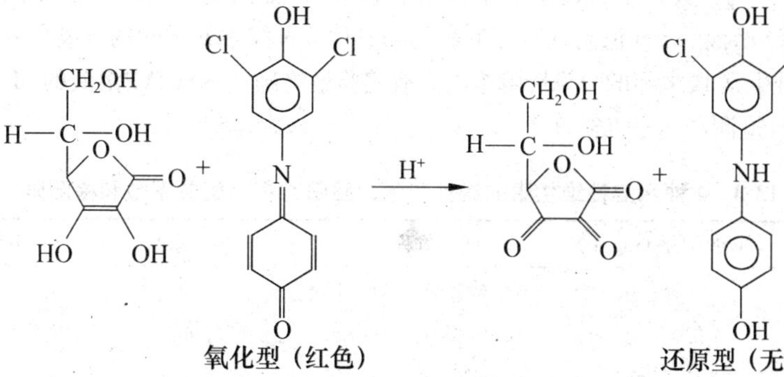

氧化型（红色）　　　　　　　　　　还原型（无色）

2. 操作（维生素 C 注射剂）　精密称取本品适量（约相当于维生素 C 50mg），置 100ml 量瓶中，加偏磷酸-醋酸试液 20ml，用水稀释至刻度，摇匀；精密量取稀释液适量（约相当于维生素 C 2 mg）置 50ml 的锥形瓶中，加偏磷酸-醋酸试液 5ml，用 2，6-二氯靛酚滴定液滴定至溶液显红色（或玫瑰红色），并持续 5 秒不褪色；另取偏磷酸-醋酸试液 5.5ml，加水 15ml，用 2，6-二氯靛酚滴定液滴定，作空白试验校正。以 2，6-二氯靛酚滴定液对维生素 C 滴定度计算，即可。

3. 注意事项

（1）本滴定需要快速完成，原因是本法并非维生素 C 的专属性反应，其他还原性物质对测定结果也会干扰，但是由于维生素 C 的反应速度相对较快，这样可以避免还原性物质的干扰。

（2）2，6-二氯靛酚滴定液不稳定，贮存时容易分解，故需要经常标定，贮备液不易超过一周。

（三）高效液相色谱法

高效液相色谱法同时测定扁桃仁中的水溶性维生素 C、B_1、B_2 和 B_6。

1. 仪器与色谱条件

（1）仪器：高效液相色谱仪，紫外检测器。

（2）色谱条件：Nertsil ODS-3（C_{18}）色谱柱（4.6mm×25cm，5μm）；流动相为 0.05mol/L KH_2PO_4（pH 6.0）-甲醇（体积比为 70：30），流速为 1.0ml/min；检测波长 265nm；进样量为 20μl，柱温为 30℃。

2. 分析用样品液

（1）对照品：维生素 A，维生素 E，维生素 C。

（2）样品处理：取一定量干燥扁桃仁，粉碎，称取 5.0g 扁桃仁粉于 100ml 锥形瓶中，加入 40ml 0.1mol/L 盐酸超声混匀后，于 100kPa 高压下水解 30 分钟（120℃），冷却后，再用 0.1mol/L 盐酸定容至 50ml，超声混匀，静置，取上清液离心，得维生素 B_1，维生素 B_2 和维生素 B_6 的提取液。另取扁桃仁粉 5.0g 于 50ml 容量瓶中，加入 30ml 8％（体积分数，下同）偏磷酸溶液超声提取 20 分钟，再用 2％偏磷酸溶液定容至刻度，充分摇匀，静置，取上清液离心，得维生素 C 的提取液。取两种提取液各 1.0ml 混合，过 0.3μm 滤膜后测定。

3. 方法与结果　用峰面积比较法计算出样品中各水溶性维生素的含量。

（1）检测波长：测定 254～285nm 之间的各维生素的响应值，实验结果该实验的最佳波长为 265nm。

（2）流动相中缓冲液的种类：通过实验比较，确定 KH_2PO_4-H_3PO_4 体系作为流动相缓冲溶液，进一步实验表明流动相为 0.05mol/L KH_2PO_4（pH 6.0）-甲醇（体积比为 70：30）时，4 种维生素分离情况较好并且在 15 分钟之内出峰完全。

（3）流动相中缓冲液的 pH 值：水溶性维生素在水中易产生电离，电离后的离子在反相柱中的保留时间较短，不利于分离。实验中通过调节流动相中 KH_2PO_4 溶液的 pH 值来控制水溶性维生素的电离，流动相中 KH_2PO_4 溶液的 pH 值高低对维生素 B_2 与其他 3 种维生素之间的分离影响不大，而对维生素 C，维生素 B_1 和维生素 B_6 之间的分离影响很大。故实验最终确定 KH_2PO_4 溶液的 pH 值为 6.0。

（4）线性关系与检测限（表 13-3）。

表 13-3　4 种水溶性维生素的线性范围、回归方程、相关系数和检测限

项目	线性范围（mg/L）	回归方程*	相关系数	检测限**（mg/L）
维生素 C	2.0～50	$A=25\ 200C+410.44$	0.9991	0.65
维生素 B_1	5.0～50	$A=15\ 581C+74.739$	0.9994	0.51
维生素 B_6	5.0～50	$A=1429C+97.865$	0.9997	0.42
维生素 B_2	2.0～50	$A=14\ 821C+205.25$	0.9990	0.34

*A：峰面积；C：质量浓度，mg/L

**$S/N=3$

实验结果表明，各种水溶性维生素在质量浓度为 5.0～50mg/L 时线性关系良好。

采用酸水解法处理样品、流动相等度洗脱，可简单、快速地测定扁桃仁中 4 种水溶性维生素 C、维生素 B_1、维生素 B_2 和维生素 B_6。方法准确、可靠，重现性好，对果仁中水溶性维生素的测定具有一定的参考价值。

第 4 节　维生素 D 的分析

维生素 D 是甾醇的衍生物，是一类抗佝偻病维生素的总称。目前已知的维生素 D 类化合物有 10 多种，鱼油、蛋黄、肝富含维生素 D_3（胆甾醇 cholecalciferol），植物中含有维生素 D_2（麦角甾醇 ergocalciferol）。人体皮下有 7-脱氢胆固醇，即维生素 D_3 原，在紫外线的照射下，可转变成维生素 D_3。《中国药典》主要收载有维生素 D_2、维生素 D_3 原料药，维生素 D_2 软胶囊和注射剂；维生素 D_3 注射剂。

一、化学结构与性质

（一）化学结构

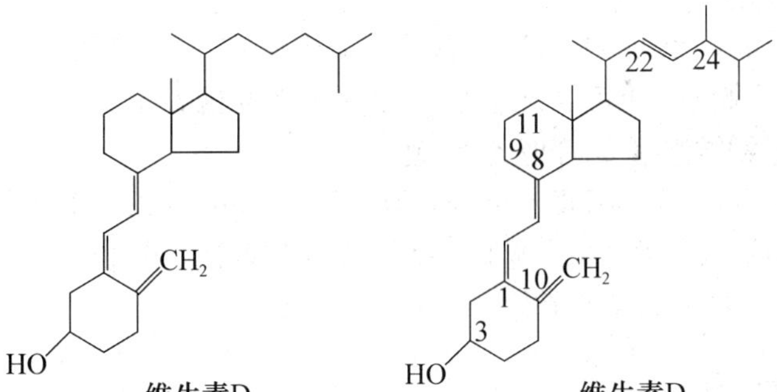

维生素D_3　　　　　　　　维生素D_2

从结构上看，维生素 D_3 和 D_2 十分相似，分别属于甾醇类化合物中 27 个碳的胆甾醇类和 28 个碳的麦角甾醇类，维生素 D_3 为 9，10-开环胆甾-5，7，10（19）-三烯-3β-醇，维生素 D_2 为 9，10-开环麦角甾-5，7，10（19），22-四烯-3β-醇，差别在于维生素 D_2 比维生素 D_3 多一个 22 位双键和 24 位甲基。

（二）性质

1. 溶解性　维生素 D_2 和维生素 D_3 不易溶于水，相对较易溶于脂溶性溶剂，维生素 D_2 在三氯甲烷中极易溶解，在乙醇、丙酮和乙醚中易溶解；维生素 D_3 在三氯甲烷、乙醇、丙酮和乙醚中极易溶解；两者在石油醚中微溶。

2. 性状　维生素 D_2 和维生素 D_3 比较容易形成结晶，无味无色针状结晶或无味白色结晶粉末。

3. 不稳定性　维生素 D_2 和维生素 D_3 中分别含有 4 个和 3 个碳碳双键，所以具备碳碳双键的化学性质，极其不稳定，遇光、空气或其他氧化剂均容易发生氧化而变质，使其效价降低，毒性增强。同时，本品对酸也不稳定。

4. 显色反应　本品可发生 Liebermann-Burchard 反应，显色为红→紫→绿→污绿等颜色变化，最后褪色。

5. 紫外吸收特性　维生素 D_2 和维生素 D_3 中均含有三个共轭双键，所以在波长 265nm 处有最大紫外吸收。

6. 旋光性 维生素 D_2 和维生素 D_3 中分别有 6 个和 5 个手性碳原子，所以二者均具有旋光性。

二、鉴别试验

(一) 显色反应

因为维生素 D 属于甾醇类化合物，所以具备甾醇类化合物的显色反应。

1. Liebermann-Burchard 反应 取本品适量，溶解于三氯甲烷溶液中，再加几滴醋酐与硫酸，振摇，本品显色变化为红→紫→绿→污绿等颜色变化，最后褪色，变化较快，一般很难观察变色全过程。

2. 与三氯化锑或五氯化锑反应 取本品适量，加 1，2-二氯甲烷溶解，加三氯化锑或五氯化锑试液适量，溶液即显橙红色，逐渐变为粉红色。

(二) 比旋度测定

取维生素 D_2，精密称定，加无水乙醇溶解并定量稀释制成每 1 毫升中约含 40mg 的溶液，依法测定，比旋度为 +102.5° 至 +107.5°；取维生素 D_3，精密称定，加无水乙醇溶解并定量稀释制成每 1 毫升中约含 5mg 的溶液，依法测定，比旋度为 +105° 至 +112°（二者均应于容器开启后 30 分钟内取样，并在溶液配制后 30 分钟内测定）。

(三) 其他鉴别方法

维生素 D_2 和维生素 D_3 也可以用 TLC（薄层色谱法）、HPLC（高效液相色谱法）和制备衍生物测熔点法进行鉴别。此外，也可以通过紫外、红外吸收光谱的特征加以鉴别。

(四) 维生素 D_2 和维生素 D_3 的区分反应

取维生素 D 5mg，溶于 96％乙醇 5ml 中，取此液 0.1ml，加乙醇 1ml 和 85％硫酸 5ml。维生素 D_2 显红色，在 570nm 波长处有最大吸收；维生素 D_3 显黄色，在 495nm 波长处有最大吸收。此反应也用于维生素 D_2、D_3 的含量测定。

三、特殊杂质检查

(一) 麦角甾醇的检查

《中国药典》规定维生素 D_2 检查麦角甾醇，而维生素 D_3 则不作要求。

维生素 D_2 中麦角甾醇的检查：取本品 10mg，加 90％乙醇 2ml 溶解后，加洋地黄皂苷溶液（取洋地黄皂苷 20mg，加 90％乙醇 2ml，加热溶解制成）2ml，混合，放置 18 小时，不得发生浑浊或沉淀。

(二) 前维生素 D 的光照产物检查

维生素 D 都是甾醇的衍生物，只是侧链有所不同。维生素 D_2、D_3 分别从各自的麦角甾醇和 7-脱氢胆甾醇的光照而得。前维生素 D 的光照产物如图 13-4 所示。维生素 D_3 在皮肤上从 7-脱氢胆甾醇光照合成。

四、含量测定

维生素 D 的含量测定方法各国药典各异，《中国药典》采用正相高效液相色谱法测定，具体方法如下。

(一) 维生素 D 测定法

本法系用高效液相色谱法测定维生素 D（包括维生素 D_2 和维生素 D_3，下同）及其制剂、维生素 AD 制剂或鱼肝油中所含维生素 D 及前维生素 D 经折算成维生素 D 的总量，以单位表示，每单

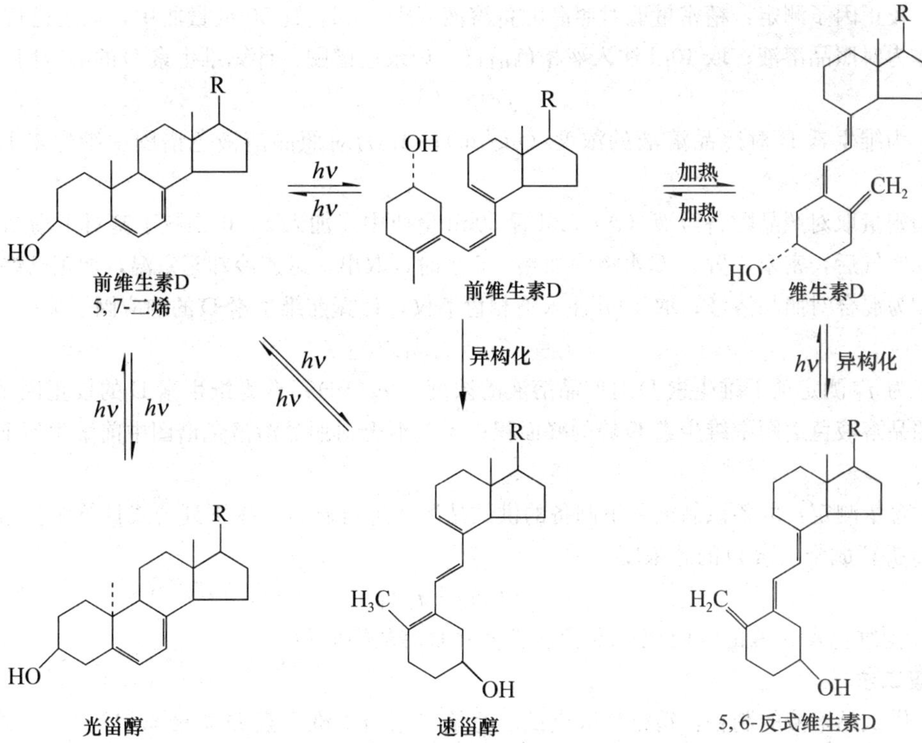

图 13-4　前维生素 D 的光照产物（λ＝280～320nm）

位相当于维生素 D 0.025μg。

测定应在半暗室中及避免氧化的情况下进行。

无维生素 A 醇及其他杂质干扰的供试品可用第一法测定，否则应按第二法处理后测定；如果按第二法处理后，前维生素 D 峰仍受杂质干扰，仅有维生素 D 峰可以分离时，则应按第三法测定。各法分述如下。

1. 第一法

（1）对照品贮备溶液的制备：根据各制剂中所含维生素 D 的成分，精密称取相应的维生素 D_2 或 D_3 对照品 25mg，置 100ml 棕色量瓶中，加异辛烷 80ml，避免加热，用超声处理助溶 1 分钟使完全溶解，加异辛烷至稀释刻度，摇匀，作为贮备溶液（A）；精密量取 5ml 至 50ml 棕色量瓶中，加异辛烷稀释至刻度，摇匀，充氮密塞，避光，0℃以下保存，作为贮备溶液（B）。测定维生素 D_2 时，应另取维生素 D_3 对照品 25mg，同法制成维生素 D_3 对照品贮备溶液，供系统适用性试验用。

（2）色谱条件与系统适用性试验：用硅胶为填充剂；正己烷-正戊醇（997：3）为流动相，检测波长为 254nm。量取维生素 D_3 对照品贮备溶液（A）5ml，置具塞玻璃容器中，通氮后密塞，置 90℃水浴中加热 1 小时，取出，迅速冷却，加正己烷 5ml，摇匀，置 1cm 具塞石英吸收池中，在 2 支 8W 主波长分别为 254nm 和 365nm 的紫外光灯下，将石英吸收池斜放成 45°，并距灯管 5～6cm，照射 5min，使溶液中含有前维生素 D_3、反式维生素 D_3、维生素 D_3 和速甾醇 D_3；取此溶液注入液相色谱仪，进样 5 次，记录峰面积，维生素 D_3 峰的相对标准偏差应不大于 2.0%；前维生素 D_3 峰（与维生素 D_3 相对保留时间约为 0.5）与反式维生素 D_3 峰（与维生素 D_3 相对保留时间约为 0.6）以及维生素 D_3 峰与速甾醇 D_3 峰（与维生素 D_3 相对保留时间约为 1.1）的分离度均应大于 1.0。

（3）校正因子测定：精密量取对照品贮备溶液（B）5ml，置50ml量瓶中，加正己烷至刻度，摇匀，作为对照品溶液；取10μl注入液相色谱仪，记录色谱图，计算维生素D的响应因子 f_1。

$$f_1 = c_1/A_1 \tag{13-12}$$

式中，c_1 为维生素D对照品溶液的浓度（μg/ml）；A_1 为对照品溶液色谱图中维生素D峰的峰面积。

另精密量取对照品贮备溶液（A）5ml置50ml量瓶中，加入2，6-二叔丁基对甲酚结晶1粒，通氮排除空气后，密塞，置90℃水浴中加热1.5小时，取出，迅速冷却至室温，加正己烷至刻度，摇匀，作为混合对照品溶液；取10μl注入液相色谱仪，计算前维生素D的响应因子 f_2。

$$f_2 = (c_1 - f_1 A_1)/A_2 \tag{13-13}$$

式中，c_1 为 f_1 测定项下维生素D对照品溶液的浓度（μg/ml）；f_1 为维生素D的校正因子；A_1 为混合对照品溶液色谱图中维生素D峰的峰面积；A_2 为混合对照品溶液色谱图中前维生素D峰的峰面积。

（4）含量测定：取各该制剂项下制备的供试品溶液进行测定，按下列公式计算维生素D及前维生素D折算成维生素D的总浓度（c_i）。

$$c_i = f_1 A_{i1} + f_2 A_{i2} \tag{13-14}$$

式中，A_{i1} 为维生素D峰的峰面积；A_{i2} 为前维生素D峰的峰面积。

2. 第二法

（1）供试品溶液的制备：精密称取供试品适量（相当于维生素D总量600U以上，重量不超过2.0g），置皂化瓶中，加乙醇30ml、抗坏血酸0.2g与50%（g/g）氢氧化钾溶液3ml［若供试量为3g，则加50%（g/g）氢氧化钾溶液4ml］，置水浴上加热回流30分钟，冷却后，自冷凝管顶端加水10ml冲洗冷凝管内壁，将皂化液移至分液漏斗中，皂化瓶用水60～100ml分数次洗涤，洗液并入分液漏斗中，用不含过氧化物的乙醚振摇提取3次，第一次60ml，以后每次40ml，合并乙醚液，用水洗涤数次，每次约100ml，洗涤时应缓缓旋动，避免乳化，直至水层遇酚酞指示液不再显红色，静置，分取乙醚提取液，加入干燥滤纸条少许振摇除去乙醚提取液中残留的水分，分液漏斗及滤纸条再用少量乙醚洗涤，洗液与提取液合并，置具塞圆底烧瓶中，在水浴上低温蒸发至约5ml，再用氮气流吹干，迅速精密加入甲醇3ml，密塞，超声处理助溶后，移入离心管中，离心，取上清液作为供试品溶液A。

（2）净化用色谱柱系统分离收集维生素D：精密量取上述供试品溶液A500μl，注入以十八烷基硅烷键合硅胶为填充剂的液相色谱柱，以甲醇-乙腈-水（50：50：2）为流动相进行分离，检测波长为254nm，从记录仪上观察色谱图，要求维生素D与前维生素D为叠峰，并能与维生素A及其他干扰含量测定的杂质分开；准确收集含有维生素D及前维生素D混合物的全部流出液，置具塞圆底烧瓶中，用氮气流迅速吹干，精密加入正己烷溶液适量，使每1毫升中含维生素D为50～140U，密塞，超声处理助溶，即为供试品溶液B。取供试品溶液B，按第一法进行含量测定，进样量为100～200μl。

3. 第三法

（1）供试品溶液的制备：取各该制剂项下制备的供试品溶液A，按上述第二法净化用色谱柱系统分离维生素D项下的方法处理，至"用氮气流迅速吹干"后，加入异辛烷2ml溶解，通氮排除空气后，密塞，置90℃水浴中，加热1.5小时后，立即通氮在2分钟内吹干，迅速精密加入正己烷2ml，溶解后，即为供试品溶液C。

（2）对照品溶液的制备：精密量取对照品贮备溶液（A）适量，加异辛烷定量稀释制成每1

毫升中约含维生素 D50U，精密量取 2ml 置具塞圆底烧瓶中，照供试品溶液制备项下的方法，自 "通氮排除空气后" 起，依法操作，得对照品溶液。

（3）含量测定：在上述第一法的色谱条件下，取对照品溶液与供试品溶液 C，交替精密进样 200μl，量取维生素 D 的峰面积，按外标法计算含量。

第5节 维生素 E 的分析

维生素 E 是苯骈二氢吡喃的衍生物，包括生育酚（tocopherol）和生育三烯酚（tocotrienol）。每一类又可分为 α、β、γ 和 δ 四种，自然界以 α-生育酚分布最广，活性最高。维生素 E 主要分布于植物油、油性种子和麦芽等。天然品为右旋体（*d-α*），合成品为消旋体（*dl-α*），右旋体与消旋体效价比为 1.4∶10。《中国药典》收载合成型或天然型维生素 E 和维生素 E 片剂、胶丸、粉剂与注射剂。

一、化学结构与性质

（一）化学结构

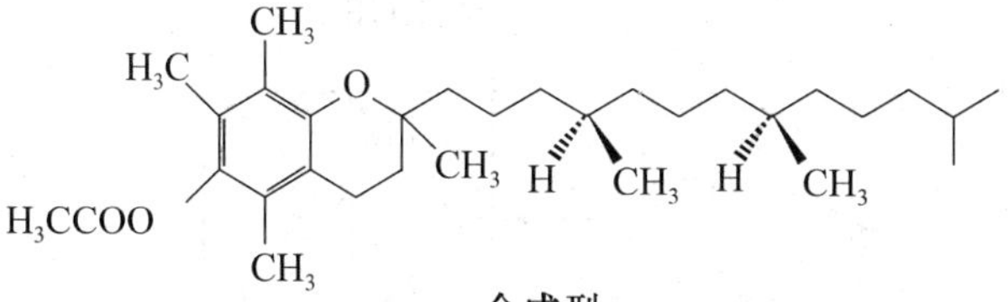

合成型

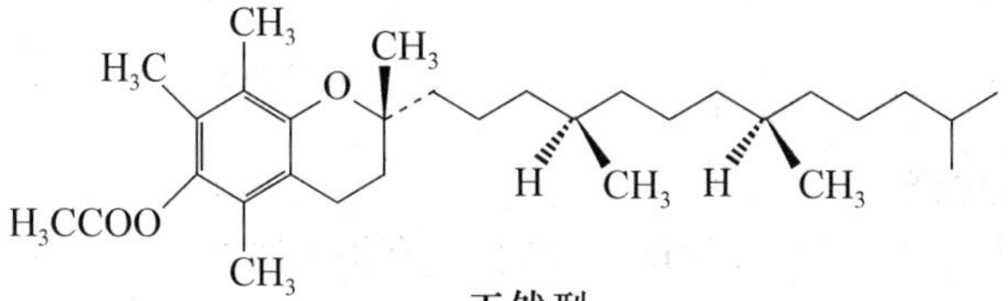

天然型

维生素 E 为苯骈二氢吡喃的衍生物，苯环上羟基被乙酰化成酯，故维生素 E 又称为生育酚醋酸酯。

（二）性质

1. 溶解性 维生素 E 不溶于水，易溶于脂溶性溶剂，在无水乙醇、丙酮、乙醚、三氯甲烷和植物油中易溶解。

2. 性状 维生素 E 纯品为微黄色或黄色透明的黏稠液体。

3. 氧化性 维生素 E 在无氧条件下对热比较稳定，加热 200℃ 也不破坏，但对氧十分敏感，遇光、空气即可被氧化。其产物为 α-生育醌和 α-生育酚二聚体。

4. 紫外吸收特性 本品结构中含有苯环，苯环上链接两个供电基团羟基，所以其无水乙醇液在 284nm 的波长处有最大紫外吸收。

二、鉴别试验

（一）硝酸反应

维生素 E 在硝酸酸性条件下，水解生成生育酚，生育酚被硝酸氧化成邻醌结构的生育红而显橙红色。

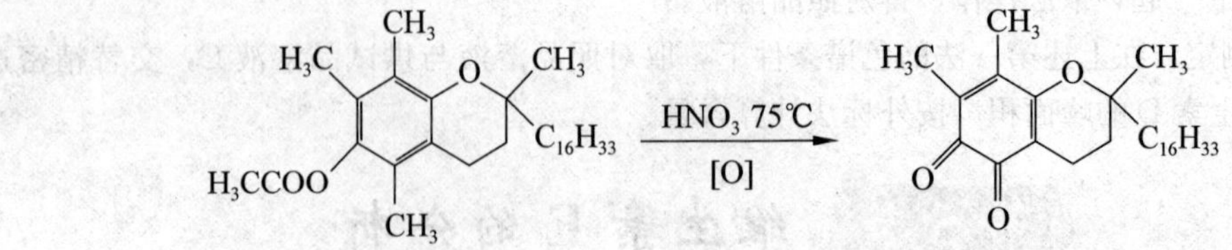

维生素E   生育红（橙红色）

（二）三氯化铁-联吡啶反应

维生素 E 在碱性条件下，水解生成游离的生育酚，生育酚经乙醚提取后，可被三氯化铁氧化成对-生育醌，同时 Fe^{3+} 被还原为 Fe^{2+}，Fe^{2+} 与联吡啶生成红色配位离子。

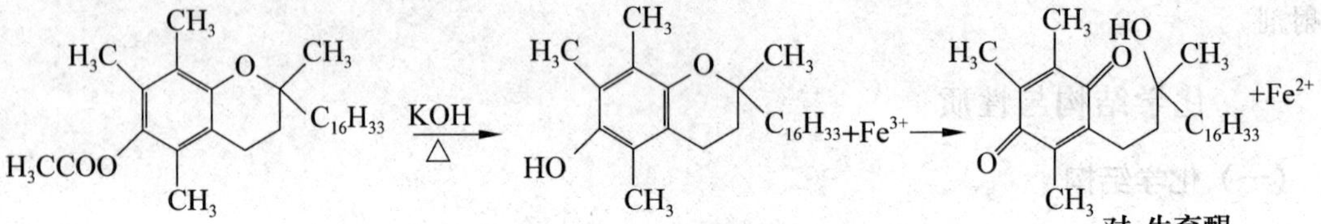

α-生育酚   对-生育醌

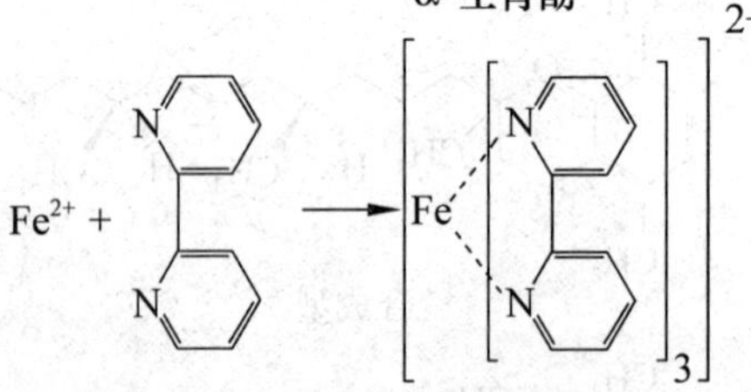

（血红色）

（三）紫外分光光度法

本品的 0.01% 无水乙醇液，在 284nm 的波长处有最大吸收，在 254nm 的波长处有最小吸收，可供鉴别。

（四）薄层色谱法

以硅胶 G 为吸附剂，环己烷-乙醚（4∶1）为流动相，展开后喷以 10％的硫酸-乙醇溶液（浓硫酸∶无水乙醇体积比 10∶90），在 105℃加热 5 分钟，用于鉴别 α-生育酚、α-生育酚醋酸酯和 α-生育醌，比移值分别为 0.5、0.7 和 0.9。

三、特殊杂质检查

《中国药典》规定本品须检查酸度和游离生育酚及有关物质与残留溶剂。

（一）酸度

检查维生素 E 制备过程中引入的游离醋酸，以酚酞作为指示液，用 NaOH 滴定液（0.1mol/L）来控制其限量。

（二）游离生育酚

利用游离生育酚的还原性、可被硫酸铈定量氧化的原理来测定。以消耗硫酸铈滴定液（0.01mol/L）的体积来控制其限量（不得超过 2.15％）。《中国药典》采用此法检查制备过程中未被酯化的生育酚。

四、含量测定

维生素 E 的含量测定方法很多，主要利用维生素 E 水解产物游离生育酚的易氧化性质，可以用硫酸铈滴定液直接滴定；或将铁（Ⅲ）还原为铁（Ⅱ）后，再与联吡啶形成配合物进行比色测定。近年来《中国药典》、《美国药典》、《欧洲药典》等药典多采用气相色谱法（GC），该法专属性强，简便快速，特别适合于维生素 E 制剂的分析。

（一）气相色谱法（GC）

气相色谱是集分离与测定于一体的分析方法，适合于多组分混合物的定性、定量分析。维生素 E 的沸点可高达 350℃，但仍可不需经衍生化直接用气相色谱法测定含量，维生素 E 采用内标加校正因子法。

（1）色谱条件：载气—氮气；色谱柱—填充柱或毛细管柱；柱温—265℃；检测器—氢火焰离子化检测器（FID）。

（2）系统适用性试验：按维生素 E 峰计算，理论塔板数 $n > 500$（填充柱）或 $n > 5000$（毛细管柱）；维生素 E 峰与内标物质（正三十二烷）峰的分离度 R 应符合要求。

（3）校正因子（f）测定：分别配制内标溶液与维生素 E 对照溶液，进样测定后，按照公式计算校正因子。

（4）样品测定：在配制试样的溶液中，精密加入内标溶液，进样测定后按内标法计算含量。

（二）高效液相色谱法（HPLC）

《日本药局方》（15）采用高效液相色谱法测定维生素 E 的含量，维生素 E 是指 *dl*-α-生育酚，以外标法定量。

色谱条件：色谱柱为内径 4mm，长 15~30cm 的不锈钢柱，填充粒径 5~10μm 的十八烷基硅烷键合硅胶为固定相；流动相为甲醇-水（49∶1）；紫外检测器，检测波长 292nm。生育酚与醋酸生育酚两峰的分离度应大于 2.6，生育酚保留时间小，先出峰，峰高的 RSD 应小于 0.8%。

第 6 节　维生素 K₁ 的分析

维生素 K 均是 2-甲基-1，4-萘醌的衍生物，广泛分布自然界的维生素 K 可分为 K_1 和 K_2，维生素 K_3 是人工合成的水溶性甲萘醌。维生素 K_1 又称为植物甲萘醌或叶绿醌（phylloquinone），主要存在于深绿色蔬菜（菠菜、甘蓝和莴苣等）和植物油中。维生素 K 缺乏可引起出血，如梗阻性黄疸、胆瘘、慢性腹泻等所致出血。《中国药典》收载维生素 K_1 和维生素 K_1 注射剂。

一、化学结构与性质

（一）化学结构

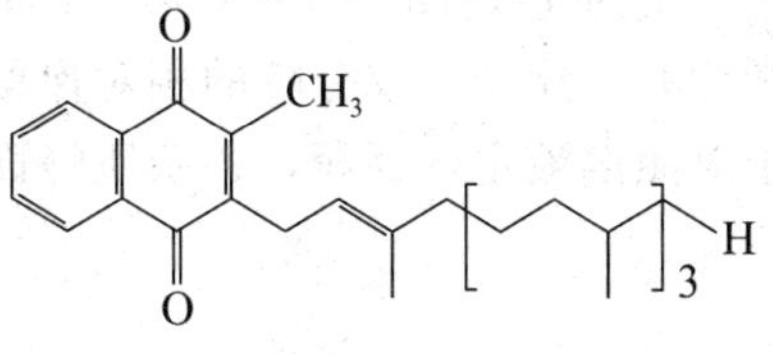

维生素K₁
（植物甲萘醌）

本异构体的品为 2-甲基-3-（3，7，11，15-四甲基-2-十六碳烯基）-1，4-萘二醌的反式和顺式异构体的混合物。

（二）性质

1. 性状　维生素 K_1 为黄色至橙色澄清的粘稠液体，无臭或几乎无臭，遇光易分解。

2. 溶解性　维生素 K_1 在三氯甲烷、乙醚或植物油中易溶，在乙醇中略溶。

3. 旋光性　维生素 K_1 含有 2 个手性碳原子，因此维生素 K_1 具有旋光性。

二、鉴别试验

（1）取维生素 K_1 1 滴，加甲醇 10ml 与 5％氢氧化钾的甲醇溶液 1ml，振摇，溶液显绿色，置热水浴中即变成深紫色，放置后，显红棕色。

（2）取维生素 K_1 适量，加三甲基戊烷溶解并稀释制成相应含量，紫外-可见分光光度法测定，在 243nm、249nm、261nm 与 270nm 的波长处有最大吸收，在 228nm、246nm、254nm 与 266nm 的波长处有最小吸收，254nm 波长处的吸光度与 249nm 波长处的吸光度的比值应为 0.70～0.75。

（3）维生素 K_1 的红外光吸收图谱应与对照的图谱一致。

（4）在含量测定项记录的色谱图中，供试品溶液主峰的保留时间应与对照品溶液主峰的保留时间一致。

三、特殊杂质检查

《中国药典》规定维生素 K_1 须检查甲萘醌和顺式异构体；维生素 K_1 注射剂须检查细菌内毒素、pH 值和有关物质。

（一）维生素 K_1

1. 甲萘醌　取本品 20mg，加三甲基戊烷 2ml 使溶解，加氨试液-乙醇（1∶1）1ml 与氰基醋酸乙酯 2 滴，缓缓振摇，放置后，如下层溶液显蓝色，与甲萘醌的三甲基戊烷溶液（每 1 毫升中含甲萘醌对照品 20μg）2ml 用同一方法制成的对照液比较，不得更深（0.2％）。

2. 顺式异构体　照含量测定项下的方法，按峰面积归一法计算，顺式异构体的含量不得过 21.0％。

（二）维生素 K_1 注射剂

1. 细菌内毒素　取本品，依法检查，每 1 毫克维生素 K_1 中含内毒素的量应小于 7.5EU。

2. pH 值　取本品，依法检查，pH 应为 5.0～6.5。

3. 有关物质　避光操作。精密量取本品 2ml，置 20ml 量瓶中，用流动相稀释至刻度，摇匀，作为供试品溶液；精密量取 1ml，置 100ml 量瓶中，用流动相稀释至刻度，摇匀，作为对照溶液。照含量测定项下色谱条件测定，检测波长为 270nm。精密量取对照溶液 10μl 注入液相色谱仪，调节检测灵敏度，使主成分色谱峰的峰高约为满量程的 10％。精密量取供试品溶液和对照溶液各 10μl 分别注入液相色谱仪，记录色谱图，供试品溶液的色谱图记录至主峰保留时间的 2 倍。供试品溶液色谱图中如有杂质峰，除与主成分峰的相对保留时间小于 0.3 的辅料色谱峰不计外，单个杂质峰面积不得大于对照溶液主峰面积，各杂质峰面积的和不得大于对照溶液主峰面积的 2 倍。

四、含量测定

《中国药典》采用高效液相色谱法（HPLC），该法简便快速，避光操作。

1. 维生素 K₁

（1）色谱条件与系统适用性试验：用硅胶为填充剂；以石油醚（60～90℃）-正戊醇（2000：2.5）为流动相；检测波长为 254nm。维生素 K₁ 的顺、反式异构体峰之间及顺式异构体峰与内标物质峰之间的分离度应符合要求。

（2）内标溶液的制备：取苯甲酸胆甾酯约 37.5mg，置 25ml 量瓶中，用流动相溶解并稀释至刻度，摇匀，即得。

（3）测定法：取本品约 20mg，精密称定，置 50ml 量瓶中，以流动相溶解并稀释至刻度，摇匀，精密量取该溶液 5ml 与内标溶液 1ml，置 10ml 量瓶中，以流动相稀释至刻度，摇匀，取 10μl 注入液相色谱仪，记录色谱图；另取维生素 K₁ 对照品适量，精密称定，同法测定，按内标法以顺、反式异构体峰面积之和计算，即得。

2. 维生素 K₁ 注射剂

（1）色谱条件与系统适用性试验：用十八烷基硅烷键合硅胶为填充剂；以无水乙醇-水（90：10）为流动相；检测波长为 254nm。理论塔板数按维生素 K₁ 峰计算应不低于 1500。

（2）测定法：精密量取本品适量（约相当于维生素 K₁ 10mg），置 10ml 量瓶中，用流动相稀释至刻度，摇匀，精密量取 2ml，置另一 20ml 量瓶中，用流动相稀释至刻度，摇匀，精密量取 10μl，注入液相色谱仪，记录色谱图；另取维生素 K₁ 对照品约 10mg，精密称定，置 10ml 量瓶中，加无水乙醇适量，强烈振摇，使溶解并稀释至刻度，摇匀。精密量取 2ml，置另一 20ml 量瓶中，用流动相稀释至刻度，摇匀，同法测定，计算，即得。

学习重点

维生素类药物按其溶解性可分为脂溶性维生素和水溶性维生素，脂溶性维生素均为异戊二烯的衍生物，不溶于水而易溶于脂类及脂肪溶剂中，在食物中与脂类共存并随脂类一同吸收，包括维生素 A、维生素 D、维生素 E 和维生素 K；水溶性维生素易溶于水，易随尿液排出体外，必须经常从食物中摄取。包括 B 族维生素和维生素 C。本章重点掌握维生素各类维生素类药物的性质、鉴别试验和含量测定方法。

思　考　题

1. 用紫外分光光度法测定维生素 A 含量时，采用三点校正法的目的是什么？

2. 维生素 E 具有怎样的结构特点和性质？

3. 维生素 B₁ 具有怎样的性质？可用哪些方法进行鉴别？

4. 维生素 C 具有哪些鉴别反应？

5. 药典采用什么方法测定维生素 C 含量？该法测定时应注意什么问题？

6. 维生素 D 的含量测定《中国药典》采用 HPLC 法，该法所用的色谱柱和流动相与一般反相色谱法有何区别？药典收载了几种测定方法，分别用于什么情况下维生素 D 的含量测定？

（赵春超）

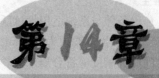

甾体激素类药物的分析

学习要求

1. 掌握甾体结构类药物的结构特点与分析方法之间的关系。
2. 掌握甾体类药物的鉴别原理与方法。
3. 掌握甾体类药物的含量测定原理与方法。
4. 熟悉甾体类药物杂质检查的方法。

第1节 药物的化学结构与性质

一、基本结构

甾体激素类药物是一类具有甾体结构的激素类药物，有着十分重要的生理功能。甾体激素类药物均具有环戊烷并多氢菲的母核，其基本骨架及位次编号如下：

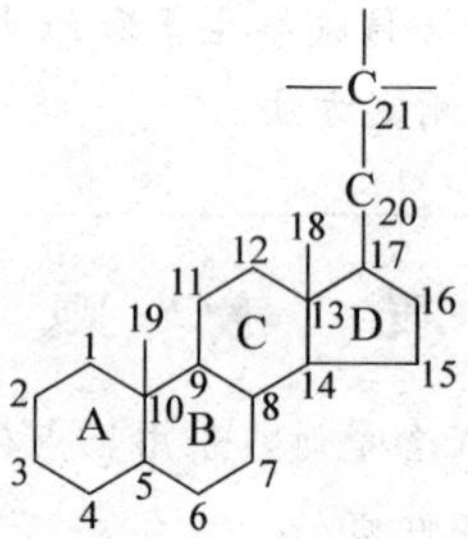

二、类别与特点

甾体激素类药物按药理作用可分为肾上腺皮质激素和性激素两大类，而后者又可分为雄性激素及蛋白同化激素、孕激素和雌性激素三类。

（一）肾上腺皮质激素

肾上腺皮质激素（adrenocortical hormones），简称皮质激素，主要由肾上腺皮质分泌，具有显著疗效，在临床上应用广泛。药用的皮质激素有的是天然的激素，有的是对天然激素进行结构改造而得到的。代表性的药物有氢化可的松、醋酸氢化可的松、醋酸地塞米松、地塞米松磷酸钠、曲安奈德等。

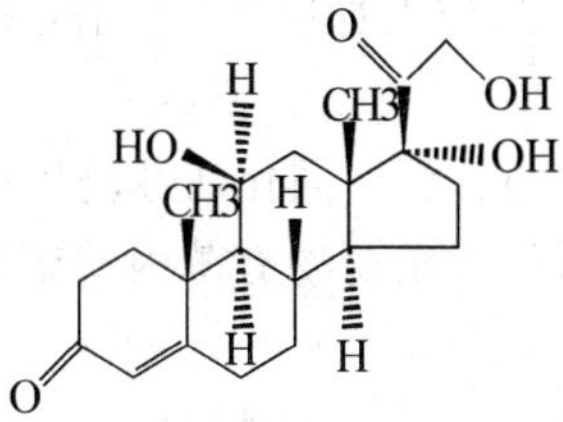

氢化可的松
(hydrocortisone)

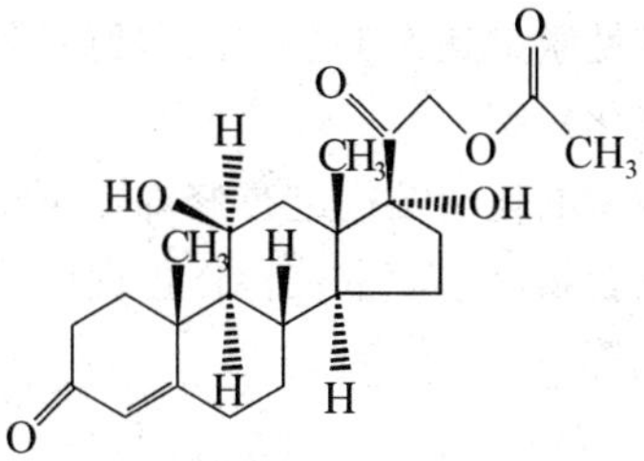

醋酸氢化可的松
(hydrocortisone acetate)

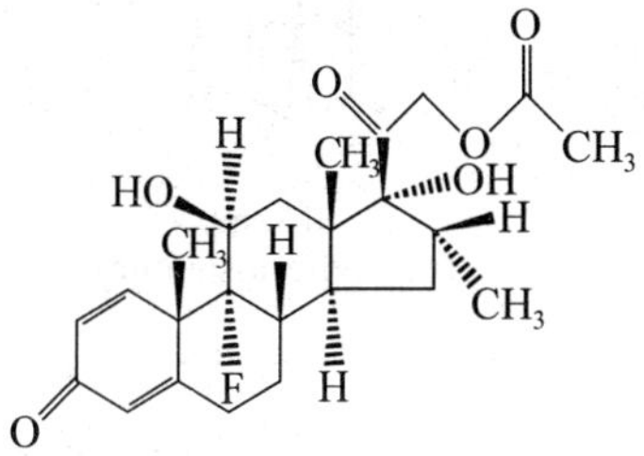

醋酸地塞米松
(dexamethasone acetate)

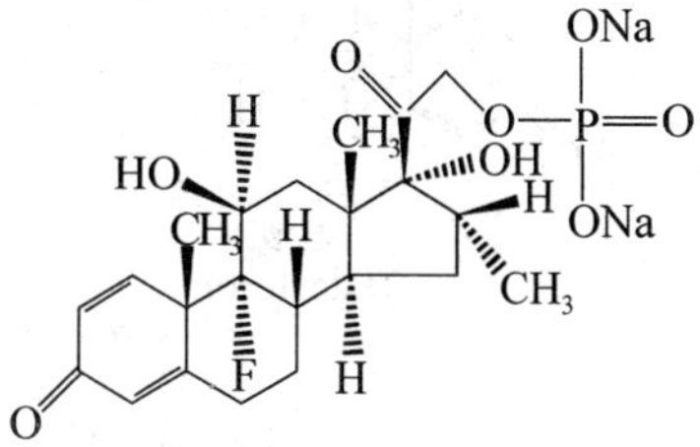

地塞米松磷酸钠
(dexamethasone sodium phosphate)

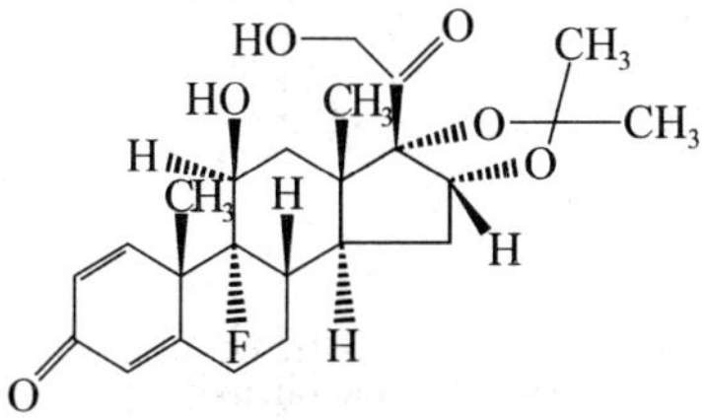

曲安奈德
(triamcinolone acetonide)

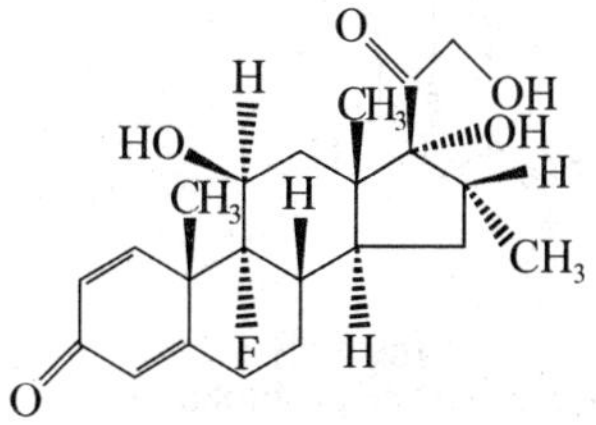

地塞米松
(dexamethasone)

　　氢化可的松为天然的皮质激素，临床上可用作抗炎、抗毒、抗休克、抗风湿等。醋酸氢化可的松是氢化可的松与醋酐反应，得到的 C_{21} 位羟基被酯化的前体药物，其作用时间延长，稳定性增加。醋酸地塞米松是以醋酸氢化可的松为先导化合物进行结构修饰的产物，其 A 环的 C_1、C_2 之间引入了双键，C_9 的 α 位引入了 F 原子，C_{16} 引入了甲基，抗炎作用更强，是目前临床上已经使用的最强的糖皮质激素之一，而盐皮质激素活性大为减弱。地塞米松是以氢化可的松为起始原料，经卤化及二氧化硒脱氢作用合成而得。地塞米松磷酸钠是磷酸与地塞米松 C_{21} 位上的羟基成酯后又形成的钠盐，水溶性大，可制成水溶液供注射用。曲安奈德的 A 环与地塞米松相同，C_9 上也有 F 原子取代，而 C_{16}、C_{17} 上的羟基则与丙酮缩合形成了环状结构。

　　本类药物化学结构的共同特点：

　　(1) 结构中均含有 21 个碳原子；

　　(2) A 环上有 Δ^4-3-酮基，为共轭体系，具有紫外吸收；

　　(3) C_{17} 位上有 α-醇酮基，具有还原性，有的药物 C_{17} 上还有 α-羟基；

　　(4) 部分药物 C_{11} 位上有羟基或酮基，C_1、C_2 之间有双键，6α 或 9α 位有卤素取代，或有 C_{16}-α-羟基等。

（二）雄性激素及蛋白同化激素

　　雄性激素（androgens）是促进男性性器官及第二性征发育、成熟，对抗雌激素抑制，同时兼有蛋白同化作用的一类激素，主要由睾丸间质细胞分泌。天然的雄性激素主要为睾酮（testosterone），临床药用的雄性激素是人工合成的睾酮及其衍生物，如甲睾酮（C_{17}位上加甲基）、丙酸睾酮（C_{17}位上羟基被酯化）等。

对雄性激素的化学结构进行修饰，可得到一些雄性活性很微弱、蛋白同化活性仍然保留或有所增强的新化合物，它们常被称作蛋白同化激素。常用的蛋白同化激素药物有苯丙酸诺龙、癸酸诺龙、美雄酮等。

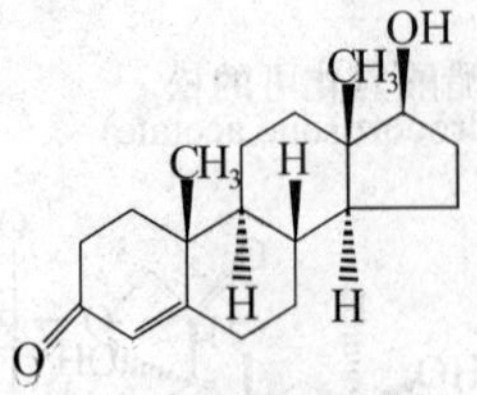

睾酮
(testosterone)

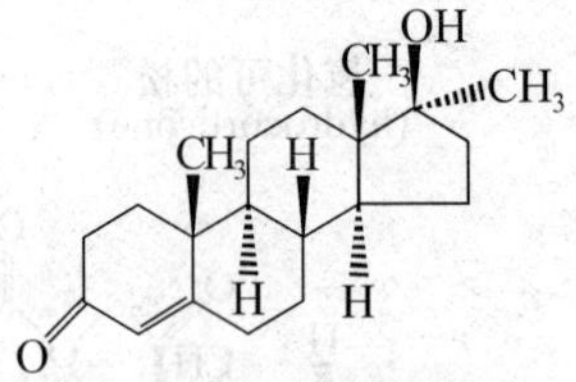

甲睾酮
(methyltestosterone)

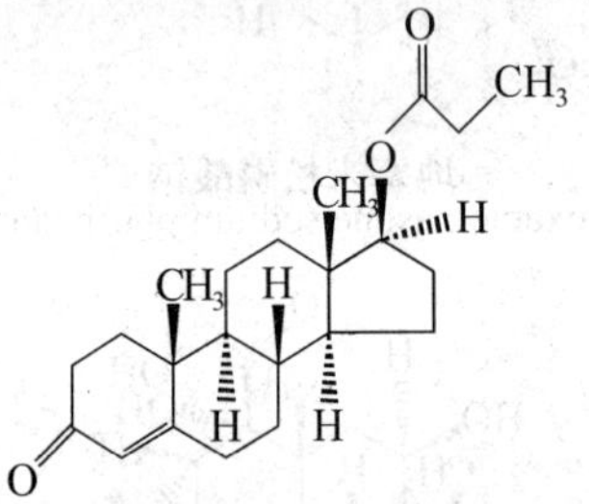

丙酸睾酮
(testosterone propionate)

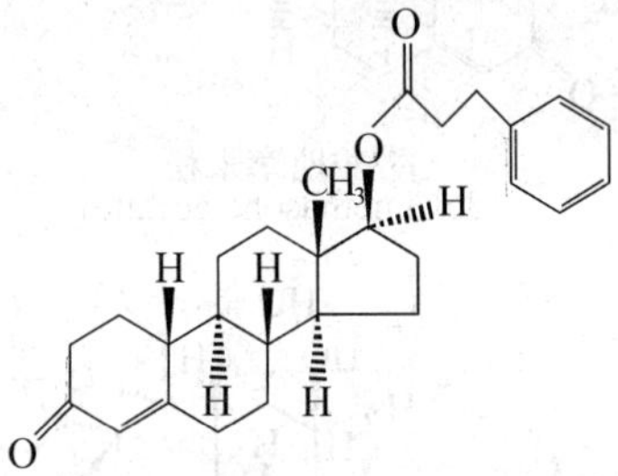

苯丙酸诺龙
(nandrolone phenylpropionate)

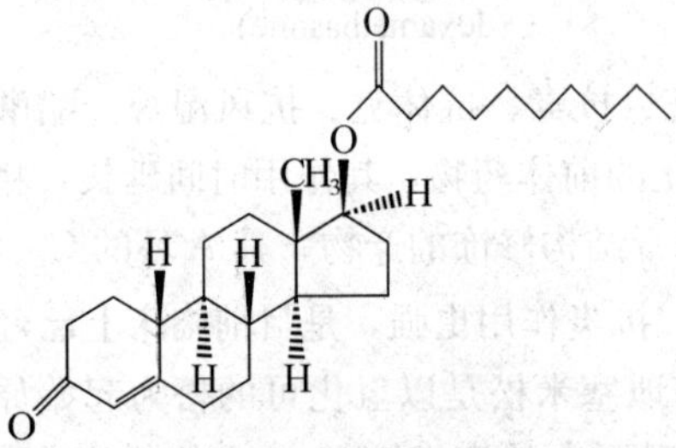

癸酸诺龙
(nandrolone decanoate)

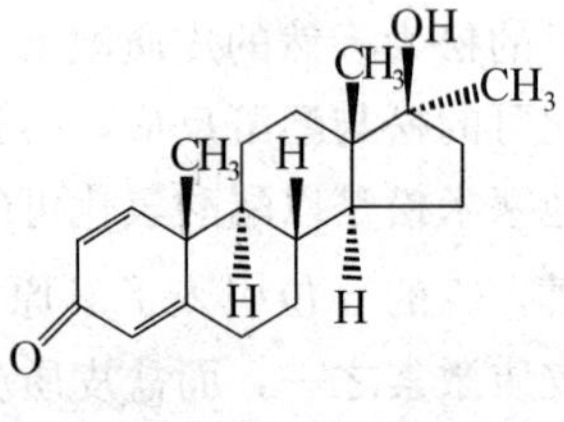

美雄酮
(methandienone)

本类药物化学结构的共同特点：

(1) 雄性激素母核有 19 个碳原子；

(2) 蛋白同化激素在 C_{10} 位上一般无角甲基，母核只有 18 个碳原子；

(3) 本类药物在 A 环上有 Δ^4-3-酮基，具有紫外吸收；

(4) C_{17} 位上有 β-羟基，或由它们形成的酯。

(三) 孕激素

孕激素（progestogens）是雌性动物卵泡排卵后形成的黄体所分泌的激素，妊娠时转由胎盘主要分泌。人体内真正的孕激素是黄体酮（又称孕酮，progesterone），其主要作用是促进子宫及乳腺的发育、防止流产。临床上使用的孕激素药物有黄体酮及其衍生物，如己酸羟孕酮、醋酸甲羟孕酮、醋酸甲地孕酮、醋酸氯地孕酮等。

黄体酮口服后可被迅速破坏而失效，故临床上只能注射给药。将黄体酮进行结构改造，而后得到的孕激素药物有的可以口服（如 C_{17} 位上 α-羟基被乙酰化），有的延长了作用时间（如 C_{16} 位上己酰基取代），还有的活性大大增强（如 C_6 位上引入甲基、卤原子、Δ^4 与 Δ^6 形成共轭双键）。

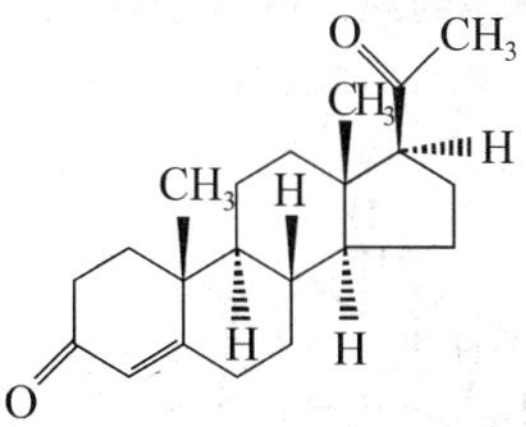

黄体酮
(progesterone)

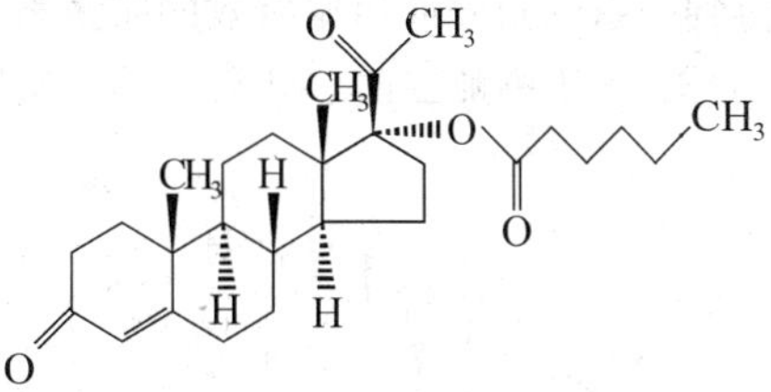

己酸羟孕酮
(hydroxyprogesterone caproate)

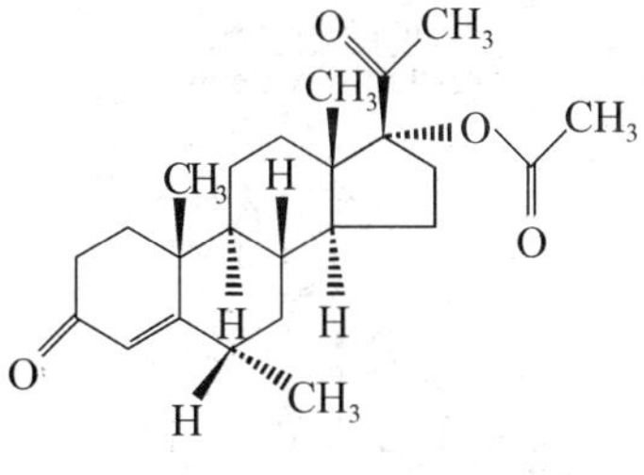

醋酸甲羟孕酮
(medroxyprogesterone acetate)

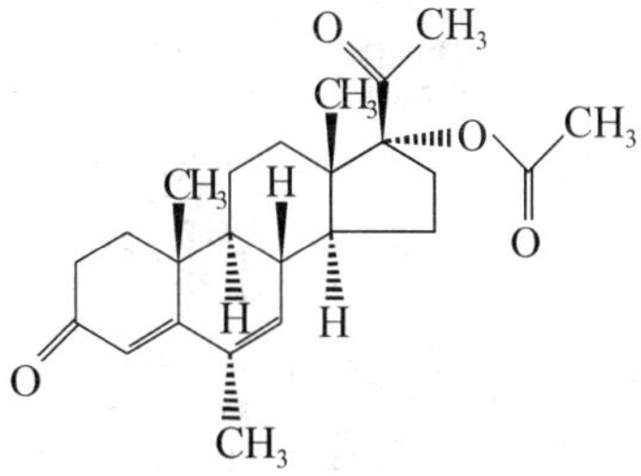

醋酸甲地孕酮
(megestrol acetate)

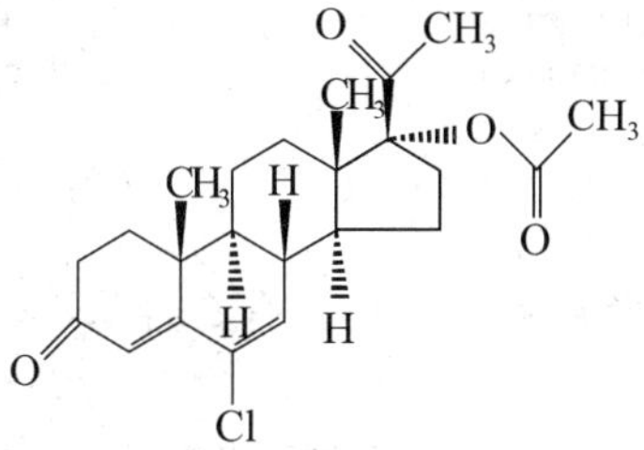

醋酸氯地孕酮
(chlormadinone acetate)

结构特点：

（1）母核具有 21 个碳原子；

（2）A 环有 Δ^4-3-酮基，C_{17} 位上有甲酮基，有的药物在 C_{17} 位上有 α-羟基或与酸形成的酯。

米非司酮（mifepristone）为抗孕激素药物，也具有甾体的母核，C_{11} 上有对二甲氨基苯取代，除具有甾体的性质外，二甲氨基还具有碱性。米非司酮的结构如下：

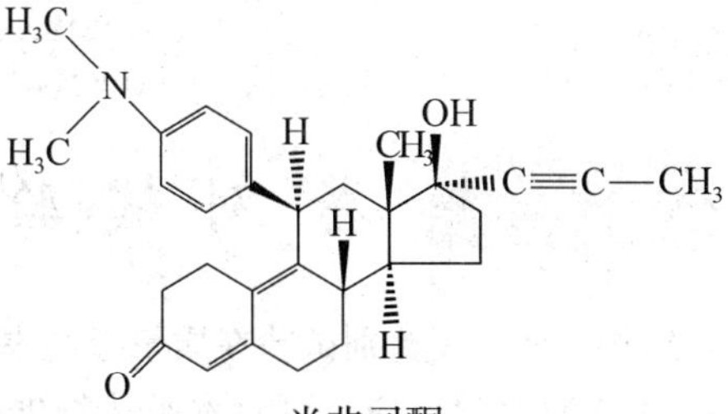

米非司酮
(mifepristone)

(四) 雌性激素

雌性激素（estrogens）是促进女性性器官成熟及第二性征出现，并维持正常性欲及生殖功能的一类激素，主要由卵巢成熟滤泡分泌，是最早被发现的甾体激素。天然的雌性激素有雌二醇、雌酮及雌三醇。雌二醇活性最强，其肝内代谢产物即为活性较弱的雌酮和雌三醇。对雌二醇进行结构改造，得到一系列长效或口服有效的雌激素类药物。《中国药典》收载的雌激素类药物有雌二醇、戊酸雌二醇、苯甲酸雌二醇、炔雌醇等。其结构如下：

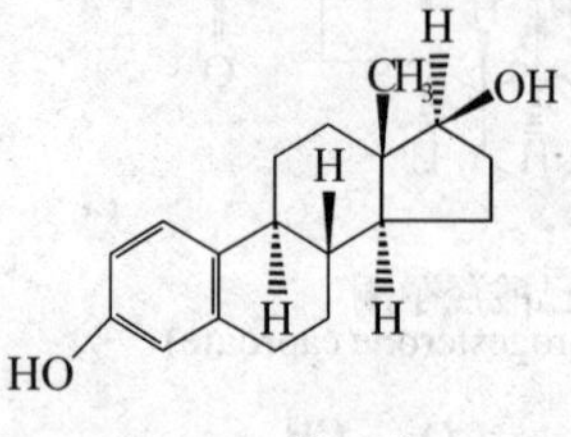

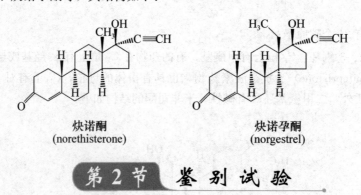

雌二醇
(estradiol)

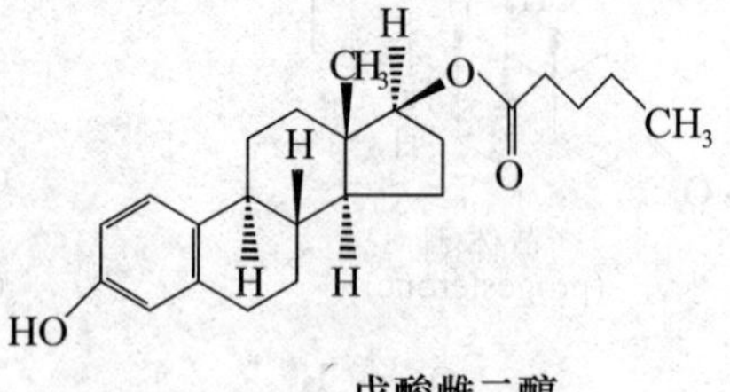

戊酸雌二醇
(estradiol valerate)

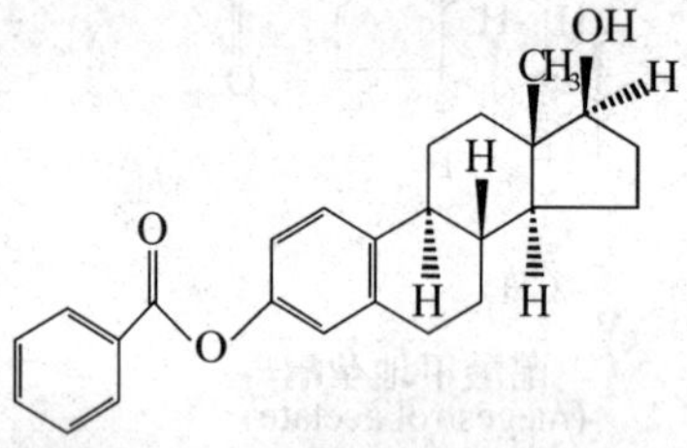

苯甲酸雌二醇
(estradiol benzoate)

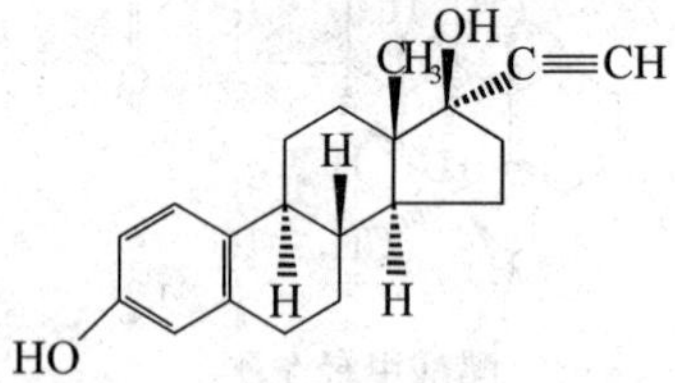

炔雌醇
(ethinylestradiol)

结构特点：

(1) 母核有 18 个碳原子；

(2) A 环为苯环，C_3 位上有酚羟基，C_{17} 位上有 β-羟基，有些药物的 C_{17}-羟基形成了酯。有的药物 C_{17} 位上有乙炔基。

除上述四种甾体激素类药物外，一些口服避孕药物也具有类似结构。《中国药典》收载的口服避孕药有炔诺酮、炔诺孕酮等，其结构如下：

炔诺酮
(norethisterone)

炔诺孕酮
(norgestrel)

第 2 节 鉴别试验

本类药物均具有甾体母核，结构近似，其鉴别试验在质量控制中具有重要意义。利用甾体激素类药物母核和官能团所具有的一些典型化学反应，可对本类药物进行鉴别。如呈色反应、沉淀反应、制备衍生物测定熔点等。也可利用药典中本类药物性状项下记载的药物熔点、比旋度、吸收系数等物理常数的测定项目，来区别不同的药物。由于本类药物的结构类似，红外光谱特征性强，故本类药物的原料药几乎都可采用红外光谱法进行鉴别。此外，还有色谱法（HPLC、TLC）。

一、化学鉴别法

（一）与强酸的呈色反应

许多甾体激素类药物能与硫酸、盐酸、磷酸、高氯酸等强酸反应呈色，其中以与硫酸的呈色反应应用较广。

一些甾体激素与硫酸呈色反应和荧光现象以及加水稀释后的变化情况列于表 14-1。

表 14-1　甾体激素与硫酸的呈色反应和荧光现象

药品名称	颜色	荧光	加水稀释后的现象
醋酸可的松	黄色或微带橙色	无	颜色消失，溶液澄清
氢化可的松	棕黄色至红色	绿色	黄至橙黄色，微显绿色荧光，有少量絮状沉淀
醋酸泼尼松	橙色	无	黄色渐变蓝绿色
泼尼松龙	深红色	无	红色消失，有灰色絮状沉淀
炔雌醚	橙红色	黄绿色	红色沉淀
炔雌醇	橙红色	黄绿色	玫瑰红色絮状沉淀
醋酸泼尼松龙	玫瑰红色	无	红色消失，有灰色絮状沉淀
泼尼松	橙色	无	即变成黄色，渐渐变为蓝绿色
苯甲酸雌二醇	黄绿色	蓝色	淡橙色
己酸羟孕酮	微黄色	无	由绿色经红色至带蓝色荧光的红紫色
甲睾酮	淡黄	绿	暗黄淡绿色荧光
地塞米松	淡红棕色	无	颜色消失

甾体激素类药物与硫酸的呈色反应为药物结构中甾体母核的反应。具有操作简便，生成的颜色或荧光的不同而能互相区别，反应较为灵敏，虽然操作中对取样量及试剂用量要求较为严格，专属性较差，但目前仍为各国药典所采用。

例如，《中国药典》中氢化可的松的鉴别方法为：取本品约 2mg，加硫酸 2ml 使溶解，放置 5 分钟，显棕黄色至红色，并显绿色荧光；将此溶液倾入 10ml 水中，即变成黄色至橙黄色，并微带绿色荧光，同时生成少量絮状沉淀。又如，炔雌醇的鉴别反应为：取本品约 2mg，加硫酸 2ml 溶解后，溶液显橙红色，在反射光线下出现黄绿色荧光；将此溶液倾入 4ml 水中，即生成玫瑰红色絮状沉淀。

文献报道，甾体激素与硫酸的反应机制是酮基先质子化，形成正碳离子，然后与 HSO_4^- 作用呈色。反应式如下：

1. 质子化

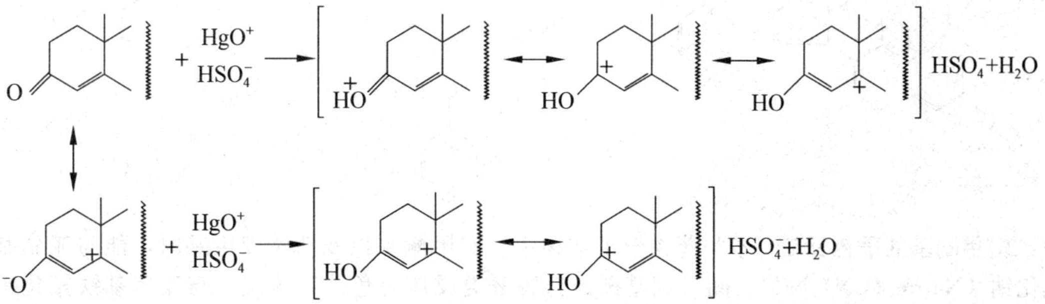

2. 硫酸氢盐的添加及质子化

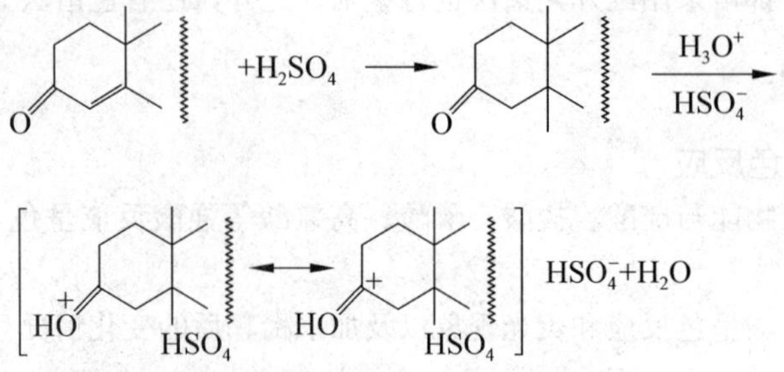

此外，还可利用部分药物能与硫酸-乙醇或硫酸-甲醇反应显色来进行鉴别，如醋酸甲羟孕酮、甲睾酮、十一酸睾酮等。例如甲睾酮的鉴别反应：取本品 5mg，加硫酸-乙醇（2∶1）1ml 使溶解，即显黄色并带黄绿色荧光。雌性激素药物也常用与硫酸-乙醇的呈色反应进行鉴别、含量测定或作为薄层色谱的显色剂。

（二）官能团的反应

不同的甾体激素类药物具有不同的官能团，利用官能团的反应可以区别不同的药物。用于鉴别甾体激素类药物的官能团反应主要有以下几种：

1. C_{17}-α 醇酮基的呈色反应　皮质激素类药物的 C_{17} 位上有 α-醇酮基，α-醇酮基具有还原性，能与碱性酒石酸铜试液、斐林试液、氨制硝酸银试液（多伦试液）以及四氮唑试液反应呈色。例如，醋酸地塞米松采用以下方法鉴别：取本品约 10mg，加甲醇 1ml，微温溶解后，加入热的碱性酒石酸铜试液 1ml，即生成红色沉淀。又如，醋酸泼尼松的鉴别方法：取本品 1mg，加乙醇 2ml 使溶解，加 10％氢氧化钠溶液 2 滴、氯化三苯四氮唑试液 1ml，即显红色。四氮唑盐具有氧化性，与 C_{17}-α-醇酮基反应后被还原成有色的甲臜（Formazan）而呈色。此反应除用于鉴别试验外，还广泛用于皮质激素类药物的薄层色谱显色、含量测定等分析，其反应原理见本章第 4 节中的四氮唑比色法。

2. 酮基的呈色反应　结构中含有 C_3-酮基和 C_{20}-酮基的甾体激素类药物可以与某些羰基试剂，如 2，4-二硝基苯肼、硫酸苯肼、异烟肼等反应，形成黄色的腙类物质而用于鉴别。例如，黄体酮的鉴别：取本品约 0.5mg，置于小试管中，加异烟肼约 1mg 与甲醇 1ml 溶解后，加稀盐酸 1 滴，即显黄色。氢化可的松的鉴别方法：取供试品约 0.1mg，加乙醇 1ml 溶解后，加临用新制的硫酸苯肼试液 8ml，在 70℃加热 15 分钟，即显黄色。

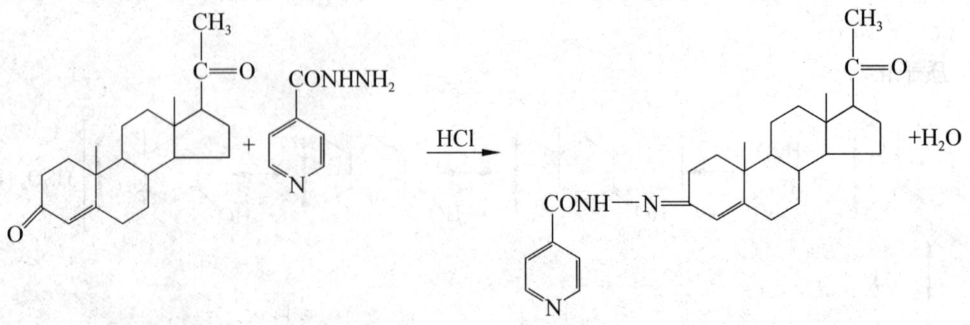

3. 甲酮基的呈色反应　本类药物分子结构中含有甲酮基以及活泼亚甲基时，能与亚硝基铁氰化钠（$Na_2Fe(CN)_5NO$）、间二硝基酚、芳香醛类反应呈色。黄体酮可与亚硝基铁氰化钠反应，生成蓝紫色产物，可用于鉴别。《中国药典》利用此反应鉴别黄体酮，具体操作：取黄体酮

约 5mg，加甲醇 0.2ml 溶解后，加亚硝基铁氰化钠细粉约 3mg，碳酸钠和醋酸铵各约 50mg，摇匀，放置 10～30 分钟，应显蓝紫色。与亚硝基铁氰化钠的反应是黄体酮灵敏、专属性的鉴别反应，在一定反应条件下，黄体酮显蓝紫色，而其他常用的甾体均不显蓝紫色，而呈现淡橙色或不显色。

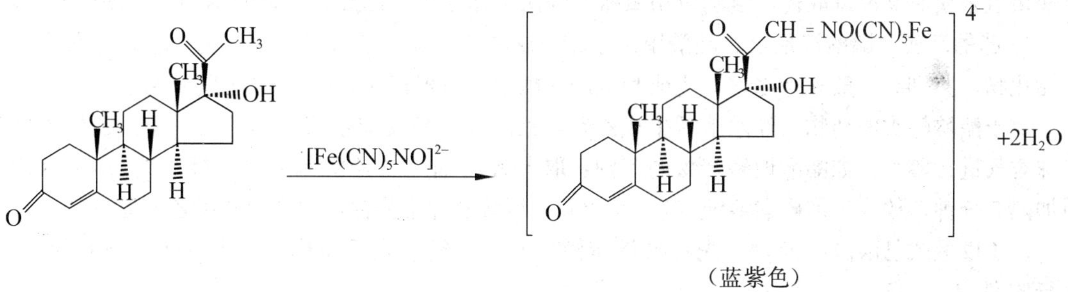

（蓝紫色）

4. 酚羟基的呈色反应　雌激素 C_3 上有酚羟基，可与重氮苯磺酸反应生成红色偶氮染料，日本药局方利用此反应对苯甲酸雌二醇进行鉴别。

5. 炔基的沉淀反应　具有炔基的甾体激素类药物，如炔雌醇、炔诺酮、炔诺孕酮等，遇到硝酸银试液，即生成白色的炔银沉淀，可用于鉴别。反应式如下：

$$R—C\equiv CH+AgNO_3 \longrightarrow R—C\equiv CAg\downarrow +HNO_3$$

例如，《中国药典》炔雌醇的鉴别方法：取炔雌醇约 10mg，加乙醇 1ml 溶解后，加硝酸银试液 5～6 滴，即生成白色沉淀。

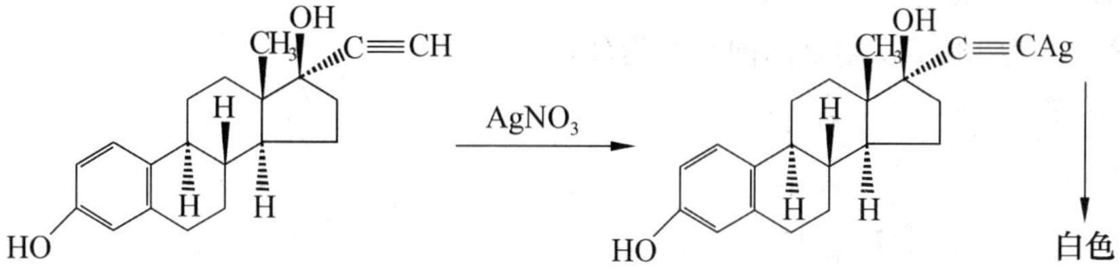

6. 卤素的反应　对分子结构中 C_6、C_9 或其他位置上有氯或氟取代的甾体激素类药物，鉴别时需对取代的卤原子进行确认。由于卤原子与药物母核是以共价键连接的，所以需先采用氧瓶燃烧法或回流水解法将有机结合的卤原子转换为无机离子后再进行鉴别。

例如，地塞米松磷酸钠分子中含有氟原子，《中国药典》中地塞米松磷酸钠的鉴别项下规定："本品显有机氟化物的鉴别反应。"要求按药典附录一般鉴别试验中"有机氟化物的鉴别"方法鉴别。有机氟化物的鉴别方法：先用氧瓶燃烧法对样品进行有机破坏，使有机结合的氟转变为无机 F^-，再在 pH4.3 的条件下与茜素氟蓝试液和硝酸亚铈试液反应，生成蓝紫色的水溶性配合物。

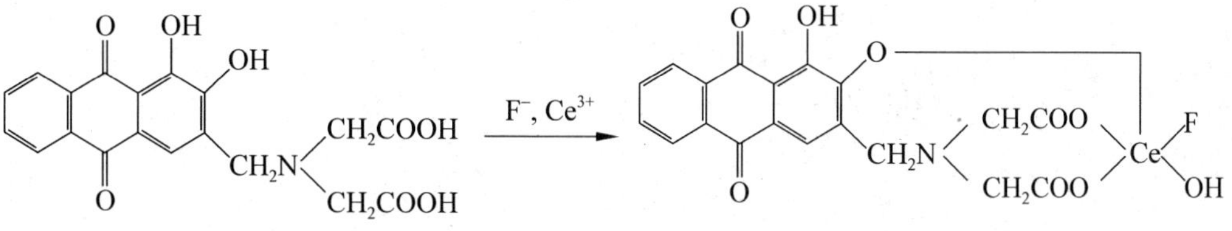

（茜素氟蓝）　　　　　　　　　　　　　　（蓝紫色）

丙酸氯倍他索在侧链 C_{21} 上有氯的取代，结合在烃链上的氯原子通过加热可水解下来，成为

Cl⁻，再与硝酸银反应，生成氯化银的白色沉淀。《中国药典》中丙酸氯倍他索的鉴别方法：取本品少许，加乙醇 1ml，混合，置水浴上加热 2 分钟，加硝酸（1→2）2ml，摇匀，加硝酸银试液数滴，即生成白色沉淀。

若氯原子结合在甾体母核的环上，一般需采用氧瓶燃烧法破坏，才能使氯原子游离下来，如丙酸倍氯米松有 9-α-氯取代，鉴别时用氧瓶燃烧法破坏处理，再按氯化物的鉴别试验进行鉴别。

7. 酯的反应 醋酸泼尼松、醋酸甲地孕酮、戊酸雌二醇、己酸羟孕酮等为 C_{17} 或 C_{21} 位上羟基的酯化物，鉴别时一般先行水解，生成相应的羧酸后，再根据羧酸的性质来进行鉴别。

对于醋酸酯类的药物，经水解后生成乙酸，乙酸与乙醇反应生成乙酸乙酯，通过乙酸乙酯的特殊香气进行鉴别。如醋酸地塞米松的鉴别：取本品 50mg，加乙醇制氢氧化钾试液 2ml，置水浴中加热 5 分钟，放冷，加硫酸溶液（1→2）2ml，缓缓煮沸 1 分钟，即产生乙酸乙酯香气。

对于戊酸或己酸酯类药物，先在碱性溶液中水解，经酸化后加热，产生戊酸、己酸的特臭，进行鉴别。

二、制备衍生物测定熔点

部分甾体激素类药物可通过制备衍生物再测定其熔点来进行鉴别。本法操作虽繁琐费时，但专属性强，所以目前仍用于少数甾体激素类药物的鉴别。制备衍生物的类型有以下几种：

（一）缩氨基脲的生成

甾体激素类药物结构中的羰基可以和氨基脲发生缩合反应，生成缩氨基脲，再测定其熔点。例如苯丙酸诺龙的鉴别方法：取本品 50mg，加甲醇 2ml 溶解后，加盐酸氨基脲试液 4ml，加热回流 30 分钟，置水浴上浓缩，放冷，滤过；沉淀用甲醇洗涤数次，再用水洗净后，在 105℃ 干燥，依法测定，熔点约为 182℃，熔融的同时药物分解。

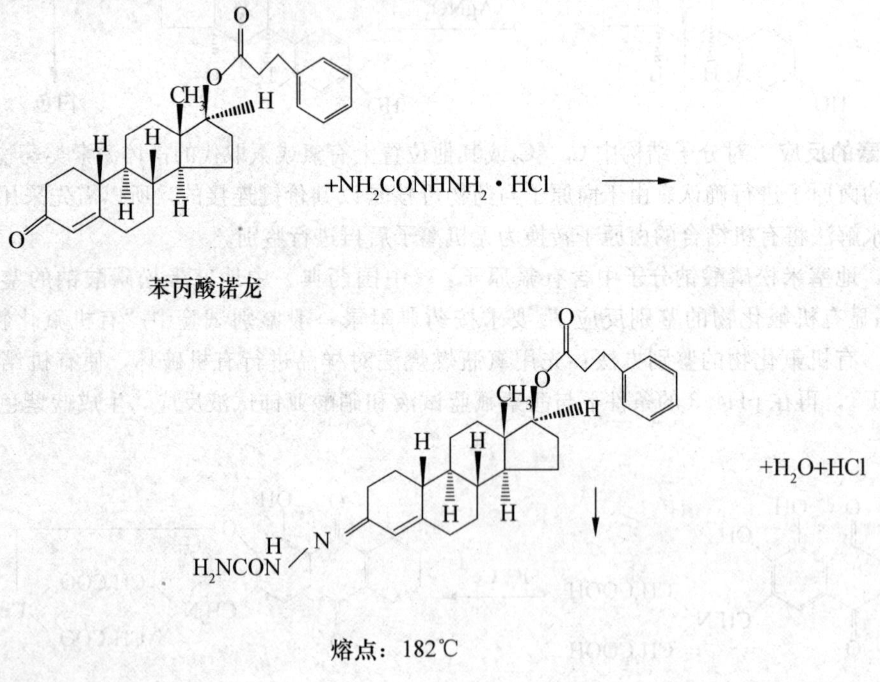

苯丙酸诺龙

$+NH_2CONHNH_2 \cdot HCl \longrightarrow$

$+H_2O+HCl$

熔点：182℃

（二）酯的水解

部分甾体激素类药物本身是有机酸的酯，可水解后再测定其熔点。例如，丙酸睾酮在碱性条件下水解，生成睾酮，经结晶、洗涤、干燥后测定熔点，应为 150～156℃。

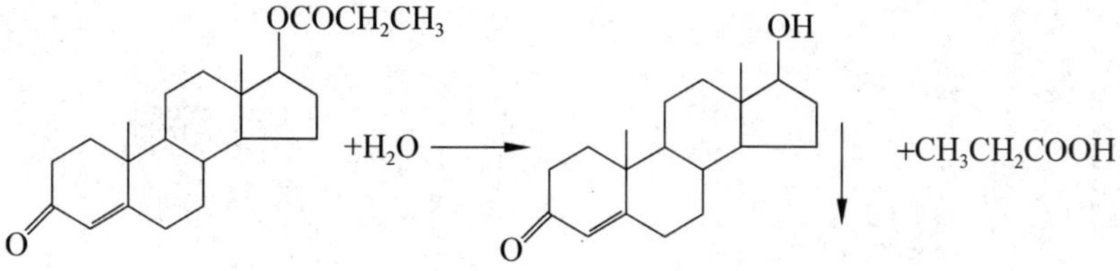

丙酸睾酮 　　　　　　　　　　　　睾酮

除上述两种衍生化反应外，还可以利用羰基与羟胺形成肟，羟基与酰卤形成酯的反应来制备衍生物。

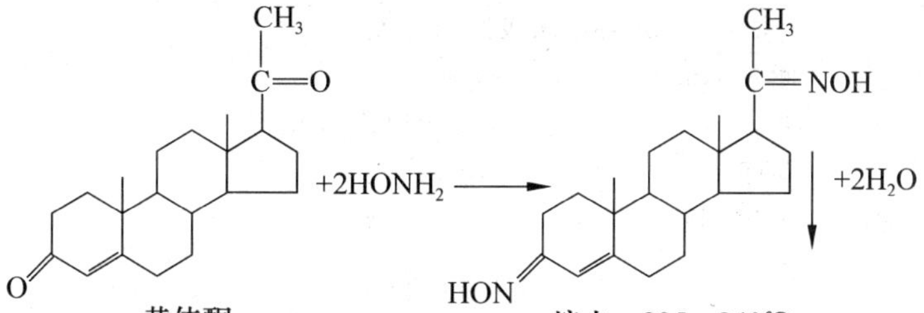

黄体酮 　　　　　　　　　　熔点：235～240℃

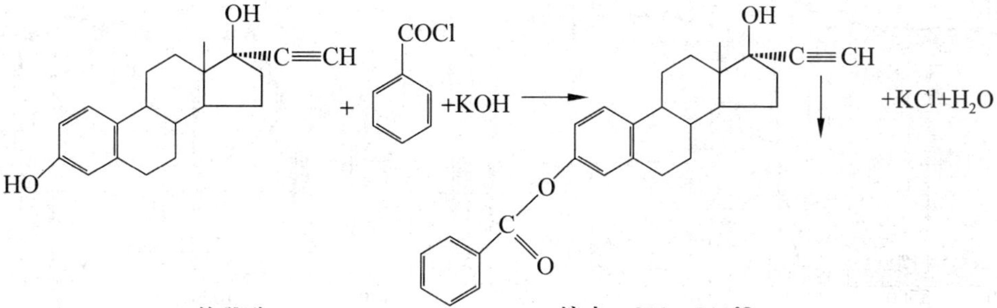

炔雌醇 　　　　　　　　熔点：200～202℃

三、紫外分光光度法

甾体激素类药物结构中有 Δ^4-3-酮基、苯环或其他共轭结构，在紫外区有特征吸收，可通过核对最大吸收波长、最大吸收波长处的吸光度或某两个波长处吸光度的比值对药物进行鉴别。如《中国药典》规定，丙酸倍氯米松的乙醇溶液（20μg/ml）在 239nm 的波长处应有最大吸收，吸光度应为 0.57～0.60；在 239nm 与 263nm 波长处的吸光度比值应为 2.25～2.45。

四、红外分光光度法

甾体激素类药物的结构复杂，有的药物之间在结构上仅有很小的差异，仅靠化学鉴别难以区别。红外光谱特征性强，为本类药物鉴别的可靠手段。《中国药典》和外国药典中，几乎所有的甾体激素原料药都采用了红外分光光度法进行鉴别。《中国药典》的鉴别方法是先按规定录制供试品的红外光谱图，然后与对照的图谱比较，二者应一致。《中国药典》的《药品红外光谱图集》收载了多种药物的标准红外图谱供对照、鉴别使用。炔雌醇、黄体酮、醋酸可的松、炔诺酮的标准红外图谱如图 14-1～图 14-4 所示。

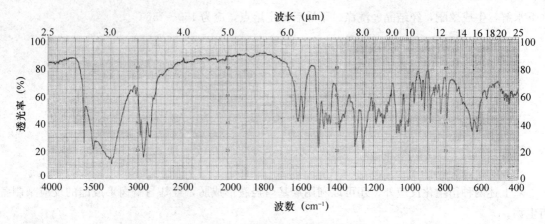

图 14-1　炔雌醇的红外吸收光谱

炔雌醇红外吸收光谱分析

峰位（cm⁻¹）	归属
3505，3610	ν_{O-H}（酚羟基、C_{17}-羟基）
3300	$\nu_{C\equiv C}$
1616，1590，1505	$\nu_{C=C}$（苯环）

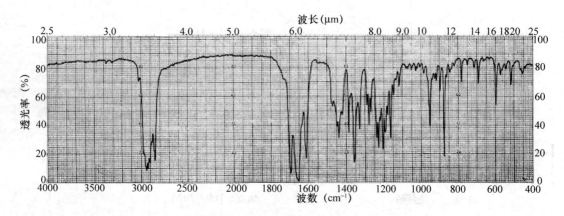

图 14-2　黄体酮的红外吸收光谱

黄体酮红外吸收光谱分析

峰位（cm⁻¹）	归属
1700	$\nu_{C=O}$（20 位酮基）
1665	$\nu_{C=O}$（3 位酮基）
1615	$\nu_{C=C}$（双键）
870	ν_{C-H}（双键）

表 14-2 列出了甾体激素类药物分子中某些基团的特征吸收，供比对参考。

五、薄层色谱法

薄层色谱法具有简便、快速、分离效能高的特点，部分甾体激素类药物，特别是甾体激素类药物的制剂常用薄层色谱法进行鉴别。例如，《中国药典》中炔诺孕酮炔雌醚片、丙酸睾酮注射液、倍他米松磷酸钠、醋酸氯地孕酮、醋酸甲羟孕酮片、苯丙酸诺龙注射液、醋酸泼尼松片、戊酸雌二醇注射液、苯甲酸雌二醇注射液、复方己酸羟孕酮注射液、复方炔诺酮片、复方炔诺孕酮片、复方炔诺孕酮滴丸、哈西奈德软膏等均采用了薄层色谱法进行鉴别。

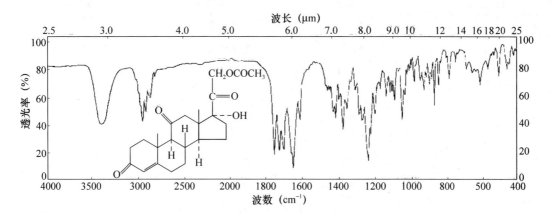

图 14-3 醋酸可的松红外吸收光谱

醋酸可的松红外吸收光谱分析

峰位（cm^{-1}）	归属
3420	ν_{O-H}（C$_{17}$-羟基）
1750	$\nu_{C=O}$ 醋酸酯链上的羰基
1720	$\nu_{C=O}$（C$_{20}$-酮基）
1698	$\nu_{C=O}$（C$_{11}$-酮基）
1648	$c=o$ （Δ^4-3-酮基）
1232，1050	ν_{C-O} 酯类光谱的特征

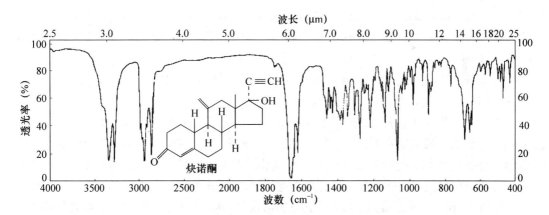

图 14-4 炔诺酮红外吸收光谱

炔诺酮红外吸收光谱分析

峰位（cm^{-1}）	归属
3330	ν_{O-H}（C$_{17}$-羟基）
3270	$\nu_{C\equiv C}$（炔基的特征峰）
1650	$\nu_{C=O}$（Δ^4-3-酮基）
1615	$\nu_{C=C}$（苯环）
1605	ν_{C-O}

表 14-2　甾体激素药物某些基团的特征吸收频率

振动类型	基团	位置	频率（cm^{-1}）
ν_{O-H}	OH	所有位置	～3600
ν_{C-H}	CH$_2$，CH$_3$	所有位置	2970～2850
	=C—H	六元环	3040～3010
	≡C—H		3320
$\nu_{C=O}$	饱和酮	六元环	1720～1705
		五元环	1749～1742
		C$_{20}$-	1710～1706
	—OCOCH$_3$	所有位置	1742～1735
	—C=C—C=O	六元环（Δ^4-3-酮）	1684～1620
$\nu_{C=C}$			1585～1620
ν_{C-O}	—C—OH（醇）	所有位置	1230～1000
	—C—OH（酚）		1300～1200
ν_{C-O-C}	—OCOR		1200～1000
δ_{C-H}	—C=C—H	所有位置	900～650

1. 应用示例一　丙酸睾酮注射液的鉴别。

取本品适量（约相当于丙酸睾酮 10mg），加无水乙醇 10ml，强力振摇，置冰浴中放置使分层，取上层乙醇溶液，置离心管中离心，取上清液作为供试品溶液；另取丙酸睾酮对照品，加无水乙醇制成 1ml 中含 1mg 的溶液，作为对照品溶液。照薄层色谱法试验，吸取上述两种溶液各10μl，分别点于同一硅胶 GF$_{254}$ 薄层板上，以二氯甲烷-甲醇（19∶0.5）为展开剂，展开后，晾干，置紫外灯（254nm）下检视。供试品溶液所显主斑点的颜色和位置应与对照品溶液的主斑点相同。

2. 应用示例二　复方炔诺酮片的鉴别。

复方炔诺酮片为含炔诺酮和炔雌醇的复方制剂，《中国药典》规定其鉴别方法是薄层色谱法或高效液相色谱法。其薄层鉴别方法：取本品 2 片，研细，加三氯甲烷-甲醇（9∶1）5ml，充分搅拌后滤过，滤液置于水浴上浓缩至约 0.5ml，作为供试品溶液；另取炔诺酮和炔雌醇对照品各适量，分别用三氯甲烷-甲醇（9∶1）制成每 1 毫升中含炔诺酮 2.4mg 与每 1 毫升中含炔雌醇0.14mg 的溶液，作为对照品溶液。吸取上述三种溶液各 10μl 分别点于同一硅胶 G 薄层板上，以苯-乙酸乙酯（4∶1）为展开剂，展开，晾干，喷以硫酸-无水乙醇（7∶3），在 100℃加热 5 分钟使显色。供试品溶液所显两个成分主斑点的颜色与位置应分别与对照品溶液主斑点相同。

六、高效液相色谱法

在用高效液相色谱法对一些甾体激素类药物进行含量测定的同时，也可进行鉴别。例如，《中国药典》曲安奈德的鉴别项下规定：在含量测定项下记录的色谱图中，供试品溶液主峰的保留时间应与对照品溶液主峰的保留时间一致。《中国药典》中采用高效液相色谱法鉴别的甾体激素类药物有地塞米松磷酸钠、甲睾酮、丙酸睾酮、炔雌醇、炔诺孕酮、戊酸雌二醇、曲安西龙、苯丙酸诺龙、醋酸甲地孕酮等。

第 3 节 特殊杂质的检查

在甾体激素药物的检查项下，除一般杂质的检查外，通常还有"有关物质"的检查。此外，根据药物在生产和贮存过程中可能引入的杂质，有的药物还需进行"游离酸盐"、"硒"以及"残留溶剂"的检查等。

一、有关物质的检查

甾体激素类药物多由其他甾体物质结构改造而来，药物中可能存在着合成的起始物、中间体、副产物或降解产物等。因此，《中国药典》规定对多数的甾体激素类药物的原料药进行"有关物质"检查。由于这些杂质一般也具有甾体母核，与药物的结构相似，所以需采用具有分离效能的色谱法进行检查，如薄层色谱、高效液相色谱等。

（一）薄层色谱法

薄层色谱法分离效能高，操作简便，在本类药物的有关物质检查中应用广泛。由于多数杂质为未知物，且与药物结构相似，所以各国药典多采用主成分自身对照法进行检查，即用供试品溶液的稀释液作为对照，检查有关物质。以下是《中国药典》中醋酸氟氢可的松和炔孕酮中有关物质检查的示例。

1. 应用示例一 醋酸氟氢可的松中有关物质检查。

取本品，加三氯甲烷-甲醇（9∶1）溶解并稀释成每 1 毫升中约含 3mg 的溶液，作为供试品溶液；精密量取 1ml，置于 50ml 量瓶中，用上述溶液稀释至刻度，摇匀，作为对照溶液。照薄层色谱法试验，吸取上述两种溶液各 5μl，分别点于同一硅胶 G 薄层板上，以二氯甲烷-乙醚-甲醇-水（385∶75∶40∶6）为展开剂，展开，晾干，在 105℃干燥 10 分钟，放冷，喷以碱性四氮唑蓝试液，立即检视。供试品溶液如显杂质斑点，不得多于 2 个，其颜色与对照溶液的主斑点比较，不得更深。

2. 应用示例二 炔孕酮中有关物质检查。

取本品适量，加三氯甲烷-甲醇（3∶1）溶解并稀释成每 1 毫升中约含 10mg 的溶液，作为供试品溶液；精密量取 1ml，置于 200ml 量瓶中，加上述溶剂稀释至刻度，摇匀，作为对照溶液。照薄层色谱法试验，取上述两种溶液各 10μl，分别点于同一硅胶 G 薄层板上，以三氯甲烷-甲醇（95∶5）为展开剂，展开后，晾干，喷以硫酸-乙醇（2∶8），在 120℃加热 5 分钟，置紫外灯（365nm）下检视。供试品溶液如显杂质斑点，其荧光强度与对照溶液的主斑点比较，不得更深（0.5%）。

应用薄层色谱法对上述两种药物进行有关物质检查时，均采用的是供试品溶液的主成分自身对照法，以供试品溶液杂质斑点或荧光强度不强于对照品溶液主斑点为限度，以控制有关物质的量。

（二）高效液相色谱法

高效液相色谱法分离效能高、灵敏，能准确测定出有关物质的量。不少甾体激素类药物都采用高效液相色谱法测定含量，一般地可在相同条件下检查有关物质。在《中国药典》中，已广泛应用高效液相色谱法进行甾体激素类药物的有关物质检查。检查的方法多为主成分自身对照法，即采用供试品溶液的稀释液作为对照，以对照溶液主峰的面积为参比，来控制药物中杂质的量。

1. 应用示例一 黄体酮中有关物质的检查。

取供试品适量，精密称定，加甲醇溶解并稀释成每 1 毫升中含 1mg 的溶液，作为供试品溶液；精密量取 1ml，置于 100ml 量瓶中，用甲醇稀释至刻度，摇匀，作为对照溶液。照含量测定项下色谱条件，取对照溶液 10μl 注入色谱仪，调整检测灵敏度，使主成分色谱峰的峰高约为记录

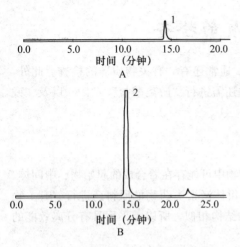

图 14-5　黄体酮中有关物质检查的色谱图
A. 对照溶液；B. 供试品溶液
1. 黄体酮 $t_R=14.3$ 分钟；
2. 有关物质 $t_R=22.2$ 分钟

仪满量程的 30%。再精密量取供试品溶液和对照溶液各 $10\mu l$ 分别注入液相色谱仪，记录色谱图至主成分峰保留时间的 2 倍。供试品溶液色谱图中如有杂质峰，单个杂质峰面积不得大于对照溶液主峰面积的 0.5 倍（0.5%），各杂质峰面积的和不得大于对照溶液主峰面积（1%），供试品溶液色谱图中任何小于对照品溶液主峰面积 0.05 倍的色谱峰可忽略不计。

按上述方法检查的色谱图见图 14-5。

2. 应用示例二　地塞米松磷酸钠中有关物质的检查。

取供试品，加流动相溶解并定量稀释制成每 1 毫升中约含 1mg 的溶液，作为供试品溶液；精密量取 1ml，置 100ml 量瓶中，用流动相稀释至刻度，摇匀，作为对照溶液；另取地塞米松对照品适量，精密称定，加甲醇溶解并定量稀释制成每 1 毫升中约含 1mg 的溶液，精密量取 1ml，置 100ml 量瓶中，用流动相稀释至刻度，摇匀，作为对照品溶液；照含量测定项下的色谱条件，取对照溶液 $20\mu l$ 注入液相色谱仪，调节检测灵敏度，使地塞米松磷酸钠色谱峰的峰高为满量程的 20%。再精密量取供试品溶液、对照溶液与对照品溶液各 $20\mu l$ 分别注入液相色谱仪，记录包谱图至主成分峰保留时间的 2 倍。供试品溶液色谱图中如有与对照品溶液色谱图中地塞米松峰保留时间一致的峰，按外标法以峰面积计算，含量不得超过 0.5%；其他单个杂质峰面积不得大于对照溶液中主峰面积的 0.5 倍（0.5%），其他各杂质峰面积的和不得大于对照溶液中主峰面积的 2 倍（2.0%）。

地塞米松是药物合成的中间体，也是降解产物。本法的地塞米松对照品溶液是对供试品溶液中的地塞米松杂质进行定性和定量测定的，其他杂质是采用主成分自身对照法检查。

二、硒的检查

元素状态的硒对人体无毒性，而硒化合物（如二氧化硒）对人体有剧毒。在某些甾体激素类药物的生产工艺中，需要使用二氧化硒脱氢，这就有可能在药物中引入杂质硒，所以对这些甾体激素类药物需进行硒的检查并控制其含量。《中国药典》附录中收载有"硒检查法"，其检查原理和过程如下：

有机药物 $\xrightarrow[\text{HNO}_3\ (1\to30)]{\text{氧瓶燃烧}}$ Se^{6+} $\xrightarrow{\text{盐酸羟胺}}$ Se^{4+} $\xrightarrow[\text{pH }2.0\pm0.2]{\text{2, 3-二氨基萘}}$ 4，5 苯并硒二唑 $\xrightarrow{\text{环己烷}}$ A$_{378}$

按规定，取供试品适量，依法检查，供试品溶液的吸光度不得大于对照品溶液的吸光度。硒对照品溶液由标准硒溶液临用前按规定稀释而成，标准硒溶液是每 1 毫升相当于 $1\mu g$ Se 的亚硒酸钠溶液。《中国药典》中需要进行硒检查的甾体激素类药物有醋酸氟轻松、醋酸地塞米松、曲安奈德、醋酸曲安奈德等，其硒的限量为 0.005%～0.01%。

三、有机溶剂残留量的检查

某些甾体激素类药物在生产工艺中使用了大量的有机溶剂，如甲醇、丙酮和乙醇等，甲醇对人体有害，因此规定对这些药物的原料要进行有机溶剂残留量的检查。《中国药典》规定采用气相色谱法检查有机溶剂残留。

《中国药典》收载的地塞米松磷酸钠中残留甲醇、丙酮和乙醇的检查方法如下：

取本品约 1.0g，精密称定，置 10ml 量瓶中，加入 0.02%（v/v）正丙醇（内标物质）溶液溶解并稀释至刻度，摇匀，精密量取 5ml，置顶空瓶中密封，作为供试品溶液；另取甲醇约 0.3g、乙醇约 0.5g 与丙酮约 0.5g，精密称定，置 100ml 量瓶中，用上述内标溶液稀释至刻度，摇匀，精密量取 1ml，置顶空瓶中密封，作为对照品溶液。照残留溶剂测定法（第一法）试验，用 6% 氰丙基苯基-94% 的二甲基聚硅氧烷毛细管色谱柱，起始温度为 40℃，以每分 5℃ 的速率升温至 120℃，维持 1 分钟，顶空瓶平衡温度为 90℃，平衡时间为 60 分钟，理论塔板数按正丙醇峰计算不低于 10 000，各成分峰间的分离度均应符合要求。分别量取供试品溶液、对照品溶液顶空瓶上层气体 1ml，注入气相色谱仪，记录色谱图，按内标法以峰面积计算，应符合规定。

根据《中国药典》附录"残留溶剂测定法"，甲醇为第二类溶剂，其限度为 0.3%，乙醇、丙酮为第三类溶剂，限度为 0.5%。

第 4 节　含　量　测　定

用于甾体激素类药物含量测定的方法有很多，根据其具有的官能团和整个分子结构特征，可采用滴定法、比色法、紫外分光光度法、荧光法、气相色谱法、高效液相色谱法等。本节主要讨论比较常用的四氮唑盐比色法、高效液相色谱法和紫外分光光度法。

一、四氮唑盐比色法

含有 C_{17}-α-醇酮基的皮质激素类药物，可与四氮唑盐在强碱性溶液中发生氧化还原反应，生成有色的甲臜（formazan），有色甲臜在可见光区有最大吸收，且具有一定的稳定性，故可在一定波长处进行比色测定。此显色反应可用于皮质激素类药物的含量测定。

（一）四氮唑盐的种类

常用的四氮唑盐有两种，即氯化三苯四氮唑和蓝四氮唑。

氯化三苯四氮唑，即 2，3，5-三苯基氯化四氮唑（2，3，5-triphenyltetrazolium chloride，TTC），也称红四氮唑（red tetrazoline，RT），其还原产物为不溶于水的深红色三苯甲臜，λ_{max} 在 480～490nm。

蓝四氮唑，即 3，3'-二甲氧苯基-双-4，4'-（3，5-二苯基）氯化四氮唑（3，3'-dianisole-bis[4，4'-（3，5-diphenyl）tetrazolium chloride]），又称 blue tetrazoline（BT）。其还原产物为暗蓝色的双甲臜，λ_{max} 在 525nm 左右。

TTC 和 BT 的结构式如下：

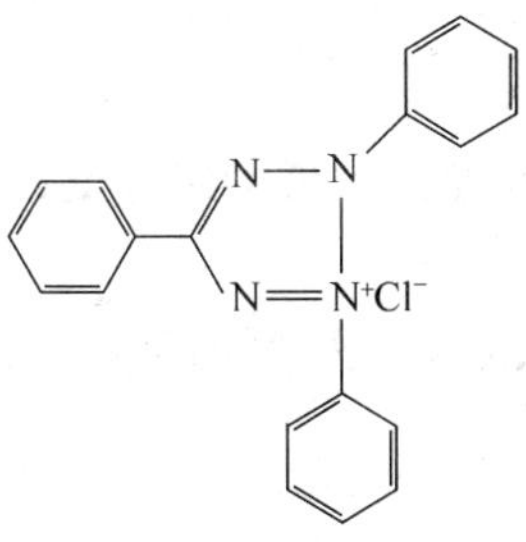

TTC

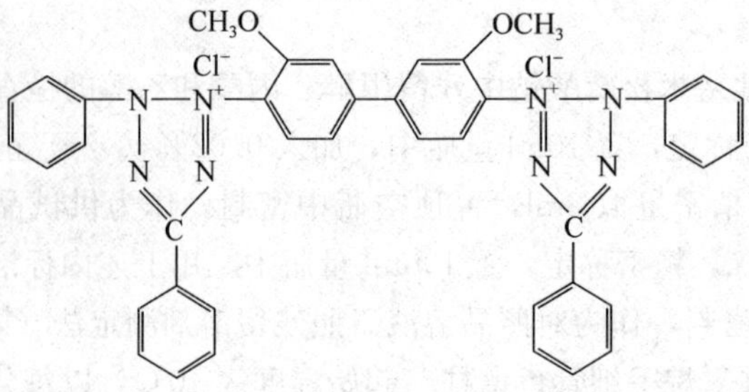

CH₃O ... OCH₃ 结构式(BT)

BT

(二) 反应原理

皮质激素 C_{17}-α-醇酮基 (-CO-CH₂OH) 具有还原性,在强碱性试液中能将四氮唑盐定量地还原为有色甲𬭼。生成颜色随所用试剂和条件的不同而定,多为红色或蓝色。

Gorog 等曾对其反应原理进行了探讨,认为有两条反应路线:甾体药物结构中的 α-醇酮基先失去 2 个电子,被氧化为 20-酮-21-醛基,在碱催化下分子内部重排,有部分形成 20-羟基-21-羟基衍生物;C_{20}-C_{21} 键断裂形成甾基甲酸衍生物和甲醛,通常以前者为主。

四氮唑盐得到 2 个电子,开环形成甲𬭼而呈色,以 TTC 为例,反应式如下:

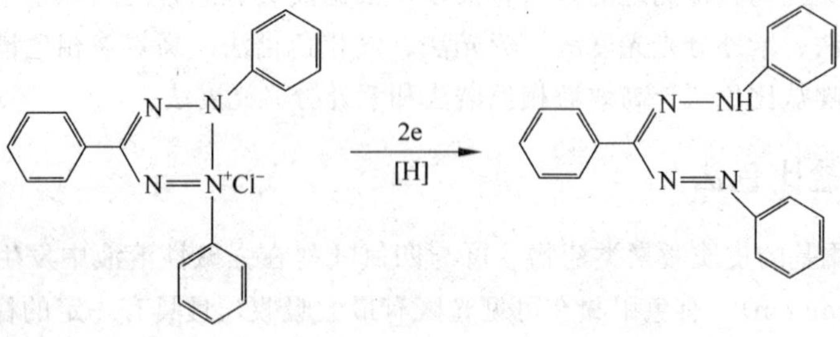

(三) 测定方法

《中国药典》中氢化可的松乳膏的含量测定方法如下:

对照品溶液的制备:精密称取氢化可的松对照品 20mg,置 100ml 量瓶中,加无水乙醇适量,使溶解并稀释至刻度,摇匀,即得。

供试品溶液的制备:精密称取本品适量(相当于氢化可的松 20mg),置烧杯中,加无水乙醇约 30ml,在水浴中加热使溶解,再置冰水中冷却,滤过,滤液置于 100ml 量瓶中,如此提取 3 次,滤液并入量瓶中,放至室温,用无水乙醇稀释至刻度,摇匀,即得。

测定法:精密量取对照品溶液及供试品溶液各 1ml,分别置干燥具塞试管中,各精密加无水乙醇 9ml 与氯化三苯四氮唑试液 1ml,摇匀,各再精密加氢氧化四甲基铵试液 1ml,摇匀,在 25℃的暗处放置 40~45 分钟,在 485nm 的波长处分别测定吸光度,计算,即得。

$$标示量(\%) = \frac{A_X \times C_R}{A_R \times W \times 标示量} \times 100\% \tag{14-1}$$

式中,A_X 和 A_R 分别为供试品溶液和对照品溶液的吸光度;C_R 为对照品的称样量(mg);W 为称样量(g);标示量的单位为 mg/g。

本法中,由于对照品溶液和供试品溶液稀释的倍数相同,所以在计算时稀释的倍数可以不考虑。

(四) 讨论

四氮唑盐比色法被各国药典广泛地用于皮质激素类药物特别是制剂的含量测定。但测定时各种因素如皮质激素的结构、溶剂、反应温度和时间、水分、碱的浓度、空气中的氧等，对甲䐶形成的速度、呈色强度和稳定性都有影响。因此在操作中应严格控制实验条件，以获得满意的结果。

（1）基团的影响：一般认为，C_{11}-酮基取代的甾体反应速度快于 C_{11}-羟基取代的甾体；C_{21}-羟基酯化后其反应速度减慢；当酯化的基团为三甲基醋酸酯、磷酸酯或琥珀酸酯时，反应速度更慢。

（2）溶剂和水分的影响：含水量大时会使呈色速度减慢，但含水量不超过 5％时，对结果几乎无影响，一般采用无水乙醇作溶剂。醛具有一定的还原性，会使吸收度增高，所以最好采用无醛乙醇作溶剂。

（3）碱的种类及加入的顺序：在各种碱性试剂中，采用氢氧化四甲基铵能得到满意结果，故最为常用。有作者指出，当皮质激素和氢氧化四甲基铵长时间（24 小时）接触后，皮质激素类药物有部分分解。因此，以先加四氮唑盐溶液再加碱液为好。

（4）空气中氧及光线的影响：反应产物对光敏感，因此必须用避光容器并置于暗处显色，同时在达到最大呈色时间后，立即测定吸光度。TTC 开成的甲䐶对空气中的氧敏感，氧能明显影响颜色的强度和稳定性，所以显色时应尽量减少反应容器的剩余空间，为此 BP 曾规定在加入试剂后要往容器中充入氮气。

（5）温度和时间的影响：呈色反应速度随温度增高而加快，一般在室温或 30℃恒温条件下显色，容易得到重现性较好的结果，《中国药典》的反应条件是在 25℃的暗处反应 40～45 分钟。

《中国药典》中应用本法进行含量测定的皮质激素类药物还有醋酸泼尼松龙乳膏、醋酸泼尼松眼膏、醋酸氢化可的松片等。

二、高效液相色谱法

高效液相色谱法具有样品用量少、灵敏度高、专属性强、分离效能好等特点，目前已广泛用于甾体激素类药物原料和制剂的含量测定。各国药典多采用反相高效液相色谱法测定，流动相大多采用甲醇-水系统，方法一般为内标法。由于本类药物许多都具有 Δ^4-3-酮基和苯环，故可直接利用紫外检测器在 240nm 或 280nm 波长处进行检测。

1. 应用示例一 黄体酮的含量测定。

（1）色谱条件与系统适用性试验：用辛烷基硅烷键合硅胶为填充剂；以甲醇-乙腈-水（25：35：40）为流动相，调节流速使黄体酮峰的保留时间约为 12 分钟；检测波长为 241nm。取本品 25mg，置 25ml 量瓶中，加 0.1mol/L 氢氧化钠甲醇溶液 10ml 使溶解，置 60℃水浴中保温 4 小时，冷却，用 1mol/L 盐酸溶液调节至中性，用甲醇稀释至刻度，摇匀，量取 10μl 注入液相色谱仪，调节检测灵敏度，使主成分色谱峰的峰高达到满量程，色谱图中黄体酮峰与相对保留时间约为 1.1 的降解产物峰的分离度应大于 4.0。

（2）测定法：取本品适量，精密称定，加甲醇溶解并稀释制成每 1 毫升中约含 0.2mg 的溶液；精密量取 10μl 注入液相色谱仪，记录色谱图；另取黄体酮对照品适量，同法测定。按外标法以峰面积计算，即得。按上述方法测定的色谱图见图 14-6。

2. 应用示例二 黄体酮注射液的含量测定。

黄体酮注射液为黄体酮的灭菌油溶液，其含量测定方法如下：

色谱条件及系统适用性：同示例一黄体酮的含量测定。

测定方法：用内容量移液管精密量取本品适量（约相当于黄体酮 50mg），置 50ml 量瓶中，用乙醚分数次洗涤移液管内壁，洗液并入量瓶中，用乙醚稀释至刻度，摇匀，精密量取 5ml，置具塞离心管中，在温水浴中使乙醚挥尽，用甲醇振摇提取 4 次（前 3 次用 5ml，最后 1 次用 3ml），

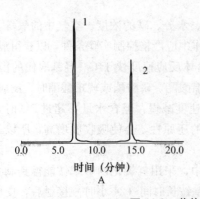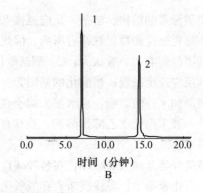

图 14-6　黄体酮含量测定的色谱图

A. 对照品溶液；B. 供试品溶液

1. 己烯雌酚（内标）t_R=7 分钟；2. 黄体酮 t_R=14.3 分钟

每次振摇 10 分钟后离心 15 分钟，并用滴管将甲醇移至 25ml 量瓶中，合并提取液，用甲醇稀释至刻度，摇匀，精密量取 10μl，照黄体酮含量测定项下的方法测定，即得。

本品为黄体酮的灭菌油溶液，黏度大，取量时需使用内容量移液管。内容量移液管是按盛装液体的体积刻度的，用于精密移取黏度较大的液体，如油溶液和糖浆剂等。使用时精密吸取溶液，拭干管端外壁，放出内容物，再用适当的溶剂分次洗涤移液管内壁，将样品完全转移出来。由于本品为黄体酮的油溶液，制备供试品溶液时，先用乙醚将样品转入 50ml 量瓶中，加乙醚至刻度，黄体酮和溶剂油在乙醚中均能溶解。精密量取该溶液 5ml，挥去乙醚，再用甲醇分次萃取出药物。黄体酮在甲醇中溶解，而溶剂油在甲醇中溶解度很小，因此用甲醇可以从油溶液中萃取出药物，从而消除溶剂油对色谱系统的污染。

3. 应用示例三　地塞米松磷酸钠的含量测定。

（1）色谱条件与系统适用性试验：用十八烷基硅烷键合硅胶为填充剂；以三乙胺溶液（取三乙胺 7.5ml，加水至 1000ml，用磷酸调节 pH 值至 3.0±0.05）-甲醇-乙腈（55：40：5）为流动相；检测波长为 242nm。理论板数按地塞米松磷酸钠峰计算一般为 7000，地塞米松磷酸钠与地塞米松的分离度应大于 4.4。

（2）测定方法：取本品约 20mg，精密称定，置 50ml 量瓶中，用水溶解并稀释至刻度，摇匀，精密量取适量，用流动相稀释制成每 1 毫升中含 40μg 的溶液，精密量取 20μl 注入液相色谱仪，记录色谱图；另取地塞米松磷酸酯对照品适量，精密称定，同法测定，按外标法以峰面积乘以 1.0931 计算，即得。

本法为反相色谱法。药物为地塞米松磷酸酯的钠盐，可离解为磷酸的酸根，影响分离。在流动相中加入三乙胺，并调节 pH 值至 3.0，三乙胺在酸性条件下离解成三乙胺正离子（$[NH(C_2H_5)_3]^+$），可与磷酸根形成电中性的离子对，有利于组分的分离。

《中国药典》中一些甾体激素药物含量测定的色谱条件及方法见表 14-3。

表 14-3　甾体激素药物含量测定的色谱条件及方法

药物名称	色谱条件	定量方法
曲安奈德	ODS柱，流动相：甲醇-水（525：475），UV240nm 检测	外标法
氢化可的松	ODS柱，流动相：乙腈-水（28：72），UV245nm 检测	外标法

续表

药物名称	色谱条件	定量方法
地塞米松磷酸钠	ODS柱，流动相：三乙胺溶液-甲醇-乙腈（55：40：5），UV242nm 检测	外标法
醋酸地塞米松	ODS柱，流动相：乙腈-水（40：60），UV240nm 检测	外标法
丙酸睾酮	ODS柱，流动相：甲醇-水（80：20），UV241nm 检测	外标法
甲睾酮	ODS柱，流动相：甲醇-水（72：28），UV241nm 检测	外标法
黄体酮	C$_8$柱，流动相：甲醇-乙腈-水（25：35：40），UV241nm 检测	外标法
醋酸甲地孕酮	ODS柱，流动相：甲醇-水（70：30），UV288nm 检测	外标法
炔雌醇	ODS柱，流动相：乙腈-水（45：55），UV280nm 检测	外标法
雌二醇	ODS柱，流动相：乙腈-水（55：45），UV205nm 检测	外标法
炔诺酮	ODS柱，流动相：甲醇-水（65：35），UV244nm 检测	外标法
炔诺孕酮	ODS柱，流动相：乙腈-水（70：30），UV240nm 检测	内标法，以醋酸甲地孕酮为内标
苯丙酸诺龙	ODS柱，流动相：甲醇-水（82：18），UV241nm 检测	外标法

　　从表14-3可以看出，甾体激素类药物的含量测定均为反相高效液相色谱系统，固定相一般为十八烷基硅烷键合硅胶，即ODS柱，流动相为甲醇-水或乙腈-水的混合溶液。由于各药物的极性不同，所以不同的药物流动相中有机溶剂的比例也各不相同。定量方法多为外标法。

三、紫外分光光度法

　　结构中含有 Δ^4-3-酮基的甾体激素类药物，如皮质激素、雄性激素、孕激素以及口服避孕药等，在240nm附近有最大吸收，具有苯环的雌激素在280nm附近有最大吸收，这些特征吸收都可以用于本类药物的含量测定。

　　紫外分光光度法准确、简便，曾广泛用于甾体激素类药物的含量测定，但紫外分光光度法不能区别药物和有关物质的紫外吸收，故专属性不够强。近年来，高效液相色谱法不断普及，正逐步取代紫外分光光度法成为本类药物含量测定的主要方法。但仍有部分药物及制剂采用紫外分光光度法进行含量测定。

　　1. 应用示例一　炔雌醚的含量测定。

　　测定方法：取本品约50mg，精密称定，置50ml量瓶中，加无水乙醇溶解并稀释至刻度，摇匀，精密量取5ml，置另一50ml量瓶中，加无水乙醇稀释至刻度，摇匀，照紫外-可见分光光度法，在280nm波长处测定吸光度。另取炔雌醚对照品，精密称定，加无水乙醇定量稀释制成每1毫升中约含100μg的溶液，同法测定，计算，即得。

　　本品含量测定为对照品比较法，含量计算公式：

$$含量(\%) = \frac{A_X \times C_R \times 10^{-3}}{A_R \times W(1 - 干燥失重\%)} \times 100\% \tag{14-2}$$

式中，A_X 和 A_R 分别为供试品溶液和对照品溶液的吸光度；C_R 为对照品溶液的浓度（μg/ml）；W 为称样量（mg）。

　　2. 应用示例二　氢化可的松片的含量测定。

　　测定方法：取本品20片，精密称定，研细，精密称取适量（约相当于氢化可的松20mg），置

100ml 量瓶中,加无水乙醇 75ml,振摇 1 小时使氢化可的松溶解,加无水乙醇稀释至刻度,摇匀,滤过,精密量取续滤液 5ml,置另一 100ml 量瓶中,加无水乙醇稀释至刻度,摇匀,在 242nm 波长处测定吸光度,按氢化可的松($C_{21}H_{30}O_5$)的吸收系数($E_{1cm}^{1\%}$)为 435 计算,即得。

本品含量测定为吸收系数法,其含量计算公式:

$$标示量(\%) = \frac{A \times 100 \times \overline{W} \times 10^3}{E_{1cm}^{1\%} \times 5 \times W \times 标示量} \times 100\% \tag{14-3}$$

式中,A 为测得的吸光度;W 为称样量(g);$\overline{W}$ 为平均片重(g/片);标示量的单位为 mg/片。

由于本品中的部分赋形剂不溶于乙醇,故供试品溶液配制时需要过滤。氢化可的松在 242nm 波长处有最大吸收,故选择该波长为检测波长。

3. 应用示例三 泼尼松龙片含量均匀度检查。

本品每片含泼尼松龙 5mg,为小剂量片剂,需进行含量均匀度检查。

测定方法:取本品 10 片,分别按紫外分光光度法测定每片含量,然后再按照《中国药典》含量均匀度检查法进行判定。具体操作如下:取本品 1 片,置乳钵中,加乙醇适量,研磨,并用乙醇分次转移至 50ml 量瓶中,充分振摇,使泼尼松龙溶解,加乙醇稀释至刻度,摇匀,滤过,精密量取续滤液 5ml,置另一 50ml 量瓶中,再加乙醇稀释至刻度,摇匀。照紫外-可见分光光度法,在 243nm 波长处测定吸光度,按泼尼松龙($C_{21}H_{28}O_5$)的吸收系数($E_{1cm}^{1\%}$)为 415 计算标示量(%)。

含量均匀度判定:根据每片标示量(%)X,计算其平均值 $\overline{X}$ 和标准差 S,以及标示量(%)与均值之差 A($A = |X - \overline{X}|$);若 $A + 1.8S \leqslant 15$,则含量均匀度符合要求;若 $A + 1.8S > 15$,$A + S > 15$,则含量均匀度不符合要求;若 $A + 1.8S > 15$,但 $A + S \leqslant 15$,则另取 20 片复试,根据初、复试的结果,计算 30 片的均值、标准差 S 值和 A 值;若 $A + 1.45S \leqslant 15$,则判为合格;$A + 1.45S > 15$,则判为不合格。

四、雌二醇生物样品分析

雌二醇为主要的内源性雌激素,测定其体液水平与疾病的诊断和治疗关系密切。药用雌二醇制剂的研究与质量评价也常需要测定血浆样品中的雌二醇浓度。因此,雌二醇生物样品分析方法对相关研究极为重要。

文献报道的雌二醇的体内分析方法很多,有放射免疫法、化学发光免疫法、RP-HPLC 荧光法、柱前衍生 HPLC-MS 法等等。

1. 应用示例一 RP-HPLC 荧光法测定鼻腔给药大鼠血浆中雌二醇的浓度。

雌二醇具有天然荧光,可采用荧光法检测。

色谱条件:色谱柱:Kromasil ODS C_{18} 色谱柱(250mm×4.6mm,5μm Zirchrom);流动相:乙腈-水(40∶60);流速:1ml/min;荧光激发波长 267nm,发射波长 302nm;检测温度:25℃。

样品处理:取全血约 0.5ml,于 8000r/min 离心 10 分钟,精密取血浆 0.2ml,置具塞刻度试管中,用微量进样器加内标溶液(12.5μg/ml 对羟基苯甲酸乙酯)5μl,旋涡振荡 2 分钟,再加入乙醚 5ml,旋涡振荡 5 分钟,于 3000r/min 离心 5 分钟,吸取上层乙醚,40℃用氮气吹干,然后加入 200μl 甲醇溶解,每次进样 50μl。以雌二醇和内标峰面积比为定量依据,计算雌二醇浓度。

方法专属性:雌二醇和内标峰完全分离,t_R 为分别 15.7 分钟和 9.2 分钟,血浆杂质对测定无干扰。

线性范围和检测限:线性范围为 1.984~496.0ng/ml,检测限为 30pg(S/N=3)

精密度与准确度：低、中、高 3 浓度日内 RSD＜2.2％（$n=3$），日间 RSD＜2.6％（$n=5$），回收率为（96.98～98.33）％（$n=3$）。

2. 应用示例二 高效液相色谱-质谱法快速测定大鼠血浆中雌二醇。

内源性雌二醇浓度极低，采用柱前衍生化方法，可以提高雌二醇离子化效率，增强质谱响应，从而满足定量分析要求。

色谱条件：色谱柱：Agilent Zorbax SB C$_{18}$柱（4.6mm×250.0mm，5μm）；流动相：甲醇-10mmol/L 醋酸铵溶液-醋酸（97∶3∶1）；流速：1ml/min；柱温：30℃；进样量：20μl。

质谱条件：离子源为大气压化学电离离子源，监测模式为选择性阳离子监测，干燥气流速为 7L/min，干燥气温度为 350℃，雾化室压力为 344.5kPa。

样品处理：取血清样品 2.0ml，加入 20ng/ml 内标（对羟基联苯）溶液 50μl 混匀，再加入乙酸乙酯 5ml 涡旋 5 分钟，3500r/min 离心 10 分钟，取有机层至离心管中，于 60℃水浴，氮气吹干，残渣加 100mmol/l 碳酸钠溶液 90μl 和 300mg/ml 丹酰氯溶液 10μl，混匀，于 60℃水浴衍生 40 分钟后，将反应液 10000r/min 离心 5 分钟，取上清液进样分析。

方法准确度和精密度：回收率为 92.43％，日内 RSD 为（7.05～11.86）％（$n=5$），日间 RSD 为（8.24～13.26）％（$n=5$）。

线性范围和定量限：线性范围：10.17～203.4pg；定量限：10.17pg。

经分析测定，大鼠血清雌二醇浓度为（14.44±1.68）pg/ml。

此外，文献建立了 HPLC-ESI-TOFMS 法快速灵敏检测尿中雌二醇的方法。该法先将尿样中雌二醇经盐酸水解、OASIS HLB 小柱萃取，然后进样分析。色谱柱为 XTerra MS C$_{18}$反相分离柱（3.5μm，2.1mm×100mm），流动相为水和乙腈，梯度洗脱，流速为 0.2ml/min，紫外检测波长为 280nm，外标法定量。质谱采用负离子电离模式。线性范围：0.0328～32.8mg/L，最小检出浓度 0.00328mg/L，萃取回收率 101.83％。此法比较简单、快速、准确，适合临床女性尿液中雌二醇的定性与定量测定。

学习重点

甾体激素类药物按其类别与特点可分为肾上腺皮质激素、雄性激素、蛋白质同化激素、孕激素及雌激素。

依据药物的结构与性质的不同，可采用的化学鉴别方法有呈色反应、沉淀反应、卤素反应及酯的反应。此外还有熔点测定法、光谱鉴别法（紫外分光光度法及红外分光光度法）、色谱鉴别法（薄层色谱法及高效液相色谱法）。

依据药物的结构、性质以及生产工艺，掌握特殊杂质（有关物质、硒及有机溶剂残留量）的检查方法和原理。

依据药物的结构和性质，本类药物的含量测定法有四氮唑比色法、高效液相色谱法及紫外分光光度法。

思 考 题

1. 甾体激素类药物可分为哪几类？各类结构有何特征？如何利用这些结构特征进行分析？

2. 采用紫外分光光度法测定甾体激素类药物含量的依据是什么？最大吸收波长通常在何处？

3. 四氮唑比色法测定皮质激素药物含量的原理是什么？测定时应注意哪些问题？

4. 甾体激素类药物中含有哪些特殊杂质？分别采用什么方法检测？如何控制其他甾体的量？

5. 甾体激素类药物的红外光谱图具有哪些特征吸收频率？

6. 以氢化可的松、地塞米松、雌二醇和黄体酮为例，说明本类药物的鉴别反应。

（刘晓娟）

第15章

抗生素类药物的分析

学习要求

1. 掌握抗生素类药物的分析特点。

2. 掌握β-内酰胺类、氨基糖苷类、大环内酯类及四环素类抗生素分析方法和结构特征之间的关系。

3. 掌握β-内酰胺类、氨基糖苷类抗生素的化学反应鉴别法，熟悉这两类药物其他分析项目。

4. 熟悉各类抗生素药物中主要特殊杂质的来源、特点及典型分析方法。

5. 了解大环内酯类及四环素类抗生素的其他分析项目。

抗生素（antibiotics）是临床上非常重要的一类药物，它指由微生物（包括细菌、真菌、放线菌属）或高等动植物在生长繁殖过程中所产生的具有抑制或杀灭病原体或其他活性物质的一类次级代谢产物。现临床常用的抗生素，除由微生物培养液中提取外，还用化学方法合成或半合成。

目前，已知天然抗生素的种类超过万种，常用于临床的有几百种。抗生素类药物按化学结构特征可分为：β-内酰胺类、氨基糖苷类、大环内酯类、四环素类、喹诺酮类、多肽类等。

由于抗生素类药物一般由微生物发酵、纯化、精制以及化学修饰等过程制得。与一般化学合成药物相比，其生产过程更加复杂，产品纯度一般也较低；该类药物结构中往往含有具有活性的活泼基团，稳定性差，因此易受各种因素（如光、热、酸碱性、酶、金属离子等）影响而发生降解、异构化等反应，造成活性组分发生变异、抗菌活性减弱或消失。基于抗生素类药物的性质和特点，为保证其用药的安全性和有效性，各国药典均制订了严格的质量标准。

相比于其他化学药品，抗生素类药物的质量控制有如下特点。

1. 鉴别　同其他化学合成药物类似，主要采用化学鉴别法、光谱和色谱鉴别法进行鉴别。

2. 检查　抗生素类药物的"检查"项目主要包括：

（1）影响药物稳定性的项目：结晶性、酸碱度、水分或干燥失重等。

（2）影响药物纯度及有效性的项目：溶液的澄清度与颜色、有关物质、残留溶剂、炽灼残渣、异构体（如头孢丙烯、头孢呋辛酯）、杂质吸光度、有些氨基糖苷类或大环内酯类药物的组分相对含量测定等。

（3）影响用药安全性的项目：细菌内毒素、无菌、重金属、可见异物、不溶性微粒、β-内酰胺类药物中的聚合物等。

3. 含量（效价）测定　抗生素类药物的含量测定方法包括两类：高效液相色谱法（HPLC法）和抗生素微生物检定法。

（1）抗生素微生物检定法：是利用抗生素在低微浓度下有选择地抑制或杀死微生物的特点，在适宜条件下，根据量反应平行线原理设计，通过检测抗生素对微生物的抑制作用，以抗菌活性为指标，来衡量抗生素中有效成分活性（效价）的方法。《中国药典》收录管碟法和浊度法两种。本法灵敏度高、测定结果直观、适用范围广、能够直接反映药物的临床治疗价值，但本法操作步骤多、测定周期长、误差较大，已逐渐为 HPLC 法所替代，但对于结构复杂得多组分抗生素药物（如氨基糖苷类和大环内酯类），抗生素微生物检定法仍为首选的效价测定方法。

（2）HPLC 法：本法分离效力高，分析速度快，灵敏度高，专属性强、测定结果准确、重现性高，操作简便，因此是目前结构单一、纯度较高的抗生素类药物及其制剂的主要含量测定方法，但要求本法测定结果必须与微生物检定法效价测定结果相一致。

本章主要介绍 β-内酰胺类、氨基糖苷类、大环内酯类和四环素类抗生素的结构特征及主要理化性质、鉴别反应、杂质检查种类及原理、含量测定方法和原理以及部分药物在生物样品中测定的实例。

第 1 节 β-内酰胺类抗生素的分析

β-内酰胺类抗生素（β-lactam antibiotics）指分子结构中均具有 β-内酰胺环的一类抗生素，是目前品种最多及临床上最常用的一类抗感染药物。本类抗生素的典型药物包括青霉素族（penicillins）和头孢菌素族（cephalosporins），本节以下内容主要涉及这两类 β-内酰胺类抗生素。

一、化学结构与性质

（一）化学结构

β-内酰胺类抗生素的分子结构由母核与酰基侧链（RCO-）结合而成。青霉素族药物的母核是由 β-内酰胺环与氢化噻唑环并合形成的，称作 6-氨基青霉烷酸（6-aminopenicillanic acid，6-APA）；头孢菌素族药物的母核是由 β-内酰胺环与氢化噻嗪环并合形成的，称作 7-氨基头孢菌烷酸（7-aminocephalosporanic acid，7-ACA）。

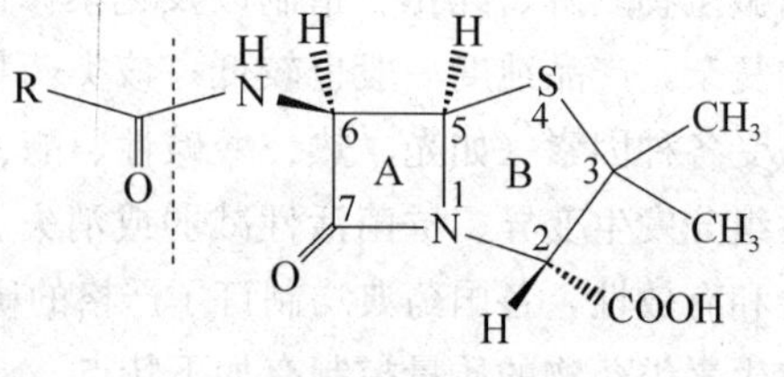

侧链　6-APA（A. β-内酰胺环；B. 氢化噻唑环）
青霉素族

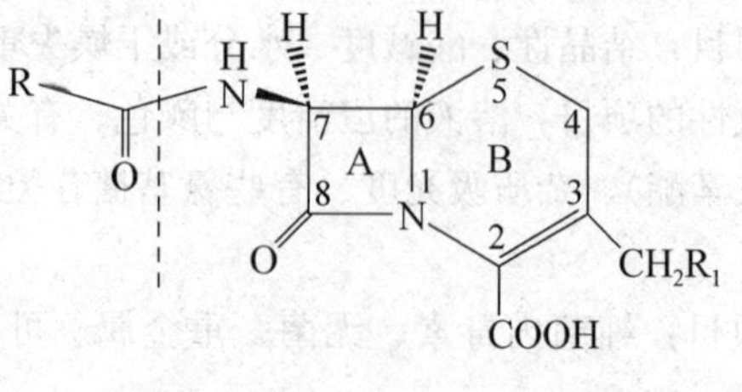

侧链　7-ACA（A. β-内酰胺环；B. 氢化噻嗪环）
头孢菌素族

基于酰基侧链上取代基 R 及头孢菌素族母核 3 位上 R₁取代基的不同，构成了不同的青霉素族和头孢菌素族药物。《中国药典》收载的青霉素族药物包括：第一代（天然青霉素）－青霉素钠（钾）［benzylpenicillin sodium（potassium）］，第二代（半合成青霉素）－阿莫西林（amoxicillin）、氨苄西林（钠）［ampicillin（sodium）］、苯唑西林钠（oxacillin sodium）、青霉素 V 钾（phenoxymethylpenicillin potassium）、普鲁卡因青霉素（procaine benzylpenicillin）等 15 种；头孢菌素族药物包括：第一代－头孢氨苄（cefalexin）、头孢唑林钠（cefazolin sodium）、头孢拉定（cefradine），第二代－头孢呋辛钠（cefuroxime sodium）、头孢呋辛酯（cefuroxime axetil）、头孢西丁钠（cefoxitin sodium），第三代－头孢他啶（ceftazidime）、头孢哌酮（钠）（cefoperazone sodium）、头孢曲松钠（ceftriaxone sodium）、头孢噻肟钠（cefotaxime sodium）、头孢克肟（cefixime）等 24 种。

（二）主要理化性质

1. 酸性 青霉素族和头孢菌素族药物的母核 C₂上均有一个羧基取代，具有较强的酸性（大多数青霉素的 pK_a 值在 2.5～2.8 之间），可与无机碱或有机碱成盐。

2. 旋光性 青霉素族药物结构中含有 3 个手性碳原子（C₂、C₅、C₆），头孢菌素族药物结构中含有两个手性碳原子（C₆、C₇），因此均有旋光性。如头孢哌酮钠比旋度为－25°～－15°。

3. 紫外吸收特性 头孢菌素族母核中具有共轭结构，在紫外区有特征吸收；青霉素族母核中不含共轭结构，但其侧链取代基中多数有共轭系统，也有紫外吸收。该特性可供鉴别和含量测定用。

4. β-内酰胺环的不稳定性 由于 β-内酰胺环为四元环、张力较大，其中羰基和氮原子上的孤对电子不能完全共轭，易受亲核性进攻，使 β-内酰胺环易开环而成为该类抗生素结构中的主要不稳定部分。干燥条件下，青霉素族和头孢菌素族药物均较稳定。但含水量较大时，本类药物很不稳定。因此，在贮藏期内 β-内酰胺类抗生素及其制剂规定有水分检查。尤其在酸性、碱性、高温及有 β-内酰胺酶、某些重金属离子（汞、锌、铜、镉等）的水溶液中，本类药物极易发生水解开环、分子重排或配位反应，而失去抗菌活性。青霉素族降解反应路径见图 15-1。

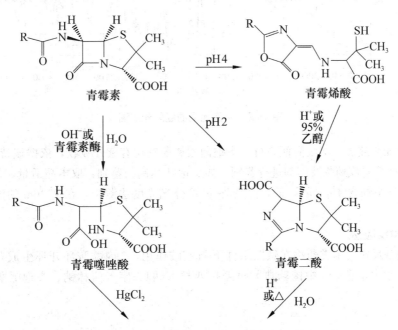

图 15-1 β-内酰胺类青霉素族抗生素降解反应路径图

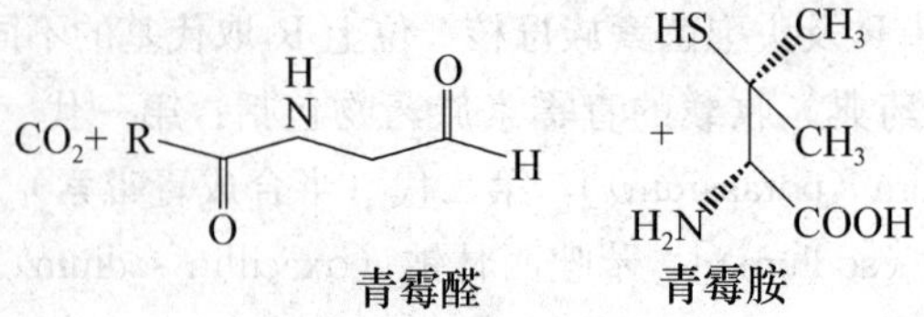

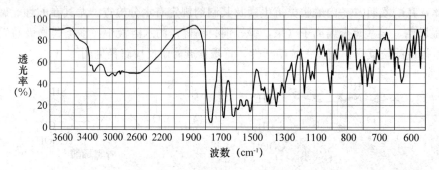

青霉醛   青霉胺

图 15-1 （续）

二、鉴别试验

（一）色谱法

本类药物可采用 HPLC 法或 TLC 法鉴别。由于《中国药典》中本类药物绝大多数都采用 HPLC 法测定含量，因此，在相应药物的鉴别项下规定：在含量测定项下记录的色谱图中，供试品溶液主峰的保留时间应与对照品溶液主峰的保留时间一致；在鉴别项下如同时列有 HPLC 法和 TLC 法时，规定可在两种方法中选做一项。

（二）光谱法

1. 红外分光光度法 鉴于红外分光光度法特征性强，各国药典均采用该法对收载的绝大部分本类药物进行鉴别。《中国药典》主要采用标准图谱对照法鉴别本类药物，个别药物（氯唑西林钠、头孢克肟）采用对照品法。β-内酰胺环羰基的伸缩振动（1750～1800cm^{-1}）、仲酰胺键羰基的伸缩振动（约1680cm^{-1}）和氨基的 N-H 伸缩和弯曲振动（约3300cm^{-1}、1525cm^{-1}）、羧酸根离子的伸缩振动（约1600cm^{-1}、1410cm^{-1}）是本类抗生素的共有特征峰。如头孢地尼的红外光谱图见图 15-2。

图 15-2 头孢地尼的红外光谱图

2. 紫外分光光度法 本法简便易行，头孢菌素族药物均有紫外吸收，依据该特征，《中国药典》对部分头孢菌素族药物及制剂进行鉴别。如头孢唑林钠的鉴别：取本品适量，加水溶解并稀释制成每 1 毫升中约含 16μg 的溶液，照紫外-可见分光光度法测定，在 272nm 的波长处有最大吸收。

（三）化学反应法

1. 羟肟酸铁反应 本类药物在碱性条件下与羟胺作用，β-内酰胺环开环生成羟肟酸，再与高铁离子在稀酸中呈色。《中国药典》对哌拉西林（钠）、磺苄西林钠、头孢哌酮等采用该法鉴别。

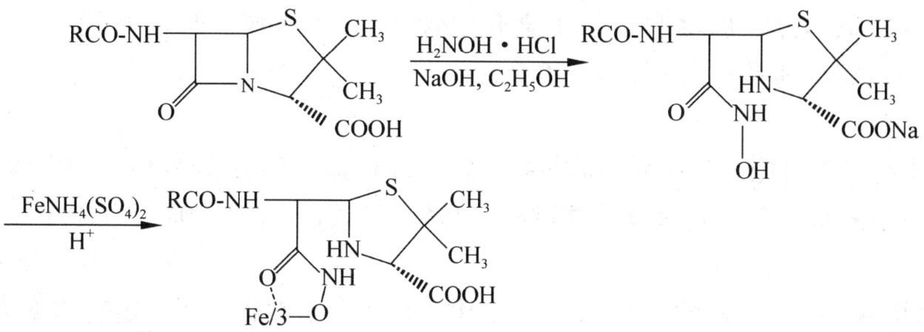

如哌拉西林（钠）的鉴别：取本品 10mg，加水 2ml 与盐酸羟胺溶液 3ml，振摇溶解后，放置 5 分钟，加酸性硫酸铁铵试液 1ml，摇匀，显红棕色。

2. 茚三酮反应　本类有些药物的酰基侧链含有 α-氨基结构，可与茚三酮显双缩脲反应。《中国药典》未收载该类药物的茚三酮显色反应，但在 TLC 法鉴别项下，对氨苄西林、头孢拉定以茚三酮为显色剂，头孢克洛以含茚三酮的溶液作为展开剂及显色剂。

3. 焰色反应　本类药物中多数以钠盐或钾盐供临床使用，可采用钠或钾离子的特征焰色反应进行鉴别。

除上述反应外，也采用三氯化铁反应鉴别在侧链上含有酚羟基的头孢羟氨苄及其片剂、胶囊剂。

三、特殊杂质检查

β-内酰胺类抗生素由于其生产工艺复杂，药物结构本身不够稳定，因而药品在合成和贮存过程中较易引入各类杂质，如生产中使用的有机溶剂、催化剂，反应不完全而引入的原料、中间体和副产物，降解产物，异构体，聚合物等，这些杂质的存在，不仅使药效降低、抗菌活性减弱，甚至引起严重的过敏反应，因此对此类杂质进行严格有效的控制具有重要意义。

（一）结晶性

固态物质分为结晶质和非晶质两大类。β-内酰胺类药物结晶性不同，其理化性质、溶解度、稳定性、生物利用度等都可能不同。《中国药典》规定了两种方法检查药物的结晶性。

第一法（偏光显微镜法）基于的原理：许多晶体具有光学各向异性，当光线通过这些透明晶体时，会发生双折射现象；具体操作：取供试品颗粒少许，置载玻片上，加液状石蜡适量使晶粒浸没其中，在偏光显微镜下检视，当转动载物台时，应呈现双折射和消光位等各品种项下规定的晶体光学性质。

第二法（X 射线粉末衍射法）是基于结晶质呈现特征的衍射图（尖锐的衍射峰），而非晶质的衍射图则呈弥散状。

《中国药典》规定对本类抗生素中的头孢丙烯、头孢地尼、头孢曲松钠和青霉素钠等多种药物进行结晶性检查。

（二）吸光度

采用"吸光度"检查 β-内酰胺类药物中的杂质，主要有两种操作方式。

（1）配制一定浓度的供试品溶液，通常在可见区的波长处测定吸光度，不超过规定值。如头孢尼西钠规定值 0.10（425nm），头孢哌酮钠规定值 0.15（430nm），头孢噻肟钠规定值 0.20（430nm），头孢孟多酯钠规定值 0.03（475nm）。本法系通过在杂质的最大吸收波长处测定供试品溶液的吸收度，来控制样品中有色杂质的量。

（2）配制一定浓度的供试品溶液，在其最大吸收波长处测定吸收度，不低于规定值，即通过保证药物纯度来控制杂质的量。

头孢噻吩钠：取本品，加水制成每 1 毫升中含 20μg 的溶液，照紫外-可见分光光度法，在 237nm 的波长处测定，其吸光度为 0.65～0.72。

(三) 异构体

β-内酰胺类抗生素可能产生的异构体包括：构造异构体（如 Δ^3 异构体）和立体异构体（如对映异构体、顺反异构体）等。这些异构体可能由起始原料引入，在合成过程中生成，或者在保存中产生。

1. 对映异构体 头孢菌素的 7-ACA 分子结构含有 2 个手性碳原子，绝对构型为 6R，7R。在贮藏过程中，头孢菌素在 6、7 位碳上可发生差向异构化，生成 6R，7S 异构体而失去抗菌活性，该反应在碱性条件下更易发生。《中国药典》在头孢哌酮钠含量测定时采用 S-异构体对照品进行系统适用性试验。头孢哌酮钠及其 6R，7S-异构体如下：

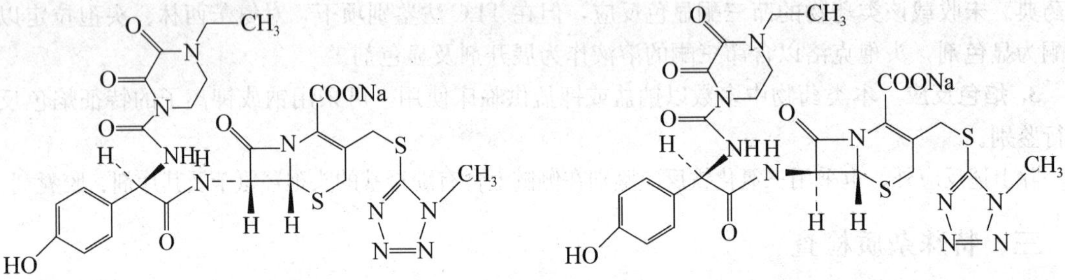

头孢哌酮钠　　　　　　　　　　　　头孢哌酮钠 6R，7S-异构体

部分口服头孢菌素，由于在 2 位羧基上形成酯键前药，而得到 R、S 异构体。该前药需经酯酶水解脱去酯键后方可发挥药效，因此 R、S 异构体均为有效成分，如头孢呋辛酯、头孢泊肟酯等。

2. 顺反异构体 鉴于头孢呋辛对 β-内酰胺酶的高度稳定性，人们将氨噻头孢菌素的 2-氨基噻唑与头孢呋辛中的甲氧肟基结合，形成一系列具有顺式甲氧亚氨基以及类似结构的药物。研究显示，该顺式结构于抗菌活性起着重要作用，如头孢噻肟（顺式结构）活性要比反式结构强 40～100 倍；而顺式异构体对紫外光敏感：头孢噻肟钠水溶液（2×10^{-3} M）于 254nm 紫外光照射 45 分钟有 50% 降解、4 小时后损失 95%，光降解产物主要是反式异构体。《中国药典》收载的头孢曲松钠即采用将其在紫外线照射 24 小时后产生的反式异构体进行系统适用性试验。

3. 构造异构体 β-内酰胺类抗生素可能产生的构造异构体主要为 Δ^3 异构体，构效关系表明它没有活性。该异构体可能由起始原料在合成过程引入或保存过程降解产生。如部分口服头孢菌素：头孢泊肟酯、头孢呋辛酯、头孢克洛等，在 C_2 位羧基酯化、连接吸电子基团时，容易产生 Δ 异构现象，该反应受碱催化，在较高 pH 或高温条件下更易发生。《中国药典》在头孢克洛有关物质项下采用杂质对照品法对 Δ^3 异构体进行了控制，限度为各单个杂质均不得超过 0.5%；头孢呋辛酯也采用与《英国药典》相同方法进行质控。（图 15-3）

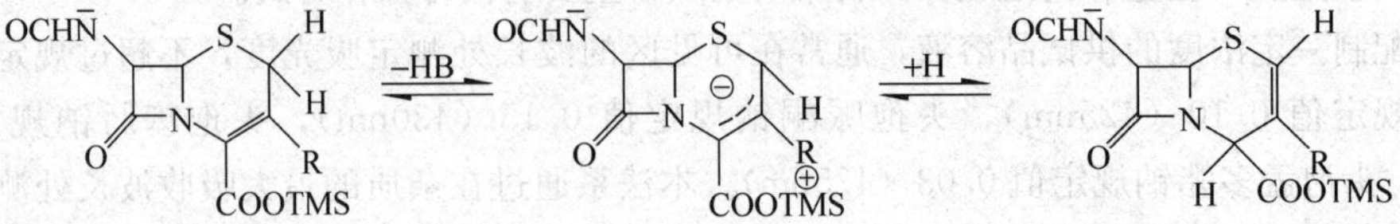

图 15-3　头孢菌素在碱性条件下 Δ 异构化的可能机制

目前，主要采用 HPLC/UV、HPLC/DAD、LC/MS 等方法对 β-内酰胺类抗生素的异构体进行研究和测定。

（四）有关物质

《中国药典》规定对绝大多数 β-内酰胺类抗生素及其制剂进行有关物质的检查，方法均为 RP-HPLC，且大部分色谱条件与含量测定项下相同。有关物质限量或定量测定方法主要为不加校正因子的主成分自身对照法及外标法。

头孢噻吩钠中有关物质的检查：

取本品约 75mg，置 25ml 量瓶中，加水溶解并稀释至刻度，摇匀，作为供试品溶液；精密量取 1ml，置 100ml 量瓶中，加水稀释至刻度，摇匀，作为对照溶液。照高效液相色谱法测定，用十八烷基硅烷键合硅胶为填充剂；以磷酸盐缓冲液（pH 2.5）-乙腈（970∶30）为流动相 A，以磷酸盐缓冲液（pH 2.5）-乙腈（600∶400）为流动相 B；流速为每分钟 1.0ml；按表 15-1 作梯度洗脱；柱温为 40℃；检测波长为 220nm。取供试品溶液 1ml，加盐酸溶液（1→4）1ml，水 8ml，摇匀，置 60℃的水浴中加热约 12 分钟，立即放入冰浴中冷却，立即取 20μl 注入液相色谱仪，记录色谱图，头孢噻吩峰的保留时间约为 26 分钟，杂质 C、杂质 B、杂质 A 和杂质 D 对头孢噻吩峰的相对保留时间约为 0.2、0.7、0.8 和 0.9，杂质 D 峰与头孢噻吩峰之间的分离度应大于 7.0。取对照溶液 20μl 注入液相色谱仪，调节检测灵敏度，使主成分色谱峰的峰高约为满量程的 25%。再精密量取供试品溶液和对照溶液各 20μl，分别注入液相色谱仪，记录色谱图。供试品溶液的色谱图中如显杂质峰，杂质 B 峰的峰面积不得大于对照溶液主峰的峰面积（1.0%），杂质 D 峰的峰面积不得大于对照溶液主峰峰面积的 0.5 倍（0.5%），其他单个杂质峰的峰面积不得大于对照溶液主峰峰面积的 0.25 倍（0.25%），各杂质峰峰面积的和不得大于对照溶液主峰峰面积的 3 倍（3.0%）。供试品溶液中任何小于对照品溶液主峰峰面积 0.05 倍的峰忽略不计。

表 15-1　头孢噻吩钠中有关物质检查的梯度洗脱程序

时间（分钟）	流动相 A（%）	流动相 B（%）
0	100	0
30	0	100
35	0	100
36	100	0
41	100	0

注：头孢噻吩钠的母核 3 位上 R_1 为乙酰氧基，7 位是 2-（2-噻吩基）乙酰基侧链取代。上述杂质为酸性降解产物；A 为 R_1＝H；B 为 R_1 乙酰氧基水解产物，R_1＝OH；C 为 7 位上脱去侧链的产物；D 为杂质 B 的 3 位羟基与 2 位上羧基形成的内酯

（五）聚合物

β-内酰胺类抗生素在临床中常见的不良反应为过敏反应。经多年研究证明，过敏反应并非药物本身所致，而主要与药物中所含的微量高分子杂质有关。药物中残留的微量蛋白、多肽、多糖类杂质及其与 β-内酰胺环作用生成的青霉噻唑蛋白、青霉噻唑多肽等具有免疫原性，为外源性过敏原，通常来源于发酵工艺；而 β-内酰胺环开环自身聚合生成的高分子聚合物是多价半抗原，为内源性过敏原，该聚合物来源于生产及贮存过程，甚至在口服用药时因使用不当而产生。随着现代生产工艺的不断改进与提高，产品中的外源性杂质日趋减少，对内源性聚合物的控制是当前抗生素高分子杂质控制的重点。

1. β-内酰胺类抗生素内源性聚合物　结构鉴定技术结果表明，β-内酰胺类抗生素的聚合反应

可分为两种方式：发生于母核的 N 型聚合反应；侧链参与的 L 型聚合反应。侧链中不含有自由氨基等活泼基团的抗生素，只能发生 N 型聚合反应。

本类抗生素的聚合反应速度在液体条件下与溶液的酸碱度有关；在固体条件下主要与样品的含水量及温度有关。

2. 高分子聚合物的检查方法 本类抗生素中结构不同的高分子杂质，通常有相似的生物学特性（过敏性），因而，在药品质量控制中只需控制高分子杂质的总量。基于相对分子质量差异进行分离的凝胶色谱法是目前在青霉素族、头孢菌素族聚合物研究中应用最广泛的一类分析方法。

凝胶色谱法（gel filtration chromatography, GFC）又称分子排阻色谱法，其分离原理是：相对分子质量较小的药物分子可自由进入凝胶孔隙内部，保留时间较长，而相对分子质量较大的聚合物杂质被排阻而不能进入凝胶孔隙中，较早被洗脱，保留时间较短，从而与主药分离。

当药物分子表观分配系数 K_{av} 值大于 0.5，高分子聚合物 $K_{av}=0$ 时，可基本实现高分子聚合物和药物的完全分离。目前，对 β-内酰胺类抗生素聚合物的控制主要采用 Sephadex G-10 凝胶色谱系统（排阻相对分子质量约为 700），可基本保证所有 β-内酰胺类抗生素高分子聚合物被排阻。多年研究已表明，Sephadex G-10 凝胶色谱虽然仍广泛使用，但柱效较低、分离效果较差，利用高效凝胶色谱法可以克服其部分不足。在《中国药典》中，高效凝胶 TSK2000 色谱系统已经用于对头孢地嗪钠聚合物的控制。

由于 β-内酰胺类抗生素中的聚合物具有高度不均一性和含量低的特点，利用 GFC 定量测定并不采用常规的外标法或面积归一化法，而是以自身对照外标法定量。其原理为，在特定条件下（如以纯水、0.01% SDS 溶液与 0.5% 葡萄糖溶液作流动相），β-内酰胺类抗生素经分子间的氢键、静电力等作用形成缔合物，表观分子量增大，获得与聚合物较接近的凝胶色谱行为；分别测定相应色谱条件下缔合物和聚合物峰的响应值，按外标法即可计算聚合物含量。

《中国药典》从 2000 年版起收载了头孢哌酮钠、头孢曲松钠、头孢他啶、头孢噻肟钠 4 个品种的原料及制剂中的高分子聚合物的测定；2005 年版进行了修订和增订；《中国药典》共有 22 个 β-内酰胺类抗生素品种的 43 个药品标准中规定了对高分子聚合物的检查要求。

苯唑西林钠中苯唑西林聚合物的检查方法如下：

（1）色谱条件与系统适用性试验：用葡聚糖凝胶 G-10（40～120μm）为填充剂，玻璃柱内径 1.0～1.4cm，柱高度 30～40cm。以 pH 7.0 的 0.01mol/L 磷酸盐缓冲液为流动相 A，以水为流动相 B，检测波长为 254nm。分别以流动相 A、B 为流动相，取 0.1mg/ml 蓝色葡聚糖 2000 溶液 10.0～20.0μl，注入液相色谱仪，理论板数以蓝色葡聚糖 2000 峰计算，均不低于 400，拖尾因子均应小于 2.0。在两种流动相系统中，蓝色葡聚糖 2000 峰保留时间的比值应在 0.93～1.07，对照溶液主峰和供试品溶液中聚合物峰与相应色谱系统中蓝色葡聚糖 2000 峰的保留时间的比值均应在 0.93～1.07。称取苯唑西林钠约 0.2g，置 10ml 量瓶中，用 0.4mg/ml 蓝色葡聚糖 2000 溶液溶解并稀释至刻度，摇匀。量取 10.0～20.0μl 注入液相色谱仪，用流动相 A 进行测定，记录色谱图，高聚体的峰高与单体与高聚体之间的谷高比应大于 2.0。另以流动相 B 为流动相，精密量取对照溶液 10.0～20.0μl 连续进样 5 次，峰面积的相对标准偏差应不大于 5.0%。

（2）对照溶液的制备：取苯唑西林对照品约 25mg，精密称定，用水溶解并定量稀释制成每 1 毫升中约含 50μg 的溶液。

（3）测定法：取本品约 0.2g，精密称定，置 10ml 量瓶中，用水溶解并稀释至刻度，摇匀，立即精密量取 10.0～20.0μl 注入液相色谱仪中，以流动相 A 为流动相进行测定，记录色谱图。另精密量取对照溶液 10.0～20.0μl，注入液相色谱仪，以流动相 B 为流动相，同法测定，按外标法以峰面积计算，含苯唑西林聚合物以苯唑西林计，不得过 0.10%。

除凝胶色谱外，目前还采用 GFC 通过柱切换技术与 HPLC 联用，以及 HPLC 法及其与质谱联用、高效毛细管电泳法和离子交换色谱法等控制 β-内酰胺类药物中的聚合物。

（六）残留溶剂

目前，临床常用的 β-内酰胺类抗生素多为半合成制品，生产工艺中会引入不同种类的有机溶剂，各国药典均采用高灵敏度、高分辨率的毛细管柱顶空气相色谱法检查。

本类抗生素在残留溶剂测定时，定量方法包括：

（1）外标法：如头孢丙烯、头孢尼西钠、头孢孟多酯钠等。

（2）内标法：如头孢地嗪钠、头孢克洛、阿洛西林钠、普鲁卡因青霉素等。

（3）标准加入法：如头孢西丁钠、头孢曲松钠、头孢呋辛钠、头孢哌酮钠、头孢唑林钠、苯唑西林钠、哌拉西林钠等。

当采用顶空进样时，供试品与对照品处于不尽相同的基质中，造成两种溶液分别进样后，其中相同浓度的待测溶剂或内标物所得色谱峰面积差异较大，如直接采用内标法或外标法定量，将导致较大的误差。选用标准加入法进行定量，即可消除基质效应（供试品溶液与对照品溶液组成差异对顶空气-液平衡的影响）对测定结果的影响。《中国药典》规定，采用标准加入法验证定量方法的准确性；当标准加入法与其他定量方法的结果不一致时，应以标准加入法的结果为准。

在标准加入法定量时，各残留溶剂的含量：

$$C_{si} = \frac{A_{si}}{A_{ri} - A_{si}} \times C_{ri} \tag{15-1}$$

式中，C_{si} 为供试品溶液中溶剂 i 的浓度；C_{ri} 为对照品溶液中加入 i 组分对照品的浓度；A_{si} 为供试品溶液中溶剂 i 的峰面积；A_{ri} 为对照品溶液中 i 组分的峰面积。

当检查的残留溶剂种类多，可利用相对调整保留时间（relative adjusted retention time，RART）确定供试品中的残留溶剂种类后，再依法检查。

$$\text{RART} = \frac{t_R - t_0}{t_{R'} - t_0} \tag{15-2}$$

式中，t_R 为待测溶剂的保留时间；$t_{R'}$ 为内标物的保留时间；t_0 为甲烷进样测得的色谱系统死时间。由于 RART 只受柱温和固定相性质的影响，从而避免了实验中其他色谱参数如载气流速、柱尺寸等的变化对定性的影响。

四、含量测定

《中国药典》中除磺苄西林钠采用微生物检定法测定含量外，所收载的其他头孢菌素族和青霉素族抗生素药物及其制剂均采用反相高效液相色谱法测定，按外标法以峰面积计算含量。HPLC 法分离效力高、灵敏度高，因此用于测定含量的色谱条件，经常也用于相应药物的有关物质或异构体的检查。

头孢克肟的含量测定方法如下：

（1）色谱条件与系统适用性试验：用十八烷基硅烷键合硅胶为填充剂；以四丁基氢氧化铵溶液（取 10% 四丁基氢氧化铵溶液 25ml，加水 1000ml，摇匀，用 1.5mol/L 磷酸溶液调节 pH 值至 7.0）-乙腈（72：28）为流动相；检测波长为 254nm；柱温为 40℃。取头孢克肟对照品适量，加水溶解并稀释制成每 1 毫升中约含 1mg 的溶液，于沸水浴上加热 45 分钟，冷却。取 20μl 注入液相色谱仪，记录色谱图，按 E 异构体、头孢克肟的顺序出峰，E 异构体峰与头孢克肟峰的分离度应符合要求。

（2）测定法：取本品，精密称定，用流动相溶解并定量稀释制成每 1 毫升中约含 0.2mg 的溶液，精密量取 20μl 注入液相色谱仪，记录色谱图；另取头孢克肟对照品适量，同法测定。按外标法以峰面积计算供试品中 $C_{16}H_{15}N_5O_7S_2$ 的含量。

本法为 RP-HPLC 中的离子对色谱法。在 pH 值 7.0 的磷酸溶液中，头孢克肟酰胺侧链上的羧基呈阴离子，与带正电荷的反离子试剂四丁基氢氧化铵形成离子对，从而改善了极性较大的头孢克肟在反相固定相上的保留。除反相离子对色谱条件外，流动相溶剂常为酸性溶液或缓冲液，抑制本类药物羧基的解离来增加待测成分的保留，改善主峰与杂质峰之间的分离。

《中国药典》曾经利用本类药物的不稳定性质，采用碘量法、汞量法、酸碱滴定法和硫醇汞盐法测定其含量。滴定分析法不具有分离功能，针对本类药物的结构和性质特点，为保证定量结果的准确性和重现性，目前已不再使用。

第 2 节　氨基糖苷类抗生素的分析

氨基糖苷类（aminoglycosides）抗生素是由碱性环己多元醇和氨基糖通过氧桥连接而成的苷类化合物。临床使用的本类药物除第一代的硫酸卡那霉素、新霉素、硫酸链霉素外，还有第二代的硫酸庆大霉素、妥布霉素、硫酸小诺霉素、硫酸西索米星以及第三代的奈替米星、硫酸西索米星、阿米卡星、依替米星等。

一、化学结构与性质

（一）化学结构

本类药物的结构、抗菌谱及化学性质类似，几种典型药物的结构如下所示。

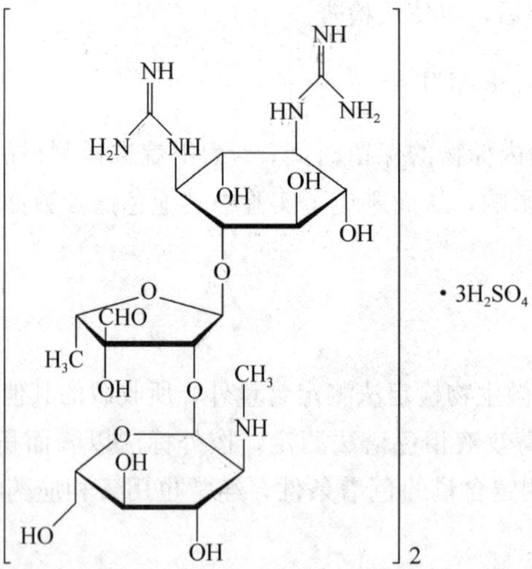

链霉素（streptomycin）是由一分子链霉胍（streptidine）和一分子链霉双糖胺（stroptobiosamine）结合而成的碱性苷，其中的链霉双糖胺由链霉糖（streptose）与 N-甲基-L-葡萄糖胺（N-methyl-L-glu-cosamine）组成。链霉胍与链霉双糖胺间的苷键结合较弱，而链霉双糖胺中的苷键较稳定。

庆大霉素（gentamicin）是庆大霉素 C_1、C_{1a}、C_2、C_{2a} 为主要组分的混合物，它是由绛红糖胺（purpurosamine）、脱氧链霉胺（deoxystreptosamine）和加洛糖胺（garosamine）缩合而成的碱性氨基糖苷。

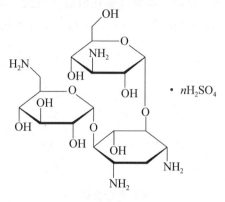

庆大霉素	R_1	R_2	R_3	分子式
C_1	CH_3	CH_3	H	$C_{21}H_{43}N_5O_7$
C_{1a}	H	H	H	$C_{19}H_{39}N_5O_7$
C_2	H	CH_3	H	$C_{20}H_{41}N_5O_7$
C_{2a}	H	H	CH_3	$C_{20}H_{41}N_5O_7$

卡那霉素（kanamycin）是由卡那糖胺、脱氧链霉胺和葡萄糖胺缩合而成的碱性苷。它是卡那霉素 A、B 和 C 的混合物，其中卡那霉素 A 为主要组分。

卡那霉素	R	R′	R″	R‴
A	OH	OH	NH_2	H
B	NH_2	OH	NH_2	H
C	NH_2	OH	OH	H

第三代氨基糖苷类药物均为对第一、二代进行结构改造获得的半合成抗生素，如阿米卡星为卡那霉素 A 的脱氧链霉胺的 *N*-（2-羟基-4-氨基）丁酰基衍生物；在庆大霉素 C_{1a} 的脱氧链霉胺的 1-*N* 位上引入一个乙基得到依替米星。

（二）主要理化性质

1. 溶解度与碱性　本类抗生素结构中均含有多个羟基和氨基，是碱性的、水溶性的极性化合物。它们碱性中心的数目可能不同（如：卡那霉素 A 是 4 个，新霉素是 6 个），其水溶液的 pK_a 值在 7～8.8 间变化；能与无机酸或有机酸成盐，临床主要用其硫酸盐，易溶于水，不易溶于有机溶剂。

2. 旋光性　本类抗生素结构中含有氨基糖（有多个手性碳原子），具有旋光性。如硫酸卡那霉素的比旋度为 +102°～+110°，硫酸西索米星为 +100°～+110°，硫酸巴龙霉素为 +50°～+55°。

3. 稳定性　本类药物在干燥条件下对光、热、空气均较稳定。链霉素硫酸盐水溶液的稳定性受 pH 及温度的影响较大，在 pH 5.0～7.5 下最稳定；酸性条件下，链霉素水解为链霉胍和链霉双糖胺，后者可进一步水解出 N-甲基-L-葡萄糖胺；碱性条件下也可将链霉素水解为链霉胍和链霉双糖胺，并使链霉糖部分发生分子重排生成麦芽酚（maltol）。该性质为链霉素独有，用于其鉴别及含量测定。

硫酸庆大霉素、硫酸奈替米星等的水溶液对酸碱稳定，在 pH 2.0～12.0 范围内，100℃加热 30 分钟活性损失不大。

二、鉴别试验

（一）化学反应法

1. 茚三酮反应　该反应是氨基糖苷类药物的共有反应。本类抗生素分子中均有 α-羟基胺结构，可与茚三酮缩合生成蓝紫色化合物。

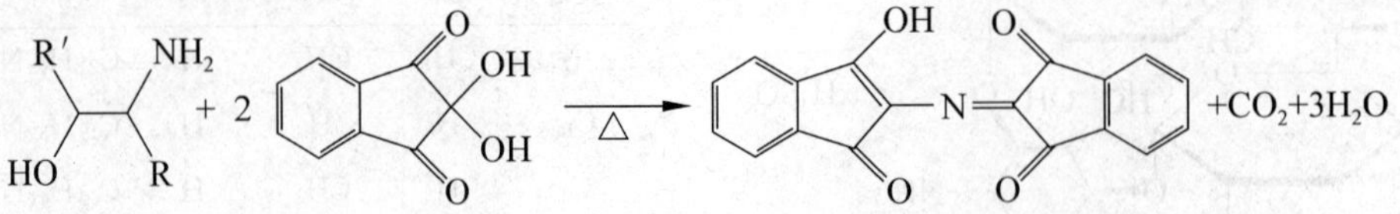

| 基糖苷类 | 水合茚三酮 | 蓝紫色缩合物 |

如硫酸小诺霉素的鉴别：取本品约 5mg，加水溶解后，加 0.1％茚三酮的水饱和正丁醇溶液 1ml 与吡啶 0.5ml，在水浴中加热 5 分钟，即显紫蓝色。

2. Molisch 反应 该反应是氨基糖苷类药物的共有反应。本类药物在浓酸（硫酸、磷酸等）加热作用下，经水解、脱水作用生成糠醛（戊糖）或羟甲基糠醛（己糖），可与 α-萘酚或蒽酮缩合成紫色物质。

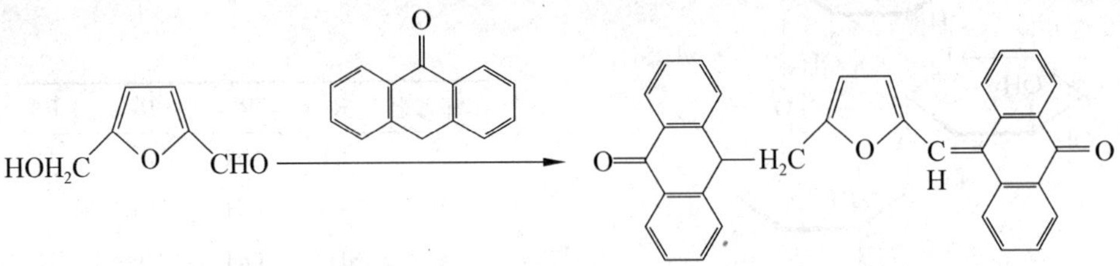

羟甲基糠醛　　　　　　　　　　　蓝紫色缩合物

如硫酸卡那霉素的鉴别：取本品约 1mg，加水 2ml 溶解后，加 0.2％蒽酮的硫酸溶液 4ml，在水浴中加热 15 分钟，冷却，即显蓝紫色。

3. N-甲基葡萄糖胺反应（Elson-Morgan 反应） 该反应是氨基糖苷类药物的共有反应。本类药物经水解生成葡萄糖胺部分（如链霉素中的 N-甲基-L-葡萄糖胺），在碱性溶液中与乙酰丙酮缩合成吡咯衍生物（Ⅰ），再与对二甲氨基苯甲醛的酸性醇溶液（Ehrlich 试剂）反应，生成樱桃红色缩合物（Ⅱ）。

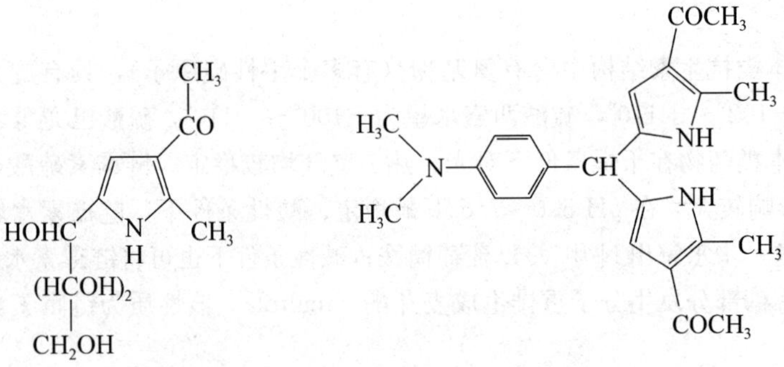

（Ⅰ）　　　　　　　　　　　　　　（Ⅱ）

如硫酸新霉素的鉴别：取本品约 10mg，加水 1ml 溶解后，加盐酸溶液（9→100）2ml，在水浴中加热 10 分钟，加 8％氢氧化钠溶液 2ml 与 2％乙酰丙酮水溶液 1ml，置水浴中加热 5 分钟，冷却后，加对二甲氨基苯甲醛试液 1ml，即显樱桃红色。

4. 坂口反应（Sakaguchi reaction） 该反应为链霉素中链霉胍部分的特征反应。在碱性条件下，链霉素水解产生链霉胍，后者与 8-羟基喹啉（或 α-萘酚）分别和次溴酸钠反应的产物缩合生成橙红色物质。该反应也可用于其他含胍基化合物如精氨酸的定性和定量测定。

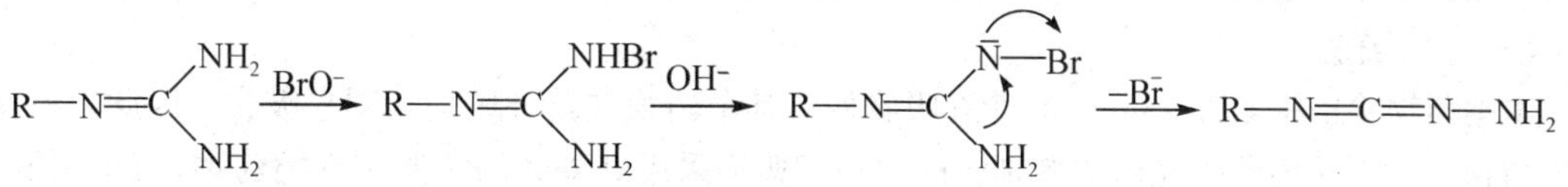

链霉胍

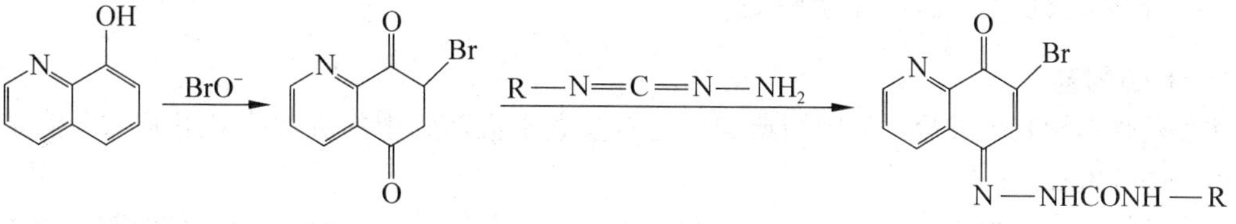

8-羟基喹啉　　　　　　　　　　　　　　　　　　　　　橙红色化合物

硫酸链霉素的鉴别：取本品约 0.5mg，加水 4ml 溶解后，加氢氧化钠试液 2.5ml 与 0.1％8-羟基喹啉的乙醇溶液 1ml，放冷至约 15℃，加次溴酸钠试液 3 滴，即显橙红色。

5. 麦芽酚反应（Maltol reaction）　该反应为链霉素中链霉糖部分的特征反应。在碱性溶液中，链霉糖经分子重排形成了六元环，再消除 N-甲基-L-葡萄糖胺及链霉胍而生成麦芽酚（α-甲基-β-羟基-γ-吡喃酮）；麦芽酚与高铁离子在微酸性溶液中形成紫红色配位化合物。

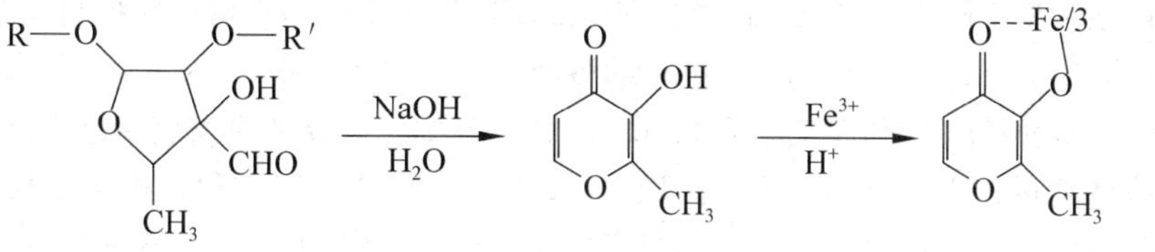

链霉素　　　　　　　　　　麦芽酚　　　　　　　　紫红色配合物

硫酸链霉素的鉴别：取本品约 20mg，加水 5ml 溶解后，加氢氧化钠试液 0.3ml，置水浴上加热 5 分钟，加硫酸铁铵溶液 0.5ml，即显紫红色。

6. 其他鉴别反应　氨基糖苷类抗生素临床多用其硫酸盐，因此，各国药典均采用硫酸盐反应来鉴别本类药物。

（二）色谱法

《中国药典》规定，在氨基糖苷类药物鉴别项下如同时列有 HPLC 法和 TLC 法时，可在两种方法中选做一项。

1. 薄层色谱法　各国药典均采用 TLC 法鉴别本类抗生素。在硅胶板上点样、展开，通常以茚三酮正丁醇溶液或碘蒸气为显色剂。

如硫酸西索米星鉴别：取本品与西索米星标准品，分别加水溶解并制成每 1 毫升中含 10mg 的溶液，照薄层色谱法试验，吸取上述两种溶液各 5μl 和两种溶液的混合溶液（1∶1）5μl，分别点于同一硅胶 G 薄层板上，以三氯甲烷-甲醇-浓氨溶液（5∶12∶6）为展开剂，展开，取出，晾干，在 110℃干燥 15 分钟，放冷，喷以 1％茚三酮正丁醇溶液显色，混合溶液应显单一斑点，供试品溶液所显主斑点的位置和颜色应与标准品溶液主斑点的位置和颜色相同。

2. 高效液相色谱法 《中国药典》中大多数本类药物采用检查或含量测定项下的 HPLC 条件试验，比较供试品溶液主峰的保留时间与标准品溶液主峰的保留时间是否一致来鉴别。

（三）光谱法

本类药物除链霉素在 230nm 有紫外吸收外，其余药物在紫外区均无明显吸收，因此，氨基糖苷类药物一般不采用紫外光谱法鉴别。国内外药典均采用红外光谱法鉴别本类药物，《中国药典》对硫酸巴龙霉素、硫酸卡那霉素、硫酸庆大霉素、硫酸阿米卡星等进行红外光谱鉴别。

三、特殊杂质检查及组分测定

（一）硫酸盐

本类药物多用其硫酸盐，各国药典均规定对多数本类药物中的硫酸盐采用 EDTA 滴定法或 HPLC 法进行检查。

如硫酸小诺霉素中硫酸盐检查：取本品约 0.125g，精密称定，加水 100ml 使溶解，用浓氨溶液调节 pH 值至 11，精密加氯化钡滴定液（0.1mol/L）10ml 及酞紫指示液 5 滴，用乙二胺四醋酸二钠滴定液（0.05mol/L）滴定，注意保持滴定过程中的 pH 值为 11，滴定至紫色开始消退，加乙醇 50ml，继续滴定至紫蓝色消失，并将滴定的结果用空白试验校正。每 1 毫升氯化钡滴定液（0.1mol/L）相当于 9.606mg 硫酸盐（SO_4），按无水物计算，含硫酸盐应为 32.0%～37.0%。

《中国药典》对硫酸西索米星、硫酸庆大霉素、硫酸奈替米星、硫酸依替米星采用 HPLC 法进行硫酸盐检查。色谱条件依照检查或含量测定项下，均为反相离子对色谱法分离、蒸发光散射检测器检测。

如硫酸西索米星中硫酸盐检查：精密量取硫酸滴定液适量，用水定量稀释制成每 1 毫升中约含硫酸盐（SO_4^{2-}）0.075mg、0.15mg、0.30mg 的溶液作为对照品溶液（1）、（2）、（3）。照有关物质项下的色谱条件，精密量取对照品溶液（1）、（2）、（3）各 20μl，分别注入液相色谱仪，记录色谱图，以对照品溶液浓度的对数值与相应峰面积的对数值计算线性回归方程，相关系数（r）应不小于0.99；另精密量取本品适量，加水溶解并定量稀释制成每 1 毫升中约含 0.5mg 的溶液，作为供试品溶液，同法测定。用回归方程计算供试品中 SO_4^{2-} 的含量。按无水物计算，应为 32.5%～36.0%。

（二）有关物质

《中国药典》中，对本类抗生素有关物质的检查，除阿米卡星和硫酸阿米卡星为反相色谱-衍生化紫外检测外，其余均为反相离子对色谱-蒸发光散射检测器（evaporative light scattering detector，ELSD）检测。

如硫酸奈替米星有关物质检查：取本品适量，精密称定，用水溶解并定量稀释制成每 1 毫升中含奈替米星 2.0mg 的溶液，作为供试品溶液；取供试品溶液适量，用水定量稀释制成每 1 毫升中含奈替米星各 25μg、50μg、100μg 的溶液作为对照溶液（1）、（2）、（3）。用十八烷基键合硅胶为填充剂（pH 值范围 0.8～8.0）；以 0.2mol/L 三氟醋酸-甲醇（84：16）为流动相，流速为每分钟 0.5ml；用蒸发光散射检测器进行检测（参考条件：漂移管温度 100℃，载气流速为每分钟 2.6L）。取奈替米星标准品和依替米星对照品各适量，用水溶解并制成每 1 毫升中各含 0.2mg 的混合溶液，取 20μl 注入液相色谱仪，记录色谱图，奈替米星峰和依替米星峰的分离度应不小于1.2，连续 5 次进样，奈替米星峰面积的相对标准偏差应不大于 2.0%。取对照溶液（1）20μl，注入液相色谱仪，记录色谱图，调节检测器灵敏度，使主成分色谱峰的峰高为满量程的 25%，立即取对照溶液（1）、（2）、（3）各 20μl，分别注入液相色谱仪，记录色谱图，计算对照溶液浓度的对数值与相应的主峰面积对数值的回归方程，相关系数（r）应不小于 0.99；另取供试品溶液 20μl，同法测定，记录色谱图至主成分峰保留时间的2倍，供试品色谱图中有杂质峰（除硫酸峰外），按回归方程计算，单个杂质不得过2.0%，总杂质不得过5%，供试品溶液色谱图中任何小于对照溶液（1）主峰面积0.02倍的峰可忽略不计。

奈替米星（netilmicin）和依替米星（etimicin）分别为西索米星（sisomicin）和庆大霉素主要活性成分 C_{1a} 结构中2-脱氧链霉胺的1-N位经乙基取代获得的半合成衍生物；而生物合成庆大霉素的过程中，西索米星是以中间体或副产物存在的、为庆大霉素 C_{1a} 的脱氢衍生物。因此，在硫酸奈替米星有关物质检查中以奈替米星峰和依替米星峰的分离度来确证方法的质量。

（三）组分测定

临床用庆大霉素是庆大霉素 C_1、C_2、C_{1a} 和 C_{2a} 硫酸盐的混合物，各组分抗菌活性类似，但其毒副作用及耐药性不同，加之发酵工艺的变化会影响庆大霉素C复合物各组分含量、从而影响药物疗效，因此，各国药典均规定控制各组分的相对百分含量。

由于庆大霉素无紫外吸收，《中国药典》（2000年版）曾采用衍生化紫外检测，即通过庆大霉素C组分中的氨基与邻苯二甲醛（o-phthaldehyde）、巯基醋酸（thioglycolic acid）在pH值10.4的硼酸盐缓冲液中反应，生成1-烷基-2-烷基硫代异吲哚衍生物，在330nm处有最大吸收；以庚烷磺酸钠为反离子，采用反相离子对色谱法分离。

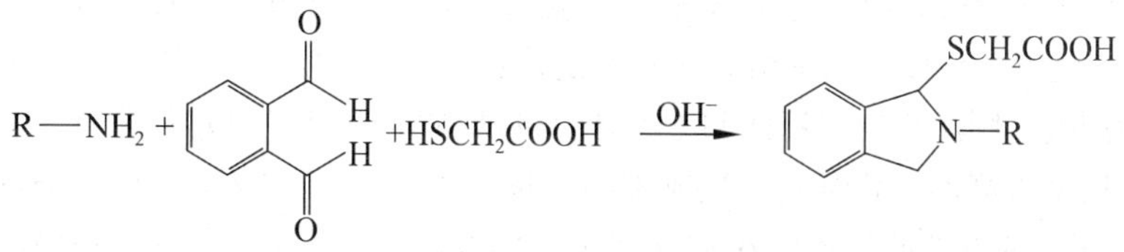

$$R-NH_2 + \text{（邻苯二甲醛）} + HSCH_2COOH \xrightarrow{OH^-} \text{（异吲哚衍生物 } SCH_2COOH, N-R\text{）}$$

由于衍生化的HPLC法中 C_1 峰前后均有杂质峰干扰，使不同实验室测定的 C_1 组分间有较大差异，影响了药品质量控制的严肃性；且衍生化产物的紫外吸收系数有差异，也会影响测定结果的准确性，故从《中国药典》（2005年版）起，将方法修订为不经衍生化的HPLC-ELSD法测定庆大霉素C各组分含量。

《中国药典》庆大霉素C各组分分析：

色谱条件与系统适应性试验：用十八烷基键合硅胶为填充剂（pH值适应范围0.8～8.0）；以0.2mol/L三氟醋酸-甲醇（92∶8）为流动相；流速为每分钟0.6ml；用蒸发光散射检测器（参考条件：漂移管温度：110℃，载气流量为每分钟2.8L），分别取庆大霉素和小诺霉素标准品各适量，用流动相制成每1毫升中含庆大霉素1.0mg与小诺霉素0.2mg的混合溶液，取 $20\mu l$ 注入液相色谱仪，记录色谱图，C组分的出峰顺序从第二个主峰计，依次为：庆大霉素 C_{1a}、C_2、小诺霉素、C_{2a}、C_1、C_2、小诺霉素和 C_{2a} 之间的分离度应符合要求，连续进样的小诺霉素峰面积的相对标准偏差应不大于2.0%。

测定法：取庆大霉素标准品适量，精密称定，用流动相制成每1毫升中约含庆大霉素1.0mg、2.5mg和5.0mg的溶液作为标准品溶液（1）、（2）、（3）。取上述三种溶液各 $20\mu l$，分别注入液相色谱仪，记录色谱图，计算标准品溶液各组分浓度的对数值与相应的主峰面积对数值的线性回归方程，相关系数（r）应不小于0.99；另取本品适量，精密称定，用流动相制成每1毫升中约含庆大霉素2.5mg的溶液，同法测定，用庆大霉素各组分的回归方程分别计算供试品中对应组分的量（X_{C_x}），并根据所得的各组分的量（X_{C_x}）按下面公式计算出各组分的含量。

$$C_X(\%) = \frac{X_{C_x}}{X_{C_{1a}} + X_{C_2} + X_{C_{2a}} + X_{C_1}} \times 100\% \qquad (15\text{-}3)$$

式中，Cx 为庆大霉素各组分的含量。C_1 应为 25%~50%，C_{1a} 应为 15%~40%，$C_2 + C_{2a}$ 应为 20%~50%。

四、含量测定

各国药典目前对氨基糖苷类抗生素的效价（含量）测定，仍主要采用抗生素微生物检定法（参见《中国药典》附录ⅪA）。《中国药典》仅对硫酸卡那霉素及其制剂、硫酸依替米星及其制剂、阿米卡星与硫酸阿米卡星及其制剂等采用 HPLC 法进行含量测定。其中，硫酸卡那霉素、硫酸依替米星以蒸发光散射检测器检测；阿米卡星与硫酸阿米卡星经衍生化紫外检测。

如硫酸卡那霉素的含量测定：

（1）色谱条件与系统适用性试验：用十八烷基硅烷键合硅胶为填充剂；以 0.2mol/L 三氟醋酸溶液-甲醇（95∶5）为流动相；用蒸发光散射检测器检测（参考条件：漂移管温度 110℃，载气流量为每分钟 3.0L）。分别称取卡那霉素对照品与卡那霉素 B 对照品适量，加水溶解并制成每 1 毫升中各约含 80μg 的混合溶液，取 20μl 注入液相色谱仪，卡那霉素峰与卡那霉素 B 峰的分离度应不小于 5.0；计算 5 次进样结果，卡那霉素峰面积的相对标准偏差不得过 2.0%。

（2）测定法：取卡那霉素对照品适量，精密称定，加水溶解并定量稀释制成每 1 毫升中约含卡那霉素 0.10mg、0.15mg、0.20mg 的溶液。精密量取上述三种溶液各 20μl 分别注入液相色谱仪，记录色谱图；以对照品溶液浓度的对数值与相应的峰面积对数值计算线性回归方程，相关系数（r）应不小于 0.99；另取本品适量，精密称定，加水溶解并定量稀释制成每 1 毫升中约含卡那霉素 0.15mg 的溶液，同法测定。用回归方程计算供试品中 $C_{18}H_{36}N_4O_{11}$ 的含量。

ELSD 是通用型检测器，其响应与被测物的质量成正比，而不依赖于被测物的光学特性及官能团，理论上可用于挥发性低于流动相的任何组分的检测。ELSD 要求流动相中必须使用低沸点的高纯试剂，目前在氨基糖苷类抗生素测定方面，国内外主要采用全氟羧酸作为反离子试剂，三氟醋酸最常用，此外，还可采用五氟丙酸、七氟丁酸酐，但分离效果逊于前者。

五、庆大霉素生物样品分析

生物样品中庆大霉素的测定主要采用 HPLC 法及 LC/MS、免疫分析法、HPCE 等技术。

血浆和尿液中庆大霉素 C_1、C_{1a} 和 C_2 的测定。

1. 色谱条件 以连有 C18 预柱的 Symmetry™C18 柱（3.5μm，100×4.6mm）为固定相，乙腈-8.3mmol/LTris 缓冲液（68∶32，用 HCl 调至 pH 值 7.0）作流动相；柱温 25℃，检测波长 365nm，进样体积 20μl。

2. 血浆及尿样处理 首先，SPE 小柱依次用 1ml 甲醇和 1ml pH 10.0 的 0.17mol/L Tris 缓冲液活化。在 1.0ml 血浆或尿样中分别加入 5ml Tris 缓冲液（0.17mol/LTris 用 NaoH 调至 pH 12.0），涡旋混合，上样，流速保持在 0.3mL/min。用 2ml 的 pH 10.0 的 0.17mol/L Tris 缓冲液淋洗，再加入 300μl 衍生化试剂 [0.5ml 的 0.17mol/L Tris 缓冲液（pH 12.0）、0.5ml 水、2ml 乙腈和 1-氟-2,4-二硝基苯（FDNB）溶液（50mg FDNB 溶于 0.2ml 乙腈）的混合物；FDNB 用前加入]，在 100℃下反应 1 小时。用 5ml 乙腈洗脱庆大霉素衍生产物，洗脱液蒸发至干，加入 300μl 乙腈溶解，置于自动进样瓶内。色谱图见图 15-4。

3. 方法学验证 庆大霉素各组分在 0.5~50mg/L 范围内线性良好；在血浆和尿液中的回收率分别为 72.23% 和 98.0%；三种浓度（0.5mg/L、5mg/L、50mg/L）的庆大霉素各组分在血浆中的批内 RSD 为 1.1%~11%、批间 RSD 为 2.0%~13%，在尿液中的批内 RSD 为 4.2%~10%、批间 RSD 为 8.7%~16%；庆大霉素 C_1 定量限为 0.07mg/L，C_2 和 C_{1a} 为 0.1mg/L。

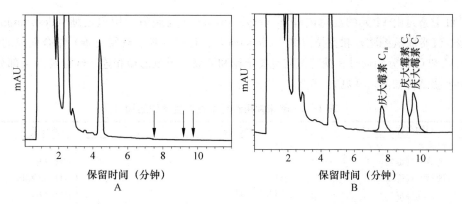

图 15-4 （A）空白血浆 HPLC 图谱，（B）静脉注射庆大霉素 2 小时
后的犬血浆 HPLC 图谱（C_{1a} 0.39mg/L、C_2 1.36mg/L、C_1 0.74mg/L）

第 3 节 大环内酯类抗生素的分析

大环内酯类抗生素（macrolides antibiotics）是一类由大环内酯基团和糖衍生物以苷键相连形成的大分子化合物。自 1952 年红霉素（erythromycin）发现并用于临床以来，该类抗生素已成为仅次于 β-内酰胺类、氨基糖苷类的重要抗感染药物。第一代大环内酯类抗生素的经典药物为红霉素；目前临床应用最多的是第二代，其主要品种有：阿奇霉素（azithromycin）、克拉霉素（clarithromycin）、罗红霉素（roxithromycin）等；第三代大环内酯类抗生素为酮内酯类药物，迄今唯一上市的是泰利霉素（telithromycin）。

本类抗生素分为天然产物和半合成品。前者产自链霉菌属（*Streptomyces*）微生物，如：红霉素、螺旋霉素（spiramycin）、麦迪霉素（midecamycin）、交沙霉素（josamycin）等；后者多为红霉素 A 的半合成衍生物，如琥乙红霉素（erythromycin ethylsuccinate）、罗红霉素、阿奇霉素等。

一、化学结构与性质

（一）化学结构

大环内酯类抗生素的基本结构都是由两部分组成：一为非糖部分——大环内酯作苷元，按其大环结构含碳母核的不同，主要分为 14、15 和 16 元环 3 种；另一为含有 1～3 个糖分子的配糖基部分，大多为氨基糖（mycaminose）、克拉定糖（cladinose）、中性糖（mycarose），两部分通过苷键缩合成碱性苷。

如：红霉素是由 14 元的红霉内酯环（erythronolide）与脱氧二甲氨己糖（desosamine，又称去氧糖胺、红霉脱氧糖胺）和克拉定糖（cladinose，又称红霉糖、红霉支糖）结合而成的碱性苷。内酯环的 C_3 和 C_5 位分别通过 β-糖苷键与克拉定糖和脱氧二甲氨己糖相连。红霉素 A 及部分常用盐或酯类衍生物结构如下，并见表 15-2。

表 15-2　临床常用红霉素类抗生素的结构

药物名称	取代基 R	酸种类
红霉素	—H	
乳糖酸红霉素	—H	$C_{12}H_{22}O_{12}$
硬脂酸红霉素	—H	$C_{17}H_{35}COOH$
依托红霉素	—COCH_2CH_3	$C_{12}H_{26}O_4S$
琥乙红霉素	—COCH_2CH_2COOCH_2CH_3	

罗红霉素为半合成的 14 元环大环内酯类抗生素，是对红霉素 C_9 位羰基肟化的衍生物。

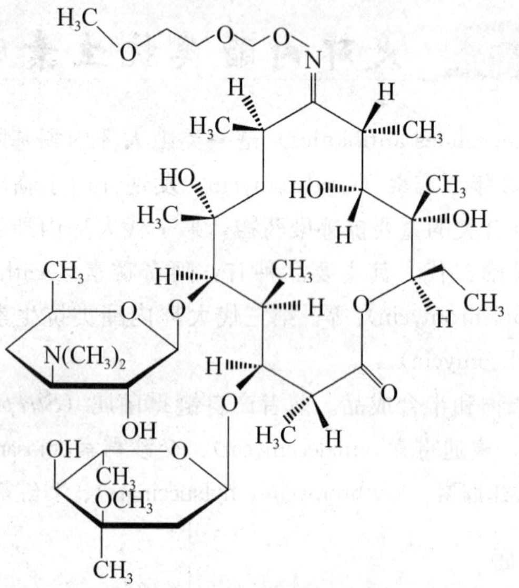

阿奇霉素是大环内酯类中氮杂内酯类抗生素的代表药物，它由 15 元氮杂内酯环与脱氧二甲氨己糖和克拉定糖缩合而成。

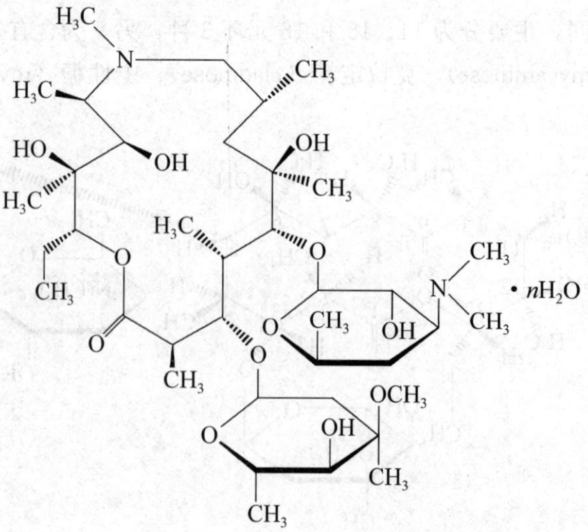

（二）主要理化性质

本类抗生素多为白色或类白色粉末，除个别药物（如乳糖酸红霉素）外，在甲醇、乙醇、丙酮或三氯甲烷中易溶，在水中几乎不溶或极微溶。

1. 碱性 本类抗生素的配糖基部分基本上都含有氨基糖，具有二甲氨基结构（叔胺氮），呈碱性（如，红霉素的 pK_a 为 8.8），因此可与有机酸成盐，如硬脂酸红霉素（erythromycin stearate）、乳糖酸红霉素（erythromycin lactobionate）、葡庚糖酸红霉素（erythromycin gluceptate）等。

2. 不稳定性 本类抗生素在低温和 pH 7.0 时最稳定，在酸性条件下尤不稳定、发生降解反应。如红霉素，在酸性环境中，其 C_6 羟基与 C_9 羰基形成半缩酮羟基，再与 C_8 位上的氢消去一分子水，形成脱水物；脱水物 C_{12} 上的羟基与 $C_8 \sim C_9$ 双键加成，得螺旋缩酮；其 C_{11} 羟基与 C_{10} 上的氢消去一分子水，同时水解成红霉胺和克拉定糖，由此红霉素的抗菌活性丧失。反应式为：

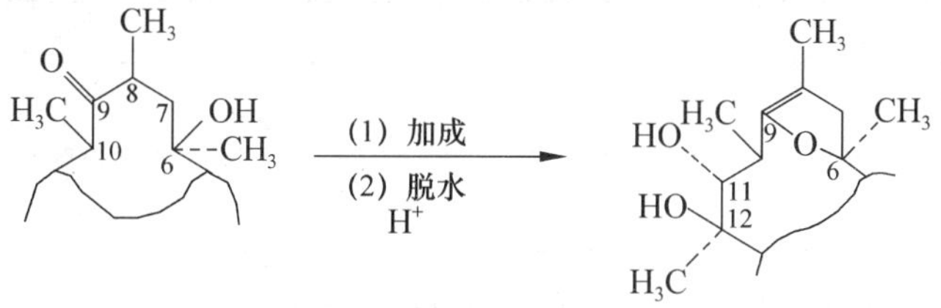

红霉素 A　　　　　　　　　　　　8，9-脱水-6，9 半缩酮

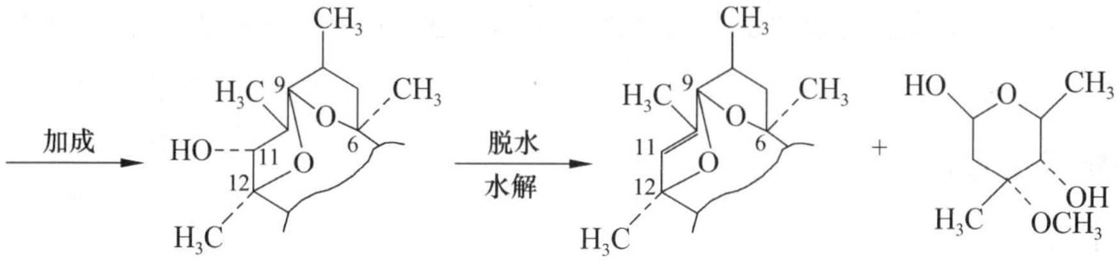

螺旋缩酮　　　　　　　　　红霉胺　　　　　　克拉定糖

二、鉴别试验

（一）显色反应

1. 硫酸显色 本类抗生素遇硫酸显红棕色。如《中国药典》鉴别交沙霉素：取本品 2mg，加硫酸 5ml，缓缓摇匀，即显红棕色。

2. 羟肟酸铁反应 本类抗生素的内酯环在碱性条件下开环，可与盐酸羟胺中的羟基缩合成羟肟酸，然后在酸性条件下与三价铁盐发生配位反应，显紫红色。

如琥乙红霉素的鉴别：取本品约 5mg，加盐酸羟胺的饱和甲醇溶液与氢氧化钠的饱和甲醇溶液各 3~5 滴，在水浴上加热发生气泡，放冷，加盐酸溶液（4.5→100）使成酸性，加三氯化铁试液 0.5ml，溶液显紫红色。

3. 盐酸-氯仿显色 如依托红霉素的鉴别：取本品约 5mg，加丙酮 2ml 溶解后，加盐酸 2ml，即显橙黄色，渐变为紫红色，再加三氯甲烷 2ml，振摇，三氯甲烷层显蓝色。硬脂酸红霉素亦用此法鉴别。

（二）色谱法

大多数本类抗生素利用含量测定或检查项下记录的 HPLC 色谱图中，供试品溶液主峰的保留时间与对照品溶液主峰的保留时间是否一致，来进行鉴别。

《中国药典》中也采用 TLC 鉴别本类药物，如琥乙红霉素，照有关物质项下的薄层色谱条件试验，吸取供试品溶液与标准品溶液各 $10\mu l$，分别点于同一薄层板上，供试品溶液所显主斑点的位置和颜色应与标准品溶液主斑点的位置和颜色相同。若同时给出上述两种方法，任选其一进行鉴别，如阿奇霉素、交沙霉素、乙酰螺旋霉素等。

（三）光谱法

1. 红外光谱法　本类抗生素均有其特征红外谱图。将供试品的红外光谱与相同条件下标准品的红外光谱或相应的标准谱图进行对照、以鉴定或辅助鉴定本类药物的方法，已为各国药典所采用。

如红霉素类的红外吸收图谱特征峰的归属见表 15-3。

表 15-3　红霉素类的红外吸收图谱特征峰的归属

波数（cm^{-1}）	归属
3500	羟基 ν_{O-H}
1719	酮和内酯 $\nu_{C=O}$
1170	内酯 ν_{C-O}

2. 紫外光谱法　大多数本类抗生素分子结构中缺乏有效的发色团（如红霉素、阿奇霉素、罗红霉素、琥乙红霉素、硬脂酸红霉素等），仅显示摩尔吸收系数较低的紫外末端吸收；个别药物，如交沙霉素、吉他霉素的内酯环上具有共轭双键，在 230nm 附近有较强吸收。《中国药典》通过核对最大吸收波长，对交沙霉素和麦白霉素进行鉴别。麦白霉素是麦迪霉素 A_1 及吉他霉素 A_6 为主的多组分混合物。

三、特殊杂质检查

（一）碱度

本类抗生素多为碱性化合物，《中国药典》对阿奇霉素、红霉素、罗红霉素、克拉霉素、吉他霉素等均控制其碱度（或 pH）。

如红霉素的碱度检查：取本品 0.1g，加水 150ml，振摇，依法测定，pH 值应为 8.0～10.5。

（二）组分及有关物质测定

1. 天然大环内酯类抗生素　由于发酵过程不具有完全选择性，成品红霉素是多组分的碱性混合物。除主要有效组分—红霉素 A 外，尚含有微量的结构和性质近似的 B、C、D、E、F 等组分。其中 C 的效价只有 A 的 25%、而急性毒性为 A 的 2 倍。此外，红霉素也包含多种少量的降解产物，如去甲基红霉素、红霉素烯醇醚、脱水红霉素、伪红霉素烯醇醚等，这些杂质的抗菌活性均下降或完全消失。因此红霉素中各组分比例与效价直接相关，严格控制红霉素各组分及有关物质含量，能有效保证红霉素的质量与疗效。

红霉素 A 组分测定：

（1）色谱条件与系统适用性试验：用十八烷基硅烷键合硅胶为填充剂；以磷酸盐溶液（取磷酸氢二钾 8.7g，加水 1000ml，用 20% 磷酸调节 pH 值至 8.2）-乙腈（40∶60）为流动相；流速为每分钟 0.8～1.0ml；柱温 35℃；波长为 215nm。取红霉素标准品适量，130℃加热破坏 4 小时，加甲醇适量（10mg 加甲醇 1ml）溶解后，用磷酸盐缓冲液（pH 7.0）-甲醇（15∶1）稀释制成每 1 毫升中约含 4mg 的溶液，取 $20\mu l$ 注入液相色谱仪。记录色谱图至红霉素 A 保留时间的 5 倍。按红霉素 C、红霉素 A、杂质 1、红霉素 B、红霉素烯醇醚的顺序出峰。红霉素 A 峰与红霉素烯醇醚峰的分离度应大于 14.0，红霉素 A 峰的拖尾因子应小于 2.0。

（2）测定法：取本品和红霉素的标准品各约 0.1g，精密称定，分别加甲醇 5ml 溶解，用磷酸盐缓冲盐（pH 7.0）-甲醇（15∶1）稀释制成每 1 毫升中约含 4mg 的溶液，分别作为供试品溶液和标准品溶液；精密量取供试品溶液与标准品溶液各 20μl，分别注入液相色谱仪，记录色谱图，按外标法以峰面积计算供试品中红霉素 A 的含量。按无水物计算，不得少于 88.0%。

（3）红霉素 B、C 组分及有关物质：取本品，用磷酸盐缓冲盐（pH 7.0）-甲醇（15∶1）稀释制成每 1 毫升中约含 4mg 的溶液，作为供试品溶液；精密量取 5ml，置 100ml 量瓶中，用磷酸盐缓冲液（pH 7.0）-甲醇（15∶1）稀释至刻度，摇匀，作为对照溶液。照红霉素 A 组分项下的色谱条件，取对照溶液 20μl 注入液相色谱仪，调节检测灵敏度，使主成分色谱峰的峰高约为满量程的 50%，精密量取供试品溶液与对照溶液各 20μl，分别注入液相色谱仪，记录色谱图至主成分峰保留时间的 3.5 倍。红霉素 B 按校正后的峰面积计算（乘以校正因子 0.7）和红霉素 C 峰面积均不得大于对照溶液主峰面积（5.0%）。红霉素烯醇醚、杂质 1 校正后的峰面积（分别乘以校正因子为 0.09、0.15）和其他单个杂质峰面积均不得大于对照溶液主峰面积的 0.6 倍（3.0%）；其他最大单个杂质峰面积不得大于对照溶液主峰面积的 3/5（3.0%），其他各杂质峰面积的和不得大于对照溶液主峰面积（5.0%），供试品溶液中任何小于对照溶液主峰面积 0.01 倍的峰可忽略不计。（图 15-5）

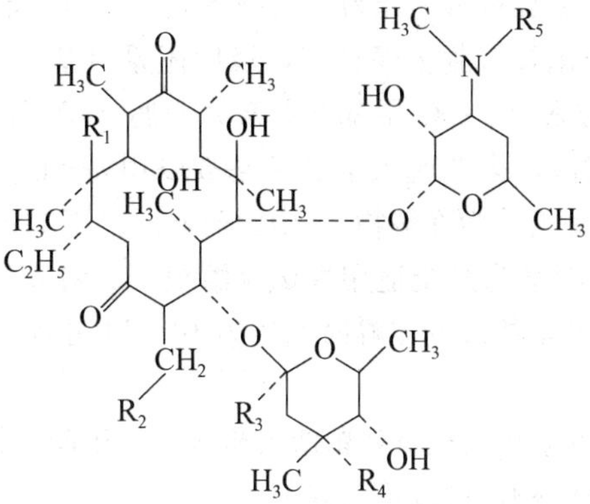

化合物名称	R_1	R_2	R_3	R_4	R_5
红霉素 A（erythromycin A）	OH	H	H	OCH_3	CH_3
红霉素 B（erythromycin B）	H	H	H	OCH_3	CH_3
红霉素 C（erythromycin C）	OH	H	H	OH	CH_3
红霉素 E（erythromycin E）	OH	—O—		OCH_3	CH_3
N-去甲基红霉素 A（N-demethylerythromycin A）	OH	H	H	OCH_3	H

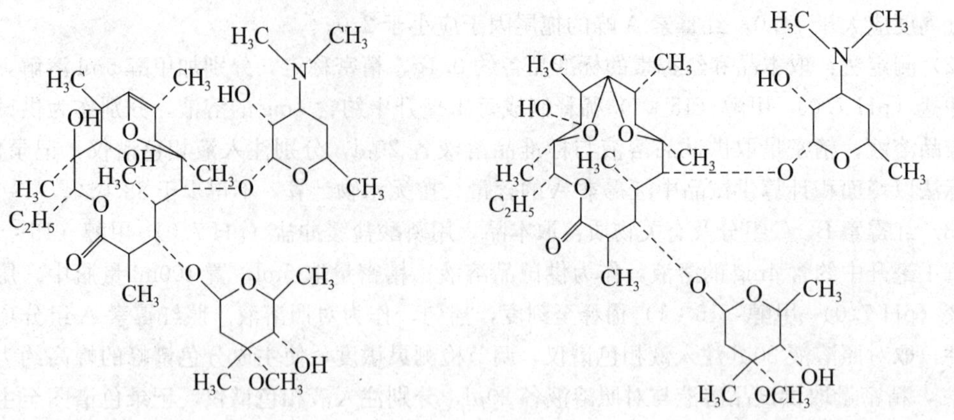

红霉素 A 烯醇醚 　　　　　脱水红霉素 A

图 15-5　红霉素 A 及有关物质的分子结构

2. 半合成大环内酯类抗生素　半合成的本类抗生素，在复杂的合成过程中会产生很多杂质。除溶剂、试剂、起始物质、无机物、催化剂外，尚有反应副产物、反应中间体和降解产物等有关物质。

如克拉霉素的合成路线：以红霉素为原料，先制备 3-N-脱甲基红霉素，然后用氯甲酸苄酯作保护基，经甲基化反应后，催化氢解脱去保护基，最后还原甲基化反应制得克拉霉素。其主要有关物质：6，11-二-O-甲基红霉素 A、6-O-甲基红霉素 A-9-肟（Z）等为合成副产物，6-O-甲基红霉素 A-9-肟（E）等为合成中间体，去二脱氧基己糖基-6-O-甲基-红霉素 A、10，11-酐-6-O-甲基红霉素 A、6-O-甲基-红霉素 A-N-氧等为降解物。《中国药典》采用 HPLC 法检查，以克拉霉素和 6，11-二-O-甲基红霉素 A 对照品溶液为系统适用性试验溶液，二者先后依次流出，必要时调节流动相比例，使 6，11-二-O-甲基红霉素 A 的出峰时间约为 10～14 分钟。

（三）残留溶剂

《中国药典》收载的罗红霉素规定检查残留溶有机剂——甲醇、丙酮、二甲基甲酰胺；交沙霉素检查甲苯；依托红霉素检查丙酮，均应符合规定。

四、含量测定

目前各国药典仍主要采用抗生素微生物检定法测定大环内酯类抗生素的含量。此外，HPLC法在本类药物定量分析中也很重要。《中国药典》采用 HPLC-UV 法测定阿奇霉素、罗红霉素和克拉霉素的含量。

如阿奇霉素的含量测定。

（1）色谱条件与系统适用性试验：用十八烷基硅烷键合硅胶为填充剂；以磷酸盐缓冲液（取 0.05mol/L 磷酸氢二钾溶液，用 20％的磷酸溶液调节 pH 值至 8.2)-乙腈（45：55）为流动相；检测波长为 210nm。取阿奇霉素系统适用性试验对照品适量，加乙腈溶解并稀释制成每 1 毫升中含 10mg 的溶液，取 50μl 注入液相色谱仪，记录的色谱图应与标准图谱一致。

（2）测定法：取本品适量，精密称定，加乙腈溶解并定量稀释制成每 1 毫升中约含 1mg 的溶液，精密量取 50μl 注入液相色谱仪，记录色谱图；另取阿奇霉素对照品适量，同法测定。按外标法以峰面积计算含量。

该法中流动相的 pH 较高，因此推荐使用耐碱性好的资生堂 MGⅡ（5μm，4.6mm×250mm）

色谱柱、或使用相当的色谱柱。（图 15-6）

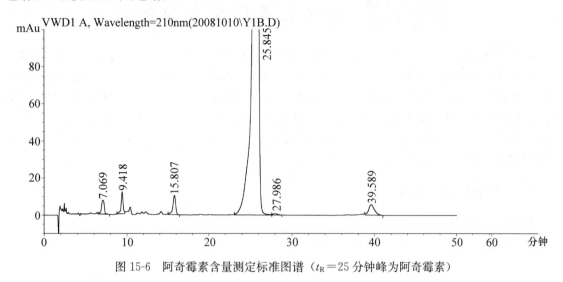

图 15-6　阿奇霉素含量测定标准图谱（t_R＝25 分钟峰为阿奇霉素）

五、阿奇霉素生物样品分析

阿奇霉素在给药后，血药浓度较低，因此，在药动学研究及临床药物监测中需要采用灵敏度高、专属性强的方法测定生物样品中的药物浓度。由于阿奇霉素仅在紫外末端区（＜220nm）有弱吸收，故 HPLC-UV 一般不用于生物样品中该药的测定。20 世纪 90 年代，HPLC 电化学检测（ECD）及衍生化荧光检测方法在体内阿奇霉素测定中应用较多。近年，LC－MS/MS 等联用技术已成为阿奇霉素药代动力学及生物等效性研究的主要方法。

阿奇霉素颗粒剂和片剂的人体相对生物利用度及生物等效性评价。

1. 分析条件　色谱柱：Zorhax Eclipse XDB C_8 柱（150mm×4.6mm，5μm）、C8 预柱；流动相：甲醇-水-甲酸（体积比 75∶25∶0.5）；流速：0.5ml/min；柱温：25℃。

电喷雾离子化源（ESI 源），正离子方式检测，源喷雾电压 4.5kV，加热毛细管温度 320℃，鞘气（N_2）压力 $6.2×10^3$ kPa，辅助气（N_2）压力 $2.6×10^3$ kPa，碰撞气（Ar）压力 0.160Pa。选择反应监测扫描方式，用于定量的离子反应分别为 m/z 375.3→m/z 591.1（阿奇霉素）和 m/z 748.5→m/z 157.8（内标物克拉霉素），扫描时间为 0.3 秒，阿奇霉素和内标物克拉霉素的碰撞诱导解离（CID）电压分别为 20eV 和 35eV。

2. 血浆样品处理　取血浆样品 250μl 置 10ml 带塞试管中，依次加入 4.0mg/L 克拉霉素内标溶液 50μl，甲醇-水（50∶50）50μl，0.2mol/L Na_2CO_3 溶液 20μl，混匀；加入正己烷-二氯甲烷-异丙醇（体积比 2∶1∶0.1）2.0ml，涡流混合 1 分钟，往复振荡 10 分钟，3500rpm 离心 5 分钟，分取上层有机相于另一试管中，40℃空气流下吹干，残留物加入 200μl 流动相溶解，涡流混合，取 20μl 进行 LC/MS-MS 分析。

3. 方法学验证　线性范围为 1.0～1000.0μg/L；定量下限为 1.0μg/L；高中低浓度的日内、日间精密度和准确度、提取回收率均符合相关的国际规范要求。

4. 结论　以 AUC_{0-t} 计算，阿奇霉素颗粒及片剂的相对生物利用度分别为（99.7±14.0）％和（101.8±13.8）％。根据双单侧检验结果，证明阿奇霉素颗粒、阿奇霉素片 A 与阿奇霉素片 B 具有生物等效性。

第 4 节　四环素类抗生素的分析

四环素类（tetracyclines）抗生素是以呈线性并合的四个六元碳环为基本骨架的一类化合物。1945 年，就已发现第一个天然四环素（金霉素）；随后，又有多种天然或半合成四环素用于临床。但由于细菌对四环素类抗生素耐药性逐年增加，且该类药物的化学合成比较困难，20 世纪 80 年代起，四环素类抗生素的应用和生产受到很大限制。直至 2005 年，一种半合成的甘氨酰环素（glycylcycline）——替加环素（tigecycline）成功上市，这类抗生素又重新引起人们的极大兴趣，替加环素属于第三代四环素类。

一、化学结构与性质

（一）化学结构

本类药物的基本结构为四并苯或萘并萘，如下图所示。

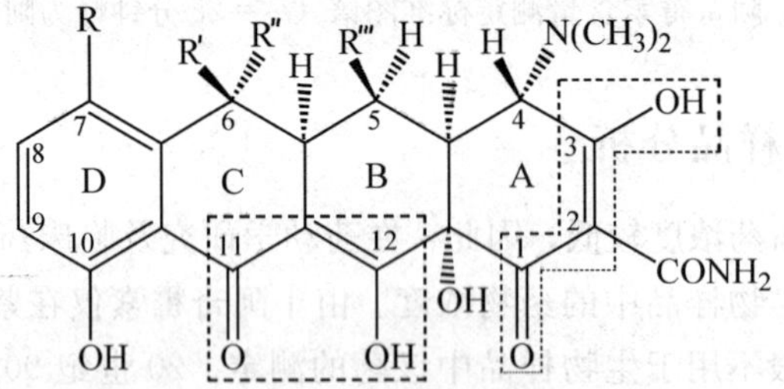

由于 C_5、C_6、C_7 位上的取代基 R、R′、R″、R‴的不同，构成各种四环素类抗生素。常用本类药物见表 15-4。

表 15-4　《中国药典》收录的四环素类抗生素

化合物名称	R	R′	R″	R‴	发现时间
盐酸四环素 (tetracycline hydrochloride)	H	OH	CH_3	H	1953
盐酸金霉素 (chlortetracycline hydrochloride)	Cl	OH	CH_3	H	1945
盐酸土霉素 (oxytetracycline hydrochloride)	H	OH	CH_3	OH	1948
盐酸多西环素 (doxycycline hydrochloride)	H	H	CH_3	OH	1967
盐酸美他环素 (metacycline hydrochloride)	H		$=CH_2$	OH	1965
盐酸米诺环素 (minocycline hydrochloride)	N $(CH_3)_2$	H	H	H	1972

（二）主要理化性质

本类抗生素为黄色结晶或结晶性粉末，多具有引湿性，遇光色渐变深。

1. 酸碱性与溶解度　本类药物四环结构的 C_4 位上连接有二甲氨基，显弱碱性；两个酮基-烯醇基共轭系统（结构式中虚线框内部分）及 C_{10} 位上的酚羟基，显弱酸性，故为两性化合物，与酸、碱均能成盐，临床多用盐酸盐。其盐酸盐在水中溶解，在乙醇中略溶，在氯仿或乙醚中不溶。

2. 光谱特征　本类抗生素的母核中具有共轭结构，在紫外区有特征吸收，且能发射荧光。其光谱特性可用于定性、定量分析。

3. 稳定性　本类抗生素在酸、碱、光照及氧化剂存在下均不稳定。其水溶液随 pH 变化而发生差向异构化及降解等反应，使抗菌活性下降、颜色变深。

(1) 差向异构化反应：四环素类抗生素在弱酸性（pH 2.0～6.0）溶液中，由于 A 环上手性碳原子 C_4 构型的改变，发生差向异构化，形成 4-差向四环素类（4-epitetracyclines，4-epiTCs）。该反应可逆。四环素与金霉素极易发生差向异构化，造成抗菌活性剧减或完全消失。反应如下：

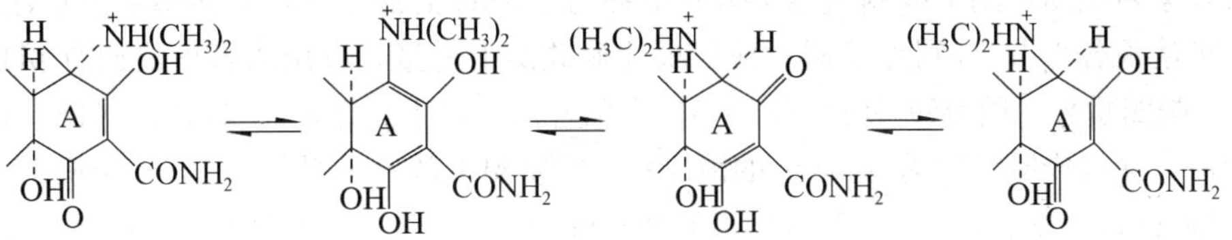

四环素　　　　　　　　　　　　　　　　　　　　　　　差向四环素

对于土霉素、多西环素、美他环素等，则因 C_4 上的二甲氨基与 C_5 上的羟基形成氢键、不易发生差向异构化。

(2) 酸性降解：在强酸（pH<2.0）溶液中，金霉素、土霉素、四环素的 C_6 上的羟基和 C_{5a} 上的氢发生反式消去反应，生成脱水四环素类（anhy-drotetracyclines，ATCs），使共轭程度增加，颜色变深，吸收性质增强。脱水四环素类亦可进行差向异构化，生成差向脱水四环素类（4-epi-anhydrotetracyclines，EATC）。反应如下：

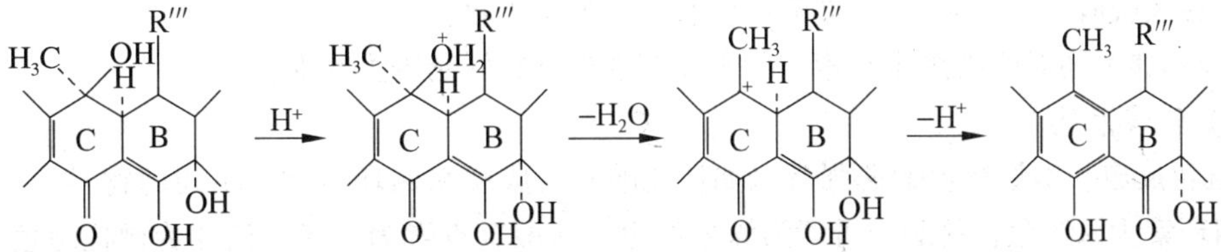

四环素　　　　　　　　　　　　　　　　　　　　　　脱水四环素

(3) 碱性降解：在碱性溶液中，因 OH^- 的作用，C_6 上的羟基形成氧负离子（O^-），向 C_{11} 发生分子内亲核进攻，经电子转移，C 环破裂，生成具有内酯结构的异构体，失去活性。反应如下：

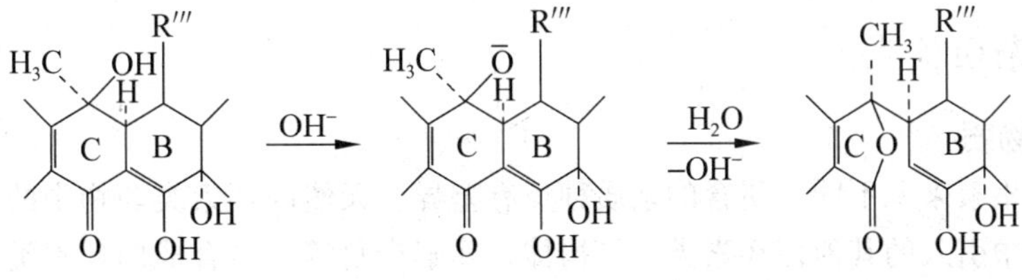

四环素　　　　　　　　　　　　　　　　　异四环素

4. 旋光性　本类抗生素结构中具有多个手性碳原子，因此有旋光性。除盐酸米诺环素、盐酸美他环素外，《中国药典》本类药物的性状项下规定有比旋度测定。

如盐酸土霉素：取本品，精密称定，加盐酸溶液（9→1000）溶解并定量稀释制成每1毫升中约含10mg的溶液，避光放置1小时，依法测定，比旋度为−188°～−200°。

二、鉴别试验

（一）色谱法

《中国药典》对本类抗生素均采用高效液相色谱法进行鉴别：在含量测定项下记录的色谱图中，供试品溶液主峰的保留时间应与对照品溶液主峰的保留时间一致。

盐酸土霉素规定HPLC法和TLC法，可选做一项，其TLC鉴别如下：取本品与土霉素对照品，分别用甲醇制成每1毫升中约含1mg的溶液，作为供试品溶液与对照品溶液；另取土霉素与盐酸四环素对照品，用甲醇制成每1毫升中各约含1mg的混合溶液，照薄层色谱法试验，吸取上述三种溶液各1μl，分别点于同一薄层板［取硅藻土适量，以用浓氨溶液调节pH值至7.0的4％乙二胺四醋酸二钠溶液-甘油（95：5）为黏合剂，将干燥硅藻土-黏合剂（1g：3ml）混合调成糊状后，涂布成厚度约为0.4mm的薄层板，在室温下放置干燥，在105℃干燥1小时］上，以乙酸乙酯-三氯甲烷-丙酮（2：2：1）溶液200ml中加4％乙二胺四醋酸二钠溶液（pH值7.0）5ml作为展开剂，展开，晾干，用氨蒸气熏后，置紫外光灯（365nm）下检视，混合溶液应显两个完全分离的斑点，供试品溶液所显主斑点的位置和荧光应与对照品溶液主斑点的位置和荧光相同。

该法中的黏合剂与展开剂中均加入乙二胺四醋酸二钠，目的是避免微量金属离子与四环素类发生配位反应而致的斑点拖尾现象。

（二）光谱法

本类药物具有紫外吸收特性，可用于鉴别。如《中国药典》收录盐酸多西环素：取本品适量，加甲醇稀释制成每1毫升中约含20μg的溶液，照紫外-可见分光光度法测定，在269nm和354nm波长处有最大吸收，在234nm和296nm波长处有最小吸收。

《中国药典》还对除盐酸土霉素外的本类药物进行红外光谱法鉴别。

（三）化学反应

1. 显色反应 本类抗生素遇强酸（如：硫酸）生成脱水四环素类，不同药物显示不同颜色。如盐酸四环素为深紫色；盐酸土霉素为深朱红色；盐酸金霉素为蓝色、渐变为橄榄绿色。加水后一般变为黄色。

本类抗生素结构中的酚羟基或酮基也能与金属离子发生配位反应，形成不同颜色的配位化合物。如盐酸四环素中加入三氯化铁试液，溶液变为红棕色。

2. 氯化物反应 本类抗生素多用盐酸盐，其水溶液显氯化物的鉴别反应。

三、特殊杂质检查

（一）有关物质

四环素类抗生素来源不同，所含的杂质种类有差异。天然四环素类药物中的有关物质主要为生产及贮藏过程中引入的其他四环素类、异构体、降解产物等；半合成四环素类药物中所含有的有关物质则主要包括：反应原料、中间体、副产物及异构体。

如盐酸米诺环素中有关物质的检查：

避光操作。取本品适量，用水溶解并稀释制成每1毫升中含米诺环素0.5mg的溶液，作为供试品溶液；精密量取适量，加水定量稀释制成每 1 毫升中含米诺环素 5μg 的溶液，作为对照溶液。照含量测定项下的色谱条件，取对照溶液 10μl 注入液相色谱仪，调节检测灵敏度，使主成分色谱峰的峰高约为满量程的 25%；再精密量取供试品溶液与对照溶液各 10μl，分别注入液相色谱仪，记录色谱图至主成分峰保留时间的 2.6 倍。供试品色谱图中如有杂质峰，差向米诺环素峰面积不得大于对照溶液主峰面积的 1.2 倍（1.2%），其他单一杂质峰面积不得大于对照溶液主峰面积的 1.2 倍（1.2%），其他各杂质峰面积的和不得大于对照溶液主峰面积的 2 倍（2.0%），供试品溶液中任何小于对照溶液主峰面积 0.05 倍的峰可忽略不计。

依照我国现有的生产工艺，在盐酸米诺环素成品中，可能会有反应初始物：去甲基金霉素；反应中间体四种：6-去甲四环素、6-去甲-6-去氧四环素、11a-氯-6-去甲-6-去氧四环素、7-单甲氨基-6-去甲-6-去氧四环素；反应副产物为 9-异构米诺环素；并且由于米诺环素的 C_5 位上无羟基，不能与二甲氨基形成氢键，易发生差向异构化反应，因此盐酸米诺环素中的 4-差向米诺环素为主要控制杂质。

（二）杂质吸光度

由于四环素类抗生素的差向异构体、降解产物等杂质较药物本身的色泽深，通过检查本类药物溶液在可见区一定波长下的吸光度，即可控制所含有色杂质的量。除盐酸米诺环素外，本类抗生素均需检查杂质吸光度，波长在 430～530nm 范围内。

如盐酸土霉素的杂质吸光度检查方法：取本品，加 0.1mol/L 盐酸甲醇溶液（1→100）制成每 1 毫升中含 2.0mg 的溶液，照紫外-可见分光光度法，于 1 小时内，在 430nm 的波长处测定，吸光度不得过 0.50。另取本品，加上述盐酸甲醇溶液制成每 1 毫升中含 10mg 的溶液，在 490nm 的波长处测定，吸光度不得过 0.20。

测定过程中，温度越高、放置时间越长，吸光度越高。因此，检查本项目应严格控制供试品溶液的温度和放置时间。

四、含量测定

目前国内外药典多采用高效液相色谱法测定四环素类抗生素的含量，以外标法按峰面积计算含量。

如盐酸四环素的含量测定：

（1）色谱条件与系统适用性试验：用十八烷基硅烷键合硅胶为填充剂；醋酸铵溶液［0.15mol/L 醋酸铵溶液-0.01mol/L 乙二胺四醋酸二钠溶液-三乙胺（100：10：1），用醋酸调节 pH 值至 8.5］-乙腈（83：17）为流动相；检测波长为 280nm。取 4-差向四环素、土霉素、差向脱水四环素、盐酸金霉素及脱水四环素对照品各约 3mg 与盐酸四环素对照品约 48mg，置 100ml 量瓶中，加 0.1mol/L 盐酸溶液 10ml 使溶解后，用水稀释至刻度，摇匀，作为系统适用性试验溶液，取 10μl 注入液相色谱仪，记录色谱图，出峰顺序：4-差向四环素、土霉素、差向脱水四环素、盐酸四环素、盐酸金霉素、脱水四环素，盐酸四环素峰的保留时间约为 14 分钟。4-差向四环素、土霉素、差向脱水四环素、盐酸四环素、盐酸金霉素峰间的分离度均应符合要求，盐酸金霉素及脱水四环素峰间的分离度应大于 1.0。

（2）测定法：取本品约 25mg，精密称定，置 50ml 量瓶中，用 0.01mol/L 盐酸溶液溶解并稀释至刻度，摇匀，精密量取 5ml，置 25ml 量瓶中，加 0.01mol/L 盐酸溶液稀释至刻度，摇匀，精密量取 10μl 注入液相色谱仪，记录色谱图；另取盐酸四环素对照品适量，同法测定。按外标法以峰面积计算出供试品中 $C_{22}H_{24}N_2O_8 \cdot HCl$ 的含量。

学习重点

抗生素类药物按其类别与特点可分为 β-内酰胺类、氨基糖苷类、大环内酯类及四环素类药物。

依据药物的结构与性质的不同，采用色谱法、光谱法及化学反应法进行鉴别；依据药物的结构、性质以及生产工艺，掌握各类药物特殊杂质的检查方法和原理；目前抗生素类药物的含量测定药典多采用微生物检定法，而高效液相色谱法越来越占据重要地位，如《中国药典》中 β-内酰胺类抗生素，除磺苄西林钠采用微生物检定法测定含量外，所收载的其他头孢菌素族和青霉素族抗生素药物及其制剂均采用反相高效液相色谱法测定，对于四环素的含量测定，目前国内外药典多采用高效液相色谱法。

思 考 题

1. 简述抗生素类药物分析的特点。

2. 简述 β-内酰胺类抗生素结构特征和重要性质。

3. 青霉素类抗生素分子中最不稳定的结构是哪个部分？容易受什么条件影响发生降解反应失活？

4. β-内酰胺类抗生素的特殊杂质检查内容主要有哪些？简述其来源、检查的方法及其原理。

5. 氨基糖苷类药物具有哪些共有的或专属的鉴别反应，分别说明其原理。

6. 庆大霉素无紫外吸收，历版《中国药典》采用高效液相色谱法测定 C 组分的相对含量时采用什么方法进行检出？分别简述其原理。

7. 红霉素进行组分检查的原因是什么？并说明其方法及原理。

8. 四环素类药物采用薄层色谱法鉴别时，固定相与展开剂中均需加入一种什么试剂？其作用是什么？

9. 四环素类抗生素中的特殊杂质主要有哪些？通常采用什么方法对其进行控制？

（胡　爽）

第16章
糖和苷类药物的分析

学习要求

1. 掌握葡萄糖的结构、鉴别、杂质检查和葡萄糖注射液的含量测定方法。
2. 熟悉地高辛和甲地高辛的鉴别、杂质检查和含量测定方法。
3. 了解糖类药物和苷类药物在临床上的应用。

糖（sugar）是含有 C、H、O 三种元素的一类有机化合物，其化学本质为多羟基醛或多羟基酮及其衍生物或多聚物。糖是自然界最丰富的物质之一，广泛分布于各种生物体内，其中以植物中含量最多，约占植物体干重的 85%～95%。工业上，蔗糖、葡萄糖、淀粉和纤维素均可从各种植物中获得。在人和动物中，葡萄糖是血液、淋巴液和其他体液的正常组分。在肝和肌肉中，葡萄糖以多聚物的形式（糖原）存在，在 ATP（三磷酸腺苷）、核酸、糖蛋白和糖脂中，糖以结合状态存在。

根据糖水解的情况，可以将糖分为三类：即单糖、寡糖和多糖。单糖（monosaccharide）是最简单的糖，它不能再被水解为更小的糖分子；单糖根据分子中所含碳原子的数目，可以分为三碳糖（丙糖）、四碳糖（丁糖）、五碳糖（戊糖）和六碳糖（己糖）等；根据官能团的不同，单糖又可以分为醛糖（aldose）和酮糖（ketose）；自然界中分布最广的葡萄糖属于己醛糖，蜂蜜中富含的果糖属于己酮糖，在生物体内以戊糖和己糖最常见。寡糖（oligosaccharide）又称低聚糖，是由 2～9 个单糖分子脱水缩聚而成。根据其水解后所生成的单糖数目，又可分为双糖、三糖、四糖等。多糖（polysaccharide）是由多于 9 个单糖分子脱水而成的，如淀粉、纤维素等。天然的多糖一般由 100～300 个单糖组成。

糖类物质是一切生命体维持生命活动所需能量的主要来源，是生物体合成其他化合物的基本原料。糖类药物的毒副作用低，应用范围广泛，未来发展前景广阔。

苷类（glycosides）为糖的衍生物（如氨基糖、糖醛酸等）与另一非糖有机化合物通过糖的端基碳原子连接而成的化合物。苷类药物易水解，水解后生成糖类和非糖类化合物，后者称为苷元（aglycone）或配基（ligand）。《中国药典》（2010 年版）二部收载的苷类药物主要是甾体强心苷，代表性药物有地高辛、甲地高辛和去乙酰毛花苷。

第 1 节　糖类药物的分析

糖类药物中常见的品种有葡萄糖(glucose)、果糖(fructose)、蔗糖(sucrose)、麦芽糖(maltose)、乳糖(lactose)、淀粉（starch）及纤维素（cellulose）等。葡萄糖和果糖属于单糖，分别是临床上常用的营养药和药物辅料；蔗糖、乳糖和麦芽糖属于双糖，淀粉和纤维素属于多糖，它们常作为药物辅料，用作药物制剂的赋形剂或矫味剂。

单糖分子中都含有羰基或醛基，多具有还原性。单糖在水溶液中主要呈半缩醛的环状结构。单糖通常为无色结晶或白色结晶性的松散粉末或颗粒性粉末，无臭，味甜，易溶于水，微溶于乙醇，不溶于氯仿或乙醚等有机溶剂；多糖在冷水或乙醇中均不溶解。单糖分子中存在不对称碳原子，一般具有旋光性。

本节主要讲解糖类药物的结构、性质及质量分析方法。

一、化学结构与性质

(一) 结构

1. 葡萄糖（glucose） 葡萄糖是最简单、最重要的单糖，分子式为 $C_6H_{12}O_6$，属于己醛糖。结构简式：$CH_2OH—CHOH—CHOH—CHOH—CHOH—CHO$ 或 $CH_2OH—(CHOH)_4—CHO$。葡萄糖的结构有开链式和哈沃斯式（见下图）。

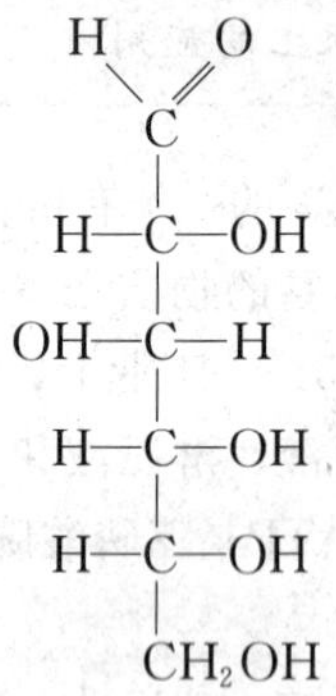

开链式

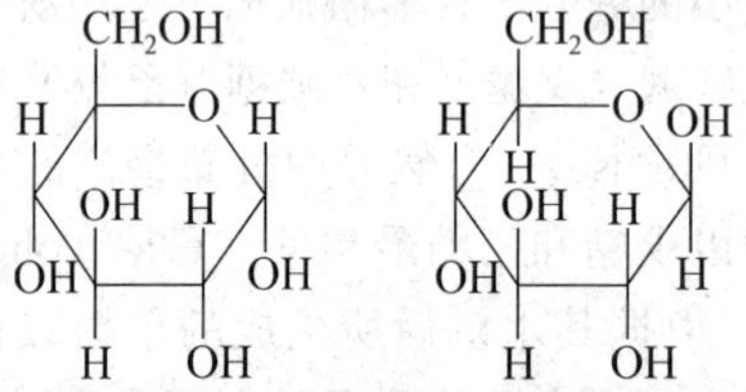

α-葡萄糖   β-葡萄糖

葡萄糖的化学名为 *D*-（＋)-吡喃葡萄糖，在水溶液中存在三种互变异构体，即半缩醛环状结构的 α-*D*-葡萄糖、β-*D*-葡萄糖和开链的醛式-*D*-葡萄糖。《中国药典》（2010 年版）二部收载的葡萄糖为 *D*-（＋)-吡喃葡萄糖的一水合物。

2. 蔗糖（sucrose） 蔗糖属于双糖，分子式为 $C_{12}H_{22}O_{11}$。具有旋光性，但没有变旋现象，而且无还原性。蔗糖容易被酸水解，水解后产生等量的 *D*-葡萄糖和 *D*-果糖。它的结构如下：

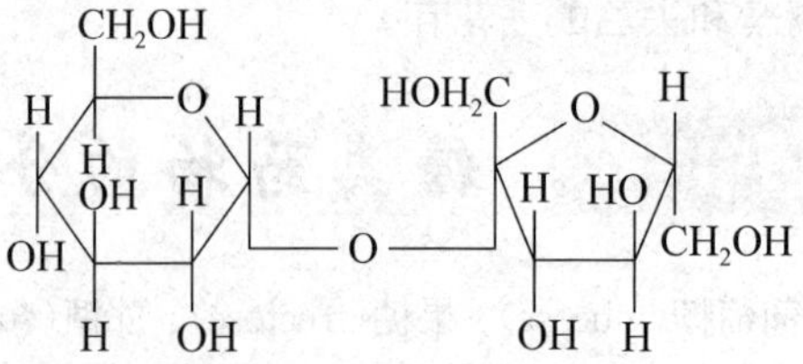

3. 淀粉（starch）　淀粉属于多糖，分子式为（$C_6H_{10}O_5$）$_n$，它广泛分布于植物界，主要存在于根和种子中，是大米、小麦、玉米、山芋等粮食的主要成分。天然淀粉由直链淀粉（可溶性淀粉）和支链淀粉（胶体淀粉）组成。二者的结构和结构示意图如下：

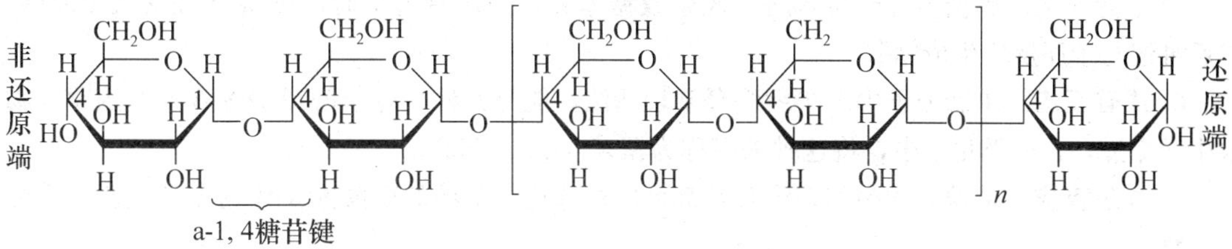

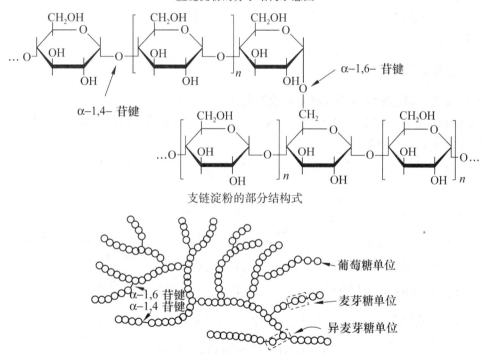

直链淀粉的结构

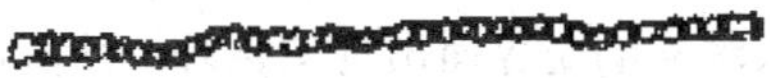

直链淀粉的分子结构示意图

支链淀粉的部分结构式

支链淀粉的分子结构示意图

（二）性质

1. 性状　单糖多为无色结晶或白色结晶性粉末或颗粒性粉末，无臭，味甜，易溶于水，微溶于乙醇，不溶于氯仿和乙醚，多糖在冷水或乙醇中均不溶解。

2. 旋光性　糖类药物分子中有手性碳原子，因此具有旋光性。如葡萄糖、乳糖、蔗糖均为右旋，其水溶液均具有一定的比旋度。

3. 还原性　单糖或含有半缩醛基的双糖分子，因结构中含有醛基或羰基而具有还原性，可被碱性酒石酸铜试液或氢氧化银氨试液氧化。而蔗糖分子结构中无醛基或羰基，所以无还原性。利用这一性质可以区分葡萄糖和蔗糖。

4. 水解性 寡糖和多糖可水解为单糖。蔗糖水解产生一分子葡萄糖和一分子果糖；麦芽糖水解产生两分子葡萄糖；淀粉在酸或酶的作用下，水解产生糊精和麦芽糖，进一步水解生成葡萄糖。

5. 成脎反应 单糖与等摩尔苯肼反应生成糖苯腙，当苯肼过量时，可将 α-羟基氧化成羰基，然后继续与苯肼反应生成糖脎。

6. 成苷反应 单糖分子中的半缩醛羟基较活泼，能与另外一分子醇或酚等含羟基的化合物失水生成缩醛，在糖类化学中，将这种缩醛称为糖苷（glucoside）。

7. 成酯反应 单糖分子中的多个羟基都可以被酯化。单糖的磷酸酯是体内多种代谢过程的中间产物。

8. 颜色反应

（1）莫里许反应（Molisch 反应）：在糖的水溶液中加入 α-萘酚的乙醇溶液，然后沿管壁缓缓加入浓硫酸，则浓硫酸和糖的水溶液的交界面出现紫色环。所有糖都有这种颜色反应，而且反应很灵敏，常用于糖类物质的鉴别。

（2）塞利凡诺夫反应（Seliwanoff 反应）：塞利凡诺夫试剂是间苯二酚的盐酸溶液。在酮糖的溶液中加入塞利凡诺夫试剂，加热很快出现红色，而此时醛糖没有任何变化。所以可以用此反应区别醛糖和酮糖。

二、鉴别试验

（一）与碱性酒石酸铜试液（斐林试液）反应

1. 葡萄糖的鉴别 取本品约 0.2g，加水 5ml 溶解后，缓缓滴入微温的碱性酒石酸铜试液中，即生成氧化亚铜的红色沉淀。

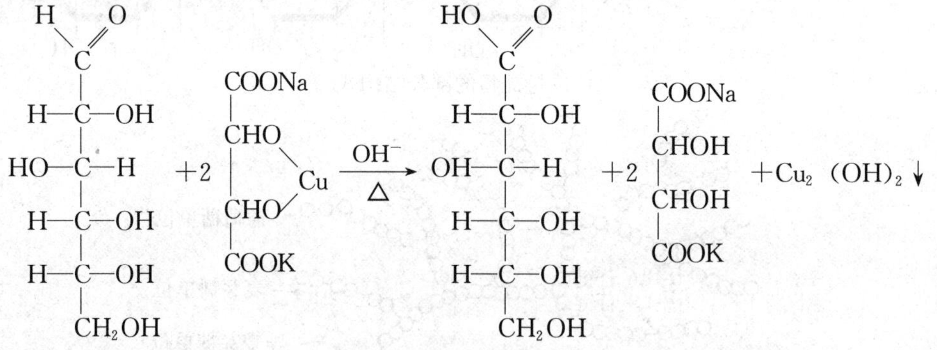

$$Cu_2(OH)_2 \xrightarrow{\triangle} Cu_2O\downarrow + H_2O$$

葡萄糖的醛基具有还原性，在碱性条件下能将酒石酸铜试液中的铜离子还原为红色的氧化亚铜沉淀，本身被氧化为葡萄糖酸。

2. 蔗糖的鉴别 取本品适量，加 0.05mol/L 硫酸溶液，煮沸后，用 0.1mol/L 氢氧化钠溶液中和，再加碱性酒石酸铜试液，加热，即生成氧化亚铜的红色沉淀。

蔗糖分子中没有还原性基团，但其在酸性条件下，可水解生成一分子葡萄糖和一分子果糖，二者均具有还原性，在碱性条件下可以将碱性酒石酸铜试液中的铜离子还原为红色的氧化亚铜沉淀。

3. 右旋糖酐 20 的鉴别 取本品 0.2g，加水 5ml 溶解后，加氢氧化钠试液 2ml 与硫酸铜试液数滴，即生成淡蓝色沉淀；加热后变为棕色沉淀。

右旋糖酐 20 具有还原性，在碱性条件下，能将淡蓝色的 $Cu(OH)_2$ 沉淀通过还原反应转化为氧化亚铜沉淀。

（二）红外吸收光谱法

1. 葡萄糖的鉴别　取干燥失重项下的葡萄糖适量，依法测定，本品的红外光吸收图谱应与对照的图谱（光谱集 702 图）一致。

葡萄糖的鉴别是采用和标准图谱进行对照，一定要注意红外图谱的测试条件必须和标准图谱制备时的条件一致，否则没有可比性。

2. 蔗糖的鉴别　本品的红外光吸收图谱应与蔗糖对照品的图谱一致（附录ⅣC）。

蔗糖的鉴别和葡萄糖不同，它是采用在同一条件下同时制备供试品和对照品，然后测得二者的红外吸收图谱，再通过对比进行鉴别。

三、杂质检查

（一）一般杂质检查

葡萄糖除需要检查氯化物、硫酸盐、铁盐、砷盐、干燥失重、炽灼残渣、重金属等杂质外，还应进行酸度检查：

取本品 2.0g，加水 20ml 溶解后，加酚酞指示液 3 滴与氢氧化钠滴定液（0.02mol/L）0.20ml，应显粉红色。

本项检查主要是为了控制葡萄糖中的酸性杂质，要求样品中的酸性杂质可被 0.20ml（0.02mol/L）的氢氧化钠滴定液所中和。

（二）特殊杂质检查

1. 葡萄糖原料的特殊杂质检查

（1）乙醇溶液的澄清度：本品 1.0g，加乙醇 20ml，置水浴上加热回流约 40 分钟，溶液应澄清。

本项检查主要是为了控制葡萄糖中的杂质糊精。检查原理是利用葡萄糖可溶于热乙醇，而葡萄糖中的杂质糊精在热乙醇中的溶解度小，会使溶液的澄清度变差。

（2）亚硫酸盐与可溶性淀粉：本品 1.0g，加水 10ml 溶解后，加碘试液 1 滴，应即显黄色。

采用硫酸水解淀粉制备葡萄糖的过程中，由于部分硫酸被还原，可能产生亚硫酸盐。如果葡萄糖供试品中含有亚硫酸盐，由于其具有还原性，会使碘液褪色。可溶性淀粉则是生产过程中产生的中间体，供试品中如果有可溶性淀粉存在，遇碘会显蓝色。

（3）蛋白质：本品 1.0g，加水 10ml 溶解后，加磺基水杨酸溶液（1→5）3ml，不得发生沉淀。

制备葡萄糖时大多采用淀粉作为原料，它主要来自植物的根、茎或种子，因此在提取过程中常有蛋白质被同时提出。此项检查就是利用蛋白质类杂质遇酸能产生沉淀的性质来控制葡萄糖中的蛋白质限量。

2. 葡萄糖注射液的特殊杂质检查　葡萄糖水溶液在弱酸性条件下较稳定，但制备葡萄糖注射液时需要高温加热灭菌，此时葡萄糖可脱水分解产生 5-羟甲基糠醛，此物质可进一步分解为乙酰丙酸和甲酸或聚合生成有色物质等。这是导致葡萄糖注射液变黄、产生浑浊或细微絮状沉淀以及 pH 降低的主要原因。其变化过程如下：

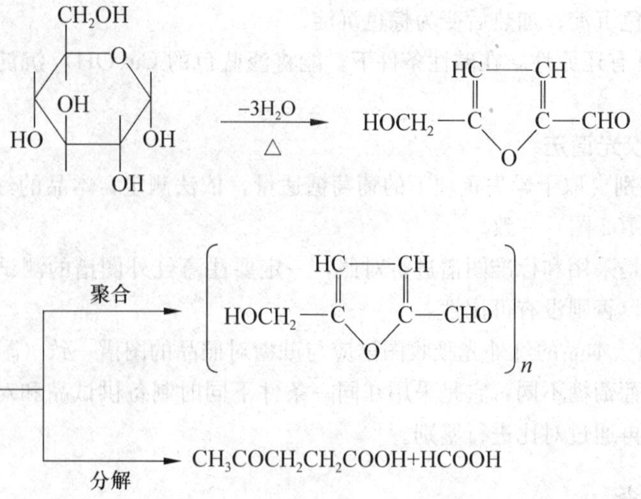

检查方法：精密量取本品适量（约相当于葡萄糖 1.0g），置 100ml 量瓶中，用水稀释至刻度，摇匀，照紫外-可见分光光度法（附录ⅣA），在 284nm 的波长处测定，吸光度不得大于 0.32。

5-羟甲基糠醛具有共轭双键结构，在 284nm 的波长处有最大吸收，可利用葡萄糖在此波长处无吸收而杂质有吸收进行检查，通过限制溶液的吸光度来控制 5-羟甲基糠醛杂质的限量。

3. 蔗糖的特殊杂质检查　蔗糖在生产和贮存过程中，容易引入还原糖，所以《中国药典》（2010 年版）二部规定应检查其中的还原糖。

检查方法：取本品 5.0g，置 250ml 锥形瓶中，加水 25ml 溶解后，精密加碱性枸橼酸铜试液 25ml 与玻璃珠数粒，加热回流使在 3 分钟内沸腾，从全沸时起，连续沸腾 5 分钟，迅速冷却至室温（此时应注意勿使瓶中氧化亚铜与空气接触），立即加 25% 碘化钾溶液 15ml，摇匀，随振摇随缓缓加入硫酸溶液（1→5）25ml，等到二氧化碳停止放出后，立即用硫代硫酸钠滴定液（0.1mol/L）滴定，至近终点时，加淀粉指示液 2ml，继续滴定至蓝色消失，同时做一空白试验；二者消耗硫代硫酸钠滴定液（0.1mol/L）的差数不得过 2.0ml（0.10%）。

在供试液中加入定量、过量的碱性枸橼酸铜，使还原糖与碱性枸橼酸铜完全反应，剩余的碱性枸橼酸铜将 KI 还原为 I_2，再用 $Na_2S_2O_3$ 滴定液滴定产生的 I_2，通过与空白试验进行比较来控制还原糖的限量。操作中要注意不能使瓶中产生的氧化亚铜与空气接触，以免被空气氧化，从而产生误差。

4. 麦芽糖的特殊杂质检查

（1）糊精、可溶性淀粉与亚硫酸盐：取本品 1.0g，加水 10ml 溶解后，加碘试液 1 滴，溶液应显黄色，再加淀粉指示剂 1 滴，溶液应显蓝色。

麦芽糖在制备的过程中，可能产生糊精、可溶性淀粉和亚硫酸盐等杂质，如果供试品中没有糊精、可溶性淀粉和亚硫酸盐，加碘试液后溶液应显黄色；如果有可溶性淀粉，遇碘会显蓝色；如果含有糊精，加碘后会显红紫色；如果有亚硫酸盐存在，由于其具有还原性，会使碘液褪色，再加淀粉指示剂的时候溶液不会变蓝。

（2）有关物质：取本品适量，加水溶解并稀释制成每 1 毫升中含 50mg 的溶液，作为供试品溶液；精密量取 1ml，置 100ml 量瓶中，加水稀释至刻度，摇匀，作为对照溶液。照含量测定项下的色谱条件，取对照溶液 20μl 注入液相色谱仪，调节检测灵敏度，使主成分色谱峰的峰高为满量程的 15%～25%。精密量取供试品溶液与对照溶液各 20μl，分别注入液相色谱仪，记录色谱图至主成分峰保留时间的 2.5 倍。供试品溶液的色谱图中，除溶剂峰外，主成分峰之前的杂质峰面积之和不得大于对照溶液主峰面积的 1.5 倍（1.5%），主成分峰之后的杂质峰面积之和不得大于对照溶液主峰面积的 0.5 倍（0.5%）。

工业上多采用淀粉水解法制备麦芽糖，在生产过程中会引入很多杂质，有的杂质结构不明，有的没有相应的对照品，因此可利用主成分自身对照法，以低浓度的供试品溶液作为对照溶液来控制麦芽糖中有关物质的限量。

5. 右旋糖酐 20 的特殊杂质检查

（1）氮：取本品 0.20g，置 50ml 凯氏烧瓶中，加硫酸 1ml，加热消化至供试品成黑色油状物，放冷，加 30% 过氧化氢溶液 2ml，加热消化至溶液澄清（如不澄清，可再加上述过氧化氢溶液 0.5～1.0ml，继续加热），冷却至 20℃ 以下，加水 10ml，滴加 5% 氢氧化钠溶液使成碱性，移至 50ml 比色管中，加水洗涤烧瓶，洗液并入比色管中，再用水稀释至刻度，缓缓加碱性碘化汞钾试液 2ml，随加随摇匀（溶液温度保持在 20℃ 以下）；如显色，与标准硫酸铵溶液（精密称取经 105℃ 干燥至恒重的硫酸铵 0.4715g，置 100ml 量瓶中，加水溶解并稀释至刻度，混匀，作为贮备液。临用时精密量取贮备液 1ml，置 100ml 量瓶中，加水稀释至刻度，摇匀。每 1 毫升相当于 10μg 的 N）1.4ml 加硫酸 0.5ml 用同法处理后的颜色比较，不得更深（0.007%）。

本品为细菌发酵产物，测定氮含量可以反映出供试品中异性蛋白的多少，这对于控制右旋糖酐 20 的质量，避免副作用和过敏反应发生具有重要意义。本项检查采用比色法测定，其原理：供试品先经硫酸消化，使有机氮全部转化为硫酸铵，再用碱中和使氨游离，游离出的氨立即与碱性碘化汞钾试液反应显色，与硫酸铵对照品在相同条件下所产生的颜色进行比较，通过控制氮的限量来限制异性蛋白的含量。

（2）分子量与分子量分布：取本品适量，加流动相溶解并稀释制成每 1 毫升中约含 10mg 的溶液，振摇，室温放置过夜，作为供试品溶液。另取 4～5 个已知分子量的右旋糖酐对照品，同法制成每 1 毫升中各含 10mg 的溶液作为对照品溶液。照分子排阻色谱法（附录ⅤH），以亲水性球型高聚物为填充剂（如 TSK G PWXL 柱或 Shodex OHpak SB HQ 柱），以 0.71% 硫酸钠溶液（内含 0.02% 叠氮化钠）为流动相，柱温 35℃，流速为每分钟 0.5ml，示差折光检测器。

称取葡萄糖和葡聚糖 2000 适量，分别加流动相溶解并稀释制成每 1 毫升中约含 10mg 的溶液，取 20μl 注入液相色谱仪，测得保留时间 t_T 和 t_0；供试品溶液和对照品溶液色谱图中主峰的保留时间 t_R 均应在 t_T 和 t_0 之间。理论板数按葡萄糖峰计算不小于 5000。

取上述各对照品溶液 20μl，分别注入液相色谱仪，记录色谱图，由 GPC 软件计算回归方程。取供试品溶液 20μl，同法测定，用 GPC 软件算出供试品的重均相对分子质量和相对分子质量分布。本品 10% 大分子部分重均相对分子质量不得大于 70 000，10% 小分子部分重均相对分子质量不得小于 3500。

分子排阻色谱法是根据待测组分的分子大小进行分离的一种液相色谱技术。它的分离原理为凝胶色谱柱的分子筛机制。其色谱柱填料表面分布着一定尺寸的孔径，组分进入色谱柱后，相对分子质量大的组分不能进入固定相表面的孔径，不被保留，随流动相直接流出色谱柱，保留时间最短；小于所有孔径的分子，能自由进入固定相表面的孔穴，在色谱柱中滞留的时间较长，保留时间较长；相对分子质量介于二者之间的组分按相对分子质量的大小先后流出色谱柱。在分子排阻色谱法中，组分因相对分子质量（体积）的不同而被分离。

右旋糖酐 20 为高分子葡萄糖聚合物，具有分子大小不均一的特点，因此相对分子质量和相对分子质量分布是控制该产品的关键指标。

重均相对分子质量是表示大分子聚合物相对分子质量的常用的指标之一，重均相对分子质量（M_W）的定义：

$$M_W = \sum Y_i M_i \tag{16-1}$$

式中，Y_i 是相对分子质量为 M_i 的组分（又称级分）在整个样品中所占的重量分数。

测定相对分子质量和相对分子质量分布时，通常采用相对分子质量对照品和适宜的 GPC 软件，以对照品重均相对分子质量（M_W）的对数值对相应的保留时间（t_R），制得标准曲线的线性回归方程 $\lg M_W = a + bt_R$，供试品采用适宜的 GPC 软件处理结果，并按下列公式计算出供试品的相对分子质量与相对分子质量分布：

$$M_n = \sum RI_i / \sum (RI_i M_i) \tag{16-2}$$

$$M_W = \sum (RI_i M_i) / \sum RI_i \tag{16-3}$$

$$D = M_W / M_n \tag{16-4}$$

式中，M_n 为数均相对分子质量；M_W 为重均相对分子质量；D 为分布系数；RI_i 为供试品在保留时间 i 时的峰高；M_i 为供试品在保留时间 i 时的相对分子质量。

右旋糖酐系蔗糖经肠膜状明串球菌发酵后生成的高分子葡萄糖聚合物，经处理精制而得。右旋糖酐 20 的重均相对分子质量应为 16 000～24 000。本项检查采用分子排阻色谱法和示差折光检测器，通过 GPC 软件算出供试品的重均相对分子质量和相对分子质量分布，从而控制右旋糖酐中的高聚物杂质。

四、含量测定

（一）原料的含量测定

1. 葡萄糖、无水葡萄糖、蔗糖和右旋糖酐 20 的含量测定　葡萄糖、无水葡萄糖、蔗糖和右旋糖酐 20 的分子结构中都含有若干个手性碳原子，因此具有旋光性，而比旋度又是具有旋光性物质的特性常数。通过测定这些物质的比旋度可以区别或检查药品的纯杂程度，也可以用来测定某些药物的含量。因此《中国药典》（2010 年版）二部对这些糖类药物仅规定其比旋度范围（表 16-1），而不做专项的含量测定。

表 16-1　各种药用糖的比旋度范围

药物	比旋度	条　件
无水葡萄糖	$+52.6°～+53.2°$	0.2g/ml 水溶液，50ml 中加氨试液 2.0ml
葡萄糖	$+52.6°～+53.2°$	0.1g/ml 水溶液，100ml 中加氨试液 0.2ml
蔗糖	$+66.3°～+67.0°$	0.1g/ml 水溶液
右旋糖酐 20	$+190°～+200°$	10mg/ml 水溶液

因为蔗糖没有变旋现象，所以测定比旋度时溶液中不加氨试液，而葡萄糖和无水葡萄糖存在变旋现象，需要加入氨试液，目的是加速变旋平衡的到达。

2. 麦芽糖的含量测定　麦芽糖的含量测定采用高效液相色谱法。测定方法如下：

（1）色谱条件与系统适用性试验：用氨基键合硅胶为填充剂；以乙腈-水（75：25）为流动相；柱温为 35℃；示差折光检测器，检测器温度为 30℃；取麦芽糖、葡萄糖与麦芽三糖对照品各适量，加水溶解并稀释制成每 1 毫升各含 10mg 的溶液，量取 $20\mu l$，注入液相色谱仪，记录色谱图，麦芽糖峰、葡萄糖峰与麦芽三糖峰之间的分离度均应符合要求。

（2）测定法：取本品适量，精密称定，加水溶解并定量稀释制成每 1 毫升约含麦芽糖 10mg 的溶液，精密量取 20μl，注入液相色谱仪，记录色谱图；另取麦芽糖对照品适量，同法测定，按外标法以峰面积计算，即得。

采用酶解法制备麦芽糖时，麦芽糖中常常混有葡萄糖和麦芽三糖等杂质。本项检查主要利用麦芽糖、葡萄糖和麦芽三糖对照品来保证麦芽糖峰与干扰组分的分离度达到要求；麦芽糖的含量测定采用的是外标法，其计算公式：

$$标示含量(\%) = \frac{m_S \times A_X}{A_S \times m_X} \times 100\%$$ (16-5)

式中，m_S 为麦芽糖对照品的重量，单位为 g；A_X 为供试品溶液中麦芽糖的峰面积；A_S 为对照品溶液中麦芽糖的峰面积；m_X 为供试品的重量，单位为 g。

（二）制剂的含量测定

1. 葡萄糖注射液的含量测定　葡萄糖分子结构中含有多个手性碳原子，具有旋光性。《中国药典》二部采用旋光度法测定葡萄糖注射液的含量。

测定方法：精密量取本品适量（约相当于葡萄糖 10g），置 100ml 量瓶中，加氨试液 0.2ml（10% 或 10% 以下规格的本品可直接取样测定），用水稀释至刻度，摇匀，静置 10 分钟，在 25℃时，依法测定旋光度（附录ⅥE），与 2.0852 相乘，即得供试量中含有 $C_6H_{12}O_6 \cdot H_2O$ 的重量（g）。

（1）测定前加入氨试液的作用是由于葡萄糖有 α 和 β 两种互变异构体，在水溶液中存在下列互变平衡：

α-D-葡萄糖　　　　　　　开链式-D-葡萄糖　　　　　　β-D-葡萄糖
$[\alpha]_D^{25} = +113.4°$　　　$[\alpha]_D^{25} = +52.75°$　　　$[\alpha]_D^{25} = +19.7°$
（约占 36%）　　　　　　（约占 0.024%）　　　　　　（约占 64%）

由上式可见，α 和 β 两种互变异构体的比旋度相差甚远，在水溶液中二者可互相转变，逐渐达到平衡，此时的比旋度也趋于稳定，为 +52.5°~+53.0°。葡萄糖水溶液在放置后，自行改变比旋度的现象称为变旋现象（mutarotation）。因此，测定葡萄糖溶液的旋光度时，一般至少需放置 6 小时，才能使上述反应达到平衡。若加热、加酸或加入弱碱，均可加速平衡的到达。《中国药典》（2010 年版）二部测定葡萄糖注射液的含量时，采用加氨试液的方法来加速变旋平衡的到达，因此溶液配制完成后，静置 10 分钟即可进行测定。

（2）换算因数 2.0852 的由来：无水葡萄糖的比旋度取平均值为 +52.75°，无水葡萄糖的浓度则可按下式计算：

$$无水葡萄糖的浓度(c) = \frac{100 \times \alpha}{[\alpha]_D^{25} \times 1}$$ (16-6)

式中，c 为供试品溶液的浓度，单位为 g/100ml；$[\alpha]_D^{25}$ 为无水葡萄糖在 25℃时的比旋度；α 为实验测得的旋光度值；l 为测定管的长度，单位为 dm；D 为钠光谱的 D 线，波长为 589.3nm；t 为测定温度，规定测定温度为 20℃，但在葡萄糖注射液的含量测定中为 25℃。

如果换算成含水葡萄糖浓度（C'）时，则应为：

$$C'=C\times\frac{198.17（含水葡萄糖的分子量）}{180.16（无水葡萄糖的分子量）}=\alpha\times\frac{100}{52.75\times1}\times\frac{198.17}{180.16}=2.0852\times\alpha \qquad (16\text{-}7)$$

2.0852 是当测定管长度为 1dm 时，每 1°旋光度相当于待测溶液 100ml 中含 $C_6H_{12}O_6\cdot H_2O$ 的重量。如果采用 2dm 测定管时，换算因数应改为 1.0426。

本法简便、准确，因此《中国药典》（2010 年版）二部中葡萄糖注射液、葡萄糖氯化钠注射液中葡萄糖的含量测定均采用旋光度法。

2. 葡萄糖氯化钠注射液的含量测定

（1）葡萄糖：取本品，依法测定旋光度（附录ⅥE）与 2.0852 相乘，即得供试量中含有 $C_6H_{12}O_6\cdot H_2O$ 的重量（g）。

（2）氯化钠：精密量取本品 20ml，加水 30ml，加 2％糊精溶液 5ml、2.5％硼砂溶液 2ml 与荧光黄指示液 5～8 滴，用硝酸银滴定液（0.1mol/L）滴定。每 1 毫升硝酸银滴定液（0.1mol/L）相当于 5.844mg 的氯化钠。

氯化钠的含量测定采用的是银量法，指示终点的方法是吸附指示剂法（即法扬斯法）。糊精溶液为高分子化合物溶液，加入待测液中，主要起保护胶体的作用，可以使氯化银沉淀呈胶体状态，从而具有较大的表面积，有利于吸附指示剂，便于滴定终点的观察。加入硼砂的作用是提高溶液的 pH，使其接近中性，利于荧光黄电离，以增大荧光黄阴离子的有效浓度，使终点变化敏锐。

3. 右旋糖酐 20 葡萄糖注射液的含量测定

（1）右旋糖酐 20：精密量取本品 10ml，置 25ml（6％规格）或 50ml（10％规格）量瓶中，用水稀释至刻度，摇匀，照旋光度测定法（附录ⅥE）测定，按下式计算右旋糖酐的含量。

$$C=0.5128\times(\alpha-0.4795C_1) \qquad (16\text{-}8)$$

式中，C 为每 100ml 注射液中含右旋糖酐 20 的重量，单位为 g；α 为测得的旋光度×稀释倍数 2.5（6％规格）或 5.0（10％规格）；C_1 为每 100 毫升注射液中用下法测得的葡萄糖重量，单位为 g。

（2）葡萄糖：精密量取本品 2ml，置碘瓶中，精密加碘滴定液（0.05mol/L）25ml，边振摇边滴加氢氧化钠滴定液（0.1mol/L）50ml，在暗处放置 30 分钟，加稀硫酸 5ml，用硫代硫酸钠滴定液（0.1mol/L）滴定，至近终点时，加淀粉指示液 2ml，继续滴定至蓝色消失，并将滴定的结果用 0.12g（6％规格）或 0.20g（10％规格）的右旋糖酐 20 做空白试验校正。每 1 毫升碘滴定液（0.05mol/L）相当于 9.909mg 的 $C_6H_{12}O_6\cdot H_2O$。

在待测液中加入过量的 I_2 和 NaOH 溶液，葡萄糖将 I_2 和 NaOH 的反应产物 NaIO 定量氧化，剩余的 NaIO 转变为 I_2 析出，然后以淀粉为指示剂，用 $Na_2S_2O_3$ 滴定液滴定。反应方程式如下：

$$I_2+2NaOH=\!=\!=NaIO+NaI+H_2O$$
$$NaIO+C_6H_{12}O_6=\!=\!=NaI+C_6H_{12}O_7$$

总反应为：$I_2+2NaOH+C_6H_{12}O_6=\!=\!=2NaI+H_2O+C_6H_{12}O_7$

剩余的 NaIO 在碱性条件下歧化：$3NaIO=\!=\!=NaIO_3+2NaI$

$NaIO_3$ 与 NaI 在酸性条件下反应又析出 I_2：

$$NaIO_3+5NaI+6HCl=\!=\!=3I_2+6NaCl+3H_2O$$

析出的 I_2 用 $Na_2S_2O_3$ 滴定液滴定：$I_2+2Na_2S_2O_3=\!=\!=2I^-+Na_2S_4O_6+2Na^+$

可以得出等量关系式：

$$n(I_2) = n(氧化葡萄糖消耗的 I_2) + n(剩余的 I_2) = n(C_6H_{12}O_6) + \frac{1}{2}n(Na_2S_2O_3)$$

根据消耗的碘滴定液的体积就能求出葡萄糖一水合物的重量。

第 2 节　苷类药物的分析

苷类（glycosides）是糖或糖的衍生物的端基碳原子上的羟基与非糖物质脱水缩合而形成的一类化合物。其中的非糖部分又称为苷元（aglycone）。苷元与糖的连接键称为苷键（glycoside linkage），苷根据苷键的构型不同可分为 α-苷、β-苷两大类。苷键上的原子称为苷键原子，常见的苷键原子有 S、N、C、O 四种。苷类药物以天麻苷为例，其结构如下：

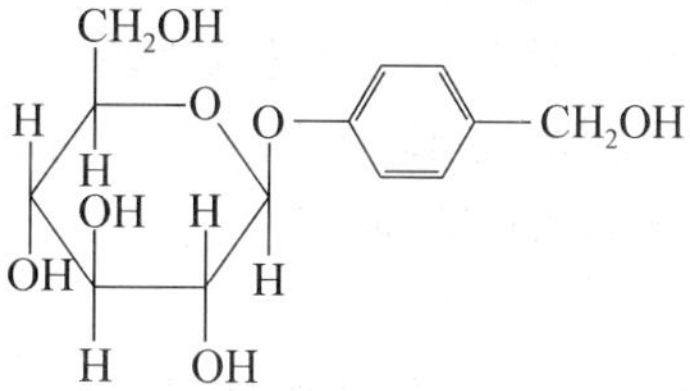

组成苷的糖有单糖、低聚糖；苷元的结构比较复杂，几乎包罗各种类型的天然成分。此外，依据苷在植物体内的存在状态不同，苷可分为原生苷（原存于植物体内的苷）和次生苷（原生苷水解失去部分糖所获得的苷）；依据苷结构中单糖的数目不同，苷又可分为单糖苷、双糖苷、叁糖苷；依据苷结构中糖链数不同，苷还可分为单糖链苷（在苷元的 1 个部位成苷）、双糖链苷（在苷元的 2 个部位成苷）；依据苷元结构不同，苷也可分为强心苷、黄酮苷、蒽醌苷、香豆素苷等。

《中国药典》（2010 年版）二部收载的苷类药物主要是强心苷。强心苷是自然界中存在的一类对心脏有显著生物活性的甾体苷类，它们能选择性地增强心肌收缩力和影响心肌电生理特性，是治疗室性心率过快、心房颤动的首选药和慢性心功能不全的主要药物。强心苷类代表药物有地高辛（digoxin），甲地高辛（metildigoxin），去乙酰毛花苷（deslanoside）等。

本节主要讲解强心苷类药物的结构、性质及质量分析。

一、化学结构与性质

（一）结构

强心苷结构比较复杂。从化学结构上看，是由甾体衍生物和糖缩合而成的一类苷，但其甾体部分的立体结构与一般甾醇类不同，所连接的糖中有一些是特殊的去氧糖。强心苷元是甾体的衍生物，绝大部分天然存在的强心苷元在甾体母核 C_{17} 的侧链上都有一个不饱和五元内酯环，C_3 位有羟基，能与糖缩合成苷。强心苷元的基本结构如下：

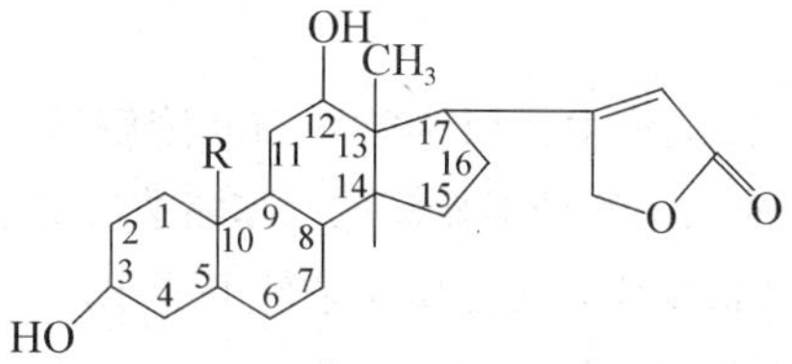

强心苷元

各种甾体强心苷类药物的结构见表 16-2。

表 16-2 甾体强心苷类药物的结构

药物	苷元相关碳位上的取代基					3 位碳上连接的糖
	10	11	12	14	16	
地高辛	CH_3	H	OH	OH	H	洋地黄毒糖
甲地高辛	CH_3	CH_3	OH	OH	H	磁麻糖
洋地黄毒苷	CH_3	H	H	OH	H	洋地黄毒糖
去乙酰毛花苷	CH_3	H	OH	OH	H	洋地黄毒糖-葡萄糖

（二）性质

1. 性状 强心苷多为无色结晶或无定形粉末，对黏膜有刺激性，味苦，一般具有旋光性。

2. 溶解性 强心苷一般可溶于水、甲醇、乙醇等极性较大的溶剂，难溶于苯、乙醚、石油醚等弱极性有机溶剂。原生苷由于所含糖基数目较多且都具有葡萄糖，因此比次生苷和苷元亲水性强，可溶于水、醇等溶剂；次生苷的亲水性减弱，可溶于乙酸乙酯、含水三氯甲烷、三氯甲烷-乙醇（4∶1）等溶剂。

3. 水解性 α-去氧甲基五碳糖具有较大的活泼性，与苷元结合生成的苷容易水解。强心苷可在酸、碱和酶的催化下水解，生成苷元和糖。

4. 显色反应 甾体母核在无水条件下能与浓酸或某些路易斯酸作用而显色或显荧光。不饱和内酯侧链在碱性条件下可与芳香硝基化合物显色。水解能够产生 α-去氧糖的强心苷可与三氯化铁-冰醋酸试剂反应而显色。

二、鉴别试验

（一）五元不饱和内酯环的反应

3,5-二硝基苯甲酸试剂反应（Kedde 反应） Kedde 反应为甾体强心苷元的不饱和内酯侧链反应。如去乙酰毛花苷在碱性条件下可与芳香硝基化合物（如二硝基苯甲酸）形成有色的配位化合物。

鉴别方法：取本品约 2mg，置试管中，加乙醇 2ml 溶解后，加二硝基苯甲酸试液与乙醇制氢氧化钾试液各 10 滴，摇匀，溶液即显红紫色。

去乙酰毛花苷的 C_{17} 位连有不饱和内酯环，在碱性醇溶液中双键可转位形成活性次甲基，再和 3，5-二硝基苯甲酸试剂缩合而形成红紫色配位化合物。

（二）α-去氧糖的反应

三氯化铁-冰醋酸试剂反应（Keller-Kiliani 反应）为 α-去氧糖的反应。如去乙酰毛花苷分子中具有洋地黄毒糖，其糖类分子中与羟基邻近的 "—CHOH" 基失去氧，转变为 "—CH₂" 后的结构，可发生 Keller-Kiliani 反应。

鉴别方法：取本品约 2mg，置试管中，加冰醋酸 2ml 溶解后，加三氯化铁试液 1 滴，摇匀，沿试管壁缓缓加硫酸 2ml，在两液层接界处即显棕色，冰醋酸层显蓝绿色。

此反应是游离 α-去氧糖的特征反应，凡在反应条件下能水解产生 α-去氧糖的强心苷均显色。但需注意，凡苷元与一分子 α-去氧糖连接，再与葡萄糖或其他羟基糖连接的二糖或三糖，因在此条件下不易水解出游离的 α-去氧糖而不显色。因此，对此反应不显色，并不能绝对证明其分子中

不含 α-去氧糖，还需要用其他 α-去氧糖的显色反应进一步证实。

（三）色谱法

1. 薄层色谱法　用于去乙酰毛花苷的鉴别。

鉴别方法：取本品与去乙酰毛花苷对照品，分别加甲醇制成每 1 毫升中含 0.2mg 的溶液。照薄层色谱法（附录ⅤB），吸取上述两种溶液各 10μl，分别点于同一硅胶 G 薄层板上，以二氯甲烷-甲醇-水（84∶15∶1）为展开剂，展开，晾干，喷以硫酸-乙醇（1∶9），在 140℃加热 15 分钟，置紫外光灯（365nm）下检视。供试品溶液所显主斑点的位置和荧光应与对照品溶液的主斑点相同。

本项鉴别的原理是利用去乙酰毛花苷在无水条件下与硫酸显色并呈现荧光。在薄层色谱法中，如果在相同条件下供试品斑点和对照品斑点位置相同，且所显颜色和荧光也相同，即可初步认定二者为同一物质，如需确认，还需要通过其他方法（如红外吸收光谱法、化学法等）进一步验证。

2. 高效液相色谱法　用于地高辛、甲地高辛和去乙酰毛花苷的鉴别。

地高辛、甲地高辛和去乙酰毛花苷的鉴别：在含量测定项下记录的色谱图中，供试品溶液主峰的保留时间应与对照品溶液主峰的保留时间一致。

根据供试品和对照品的保留时间相等可以初步确定二者为同一物质，如需确认，还需要通过其他方法（如红外吸收光谱法、化学法等）进一步验证。

（四）红外吸收光谱法

1. 地高辛的鉴别　本品的红外光吸收图谱应与对照的图谱一致。

2. 甲地高辛的鉴别　本品的红外光吸收图谱应与对照的图谱一致。

三、杂质检查

甾体强心苷类药物系由玄参科植物紫花洋地黄或毛花洋地黄叶中提取制得，在提取分离的过程中可能带入有关杂质，因此《中国药典》（2010 年版）二部要求检查其中的有关物质。

（一）地高辛中有关物质的检查

检查方法：取本品适量，精密称定，加稀乙醇溶解并稀释制成每 1 毫升约含 1mg 的溶液，作为供试品溶液；精密量取 2ml，置 100ml 量瓶中，加稀乙醇稀释至刻度，摇匀，作为对照溶液。另取洋地黄毒苷对照品，精密称定，加稀乙醇溶解并定量稀释制成每 1 毫升约含 0.02mg 的溶液，作为对照品溶液。照含量测定项下的色谱条件，取对照溶液 20μl，注入液相色谱仪，调节检测灵敏度，使主成分色谱峰的峰高约为满量程的 20%，再精密量取供试品溶液、对照溶液与对照品溶液各 20μl，分别注入液相色谱仪，记录色谱图至主成分峰保留时间的 3 倍。供试品溶液的色谱图中如有与洋地黄毒苷峰保留时间一致的色谱峰，按外标法以峰面积计算，含洋地黄毒苷的量不得过 2.0%；如有其他杂质峰（除溶剂峰外），单个杂质峰面积不得大于对照溶液的主峰面积（2.0%），各杂质峰面积的和不得大于对照溶液主峰面积的 2 倍（4.0%）。

地高辛在制备的过程中，除引入洋地黄皂苷外，有时还会引入其他杂质。洋地黄皂苷采用外标法，通过峰面积计算要求其限量小于 2.0%。其他杂质则采用主成分自身对照法进行检查。

（二）甲地高辛中有关物质的检查

检查方法：取本品，加乙腈-水（34∶66）溶解并稀释制成每 1 毫升约含 0.25mg 的溶液，作为供试品溶液；精密量取适量，用乙腈-水（34∶66）定量稀释制成每 1 毫升中含 12.5μg 的溶液，作为对照溶液。除流动相为乙腈-水（34∶66）外，照含量测定项下的色谱条件，取对照溶液 20μl，注入液相色谱仪，调节检测灵敏度，使主成分色谱峰的峰高约为满量程的 25%；再精密量取供试品溶液与对照溶液各 20μl，分别注入液相色谱仪，记录色谱图至主成分峰保留时间的 3 倍，供试品溶液的色谱图中如有杂质峰，各杂质峰面积的和不得大于对照溶液的主峰面积（5.0%）。

本项检查是采用高效液相色谱法中的主成分自身对照法。

四、含量测定

本类药物常用的含量测定方法有比色法、荧光法和色谱法。

（一）比色法

甾体强心苷元 C_{17} 上的不饱和内酯部分非常活泼，很容易和芳香硝基化合物（如碱性三硝基苯酚）形成配离子，所得配合物在 485～495nm 波长处具有最大吸收，可以用来测定含量。下面以《中国药典》（2005 年版）二部所收载的洋地黄毒苷为例：

（1）对照品溶液的制备：精密称取洋地黄毒苷对照品适量，加入苯（取试剂规格的苯，经蒸馏后，加水适量，振摇使饱和，分取苯层使用）-氯仿（4∶1）溶解并定量稀释制成每 1 毫升中含 40μg 的溶液。

（2）色谱柱的制备：取长约 200mm、内径约 25mm、下端具有活塞的色谱管，底部填少许脱脂棉，取处理过的硅藻土（取色谱用硅藻土 150g，加稀盐酸 1000ml，煮沸 10 分钟，放冷，滤过，用水洗涤至洗液遇 pH 试纸显中性，在 105℃干燥后，再在 500℃炽灼 2 小时，放冷）2g，加水 1ml，充分混匀后，分次装入色谱管内，每次均用平头玻璃棒轻压使平；另取处理过的硅藻土 3g，加甲酰胺 2ml 与水 1ml，充分混匀，同法装柱，上覆一小块脱脂棉，轻压使平。本品 20 片，精密称定，研细，精密称取片粉适量（约相当于地高辛 1.25mg），置 100ml 量瓶中，加 80% 乙醇适量，振摇 1 小时使地高辛溶解，再加 80% 的乙醇稀释至刻度，摇匀，经滤膜（孔径不得大于 0.45μm）滤过，精密量取续滤液 2ml，置 10ml 量瓶中，加 80% 的乙醇稀释至刻度，摇匀，备用。

（3）测定方法：精密称取供试品约 10mg，置 50ml 量瓶中，加氯仿 10ml 溶解后，加苯（同上法处理）至刻度，摇匀，精密量取 10ml，加入色谱柱中，以苯（同上法处理）-氯仿（3∶1）洗脱，流速为每分钟不超过 4ml，收集洗脱液于 250ml 量瓶中，至近刻度时，停止洗脱，另加氯仿适量至刻度，摇匀。

精密量取上述洗脱液 25ml 与对照品溶液 5ml，分别置锥形瓶中，在水浴上蒸干，残渣中各加乙醇 0.5ml，蒸干，放冷至室温，精密加 70% 乙醇 5ml，密塞，在 22～25℃放置 15 分钟，并时时振摇，再精密加入新制的碱性三硝基苯酚试液 3ml，摇匀，在 22～25℃放置 30 分钟，照分光光度法，立即在 485nm 的波长处分别测定吸收度，计算，即得。

本项测定采用比色法，根据供试品与对照品的吸收度，通过计算得出洋地黄毒苷的含量。计算公式：

$$C_X = \frac{A_X}{A_R} \times C_R \tag{16-9}$$

式中，C_X 为供试品溶液的浓度；C_R 为洋地黄毒苷对照品溶液的浓度；A_X 为供试品溶液的吸收度；A_R 为洋地黄毒苷对照品溶液的吸收度。

（二）荧光法

利用维生素 C 与过氧化氢和盐酸等试剂能够使洋地黄毒苷产生荧光的原理测定含量。下面以

《中国药典》(2005 年版) 二部所收载的洋地黄毒苷片的含量测定为例:

(1) 对照品溶液的制备: 取洋地黄毒苷对照品适量, 精密称定, 加甲醇－水 (1:1) 溶解并定量稀释制成 1ml 中约含 4μg 的溶液, 作为对照品溶液。

(2) 供试品溶液的制备: 取本品 20 片, 精密称定, 研细, 精密称取适量 (约相当于洋地黄毒苷 0.4mg), 置 100ml 量瓶中, 加甲醇-水 (1:1) 约 60ml, 振摇 1 小时, 使洋地黄毒苷溶解, 加甲醇-水 (1:1) 稀释至刻度, 摇匀, 经滤膜 (孔径不得大于 0.8μm) 滤过, 取续滤液作为供试品溶液。

(3) 测定方法: 精密量取供试品溶液与对照品溶液各 1ml, 分别置 10ml 量瓶中, 依次各加 0.1% 抗坏血酸的甲醇溶液 3ml 与 0.009mol/L 过氧化氢溶液 (用前应精密标定) 0.2ml, 每加入一种试液后立即摇匀, 再加盐酸稀释至刻度, 摇匀, 准确放置半小时, 照荧光分析法, 在激发光波长 400nm 与发射光波长 565nm 处测定荧光读数, 计算, 即得。

本项测定采用荧光法, 根据对照品溶液和供试品溶液的荧光数即可算出供试品的含量。计算公式:

$$C_X = \frac{R_X - R_{X_b}}{R_r - R_{r_b}} \times C_r \qquad (16\text{-}10)$$

式中, C_X 为供试品溶液的浓度; C_r 为对照品溶液的浓度; R_X 为供试品溶液的荧光读数; R_{X_b} 为供试品溶液试剂空白的荧光读数; R_r 为对照品溶液的荧光读数; R_{r_b} 为对照品溶液试剂空白的荧光读数。

(三) 色谱法

柱色谱法用于洋地黄毒苷原料药含量测定的纯化处理, 处理后的洋地黄毒苷采用碱性三硝基苯酚比色法测定含量, 同时也可检查其中的共存杂质, 如羟基洋地黄毒苷等。故测定洋地黄毒苷原料药含量时, 先用硅藻土柱色谱法分离纯化后, 再测定洋地黄毒苷的含量, 具体测定方法见本类药物含量测定一节中的 "比色法" 部分。

高效液相色谱法主要用于地高辛、甲地高辛及其制剂的含量测定。下面以《中国药典》(2010 年版) 二部所收载的地高辛原料和甲地高辛原料的含量测定为例, 其中地高辛原料采用的是外标法, 甲地高辛原料采用的是内标法。

1. 地高辛的含量测定

(1) 地高辛的含量测定:《中国药典》(2010 年版) 二部采用外标法测定地高辛原料的含量。测定方法如下:

1) 色谱条件与系统适用性试验: 用十八烷基硅烷键合硅胶为填充剂; 以乙腈-水 (10:90) 为流动相 A, 乙腈-水 (60:40) 为流动相 B; 按表进行梯度洗脱; 检测波长为 230nm; 流速为每分钟 1.5ml。理论板数按地高辛峰计算不低于 2000 (表 16-3)。

表 16-3 地高辛含量测定的梯度洗脱程序

时间 (分钟)	流动相 A (%)	流动相 B (%)
0	60	40
5	60	40
15	0	100
15.1	60	40
20	60	40

2) 测定法：取本品适量，精密称定，加稀乙醇溶解并定量稀释制成每 1 毫升中约含 0.1mg 的溶液，作为供试品溶液，精密量取 20μl，注入液相色谱仪，记录色谱图；另取地高辛对照品适量，同法测定。按外标法以峰面积计算，即得。

本项测定采用高效液相色谱法中的外标法，以供试品和对照品的峰面积进行计算，即可得到供试品的含量。计算公式：

$$C_X = \frac{A_X}{A_R} \times C_R \tag{16-11}$$

式中，C_X 为供试品溶液的浓度；C_R 为地高辛对照品溶液的浓度；A_X 为供试品溶液中地高辛的峰面积；A_R 为对照品溶液中地高辛的峰面积。

3) 实例：精密称取 0.0252g 地高辛样品，置 50ml 量瓶中，用稀乙醇溶解，并稀释至刻度，摇匀。精密吸取 2ml，置 10ml 量瓶中，用稀乙醇稀释至刻度，得到地高辛供试品溶液。另精密称取 0.0249g 地高辛对照品，按供试品溶液的制备方法制得地高辛对照品溶液。分别精密量取供试品溶液和对照品溶液各 20μl，注入液相色谱仪，测得供试品溶液中地高辛的峰面积为 119 408，对照品溶液中地高辛的峰面积为 120 045，试求供试品中地高辛的百分含量。

解：该样品测定采用的是外标法。其中 $A_X = 119\ 408$，$A_R = 120\ 045$，地高辛对照品的浓度：

$$C_R = \frac{0.0249}{50} \times \frac{2}{10} = 9.960 \times 10^{-5} \text{g/ml}$$

根据外标法的计算公式可得供试品的计算浓度：

$$C_{计算} = \frac{A_X}{A_R} \times C_R = \frac{119\ 408}{120\ 045} \times \frac{0.0249}{50} \times \frac{2}{10} = 9.907 \times 10^{-5} \text{g/ml}$$

供试品溶液的配制浓度：

$$C_{配制} = \frac{0.0252}{50} \times \frac{2}{10} = 1.008 \times 10^{-4} \text{g/ml}$$

供试品中地高辛的百分含量：

$$百分含量 = \frac{C_{计算}}{C_{配制}} \times 100\% = \frac{9.907 \times 10^{-5}}{\frac{0.0252}{50} \times \frac{2}{10}} = \frac{9.907 \times 10^{-5}}{1.008 \times 10^{-4}} \times 100\% = 98.28\%$$

(2) 甲地高辛的含量测定：《中国药典》(2010 年版) 二部采用内标法测定甲地高辛原料的含量。测定方法如下：

1) 色谱条件与系统适用性试验：用十八烷基硅烷键合硅胶为填充剂；以乙腈-水 (40：60) 为流动相；检测波长为 218nm。理论板数按甲地高辛峰计算不低于 1000，甲地高辛峰与内标物质峰的分离度应符合要求。

2) 内标溶液的制备：取洋地黄毒苷对照品适量，精密称定，加流动相制成每 1 毫升含 0.1mg 的溶液，摇匀。

3) 测定法：取本品适量，精密称定，加流动相溶解并定量稀释制成每 1 毫升中约含甲地高辛 0.1mg 的溶液，精密量取 2ml 与内标溶液 2ml，置 10ml 量瓶中，用流动相稀释至刻度，摇匀，作为供试品溶液。精密量取 20μl，注入液相色谱仪，记录色谱图；另取甲地高辛对照品适量，同法测定，按内标法以峰面积计算，即得。

根据含有内标物质的对照品溶液的色谱图，可以计算校正因子 f，计算公式：

$$校正因子\ f = \frac{A_S/C_S}{A_R/C_R} \tag{16-12}$$

式中，A_S 为内标物质的峰面积；A_R 为对照品的峰面积；C_S 为内标物质的浓度；C_R 为对照品的浓度。

然后根据含有内标物质的供试品溶液的色谱图，计算供试品溶液中甲地高辛的含量，计算公式：

$$C_X = f \times \frac{A_X}{A_S/C_S}$$ (16-13)

式中，C_X 为供试品溶液的浓度；A_X 为供试品溶液中甲地高辛的峰面积；A_S 为供试品溶液中内标物质的峰面积；C_S 为内标物质的浓度。计算时要注意 A_S、C_S 与 $A_{S'}$ 和 $C_{S'}$ 的区别。

2. 洋地黄毒苷的含量测定

实例：精密称取 0.0248g 洋地黄毒苷对照品，置 50ml 量瓶中，用流动相溶解，并稀释至刻度，摇匀。精密吸取 2ml，置 10ml 量瓶中，用流动相稀释至刻度，得到内标溶液。精密称取 0.0251g 甲地高辛对照品，置 50ml 量瓶中，用流动相溶解，并稀释至刻度，摇匀。精密吸取 2ml，置 10ml 量瓶中，用流动相稀释至刻度，得到甲地高辛对照品溶液。分别精密量取甲地高辛对照品溶液与内标溶液各 2ml，置 10ml 量瓶中，用流动相稀释至刻度，摇匀，作为对照溶液。精密量取 20μl，注入液相色谱仪，测得洋地黄毒苷和甲地高辛的峰面积为 254 378 和 162 593。精密称取甲地高辛原料 0.0254g，置 50ml 量瓶中，用流动相溶解，并稀释至刻度，摇匀。精密吸取 2ml，置 10ml 量瓶中，用流动相稀释至刻度，得到甲地高辛供试品溶液。分别精密量取甲地高辛供试品溶液与内标溶液各 2ml，置 10ml 量瓶中，用流动相稀释至刻度，摇匀，作为测试溶液。精密量取 20μl，注入液相色谱仪，测得洋地黄毒苷和甲地高辛的峰面积为 255 932 和 162 458。试计算甲地高辛原料的百分含量。

内标法测定甲地高辛的步骤比较繁琐，但是最终还是遵循内标法的计算公式，以内标物质与甲地高辛的峰面积的比值来计算，这样可以消除外界因素的影响。

对照溶液中内标物质洋地黄毒苷的浓度：

$$C_S = \frac{0.0248}{50} \times \frac{2}{10} = 9.920 \times 10^{-5}\,\text{g/ml}$$

对照溶液中甲地高辛对照品的浓度：

$$C_R = \frac{0.0251}{50} \times \frac{2}{10} = 1.004 \times 10^{-4}\,\text{g/ml}$$

$$校正因子\ f = \frac{A_S/C_S}{A_R/C_R} = \frac{254\ 378/9.920 \times 10^{-5}}{162\ 593/1.004 \times 10^{-4}} = 1.583$$

测试溶液中洋地黄毒苷的峰面积 A'_S 为 255 932，因为测试溶液中内标物质洋地黄毒苷和对照溶液中洋地黄毒苷的配制方法一样，所以 $C'_S = C_S = 9.920 \times 10^{-5}\,\text{g/ml}$，供试品中甲地高辛的峰面积 A_X 为 162 458，则：

$$C_X = C_{计算} = f \times \frac{A_X}{A'_S/C'_S} = 1.583 \times \frac{162458}{255932/9.920 \times 10^{-5}} = 9.968 \times 10^{-5}\,\text{g/ml}$$

甲地高辛供试品的配制浓度：$C_{配制} = \frac{0.0254}{50} \times \frac{2}{10} = 1.016 \times 10^{-4}\,\text{g/ml}$

供试品中甲地高辛的百分含量：$\frac{9.968 \times 10^{-5}}{1.016 \times 10^{-4}} \times 100\% = 98.1\%$

要注意甲地高辛对照品溶液和对照溶液、甲地高辛供试品溶液和测试溶液的区别。

常见的糖类药物有单糖、寡糖和多糖三类，《中国药典》（2010 年版）二部中收载的单糖有葡萄糖、果糖，寡糖有蔗糖、乳糖和麦芽糖，多糖有淀粉和纤维素等。单糖以及分子结构中具有半缩醛基的双糖具有还原性，能够将碱性酒石酸铜中的铜离子还原为红色的氧化亚铜沉淀。采用淀粉水解制备葡萄糖的过程中容易引入糊精、亚硫酸盐、可溶性淀粉和蛋白质等，所以葡萄糖中要检查这些特殊杂质。葡萄糖注射液在高温灭菌时可脱水分解产生 5-羟甲基糠醛，因此《中国药典》（2010 年版）二部采用分光光度法控制杂质 5-羟甲基糠醛的限度。葡萄糖注射液采用旋光度法测定葡萄糖的含量。

苷类药物中重点讲解强心苷类，主要以地高辛和甲地高辛为例。二者可采用化学法、色谱法和光谱法进行鉴别。检查特殊杂质时采用的是色谱法，测定含量时均采用高效液相色谱法，不同的是地高辛采用外标法，而甲地高辛则采用内标法，要理解二者的区别。

思 考 题

1. 糖类药物可分为哪几类？怎样区分单糖、寡糖和多糖？《中国药典》（2010 年版）二部采用什么方法测定葡萄糖和蔗糖的含量？

2. 可以采用哪些方法区别葡萄糖和蔗糖？

3. 葡萄糖注射液中需要检查什么特殊杂质？采用的是什么方法？

4. 根据苷元的结构，苷类药物分为哪几类？怎样鉴别苷类药物？可以采用哪些方法测定它们的含量？

5.《中国药典》（2010 年版）二部中收载的强心苷类药物有哪些？怎样鉴别强心苷类药物？

6. 高效液相色谱法中的外标法和内标法的计算公式分别是什么？

（邹继红）

第17章

药物制剂分析概论

学习要求

1. 掌握药物制剂分析的特点；片剂、注射剂中常见附加剂对含量测定的干扰及其排除方法；溶出度、含量均匀度的概念及其检查法；原料药、制剂含量测定结果的表示和计算方法。

2. 熟悉片剂、注射剂的常规检查项目与方法。

3. 了解复方制剂分析的特点与方法。

第1节 概 述

药物在供临床使用前，必须制成适合于医疗和预防应用的某种给药形式，即药物剂型（pharmaceutical dosage form）。制成一定剂型后的药物称为药物制剂（pharmaceutical preparation），简称制剂。

一、原料与制剂

临床上使用的药物通常都不是原料药（active pharmaceutical ingredient，API 或 drug substance）。为了更好地发挥药物的疗效，降低药物的毒性或副作用，增强药物的稳定性，保证药物用法和用量的准确，便于药物使用、贮存和运输，需将符合质量标准的原料药制成药物制剂。合格的原料药，其中影响用药安全、有效或影响药物稳定性的杂质一般都已有效控制。从原料药制成制剂，要加入一些辅料（excipients），如赋形剂、稀释剂、稳定剂、防腐剂、抗氧剂、着色剂等，经过一定的生产工艺制成各种剂型。

《中国药典》附录"制剂通则"中收载有片剂（tablets）、注射液（injections）、酊剂（tincture）、栓剂（suppositories）、胶囊剂（capsules）等21种药物剂型，并规定各种药物制剂的含义。如片剂系指药物与适宜的辅料混匀压制而成的圆片状或异形片状的固体制剂；胶囊剂系指药物或加有辅料充填于空心胶囊或密封于软质囊材中的固体制剂；注射剂系指药物与适宜的溶剂或分散介质制成的供注入体内的溶液、乳状液或混悬液及供临用前配制或稀释成溶液或混悬液的粉末或浓溶液的无菌制剂。制剂通则中的每种剂型又包括许多药物制剂，药物制剂的种类繁多，可按给药途径、制法、物质形态等分为不同的类型，如按物质形态可分为气体剂型、液体剂型、半固体剂型、固体剂型等；根据所含有效成分的多少，可分为单方制剂和复方制剂。因此，药物制剂的分析成为保障用药安全、有效的重要组成部分，也是药物分析人员重要的工作内容之一。

二、制剂分析的特点

制剂分析是利用物理、化学、物理化学或生物学的方法对不同剂型的药物制剂进行质量检验，以确定该制剂是否符合其质量标准规定的要求。

药物制剂的原料药、辅料在投产制成制剂前已进行严格的分析检验，符合质量标准要求，但药物制剂中除主药之外含有的各种附加成分，因此，制剂的质量控制和分析在组成、有效成分含量比例、存在形式、剂型要求等方面都与原料药不同。与原料药相比，制剂分析有以下特点：

1. 制剂分析复杂性增加　原料药的分析通常只需考虑药物的理化性质，而药物制剂的分析除了要考虑药物的理化性质，还要考虑附加成分的干扰。辅料的存在使药物制剂分析复杂化，在考虑主药的分析方法时，应考虑辅料的干扰、干扰的程度，以及干扰的排除。对含两种或两种以上有效成分的复方制剂的分析，既要考虑辅料对主药测定的影响，还要考虑有效成分之间可能产生的相互干扰。当附加剂对主药的测定有干扰时，需对样品进行一些预处理，如过滤、萃取、色谱分离等，以消除其影响，或选择专属性更强的方法进行测定。如片剂采用紫外可见分光光度法测定含量时，需过滤除去赋形剂的干扰。

2. 分析方法、分析项目和要求不同　制剂分析与原料药分析的质量检验程序相同，也包括鉴别、检查、含量测定三个方面，但在选择药物制剂的分析方法时与原料药的分析方法出发点不同。制剂中除了合格的原料药外，存在的多种辅料可能对分析方法产生干扰。此外，有些制剂中主药的量占制剂总量的比例较小，用于原料药的分析方法可能会因方法的定量范围或定量限等问题而无法用于制剂方法。所以原料药分析首先考虑方法的准确性，而制剂分析方法的建立与选择首先要考虑灵敏度高、专属性强的方法。

药物制剂的鉴别可参考原料药的鉴别方法，附加成分不干扰鉴别试验，可采用与原料药相同的方法鉴别，如果附加成分有干扰，则不能采用。如《中国药典》中艾司唑仑（estazolam）原料药的鉴别试验共有 3 项，分别是显芳香第一胺类的反应、与稀硫酸呈蓝色荧光反应和红外分光光度法，但艾司唑仑片的鉴别试验只采用显芳香第一胺类的反应和与稀硫酸呈蓝色荧光反应两项，红外分光光度法因辅料有干扰而不能采用。

药物制剂是用符合要求的原料药和辅料制备而成的，因此制剂的杂质检查一般不需要完全重复原料药的检查项目，主要是检查在制剂的制备和贮藏过程中可能产生的杂质，且杂质的限度要求不如原料药严格。如阿司匹林的原料已检查了游离水杨酸，由于片剂在制备和贮藏过程中极易水解，片剂仍需检查游离水杨酸，原料中水杨酸的限量为 0.1%，片剂中水杨酸的限量为 0.3%。

制剂的检查项目比原料多，在制剂的检查项下，除杂质检查外，还需检查符合剂型方面的有关要求。《中国药典》附录"制剂通则"中规定了每一种剂型的常规检查项目，各种制剂都必须符合制剂通则的要求。除了常规检查项目之外，有些制剂还需做一些特殊检查项目，如小剂量的片剂、胶囊剂或注射用无菌粉末需作含量均匀度检查；难溶性药物的片剂需作溶出度测定；注射剂需检查不溶性微粒；缓释、控释及肠溶制剂需检查释放度等。制剂方面的检查是为了保证药物制剂的稳定性、均一性和有效性。

药物制剂含量测定方法常常和原料药不同，药物制剂组成比原料药复杂，含量测定方法的选择和设计，需根据剂型、药物的性质、含量多少以及辅料对测定是否有干扰来确定。药物含量较低的制剂，应选择灵敏度高的方法测定；辅料对测定有干扰，应选择专属强的分析方法。如：呋塞米（furosemide）为有机酸性药物，《中国药典》规定原料药用酸碱直接滴定法测定含量，片剂由于含量低（20mg/片），采用了灵敏度更高的紫外分光光度法测定含量，而其注射液采用了专属性强的高效液相色谱法，消除有关物质的影响。

3. 含量的表示方法及限度要求不同　原料药的含量测定结果是以百分含量表示，除另有注明外，均按重量计。为控制原料的纯度，对原料药的允许含量范围和杂质的限度要求比较严格，因为原料药都是较纯的物质，如含量远离 100%，表示其中杂质较多。原料药规定上限为 100% 以上时，指用药典规定的分析方法测定时可能达到的数值，为药典规定的限度或允许偏差，并非真实含量；如未规定上限，系指不超过 101.0%。

制剂的含量测定结果以标示量的百分含量表示，《中国药典》对制剂的含量限度要求相对宽些，是根据主药含量的多少、测定方法误差、生产过程不可避免的偏差和贮存期间可能产生降解的可接受程度而制定的。制剂是用合格原料制成，杂质在允许限度内，加上临床上应用药物的剂量范围较宽，所以药物给药量浮动 5%～10% 对药效不会有太大的影响。如《中国药典》艾司唑仑的含量不得少于 98.5%，艾司唑仑片应为标示量的 90.0%～110.0%，艾司唑仑注射液应为标示量的 90.0%～110.0%。

总之，在进行药物制剂的分析时，应根据剂型、附加剂的种类、药物的理化性质以及含量的多少综合考虑，来选择和设计适当的方法。

三、含量与标示百分含量的计算

药品的含量测定是在有效成分鉴别无误、杂质检查合格的基础上进行，含量测定的结果是评价药品质量优劣的重要依据。原料药与制剂的含量表示方法不同，计算方法也因分析测定方法的不同而异。《中国药典》含量测定项下所采用的方法主要包括容量分析法、分光光度法和色谱分析法。

原料药的含量测定结果以百分含量表示，用下列公式求算：

$$含量(\%) = \frac{实测值}{供试品取样量} \times 100\% \tag{17-1}$$

制剂的含量测定结果以每个单元制品相当于标示量（labeled amount）的百分数表示，用下列公式求算：

$$标示量(\%) = \frac{每个单元制品中药物的实际含量}{标示量} \times 100\% \tag{17-2}$$

片剂含量测定中的取样方法：制剂生产过程中不可能将所有的药片制备得完全一致，因此片剂的取样要有代表性；原料药经过制粒、加压、成片等加工过程，物理性状会有所变化，含量测定时应注意使药物溶解完全。一般取 20 片或 10 片按规定取样（糖衣片需去除糖衣），精密称定质量，除以片数，计算出平均片重，然后研细，混匀，精密称取片粉适量（约相当于规定的主药量），按规定方法测定含量。取样量可根据下列公式求算：

$$取样量 = \frac{规定量}{标示量} \times 平均片重 \tag{17-3}$$

片剂含量占标示量的百分数计算公式如下：

$$标示量(\%) = \frac{每片中药物的实际含量(g/片)}{标示量(g/片)} \times 100\%$$

$$= \frac{\dfrac{测得量(g)}{供试品质量(g)} \times 平均片重(g/片)}{标示量(g/片)} \times 100\% \tag{17-4}$$

胶囊剂与注射用无菌粉末的含量测定结果的计算公式与片剂相同，公式中的平均片重替换为平均装量。

注射液含量测定中的取样方法：精密量取一定体积的样品（约相当于规定的主药含量或规定取样），按规定方法测定。取样体积根据下式计算：

$$取样体积 = \frac{规定量}{标示量} \tag{17-5}$$

注射液含量占标示量的百分数计算公式如下：

$$标示量(\%) = \frac{实际浓度}{标示量} \times 100\% \tag{17-6}$$

（一）容量分析法

容量分析法主要用于原料药的含量测定。用容量分析法测定药物的含量，滴定方式有两种，即直接滴定法和间接滴定法。

1. 直接滴定法 用滴定液直接滴定被测药物的含量。

（1）原料药：原料药中被测药物的百分含量计算式：

$$含量(\%) = \frac{T \times V}{W} \times 100\% \tag{17-7}$$

式中，T 为滴定度（每 1 毫升规定浓度的滴定液相当于被测组分的 mg 数），mg/ml；V 为供试品消耗滴定液的体积；W 为供试品取样量。

在实际工作中，所配制的滴定液的摩尔浓度与《中国药典》中规定的摩尔浓度不一定恰好一致，而药典给出的滴定度（T）是在规定浓度下的滴定度，此时不能直接用药典上给出的滴定度（T）进行计算，应将滴定度（T）乘以滴定液的浓度校正因子（F）换算成实际的滴定度（T'），或将滴定体积（V）校正为规定浓度时应消耗的体积，即

$$T' = T \times F \quad 或 \quad V' = V \times F \tag{17-8}$$

$$F = \frac{实际摩尔浓度}{规定摩尔浓度} \tag{17-9}$$

被测物的百分含量由下式求出：

$$含量(\%) = \frac{T' \times V}{W} \times 100\% = \frac{T \times F \times V}{W} \times 100\% \tag{17-10}$$

采用直接滴定法，当滴定结果需要用空白试验校正时，百分含量计算公式：

$$含量(\%) = \frac{T \times F \times (V - V_0)}{W} \times 100\% \tag{17-11}$$

式中，V_0 为空白试验消耗滴定液的体积。

（2）制剂：制剂中被测药物的标示量的百分含量计算公式如下：

$$固体制剂:标示量(\%) = \frac{T \times F \times V \times \overline{W}}{W \times 标示量} \times 100\% \tag{17-12}$$

$$液体制剂:标示量(\%) = \frac{T \times F \times V}{V_{取样} \times 标示量} \times 100\% \tag{17-13}$$

式中，T 为滴定度；V 为样品消耗滴定液的体积；F 为浓度校正因子；$\overline{W}$ 为单位制剂的平均重量（或装量），如平均片重、平均粒重、平均袋重等；W 为供试品的取样量；$V_{取样}$ 为供试品的取样体积；标示量为制剂的规格量、生产时的处方量。

2. 剩余滴定法 剩余滴定法亦称返滴定法、回滴定法，本法是先加入定量过量的滴定液 A，使其与被测药物定量反应，待反应完全后，再用另一滴定液 B 来回滴剩余的滴定液 A，本法常需

做空白试验。

（1）原料药：百分含量计算公式为

$$含量\ \% = \frac{T \times F \times (V_0 - V)}{W} \times 100\%$$ (17-14)

（2）制剂：被测药物的标示量的百分含量计算公式为

$$固体制剂：标示量(\%) = \frac{T \times F \times (V_0 - V) \times \overline{W}}{W \times 标示量} \times 100\%$$ (17-15)

$$液体制剂：标示量(\%) = \frac{T \times F \times (V_0 - V)}{V_{取样} \times 标示重} \times 100\%$$ (17-16)

式中，V_0 为空白试验消耗第二种滴定液 B 的体积；V 为供试品消耗第二种滴定液 B 的体积；F 为第二种滴定液的浓度校正因子。其他符号的意义同上。

3. 计算示例

例 1 二氟尼柳（diflunisal）的含量测定：取本品 0.4506g，加甲醇 80ml 溶解后，加水 10ml 与酚红指示液 8～10 滴，用氢氧化钠滴定液（0.1012mol/L）滴定，消耗 17.45ml；并将滴定的结果用空白试验校正，消耗氢氧化钠滴定液（0.1012mol/L）0.05ml。每 1 毫升的氢氧化钠滴定液（0.1012mol/L）相当于 25.02mg 的 $C_{13}H_8F_2O_3$。按干燥品计算，含二氟尼柳不得少于 98.5%。该供试品含量是否合格？

本法为容量分析的直接滴定法，按下式计算：

$$含量（\%） = \frac{T \times F \times (V - V_0)}{W} \times 100\%$$

$$= \frac{25.02 \times \frac{0.1012}{0.1} \times (17.45 - 0.05)}{0.4506 \times 1000} \times 100\%$$

$$= 97.8\%$$

由于 97.8%＜98.5%，故本品含量不合格。

例 2 二巯丁二钠（sodium dimercaptosuccinate）的含量测定：精密称取干燥至恒重的本品 0.1036g，置 100ml 量瓶中，加水 30ml 溶解后，加稀醋酸 2ml，精密加硝酸银滴定液（0.1mol/L）50ml，置水浴中加热 2～3 分钟，放冷，用水稀释至刻度，摇匀，滤过，精密量取续滤液 50ml，置具塞锥形瓶中。加硝酸 2ml 与硫酸铁铵指示液 2ml，用硫氰酸铵滴定液（0.1008mol/L）滴定，消耗 14.30ml，并将滴定结果用空白试验校正，消耗硫氰酸铵滴定液（0.1008mol/L）23.10ml。每 1 毫升硝酸银滴定液（0.1mol/L）相当于 5.656mg 的 $C_4H_4Na_2O_4S_2$。按干燥品计算，含 $C_4H_4Na_2O_4S_2$ 不得少于 95.0%。

本法为银量法中的剩余滴定法，二巯丁二钠（$C_4H_4Na_2O_4S_2 \cdot 3H_2O$）的相对分子质量为 280.23，二巯丁二钠与硝酸银滴定液的摩尔比为 1∶4，硝酸银滴定液（0.1mol/L）的滴定度 $T = 0.1 \times \frac{1}{4}(280.23 - 3 \times 18) = 5.656$（mg/ml）。

$$含量（\%） = \frac{T \times F \times (V_0 - V)}{W} \times 100\%$$

$$= \frac{5.656 \times \frac{0.1008}{0.1} \times (23.10 - 14.30) \times \frac{100}{50}}{0.1036 \times 1000} \times 100\%$$

$$= 96.9\%$$

由于 96.9%＞95.0%，故本品含量合格。

例 3 吡罗昔康（piroxicam）注射液（规格 2ml：20mg）的含量测定：精密量取本品 20.00ml，置分液漏斗中，加 1mol/L 盐酸溶液约 2ml 使呈酸性，用三氯甲烷振摇提取 4 次，第一次 75ml，以后每次各 25ml，合并三氯甲烷液，用水洗涤 2 次，每次 2ml，弃去洗液，三氯甲烷液置水浴上蒸干，在 105℃干燥 3 小时，加冰醋酸 30ml 使溶解，加结晶紫指示液 1 滴，用高氯酸滴定液（0.1020mol/L）滴定至溶液显蓝色，消耗高氯酸滴定液（0.1020mol/L）6.00ml；并将滴定结果用空白试验校正，消耗高氯酸滴定液（0.1020mol/L）0.05ml。每 ml 高氯酸滴定液（0.1mol/L）相当于 33.14mg 的 $C_{15}H_{13}N_3O_4S$。药典规定含吡罗昔康应为标示量的 93.0%～107.0%，试计算本品是否符合药典规定的含量限度。

本法为容量分析的直接滴定法，因注射液中的水分干扰非水滴定法，故用三氯甲烷提取药物后再用原料药的方法测定，按下式计算：

$$标示量（\%）= \frac{T \times F \times (V_0 - V)}{V_{取样} \times 标示量} \times 100\%$$

$$= \frac{33.14 \times \frac{0.1020}{0.1} \times (6.00 - 0.05)}{20.00 \times 20/2} \times 100\%$$

$$= 100.6\%$$

本品含量符合药典规定。

例 4 依他尼酸（etacrynic acid）片（规格 25mg/片）的含量测定：取本品 20 片，精密称定总重为 2.1040g，研细，精密称取片粉 0.6325g，置分液漏斗中，加 0.1mol/L 盐酸溶液 25ml，摇匀，用二氯甲烷振摇提取 3 次，每次 50ml，合并提取液，滤过。滤液置 250ml 碘瓶中，在水浴上蒸发至干，加冰醋酸 40ml 溶解后，精密加溴滴定液（0.05mol/L）25.00ml，加盐酸 3ml，立即密塞，摇匀，在暗处放置 1 小时，注意微开瓶塞，加碘化钾试液 10ml，立即密塞，摇匀，再加水 100ml，用硫代硫酸钠滴定液（0.1031mol/L）滴定，至近终点时，加淀粉指示液 2ml，继续滴定至蓝色消失，消耗硫代硫酸钠滴定液（0.1031mol/L）13.25ml，并将滴定结果用空白试验校正，消耗硫代硫酸钠滴定液（0.1031mol/L）23.05ml。每 1 毫升溴滴定液（0.05mol/L）相当于 15.16mg 的 $C_{13}H_{12}Cl_2O_4$。本品含依他尼酸应为标示量的 90.0%～110.0%，试计算本品是否符合药典规定的含量限度。

本法为剩余滴定法，第一滴定液为溴滴定液（0.05mol/L），第二滴定液为硫代硫酸钠滴定液（0.1mol/L），两者的浓度是相当的。剩余的溴（Br_2）与碘化钾（KI）作用，置换出等量的碘（I_2），碘（I_2）与硫代硫酸钠（$Na_2S_2O_3$）反应的摩尔比为 1:2，因此溴滴定液与硫代硫酸钠的摩尔比也是 1:2。所以在计算过程中，直接用硫代硫酸钠滴定液的校正体积 $[(V_0 - V)_{Na_2S_2O_3} \times F_{Na_2S_2O_3}]$ 代替溴滴定液的校正体积 $[(25 - V)_{Br_2} \times F_{Br_2}]$，与溴滴定液的滴定度（$T_{Br_2}$）相乘来计算含量。

依他尼酸的摩尔质量 $M = 303.14$，依他尼酸与溴反应的摩尔比为 1:1，溴滴定液（0.05mol/L）的滴定度 $T_{Br_2} = 0.05 \times \frac{1}{1} \times 303.14 = 15.16$（mg/ml）。

$$标示量（\%）= \frac{T \times F (V_0 - V) \times \overline{W}}{W \times 标示量} \times 100\%$$

$$= \frac{15.16 \times \frac{0.1031}{0.1} \times (23.05 - 13.25) \times \frac{2.1040}{20}}{0.6325 \times 25} \times 100\%$$

$$= 101.9\%$$

本品含量符合药典规定。

（二）分光光度法

分光光度法是通过测定物质在特定波长处或一定波长范围内的吸光度或发光强度，对该物质进行定性或定量分析的方法。包括紫外-可见分光光度法（ultraviolet visible spectrophotometry，UV-Vis）、荧光分光光度法（fluorescence spectrophotometry）、原子吸收分光光度法（atomic absorption spectrophotometry，AAS）和红外分光光度法（infrared spectrophotometry）。以下介绍在药物分析中常用于药物含量测定的紫外-可见分光光度法和荧光分光光度法。

1. 紫外-可见分光光度法　紫外-可见分光光度法用于含量测定的方法一般有以下几种：

（1）对照品比较法：按各品种项下的方法，分别配制供试品溶液和对照品溶液，对照品溶液中所含被测成分的量应为供试品溶液中被测成分规定量的 $100\% \pm 10\%$，所用溶剂也应完全一致，在规定的波长处测定供试品溶液和对照品溶液的吸光度后，按下式计算供试品中被测溶液的浓度：

$$C_X = C_R \times \frac{A_X}{A_R} \tag{17-17}$$

式中，C_X 为供试品溶液的浓度；C_R 为对照品溶液的浓度；A_X 为供试品溶液的吸光度；A_R 为对照品溶液的吸光度。

1）原料药

$$含量(\%) = \frac{C_X \times D}{W} \times 100\% = \frac{C_R \times \frac{A_X}{A_R} \times D}{W} \times 100\% \tag{17-18}$$

2）制剂

固体制剂：

$$标示量(\%) = \frac{C_X \times D \times \overline{W}}{W \times 标示量} \times 100\% \tag{17-19}$$

$$液体制剂：标法量(\%) = \frac{C_X \times D}{V_{取样} \times 标示量} \times 100\% \tag{17-20}$$

式中，C_X 为供试品溶液的浓度；D 为稀释体积，需根据供试品溶液的浓度要求或制备过程计算；其他符号的意义同上。

（2）吸收系数法：按各品种项下的方法配制供试品溶液，在规定波长处测定其吸光度，再以该品种在规定条件下的吸收系数计算供试品溶液的浓度。

$$C(g/100ml) = \frac{A}{E_{1cm}^{1\%} \times l} \tag{17-21}$$

1）原料药

$$含量(\%) = \frac{\dfrac{A}{E_{1cm}^{1\%} \times l \times 100} \times D}{W} \times 100\% \tag{17-22}$$

2）制剂

$$固体制剂：标示量(\%) = \frac{\dfrac{A}{E_{1cm}^{1\%} \times l \times 100} \times D \times \overline{W}}{W \times 标示量} \times 100\% \tag{17-23}$$

$$液体制剂：标示量(\%) = \frac{\dfrac{A}{E_{1cm}^{1\%} \times l \times 100} \times D}{V_{取样} \times 标示量} \times 100\% \tag{17-24}$$

式中，A 为供试品溶液的吸光度；$E_{1cm}^{1\%}$ 为供试品中被测组分的百分吸收系数；100 为浓度换算因素，将 g/100ml 换算成 g/ml；其他符号的意义同上。

(3) 计算示例

例5 炔孕酮（ethisterone）的含量测定：精密称取本品 10.21mg，置 10ml 量瓶，加无水乙醇溶解定容，精密量取 1ml，置 100ml 量瓶中，无水乙醇定容，照紫外-可见分光光度法（附录ⅣA），在 240nm 的波长处测定吸光度为 0.527，按 $C_{21}H_{18}O_2$ 的吸收系数（$E_{1cm}^{1\%}$）为 520 计算。药典规定按干燥品计算，含炔孕酮应为 97.0%～103.0%。该供试品含量是否合格？

本法为吸收系数法。

根据供试品溶液制备过程，稀释体积 $D = \dfrac{10 \times 100}{1} = 1000$ （ml）

原料药测定结果按下式计算：

$$含量（\%） = \frac{\dfrac{A}{E_{1cm}^{1\%} \times 100} \times D}{W} \times 100\%$$

$$= \frac{\dfrac{0.527}{520 \times 100} \times \dfrac{10 \times 100}{1}}{10.21 \times 10^{-3}} \times 100\%$$

$$= 99.3\%$$

本品含量符合药典规定。

例6 卡比马唑（carbimazole）片（规格 5mg/片）的含量测定：取本品 20 片，精密称定总重为 1.0916g，研细，精密称取片粉 0.2739g，置 250ml 量瓶中，加水约 100ml，在约 35℃的水浴中不断振摇 5 分钟，使卡比马唑溶解，放冷至室温，用水稀释至刻度，摇匀，滤过，精密量取续滤液 10ml，置 100ml 量瓶中，加盐酸溶液（9→100）10ml，用水稀释至刻度，摇匀，照紫外-可见分光光度法（附录ⅣA），在 292nm 的波长处测定吸光度为 0.543，按 $C_7H_{10}N_2O_2S$ 的吸收系数（$E_{1cm}^{1\%}$）为 557 计算。药典规定含卡比马唑应为标示量的 90.0%～110.0%，试计算本品是否符合药典规定的含量限度。

本法为吸收系数法，测定结果按下式计算：

$$标示量（\%） = \frac{\dfrac{A}{E_{1cm}^{1\%} \times l \times 100} \times D \times \overline{W}}{W \times 标示量} \times 100\%$$

$$= \frac{\dfrac{0.543}{557 \times 100} \times \dfrac{250 \times 100}{10} \times \dfrac{1.0916}{20} \times 1000}{0.2739 \times 5} \times 100\%$$

$$= 97.1\%$$

本品含量符合药典规定。

例7 吗氯贝胺（moclobemide）片（规格：0.1g/片）的含量测定：取本品 20 片（薄膜衣片除去包衣），精密称定总重为 2.5144g，研细，精密称取片粉 0.03143g，置 100ml 量瓶中，加 0.1mol/L 盐酸溶液适量，振摇使吗氯贝胺溶解并稀释至刻度，摇匀，滤过，精密量取续滤液 5ml，置 100ml 量瓶中，用 0.1mol/L 盐酸溶液稀释至刻度，摇匀，照紫外-可见分光光度法（附录ⅣA），在 240nm 的波长处测定吸光度为 0.442。另取吗氯贝胺对照品 0.02064g，同法测定，在 240nm 的波长处测定吸光度为 0.405。药典规定含吗氯贝胺应为标示量的 93.0%～107.0%，试计算本品是否符合药典规定。

本法为对照品比较法，测定结果按下式计算：

$$标示量（\%）=\frac{C_R \times \dfrac{A_X}{A_R} \times D \times \overline{W}}{W \times 标示量} \times 100\%$$

$$=\frac{0.02064 \times \dfrac{0.442}{0.405} \times \dfrac{2.5144}{20}}{0.03143 \times 0.1} \times 100\%$$

$$=90.1\%$$

90.1%小于93.0%，本品含量不符合药典规定。

2. 荧光分光光度法　荧光分光光度法测定含量时不易测定物质的绝对荧光强度，多采用对照品比较法。在一定条件下，用对照品溶液测定荧光强度与浓度的线性关系，当线性关系良好时，可在每次测定前，用一定浓度的对照品溶液校正仪器的灵敏度，然后在相同条件下，读取对照品溶液及其试剂空白的荧光强度和供试品溶液及其试剂空白的荧光强度，按下式计算供试品溶液的浓度：

$$C_X = \frac{R_X - R_{Xb}}{R_r - R_{rb}} \times C_r \tag{17-25}$$

式中，C_X 为供试品溶液的浓度；C_r 为对照品溶液浓度；R_X 为供试品溶液的荧光强度；R_{Xb} 为供试品溶液试剂空白的荧光强度；R_r 为对照品溶液的荧光强度；R_{rb} 为对照品溶液试剂空白的荧光强度。

因荧光分析法中的浓度与荧光强度的线性范围较窄，$\dfrac{R_X - R_{Xb}}{R_r - R_{rb}}$ 应控制在 0.50～2 之间；如有超过，应调节溶液浓度后再测。当浓度与荧光强度偏离线性时，应改用工作曲线法。

例 8　利血平（reserpine）片（规格 0.1mg/片）含量测定：避光操作。取本品 20 片，如为糖衣片应除去包衣，精密称定总重为 1.0058g，研细，精密称取片粉 0.2515g，置 100ml 棕色量瓶中，加热水 10ml，摇匀后，加三氯甲烷 10ml，振摇，用乙醇稀释至刻度，摇匀，滤过，精密量取续滤液 10ml，置 25ml 量瓶中，乙醇稀释至刻度，作为供试品溶液；另精密称取利血平对照品 10.1mg，置 100ml 棕色量瓶中，加三氯甲烷 10ml 溶解后，再用乙醇稀释至刻度，摇匀，精密量取 5ml，置 100ml 棕色量瓶中，用乙醇稀释至刻度，摇匀，作为对照品溶液。精密量取对照品溶液与供试品溶液各 5ml，分别置具塞试管中，加五氧化二钒试液 2.0ml，激烈振摇后，在 30℃放置 1 小时，照荧光分析法（附录ⅣE），在激发光波长 400nm、发射光波长 500nm 处测得对照品溶液与对照品溶液试剂空白的荧光强度分别为 130 和 36；供试品溶液与供试品溶液试剂空白的荧光强度分别为 137 和 34。药典规定含利血平应为标示量的 90.0%～110.0%，试计算本品是否符合药典规定的含量限度。

$$标示量（\%）=\frac{\dfrac{R_X - R_{Xb}}{R_r - R_{rb}} \times C_r \times D \times \overline{W}}{W \times 标示量} \times 100\%$$

$$=\frac{\dfrac{137-34}{130-36} \times \dfrac{10.1 \times 100}{100 \times 5} \times \dfrac{100 \times 25}{10} \times \dfrac{1.0058}{20}}{0.2515 \times 0.1 \times 1000} \times 100\%$$

$$=110.6\%$$

110.6%大于110.0%，本品含量不符合规定。

（三）色谱法

高效液相色谱法和气相色谱法是药物含量测定中应用最广的色谱法，定量分析时，可根据供试品或仪器的具体情况采用峰面积法或峰高法，目前大多采用峰面积法。测定供试品中主成分含量时，常用以下两种方法。

1. 内标法加校正因子法　按各品种项下的规定，精密称（量）取对照品和内标物质，分别配成溶液，精密量取各溶液适量，混合配成校正因子测定用的对照溶液，取一定量注入仪器，记录色谱图。测量对照品和内标物质的峰面积或峰高，按下式计算校正因子：

$$校正因子(f) = \frac{A_S/C_S}{A_R/C_R} \tag{17-26}$$

式中，A_S 为内标物质峰面积或峰高；A_R 为对照品的峰面积或峰高；C_S 为内标物质的浓度；C_R 为对照品的浓度。

再取各品种项下含有内标物质的供试品溶液，注入仪器，记录色谱图，测量供试品中待测成分和内标物质的峰面积或峰高，按下式计算含量：

$$含量(C_X) = f \times \frac{A_X}{A_{S'}/C_{S'}} \tag{17-27}$$

式中，C_X 为供试品的浓度；f 为校正因子；A_X 为供试品的峰面积或峰高；$A_{S'}$ 为内标物质的峰面积或峰高；$C_{S'}$ 为内标物质的浓度。

（1）原料药

$$含量\% = \frac{C_X \times D}{W} \times 100\% = \frac{f \times \frac{A_X}{A_{S'}/C_{S'}} \times D}{W} \times 100\% \tag{17-28}$$

（2）制剂

$$固体制剂：含量(\%) = \frac{C_X \times D \times \overline{W}}{W \times 标示量} \times 100\% \tag{17-29}$$

$$液体制剂：含量(\%) = \frac{C_X \times D}{V_{取样} \times W} \times 100\% \tag{17-30}$$

式中各符号意义同前。

2. 外标法　外标法是以待测成分的对照品作为对照物质，相对比较法以求得供试品含量的方法。

按各品种项下的规定，精密称（量）取对照品和供试品，配成溶液，分别精密取一定量，注入仪器，记录色谱图，测量对照品溶液和供试品溶液中待测成分的峰面积（或峰高），按下式计算含量：

$$含量(C_X) = C_R \times \frac{A_X}{A_R} \tag{17-31}$$

式中，C_X 为供试品的浓度；A_X 为供试品的峰面积或峰高；A_R 为对照品的峰面积或峰高；C_R 为对照品的浓度。

由于微量注射器不易精确控制进样量，当采用外标法测定供试品中主成分或杂质含量时，以定量环或自动进样器为好。

（1）原料药

$$含量(\%) = \frac{C_X \times D}{W} \times 100\% = \frac{C_R \times \frac{A_X}{A_R} \times D}{W} \times 100\% \tag{17-32}$$

（2）制剂

$$固体制剂：标示量（\%）=\frac{C_X \times D \times \overline{W}}{W \times 标示量} \times 100\% \tag{17-33}$$

$$液体制剂：标示量（\%）=\frac{C_X \times D \times \overline{V}}{V_{取样} \times 标示量} \times 100\% \tag{17-34}$$

式中各符号意义同前。

3. 计算示例

例9 泼尼松龙（prednisolone）含量测定：照高效液相色谱法（附录ⅤD）测定。

色谱条件与系统适用性试验：用十八烷基硅烷键合硅胶为填充剂；以甲醇-水（65：35）为流动相；检测波长为240nm。理论板数按泼尼松龙峰计算不低于1000，泼尼松龙峰和内标物质峰的分离度应大于3.5。

内标溶液的制备：取炔诺酮，加甲醇溶解并稀释制成每1毫升中含1.50mg的溶液。

测定法：精密称取供试品10.32mg，加甲醇溶解并定容至10ml，精密量取该溶液与内标溶液各5ml，置50ml量瓶中，用甲醇稀释至刻度，摇匀，取10μl注入液相色谱仪，记录色谱图，测定数据见表17-1。

另取泼尼松龙对照品11.05mg，加甲醇溶解并定容至10ml，同法测定。测定数据见表17-2。

表17-1 测定数据1		
	保留时间（分钟）	峰面积
供试品	9.34	39 001
内标物	12.15	41 250

表17-2 测定数据2		
	保留时间（分钟）	峰面积
对照品	9.34	41 624
内标物	12.15	41 210

按内标法一峰面积计算，求供试品的百分含量。按干燥品计算，含 $C_{21}H_{28}O_5$ 应为97.0%～102.0%，该供试品含量是否合格？

$$C_S = 1.50 \ (mg/ml)；C_R = 1.105 \ (mg/ml)$$

$$校正因子（f）=\frac{A_S/C_S}{A_R/C_R}=\frac{41210/1.50}{41624/1.105}=0.729$$

$$C_X = f \times \frac{A_X}{A'_s/c'_s}=0.729 \times \frac{39001}{41250/1.50}=1.03 \ (mg/ml)$$

$$含量（\%）=\frac{C_X \times D}{W}=\frac{1.03 \times 10}{10.32} \times 100\%=99.8\%$$

由于99.8%在97.0%～102.0%内，故本品含量合格。

例10 吲哚美辛（indometacin）肠溶片（规格25mg/片）的含量测定：照高效液相色谱法（附录ⅤD）测定。

色谱条件与系统适用性试验：用十八烷基硅烷键合硅胶为填充剂；以乙腈－0.1mol/L冰醋酸（50：50）为流动相；检测波长为228nm。理论板数按吲哚美辛峰计算不低于2000，吲哚美辛峰与相邻杂质峰的分离度应符合要求。

测定法：取本品10片，除去包衣后，精密称定总重为2.3524g，研细，精密称取细粉0.4710g，置100ml量瓶中，加甲醇适量，超声使吲哚美辛溶解，放冷，用甲醇稀释至刻度，摇匀，滤过，精密量取续滤液2ml，置10ml量瓶中，用50%甲醇溶液稀释至刻度，摇匀，精密量取20μl，注入液相色谱仪，记录色谱图，测得吲哚美辛峰峰面积为23 189；另精密称取吲哚美辛对照品 25.10mg，置 50ml 量瓶中，加甲醇适量，超声使溶解，放冷，用甲醇稀释至刻度，摇匀，精密量取 2ml，置 10ml 量瓶中，用 50％甲醇溶液稀释至刻度，摇匀，同法测得吲哚美辛峰峰面积为 23 584。药典规定含吲哚美辛应为标示量的 90.0％～110.0％，试计算本品是否符合药典规定的含量限度。

$$\text{标示量（\%）} = \frac{C_R \times \dfrac{A_X}{A_R} \times D \times \overline{W}}{W \times \text{标示量}} \times 100\%$$

$$= \frac{\dfrac{25.10}{50} \times \dfrac{23\ 189}{23\ 584} \times 100 \times \dfrac{2.3524}{10}}{0.4710 \times 25} \times 100\%$$

$$= 98.6\%$$

由于 98.6％在 90.0％～110.0％内，本品含量合格。

第 2 节　制剂中常见附加剂的干扰与排除

不同的药物制剂所添加的辅料不同，制剂中存在的各种附加剂有时会对药物的测定产生干扰。当主药的量较大，采用的方法不受辅料的影响或其影响可以忽略不计时，可不需分离辅料，采用直接测定的方法。当辅料的存在对主药的含量测定有干扰时，除考虑采用其他方法避免干扰外，还应根据辅料的性质和特点，采取必要的措施消除其干扰。

一、片剂

片剂可供内服、外用，是目前临床应用最广泛的剂型之一。片剂中常用的辅料有淀粉、糊精、蔗糖、乳糖、硬脂酸镁、硫酸钙、羧甲基纤维素和滑石粉等。

（一）糖类

淀粉、糊精、蔗糖、乳糖等常用作片剂的稀释剂。其中乳糖本身具有还原性，淀粉、糊精和蔗糖本身无明显的还原性，它们水解后均可产生具有还原性的葡萄糖，葡萄糖可被强氧化剂氧化成葡萄糖酸。当采用氧化还原滴定法测定片剂中主药的含量，糖类辅料可能干扰测定（测定结果偏高），特别是使用较强氧化性的滴定剂，如高锰酸钾、溴酸钾等，干扰更容易发生。因此，含糖类辅料的片剂，在选择含量测定方法时，应避免使用强氧化剂作滴定剂。同时可以采用阴性对照品做对照试验，若阴性对照品消耗滴定剂，说明糖类辅料对测定有干扰，需改进含量测定方法。糖类可溶于水，若主药为脂溶性，可用有机溶剂提取主药后测定，也可改用其他的测定方法排除干扰，也可采用过滤法除去糖类的干扰。

如《中国药典》采用高锰酸钾法测定硫酸亚铁（ferrous sulfate）原料的含量，而采用铈量法测定硫酸亚铁片、硫酸亚铁缓释片的含量。这是由于高锰酸钾是强氧化剂，测定硫酸亚铁片时，在氧化亚铁离子的同时，也把醛糖（葡萄糖、乳糖）氧化成酸，而采用氧化电位稍低的硫酸铈作滴定剂，硫酸铈不能氧化葡萄糖为葡萄糖酸，不干扰测定。又如《中国药典》依他尼酸原料及片剂的含量测定，均采用溴量法（剩余滴定法），在测定依他尼酸片时，为防止辅料的干扰，先加盐酸，用二氯甲烷提取主药，蒸干二氯甲烷提取液后，再用溴量法测定。

（二）硬脂酸镁

硬脂酸镁是以硬脂酸镁（$C_{36}H_{70}MgO_4$）和棕榈酸镁（$C_{32}H_{62}MgO_4$）为主要成分的混合物，是片剂中常用的润滑剂。硬脂酸镁的干扰包括两个方面：

1. 干扰配位滴定法　Mg^{2+} 在碱性溶液中（pH≥9.7）可与 EDTA 形成稳定的配位化合物（稳定常数 lgK_{MY} 为 8.64），致使测定结果偏高。可用缓冲盐溶液调节酸度，选用合适的 pH 条件，使主药与 EDTA 形成络合物，而镁离子不参与反应。也可加入掩蔽剂消除这种干扰。如，在 pH 6～7.5 条件下，酒石酸可以与 Mg^{2+} 形成稳定的配位化合物而将其掩蔽。

2. 干扰非水碱量法　硬脂酸根离子在冰醋酸中碱性增强，能被高氯酸滴定。若主药的含量大，硬脂酸镁含量小，则硬脂酸镁的存在对测定结果影响不大，可不考虑其干扰，直接进行测定；若主药含量少而硬脂酸镁含量较大时，硬脂酸镁的干扰可使测定结果偏高。下列几种方法可排除干扰：

（1）提取分离法。若主药为脂溶性，可采用三氯甲烷、丙酮、乙醇等有机溶剂提取出主药后，将提取液蒸干或蒸去部分溶剂后，再用非水溶液滴定法进行含量测定。若主药为水溶性，则以水溶解，可经酸化或碱化后，再用有机溶剂提取酸性或碱性物质，蒸去有机溶剂并烘干后进行重量法测定，或提取后加冰醋酸直接用非水溶液滴定法测定。

如《中国药典》硫酸奎宁（quinine sulfate）的原料直接采用非水碱量法测定含量，硫酸奎宁片则是取片粉适量，置分液漏斗中，加氯化钠 0.5g 与 0.1mol/L 氢氧化钠溶液 10ml 碱化，用三氯甲烷 50ml 提取奎宁，分取三氯甲烷液，加醋酐 5ml 与二甲基黄指示液 2 滴，再用高氯酸滴定液滴定。

（2）加入无水草酸或酒石酸的醋酐溶液做掩蔽剂。加入无水草酸或酒石酸的醋酐溶液，使之与硬脂酸镁中的镁离子反应，生成难溶性的草酸镁（或酒石酸镁）和硬脂酸，两者均不干扰非水碱量法。

（3）改用其他含量测定方法。如《中国药典》舒必利（sulpiride）原料采用非水碱量法测定含量，而片剂采用紫外分光光度法测定含量。

在用非水滴定法测定片剂的含量时，除了硬脂酸镁干扰测定外，有的片剂中若添加苯甲酸盐、羧甲基纤维素钠等，也可消耗高氯酸滴定液，使测定结果偏高，亦应引起注意。

（三）滑石粉、硫酸钙等

滑石粉、硫酸钙等赋形剂在水中不易溶解，使溶液浑浊，当采用紫外-可见分光光度法、旋光法等测定片剂主药的含量时会产生干扰。一般采用滤除法或提取分离法排除干扰。若主药为水溶性，可将片粉加水溶解后，过滤，除去干扰。若主药不溶于水，可用有机溶剂提取主药后，再按规定方法测定。

含硫酸钙等钙盐的片剂，如用配位滴定法测定主药含量时，由于 Ca^{2+} 的存在，也会产生干扰，一般可加入掩蔽剂，或分离除去或采用其他方法进行测定。

二、注射剂

注射剂一般是将原料药溶解于注射用水中，配成一定浓度的溶液，再经过滤、灌封、灭菌制成。为了保证药液稳定，减少对人体组织刺激等，需加入一些附加剂，如 pH 值调节剂、渗透压调节剂、增溶剂、乳化剂、抗氧剂、抑菌剂等，这些附加剂对含量测定有不同程度的影响。并非所有的附加剂对测定方法都有干扰，以下仅介绍注射剂中对主药的含量测定有干扰的两种常用附加剂。

（一）抗氧剂

将具有还原性的药物制成注射剂时，常需加入抗氧剂以增加药物的稳定性。常用的抗氧剂有亚硫酸钠、亚硫酸氢钠、焦亚硫酸钠、硫代硫酸钠、维生素 C 等。这些物质本身具有较强的还原性，当用氧化还原滴定法测定主药含量时，常会产生干扰，使测定结果偏高。排除干扰的方法如下：

1. 加掩蔽剂　丙酮和甲醛常作为掩蔽剂，消除亚硫酸钠、亚硫酸氢钠和焦亚硫酸钠的干扰。如维生素C（Vitamin C）注射液中加有焦亚硫酸钠或亚硫酸氢钠，《中国药典》采用碘量法测定维生素C含量时，先加入丙酮，以消除抗氧剂的干扰。反应式如下：

$$Na_2S_2O_5 + H_2O \longrightarrow 2NaHSO_3$$

$$NaHSO_3 + \underset{H_3C}{\overset{H_3C}{\diagdown}}C{=}O \longrightarrow \underset{H_3C}{\overset{H_3C}{\diagdown}}\underset{OH}{\overset{SO_3Na}{\underset{|}{\overset{|}{C}}}}$$

安乃近（metamizole sodium）注射液中加有焦亚硫酸钠，《中国药典》采用碘量法测定含量时，先加入甲醛，以消除焦亚硫酸钠的干扰。反应式如下：

$$NaHSO_3 + \underset{H}{\overset{H}{\diagdown}}C{=}O \longrightarrow \underset{H}{\overset{H}{\diagdown}}\underset{OH}{\overset{SO_3Na}{\underset{|}{\overset{|}{C}}}}$$

由于甲醛具有一定的还原性，用作掩蔽剂时，宜选则氧化电位较甲醛低的滴定剂测定主药含量，否则应选用丙酮作掩蔽剂。

2. 加酸分解　亚硫酸钠、亚硫酸氢钠和焦亚硫酸钠可被强酸分解，产生二氧化硫气体，经加热可全部逸出，分解反应如下：

$$Na_2SO_3 + 2HCl \longrightarrow 2NaCl + H_2O + SO_2 \uparrow$$
$$NaHSO_3 + HCl \longrightarrow NaCl + H_2O + SO_2 \uparrow$$
$$Na_2S_2O_5 + 2HCl \longrightarrow 2NaCl + H_2O + 2SO_2 \uparrow$$

如磺胺嘧啶钠（sulfadiazine sodium）注射液中加有亚硫酸氢钠，《中国药典》采用亚硝酸钠滴定法测定含量时，滴定前加入一定量的盐酸（也是亚硝酸钠滴定法要求的条件），可使亚硫酸氢钠分解而排除干扰，不需另行处理。

3. 加弱氧化剂氧化　加入一种弱氧化剂将亚硫酸盐或亚硫酸氢盐氧化，但不会氧化被测药物，亦不消耗滴定溶液。常用的弱氧化剂为过氧化氢和硝酸。

$$Na_2SO_3 + H_2O_2 \longrightarrow Na_2SO_4 + H_2O$$
$$NaHSO_3 + H_2O_2 \longrightarrow NaHSO_4 + H_2O$$
$$Na_2SO_3 + 2HNO_3 \longrightarrow Na_2SO_4 + H_2O + 2NO_2 \uparrow$$
$$2NaHSO_3 + 4HNO_3 \longrightarrow Na_2SO_4 + 2H_2O + H_2SO_4 + 4NO_2 \uparrow$$

4. 提取分离　利用物质溶解性的不同，分离后测定或直接用色谱法测定。如氢溴酸烯丙吗啡（nalorphine hydrobromide）注射液中加有焦亚硫酸钠作抗氧剂，《中国药典》用异丙醇-三氯甲烷（1∶3）提取碱化后的游离烯丙吗啡，然后再用非水滴定法测定。

5. 改用其他方法　维生素C作抗氧剂时，其最大吸收波长为243nm，若注射剂中主药也在该波长附近测定含量，维生素C会干扰测定。如《中国药典》（2005年版）盐酸异丙嗪片的测定，选择249nm为测定波长，其注射剂的含量测定选用299nm为测定波长。《中国药典》则改用HPLC法测定盐酸异丙嗪注射液含量，外标法定量。

（二）溶剂油

脂溶性药物（如甾体激素类）的注射剂常需配成油溶液，用注射用植物油做溶剂，溶剂油的存在对以水为溶剂的含量测定方法产生干扰。排除的方法如下：

1. 有机溶剂稀释法　对某些药物含量较高，取样量较少的注射剂，可用有机溶剂稀释后直接测定，油溶液不会对测定产生产生影响。如《中国药典》癸氟奋乃静（fluphenazine decanoate）注射液的含量测定：

避光操作。用内容量移液管精密量取本品 2ml，置 50ml 量瓶中，加三氯甲烷溶解并稀释至刻度，摇匀；精密量取 5ml，置 100ml 量瓶中，加乙腈-三氯甲烷（2：1）稀释至刻度，摇匀，精密量取 20μl 注入液相色谱仪，记录色谱图。

2. 有机溶剂提取法　选择适当的有机溶剂，将药物提取后再进行测定。如《中国药典》丙酸睾酮（testosterone propionate）注射液的含量测定：

用内容量移液管精密量取本品适量（约相当于丙酸睾酮 50mg），置 50ml 量瓶中，用乙醚分数次洗涤移液管内壁，洗液并入量瓶中，用乙醚稀释至刻度，摇匀，精密量取 5ml，置具塞离心管中，在温水浴上使乙醚挥散，用甲醇振摇提取 4 次（5ml、5ml、5ml、3ml），每次振摇 10 分钟后离心 15 分钟，合并甲醇提取液，置 25ml 量瓶中，用甲醇稀释至刻度，摇匀，精密量取 10μl，照丙酸睾酮含量测定项下的方法测定，即得。

3. 柱色谱法　如丙酸睾酮注射液的含量测定，《美国药典》（32 版）采用反相柱色谱法消除注射液中溶剂油的干扰。

第 3 节　制剂的常规检查

《中国药典》附录"制剂通则"的每一剂型项下，规定了一些检查项目，这些检查项目称为制剂的常规检查项目。药物有多种剂型，不同类型药物制剂的检查内容不一，本节主要介绍常见的片剂、注射剂的常规检查项目。

一、片剂

《中国药典》收载的片剂以口服普通片为主，另有含片、舌下片、口腔贴片、咀嚼片、分散片、可溶片、泡腾片、阴道片、阴道泡腾片、缓释片、控释片与肠溶片等。片剂的检查，外观应完整光洁，色泽均匀，有适宜的硬度和耐磨性。为避免包装、运输过程中发生磨损或破碎，除另有规定外，对于非包衣片，应符合片剂脆碎度检查法的要求。片剂的常规检查有以下内容。

（一）重量差异

重量差异（weight variation）系指按规定称量方法测得的每片重量与平均片重之间的差异程度。在片剂的生产过程中，由于生产设备和工艺、颗粒的均匀度和流动性等因素的影响，都会使片剂重量产生差异，而片剂的重量差异又会使各片间主药含量产生差异。因此，重量差异检查的目的是通过控制各片重量的一致性，来控制片剂中药物含量的均匀程度，从而保证用药剂量的准确。

事实上，重量差异并不能完全反映药物含量的均匀程度。药物含量的均匀程度要按"含量均匀度检查法"检查，但"含量均匀度检查法"工作量较大，所需时间较长，因而《中国药典》主要用于小剂量片剂的检查。对于普通片剂，还是通过简便快速的重量差异检查来控制药物含量的均匀程度。

重量差异的检查法：取供试品 20 片，精密称定总重量，求得平均片重后，再分别精密称定每片的重量，每片重量与平均片重相比较（凡无含量测定的片剂，每片重量应与标示片重比较），按表 17-1 中的规定，超出重量差异限度的不得多于 2 片，并不得有 1 片超出限度 1 倍。

表 17-1 片剂的重量差异限度

平均片重或标示片重	重量差异限度（%）
0.30g 以下	±7.5
0.30g 及 0.30g 以上	±5

糖衣片的片心应检查重量差异并符合规定，包糖衣后不再检查重量差异。薄膜衣片应在包薄膜衣后检查重量差异并符合规定。

（二）崩解时限

崩解时限（disintegration）系指口服固体制剂在规定条件下全部崩解溶散或成碎粒，并全部通过筛网所需时间的限度（不溶性包衣材料或破碎的胶囊壳除外；如有少量不能通过筛网，应已软化或轻质上漂且无硬心）。除片剂外，胶囊剂、滴丸剂都要作崩解时限检查。

通常，片剂经口服后在胃肠道中首先要经过崩解，药物才能被溶出，为机体吸收而达到治疗的作用。为了控制片剂的质量，保证药物的疗效，各国药典都把"崩解时限"作为片剂的常规检查项目之一。

《中国药典》采用升降式崩解仪检查。升降式崩解仪的主要结构为一能升降的金属支架与下端镶有晒网的吊篮，并附有挡板，将吊篮通过上端的不锈钢轴悬挂于金属支架上，浸入 1000ml 烧杯中，并调节吊篮位置使其下降时筛网距烧杯底部 25mm，烧杯中盛有温度为 37±1℃的崩解介质，调节介质高度使吊篮上升时筛网在液面下 15mm 处。升降的金属支架上下移动距离为 55±2mm，往返频率为每分钟 30～32 次。

取供试品 6 片进行检查，如有 1 片不能完全崩解，应另取 6 片进行复试，均应符合规定。不同片剂崩解时限的检查方法及规定并不完全相同，见表 17-2。泡腾片的崩解时限检查法与其他片剂相比差异较大。另外，阴道片照融变时限检查法（附录 X B）检查，应符合规定；咀嚼片不进行崩解时限检查。

凡规定检查溶出度、释放度的片剂，不再进行崩解时限检查。

表 17-2 不同片剂的崩解时限检查

片剂	崩解介质	介质温度（℃）	规定
普通片	水	37±1	15 分钟内应全部崩解
薄膜衣片	水	37±1	30 分钟内应全部崩解
糖衣片	水	37±1	1 小时内应全部崩解
肠溶衣片	盐酸溶液（9→1000）	37±1	2 小时内不得有裂缝、崩解或软化
	磷酸盐缓冲液（pH 6.8）		1 小时内应全部崩解
含片	水	37±1	不应在 10 分钟内全部崩解或溶化
舌下片	水	37±1	5 分钟内应全部崩解并溶化
可溶片	水	15～25	3 分钟内应全部崩解并溶化
结肠定位肠溶片	盐酸溶液（9→1000）及 pH 6.8 以下的磷酸盐缓冲液	37±1	不释放或不崩解
	pH 7.5～8.0 的磷酸盐缓冲液		1 小时内应全部释放或崩解
泡腾片	取供试品 1 片，置 250ml 烧杯中，烧杯内盛有 200ml 水，水温为 15～25℃，有许多气泡放出，当片剂或碎片周围的气体停止逸出时，片剂应溶解或分散在水中，无聚集的颗粒剩留。除另有规定外，同法检查 6 片，各片均应在 5 分钟内崩解。如有 1 片不能完全崩解，应另取 6 片复试，均应符合规定		

（三）其他检查

发泡量：阴道泡腾片照下述方法检查，应符合规定。取25ml具塞刻度试管（内径1.5cm）10支，各精密加水2ml，置（37±1）℃水浴中5分钟后，各管中分别投入供试品1片，密塞，20分钟内观察最大发泡量的体积，平均发泡体积应不少于6ml，且少于3ml的不得超过2片。

分散均匀性：分散片照下述方法检查，应符合规定。取供试品6片，置250ml烧杯中。加15～25℃的水100ml，振摇3分钟，应全部崩解并通过二号筛。

微生物限度：口腔贴片、阴道片、阴道泡腾片和外用可溶片等局部用片剂需照微生物限度检查法（附录ⅫJ）检查，应符合规定。

为增加稳定性、掩盖药物不良臭味、改善片剂外观等，可对片剂进行包衣。必要时，薄膜包衣片剂应检查残留溶剂。

二、药物制剂的含量均匀度和溶出度的检查

某些药物制剂的检查除常规检查项目外，还需作一些特殊的检查，主要有含量均匀度和溶出度的检查。

（一）药物制剂的含量均匀度

含量均匀度（content uniformity）系指小剂量或单剂量的固体制剂、半固体制剂和非均相液体的每片（个）含量符合标示量的程度。

含量均匀度检查结果的判定方法分为计数型和计量型。计数型是基于规定数量各样本的含量测定值与参考值（标示量或平均含量）的一定限度比较，根据超出限度的样本个数进行判定；计量型是根据各样本含量测定值的均值（$\overline{X}$）和标准差（S）进行判定。

《中国药典》采用计量型二次抽检法，以标示量为参照值。检查方法：除另有规定外，取供试品10片（个），照各品种项下规定的方法，分别测定每片（个）以标示量为100的相对含量X，求其均值$\overline{X}$和标准差S以及标示量与均值之差的绝对值A。

$$\left[S = \sqrt{\frac{\sum\limits_{n}^{i=1}(X-\overline{X})^2}{n-1}} \right] \tag{17-35}$$

$$A = |100-\overline{X}|$$

如$A+1.80S \leqslant 15.0$，则供试品的含量均匀度符合规定；

若$A+S > 15.0$，则不符合规定；

若$A+1.80S > 15.0$，且$A+S \leqslant 15.0$，则应另取20片（个）复试。根据初、复试结果，计算30片（个）的均值$\overline{X}$、标准差S和标示量与均值之差的绝对值A：

如$A+1.45S \leqslant 15.0$，则供试品的含量均匀度符合规定；

若$A+1.45S > 15.0$，则不符合规定。

含量均匀度的限度应符合各品种项下的规定。除另有规定外，单剂量包装的口服混悬剂、内充混悬物的软胶囊剂、胶囊型或泡囊型粉雾剂、单剂量包装的眼用、鼻用混悬剂、固体或半固体制剂，其限度均应为±20％；透皮贴剂、栓剂的限度为±25％。

如该品种项下规定含量均匀度的限度为±20％或其他数值时，应将上述各判断式中的15.0改为20.0或其他相应的数值，但各判断式中的系数不变。

《中国药典》对含量均匀度应用的指导原则：片剂、硬胶囊剂或注射用无菌粉末，每片（个）标示量不大于25mg或主药含量不大于每片（个）重量25％；内容物非均一溶液的软胶囊、单剂

量包装的口服混悬液、透皮贴剂、吸入剂和栓剂，均应检查含量均匀度。复方制剂仅检查符合上述条件的组分。凡检查含量均匀度的制剂不再检查重（装）量差异。如《中国药典》醋酸泼尼松（prednisone acetate）片，其标示量为 5mg，不大于 25mg，应进行含量均匀度检查，不再做重量差异检查。

（二）药物制剂的溶出度

1. 溶出度测定法　溶出度（dissolution）系指活性药物从片剂、胶囊剂或颗粒剂等制剂在规定条件下溶出的速率和程度。对难溶性的药物一般都应作溶出度的检查。分散片应进行溶出度检查。

口服固体制剂中药物的吸收取决于药物的溶解情况，而崩解只是药物溶解的最初阶段，还不能客观反映药物在体内溶出的全过程。药物在体内吸收的快慢通常由溶解的快慢决定。溶出度试验是一种模拟口服固体制剂在胃肠道中崩解和溶出的体外试验方法，已成为评价口服固体制剂内在质量的重要指标之一，而且可以在一定程度上反映固体制剂的体内生物利用度（bioavailability）。

溶出度对控制处方、生产过程中各种因素的变化是一种有效的方法，同时与药物在体内药效的真实情况有一定的相关性。生物利用度是指制剂中的药物被吸收进入血液的速率和程度，它是评价药物制剂体内吸收情况、保证药品内在质量的最根本、最可靠的指标，当药物的溶出速率等于或低于药物在体内的吸收速率时，溶出速率成为限速因素，此时溶出度与生物利用度之间可建立一定的相关性，故可用溶出度评价口服固体制剂的体内生物利用度。

《中国药典》溶出度测定共收载三法，转篮法（basket method），浆法（paddle method），小杯法（small vessel method）。一般情况下转篮法适用于胶囊剂和易于漂浮的药物制剂；浆法适用于片剂；小杯法适用于小规格的固体制剂。

（1）转篮法：测定前，对溶出仪进行必要的调试，使转篮底部距溶出杯内底部（25±2）mm。分别量取经脱气处理的溶出介质 900ml，置 1000ml 的各溶出杯内，实际量取的体积与规定体积的偏差不超过 ±1%，加温，待溶出介质温度恒定在（37±0.5）℃后，取供试品 6 片（粒、袋），分别投入 6 个干燥的转篮内，按各品种项下的规定的转速启动仪器，待其平稳后，将转篮降入溶出杯中，注意供试品表面上不要有气泡，自供试品接触溶出介质起开始计时；至规定的取样时间（实际取样时间与规定时间的差异不得超过 ±2%），吸取溶出液适量（取样位置应在转篮顶端至液面的中点，距溶出杯内壁不小于 10mm 处），立即用适当的微孔滤膜滤过，自取样至滤过应在 30 秒钟内完成，及时补充所耗的介质（须多次取样时，所量取溶出介质的体积之和应在溶出介质的 1% 以内，如超过总体积的 1% 时，应及时补充相同体积的温度为（37±1）℃的溶出介质，或在计算时加以校正）。取澄清滤液，照该品种项下规定的方法测定，计算每片（粒、袋）的溶出量。

（2）浆法：以搅拌浆代替转篮。测定时，取供试品 6 片（粒、袋），分别投入 6 个溶出杯内（如片剂或胶囊剂浮于液面，应先装入规定的沉降篮内）。其余同转篮法。

（3）小杯法：以搅拌浆代替转篮，使浆叶底部距溶出杯的内底部（15±2）mm。分别量取经脱气处理的溶出介质 100~250ml，置 250ml 的各溶出杯内，如片剂或胶囊剂浮于液面，应先装入规定的沉降装置内。以下操作同浆法。

$$溶出量 = \frac{溶出量}{标示量} \times 100\% \tag{17-36}$$

结果判断：符合下列条件之一，可判为符合规定：

（1）6片（粒、袋）中，每片（粒、袋）的溶出量按标示量计算，均不低于规定限度（Q）；

（2）6片（粒、袋）中，如有1~2片（粒、袋）低于Q，但不低于Q-10%，且其平均溶出量不低于Q；

（3）6片（粒、袋）中，有1~2片（粒、袋）低于Q，其中仅有1片（粒、袋）低于Q—10%，但不低于Q—20%，且其平均溶出量不低于Q时，应另取6片（粒、袋）复试；初、复试的12片（粒、袋）中有1~3片（粒、袋）低于Q，其中仅有1片（粒、袋）低于Q-10%，但不低于Q-20%，且其平均溶出量不低于Q。

以上结果判断中所示的10%，20%是指相对于标示量的百分率（%）。

影响溶出度试验结果的因素：

（1）溶出介质。溶出介质的种类有水、0.1mol/L盐酸、缓冲液（pH 3~6.8，最高可达8.0）、人工胃液（pH 1.2）和人工肠液（pH 6.8）；也可在介质中加适量有机溶剂（如异丙醇、乙醇）、表面活性剂（如十二烷基磺酸钠，一般小于0.5%）、酶（如胃蛋白酶、胰蛋白酶）等物质。

通常，溶出介质首选水，因为只要制剂在水中的溶出度达到药典规定标准，则该制剂的生物利用度和生物等效性一般不会有什么问题。选择溶出介质，还应考虑药物本身的理化性质及制剂口服后在胃肠道中吸收的部位。大多数弱酸性药物在胃中易于吸收，可选择酸性溶液或人工胃液为溶出介质；对水溶性较差的药物，可选用加有适量有机溶剂或表面活性剂的溶出介质。

溶出介质的体积应足够大，以使药物的溶出符合漏槽条件。试验过程中溶出介质的体积应保持不变，应对取样时移出的介质量据实予以补充，并列入计算，而且应注意溶出过程中介质的蒸（挥）发量。试验时为溶出杯配上适宜的盖子，可防止介质蒸（挥）发。

测定时应使用各品种项下规定的溶出介质，并应新鲜配制和经脱气处理。介质中溶解的气体可改变溶出介质的pH、使药物被氧化，影响制剂的崩解、溶出等，从而影响试验结果。因此溶解的气体应在试验之前除去。可采用下列方法进行脱气处理：取溶出介质，在缓缓搅拌下加热至约41℃，并在真空条件下不断搅拌5分钟以上；或者煮沸15分钟（约5000ml）；或超声、抽滤等其他有效脱气方法。如果溶出介质为缓冲液，当需要调节pH时，一般调节pH至规定pH值±0.05之内。

溶出介质的温度为（37±0.5）℃，是指溶出杯内溶出介质的温度，而不是指水浴的温度。

（2）测定时，除另有规定，每个溶出杯内只允许投入供试品1片（粒、袋），不得多投。

（3）如胶囊壳对分析有干扰，应取不少于6粒胶囊，尽可能完全地除尽内容物，置同一溶出杯内，按该品种项下规定的分析方法测定每个空胶囊的空白值，作必要的校正。如校正值大于标志量的25%，试验无效。如校正值不大于标示量2%，可忽略不计。

2. 释放度测定法 《中国药典》除"溶出度测定法"外，还收载了"释放度测定法"。释放度（drug release）系指药物从缓释制剂、控释制剂、肠溶制剂及透皮贴剂等在规定条件下释放的速率和程度。溶出度和释放度两者均表示了药物从固体制剂进入介质中的速率和程度。

《中国药典》共收载三法，除另有规定外，仪器装置同溶出度测定法。

第一法：用于缓释制剂或控释制剂的测定。

测定法：照溶出度测定法项下进行，但至少采用3个时间取样，在规定取样时间点，吸取溶液适量，及时补充相同体积的温度为（37±5）℃的溶出介质，滤过，自取样至滤过应在30秒钟内完成，照各品种项下规定的方法测定，计算每片（粒）的释放量。

结果判定：除另有规定外，符合下列条件之一者，可判为符合规定：

（1）6片（粒）中，每片（粒）在每个时间点测得的释放量按标示量计算，均未超出规定范围；

（2）6片（粒）中，在每个时间点测得的释放量，如有1～2片（粒）超出规定范围，但未超出规定范围的10%。且在每个时间点测得的平均释放量未超出规定范围；

（3）6片（粒）中，在每个时间点测得的释放量，如有1～2片（粒）超出规定范围，其中仅有1片（粒）超出规定范围的10%，但未超出规定范围的20%，且其平均释放量未超出规定范围，应另取6片（粒）复试；初、复试的12片（粒）中，在每个时间点测得的释放量，如有1～3片（粒）超出规定范围，其中仅有1片（粒）超出规定范围的10%，但未超出规定范围的20%。且其平均释放量未超出规定范围。

以上结果判断中所示超出规定范围的10%、20%是相对于标示量的百分率（%），其中超出规定范围的10%是指：每个时间点测得的释放量不低于低限的−10%，或不超过高限＋10%；每个时间点测得的释放量应包括最终时间测得的释放量。

第二法用于肠溶制剂。

方法1：酸中释放量：量取0.1mol/L盐酸溶液750ml，注入每个溶出杯，实际量取的体积与规定体积的偏差应不超过±1%，待溶出介质温度恒定在（37±0.5）℃，取6片（粒）分别投入溶出杯中（当品种项下规定需要使用沉降装置时，可将片剂或胶囊剂先装入规定的沉降装置内），注意供试品表面不要有气泡，按各品种项下规定的转速启动仪器，2小时后在规定取样点吸取溶液适量，滤过，自取样至滤过应在30秒钟内完成，按各品种项下规定的方法测定，计算每片（粒）的酸中释放量。

缓冲液中释放量：上述酸溶液中加入温度为（37±0.5）℃的0.2mol/L磷酸钠溶液250ml（必要时用2mol/L盐酸溶液或2mol/L氢氧化钠溶液调节pH值至6.8），继续运转45分钟，或按各品种项下规定的时间，在规定取样点吸取溶液适量，滤过，自取样至滤过应在30秒钟内完成，按各品种项下规定的方法测定，计算每片（粒）的缓冲液中释放量。

方法2：酸中释放量：量取0.1mol/L盐酸溶液900ml，注入每个溶出杯中，照方法1酸中释放量项下进行测定。

缓冲液中释放量：弃去上述各溶出杯中酸液，立即加入温度为（37±0.5）℃的磷酸盐缓冲液（pH 6.8）（取0.1mol/L盐酸溶液和0.2mol/L磷酸钠溶液，按3∶1混合均匀，必要时用2mol/L盐酸溶液或2mol/L氢氧化钠溶液调节pH值至6.8）900ml，或将每片（粒）转移入另一盛有温度为（37±0.5）℃的磷酸盐缓冲液（pH 6.8）900ml的溶出杯中，照方法1缓冲液中释放量项下进行测定。

结果判定：除另有规定外，符合下列条件之一者，可判为符合规定：

酸中释放量：

（1）6片（粒）中，每片（粒）的释放量均不大于标示量的10%；

（2）6片（粒）中，有1～2片（粒）大于10%，但其平均释放量不大于10%。

缓冲液中释放量：

（1）6片（粒）中，每片（粒）的释放量按标示量计算均不低于规定限度（Q）；除另有规定外，Q应为标示量的70%；

（2）6片（粒）中仅有1～2片（粒）低于Q，但不低于Q−10%，且其平均释放量不低于Q；

（3）6片（粒）中如有1～2片（粒）低于Q，其中仅有1片（粒）低于Q−10%，但不低于

$Q-20\%$，且其平均释放量不低于 Q 时，应另取 6 片（粒）复试；初、复试的 12 片（粒）中有 $1\sim3$ 片（粒）低于 Q，其中仅有 1 片（粒）低于 $Q-10\%$，但不低于 $Q-20\%$，且其平均释放量不低于 Q。

以上结果判断中所示 10%、20% 是指相对于标示量的百分率（%）

第三法用于透皮贴剂。

测定法：仪器装置同溶出度测定法中的桨法，但另用网碟固定透皮贴剂。将释放介质加入溶出杯内，预温至 (32 ± 0.5)℃；将透皮贴剂固定于两层碟片之间，释放面朝上，再将网碟置于烧杯下部，并使贴剂与桨底旋转面平行，两者相距 (25 ± 2) mm，开始搅拌并定时取样。取样位置在介质液面与桨叶上端之间正中，离杯壁不得少于 1cm。取样后应补充相同体积的温度为 (32 ± 0.5)℃ 的空白释放介质。取样方法同第一法。

凡检查溶出度或释放度的制剂，不再检查崩解时限。

三、注射剂

注射剂可分为注射液、注射用无菌粉末与注射用浓溶液。《中国药典》规定：溶液型注射液应澄明；除另有规定外，混悬型注射液中药物颗粒应控制在 15μm 以下，含 $15\sim20\mu$m（间有个别 $20\sim50\mu$m）者，不应超过 10%，若有可见沉淀，振摇时应容易分散均匀；乳状型注射液应稳定，不得有相分离现象；静脉用乳状型注射液中乳滴的粒度 90% 应在 1μm 以下，不得有大于 5μm 的乳滴。注射剂的常规检查有以下内容：

（一）装量

为保证单剂量注射液及注射用浓溶液的注射用量不少于标示量，注射液及注射用浓溶液需检查装量。

检查法：标示装量为不大于 2ml 者取供试品 5 支，2ml 以上至 50ml 者取供试品 3 支；开启时注意避免损失，将内容物分别用相应体积的干燥注射器及注射针头抽尽，然后注入经标化的量入式量筒内（量筒的大小应使待测体积至少占其测定体积的 40%），在室温下检视。测定油溶液或混悬液的装量时，应先加温摇匀，再用干燥注射器及注射针头抽尽后，同前法操作，放冷，检视，每支的装量均不得少于其标示量。

标示装量为 50ml 以上的注射液及注射用浓溶液照最低装量检查法（附录ⅩF）检查，应符合规定（3 个容器的平均装量不少于标示装量，每个容器装量不少于标示装量的 97%，如有 1 个容器装量不符合规定，则另取 3 个复试，应全部符合规定）。

（二）装量差异

注射用无菌粉末为控制各瓶间装量的一致性，保证药物含量的均匀性，需检查装量差异。

检查法：取供试品 5 瓶（支），除去标签、铝盖，容器外壁用乙醇擦净、干燥，开启时注意避免玻璃屑等异物落入容器中，分别迅速精密称定，倾出内容物，容器用水或乙醇洗净，在适宜条件下干燥后，再分别精密称定每一容器的重量，求出每瓶（支）的装量与平均装量。每瓶（支）装量与平均装量相比较，应符合表 17-3 中规定，如有 1 瓶（支）不符合规定，应另取 10 瓶（支）复试，应符合规定。

表 17-3　注射用无菌粉末的装量差异限度

平均装量	装量差异限度（%）
0.05g 及 0.05g 以下	±15
0.05g 以上至 0.15g	±10
0.15g 以上至 0.50g	±7
0.50g 以上	±5

凡规定检查含量均匀度的注射用无菌粉末，一般不再进行装量差异检查。

（三）可见异物

可见异物（visible foreign particulates）是指存在于注射液、眼用液体制剂中，在规定条件下目视可以观测到的不溶性物质，其粒径或长度通常大于 $50\mu m$。注射剂中若有可见异物，使用后可能引起静脉炎、过敏反应，较大的微粒甚至可以堵塞毛细血管，因此注射剂需检查可见异物。

注射剂、眼用液体制剂应在符合药品生产质量管理规范（GMP）的条件下生产，产品在出厂前应采用适宜的方法逐一检查可见异物，并同时剔除不合格产品。临用前，也在自然光下目视检查（避免阳光直射），如有可见异物，不得使用。

可见异物检查法有灯检法和光散射法。一般常用灯检法，灯检法不适用的品种，如用深色透明容器包装或液体色泽较深（一般深于各标准比色液 7 号）的品种可选用光散射法。实验室检测时应避免引入可见异物，当制备注射用无菌粉末或供试品溶液的容器不适于检测（如不透明、不规则形状容器等），需转移至适宜容器中时，应在 100 级的洁净环境（如层流净化台）中进行。

1. 灯检法　应在暗室中进行。检查人员远距离或近距离视力均应为 4.9 或 4.9 以上（矫正后视力应为 5.0 或 5.0 以上），应无色盲。

检查法：溶液型、乳状液及混悬型制剂，取供试品 20 支（瓶），除去容器标签，擦净容器外壁，必要时将药液转移至洁净透明的适宜容器内，置于遮光板边缘处，在明视距离（指供试品至人眼的清晰观测距离，通常为 25cm），分别在黑色和白色背景下，手持供试品容器颈部轻轻旋转或翻转容器使药液中可能存在的可见异物悬浮（但应避免药液产生气泡），轻轻翻转后即用目检视，重复 3 次，总时限为 20 秒。供试品装量每支（瓶）在 10ml 及 10ml 以下的，每次检查可手持 2 支（瓶）。注射用无菌粉末，取供试品 5 支（瓶），用适宜的溶剂及适当的方法使药粉全部溶解后，按上述方法检查。配带有专用溶剂的注射用无菌粉末，应先将专用溶剂按溶液型制剂检查合格后，再用以溶解注射用无菌粉末。

用无色透明容器包装的无色供试品溶液，检查时被观察样品所在处的光照度应为 1000～1500lx；用透明塑料容器或用棕色透明容器包装的供试品溶液或有色供试品溶液检查时被观察样品所在处的光照度应光照度应为 2000～3000lx；混悬型供试品或乳状液，检查时被观察样品所在处的光照度应增加至 4000lx。

结果判定：在静置一定时间后轻轻旋转时均不得检出烟雾状微粒柱，且不得检出金属屑、玻璃屑、长度或最大粒径超过 2mm 的纤维和块状物等明显可见异物。细微可见异物（如点状物、2mm 以下的短纤维和块状物等）如有检出，除另有规定外，应分别符合下列规定：

（1）溶液型静脉注射液、注射用浓溶液 20 支（瓶）检查的供试品中，均不得检出明显可见异物。如检出细微可见异物的供试品仅有 1 支（瓶），应另取 20 支（瓶）同法复试，均不得检出。

（2）溶液型非静脉用注射液：被检查的 20 支（瓶）供试品中，均不得检出明显可见异物。如检出细微可见异物，应另取 20 支（瓶）同法复试，初、复试的供试品中，检出细微可见异物的供试品不得超过 2 支（瓶）。

（3）混悬型、乳状液型注射液：被检查的 20 支（瓶）供试品中，均不得检出金属屑、玻璃屑、色块、纤维等明显可见异物。

（4）注射用无菌粉末：被检查的 5 支（瓶）供试品中，均不得检出明显可见异物。如检出细微可见异物，每支（瓶）供试品中检出细微可见异物的数量应符合表 17-4 规定；如有 1 支（瓶）不符合规定，另取 10 支（瓶）同法复试，均应符合规定。

表 17-4　注射用无菌粉末的可见异物限度

类别	规格	可见异物限度
化学药		≤4 个
生化药、抗生素药和中药	≥2g	≤10 个
	<2g	≤8 个

配带有专用溶剂的注射用无菌粉末，专用溶剂应符合相应的溶液型注射液的规定。

2. 光散射法　当一束单色光照射溶液时，溶液中存在的不溶性物质使入射光发生散射，散射的能量与不溶性物质的大小有关。本方法通过对溶液中不溶性物质引起的光散射能量的测量，并与规定的阈值比较，以检查可见异物。

检查法：溶液型注射液，取供试品 20 支（瓶），除去不透明标签，擦净容器外壁，置仪器上瓶装置上，根据仪器使用说明选择与供试品适宜的测定参数，启动仪器，将供试品检测 3 次并记录检测结果。凡仪器判定有 1 次不合格者，用灯检法作进一步确认。用深色透明容器包装或液体色泽较深等灯检法检查困难的品种不用灯检法确认。注射用无菌粉末，取供试品 5 支（瓶），用适宜的溶剂及适当的方法使药物全部溶解后，按上述方法检查。

结果判定：同灯检法。

（四）不溶性微粒

不溶性微粒（subvisible particulates）检查法系指在可见异物检查符合规定后，用以检查静脉用注射剂（溶液型注射液、注射液无菌粉末、注射液浓溶液）及供静脉注射用无菌原料药中不溶性微粒的大小及数量。不溶性微粒是指注射液在生产或使用过程中经各种途径污染后形成的微小颗粒性杂质。不溶性微粒检查法包括光阻法和显微计数法。当光阻法测定结果不符合规定或供试品不适于用光阻法测定时，应采用显微计数法测定，并以显微计数法的测定结果为判定依据。光阻法不适用于黏度过高和易析出结晶的注射剂或进入传感器时容易产生气泡的注射剂。对于黏度过高，采用两种方法都无法直接测定的注射剂，可用适宜的溶剂经适当稀释后测定。

1. 光阻法　仪器通常包括取样器、传感器和数据处理器三部分。当液体中的微粒通过一窄小的检测区时，与液体流向垂直的入射光，由于被微粒阻挡而减弱，使传感器输出的信号降低，这种信号变化与微粒的截面积大小相关，据此可以检测出注射剂中不溶性微粒的大小和数量。检查法如下：

（1）标示装量为 25ml 或 25ml 以上静脉用注射液或注射用浓溶液：取供试品，用水将容器外壁洗净，小心翻转 20 次，使溶液混合均匀，立即小心开启容器，先倒出部分供试品溶液冲洗开启口及取样杯，再将供试品溶液倒入取样杯中，静置 2 分钟或适当时间脱气，置于取样器上（或将供试品容器直接置于取样器上）。开启搅拌，使溶液混匀（避免产生气泡），依法测定至少 3 次，每次取样应不少于 5ml；另取至少 2 个供试品，同法测定。第一个供试品的数据不计，取后续测定结果的平均值计算。

（2）标示装量为 25ml 以下的静脉用注射液或注射用浓溶液：取供试品，用水将容器外壁洗净，小心翻转 20 次，使溶液混合均匀，静置 2 分钟或适当时间脱气，小心开启容器，直接将供试品容器置于取样器上，开启搅拌或以手缓缓转动，使溶液混匀（避免产生气泡），由仪器直接抽取适量溶液（以不吸入气泡为限），测定并记录数据；另取至少 3 个供试品，同法测定。第一个供试品的数据不计，取后续测定结果的平均值计算。

注射用浓溶液如黏度太大，不便直接测定时，可经适当稀释后，依法测定。

（3）注射用无菌粉末：取供试品，用水将容器外壁洗净，小心开启瓶盖，精密加入适量微粒检查用水（或适宜的溶剂），小心盖上瓶盖，缓缓振摇使内容物溶解，静置 2 分钟或适当时间脱气，小心开启容器，直接将供试品容器置于取样器上，开启搅拌或用手缓缓转动，使溶液混匀（避免产生气泡），由仪器直接抽取适量溶液（以不吸入气泡为限），测定并记录数据；另取至少 3 个供试品，同法测定。第一个供试品的数据不计，取后续测定结果的平均值计算。

2. 显微计数法　仪器通常包括层流净化台、显微镜、微孔滤膜及其滤器、平皿等。检查法如下：

（1）标示装量为 25ml 或 25ml 以上的静脉用注射液或注射用浓溶液：取供试品，用水将容器外壁洗净，在层流净化台上小心翻转 20 次，使溶液混合均匀，立即小心开启容器，用适宜的方法抽取或量取供试品溶液 25ml，沿滤器内壁缓缓注入经预处理的滤器（滤膜直径 25mm）中。静置 1 分钟，缓缓抽滤至滤膜近干，再用微粒检查用水 25ml，沿滤器内壁缓缓注入，洗涤并抽滤至滤膜近干，然后用平头镊子将滤膜转移置平皿上（必要时，可涂抹极薄层的甘油使滤膜平整），微启盖子使滤膜适当干燥后，将平皿闭合，置显微镜载物台上。调好入射光，放大 100 倍进行显微测量，调节显微镜至滤膜格栅清晰，移动坐标轴，分别测定有效滤过面积上最长粒径大于 $10\mu m$ 或 $25\mu m$ 的微粒数。另取至少 2 个供试品，同法测定，计算测定结果的平均值。

（2）标示装量为 25ml 以下的静脉用注射液或注射用浓溶液：取供试品，用水将容器外壁洗净，在层流净化台上小心翻转 20 次，使溶液混合均匀，立即小心开启容器，用适宜的方法直接抽取每个容器中的全部溶液，沿滤器内壁缓缓注入经预处理的滤器（滤膜直径 13mm）中，照上述（1）同法测定。

（3）注射用无菌粉末及供注射用无菌原料药：照光阻法（3）制备供试品溶液，同上述（1）操作测定。

结果判定：

（1）标示装量为 100ml 或 100ml 以上的静脉用注射液：每 1 毫升含 $10\mu m$ 或 $10\mu m$ 以上的微粒不得过 25 粒（光阻法）、12 粒（显微计数法），含 $25\mu m$ 及 $25\mu m$ 以上的微粒不得过 3 粒（光阻法）、2 粒（显微计数法）。

（2）标示装量为 100ml 以下的静脉用注射液、静脉注射用无菌粉末、注射用浓溶液及供注射用无菌原料药：每个供试品容器（份）中含 $10\mu m$ 或 $10\mu m$ 以上的微粒不得过 6000 粒（光阻法）、3000 粒（显微计数法），含 $25\mu m$ 及 $25\mu m$ 以上的微粒不得过 600 粒（光阻法）、300 粒（显微计数法）。

（五）无菌

无菌检查法（sterility test）是用于检查注射剂及其他要求无菌的药品是否无菌的一种方法，若供试品符合无菌检查法的规定，仅表明了供试品在该检验条件下未发现微生物污染。无菌检查应在环境洁净度 10 000 级下的局部洁净度 100 级的单向流空气区域或隔离系统中进行，其全过程应严格遵守无菌操作，防止微生物的污染。当建立产品的无菌检查法时，应进行方法的验证。供试品无菌检查中应根据供试品特性选择阳性对照菌，应取相应溶剂和稀释液、冲洗液同法操作，作为阴性对照，阴性对照不得有菌生长，阳性对照应生长良好。

《中国药典》的无菌检查法有薄膜过滤法和直接接种法两种。直接接种法适用于非抗菌作用的供试品；若供试品有抗菌作用或供试品性状允许，应采用薄膜过滤法。供试品无菌检查所采用的检查方法和检验条件应与验证的方法相同。

（六）热原或细菌内毒素

静脉用注射剂需检查热原或细菌内毒素，以控制引起体温升高的杂质。检查时选择其中一种即可。

1. 热原（pyrogen） 指由微生物产生的能引起恒温动物体温异常升高的致热物质。其来源广泛，如器皿、管道、水、灰尘中都可能携带热原，其中，由革兰阴性菌产生的致热物质的致热能力最强。注入人体的注射剂含有热原量达 $1\mu g/kg$ 时，就可引起"热原反应"，能使人体产生发冷、寒战、发热、出汗、恶心、呕吐等症状，严重时甚至可能出现昏迷、休克死亡。因此，除在注射剂的生产工艺中必须采取除去热原的措施外，对成品也要检查热原。

《中国药典》采用"家兔法"检查热原的限度，对供试用家兔和试验前的准备工作都有严格要求。

检查法：取适用的家兔3只，测定其正常体温后15分钟以内，自耳静脉缓缓注入规定剂量并温热至约38℃供试品溶液，然后每隔30分钟测量其体温1次，共测6次，以6次体温中最高的一次减去正常体温，即为该兔体温的升高温度（℃）。如3只家兔中有1只体温升高0.6℃或高于0.6℃，或3只家兔体温升高的总和达1.3℃或高于1.3℃，应另取5只家兔复试，检查方法同上。当家兔升温为负值时，均以0℃计。

结果判断：在初试的3只家兔中，体温升高均低于0.6℃，并且3只家兔体温升高总和低于1.3℃；或在复试的5只家兔中，体温升高0.6℃或高于0.6℃的家兔不超过1只，并且初试、复试合并8只家兔的体温升高总和为3.5℃或低于3.5℃，均判定供试品的热原检查符合规定。

在初试的3只家兔中，体温升高0.6℃或高于0.6℃的家兔超过1只；或在复试的5只家兔中，体温升高0.6℃或高于0.6℃的家兔超过1只；或在初试、复试合并8只家兔的体温升高总和超过3.5℃，均判定供试品的热原检查不符合规定。

2. 细菌内毒素（endotoxin） 是革兰阴性菌细胞壁的组分，由脂多糖和微量蛋白质组成。热原主要来源于细菌内毒素，内毒素的量用内毒素单位（EU）表示。

《中国药典》的细菌内毒素检查法利用鲎试剂来检测或量化由革兰阴性菌产生的细菌内毒素，包括凝胶法和光度测量法。供试品检测时，可使用其中任何一种方法进行试验。当测定结果有争议时，以凝胶法结果为准。

（1）凝胶检查法：凝胶检查法又分为限度试验和半定量试验。

凝胶限度试验：取分装有0.1ml鲎试剂溶液的 $10\times75mm$ 试管8支，其中2支加入0.1ml按最大有效稀释倍数稀释的供试品溶液，2支加入0.1ml细菌内毒素溶液作为阳性对照管，2支加入0.1ml细菌内毒素检查用水作为阴性对照管，2支加入供试品溶液和细菌内毒素溶液作为供试品阳性对照管。将试管中溶液轻轻混匀后，封闭管口，垂直放入（37±1）℃的恒温器中，保温60分钟±2分钟，将试管轻轻取出，缓缓倒转180°，若管内形成凝胶，并且凝胶不变形、不从管壁滑脱者为阳性；未形成凝胶或形成的凝胶不坚实、变形并从管壁滑脱者为阴性。保温和拿取试管过程中应避免受到振动造成假阳性结果。

结果判断：若2支阴性对照管均为阴性，2支供试品阳性对照管和2支阳性对照管均为阳性，试验有效。若2支供试品管均为阴性，判定供试品符合规定；若2管均为阳性，判定供试品不符合规定；若一管为阳性，另一管为阴性，另取4支供试品管复试，若4支平行管均为阴性，判定供试品符合规定；否则判定供试品不符合规定。

（2）光度测量法：包括浊度法和显色基质法。

浊度法系利用检测鲎试剂与内毒素反应过程中的浊度变化而测定内毒素含量的方法。根据检测原理可分为终点浊度法和动态浊度法。终点浊度法是依据反应混合物中的内毒素浓度和其在孵育终止时的浊度（吸光度或透光率）之间存在着量化关系来测定内毒素含量的方法。动态浊度法是检测反应混合物的浊度到达某一预先设定的吸光度所需的反应时间，或是检测浊度增加速度的方法。

显色基质法系利用检测鲎试剂与内毒素反应过程中产生的凝固酶使特定底物释放出呈色团的多少而测定内毒素含量的方法。根据检测原理，分为终点显色法和动态显色法。终点显色法是依据反应混合物中内毒素浓度和其在孵育终止时释放出的呈色团的量之间存在的量化关系来测定内毒素含量的方法。动态显色法是检测反应混合物的色度达到某一预先设定的吸光度所需要的反应时间，或检测色度增长速度的方法。

光度测定试验需在特定的仪器中进行，温度一般为（37±1）℃。供试品和鲎试剂的加样量、供试品和鲎试剂的比例以及保温时间等，参照所用仪器和试剂的有关说明进行。

第4节　复方制剂分析

复方制剂是指含两种或两种以上有效成分的制剂。复方制剂的分析较原料药、单方制剂的分析更为复杂，其分析不仅要考虑各种剂型中辅料对有效成分测定的影响，同时还要考虑复方制剂中所含的有效成分之间的相互影响。目前复方制剂分析中应用最广泛的方法是色谱法，如高效液相色谱法，同时具有分离和测定能力，为其质量控制提供了灵敏、准确、简便、快速的分析方法。

复方制剂中如果各有效成分在测定时不发生干扰，可选用不经分离直接测定法分别测定各成分的含量。若各有效成分相互间有干扰，则根据各有效成分的理化性质的差异，需经适当的处理或分离后，再分别按原料药或单味制剂的分析方法进行鉴别和含量测定。有时需考虑制剂中所含各成分的量，含量少浓度低的制剂，应考虑另选灵敏、专属的其他方法测定。如果复方制剂中所含的多种有效成分难以逐个测定或某些有效成分目前尚无适当的测定方法时，可对其中的1～2个主要有效成分进行测定，但选用的方法要不受其他成分的干扰。以下介绍有代表性的复方制剂的分析。

一、复方氯化钠注射液

[《中国药典》收载]

复方氯化钠注射液（compound sodium chloride injection）为氯化钠、氯化钾与氯化钙混合制成的灭菌水溶液。含总氯量（Cl）应为 $0.52\%\sim0.58\%$（g/ml），含氯化钾（KCl）应为 $0.028\%\sim0.032\%$（g/ml），含氯化钙（$CaCl_2 \cdot 2H_2O$）应为 $0.031\%\sim0.035\%$（g/ml）。

【处方】	氯化钠	8.5g
	氯化钾	0.30g
	氯化钙	0.33g

注射用水	适量
制成	1000ml

【性状】 本品为无色澄明液体；味微咸。

【鉴别】 本品显钠盐、钾盐、钙盐与氯化物的鉴别反应。（附录Ⅲ）。

【检查】

pH 值 应为 4.5～7.5（附录Ⅵ H）

重金属 取本品 50ml，蒸发至约 20ml，放冷，加醋酸盐缓冲液（pH 值 3.5）2ml 与水适量使成 25ml，依法检查（附录Ⅷ H 第一法），含重金属不得过千万分之三。

砷盐 取本品 20ml，加水 3ml 与盐酸 5ml，依法检查（附录Ⅷ J 第一法），应符合规定（0.00001%）。

渗透压摩尔浓度 取本品，依法检查（附录Ⅸ G），渗透压摩尔浓度应为 260～320mOsmol/kg。

细菌内毒素 取本品，依法检查（附录Ⅺ E），每 1 毫升中含内毒素的量应小于 0.50EU。

无菌 采用薄膜过滤法处理，以金黄色葡萄球菌为阳性对照菌，依法检查（附录Ⅺ H），应符合规定。

其他 应符合注射剂项下有关的各项规定。（附录Ⅰ B）。

【含量测定】

总氯量 精密量取本品 10ml，加水 40ml、2% 糊精溶液 5ml、2.5% 硼砂溶液 2ml 与荧光黄指示液 5～8ml，用硝酸银滴定液（0.1mol/L）滴定。每 1 毫升硝酸银滴定液（0.1mol/L）相当于 3.545mg 的 Cl。

氯化钾 取四苯硼钠滴定液（0.02mol/L）60ml，置烧杯中，加冰醋酸 1ml 与水 25ml，准确加入本品 100ml，置 50～55℃ 水浴中保温 30 分钟，放冷，再在冰浴中放置 30 分钟，用 105℃ 恒重的 4 号垂熔玻璃坩埚滤过，沉淀用澄清的四苯硼钾饱和溶液 20ml 分 4 次洗涤，再用少量水洗，在 105℃ 干燥至恒重，精密称定，所得沉淀重量与 0.2081 相乘，即得供试品量中含有 KCl 的重量。

氯化钙 精密量取本品 100ml，置 200ml 锥形瓶中，加 1mol/L 氢氧化钠溶液 15ml 和羟基萘酚蓝指示液〔取羟基萘酚蓝（Hydroxynaphthol blue）0.5g，加水 50ml 使溶解，加 0.1mol/L 氢氧化钠溶液 2 滴，摇匀，即得〕3ml，用乙二胺四醋酸二钠滴定液（0.025mol/L）滴定至溶液由紫红色变为纯蓝色。每 1 毫升乙二胺四醋酸二钠滴定液（0.025mol/L）相当于 3.676mg 的 $CaCl_2 \cdot 2H_2O$。

处方中的氯化钠、氯化钾与氯化钙三种成分均为无机盐，可不经分离，分别采用专属性强，互不干扰的容量分析方法。

总氯量用直接银量法测定，含量测定计算公式：

$$总氯量(g/ml) = \frac{3.545 \times F \times V \times 1000}{10} \times 100\% \tag{17-37}$$

式中，F 为浓度校正因子；V 为硝酸银滴定液消耗体积；1000 为单位换算系数。

氯化钾采用四苯硼钾重量法，利用四苯硼钠在酸性溶液中（pH 值 2.0～6.5）与 K^+ 定量生成四苯硼钾白色沉淀，经过滤、洗涤、干燥、称量等步骤求出氯化钾的重量。含量测定计算公式：

$$氯化钾含量(g/ml) = \frac{W \times 0.2081}{100} \times 100\% \tag{17-38}$$

式中，W 为沉淀重量；0.2081 为氯化钾（KCl）与四苯硼钾（$C_{24}H_{20}BK$）之间的换算因素。

氯化钙采用配位滴定法，含量测定计算公式：

$$氯化钙含量(g/ml) = \frac{3.676 \times F \times V}{100} \times 100\% \tag{17-39}$$

式中，F 为浓度校正因子；V 为乙二胺四醋酸二钠滴定液消耗体积。

二、复方炔诺酮片

[《中国药典》收载]

复方炔诺酮片（compound norethisterone tablets）每片中含炔诺酮（$C_{20}H_{26}O_2$）
应为 31.5～38.5μg。

【处方】

炔诺酮	600mg
炔雌醇	35mg
制成	1000 片

【性状】本品为糖衣片或薄膜衣片，除去包衣后显白色或类白色。

【鉴别】

(1) 取本品 2 片，研细，加三氯甲烷-甲醇（9：1）5ml，充分搅拌使炔诺酮与炔雌醇溶解，
滤过，滤液置水浴上浓缩至约 0.5ml，作为供试品溶液；另取炔诺酮与炔雌醇对照品，分别加三
氯甲烷-甲醇（9：1）溶解并稀释制成每 1 毫升中含炔诺酮 2.4mg 与炔雌醇 0.14mg 的溶液，作为
对照品溶液。照薄层色谱法（附录 Ⅴ B）试验，吸取上述三种溶液各 10μl，分别点于同一硅胶 G
薄层板上，以苯-乙酸乙酯（4：1）为展开剂，展开，晾干，喷以硫酸-无水乙醇（7：3），在
100℃加热 5 分钟使显色。供试品溶液所显两个成分主斑点的位置和颜色应分别与对照品溶液的主
斑点相同。

(2) 在含量测定项下记录的色谱图中，供试品溶液两主峰的保留时间应与对照品溶液相应两
主峰的保留时间一致。

以上（1），（2）项可选作一项。

【检查】

(1) 含量均匀度：取本品 1 片，置 10ml 量瓶中，加水 0.5ml 振摇使崩解，加乙腈 5ml，超声
处理 15 分钟使炔诺酮与炔雌醇溶解，加水稀释至刻度，摇匀，离心，取上清液照含量测定项下的
方法测定含量，限度均为±20%，应符合规定（附录 Ⅹ E）。

(2) 溶出度：取本品，照溶出度测定法（附录 Ⅹ C）第三法，以 0.5% 十二烷基磺酸钠溶液
200ml 为溶出介质，转速为每分钟 100 转（糖衣片）或 50 转（薄膜衣片），依法操作，经 1 小时
（糖衣片）或 45 分钟（薄膜衣片）时，取溶液适量滤过，照含量测定项下的色谱条件，精密量取
续滤液 100μl，注入液相色谱仪，记录色谱图；另精密称取炔诺酮对照品约 12mg，置 200ml 量瓶
中，加乙醇 100ml 使溶解，用 0.5% 十二烷基磺酸钠溶液稀释至刻度，摇匀，精密量取 100μl，同
法测定。按外标法以峰面积计算每片中炔诺酮的溶出量。限度为标示量的 60%（糖衣片）或 80%
（薄膜衣片），应符合规定。

(3) 其他：应符合片剂项下有关的各项规定（附录 Ⅰ A）。

【含量测定】照高效液相色谱法（附录 Ⅴ D）测定。

(1) 色谱条件与系统适用性试验：用十八烷基硅烷键和硅胶为填充剂；以乙腈-水（45：55）为流

动相；检测波长为 200nm。理论板数按炔诺酮峰计不低于 3000，炔诺酮峰与炔雌醇峰的分离度应符合要求。

（2）测定法：取本品 20 片，精密称定，研细，精密称取适量（约相当于炔诺酮 3mg），置 50ml 量瓶制中，加乙腈 25ml，超声处理使炔诺酮与炔雌醇溶解，用水稀释至刻度，摇匀，离心，精密量取上清液 50μl 注入液相色谱仪，记录色谱图；另取炔诺酮与炔雌醇对照品，精密称定，加乙腈适量溶解后，加入与乙腈等量的水，再用乙腈-水（1:1）定量稀释制成每 1 毫升中约含炔诺酮 60μg 与炔雌醇 3.5μg 的溶液，同法测定。按外标法以峰面积计算，即得。

炔诺酮与炔雌醇两种药物均为甾体激素类药物，结构相近，但含量差异较大，炔诺酮的量为炔雌醇的 17 倍，高效液相色谱法分离效能高，灵敏，适用于此类制剂的分析。含量测定计算公式：

$$含量（\mu g）= \frac{A_S}{A_R} \times C_R \times D \tag{17-40}$$

式中，A_S、A_R 分别为供试品溶液和对照品溶液中测定组分的峰面积；C_R 为对照品溶液中测定组分的浓度；D 为稀释体积。

三、复方碘口服液

[《中国药典》（2005 年版）收载]

复方碘口服液（compound iodine oral solution）含碘（I）应为 4.5%～5.5%，含碘化钾（KI）应为 9.5%～10.5%。

【处方】

碘	50g
碘化钾	100g
水	适量
全量	1000ml

【性状】本品为深棕色的澄清液体；有碘臭。

【鉴别】

（1）取本品 1 滴，滴入淀粉指示液 1ml 与水 10ml 的混合液中，即显深蓝色。

（2）取本品 5ml，置水浴上蒸干，缓缓炽灼，使游离碘完全挥散，残渣加水溶解后，显钾盐与碘化物（附录Ⅲ）的鉴别反应。

【检查】应符合口服溶液剂项下有关的各项规定（附录ⅠO）。

【含量测定】

碘　精密量取本品 15ml，置 50ml 量瓶中，加水稀释至刻度，摇匀；精密量取 10ml，置具塞锥形瓶中，加乙酸 1 滴，用硫代硫酸钠滴定液（0.1mol/L）滴定至溶液无色。每 1 毫升硫代硫酸钠滴定液（0.1mol/L）相当于 12.69mg 的 I。

碘化钾　取上述滴定后的溶液，加醋酸 2ml 与曙红钠指示液 0.5ml，用硝酸银滴定液（0.1mol/L）滴定，至沉淀由黄色转变为玫瑰红色；将消耗硝酸银滴定液（0.1mol/L）的量（ml）减去上述消耗硫代硫酸钠滴定液（0.1mol/L）的量（ml）后，计算。每 1 毫升硝酸银滴定液（0.1mol/L）相当于 16.60mg 的 KI。

处方中的碘采用直接碘量法测定，即用硫代硫酸钠直接滴定测定含量，碘的含量按下式计算：

$$碘的含量（\%）= \frac{12.69 \times 10^{-3} \times \frac{C}{0.1} \times V}{15 \times \frac{10}{50}} \times 100\% \tag{17-41}$$

式中，C 为硫代硫酸钠滴定液的实际浓度；V 为消耗硫代硫酸钠滴定液的体积。

在滴定碘化钾这一步，除复方碘溶液中的碘化钾消耗硝酸银，由第一步测定碘被还原的碘离子也同时消耗硝酸银，故银量法测定的是碘离子总量。测定碘时消耗硫代硫酸钠滴定液的量与碘产生的碘化物的量相等，取第一步滴定后的溶液，碘化钾的量为消耗的硝酸银滴定液的总量减去测定碘时消耗的硫代硫酸钠滴定液的量，碘化钾的含量按下式计算：

$$\text{碘化钾的含量}(\%) = \frac{16.60 \times 10^{-3} \times \dfrac{C_1 V_1 - C_2 V_2}{0.1}}{15 \times \dfrac{10}{50}} \times 100\% \tag{17-42}$$

式中，C_1 和 C_2 分别为硝酸银滴定液和硫代硫酸钠滴定液的实际浓度；V_1 和 V_2 分别为样品测定时消耗硝酸银滴定液和硫代硫酸钠滴定液的体积。

学习重点

本章是以片剂和注射剂为代表的药物制剂的分析。由于制剂中各种附加成分的存在，使药物制剂的分析有以下特点：制剂分析复杂性增加；分析方法、分析项目和要求不同；含量的表示方法及限度要求不同。《中国药典》含量测定项下所采用的方法主要包括容量分析法、分光光度法和色谱分析法，各方法下原料药、制剂的含量与标示百分含量计算公式较多，需结合例题理解各种计算公式的应用。以片剂常见附加剂：糖类、硬脂酸镁、滑石粉、硫酸钙等，注射剂中常见附加剂：抗氧剂、溶剂油等，学习制剂中常见附加剂对药物含量测定方法的干扰及其消除方法。片剂的常规检查有重量差异、崩解时限；注射剂的常规检查有装量、装量差异、可见异物、不溶性微粒、无菌、热原或细菌内毒素检查等；对某些药物制剂还需做含量均匀度和溶出度的检查。以3种有代表性的复方制剂的分析理解复方制剂基本分析方法的原理及计算。

思 考 题

1. 什么是制剂分析？与原料药分析相比，制剂分析有何特点？
2. 什么是溶出度？溶出度测定有何意义？
3. 什么是含量均匀度？含量均匀度检查有什么意义？
4. 片剂及注射剂分析中，常见的附加剂的干扰有哪些？如何消除？
5. 什么是复方制剂？复方制剂分析与单方制剂分析相比有何特点？

（周 萍）

第18章

生化药物与生物制品分析概论

1. 掌握生化药物与生物制品分析的特点，生化药物的种类、鉴别、检查和常用的含量测定方法。

2. 熟悉生物制品的分类及其质量控制的基本程序与方法。

3. 了解生化药物与生物制品分析的现状和发展趋势。

第1节 概 述

生物药物（biopharmaceutics 或 biopharmaceuticals）是与化学药物、中药并驾齐驱的三大类药物之一，指利用生物体、生物组织或组成生物体的各种成分，综合运用生物学、生物化学、微生物学、免疫学、物理化学和药学的原理与方法制得的一大类药物。广义的生物药物应包括从动物、植物和微生物等生物体中直接制取的各种天然生物活性物质以及人工合成或半合成的天然物质类似物。由于抗生素已成为独立的一大类，所以除抗生素之外，生物药物按其来源和生产方法分类，主要包括生化药物（biochemical drugs）、生物制品（biological products）及其他相关的生物医药产品。

生物药物十分接近于人体的正常生理物质，具有更高的生化机制合理性和特异治疗有效性，具有药理活性高、用药剂量小、靶向性强、毒副作用小等优点；但生物药物的有效成分含量低，稳定性差，其原料及产品均为营养高的物质，极易染菌、腐败等，因此生物药物分析具有以下特点：

1. 相对分子质量的测定 生物药物中除氨基酸、核苷酸、辅酶等为小分子化合物，化学结构明确、相对分子质量确定外，其他如蛋白质、多肽、核酸、多糖类等均为大分子的生命物质，其相对分子质量大（一般几千至几十万），不是定值，且具有复杂的化学结构与空间构象，以维持其特定的生理功能。例如《中国药典》二部收载的胰岛素为五十一肽，相对分子质量约为6000；《中国药典》三部收载的注射用重组人促红素（CHO细胞）通常为 165 个氨基酸，但是由于糖基化程度不同，相对分子质量有个范围，为 36 000～45 000。对大分子的化合物而言，即使组分相同，往往由于相对分子质量不同而产生不同的生理活性。例如，肝素是由 D-硫酸氨基葡萄糖和葡萄糖醛酸组成的酸性黏多糖，能明显延长血凝时间，有抗凝血作用；而低相对分子质量肝素，其抗凝活性低于肝素。所以，生物药物常常需要进行相对分子质量的测定。

2. 生化法结构确证 在大分子生物药物中，由于有效结构或相对分子质量不确定，其结构的确证很难沿用化学药物或结构已知的生化药物所常用的元素分析、红外光谱、紫外光谱、核磁共振谱、质谱等方法加以证实，往往还需要选择生物化学分析如氨基酸组成、N 端氨基酸序列、肽图等方法加以证实。例如，《中国药典》三部收载的注射用重组人干扰素 α1b 在原液的检定中，不仅进行蛋白质含量、纯度、相对分子质量、等电点、紫外光谱扫描等理化分析，而且要求按规定进行肽图检查，同时至少每年测定一次产品 N 端氨基酸序列，用氨基酸序列分析仪测定，其 N 端序列：(Met) -Cys-Asp-Leu-Pro-Glu-Thr-His-Ser-Leu-Asp-Asn-Arg-Arg-Thr-Leu。

3. 生物活性检查 生物药物对热、酸、碱、重金属及 pH 的变化都较敏感，各种理化因素的变化易对生物活性产生影响。特别是在制备多肽或蛋白质类药物时，有时因生产工艺条件的变化，导致活性多肽或蛋白质失活。因此，对这些生物药物，除了用通常采用的理化分析检验外，尚需用生物检定法进行检定，以证实其生物活性。例如《中国药典》三部收载的注射用重组人干扰素 α2a 的原液检定要进行生物学活性的检查，采用干扰素生物学活性测定法（细胞病变抑制法），依据干扰素可以保护人羊膜细胞（WISH）免受水泡性口炎病毒（vesicular stomatitis virus，VSV）破坏的作用，用结晶紫对存活的 WISH 细胞染色，于波长 570nm 处测定其吸光度，可得到干扰素对WISH 细胞的保护效应曲线，以此测定干扰素生物学活性。

4. 安全性检查 由于生物药物大多组分复杂，有效成分在生物材料中浓度都很低，杂质特别是生物大分子杂质的含量相对比较高；同时，此类药物的性质特殊，生产工艺复杂，易引入特殊杂质和污染物，故生物药物常常要求做安全性方面的全面检查，以保证生物药物用于人体时不至于引起严重不良反应或意外事故。例如，《中国药典》三部收载的注射用人重组干扰素 α2a 涉及的安全性检查项目包括原液中外源性 DNA 残留量、鼠 IgG 残留量、宿主菌蛋白残留量、残余抗生素活性及半成品、成品检定中有关无菌、细菌内毒素检查和异常毒性试验等。

5. 需做效价（含量）测定 生化药物和生物制品在定量分析和含量的表示方式上也有所不同。此类药物来源于生物体，是生物体的基本生命物质，与化学药物和中药相比，具有更高的生化机制合理性和特异治疗有效性。因此，对于此类药物有效成分的检测，除应用一般化学方法或理化分析进行有效成分含量测定外，更应根据产品的特异生理效应或专一生化反应拟定其专属性的生物效价测定方法，以表征其所含生物活性成分的含量。如对酶类等药物需进行效价测定或酶活力测定，以表明其有效成分的生物活性。《中国药典》三部收载的人凝血酶原复合物的效价测定，包括了其组成的主要活性成分人凝血因子Ⅸ、人凝血因子Ⅱ、人凝血因子Ⅶ和凝血因子Ⅹ效价的依法测定，合格的产品结果均应符合规定。

生物药物质量控制与化学药物基本一致，包括性状、鉴别、检查和含量测定；但也不尽相同，特别是生物制品，在均一性、有效性、安全性和稳定性等方面有严格要求，必须对其进行原材料、生产过程（包括培养和纯化工艺过程）和最终产品的全过程质量控制。

第 2 节　生化药物分析

生化药物是从生物体分离纯化或用化学合成、微生物合成或现代生物技术制得的生化基本物质。生化药物有两个基本特点：一是它是生物体中的基本生化成分；二是它来自生物体，来源复杂，有些化学结构不明确，相对分子质量不是定值，多属高分子物质。生化药物收载在《中国药典》二部。

一、生化药物的种类

《中国药典》二部收载的生化药物：

（一）氨基酸及其衍生物类药物

包括单氨基酸、氨基酸衍生物和复合氨基酸类。《中国药典》收载的有门冬氨酸、丙氨酸、甲硫氨酸、丝氨酸等氨基酸及其盐类或衍生物 20 多种。

（二）多肽和蛋白质类药物

药用活性多肽包括消化道多肽、下丘脑多肽、脑多肽、激肽、催产素、升压素、胰高血糖素、降钙素等。

药用蛋白包括猪或牛的纤维蛋白原、纤维蛋白、水蛭素、胰岛素、鱼精蛋白等；属蛋白质类的激素有生长素、甲状旁腺素、催乳素；属植物来源的蛋白类药物有植物凝集素、天花粉蛋白等。

（三）酶类与辅酶类药物

按其功能可分为：助消化酶类、蛋白水解酶类、凝血酶及抗栓酶、抗肿瘤酶类和其他酶类等，还包括部分辅酶类（辅酶 Q）等。如胃蛋白酶、胰蛋白酶、玻璃酸酶、尿激酶、凝血酶、辅酶 Q_{10} 等。

（四）多糖类药物

包括肝素、硫酸软骨素 A 和 C、硫酸角质素、透明质酸、类肝素（酸性黏多糖）、壳聚多糖、灵芝多糖、黄芪多糖、人参多糖、海藻多糖、螺旋藻黏多糖等。《中国药典》收载有肝素钠、硫酸软骨素钠等。

（五）脂质类药物

包括多价不饱和脂肪酸（polyunsa turated fatty acid，PUFA）、磷脂类、固醇类、胆酸类和卟啉类。如亚油酸、卵磷脂、脑磷脂、胆固醇、血红素、胆红素等。

（六）核酸及其降解物和衍生物类药物

包括碱基及其衍生物，核苷及其衍生物，核苷酸及其衍生物和多核苷酸类。《中国药典》收载有氟尿嘧啶、硫鸟嘌呤、硫唑嘌呤、三磷酸腺苷二钠、肌苷、环磷腺苷、胞磷胆碱钠、碘苷等药物。

二、生化药物的鉴别方法

生化药物所涉及的鉴别方法比化学药物多，除理化方法外，还常采用生化鉴别法、生物鉴别法、肽图鉴别法等。

（一）理化鉴别法

理化鉴别法包括化学鉴别法、光谱鉴别法和色谱鉴别法。

化学鉴别法是在一定条件下，利用药物与某些试剂发生化学反应而呈色或生成沉淀或产生气体来进行鉴别的。如氨基酸类药物与茚三酮反应而呈色。

光谱鉴别法利用药物的 UV 或 IR 特征吸收进行鉴别。如《中国药典》碘苷的鉴别：

（1）取本品约 2mg，加热熔融，放出紫色蒸气。

（2）取本品约 2mg，加水 0.2ml 与 5％盐酸半胱氨酸溶液 2 滴，缓缓加硫酸溶液(7→10) 2ml，初显粉红色，渐显棕红色。

（3）取本品适量，精密称定，加 0.01mol/L 氢氧化钠溶液溶解并定量稀释制成每 1 毫升中约含 30μg 的溶液，照紫外-可见分光光度法（附录ⅥA）测定，在 279nm 的波长处有最大吸收，在

253nm 的波长处有最小吸收。

(4) 本品的红外光吸收图谱应与对照的图谱（光谱集 520 图）一致。

色谱鉴别法多采用 TLC 或 HPLC 法，利用对照品溶液和供试品溶液色谱图的保留时间的一致性进行鉴别。如《中国药典》胰岛素的肽图谱鉴别采用 HPLC 法；而盐酸组氨酸的鉴别采用 TLC法，方法如下：

1) 胰岛素的肽图谱的鉴别：取本品适量，用 0.1％三氟醋酸溶液制成每 1 毫升中含 10mg 的溶液，取 20µl，加 0.2mol/L 三羟甲基氨基甲烷-盐酸缓冲液（pH 7.3）20µl、0.1％V8 酶溶液 20µl 与水 140µl，混匀，置 37℃水浴中 2 小时后，加磷酸 3µl，作为供试品溶液；另取猪胰岛素对照品适量，同法制备，作为对照品溶液。照含量测定项下的色谱条件，以 0.2mol/L 硫酸盐缓冲液（pH 2.3）-乙腈（90：10）为流动相 A，乙腈-水（50：50）为流动相 B，按下表进行梯度洗脱。取对照品溶液和供试品溶液各 25µl，分别注入液相色谱仪，记录色谱图，供试品溶液的肽图谱应与对照品溶液的肽图谱一致（表 18-1）。

表 18-1　胰岛素含量测定的梯度洗脱程序

时间（分钟）	流动相 A（％）	流动相 B（％）
0	90	10
60	55	45
70	55	45

2) 盐酸组氨酸的鉴别：取本品与盐酸组氨酸对照品各适量，分别加水溶解并稀释制成每 1 毫升中约含 0.4mg 的溶液，作为供试品溶液与对照品溶液。照薄层色谱法（附录ⅤB）试验，吸取上述两种溶液各 2µl，分别点于同一硅胶 G 薄层板上，以正丁醇-冰醋酸-水（0.95：1：1）为展开剂，展开，晾干，喷以茚三酮的丙酮溶液（1→50），在 80℃加热至斑点出现，立即检视。供试品溶液所显主斑点的位置和颜色应与对照品溶液的主斑点相同。

（二）生化鉴别法

1. 酶法　《中国药典》采用酶法鉴别尿激酶。尿激酶是专属性较强的蛋白水解酶，根据尿激酶能激活牛纤维蛋白溶酶原，使其转化成纤维蛋白溶酶，纤维蛋白溶酶具有较强的蛋白水解酶能力，而纤维蛋白原在凝血酶的作用下，转变成纤维蛋白凝块，此凝块在纤维蛋白溶酶作用下，水解为可溶性的小分子多肽，直接观察溶解纤维蛋白作用的气泡上升法作为判断指标。方法如下：

取本品适量，用巴比妥-氯化钠缓冲液（pH 值 7.8）溶解并稀释成每 1 毫升含 20 单位的溶液，吸取 1ml，加牛纤维蛋白原溶液 0.3ml，再依次加入牛纤维蛋白溶酶原溶液 0.2ml 与牛凝血酶溶液 0.2ml，迅速摇匀，立即置（37±0.5）℃恒温水浴中保温，立即计时。应在 30～45 秒内凝结，且凝块在 15 分钟内重新溶解。以 0.9％氯化钠溶液作空白，同法操作，凝块在 2 小时内不溶。

2. 电泳法　《中国药典》采用琼脂糖凝胶电泳法鉴别肝素钠乳膏，肝素是由硫酸氨基葡萄糖和葡萄糖醛酸分子间组成的酸性黏多糖，其水溶液带强负电荷，于琼脂凝胶板上，在电场作用下，向正极方向移动，与肝素标准品进行对照，其移动位置应相应一致。方法如下：

取本品适量（约相当于肝素钠 700U），加 60％乙醇溶液 10ml，水浴加热使溶解，于 4℃的冰箱中放置约 5 小时，取出，滤过，取滤液作为供试品溶液。另取肝素钠标准品，加水溶解并制成每 1 毫升中含 200U 的标准品溶液。取标准品溶液与供试品溶液各 2µl，照电泳法（附录ⅤF 第三法）试验，供试品溶液与对照品溶液所显斑点的迁移距离的比值应为 0.9～1.1。

《中国药典》采用等电聚焦电泳法鉴别重组人生长激素。重组人生长激素为重组技术生产的由

191个氨基酸残基组成的蛋白质，由于蛋白质为两性电解质，在电泳场中形成一个pH梯度，其所带的电荷与介质的pH有关，带电的蛋白质在电泳中向极性相反的方向迁移，当到达其等电点时，电流达到最小，不再移动，与重组人生长激素对照品进行对照，供试品溶液主带位置应与对照品溶液主带位置一致。

（三）生物鉴别法

生物鉴别法是利用生物体进行试验来鉴别药物。鉴别通常需用标准品或对照品在同一条件下进行对照试验加以确证。如《中国药典》玻璃酸酶的鉴别：

取健康豚鼠1只，分别于背部两处，皮内注射0.25%亚甲蓝的氯化钠注射液0.1ml，作为对照，另两处皮内注射用上述溶液制成的每1毫升中含本品10U的溶液0.1ml，四处注射位置须交叉排列，相互间的距离应大于3cm，注射后5分钟，处死动物，将皮剥下，自反面观察亚甲蓝的扩散现象，供试品溶液所致的蓝色圈应大于对照品溶液所致的蓝色圈。

玻璃酸酶为蛋白分解酶，可促使皮下输液或局部积贮的渗出液和血液的扩散，以利于吸收，因此玻璃酸酶的鉴别是根据扩散作用。利用结缔组织中的玻璃酸具有较大的黏滞性，对体液扩散有阻滞作用，在动物皮内注射玻璃酸酶，通过对黏多糖玻璃酸的解聚作用，能加速染色剂亚甲蓝的扩散和吸收，使皮内注射的亚甲蓝和玻璃酸酶的蓝色圈大于单独注射亚甲蓝的蓝色圈。

《中国药典》采用小鼠血糖法鉴别胰岛素，该法利用胰岛素的降血糖作用进行鉴别。当大剂量给药时，小鼠血糖降低至一定水平即发生惊厥，迅速静注10%葡萄糖注射液，补充血糖，惊厥停止，说明是胰岛素所致低血糖而引起的惊厥。方法为：

取本品适量，加用酸调节至pH值为2.5～3.0的水制成每1毫升中含5U的溶液。在20～30℃条件下，取体重为20～24g的小鼠5只，按每20g体重皮下注射上述溶液0.25ml，注射2小时后，至少应有4只小鼠发生惊厥。立即给惊厥的小鼠腹腔注射10%葡萄糖液1ml，应能使惊厥停止。

（四）肽图检查法

肽图检查法是通过蛋白酶或化学物质裂解蛋白质后，采用适宜的分析方法鉴定蛋白质一级结构的完整性和准确性。根据蛋白质相对分子质量的大小以及氨基酸组成特点，使用专一性较强的蛋白水解酶，一般为肽链内切酶（endopeptidase），作用于特殊的肽链位点，将蛋白质裂解成较小的片断，经分离检测形成特征性指纹图谱，肽图谱对每一种蛋白质来说都是特征和专一的；也可根据同种产品不同批次肽图的一致性，考察工艺的稳定性。常用的消化试剂有胰蛋白酶、胰凝乳蛋白酶、溴化氰等，常用的检测技术有HPLC、CE和MS。《中国药典》三部附录肽图检查法共收载二法，第一法为胰蛋白酶裂解-反相高效液相色谱法；第二法为溴化氰裂解-SDS-聚丙烯酰胺凝胶电泳法。《中国药典》二部收载的重组人生长激素、注射用重组人生长激素、重组人胰岛素、胰岛素均采用肽图检查第一法进行鉴别。

三、生化药物的检查

由于生化药物的组分复杂，有效成分在生物材料中浓度都很低，杂质特别是生物大分子杂质的含量相对比较高；同时，此类药物的性质特殊，所用的原料比较复杂，如制备脏器生化药物是从动物的组织、器官、腺体、体液、分泌物以及胎盘、毛、皮、角和蹄甲等提取的药物，胰岛素来自胰腺，尿激酶来自尿，组氨酸、赖氨酸、精氨酸和水解蛋白来自血，人工牛黄来自胆汁等。而且生产工艺复杂，易引入特殊杂质和污染物。因此，杂质检查和安全性检查就显得非常重要。生化药物应保证符合无毒、无菌、无热原、无致敏原和降压物质等一般安全性要求。

（一）杂质检查

生化药物的杂质检查包括一般杂质检查和特殊杂质检查。一般杂质检查主要有氯化物、硫酸盐、磷酸盐、铵盐、铁盐、重金属、酸度、溶液的澄清度或溶液的颜色、水分及干燥失重、炽灼残渣等检查。其检查的原理及方法与化学药物中的一般杂质检查相同。特殊杂质检查主要检查从原料中带入或生产工艺中引入的杂质、污染物或其他成分。下面对生化药物中特殊杂质检查方法作一介绍。

1. 氨基酸类药物中其他氨基酸的检查 氨基酸类药物可以通过化学合成法、发酵法和酶生物合成法制备，制备中有可能引入其他氨基酸，常采用 TLC 法进行检查。如《中国药典》甲硫氨酸中其他氨基酸的检查：

取本品 0.10g，置 10ml 量瓶中，加浓氨溶液 2ml 使溶解，用水稀释至刻度，摇匀，作为供试品溶液；精密量取 1ml，置 200ml 量瓶中，用水稀释至刻度，摇匀，作为对照溶液；另取门冬氨酸对照品 10mg 与谷氨酸对照品 10mg，置同一 25ml 量瓶中，加氨试液 2ml 使溶解，用水稀释至刻度，摇匀，作为系统适用性试验溶液。照薄层色谱法（附录ⅤB）试验，吸取上述三种溶液各 5μl 分别点于同一硅胶 G 薄层板上，以冰醋酸-水-正丁醇（1:1:3）为展开剂，展开至少 15cm，晾干，喷以 0.2%茚三酮的正丁醇-2mol/L 醋酸溶液（95:5）混合溶液，在 105℃加热约 15 分钟至斑点出现，立即检视。对照溶液应显一个清晰的斑点，系统适用性试验溶液应显两个清晰分离的斑点。供试品溶液如显杂质斑点，其颜色与对照溶液的主斑点比较，不得更深（0.5%）。

2. 多肽类药物中特殊杂质的检查 多肽类药物由多个氨基酸组成，在制备过程中可能引入氨基酸和其他肽类，合成多肽中可能有残余醋酸，需要加以控制。如醋酸奥曲肽为化学合成的由 8 个氨基酸组成的合成多肽，《中国药典》规定进行氨基酸比值、醋酸、有关物质的检查，方法如下：

（1）氨基酸比值：取本品 1mg，置一玻璃管中，加 30%过氧化氢溶液-甲酸（1:9）100μl，置冰水浴中 4 小时，真空干燥，加 6mol/L 盐酸溶液 100μl，充氮后熔封，置 110℃水解 24 小时，冷却，启封，真空干燥，加 0.1mol/L 盐酸溶液溶解并制成每 1 毫升中约 0.5mg 的溶液，作为供试品溶液；另取磺基丙氨酸、苏氨酸、苯丙氨酸、赖氨酸及苏氨醇对照品，制成与供试品中各氨基酸相当的浓度，作为对照品溶液。照适宜的氨基酸分析方法测定。以苯丙氨酸、赖氨酸的总摩尔数的三分之一作为 1，计算各氨基酸的相对比值，应符合以下规定：半胱氨酸 1.7~2.3，苏氨酸 0.8~1.2，苯丙氨酸 1.8~2.2，赖氨酸 0.9~1.1；应能检出苏氨醇。

（2）醋酸：取本品适量，精密称定，加稀释液〔流动相 A-甲醇（95:5）〕溶解并定量稀释制成每 1 毫升中含 1.25mg 的溶液，作为供试品溶液。照合成多肽中的醋酸测定法（附录ⅦN）测定，含醋酸应为 5.0%~12.0%。

（3）有关物质：取本品适量，精密称定，加水溶解并稀释制成每 1 毫升中约含 0.125mg 的溶液，作为供试品溶液；精密量取 1ml，置 50ml 量瓶中，用水稀释至刻度，摇匀，作为对照溶液。照高效液相色谱法（附录ⅤD），用十八烷基硅烷键和硅胶为填充剂；以四甲基氢氧化铵溶液（取 10%四甲基氢氧化铵溶液 20ml，加水 880ml，用 10%磷酸溶液调 pH 值至 5.4）-乙腈（900:100）作为流动相 A；以四甲基氢氧化铵溶液（取 10%四甲基氢氧化铵溶液 20ml，加水 380ml，用 10%磷酸溶液调 pH 值至 5.4）-乙腈（400:600）作为流动相 B；检测波长为 210nm，按下表进行梯度洗脱。取对照溶液 100μl 注入液相色谱仪，调节检测灵敏度，使主成分色谱峰的峰高约为满量程的 20%，再精密量取供试品溶液和对照溶液各 100μl 分别注入液相色谱仪，记录色谱图。供试品溶液的色谱图中如有杂质峰，单个杂质峰面积不得大于对照溶液主峰面积的 0.5 倍（1.0%），各杂质峰面积总和不得大于对照溶液主峰面积（2.0%）（表18-2）。

表18-2　四甲基氢氧化铵有关物质含量测定的梯度洗脱程序

时间（分）	流动相A（%）	流动相B（%）
0	73	27
30	55	45
31	73	27
37	73	27

合成多肽中醋酸测定法收载于《中国药典》二部附录，系采用离子抑制色谱法，梯度洗脱，外标法定量，测定合成多肽中醋酸或醋酸盐的含量。

3. 蛋白类药物中有关蛋白的检查　蛋白类药物在制备过程中易引入有关蛋白和大分子蛋白，需加以控制，除了检查相关蛋白质、高分子蛋白质外，有些蛋白类药物还应控制菌体蛋白残留量、外源性DNA残留量。如重组人生长激素为重组技术生产的由191个氨基酸残基组成的蛋白质，总蛋白、相关蛋白质、高分子蛋白质、菌体蛋白残留量、外源性DNA残留量的检查方法为：

（1）总蛋白：取本品适量，精密称定，加磷酸二氢钾缓冲液（pH 7.0）溶解并定量稀释成在最大吸收波长处（约280nm）吸光度在0.5～1.0的溶液，作为供试品溶液，用紫外-可见分光光度法（附录ⅣA）测定，记录最大吸收波长（约280nm）和320nm波长处的吸光度，按下式计算供试品溶液中总蛋白的含量，以mg计。

$$V = (A_{max} - A_{320})/0.82 \tag{18-1}$$

式中，V为供试品溶液的体积，ml。

（2）相关蛋白质：取本品适量，加0.05mol/L三羟甲基氨基甲烷缓冲液（用1mol/L盐酸溶液调节pH至7.5）溶解并制成每1毫升中含重组人生长激素2mg的溶液，作为供试品溶液。照高效液相色谱法（附录ⅤD）测定，用丁基硅烷键合硅胶为填充剂（5～10μm）；以0.05mol/L三羟甲基氨基甲烷缓冲液（用1mol/L盐酸溶液调节pH至7.5）-正丙醇（71：29）为流动相，调节流动相中正丙醇比例使重组人生长激素主峰保留时间为30～36分钟；流速为0.5ml/min；柱温45℃；检测波长为220nm。取系统适用性试验溶液［取重组人生长激素对照品，加0.05mol/L三羟甲基氨基甲烷缓冲液（用1mol/L盐酸溶液调节pH至7.5）制成每1毫升含2mg的溶液，过滤除菌，室温放置24小时］20μl，注入液相色谱仪，重组人生长激素主峰与脱氨的重组人生长激素峰之间的分离度不小于1.0，重组人生长激素的拖尾因子应为0.9～1.8。取供试品溶液20μl，注入液相色谱仪，记录色谱图，按峰面积归一化法计算，总相关蛋白质含量不得大于6.0%。

（3）高分子蛋白质：照分子排阻色谱法（附录ⅤH）测定。

色谱条件：以适合分离分子量为5000～60 000球状蛋白的亲水改性硅胶为填充剂；以异丙醇-0.063mol/L磷酸盐缓冲液（pH 7.0）（3：97）为流动相；流速为0.6ml/min；检测波长为214nm。

测定法：取本品，精密称定，用0.025mol/L磷酸盐缓冲液（pH 7.0）溶解并定量稀释制成每1毫升约含1.0mg的溶液，精密量取20μl注入液相色谱仪，记录色谱图，除去保留时间大于主峰的其他峰面积，按峰面积归一化法计算，保留时间小于主峰的所有峰面积之和不得大于4.0%。

（4）菌体蛋白残留量：取本品适量，依法检查（三部附录ⅨC），每1毫克重组人生长激素中菌体蛋白残留量不得过10ng。

(5) 外源性 DNA 残留量：取本品适量，依法检查（三部附录ⅨB），每 1 剂量重组人生长激素中宿主 DNA 不得过 10ng。

4. 酶类药物中其他酶的检查　胰蛋白酶系自猪、羊或牛胰中提取的蛋白分解酶，糜蛋白酶系自牛或猪胰中提取的一种蛋白分解酶，胰蛋白酶也存在于胰脏中，在提取糜蛋白酶时易带入，同理，制备胰蛋白酶时也易引入糜蛋白酶。所以，糜蛋白酶中要检查胰蛋白酶，胰蛋白酶中要检查糜蛋白酶。另外胰激肽原酶系自猪胰中提取的蛋白酶，要进行相关蛋白酶的检查。如糜蛋白酶中胰蛋白酶的检查采用生化法，原理为胰蛋白酶专一地作用于赖氨酸、精氨酸等碱性氨基酸的羧基组成的肽键、酰胺键和酯键，选用对甲苯磺酰-*L*-精氨酸甲酯为底物，酯键被水解，生成的酸可使甲基红-亚甲蓝试液变成紫红色。呈色速度与胰蛋白酶的量及试剂纯度有关，故与胰蛋白酶对照品作比较，控制其限量。《中国药典》的检查方法如下：

取本品，加水溶解并制成每 1 毫升中含 16 000U 的溶液，作为供试品溶液；取胰蛋白酶适量，加水溶解并制成每 1 毫升中含 2500U 的溶液，作为对照品溶液。取供试品溶液 50μl 与对照品溶液 5μl，分别置白色点滴板上，各加对甲苯磺酰-*L*-精氨酸甲酯盐酸盐试液 0.2ml，放置后，供试品溶液应不呈现紫红色或呈色时间迟于胰蛋白酶对照溶液。

5. 多糖类药物中相对分子质量与相对分子质量分布的检查　多糖类分子中单糖组成的不同，糖苷键的连接方式和位置的不同以及相对分子质量的不同等形成了不同生理功能和生理活性。因此，多糖类药物应检查相对分子质量与相对分子质量分布。如右旋糖酐 20、40、70 均为高分子葡萄糖聚合物，具有分子大小不均一的特点，控制其相对分子质量与相对分子质量分布是质量控制的关键指标。如《中国药典》中右旋糖酐 20 相对分子质量与相对分子质量分布的检查：

取本品适量，加流动相溶解并稀释制成每 1 毫升中约含 10mg 的溶液，振摇，室温放置过夜，作为供试品溶液。另取 4～5 个已知分子量的右旋糖酐对照品，同法制成每 1 毫升中各含 10mg 的溶液作为对照品溶液。照分子排阻色谱法（附录ⅤH），以亲水性球型高聚物为填充剂（如 TSK G PWXL 柱或 Shodex OHpak SB HQ 柱），以 0.71％硫酸钠溶液（内含 0.02％叠氮化钠）为流动相，柱温为 35℃，流速为每分钟 0.5ml，示差折光检测器。

称取葡萄糖和葡聚糖 2000 适量，分别加流动相溶解并稀释制成每 1 毫升中约含 10mg 的溶液，取 20μl 注入液相色谱仪，测得保留时间 t_T 和 t_0；供试品溶液和对照品溶液色谱图中主峰的保留时间 t_R 均应在 t_T 和 t_0 之间。理论板数按葡萄糖峰计算不小于 5000。

取上述各对照品溶液 20μl，分别注入液相色谱仪，记录色谱图，由 GPC 软件计算回归方程。取供试品溶液 20μl，同法测定，用 GPC 软件算出供试品的重均相对分子质量及相对分子质量分布。本品 10％大分子部分重均相对分子质量不得大于 70 000，10％小分子部分重均相对分子质量不得小于 3500。

（二）安全性检查

由于生化药物的来源特殊，性质特殊，生产工艺复杂，易引入特殊杂质，因此生化药物需做安全性检查，如热原检查、过敏试验、异常毒性试验等。

1. 热原与细菌内毒素检查法　热原采用家兔法，系将一定剂量的供试品，静脉注入家兔体内，在规定时间内，观察家兔体温升高的情况，以判定供试品中所含热原的限度是否符合规定。是一种限度试验法，如《中国药典》盐酸半胱氨酸中热原的检查。

细菌内毒素主要来自革兰阴性细菌，主要成分为脂多糖，对人有致热反应，甚至导致死亡。细菌内毒素检查采用鲎试剂法，利用鲎试剂来检测或量化由革兰阴性菌产生的细菌内毒素，判断供试品中细菌内毒素的限量是否符合规定。如《中国药典》丙氨酸的细菌内毒素检查规定每 1 克丙氨酸中含内毒素的量应小于 20EU（供注射用）。

2. 异常毒性检查法　异常毒性试验是给予小鼠一定剂量的供试品溶液，在规定的时间内观察小鼠出现的死亡情况，以判定供试品是否符合规定的一种方法。如《中国药典》玻璃酸酶的异常毒性检查：

取体重 17～22g 的健康小鼠 5 只，分别由皮下注射每 1 毫升中含玻璃酸酶 10 000 单位的氯化钠注射液 0.25ml，48 小时内不得发生皮下组织坏死或死亡现象，如有一只小鼠发生组织坏死或死亡，应按上述方法复试，全部小鼠在 48 小时内不得有组织坏死或死亡现象。

《中国药典》规定的异常毒性试验，实际上是一个限度试验。在此剂量条件下，一般供试品不应使试验动物中毒致死；如果出现试验动物急性中毒而死亡，则反映该供试品中含有的急性毒性物质超过了正常水平。在出现试验动物死亡时，除动物试验方法存在的差异或偶然差错外，主要决定于供试品在生产过程中是否带入可引发异常毒性反应的杂质。

3. 过敏反应检查法　过敏反应是由药物中夹杂的异性蛋白所引起，过敏反应严重者可出现窒息、发结、血管神经性水肿、血压下降、甚至休克和死亡。因此，有可能存在异性蛋白的药物应做过敏试验。过敏反应检查法是观测供试品对豚鼠腹腔注射（或皮下注射）和静脉给药后的过敏反应。系将一定量的供试品溶液注入豚鼠体内，间隔一定时间后静脉注射供试品进行激发，观察动物出现过敏反应的情况，以判定供试品是否引起动物全身过敏反应。细胞色素 C 为蛋白制剂，在制备中可能掺入少量杂蛋白，为保证使用安全，《中国药典》规定细胞色素 C 溶液及细胞色素 C 注射液均应进行敏反应检查，如细胞色素 C 溶液的过敏反应检查。

4. 降压物质检查法　降压物质是指某些药物中含有的能导致血压降低的杂质，包括组胺、类组胺或其他导致血压降低的物质。在生化药物的制备过程中，以动物脏器或组织为原料的，常引入组胺、酪胺等胺类物质。临床上注射染有此类降压物质的注射液后，将引起面部潮红、脉搏加速和血压下降等不良反应。因此，除了从生产工艺上采取有效措施以减少可能的污染外，对有关药品中的降压物质进行检查并控制其限度是十分必要的。中国药典采用猫血压法检查，系比较组胺对照品与供试品引起麻醉猫血压下降的程度，以判定供试品中所含降压物质的限度是否符合规定。如《中国药典》抑肽酶的降压物质检查。

5. 无菌检查法　无菌检查法系指用于检查药典要求无菌的药品、医疗器具、原料、辅料及其他品种是否无菌的一种方法。由于许多生化药物是在无菌条件下制备的，且不能高温灭菌。因此，无菌检查就更有必要。

四、生化药物的含量测定

生化药物常用的含量（效价）测定方法包括理化分析法、生化测定法（酶法和电泳法）和生物检定法等。定量表征此类药物的方法通常有两种，即一种用百分含量表示，适用于化学结构明确的小分子药物或经水解后变成小分子药物的测定；另一种用生物效价或酶活力单位表示，适用于大多数酶类和蛋白质类等药物的测定，多用生物效价或酶活力单位表示测定结果。

（一）理化分析法

理化法主要包括化学分析法、分光光度法和色谱法。

1. 容量分析法　利用氨基酸类药物分子结构中氨基的碱性，大多数氨基酸类药物采用非水碱量法测定含量；谷氨酸利用羧基的酸性采用直接酸碱滴定法测定含量；盐酸组氨酸则采用缩合后酸碱滴定法测定含量；盐酸半胱氨酸利用分子结构中-SH 的还原性，采用剩余碘量法测定含量；胱氨酸利用分子结构中的-S-S-基，采用溴量法测定含量。如《中国药典》盐酸组氨酸的含量测定：

取本品约 0.2g，精密称定，加水 5ml 溶解后，加甲醛溶液 1ml 与乙醇 20ml 的中性混合溶液（对酚酞指示液显中性），再加酚酞指示液数滴，用氢氧化钠滴定液（0.1mol/L）滴定，每 1 毫升氢氧化钠滴定液（0.1mol/L）相当于 10.48mg 的 $C_6H_9N_3O_2 \cdot HCl \cdot H_2O$。

组氨酸分子结构中的—COOH 和—NH_2，能形成偶极离子，不能用氢氧化钠滴定液直接滴定，故加入甲醛使与组氨酸作用，生成"Schiff"碱后，用氢氧化钠滴定液滴定。

其他类药物，亦可采用容量分析法测定含量。如核酸类药物的硫唑嘌呤，《中国药典》采用银量法测定含量。

2. 紫外-可见分光光度法 《中国药典》收载的五肽胃泌素、注射用亚锡聚合白蛋白、三磷酸腺苷二钠中总核苷、巯嘌呤、碘苷、细胞色素 C 等生化药物采用紫外-可见分光光度法测定含量。如五肽胃泌素分子结构中具有较多羰酰基和酰胺基，在 280nm 波长处有最大吸收，《中国药典》采用 UV 法测定含量，吸收系数法定量，方法为：

取本品适量，精密称定，加 0.01mol/L 氨溶液溶解并定量稀释制成每 1 毫升中约含 50μg 的溶液，照紫外-可见分光光度法（附录ⅣA），在 280nm 的波长处测定吸光度，按 $C_{37}H_{49}N_7O_9S$ 的吸收系数（$E_{1cm}^{1\%}$）为 70 计算，即得。

3. HPLC 法 HPLC 法适用于相对分子质量大、热稳定性差的生物活性物质的分析，常以具有一定 pH 的缓冲液作为流动相，常温操作，分析环境与生理环境相似，因而具有温和的分析条件与良好的生物兼容性，有利于保持生物大分子的构象和生理活性，广泛的用于生化药物的含量测定。

（1）反相高效液相色谱法：固定相尽量选择球形全多孔硅胶键合相，相对分子质量较小的药物选用十八烷基硅烷键合硅胶，相对分子质量较大的药物选用辛烷基硅胶键合硅胶。流动相选用乙腈-水、甲醇-水。如《中国药典》肌苷的含量测定：

1）色谱条件与系统适用性试验：用十八烷基硅烷键合硅胶为填充剂；以甲醇-水（10：90）为流动相，检测波长为 248nm。取肌苷对照品约 10mg，80℃ 水浴加热 10 分钟，放冷，加水至 50ml，取 20μl 注入液相色谱仪，肌苷峰与相邻杂质峰的分离度应符合要求，理论板数按肌苷峰计算不低于 2000。

2）测定法：取本品适量，精密称定，加水溶解并定量稀释制成每 1 毫升中约含 20μg 的溶液，摇匀，精密量取 20μl 注入液相色谱仪，记录色谱图；另精密称取肌苷对照品适量，同法测定，按外标法以峰面积计算，即得。

（2）离子抑制色谱法：一些生化药物在水溶液体系中可解离为带电荷离子，如氨基酸、多肽和蛋白质等，可采用反相色谱法中的离子抑制色谱法测定含量。离子抑制色谱法常在流动相中加入少量弱酸、弱碱或缓冲溶液以调节流动相的 pH，在非极性固定相中分离药物时可抑制带电荷离子的离解，增加疏水缔合作用，增加药物的分配系数，改善药物的分离效能。如《中国药典》多肽类药物醋酸丙氨瑞林的含量测定：

1）色谱条件与系统适用性试验：十八烷基硅烷键合硅胶为填充剂；以 0.1mol/L 磷酸溶液（用三乙胺调节 pH 至 3.0）-乙腈（80：20）为流动相；检测波长为 220nm。理论板数按醋酸丙氨瑞林峰计算不低于 2000。

2）测定法：取本品适量，精密称定，加流动相溶解并定量稀释制成每 1 毫升中约含 0.5mg 的溶液，精密量取 10μl 注入液相色谱仪，记录色谱图；另取醋酸丙氨瑞林对照品，同法测定。按外标法以峰面积计算，即得。

（3）离子对色谱法：一些生化药物在水溶液体系中可解离为带电荷离子，如氨基酸、多肽和蛋白质、核酸类等，若向其中加入相反电荷的离子，使其形成中性离子对，会增大其在非极性固定相中的溶解度，从而改善分离效能。如《中国药典》核酸类药物中环磷腺苷的含量测定：

1）色谱条件与系统适用性试验：用十八烷基硅烷键合硅胶为填充剂；以磷酸二氢钾溶液与四丁基溴化铵的混合溶液（取磷酸二氢钾 6.8g 与四丁基溴化铵 3.2g，用水溶解并稀释至1000ml，用磷酸溶液调 pH 值至 4.3）-乙腈（85∶15）为流动相；检测波长为 258nm。取环磷腺苷对照品约 10mg，加水 5ml 使溶解，加 1mol/L 的盐酸溶液 1ml，水浴加热 30 分钟后冷却，用氢氧化钠试液调至中性，用水稀释制成每 1 毫升约含 0.2mg 的溶液，取 20μl 注入液相色谱仪，环磷腺苷峰与相邻杂质峰的分离度应符合要求；理论板数按环磷腺苷峰计算不低于 2000，拖尾因子应小于 1.4。

2）测定法：取本品适量，精密称定，加水溶解并定量稀释制成每 1 毫升中约含 0.1mg 的溶液，作为供试品溶液；精密量取 20μl 注入液相色谱仪，记录色谱图；另取环磷腺苷对照品适量，同法测定，按外标法以峰面积计算，即得。

（4）离子色谱法：离子色谱法适用于离子化合物和能够解离的化合物，如氨基酸、多肽、蛋白质、多糖类药物的分析。常用的固定相为苯乙烯-二乙烯苯共聚物或亲水性高聚物凝胶为基质的离子交换树脂，流动相多为水溶液，有时可加入少量的有机溶剂，如乙醇、四氢呋喃、乙腈等，以增加某些组分的溶解度，改变分离的选择性。如硫酸软骨素钠为硫酸化链状黏多糖钠盐，《中国药典》的含量测定方法为：

1）色谱条件与系统适用性试验：用强阴离子交换硅胶为填充剂（如 Hypersil SAX 柱，250mm×4.6mm，5μm）；以水（用稀盐酸调节 pH 至 3.5）为流动相 A；以 2mol/L 氯化钠溶液（用稀盐酸调节 pH 至 3.5）为流动相 B；流速为每分钟 1.0ml；检测波长为 232nm。按表 18.3 进行线性梯度洗脱。取对照品溶液，注入液相色谱仪，组分流出顺序为硫酸软骨素 B、硫酸软骨素 C 和硫酸软骨素 A，硫酸软骨素 B 峰，硫酸软骨素 C 峰与硫酸软骨素 A 峰的分离度均应符合要求。

表 18-3　梯度洗脱

时间（分钟）	流动相 A（%）	流动相 B（%）
0	100	0
4	100	0
45	50	50

2）测定法：取本品约 0.1g，精密称定，置 10ml 的量瓶中，加水溶解并稀释至刻度，摇匀，0.45μm 的滤膜滤过，精密量取 100μl，置具塞试管中，加入三羟甲基氨基甲烷缓冲液（取三羟甲基氨基甲烷 6.06g 与三水乙酸钠 8.17g，加水 900ml 溶解，用稀盐酸试液调节 pH 至 8.0，加水稀释至 1000ml）800μl，充分混匀，再加入硫酸软骨素 ABC 酶液（称取硫酸软骨素 ABC 酶适量，按标示单位用上述缓冲液稀释成每 100μl 含 0.1 单位的溶液）100μl，摇匀，置于 37℃水浴中反应 1 小时，取出，在 100℃加热 5 分钟，用冷水冷却。以每分钟 10 000 转离心 20 分钟，取上清液，0.45μm 的滤膜滤过，作为供试品溶液。精密量取 20μl 注入液相色谱仪，记录色谱图。另取硫酸软骨素钠对照品适量，精密称定，同法测定，按外标法以硫酸软骨素 A、硫酸软骨素 B 和硫酸软骨素 C 的峰面积之和计算，即得。

（5）分子排阻色谱法（size-exclusion chromatography，SCE）：是根据待测组分的分子大小进行分离的一种液相色谱技术。分子排阻色谱法的分离原理为凝胶色谱柱的分子筛机制。色谱柱多以亲水硅胶、凝胶或经修饰凝胶如葡聚糖凝胶（Sephadex）和聚丙烯酰胺凝胶（Sepharose）等为填充剂，这些填充剂表面分布着不同尺寸的孔径，药物分子进入色谱柱后，它们中的不同组分按其分子大小进入相应的孔径内，大于所有孔径的分子不能进入填充剂颗粒内部，在色谱过程中不被保留，最早被流动相洗脱至柱外，表现为保留时间较短；小于所有孔径的分子能自由进入填充剂表面的所有孔径，在色谱柱中滞留时间较长，表现为保留时间较长；其余分子按分子大小依次被洗脱。

分子排阻色谱法是快速分离不同分子量混合物的色谱方法，广泛应用于多肽、蛋白质、多糖、生物酶、寡聚或多聚核苷酸等药物的分离分析及其分子量测定。流动相应对组分具有良好的溶解度以及较低的黏度。在蛋白质和多肽的分析中，通常选用交联丙烯酸甲酯凝胶或二醇键合硅胶，根据样品的相对分子质量范围，选择色谱柱的级分范围，流动相的选择应与蛋白质样品匹配，一般用 0.1～0.2mol/L 的缓冲液，pH 值为 6～8。由于不同排阻范围的葡聚糖凝胶有一特定的蛋白质相对分子质量范围，在此范围内，相对分子质量的对数和洗脱体积之间呈线性关系。因此用几种已知相对分子质量的蛋白质为标准，进行凝胶层析，以每种蛋白质的洗脱体积对它们的相对分子质量的对数作图，绘制出标准洗脱曲线。未知蛋白质在同样的条件下进行凝胶层析，根据其所用的洗脱体积，从标准洗脱曲线上可求出此未知蛋白质对应的相对分子质量。分子排阻色谱法具有如下特点：

1）生物活性蛋白可以回收制备。样品组分与固定相之间理论上不存在相互作用的现象。因此，活性蛋白几乎可以全部回收，除非流动相中含有变性剂，如尿素、十二烷基硫酸钠等。

2）色谱分离是在固定比例的水溶液体系中进行的。流动相通常为缓冲溶液。为了提高分离能力或消除不希望存在的吸附作用与基体的疏水作用，可加入少量的能与水互溶的有机改性剂或钠、钾、铵的硫酸盐或磷酸盐。

3）色谱分离是根据蛋白质或多肽在溶液中相应的有效粒径而进行的。当蛋白质具有相同的形状（如球状或纤维状）时，通常可根据相对分子质量来预示组分的洗脱顺序，故可用来测定蛋白类药物的相对分子质量。

4）分子排阻色谱法峰容量有限，在整个色谱图上一般只能容纳 10～12 个色谱峰，分离度低。对于生物大分子蛋白类药物的分离，由于样品相对分子质量大、扩散系数小、传质阻力大，因而呈现色谱峰谱带展宽的趋向，分离柱效降低。

《中国药典》二部附录收载的测定方法有 3 种，相对分子质量测定法、生物大分子聚合物相对分子质量与相对分子质量分布的测定法、高分子杂质测定法。如《中国药典》重组人生长激素的含量测定：

1）色谱条件与系统适用性试验：以适合分离分子量为 5000～60 000 球状蛋白的亲水改性硅胶为填充剂；以异丙醇-0.063mol/L 磷酸盐缓冲液（pH 7.0）（3：97）为流动相；流速为 0.6ml/min；检测波长为 214nm。取人生长激素单体与二聚体混合物对照品，用 0.025mol/L 磷酸盐缓冲液（pH 7.0）[取 0.063mol/L 磷酸盐缓冲液（1→2.5）]制成每 1 毫升中约含 1.0mg 的溶液，取 20μl 注入液相色谱仪，重组人生长激素单体峰与二聚体峰的分离度应符合要求。

2）测定法：取本品，精密称定，用 0.025mol/L 磷酸盐缓冲液（pH 7.0）溶解并定量稀释制成每 1 毫升中约含 1.0mg 的溶液，精密量取 20μl 注入色谱仪，记录色谱图；另取重组人生长激素对照品，同法测定。按外标法以峰面积计算，即得。

(二)酶分析法

在生化药物的分析中,酶分析法主要包括酶活力测定法和酶法分析两种类型。酶活力测定法是一种以酶为分析对象,目的在于测定样品中某种酶的含量或活性;酶法分析则是以酶为分析工具或分析试剂的分析,主要用酶作试剂测定样品中酶以外的其他物质的含量。二者检测的对象虽有所不同,但原理和方法都是以酶能专一而高效地催化某化学反应为基础,通过对酶反应速率的测定或对底物、生成物等浓度变化速率的测定而检测相应物质的含量。《中国药典》酶类药物的测定大多采用酶活力测定法。

所谓酶活力,是指酶催化一定化学反应的能力。酶活力的测定实际上是测定一个被酶所催化的化学反应的速率。酶反应的速率可以用单位时间反应底物的减少或产物的增加来表示,酶反应的速率愈快则表示酶的活力愈高。

酶的单位(国际单位 U)是指在 25℃ 下,以最适的底物浓度、最适的缓冲液离子强度以及最适的 pH 等条件下,每分钟能转化一个微摩尔底物的酶量定为一个活性单位。与酶活性有关的另一概念——比活力,比活力定义为每毫克蛋白质所含的酶单位数(单位数/毫克蛋白)。酶的比活力是酶的生产和研究过程中经常应用的基本数据,用来比较每单位重量酶蛋白的催化能力,比活力越高,表示酶纯度越高。

要求得比活力,必须先求得酶制品的效价单位,酶的蛋白质含量,再按下式计算比活力:

$$比活力 = \frac{效价单位数}{蛋白的 mg 数} \tag{18-2}$$

如《中国药典》尿激酶的效价测定:

1. 酶活力

(1)试剂:牛纤维蛋白原溶液　取牛纤维蛋白原,加巴比妥-氯化钠缓冲液(pH 7.8)制成每 1 毫升中含 6.67mg 可凝结蛋白的溶液。

牛凝血酶溶液:取牛凝血酶,加巴比妥-氯化钠缓冲液(pH 7.8)制成每 1 毫升中含 6.0U 的溶液。

牛纤维蛋白溶酶原溶液:取牛纤维蛋白溶酶原,加三羟甲基氨基甲烷缓冲液(pH 9.0)制成每 1 毫升中含 1~1.4 酪蛋白单位的溶液(如溶液浑浊,离心,取上清液备用)。

混合溶液:临用前取等体积的牛凝血酶溶液和牛纤维蛋白溶酶原溶液,混匀。

(2)标准品溶液的制备:取尿激酶标准品,加巴比妥-氯化钠缓冲液(pH 7.8)溶解并定量稀释制成每 1 毫升中含 60U 的溶液。

(3)供试品溶液的制备:取本品适量,加巴比妥-氯化钠缓冲液(pH 7.8)溶解,混匀,并定量稀释成与标准品溶液相同的浓度。

(4)测定法:取试管 4 支,各加牛纤维蛋白原溶液 0.3ml,置(37±0.5)℃ 水浴中,分别加入巴比妥-氯化钠缓冲液(pH 7.8)0.9ml、0.8ml、0.7ml、0.6ml,依次加标准品溶液 0.1ml、0.2ml、0.3ml、0.4ml,再分别加混合溶液 0.4ml,立即摇匀,分别计时。反应系统应在 30~40 秒内凝结,当凝块内小气泡上升到反应系统体积一半时作为反应终点,立即计时。每种浓度测 3 次,求平均值(3 次测定中最大值与最小值的差不得超过平均值的 10%),以尿激酶浓度的对数为横坐标,以反应终点时间的对数为纵坐标,进行线性回归。供试品按上法测定,用线性回归方程求得效价,计算每 1 毫克中供试品的效价(单位)。

2. 蛋白质含量　取本品约 10mg,精密称定,照蛋白质含量测定法(附录Ⅶ M 第一法)。测定,即得。

3. 比活　算每1毫克蛋白中含尿激酶活力单位数。

（三）生物检定法

生物检定法是利用生物体包括整体动物、离体组织、器官、细胞和微生物评价药物生物活性的一种方法。它以药物的药理作用为基础，以生物统计为工具，运用特定的实验设计在一定条件下比较供试品和相应的标准品或对照品所产生的特定反应，通过等反应剂量间比例的运算或限值剂量引起的生物反应程度，从而测定供试品的效价、生物活性或杂质引起的毒性。《中国药典》二部附录收载了升压素生物测定法、肝素生物测定法、绒促性素生物测定法、缩宫素生物测定法、胰岛素生物测定法、硫酸鱼精蛋白生物测定法、洋地黄生物测定法、卵泡刺激素生物测定法、黄体生成素生物测定法、降钙素生物测定法和生长激素生物测定法等。

第 3 节　生物制品分析

生物制品是以微生物、细胞、动物或人源组织和体液等为原料，应用传统技术或现代生物技术制成，用于人类疾病的预防、治疗和诊断的药品。

《中国生物制品规程》是我国生物制品的国家标准和技术法规。包括生产规程和检定规程，2005 年国家药典委员会首次将《中国生物制品规程》并入药典，设为药典三部，《中国药典》三部收载生物制品 131 种。

一、生物制品的种类

人用生物制品包括：细菌类疫苗（含类毒素）、病毒类疫苗、抗毒素及抗血清、血液制品、细胞因子、生长因子、酶、体内及体外诊断制品，以及其他生物活性制剂，如毒素、抗原、变态反应原、单克隆抗体、抗原抗体复合物、免疫调节剂及微生态制剂等。《中国药典》各论收载的生物制品包括：

（一）疫苗（vaccine）

疫苗类药物指用病毒或立克次体接种于动物、鸡胚，或经组织培养后加以处理制造而成。分为细菌类疫苗、病毒类疫苗、联合疫苗、双价疫苗及多价疫苗等。

1. 细菌类疫苗（bacterial vaccine）　由有关细菌、螺旋体或其衍生物制成的减毒活疫苗、灭活疫苗、重组 DNA 疫苗、亚单位疫苗等，如皮内注射用卡介苗、伤寒 Vi 多糖疫苗、吸附破伤风疫苗（类毒素）、乙型脑炎减毒活疫苗、人用狂犬病疫苗（Vero 细胞）等。

2. 病毒类疫苗（viral vaccine）　由病毒、衣原体、立克次体或其衍生物制成的减毒活疫苗、灭活疫苗、重组 DNA 疫苗、亚单位疫苗等，如口服脊髓灰质炎减毒活疫苗（猴肾细胞）、麻疹减毒活疫苗、风疹减毒活疫苗（人二倍体疫苗）、腮腺炎减毒活疫苗、重组乙型肝炎疫苗（CHO 细胞）、冻干甲型肝炎减毒活疫苗、流感全病毒灭活疫苗等。

3. 联合疫苗（combined vaccine）　指两种或两种以上疫苗原液按特定比例配合制成的具有多种免疫原性的灭活疫苗或活疫苗，如伤寒甲型乙型副伤寒联合疫苗、吸附百白破联合疫苗、麻疹腮腺炎联合减毒活疫苗等。

4. 双价疫苗及多价疫苗（divalent vaccine, polyvalent vaccine）　由单一型（或群）抗原成分组成的疫苗通称单价疫苗。由两个或两个以上同一种但不同型（或群）抗原合并组成的含有双价或多价抗原成分的一种疫苗，则分别称为双价疫苗或多价疫苗。如双价流行性出血热灭活疫苗等。

（二）抗毒素及抗血清 （antitoxin and antisera）

凡用细菌类毒素或毒素免疫马或其他大动物所取得的免疫血清叫抗毒素或抗血清，如破伤风抗毒素、白喉抗毒素、多价气性坏疽抗毒素、肉毒抗毒素等。凡用细菌或病毒本身免疫马或其他大动物所取得的免疫血清叫抗菌或抗病毒血清，如抗蝮蛇毒血清、抗五步蛇毒血清、抗银环蛇毒血清、抗眼镜蛇毒血清、抗炭疽血清、抗狂犬病血清等。

抗毒素及抗血清类药物中含有大量抗体，注入人体后，人体不用自身制造抗体，就可以获得免疫力，这种免疫方法叫"人工被动免疫法"，这类制品叫"被动免疫制剂"。目前广泛使用的主要是抗毒素制品。破伤风抗毒素、白喉抗毒素等虽然也能用于预防，但一般只限于受伤而又未经破伤风类毒素免疫过的人，或和白喉患者密切接触又未经白喉类毒素免疫的人，只能作为一种临时应急措施，因为这类制品注入人体后，很快会被排泄掉，预防时间短（1～3周）。

（三）血液制品 （blood product）

由健康人血浆或经特异免疫的人血浆，经分离、提纯或由重组 DNA 技术制成的血浆蛋白组分，以及血液细胞有形成分统称为血液制品。血液制品主要用于临床治疗和被动免疫预防，如人血白蛋白、人免疫球蛋白、人凝血因子（天然或重组的）。

（四）重组 DNA 制品 （recombinant DNA product，rDNA product）

重组 DNA 制品系采用遗传修饰，将所需制品的编码 DNA 通过一种质粒或病毒载体，引入适宜的微生物或细胞系，DNA 经过表达和翻译后成为蛋白质，再经提取和纯化而回收所需制品制得。转染载体前的细胞或微生物称为宿主细胞，用于生产过程中两者的稳定结合称为宿主-载体系统。重组 DNA 制品包括细胞因子、生长因子、激素、酶、重组疫苗以及单克隆抗体等。如重组人表皮生长因子、注射用重组链激酶、重组乙型肝炎疫苗（汉逊酵母）、注射用抗人 T 细胞 CD3 鼠单抗等品种。

（五）微生态活菌制品

微生态活菌制品系由人体内正常菌群成员或具有促进正常菌群生长和活性作用的无害外籍细菌，经培养、收集菌体、干燥成菌粉后，加入适宜辅料混合制成。如双歧杆菌乳杆菌三联活菌片、枯草杆菌活菌胶囊、酪酸梭菌活菌散和阴道用乳杆菌活菌胶囊等品种，可用于预防和治疗因菌群失调引起的相关症状和疾病。

（六）诊断制品

1. 体内诊断制品　由变态反应原或有关抗原材料制成的免疫诊断试剂，如结核菌素纯蛋白衍生物、卡介菌纯蛋白衍生物、布氏菌纯蛋白衍生物和锡克试验毒素，用于体内免疫诊断。

2. 体外诊断制品　由特定抗原、抗体或有关生物物质制成的免疫诊断试剂或诊断试剂盒，如乙型肝炎病毒表面抗原诊断试剂盒（酶联免疫法）、人类免疫缺陷病毒抗体诊断试剂盒（酶联免疫法）、梅毒快速血浆反应素诊断试剂和丙型肝炎病毒抗体诊断试剂盒（酶联免疫法）等品种。

二、生物制品的质量控制

生物制品是由活生物体（细菌或细胞）制备，具有复杂的分子结构。其生产涉及生物材料和生物学过程，如发酵、细胞培养、目的产物的分离纯化等，在这些生产过程中，目标产品容易受到各种生物或理化条件等的影响，因此质量控制标准与检测方法在此类药物研发中占有举足轻重的位置。此类药物从原料到产品以及制备的全过程都必须严格控制实验条件和鉴定质量，以确保产品符合质量标准的要求。

原液（bulk）系指用于制造最终配制物（final formulation）或半成品（final bulk）的均一物

质。对于多价制品，其原液是由单价原液配制而成。同一细胞批制备的多个单次病毒收获液检定合格后合并为一批原液。起始材料的质量控制包括疫苗菌种库或细胞库、种子批系统、生产用培养基、外源因子和原料血浆。生产过程的控制包括生产培养物的检定和原液检定，原液检定项目主要有细菌/细胞纯度检查、安全性检查和浓度测定。半成品检定包括稳定剂检测、无菌试验、活性或病毒含量。最终产品的质量控制要根据纯化工艺过程，产品理化性质、生物学性质、用途等来确定质量控制项目，一般要从物理化学性质、生物学活性（比活性）、纯度、杂质检测、安全试验方面进行检定。

（一）物理化学检定

生物制品的物理化学检定包括鉴别、物理性状检查、相对分子质量测定法、蛋白质含量测定、防腐剂含量测定、纯度检查等。

1. 生物制品的鉴别　鉴别方法有理化法和生物学方法。理化法有 HPLC、UV 等，生物学方法鉴别生物制品时，利用蛋白质的抗原性，根据抗原抗体特异反应建立方法对特定产品进行鉴别。包括免疫印迹、免疫斑点、免疫电泳、免疫扩散等方法。免疫印迹法或免疫斑点法均系以供试品与特异性抗体结合后，抗体与酶标抗体特异性结合，通过酶学反应的显色，对供试品的抗原特异性进行鉴别。两者的区别在于，免疫印迹法首先需要进行供试品的SDS-聚丙烯酰胺凝胶电泳和相应斑点从电泳凝胶至硝酸纤维素膜的电转移，而免疫斑点法则直接在硝酸纤维素膜上进行酶学反应。按免疫印迹法或免疫斑点法测定，供试品应为阳性。如注射用重组人干扰素 α2a 的成品检定中的鉴别试验，按免疫印迹法或免疫斑点法测定，应为阳性。

2. 相对分子量的测定　生物制品的相对分子质量测定通常采用 SDS-聚丙烯酰胺凝胶电泳法（SDS-PAGE）测定。多数蛋白质与阴离子表面活性剂十二烷基硫酸钠（SDS）按重量比结合成复合物，使蛋白质分子所带的负电荷远远超过天然蛋白质分子的净电荷，消除了不同蛋白质分子的电荷效应，使蛋白质按分子大小分离。有些蛋白如电荷异常的蛋白质，用 SDS-聚丙烯酰胺凝胶电泳法测出的相对分子质量不可靠，则可采用 ESI（MS）法，该法是生物大分子精确相对分子质量测定的重要工具，可以确证蛋白质氨基酸序列是否正确，并由此推断 DNA 序列是否正确。

如注射用重组人干扰素 α2a 的分子量测定采用 SDS-聚丙烯酰胺凝胶电泳法，考马斯亮蓝 R250 染色，分离胶浓度为 15%，加样量应不低于 $1.0\,\mu g$，测得分子量应为 (19.2 ± 1.92) kD。

3. 蛋白质纯度分析　重组蛋白质纯度分析一般采用 HPLC 和 SDS-PAGE 方法。进行 SDS-PAGE 分析时，结果应显示单一条带，经扫描产品纯度一般应至少大于 95%。HPLC 法应根据不同的纯化工艺选择不同的分析方法，一般尽量采用与 SDS-PAGE 法原理不同的反相柱或其他离子交换柱进行分析。进行 HPLC 分析时结果应呈单一峰，经积分计算产品纯度应至少大于 95%，对某些高剂量重组药物的纯度则高达 99.0% 以上。如出现主峰以外其他相关物质峰，则应对杂质的性质进行分析。必要时，还需要研究采用适宜的方法测定相关蛋白质（如异构或缺失体）的含量，并制定相应的限量标准。如注射用重组人干扰素 α2a 的纯度分析采用非还原型 SDS-聚丙烯酰胺凝胶电泳法，纯度应不低于 95.0%。

4. 等电点　重组蛋白质药物的等电点往往是不均一的，但重要的是在生产过程中批与批之间的电泳结果应一致，以反映其生产工艺的稳定性。一般采用等电聚焦电泳或毛细管电泳法，并与标准品或理论值比较。等电点呈现多区带往往是产品结构不均一的表现，如二硫键配对错误、构型改变、C 端降解等。等电聚焦电泳常用于检测蛋白质类生物制品的等电点，例如《中国药典》三部收载的重组人干扰素 α1b、α2a、α2b 和 γ 等电点，主区带应分别为 4.0～6.5、5.5～6.8、4.0～6.7 和 8.1～9.1。

5. 氨基酸序列分析　N端氨基酸测序作为重组蛋白质和肽的重要鉴别指标，一般要求至少测15个氨基酸。有的蛋白质以单链和从中间断裂后形成双链形式存在，这种情况就会测出两个不同的N末端，所以在质量标准中根据理论值可分别设定N端为标准。N端测序的基本原理为Edman化学降解法，目前已用蛋白质全自动测序仪进行N端氨基酸序列的测定，灵敏度可达到pmol水平。如《中国药典》三部收载的注射用重组人干扰素α2a在其生产过程产品重组人干扰素α2a原液的检定中，至少每年测定一次产品N端氨基酸序列。

6. 蛋白质的含量测定　蛋白质含量测定是生物药物质量控制中重要指标之一，准确的蛋白质含量测定结果不仅对相应产品规格、分装量具有指导意义，而且还是比活性计算、残留杂质的限量控制以及其他理化特性测定的基础。特别是在临床前安全、有效性评价研究中，在体现量效关系、毒性剂量和未来临床方案的制订方面，蛋白含量测定都具有不可替代的重要作用。《中国药典》采用的测定方法有凯氏定氮法、Lowry法和双缩脲法。

第一法凯氏定氮法。本法通过测定供试品的总氮含量以及经钨酸沉淀去除蛋白质的供试品滤液中的非蛋白氮含量，计算出蛋白质的含量。或将供试品经三氟乙酸沉淀，通过测定该沉淀中的蛋白氮含量，计算出蛋白质的含量。

第二法Lowry法。本法用于微量蛋白质的含量测定。蛋白质在碱性溶液中可形成铜-蛋白质复合物，此复合物加入酚试剂后，产生蓝色化合物，该蓝色化合物在波长650nm处的吸光度与蛋白质含量成正比，根据供试品的吸光度，计算供试品的蛋白质含量。

酚试剂组成：酚试剂由甲试剂和乙试剂组成。甲试剂由碳酸钠、氢氧化钠、硫酸铜及酒石酸钾钠组成。乙试剂是由钨酸钠（$Na_2WO_4 \cdot 2H_2O$）、钼酸钠（$Na_2MoO_4 \cdot 2H_2O$）、磷酸、盐酸、硫酸锂、溴液组成。

反应原理：Lowry法是双缩脲法和福林酚法相结合方法。蛋白质在碱性溶液中其肽键与Cu^{2+}螯合，形成蛋白质-铜络合物，蛋白质中的酪氨酸具有酚羟基，在碱性条件下能还原磷钼酸和磷钨酸使之生成磷钨蓝和磷钼蓝的混合物而呈蓝色反应。该法因显色效果是双缩脲法的100倍，适于微量蛋白的测定。

第三法双缩脲法。本法根据蛋白质肽键在碱性溶液中与Cu^{2+}形成紫红色络合物，其颜色深浅与蛋白质含量成正比，利用标准蛋白质溶液作对照，在540nm波长处测定供试品蛋白质的含量。

（二）安全性检定与杂质检查

生物制品的安全检定有一般安全检查，杀菌、灭活和脱毒情况的检查，外源性污染物检查和过敏性物质检查。

一般安全检查包括无菌试验、热原试验等。外源性污染物检查主要有野毒检查、支原体检查、乙肝表面抗原和丙肝抗体检查、外源DNA测定和残余宿主细胞蛋白测定。抗毒素是采用异种蛋白为原料所制成，因此需要检查过敏源是否符合限度要求。

基因工程药物由于其制备是通过对核酸分子的插入、拼接和重组而实现遗传物质的重新组合，再借助病毒、细菌、质粒或其他载体，将目的基因转移到新的宿主细胞系统，并使目的基因在新的宿主细胞系统内进行复制和表达而获得的。因此，基因工程药物需要进行药物外源性DNA残留量测定和宿主细胞（菌）蛋白残留量测定。

1. 残余抗生素的检查　对于生物制品的制造工艺，原则上不主张使用抗生素。如果生物制品在生产过程中使用了抗生素，则不仅要在纯化工艺中去除，而且要在原液检定中增加残余抗生素活性的检测项目。《中国药典》三部收载的大肠杆菌表达系统生产的重组生物制品如注射用重组人干扰素α1b、注射用重组人干扰素α2a、注射用重组人干扰素α2b、注射用重组人干扰素γ和注射用重组人白介素-2 等，在原液制造的种子液制备过程中使用了含适量抗生素的培养基，需进行检查。常用的抗生素是氨苄西林或四环素，目前抗生素残留测定常用方法为抑菌圈法。

2. 宿主细胞（菌）蛋白残留量的检查　宿主细胞（菌）的残留蛋白是与生物制品生产用细胞、工程菌相关的特殊杂质。所有的重组药物很难做到绝对无宿主细胞（菌）的残留蛋白的污染，该检查主要是控制异源蛋白的含量以防超量后引起机体免疫反应。特别对于在临床使用中需要反复多次注射（肌注）的重组制品，必须进行宿主细胞（菌）蛋白残留量的测定，并符合《中国药典》的规定。宿主细胞（菌）蛋白残留量的测定收载于《中国药典》三部附录，大肠杆菌菌体蛋白残留量测定法是采用酶联免疫法测定大肠杆菌表达系统生产的重组制品中菌体蛋白残留量；假单胞菌菌体蛋白残留量测定法是采用酶联免疫法测定假单胞菌表达系统生产的重组制品残留菌体蛋白含量；酵母工程菌菌体蛋白残留量测定法是采用酶联免疫法测定酵母表达系统生产的重组制品残留菌体蛋白含量。

3. 外源性 DNA 残留量的检查　外源 DNA 是生物制品中残存的杂质，许多生物制品中要进行外源性 DNA 残留量的检查。

外源性 DNA 残留量测定法收载于《中国药典》三部附录，共收载二法，即 DNA 探针杂交法和荧光染色法。在进行外源性 DNA 残留量测定时，可根据供试品具体情况选择下列任何一种方法进行测定。

第一法　DNA 探针杂交法：供试品中的外源性 DNA 经变性为单链后吸附于固相膜上，在一定温度下可与相匹配的单链 DNA 复性而重新结合成为双链 DNA，称为杂交。将特异性单链 DNA 探针标记后，与吸附在固相膜上的供试品单链 DNA 杂交，并使用与标记物相应的显示系统显示杂交结果，与已知含量的阳性 DNA 对照比对后，可测定供试品中外源性 DNA 残留量。

第二法　荧光染色法：应用双链 DNA 荧光染料与双链 DNA 特异结合形成复合物，在波长 480nm 激发下产生超强荧光信号，可用荧光酶标仪在波长 520nm 处进行检测，在一定的 DNA 浓度范围内以及在该荧光染料过量的情况下，荧光强度与 DNA 浓度成正比，根据供试品的荧光强度，计算供试品中的 DNA 残留量。

（三）生物学活性检定

生物制品是具有生物活性的制剂，单独用理化方法不能完全反映其质量，必须进行生物活性测定。生物活性测定是利用生物体来测定检品的生物活性或效价的方法，它以生物体对检品的生物活性反应为基础，以生物统计为工具，运用特定的实验设计，通过比较检品与相应的标准品在一定条件下所产生的特定生物反应的剂量间的差异，来测定检品的效价。根据产品的性质、药效学特点，生物学活性测定可分为体外测定法、体内测定法、酶促反应测定法和免疫学活性方法等。活性测定必须采用国际上通用的惯例或方法，对测定结果进行校正，以国际单位或指定单位表示。常用的检测定量方法有酶法、电泳法、理化测定法和生物检定法。

1. 体外细胞培养测定法　主要通过重组生物技术药物特异的对细胞增殖、抑制或杀伤、间接保护作用等生物学功能进行分析的方法。包括利用大多数细胞因子能特异促进某种细胞生长的功能特点（G-CSF，NFS-60 细胞；GM-CSF，TF1 细胞等）、利用制品对敏感细胞的毒性、促凋亡等不同功能特点（TNF，L929 细胞；TRAIL，H460 细胞等）以及制品对攻击敏感细胞的病毒、毒素、杀伤因子等具有的特异中和保护作用，通过梯度稀释获得量效关系进行活性测定的方法。

2. 离体动物器官测定法　基于生理学功能的测定方法，如采用家兔主动脉条测定重组脑利钠肽生物学活性等。

3. 体内测定法　利用动物体内某些指标的变化确定产品的生物学活性单位，如《中国药典》三部收载的注射用重组人促红素（CHO 细胞）活性测定为在小鼠皮下注射供试品后，采用网织红细胞法，计算网织红细胞增加的数量与标准品比较，确定其活性单位。

4. 生化酶促反应测定法　这类测定方法不依赖活的生物系统，主要基于产品与底物或某种物质的结合后，发生物理化学反应后再对结果进行分析。如重组链激酶等溶栓药物生物学活性测定，即利用其与纤维蛋白溶酶原结合后可激活纤维蛋白溶酶，并可在纤维蛋白琼脂平板中形成溶圈的方法。

5. 免疫学活性测定法　采取 ELISA 等方法测定产品活性。由于蛋白质的生物学活性与其免疫学活性不一定相平行，如果蛋白肽键的抗原决定簇和生物活性中心相一致，ELISA 法测定结果和生物学活性测定结果一致；如果不一致，两者的结果也不平行。由于两种测定法所代表的意义不同，所以免疫学活性测定法不能替代生物学活性的检测。

比活性是每毫克蛋白质的生物学活性单位，这是重组蛋白质药物不同于化学药的一项重要指标，也是进行成品分装的重要定量依据。由于蛋白质的空间结构不能常规测定，而蛋白质空间结构的改变特别是二硫键的错误配对可影响蛋白质的生物学活性，从而影响蛋白质药物的药效，比活性可间接地反映这一情况。通过对原料药比活性的检测，不仅可反映产品生产工艺的稳定情况，而且还可以比较不同表达体系、不同生产厂家生产同一产品时的质量情况。一般比活性的标准可根据中试工艺优化后的多次检定结果统计后定出标准。

一般生物学活性方法往往与产品临床药效密切相关，同时也是与产品直接相关的毒性反应评价的基础之一。

学习重点

　　生化药物和生物制品都是生物药物，生物药物分析是研究大分子之间或者大分子与小分子之间的反应，而这些反应体系相对比较慢而且比较复杂。生物药物与化学药物相比，其质量控制的方法有很多不同，如生物药物多数为大分子药物，有的化学结构不明确，有的分子量不是定值，这给质量控制带来了一定的困难；在检查项目上生物药物与化学药物也有不同。例如，生化药物均需做热源检查、过敏试验、异常毒性等试验；对生物药物有效成分的检测，除应用一般化学方法外，更应根据药品的特异生理效应或专一生化反应拟定其生物活性检测方法。所以，生物药物的定量方法，除了重量法、滴定法、比色法及 HPLC 法等理化分析法外，还有电泳法、酶法、免疫法和生物检定法等生物测定法；大多数生物是生物活性分子，对人体往往是异源物质，其化学性质与生物学性质都很不稳定，对热、酸、碱、重金属等敏感，易引起变性和失活。从生物原料中分离生物药物，通常比较困难，易受到微生物污染变质。因此，对生物药物应实行全过程的质量控制，即在原料贮存、生产加工和成品保存及临床应用过程中，对制品的均一性、有效性、安全性和稳定性等应有严格要求。《中国生物制品规程》是我国生物制品的国家标准和技术法规，已经被《中国药典》（2010 年版）三部所收载，说明了我国生物药物的质量控制逐渐与国际标准接轨。

思 考 题

1. 什么是生化药物？生化药物分为哪几种？生化药物的质量控制包括哪些方面？其与化学药物的质量控制有何区别？

2.《中国药典》中生化药物的杂质检查和含量测定常采用哪些方法？生化药物的安全性检查包括哪些方面？试述分子排阻色谱法的原理及其在生化药物含量测定中的应用。

3. 什么是生物制品？《中国药典》中生物制品包括哪几类？

4. 生物制品的质量控制有哪些特点？其与生化药物的质量控制有何区别？起始材料、原液检定、半成品检定和最终产品的质量控制包括哪些项目？

5. 什么是生物活性测定？它包括哪些内容？常用的检测定量方法有哪些？以干扰素为例说明体外细胞培养测定法在生物制品质量控制中的应用。

（徐　勤）

第19章

中药及其制剂分析概述

学习要求

1. 掌握中药制剂定量分析的方法。
2. 熟悉中药指纹图谱分析方法。
3. 了解中药及其制剂分析的特点。

第1节 概 述

中医药是中华民族的瑰宝，在我国各族人民长期的生产生活实践和与疾病作斗争中逐步形成并不断丰富发展，为中华民族的繁衍生息作出了重要贡献。我国现存最早的本草专著《神农本草经》载药 365种，其中植物药 252种、动物药 67种、矿物药 46种，按药物功效的不同分为上、中、下三品，论述了中药的基本理论，及中药的产地、采集、加工、贮存、真伪鉴别等，为中药学的全面发展奠定了理论基石。三次全国性药源普查基本上摸清了中药和天然药物的种类、产区分布、生态环境、野生资源、蕴藏量、收购量和社会需要量等。1999年全国普查中药总数达到 12 800 余种。

我国现有中药制剂 35 大类，43 种剂型共 5000 余种中成药。在我国医药工作者共同努力下，应用现代科技手段，在中药有效成分、药理毒理、制剂工艺和质量控制方面进行了大量工作，取得了丰硕成果。在中药及其制剂的分析方面，逐步建立符合中医药特点的质量标准体系；由单一的指标性成分定性定量向活性成分、有效成分及生物测定的综合检测过渡，向多成分及指纹或特征图谱整体质量控制模式转化；不断加强和完善中药安全性检测方法，增强检测方法的专属性，建立科学合理的控制指标，促进中药现代化。

随着新技术、新方法的出现和不断成熟，《中国药典》在中药及其制剂质量控制上也不断完善，1977 年版药典收载显微鉴别，1985 版药典收载 TLC 鉴别，1990 年版药典收载对照药材的TLC 鉴别和色谱方法的含量测定，2000 年版药典建立了以色谱法含量测定为主导的质控方法，2005 年版药典大幅度增加 HPLC 方法，重视特征成分、活性成分的测定，2010 年版药典加强了新技术新方法的应用，加强活性成分、多成分的测定，增加了指纹图谱的测定，从整体上提高中药质量控制水平。

《中国药典》（2010 年版）一部收载品种 2165 种，其中药材和饮片数 1415 种，植物油脂和提取物品种数 47 种，在品种正文后附了 38 个提取物或浸膏标准，收载中成药 1063 种，附录一部收载附录 112 个。品种数比 2005 年版药典新增 1019 种，修订 634 种。2010 版药典共收载检测项目

6236 项，其中新增检测项目 3553 项，是历版药典中新增检测项目数量最多的一版。一部中显微鉴别由 2005 年的 620 项增加到 1253 项；薄层色谱鉴别项由原来的 1507 项增加到 4001 项；HPLC检测由 2005 年版 505 项增加到 2010 年版的 1643 项。2010 年版药典加强了现代成熟新技术新方法的应用，采用了液相色谱/质谱联用、DNA 分子鉴定、薄层-生物自显影技术等方法，以提高分析灵敏度和专属性；根据中医药理论和中药成分复杂的特点，建立能反映中药整体特性的方法，加强活性成分、多组分的测定，将反映中药内在质量整体变化情况的色谱指纹图谱技术应用到药品标准中，以保证质量的稳定均一。

我国历来对中药现代化及中药产业化发展极为重视，1982 年，"发展现代医药和我国传统医药"被写入我国《宪法》；1985 年《中华人民共和国药品管理法》颁布实施。1988 年正式颁布《药品生产质量管理规范》，中药新药和新制剂研究、开发和生产逐步走上了科学化、规范化、标准化和法制化的道路。1993 年提出了"1035"工程，支持具有知识产权的创新药物研究和少数中药复方制剂的二次开发。1996 年提出了《中药现代化科技产业行动计划》，1998 年提出的"中药现代化发展战略"，1999 年 3 月科技部提出"中药现代化研究与产业化开发"实施方案，纳入国家攻关计划和攀登计划。1999 年 10 月"方剂关键科学问题的基础研究"通过国家中医药管理局组织的论证，并列入了国家重点基础研究发展规划项目（973 计划）。国家 863 重大专项——创新药物与中药现代化，并制定了中药现代化发展纲要（2002—2010 年），对我国中药现代化发展的指导思想、方针和原则、发展目标、重点任务做出了全面的规划。"十一五"和"十二五"期间，科技部"重大新药创制"等项目大力推动了新药研发，开发出一批符合国内外市场需求的现代中药产品，同时建立和完善了我国中药现代化研究开发体系与标准规范体系，提高中药在国际市场的占有率。

一、中药材、生药及制剂

（一）中药材

中药材指药用植物、动物的药用部分采收后经产地初加工形成的原料药材。一般传统中药材讲究地道药材，是指在一特定自然条件、生态环境的地域内所产的药材，因生产较为集中，栽培技术、采收、加工也都有一定的讲究，以致较同种药材在其他地区所产者品质佳、疗效好。目前，全国中药材家种品种达 300 多种，种植面积 500 万亩以上，年产量 5 亿多千克，全国已建立中药材生产基地 600 多个，为中医药的发展提供了坚实的物质基础，推动了中医药事业的发展。

我国中药材生产科技水平较为落后，主要表现：一是种子种苗的提纯复壮和优良品种选育工作滞后，造成中药材的质量不稳定；二是中药材中农药残留、有害重金属含量超标；三是不合理的开发利用，野生资源消耗速度过快，导致毁灭性破坏，如肉苁蓉、川贝母、石斛、穿龙薯蓣、冬虫夏草等分布区域急剧缩小，甚至濒临灭绝；四是中药材栽培、加工技术不规范，对道地药材的开发和利用不充分，大宗药材的种植缺乏严格的规程。

（二）生药

生药指天然来源的、未经加工或只经简单加工的植物、动物和矿物类药材的总称。例如采用药用植物的全体（益母草）、部分（大黄根和根茎）、分泌物或渗出物（苏合香）；或者采用药用动物的全体（蜈蚣）、部分（鹿茸）、分泌物或渗出物（麝香）；或者采用矿物的矿石（朱砂），经过一定简单加工而得。应用最广的是植物药，一部分是动物药，另少数矿物药。此外，由植物中制取的淀粉、黏液质、挥发油；自植物、动物中制取的油脂、蜡类，以及一些医用敷料如棉、毛和滤材如白垩、滑石粉、石棉、白陶土等，也列入生药的范畴。

·广义的生药应指所有来自天然的原料药材，包括了中药材、民间草药、民族药及可供提取化学药物的原料药材。简而言之，生药即天然药材。

在我国，生药与中药材（含草药和民族药）关系十分密切。所谓中药通常指以中医药学基础理论为指导，进行炮制、加工和使用的药物，是天然药物的一部分。而草药通常指广泛流传于民间，多为中医所用，地域性较强，使用地区较窄，一般在各级医院和药店难以购得的天然药及其简单的加工品。草药和中药在中国统称中草药，也是中医药学体系的一部分。民族药是各少数民族用于防治疾病的天然药物，也属中医药体系的一部分，但限定在一定地区（少数民族居住区）内使用，有其特有的用药习惯，如藏药、蒙药、维吾尔族药等。生药和中药材、草药、民族药的关系很密切，它们的含义有时较难明确区分，通常主要看其是否以中医学理论为指导，作为用药的原则，如是，则称中药材，否则可称生药。

（三）制剂

制剂是根据药典或药政管理部门批准的标准，为适应诊断、治疗或预防的需要而制成的药物应用形式的具体品种。中药制剂是以中药为原料，根据中医药学理论基础配伍、组方，按一定的制备工艺和方法制成的剂型，中药制剂一般又称中成药，是祖国医药学宝库的重要组成部分。

中药制成的剂型依据，首先是根据医疗预防的需要，由于病有缓急，证有表里，因此，对于剂型、制剂的要求亦有不同，如急症用药，药效宜速，故采用汤剂、注射剂、舌下片（丸）剂、气雾剂等；缓症用药，药效宜缓，滋补用药，药效宜持久，常采用蜜丸、水丸、糊丸、膏滋、缓释片等；皮肤疾患，一般采用膏药、软膏等；某些腔道疾患如痔疮、瘘管，可用栓剂、条剂、线剂或钉剂等。其次是根据药物的性质，药物性质不同亦要求制成不同剂型、制剂，以更好地发挥药物疗效，如处方中含有毒性和刺激性药物时，则宜制成糊丸、蜡丸、缓释片等；遇胃酸易分解失效的药物成分，宜制成肠溶胶囊或肠溶片剂；某些药物制成液体制剂不稳定时，可制成散剂、片剂、粉针剂或油溶液等。药物制成剂型、制剂时还要考虑便于服用、携带、运输、贮藏及生产等。

二、中药及其制剂的种类和特点

（一）中药及其制剂的种类

中药剂型不但有传统剂型丸、散、膏、丹、酒、露、汤、饮、胶、茶、糕、锭、线、条、棒、钉、灸、熨、糊等外，还包括了现代剂型如片剂、胶囊剂、颗粒剂、气雾剂、注射剂、膜等。目前，主要有以下几种分类方法。

1. 按物态分类　按剂型的形态可将其分为液体剂型（如汤剂、酒剂、露剂、注射剂等）、半固体剂型（如软膏剂、糊剂等）、固体剂型（如颗粒剂、片剂、栓剂、膜剂等）和气体剂型（如气雾剂、吸入剂等）。例如，固体制剂制备时多需粉碎、混匀；半固体制剂制备时多需熔化或研匀；液体制剂制备时多需溶解、搅拌。这种分类方法在制备、贮藏和运输上较为有用，但不能反映给药途径对剂型的要求。

2. 按制法分类　采用同样方法制备的剂型列为一类。例如，将用浸出方法制备的汤剂医、合剂、酊剂、酒剂、流浸膏剂与浸膏剂等统称为浸出药剂，而将采用灭菌方法或无菌操作法制备的注射剂、滴眼剂等统称为无菌制剂。此分类方法因带有归纳不全等局限性，故较少应用。

3. 按分散系统分类　按剂型的分散特性将剂型分为真溶液类剂型（如芳香水剂、溶液剂、甘油剂等）、胶体溶液类剂型（如胶浆剂、涂膜剂等）、乳浊液类剂型（如乳剂等）、混悬液类剂型

（如合剂、洗剂、混悬剂等）。该分类方法便于应用物理化学的原理说明各类剂型的特点，但不能反映给药途径与用药方法对剂型的要求。

4. 按给药途径和方法分类 将相同给药途径和方法的剂型列为一类，例如经胃肠道给药的剂型有合剂、糖浆剂、颗粒剂、丸剂、片剂等；经直肠给药的剂型有灌肠剂、栓剂等。非胃肠道给药中注射给药的剂型有静脉、肌内、皮下、皮内及穴位注射剂；呼吸道给药的剂型有气雾剂、吸入剂等；皮肤给药的剂型有洗剂、搽剂、软膏剂、糊剂、涂膜剂、透皮贴膏等；黏膜给药的剂型有滴眼剂、滴鼻剂、口腔膜剂、舌下片剂、含漱剂等。这种分类方法与临床用药联系较好，能反映给药途径与方法对剂型制备的工艺要求，但同一剂型往往有多种给药途径，可能多次出现于不同分类的给药剂型中。

（二）中药及其制剂分析的特点

1. 中药及其制剂化学成分的复杂性 任何一种中药的化学成分都十分复杂，单味药本身就是一个小复方，由多味中药组成的复方中药制剂所含成分则更为复杂。主要体现在以下三个方面：其一，中药通常含有一类结构和性质极其相似的化学成分，如人参中的皂苷类成分、大黄中的蒽醌类成分等。其二，在复方配伍及制剂的制备过程中有些化学成分还会相互影响，使含量发生较大变化，给质量分析增加了难度。例如，当黄连与黄芩、甘草、金银花等中药配伍时，黄连中的小檗碱能与黄芩中黄芩苷、甘草中的甘草酸及金银花中的绿原酸等大分子有机酸形成难溶于水的复合物而沉淀析出，从而影响测定结果的准确性。其三，中药制剂产生的疗效是复方中多种成分协同作用的结果，用其中任何一种成分的含量高低来衡量其质量的优劣有失偏颇。

2. 中药制剂原料药材质量的差别 原料药材的品种、规格、产地、生长环境、药用部位、采收季节、加工方法等均会影响药材中有效成分的含量，从而影响中药制剂的质量和临床疗效；炮制方法的影响，中药材经加工炮制后，其化学成分、性味、药理作用等方面都会发生一定的变化，为了保证中药制剂的质量，药材应严格遵守中药炮制规范，对炮制工艺、成品质量都要严格把关，才能保证中药制剂质量稳定、可靠。

3. 以中医药理论为指导原则，评价中药制剂质量 复方中药制剂中各药味依据中医药理论有君、臣、佐、使之分，在进行质量分析时，首先进行组方分析，按功能主治分出君、臣、佐、使药味，选择制剂中主要药味的特征性成分或活性成分进行定性、定量分析。因此，在进行质量标准研究中，首先应以中医药理论为指导，遵循中医组方原则，选择君药或臣药中合适的化学成分为指标来评价中药制剂的质量，并力求建立有效的分析方法。

如黄连为常用中药，在不同处方中其作用和地位是不相同的。黄连上清丸中黄连为主药，而安宫牛黄丸中黄连则为辅药，前者通过测定黄连中生物碱含量以评价黄连上清丸质量优劣是适宜的，后者则不然。在检测成分上也要注意与中药的功能主治以及现代药理学研究相结合。如近年来利用山楂的活血止痛作用治疗心血管病备受关注，这是由于其所含的黄酮类成分具有降压、增强冠脉流量、强心、抗心律不齐等作用，这类制剂若仍沿用过去测定其有机酸含量是不恰当的，而测定黄酮类成分则较为合理。因此，在质量标准制定之前首先进行组方分析，找出主药，选择合适的检测指标，再进行质量分析是中药制剂分析最突出的特点。

4. 中药制剂工艺及辅料的特殊性 中药制剂的剂型种类繁多，制备方法各异，工艺较为复杂，很多在单味中药鲜品中存在的化学成分，经过炮制或制备工艺中经加热处理后，结构发生变化，已不复存在或含量甚微，有些则在制备过程中因挥发、分解、沉淀等原因使质量分析更加困难。此外，同一种中药制剂，由于不同生产厂家生产工艺上的差别，将会影响到制剂中化学成分的含量。有些中药制剂生产工艺较为复杂，影响因素较多，即使同一批原料、同一生产车间，若工艺上稍有疏忽，也很难保证不同批次之间化学成分的一致性。因此，为了全面提高制剂成品的质量，设计合理的提取工艺，最大限度地保留有效成分或有效部位，在制备过程中严格遵守操作规程，建立科学合理的检测指标和检测方法是很有必要的。

中药制剂所用辅料各式各样，如蜂蜜、蜂蜡、糯米粉、植物油、铅丹等都可作为辅料，这些辅料的存在，则对质量分析均有一定的影响，需选择合适的方法，将其干扰排除，才能获得准确的分析结果。

5. 中药制剂杂质来源的多途径性　中药制剂的杂质来源要比化学制剂复杂得多，可能由生产过程中带入；药材中非药用部位及未除净的泥沙；药材产地水源、土壤、空气等生长环境的污染；农药化肥的滥用，包装、保管不当发生的霉变、走油、泛糖、虫蛀等；洗涤原料的水质二次污染等途径均可混入杂质。所以中药制剂易含有较高的重金属、砷盐、残留农药等杂质。重视杂质检查，制定严格的杂质检查标准，成为中药制剂分析工作的一项重要任务。

第 2 节　中药及其制剂的分析方法

中药及其制剂的分析有取样、供试品溶液的制备、鉴别（包括性状鉴别、显微鉴别、理化鉴别）、检查和含量测定等。以下介绍中药及其制剂分析中鉴别、检查和含量测定的方法。

一、鉴别试验

中药及其制剂的鉴别就是利用一定的方法来确定中药制剂及其原料药的组成及其所含的化学成分的类别、化学特征，从而判断该药材及制剂的真伪，主要包括性状鉴别、显微鉴别、理化鉴别和色谱鉴别。

中药及其制剂的鉴别药味的选取原则：① 单味制剂，直接选取单一药味进行鉴别；中药复方应按君臣佐使依次选择药味；② 当药味较多时，应首选君药、臣药、贵重药、毒性药进行鉴别研究；③ 凡有原粉入药者，应作显微鉴别。有显微鉴别的可同时进行其他方法的鉴别；④ 原则上处方中的每一味药均应进行鉴别研究，选择尽量多的药味制定在标准中，最少也要超过处方中三分之一的药味。如不能列入标准中，应在起草说明中说明原因。

（一）性状鉴别

性状鉴别是通过对药材的外形、大小、表面特征、颜色、质地、断面以及气味等进行综合观察和描述，判断药材的真伪。性状鉴别是药材鉴别的重要手段，药材制成制剂后性状鉴别的重要性不如原药材，但仍有一定的参考价值。药典收载的品种均有此项。中药制剂的性状鉴别也可参照药材的鉴别方法进行。

（二）显微鉴别

显微鉴别是利用显微镜来观察药材及含药材粉末的中成药的组织构造、细胞形状及化合物的特征，以鉴别中药的真伪。组织鉴别：通过动植物细胞或内含物的形态来鉴别真伪的方法。鉴别特征如薄壁细胞、木栓组织、分泌细胞和分泌腔、纤维以及淀粉粒、花粉粒、碳酸钙结晶等。药材及含有原生药粉末的中药制剂可以采用本法鉴别。显微鉴别具有快速、简便的特点。显微鉴别包括显微组织鉴别和显微化学鉴别。

（1）显微组织鉴别：显微组织鉴别系指用显微镜对药材（饮片）、切片、粉末、解离组织或表面制片及含药材粉末的制剂中药材的组织、细胞或内含物等特征进行鉴别的一种方法。

（2）显微化学鉴别：显微化学鉴别系指根据中药所含化学成分的理化性质，确定某些特殊化学成分的存在及其在组织中分布的一种鉴别的方法。

使用显微鉴别时应注意：①显微特征应明显、易查见，否则可能作出假阳性的判定。②多来源的药材应选择其共有的显微特征。如黄连有黄连、三角叶黄连、云连三种，其中前两种含石细胞，云连不含，所以黄连的鉴别不能选石细胞，而选黄色纤维束作为显微鉴别的特征。③处方中多味药物共同具有的显微特征不能作为鉴别的特征，而应选择专属性的特征进行鉴别。选择各组成药物显微特征时要考虑两点：一是所选特征在该处方中的专属性；二是该特征尽可能在处方外的中药中也要有专属性。如"二妙丸"由苍术、黄柏两味药组成，因为它们均含有石细胞，所以不能用石细胞作为鉴别的显微特征。《中国药典》对该药的显微鉴别项下规定：置显微镜下观察可见"草酸钙针晶细小，长 $10\sim32\mu m$，不规则的充塞于薄壁细胞中（苍术）。纤维束鲜黄色，周围细胞含草酸钙方晶，形成晶纤维，含晶细胞壁木化增厚（黄柏）"。上述描述中，草酸钙针晶为苍术的特征，草酸钙方晶和鲜黄色纤维束为黄连的特征。通过简单的显微观察，即可对制剂中两味药材作出定性鉴别。

显微鉴别除用光学显微镜外，也可用电子显微镜，如扫描电镜可获得更多微细的微观信息和形态特征，使显微鉴别方法到更高的水平。

（三）理化鉴别

用物理的或化学的方法，对中药材及其制剂所含的有效成分、主成分或特征性成分进行定性、定量分析，以鉴定真伪、评价品质。具体应用时可以测定其理化常数和观察理化性质，也可选择适当的化学反应进行鉴别。理化鉴别所鉴别的成分应该是药材中已知的有效成分或其他特征性成分，或是只集中某一味药所单独含有的成分。如生物碱与碘化铋钾生成橙色沉淀；蒽醌类与碱液反应生成橙、红、蓝色；黄酮类与盐酸镁粉的反应，香豆精和内酯类的异羟肟酸铁反应，强心苷的 K-K 反应，酚类的三氯化铁反应，鞣质的明胶沉淀反应，氨基酸的茚三酮反应，糖类的苯酚-硫酸反应等。

鉴别反应具有专属、灵敏、简便的特点。制剂中由于存在其他成分的干扰，最好做阴性、阳性对比实验。一般理化鉴别方法包括显微化学反应法、微量升华法、颜色反应与沉淀反应法、荧光法和分光光度法等。

1. 显微化学反应法　将药材的干粉、切片或浸出液少量，置于载玻片上，滴加某些化学试剂，使产生沉淀或结晶，在显微镜下观察反应结果或观察所产生的特殊颜色变化。如黄柏粉末加乙醚，振摇后滤过，残渣加冰醋酸适量，使溶解，再加硫酸 1 滴，溶液显紫棕色（黄柏酮反应）。

2. 微量升华法　利用中药中所含的某些化学成分，在一定温度下能升华的性质，获得升华物。在显微镜下观察其结晶形状、颜色及化学反应作为鉴别特征。如大黄粉末升华物有黄色针状、树枝状和羽状结晶。薄荷的升华物为无色针簇状结晶（薄荷脑）。

3. 颜色反应与沉淀反应法　利用特定的化学试剂与中药及其制剂中特定的化学成分（或组分）发生反应，产生颜色的变化或生成沉淀，进行理化鉴别，判别中药及其制剂中的某种存在成分，这是常用的定性鉴别方法。例如，甘草粉末置白瓷板上，加 80％硫酸 1～2 滴，显橙黄色（示甘草甜素）。

4. 荧光法与分光光度法　利用中药及其制剂中某些化学成分在紫外光下能激发显示不同颜色的荧光，紫外光或可见光波长区有明显的特征吸收峰等，可进行药物的定性鉴别，以评价中药的真伪。例如，大黄和土大黄粉末，两者的显微特征和化学反应都很相似，但在紫外光下观察，前者具深棕色荧光，后者显蓝紫色荧光。

（四）色谱鉴别

色谱法具有分离效能高、灵敏度高、专属性强、应用范围广等优点，已成为中药及其制剂鉴别中不可缺少的常规而有效的方法，特别是对成分复杂的制剂，有着分离、分析鉴定双重的优势。常用的色谱鉴定方法有薄层色谱法、气相色谱法、高效液相色谱法、纸色谱法、凝胶电泳、毛细管电泳等技术。薄层色谱法是中药鉴别中最常用且简便、直观、经济的色谱法，样品点样展开后，可通过斑点的荧光或显色反应直接鉴定比较，也可通过扫描定性、定量分析，几乎适用于所有的动、植物类药材的鉴定。最常用的是硅胶薄层色谱法。气相色谱法适合于挥发性成分或通过衍生化后能够气化的成分的定性、定量分析，具有灵敏度高、分离效率高等优点，特别是气相色谱-质谱-计算机联用技术的发展，对于富含挥发油类药材的鉴别，气相色谱已成为一种首选的方法。不挥发的成分，也可采用裂解气相色谱或闪蒸气相色谱来进行鉴定。高效液相色谱法具有柱效高、分离度好、重现性好等特点，配以不同类型的检测器，可对多种中药成分进行分析，尤其适合于具有紫外吸收的化合物的分析。高效液相色谱较少用于鉴别，若含量测定采用了高效液相色谱，可同时用于鉴别。

薄层色谱法是中药及其制剂鉴别中最常用的方法，2005 年版药典共收载薄层色谱鉴别 1507 项；2010 年版药典仅新增薄层色谱鉴别就达 2494 项，除矿物药外均有专属性强的薄层鉴别方法。

以下简要介绍薄层色谱在鉴别中的应用和操作：

（1）固定相的选择：多用硅胶 G 板，也可加 0.2%～0.5% 的羧甲基纤维素钠水溶液作为黏合剂铺板，则板更结实均匀。生物碱类成分使用氧化铝板较多，鉴别黄酮类和酚类化合物可使用聚酰胺板，氨基酸可使用纤维素板。

（2）展开剂的选择：一般用混合有机溶剂。展开系统的选择原则应突出主斑点，有利于主斑点的分析比较。得到斑点的 R_f 值在 0.2～0.8 之间较好。一般可选择通用展开剂，无水乙醇-苯（1∶4）、苯-氯仿（1∶3）和丙酮-甲醇（1∶1）3 个体系。

（3）对照物的选择：有对照品的需采用对照品作对照，无对照品的须采用对照药材作为对照。

（4）操作方法：鉴别时取供试品、对照品或对照药材，用相同方法制备试验溶液，分别取供试品溶液、对照品溶液或对照药材溶液适量，点与同一薄层板上，展开、观察，要求供试品溶液应有与对照主斑点相应的斑点。特征斑点最好选择已知有效成分或特征成分的斑点，若有效成分未知或无法检出，也可以选择未知成分的特征斑点，但要求重现性好，斑点特征明显。由于中药制剂组成复杂，所以即使是色谱法也应注意其专属性。

应用示例：黄藤素鉴别。

取本品粉末 0.5g，加入乙醇 10ml，超声处理 10 分钟，滤过，取滤液作供试品溶液。另取盐酸巴马汀对照品，加甲醇制成每 1 毫升含 0.1mg 的溶液，作为对照品溶液。吸取上述两种溶液各 2μl，分别点于同一硅胶 G 薄层板上，以甲苯-乙酸乙酯-异丙醇-甲醇-浓氨试液（6∶3∶1.5∶1.5∶0.5）为展开剂，置氨蒸气饱和的展缸内，展开，取出，晾干，置紫外灯（365nm）下检视。供试品色谱中，在与对照品色谱相应的位置，显相同颜色的荧光斑点。

二、杂质检查

中药及其制剂在不影响疗效，不影响人体健康的情况下，一般可以允许少量杂质存在，而中药注射剂则不允许或只允许微量的杂质存在。中药及其制剂的限量检查是制剂安全性评价的重要保证。《中国药典》进一步加强对重金属及有害元素、有害成分、树脂残留等的控制，加强了有害物质的检测，使标准的安全性控制加强。如进行树脂残留物检查（复脉定胶囊），有害元素检查

（紫血散），重金属、砷盐检查（黄连上清片等 7 个品种），乌头碱限量（固肾定喘丸等 32 个品种），三氧化二砷检查（六应丸等 10 个品种）等。

除杂质检查外，辅料的质量检查、与剂型相关的一般项目检查也属于此项内容。检查项目有一般理化项目检查、杂质检查、重金属检查和农药残留量检查等。一般理化项目检查包括浸出物及总固体测定、相对密度测定、旋光度测定、折光率测定、水分测定、干燥失重测定、乙醇含量测定、挥发油、总氮含量等。杂质检查包括杂质限量检查、灰分测定、酸碱度检查、氯化物检查、特殊杂质与掺伪物检查等。重金属检查包括铅盐、砷盐、铁盐、汞盐、铜盐等的测定及其他重金属测定。农药残留量检查包括测定有机溶剂残留、有机氯和有机磷农药残留量等，国际上对中药材及其制剂的农药残留量检查日趋严格。接触农药不明的样品，一般可测定有机氯量和总有机磷量，使用过已知农药的样品多采用气相色谱检查有关的农药残留。

（一）重金属检测法

对于中药及其制剂中重金属的检测，必须首先排除原药对测定的干扰。为此必须对供试品进行有机破坏。有机破坏分为干法和湿法两种。然后采用以下的方法。

方法一：对于在醋酸盐缓冲溶液的环境下能与硫代乙酰胺或硫化钠作用显色的重金属杂质，采用在实验条件下供试品溶液、标准铅溶液、两者混合的溶液分别在纳氏比色管中与硫代乙酰胺或硫化钠中用显色后，在白纸背景下比较两两之间的颜色的深浅进行判断。同时为了排除制剂配成供试溶液后背景颜色的干扰，可以在标准管中可以加入稀焦糖溶液或者其他无干扰的有色溶液。

方法二：对以按上述方法仍不能排除干扰的中药制剂，《中国药典》采用了首先炽灼成残渣，然后加入 0.5ml 的硝酸，再蒸干至完全除去氧化氮，放冷后加入 2ml 盐酸，再置水浴上蒸干后加水 15ml，然后通过滴加氨试液以酚酞作为指示剂显粉红色，以下步骤同方法一。

方法三：供试溶液和标准铅溶液在氢氧化钠碱性条件下与硫化钠作用后在纳氏比色管中比较颜色深浅，前者不得比后者深。

对于金属铅的检测，也可采用石墨炉原子化条件下，首先用测定标准铅溶液的吸光度与相对应浓度的标准标准曲线，然后通过供试品同等原子化条件下的吸光度数值的测定以确定其含量。

（二）砷盐检测法

《中国药典》收录了对砷盐进行检查的两种方法：古蔡氏法和二乙基二硫代氨基甲酸银法，对于金属砷的检测还可采用灵敏度更高，专属性更强的原子吸收分光光度法进行检测。但是为排除中药制剂中其他复杂成分对砷盐的检查，在检测前采用碱熔融法对样品进行有机破坏。碱熔融法的优点在于经加碱炽灼后，砷能形成砷酸盐，从而避免了砷的挥发损失。也可采用湿法对样品中的有机成分进行破坏。然后再通过以上三法对砷盐含量进行检测。

（三）农药残留量测定方法

《中国药典》主要对 3 种农药，即含有机氯农药、有机磷农药、拟除虫菊酯类农药量的检测。测定方法采用的是气相色谱法。先用石油醚（针对有机氯农药和拟除虫菊酯类农药）、乙酸乙酯（针对有机磷农药）将残留农药萃取出来。然后过硅藻土或弗罗里硅土进一步纯化。分析时的色谱条件，对于有机氯农药残留和拟除虫菊酯类农药残留的检测采用 SE-54 弹性毛细管柱、[63]Ni-ECD 电子捕获检测器；对于有机磷农药残留的检测采用；DB-17MS 弹性毛细管柱、NPD 氮磷检测器。《中国药典》对有机农药残留量的检查有一定的规定。如甘草、黄芪中有机氯农药残留量的检查，规定六六六（总 BHC）与滴滴涕（总 DDT）不得过千万分之二；五氯硝基苯（PCNB）不得过千万分之一。

三、含量测定

对于有效成分明确的中药及中成药，应进行有效成分的含量测定；某些中药及中成药，如明确主要活性物质是哪一类成分，如总生物碱、总皂苷、总黄酮等，可进行有效部位总量的测定；对于有效成分不明确的中药及其制剂，可选择一个或几个认为可能的有效成分或指标性成分进行测定，或测定药物的总固体量，如水浸出物量、酸浸出物量、乙醚浸出量，以间接控制质量；对于在加工炮制、制备、贮藏过程中易损失、破坏的成分进行含量或限度检查；可选用适当的生物化学方法或其他化学方法控制质量；贵重药材或含剧毒成分的中药要尽可能测定其中的有效成分或剧毒性成分的含量。

目前，中药及其制剂含量测定的方法主要包括色谱法、光谱法、电化学法、化学分析法、生物化学方法等。下面对常用的含量测定的方法做一简要介绍，包括高效液相色谱法、气相色谱法、薄层色谱扫描法、分光光度法和化学分析法等。

（一）化学分析法

化学分析法包括重量法和容量法。化学分析法作为经典的分析法，准确度高，操作简便，制剂组方简单、在组分含量高时适用。但灵敏度和专属性不及色谱法，在测定前一般需要经过提取分离、纯化等排除干扰组分。

应用示例：北豆根提取物中总生物碱的含量测定。

取本品研细，取适量（约相当于总生物碱 80mg），精密称定，置锥形瓶中，加入乙酸乙酯 25ml，摇匀 30 分钟，滤过，用乙酸乙酯 10ml 分 3 次洗涤容器及滤渣，洗液与滤液合并，置水浴上蒸干，残渣加无水乙醇 10ml 使溶解并转移至锥形瓶中，精密加入硫酸滴定液（0.01mol/L）25ml 与甲基红指示液 2 滴，用氢氧化钠滴定液（0.02mol/L）滴定即得。每 1 毫升硫酸滴定液（0.01mol/L）相当于 6.248mg 蝙蝠葛碱（$C_{28}H_{44}N_2O_6$）。本品按干燥品计算，总生物碱以蝙蝠葛碱（$C_{28}H_{44}N_2O_6$）计，应为 22.5%～27.5%。

（二）分光光度法

分光光度法是中药分析不可缺少的方法，常用于中药及其制剂中总生物碱、总黄酮、总苷、总蒽醌、总有机酸等的含量测定。由于中药及其制剂成分复杂，采用一般分光光度法以背景空白消除法测定中药中某单一成分是没有价值的，可以采用计算分光光度法，如双波长法、二波长法、系数倍率法、导数光谱法、正交函数法、差示分光光度法等进行测定。中药及其制剂中组成复杂，不同组分的紫外吸收光谱往往彼此重叠、干扰，因此在测定前必须经过提取纯化等步骤以排除干扰。

应用示例：人参皂苷中总皂苷的含量测定。

对照品溶液的制备：取人参皂苷 Re 对照品适量，精密称定，加甲醇制成每 1 毫升含 1mg 的溶液即得。

标准曲线的制备：精密吸取对照品溶液 20μl、40μl、80μl、120μl、160μl、160μl 和 200μl，分别置于具筛试管，低温挥去溶剂，加入 1% 香草醛高氯酸试液 0.5ml，置 60°C 恒温水浴上充分混匀后加热 15 分钟，立即用冰水冷却 2 分钟，加入 77% 硫酸溶液 5ml，摇匀；以试剂作空白。消除气泡后在紫外-可见分光光度计上以 540nm 作为测定波长，测定其吸光度，以吸光度为纵坐标，浓度为横坐标绘制标准曲线。

测定法：取本品约 50mg，精密称定，置 25ml 量瓶中，加甲醇适量溶解并稀释至刻度，摇匀，精密吸取 50μl，照标准曲线制备项下的方法，测定其吸光度，从标准曲线上读出的供试品溶液中人参皂苷 Re 的量，计算结果乘以 0.84 即得。本品按干燥品计算，含人参总皂苷以人参皂苷 Re（$C_{48}H_{82}O_{18}$）计，应为 65%～85%。

（三）高效液相色谱法

高效液相色谱法是中药及其制剂分析中应用最广泛的分析方法之一，其分离效能高、分析速度快。《中国药典》（2010 年版）一部收载的中药材及其制剂，大多采用 HPLC 测定含量。

1. 色谱条件的选择　目前适用最多的是色谱类型是反相色谱，常用十八烷基键合相柱，流动相多为水-甲醇或水-乙腈系统，常加入少量酸碱调节流动相 pH，或加入少量盐，以增加分离选择性，如黄芩苷、甘草酸等弱酸性成分可以在流动相中加入醋酸等抑制解离，小檗碱、麻黄碱等碱性较强组分可以加入反离子试剂氢氧化四丁基铵等，形成离子对色谱。洗脱方式可以选用等度洗脱或梯度洗脱，等度洗脱适于组分较少且待分析组分之间性质差异不大的分析样品；梯度洗脱属于分析样品中组分较多、性质差异较大的复杂混合体系。一般使用紫外检测器进行检测，灵敏度高，线性范围广，适用于在紫外区域有吸收的样品；对于紫外无吸收的样品，可以选用蒸发光散射检测器。具有荧光物质的组分可以选用荧光检测器，其灵敏度较紫外检测器高。

2. 供试品溶液制备　中药及其制剂组成复杂，需要采用提取、萃取、柱色谱等预处理方法对供试品进行纯化。样品中多含有糖，制备供试液时，宜采用高浓度的醇或其他有机溶剂提取测定组分，最好不要使用水为溶剂。针对杂质不同，可以选用不同的预处理方法，如大孔树脂可除去糖的干扰，聚酰胺小柱可以纯化黄酮类成分，氧化铝和活性炭可除去样品中少量杂质及色素等。

3. 含量测定方法

（1）外标法：若标准曲线经过原点，测定组成含量变化不大，可使用外标一点法。由于中药及其制剂中测定组分含量的波动范围较大，最好采用标准曲线定量。

（2）内标法：中药及其制剂组成复杂，若使用内标法会增加分离的难度，其他成分很容易干扰内标峰，所以中药及其制剂含量测定中，当组成相对简单，杂质不干扰内标峰时才能使用内标法。

应用示例：穿心莲中穿心莲内酯含量的测定。

色谱条件与系统适用性试验：以十八烷基硅烷键合硅胶为填充剂；以甲醇-水（60∶40）为流动相；检测波长为 225nm。理论塔板数按穿心莲内酯峰计算不应低于 5000。

对照品溶液的制备：取穿心莲内酯对照品适量，精密称定，加甲醇制成每 1 毫升含 0.1mg 溶液即得。

供试品溶液的制备：取本品约 25mg，精密称定，量 50ml 量瓶中，加甲醇溶解并稀释至刻度，摇匀，即得。

测定法：分别精密吸取对照品溶液与供试品溶液各 10μl，注入液相色谱仪，测定，即得。本品按干燥品计算，含穿心莲内酯（$C_{20}H_{30}O_5$）应为 95.0%～101.0%

（四）气相色谱法

气相色谱法以气体为流动相，适合于含挥发性成分的中药鉴别和含量测定。《中国药典》（2010 年版）一部中使用气相色谱法用于含量测定的品种有 51 种，项目数 52 项新增 24 项。气相色谱作为中药及其制剂常规的分析方法，广泛适用于含有挥发油及挥发性成分的含量测定，并在有机溶剂残留和农药残留方面的检测应用不断加强。

气相色谱法的流动相为气体，称为载气；色谱柱分为填充柱和毛细管柱两种，填充柱内装吸附剂、高分子多孔小球或涂渍固定液的载体。毛细管柱内壁或载体经涂渍或交联固定液。注入进样口的供试品被加热气化，并被载气带入色谱柱，在柱内各成分被分离后，先后进入检测器，色谱信号用记录仪或数据处理器记录。

应用示例：薄荷脑中薄荷脑含量的测定。

色谱条件与系统适用性试验：以交联键合聚乙二醇为固定相的毛细管柱；柱温 120℃；进样口和检测器的温度均为 250℃；以 10∶1 的分流比分流进样。理论塔板数不应低于 10 000。

对照品溶液的制备：取薄荷脑对照品适量，精密称定，加无水乙醇制成每 1 毫升约含 1mg 的溶液即得。

供试品溶液的制备：取本品约 10mg，精密称定，置 10ml 量瓶中，加无水乙醇溶解并稀释至刻度，摇匀，即得。

测定法：分别精密吸取对照品溶液与供试品溶液各 1μl 进样，即得。本品含薄荷脑（$C_{10}H_{20}O$）应为 95.0%～105.0%。

（五）薄层色谱扫描法

薄层色谱扫描法是用一定波长的光照射在薄层板上，对薄层色谱有紫外吸收光和可见光的斑点，或经激发后能发射荧光的斑点进行扫描，将扫描得到的图谱及积分数据用于药品的鉴别、检查或者含量测定的一种方法。根据薄层色谱扫描的方式可以分为薄层吸收扫描和薄层荧光扫描两种。薄层色谱扫描具有分离效能高、简便快速、灵敏度高等特点，但准确度和精密度不如高效液相色谱，作为高效液相色谱法的补充，用于无紫外吸收或者不能采用 HPLC 分析的中药及其制剂。

1. 色谱条件的选择　选择适宜的薄层色谱条件非常关键，在此条件下，组分应能完全分离，斑点对称均匀，不拖尾；薄层色谱的测定方法有吸收测定法和荧光测定法两种；测定方法有反射法和吸收法两种，反射法是将光速照射到薄层斑点上，测量反射光的强度，投射法是测定投射光的强度；扫描方式有单波长和双波长两种，双波长是采用两束不同波长的光，一束测量样品，称为测定波长（λ_S）；另外一束作为对照，称参比波长（λ_R），两束光通过折光器交替照射到斑点上，以吸收度之差 ΔA 定量、单波长扫描通常用于斑点吸收光谱的测定。对于薄层对光的散射，其吸收度 A 和浓度 K_X 之间不服从比尔定律，而符合 K-M 方程，在测定时需输入散射参数 S_X 值。

2. 测定方法的选择

（1）外标法：若标准曲线经过原点，可用一点法校正，如不通过原点，可用二点法校正，必要时可用多点法校正。

（2）内标法：是将内标加入供试品溶液和对照品溶液中，以其峰面积的比值作为定量的依据，目前应用较少。

3. 注意事项　薄层色谱扫描测定含量收到很多因素的影响，测定时要注意：薄层的厚薄应均匀，表明应均匀平整，最好使用预制板；点样要准确，原点大小应一致；喷洒显色剂应均匀，量应适中；某些斑点颜色易挥发或对空气不稳定，可用一洁净玻璃板盖在薄层板上，并用胶布加以固定；本法的线性范围一般较窄，注意应在其线性范围内测定。

应用示例：牛黄中胆酸的含量。

供试品溶液的制备：取本品细粉约 0.2g，精密称定，置具塞锥形瓶中，精密加入甲醇 50ml，称定重量，超声处理 30 分钟，再称定重量，用甲醇补足减失的重量，摇匀，滤过。精密量取续滤液 25ml，蒸干，残渣加 20%氢氧化钠溶液 10ml，加热回流 2 小时，冷却，加稀盐酸 19ml 调节 pH 至酸性，用乙酸乙酯提取 4 次（25ml、25ml、20ml、20ml），提取液均用同一铺有少量无水硫酸钠的脱脂棉滤过，合并提取液，回收溶剂，残渣加甲醇溶解并转移至 10ml 量瓶中，加甲醇至刻度，摇匀，作为供试品溶液。

对照品溶液的制备：另精密称取在 105℃干燥至恒重的胆酸对照品，加甲醇制成每 1 毫升含 0.48mg 的溶液，作为对照品溶液。

扫描测定条件：精密吸取供试品溶液 2μl、对照品溶液 1μl 与 3μl，分别交叉点于同一硅胶 G 薄层板上，以异辛烷-乙酸丁酯-冰醋酸-甲酸（8：4：2：1）为展开剂，展至 14～17cm，取出，晾干，喷以 30％硫酸乙醇溶液，在 105℃加热至斑点显色清晰，取出，在薄层板上覆盖同样大小的玻璃板，周围用胶布固定，放入薄层扫描仪中，波长 $\lambda_S = 380nm$，$\lambda_R = 650nm$，进行扫描，测量供试品吸光度积分值与对照品吸光度积分值，计算，即得。按干燥品计算，含胆酸（$C_{24}H_{40}O_5$）不得少于 4.0％。

第 3 节　中药指纹图谱技术研究

中药不同来源的同种药材化学成分组成可能存在差异，影响药物临床疗效和质量。传统上对中药的质量控制多是模仿化学药品的质量控制模式，以测定某个有效成分、活性成分或指标成分进行鉴别和含量测定。这种方法很难全面地反映中药内在质量，导致许多中药的质控标准难以得到国际认可。现代中药产业需要是全面的、整体的、符合中医理论反映其内在质量同时又能为国际市场接受的质量标准。而中药指纹图谱就是控制中药质量标准的有效手段，为国内外广泛接受的质量评价模式。

指纹图谱法已是目前国际用于植物药等复杂化学组成体系质量控制的有效手段，并列入《FDA 植物药产品工业指南》（2000 年草案稿）、《WHO 草药评价指南》（1996 年版）以及《英国草药典》（1956 年版）、《印度草药典》（1995 年版）、《美国草药典》（1999—2001，Monographs）等，德、法联合开发的银杏叶标准制剂就是使用 HPLC 指纹图谱作为质量指标。

应用指纹图谱监控中药及其制剂质量，已成为一种趋势。《中国药典》（2005 年版）一部收载了 HPLC 特征图谱 1 项，而 2010 年版一部收载了 HPLC 特征图谱 11 项，指纹图谱 11 项，正式将指纹图谱收入药典，使得整体性控制中药质量的方法学和实际应用方面有了大幅度提高，确保中药质量的均一稳定。中成药有中天舒胶囊、注射用双黄连、复方丹参滴丸、桂枝茯苓胶囊、诺迪康胶囊、腰痛宁胶囊 6 个品种的指纹图谱进入药典；植物油脂和提取物类别中，三七三醇皂苷、三七总皂苷、丹参总酚酸提取物、丹参酮提取物、莪术油、积雪草总苷、薄荷素油共 7 个品种的指纹图谱进入药典。中药指纹图谱的建立，将对中药的规范化、标准化、产业化和国际化提供科学的技术平台，对中药现代化的战略行动具有科学的指导意义。

一、定义及属性

（一）定义

中药指纹图谱系指中药材或中药经适当处理后，采取一定的分析手段，得到能够标示该中药材或中成药特性的共有峰的图谱。中药指纹图谱具有如下特点：①通过指纹图谱的特性，能有效鉴别样品的真伪或产地；②通过指纹图谱主要特征峰的含量或比例，能有效控制样品的质量，确保质量的相对稳定。

（二）属性

中药指纹图谱是一种综合的、可量化的鉴定手段，其基本特性是"整体性"和"模糊性"，简单地说通过指纹图谱可以对中药进行全面的、整体的定性、定量。

（1）整体性：中药色谱指纹图谱的"整体性"表现为中药整体化学成分的综合表达。不能孤立地看待其中某一色谱峰，或把该色谱峰从图谱中分割出来，图谱中的任何一个色谱峰均不能代表该中药的全部特性。只有完整的一张或几张图谱才能表达该中药所含化学物质的全部特性，反映该中药治病的全部物质基础。

（2）模糊性：具有两层含义：其一，色谱中的大多数峰所含有的化学物质的种类、数目和结构都是不清楚的；其二，不需要精确的数学测量亦可以用于中药的品种鉴别与均一性和稳定性评价。通过对样品与对照品色谱的指纹图谱的直观比较，一般就能准确地鉴别待测样品的真实性，比较指纹图谱的整体特征的相似程度可以判断不同批间样品的一致性，这个相似程度是一个模糊范围，有一个难以精确计算但可以辨认的宽容度。

模糊性强调的是对照样品与待测样品间指纹图谱的相似性，而不是完全相同；整体性是强调完整地表达和比较色谱的特征"面貌"，而不是将其肢解。因此在指纹图谱的考察中要把握好整体和局部，共性与个性的关系。

二、指纹图谱分类

狭义的中药指纹图谱是指中药化学（成分）指纹图谱。广义的中药指纹图谱则可按应用对象、测定手段进行不同的分类。

（一）按应用对象分类

中药指纹图谱可用于中药制剂研究、生产过程的各个阶段，按应用对象来分类，可分为中药材（原料药材）指纹图谱、中药原料药（包括饮片、配伍颗粒）指纹图谱和中药制剂指纹图谱。如分得更细，还可包括用于工艺生产过程中间产物的指纹图谱。

（二）按测定手段分类

可分为中药化学（成分）指纹图谱和中药生物指纹图谱。目前，最常用的是中药化学指纹图谱，特别是中药 HPLC 指纹图谱。

1. 中药化学指纹图谱　中药化学（成分）指纹图谱系指采用光谱、色谱和其他分析方法建立的用以表征中药化学成分的特征的指纹图谱。同一物种的个体在化学成分上具有相似性，利用化学成分建立指纹图谱，对控制中药及其制剂质量具有更直接、更重要的意义。化学指纹图谱包括色谱指纹图谱、光谱指纹图谱以及采用多种现代分析仪器联用得到的多维多息特征谱如 HPLC-MS、HPLC-MS-MS、GC-MS、CE-MS 等。

色谱指纹图谱技术是目前的主流，主要包括薄层色谱（TLC）指纹图谱、气相色谱（GC）指纹图谱、高效液相色谱（HPLC）指纹图谱和高效毛细管电泳（HPCE）指纹图谱。

薄层色谱操作简单、快速，展开剂灵活多样，但因其开放系统，器材和操作的差异导致重现性差。且提供信息量有限，很难反映几十种、上百种化学成分组成的复杂体系。气相色谱法在中药质量控制中主要用于挥发油、极性较小的成分或衍生化后可以挥发性的成分（如脂肪酸的酯等）。该方法灵敏度高、分离度好、分析时间短、定量分析的精密度高于 1%。HPLC 适用于非挥发性成分，中药中大部分化学成分均可用 HPLC 法得出良好的指纹图谱。具有灵敏度高、选择性好、高效、快速特点，色谱峰分辨率高，重现性好，在线检测设备可选性较大，是指纹图谱研究中最基本的方案。高效毛细管电泳法（HPCE）是 90 年代迅速发展起来的分离分析技术，具有分离效率高、分析速度快和样品用量少等特点，尤其适用于药味较多、化学成分复杂的中药复方化学成分的分析，CE 还特别适用于生物大分子，如肽和蛋白的分离，是除 HPLC 指纹图谱外研究最多的方法。

光谱指纹图谱包括核磁共振（NMR）、红外光谱（IR）、紫外光谱（UV）、质谱（MS）和X线衍射等。光谱学方法操作简单、消耗和污染少、信息量大，在某些情况下试样可以无损、不经处理直接测定，从而减少样品制备时带入的误差。但光谱信息太过复杂，性质相近组分干扰多，灵敏度低，选择性较差，不能表达中药这样混合体系中各种不同化学成分浓度分布的整体状况。作为指纹图谱，需借助现代化学计量学方法配合使用可能取得突破性进展。

此外由于中药及其制剂成分复杂，现行的各种单一测定方法给出信息少均无法建立较完善的指纹图谱，因而有人提出建立多维指纹谱尝试解决这一问题。所谓多维，即采用多种分析仪器联用的模式来测定指纹图谱，各谱图间相互补充信息，可对复杂供试品有更清晰完整的认识。目前最常用的是高效液相（或气相色谱）/二极管阵列检测器/质谱/质谱联用方式（HPLC或GC/DAD/MS/MS）所得的多维指纹图谱。多维谱的建立既能较系统、较完整地解决中药复方制剂质量控制的难题，又为中药研究中缺乏标准品的难题提供了一种新的解决途径。

2. 中药生物指纹图谱 中药生物指纹图谱包括中药DNA指纹图谱和研究中的中药基因组学指纹图谱、中药蛋白组学指纹图谱等。中药DNA指纹图谱主要是测定各种中药材的DNA图谱，由于每个物种基因的唯一性和遗传性，中药材DNA指纹图谱可用于对中药材的种属鉴定、植物分类研究和品质研究。

DNA指纹图谱主要技术：① 限制内切酶片段长度多态技术（RFLP）；② 基于多聚酶链反应（PCR）的分子标记（PAPD）、随机扩增多态性DNA（RAPD）、任意引物PCR（AP-PCR）、DNA扩增产物指纹DNA（DAF）等；③ PCR-RELP技术的结合AFLP技术。根据检测DNA的多态性的方法分两类：一类直接测序DNA序列标记法；另一类用间接方法反映序列差异。此外，还有依据分析对象分为两类：采用检测基因组DNA多态RAPD、AP-PCR、AFLP；检测特定片段DNA的多态，即以特定的基因（或短片段的DNA）为研究对象。DNA指纹图谱技术对中药真伪鉴别、优劣判断，中药材GAP基地建设、中药材种植规范（SOP）、选择优良种植资源和药材道地性研究极为有用。

中药基因组学图谱和中药蛋白组学指纹图谱系指用中药制剂作用于某特定细胞或动物后，引起的基因和蛋白的复杂的变化情况，这两种指纹图谱都可称为生物活性指纹图谱。

三、指纹图谱研究技术关键

（一）方案设计与思路

1. 研究对象的确定 中药成分复杂。一种药材可能有多个临床应用，可含多种活性组分。当研究某个中药及其制剂的指纹图谱时，首先必须调研相关的文献、新药申报资料（质量部分和工艺部分）及其他研究结果，尽可能详尽地了解药材、中间体及成品中所含成分的种类及其理化性质，经综合分析后找出成品中的药效成分或有效组分，作为成品及中间体指纹图谱的研究对象，即分析检测目标。

此外，复方制剂多由两味或两味以上单味药组成，所含组分种类多、成分复杂。此时应根据君臣佐使的原则，以君药、臣药中有效成分作为主要研究对象，佐使药中的成分可采用其他方法进行辅助、补充研究。

2. 研究方法的选择 在指纹图谱研究的各种方法中，色谱方法使用最广。研究中应视研究对象的实际需要，根据不同色谱技术的特点和优势选择合适的方法，确保能检测到主要活性成分，保证方法的重现性。一个中药指纹图谱可以同时采用两种或更多研究方法。指纹图谱研究方法应根据研究对象的物理化学性质来选择，大多数化合物可采用 HPLC 法。例如黄芪多糖注射液，无论是原料中的黄酮、皂苷还是多糖均可采用 HPLC 法进行分析检测；对于挥发油类极性较小的成分，例如鱼腥草中的鱼腥草素、土木香中的土木香内酯、异土木香内酯、二氢土木香内酯等挥发油成分，应采用 GC 法，另外一些有机酸衍生物，如月苋草油中的 7-亚麻酸经甲酯化后可采用 GC 法；而一些难以检测或采用以上方法得不到较理想的分离效果时，可采用 TLC 或尝试使用 CE 方法等。

3. 研究内容　根据国家药品监督管理局下发的《中药注射剂指纹图谱研究的技术要求》（暂行）的规定，在固定中药材品种、部位、产地、采收期及加工工艺等前提下，主要研究内容有原药材、有效部位或中间体、注射剂的指纹图谱，涉及样品名称、来源、制备、测定方法、指纹图谱及技术参数等研究项目。

（二）样品采集

根据《中国药典》，应采样品（中药制剂、中间体、原料药材）各 10 批次以上，固定品种、药用部位、产地、采收期和加工方法的药材，以及足够数量的及处方组成和用量固定、生产工艺稳定的中间体或成品，每批样品需重复三次实验。样品应均匀并具代表性；以确保建立的图谱具有特征性。切不可以同一批次的样品分散成数个批次，充当样品。

（三）样品预处理

在指纹图谱研究过程中。供试品（中药制剂、中间体、原料药材）溶液的制备过程不是关键性的技术问题，但操作繁琐，其中以原药材样品制备为甚。原药材所含的多种组分混杂在一起，样品制备时应根据所含成分的物理化学性质，通过萃取、沉淀、吸附或化学反应的方法，分离富集样品。例如，黄芪药材中的黄酮类成分通过碱水萃取，皂苷类成分通过大孔树脂吸附；苦参中的总生物碱通过阳离子树脂吸附与解吸附等。由于中间体是原药材经过了多步处理而得的，已经滤过了大部分成分，只保留一小部分有效组分，样品制备时可针对有效成分处理，并参照原药材的制备方法。

以上样品富集后，尚需过氧化铝预柱、C₁₈ 预柱、硅胶预柱、聚酰胺柱等，以除去色素等杂质，避免干扰或对色谱柱的损耗。

注射液中除少数品种添加助溶剂外，所含化学成分均具有较好的水溶解性能，而且研究生产工艺时考虑到色素、生物大分子等因素，生产过程中已通过微孔滤膜、脱色等操作，因此样品无需特殊处理，可直接分析检测。

（四）参照物选择

一般选取样品中容易获得且含量较高的一个主要活性成分或指标成分作为参照物（S）。参照物主要用于指纹图谱技术参数的确定，如特征峰（共有峰）的相对保留时间，峰面积比值等。并有助于图谱的稳定性、重现性的考查。例如，三七药材的指纹图谱中以三七皂苷 R1 为参照物。由于指纹图谱比较复杂，内标物不易选择，故一般不以内标物作为参照物。

（五）色谱条件选择

无论是中药制剂、中间体、原料药材，其指纹图谱的色谱条件都是研究检测方法过程中最重要、关键性的内容、下面以 HPLC 法为例，阐述各影响因素及解决途径。

1. 流动相　可作流动相的溶剂有乙腈、甲醇、乙醇、四氢呋喃、氯仿、二氯甲烷、正己烷等。对于反相高效液相，乙腈-水系统比较适合梯度洗脱，甲醇-水系统由于热力学和可压缩性因素，在梯度洗脱时易导致基线漂移。

在流动相中可加入磷酸、乙酸、三乙胺、二乙胺、正丁基溴化铵、十二烷基磺酸钠等各种改性剂，或采用磷酸-磷酸氢二钠-磷酸二氢钠、乙酸-乙酸钠缓冲溶液，以达到改善色谱峰分离程度及改善峰形的目的。样品中如有部分成分的极性较小，在流动相中可加入少量异丙醇、四氢呋喃、氯仿、环糊精等，增加流动相对样品的溶解性，一方面改善峰形，另一方面可加快洗脱速度。如对黄酮类、酚酸类成分可参考选择乙腈-水-酸系统的流动相；对皂苷类成分可参考选择乙腈-水系统的流动相，生物碱类成分可参考选择乙腈-水-三乙胺等系统的流动相。

2. 检测波长　检测波长的选择有以下方法：① 参照样品的全波长紫外线吸收图，选择吸收峰值；② 参照对照品的全波长紫外线吸收图，选择吸收峰值；③ 根据君、臣、佐、使的组方理论，在尽可能兼顾佐使药的同时，主要选择君、臣药中有效成分的吸收峰值。④ 一个检测波长下的色谱图如不能达到控制质量的目的，可建立多个检测波长下的指纹图谱。

3. 柱温　柱温的选择与恒定是影响指纹图谱技术稳定的主要因素之一。适宜的柱温不仅影响色谱峰的分离效果，而且柱温发生变化将导致色谱峰保留时间的迁移，技术参数的设置就失去了意义，因此柱温必须限定。当色谱图中某个色谱峰因溶解度差而峰形较“钝”时，可适当提高柱温（30～50℃）；如样品中组分在常温或高温下不稳定，易发生水解、分解（如乌头生物碱）等变化时，可降低柱温。

4. 色谱柱　不同厂家的色谱柱由于采用的填料不同，柱效相差较大。即使流动相条件一致，用不同填料的色谱柱重复测试时，不仅分离效果大不相同，而且保留时间也有显著差异。中药样品中所含成分一方面具有复杂性，极性高低不等，另一方面部分成分结构相似，极性相差不大，分离比较困难，因此选择色谱柱时应以主要成分得到分离为目的，柱效也不宜过高。另外，还应考虑填料稳定性和载样量。一般选择 5～10μm 的 C18 填充柱，以 250mm×2.6mm 较适宜。其他特殊填料的色谱柱，如氨基柱、氰基柱、酸性柱、碱性柱等，可视研究对象的不同而采用。

5. 进样量　进样量对指纹图谱的结果影响不大，但加大进样量，可以减弱梯度洗脱时基线漂移的程度；然而色谱柱的载样量有一定的限度，进样量过大，色谱柱超载，导致色谱峰峰宽增加或色谱峰峰尖钝化，并影响柱的寿命。研究发现。进样量应控制最高色谱峰的吸收值在 1000mAU 以下适合。当等度洗脱时。基线较平稳，进样量应尽量减少，一般控制最高色谱峰的吸收值在 100mAU 左右，不宜超过 500mAU。

6. 色谱条件的优化　一个指纹图谱初步建立后，尚需进一步优化。首先应选择不同操作者、不同型号的仪器进行测试；其次应在其他实验室、研究单位进行测试。国外一个成熟的指纹图谱在形成法规之前，选择世界各地有名的检测机构（分布于公司、医院、大学等的独立分析检测实验室）进行复核，以保证建立的指纹图谱技术稳定、可靠。

（六）指纹图谱及技术参数

1. 指纹图谱　根据供试品的检测结果建立指纹图谱。采用高效液相色谱法和气相色谱法制定指纹图谱，其指纹图谱的记录时间一般为 1 小时；采用薄层色谱扫描法制定指纹图谱，必须提供从原点至溶剂前沿的图谱；采用光谱方法制定指纹图谱，必须按各种光谱的相应规定提供全谱。对于化学成分类型复杂样品必要时可建立多张指纹图谱。根据 10 批次以上供试品的检测结果所给出的相关参数，制定指纹图谱。

2. 共有指纹峰的标定　采用色谱方法制定指纹图谱，必须根据参照物的保留时间，计算指纹峰的相对保留时间。根据 10 批次以上供试品的检验结果，标定中药材的共有指纹峰。色谱法采用相对保留时间标定指纹峰，光谱法采用波长或波数标定指纹峰。

3. 共有指纹峰面积的比值　以对照品作为参照物的指纹图谱，以参照物峰面积作为 1，计算各共有峰面积与参照物峰面积的比值；以内标物作为参照物的指纹图谱，以共有峰中其中一个峰（要求峰面积比较大、较稳定的共有峰）的峰面积作为 1，计算其他各共有峰的比值。各共有峰的面积比值必须相对固定。供试品图谱中各共有峰面积的比值与指纹图谱各共有峰面积的比值比较，单峰面积占总面积大于或等于 20％的共有峰，其差值不得大于±20％；单峰面积占总面积大于等于 10％，而小于等于 20％的共有峰，其差值不得大于±25％；单峰面积占总面积小于 10％的共有峰，峰面积比值不作要求，但必须标定相对保留时间。未达基线分离的共有峰，应计算该组峰的总峰面积作为峰面积，同时标定该组各峰的相对保留时间。

4. 非共有峰面积　供试品的图谱与指纹图谱比较，非共有峰总面积不得大于总峰面积的 10％。

（七）指纹图谱的相关性

制剂中各特征峰均可在药材及中间体指纹图谱中得到追踪，中间体与制剂的指纹图谱应非常接近，药材图谱中的色谱峰应比制剂多。必要时可采用加入某一药材、有效部位或中间体的供试品，或制备某一药材、有效部位或中间体阴性供试品的方法，标定各指纹图谱之间的相关性。提供相关性研究的指纹图谱。

（八）指纹图谱的评价

中药指纹图谱的评价系指将样品指纹图谱与建立起来的对照指纹图谱进行相似性比较，从而对药品质量进行评价和控制。中药指纹图谱的评价不同于含量测定，它强调的是相似性（similarity），而不是相同性（identity），也即着重辨识完整图谱"面貌"，而不是求索细枝末节。分析比较的结果是对供试品与对照品之间的差异或一致性作出的评价。

相似性的比较可以用"相似度"表达，相似度可借助国家药典委员会推荐的"中药指纹图谱计算机辅助相似度评价软件"计算，一般情况下相似度在 0.9～1.0 即认为符合要求。

（九）示例：北五味子的指纹图谱的建立

仪器：色谱仪：Waters2695 高效液相色谱仪；检测器：2996 二极管阵列检测器（PAD）

对照品：五味子醇甲、五味子酯甲、五味子甲素、五味子乙素、五味子醇乙。

供试品制备：五味子药材粉碎后过 30 目筛，于 60℃下干燥 6 小时。称取干燥粉末 2.0g，加入 50ml 乙醇加热回流 2 小时，经布氏漏斗过滤得到滤液，称重并补足乙醇损失重量。乙醇提取液经 0.45μm 滤膜过滤后作为供试品溶液。

测定条件：色谱柱 Hypersil ODS$_2$色谱柱（5μm，200mm×4.6mm）。流动相为甲醇（A）和水（B）；洗脱程序为 0～5 分钟，50％A 等度；5～45 分钟，50％A～80％A 线性梯度；45～50 分钟，80％A～95％A 线性梯度；流速 1.0ml/min。进样量：10μl；柱温：35℃；检测波长：235nm。

方法学考察：

（1）稳定性试验：取同一供试品溶液，分别在样品制备完成后第 0，4，8，16，24，48 小时进行 HPLC 分析测定，色谱图中各主要色谱峰的保留时间和峰面积的 RSD 分别为 1.53％～3.20％和 2.50％～4.60％，表明供试品在 48 小时内稳定。

（2）精密度试验：取同一供试品溶液，连续进样 5 次，记录指纹图谱。同上述方法处理，其 RSD 在 3.0％以下，符合指纹图谱的要求。

（3）重现性试验：取同一批号的供试品溶液 5 份，按供试品溶液制备项下同法操作，记录指纹图谱。同上述方法处理，其 RSD 在 3.0％以下，符合指纹图谱的要求。

指纹图谱的建立：在优化的色谱条件下，对 10 个北五味子药材样品进行了分析，其典型的色谱图见图 19-1A。在色谱图中选择归一化峰面积大于 0.5％的色谱峰作为指纹峰，最终选择了 19 个共有的指纹峰（占总峰面积的 90％以上），并通过与对照品的保留时间和紫外光谱检测结果的比较，确定了 5 个主要的木脂素指纹峰。图 19-1B 是木脂素对照品的色谱图。

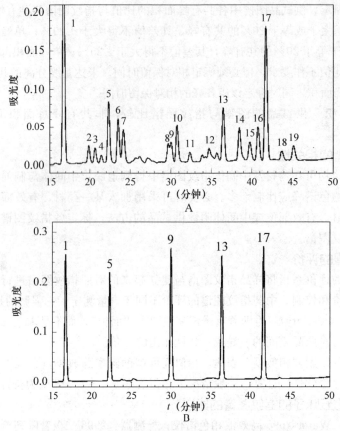

图 19-1　辽宁凤城五味子药材乙醇提取物（A）和木脂素对照品（B）的色谱图

本研究采用国家食品药品监督管理局推荐的"中药色谱指纹图谱相似度评价系统（2004A版）"，将10个产地的北五味子的色谱图导入该软件后，剪切掉前5分钟的溶剂峰，通过色谱峰多点校正的方法，对10个样品的色谱峰进行匹配并自动生成对照指纹图谱。图19-2是样品匹配前后的色谱图，其中包括自动生成的北五味子指纹图谱，该指纹图谱由26个指纹峰和19个共有峰组成。

相似度分析：指纹图谱的相似度评价指标是将供试品的色谱图和该品种的对照指纹图谱（共有模式图谱）之间的相似度进行比较和计算，将相似度值高的样品认定为质量较高的药材。在2002年国家药典委员会发布的《中药注射剂色谱指纹图谱实验研究技术指南》（试行）中要求对照用指纹图谱（共有模式）及供试品之间图谱的相似度必须在0.900以上。对照北五味子共有模式的指纹图谱，采用"中药色谱指纹图谱相似度评价系统（2004 A 版）"对10个北五味子药材供试品色谱图的相似度进行计算（采用夹角余弦法），同时采用相关系数法进行计算，两种计算方法得到的相似度较接近，除了S1和S2样品的相似度较低（均小于0.700）外，其余8个样品的相似度均在0.900以上。S1和S2样品的前面7个色谱峰（编号2~8）的峰面积明显低于其他8个产地的样品，其中S1和S2样品中匹配得到的2号峰（五味子醇甲）和6号峰（五味子醇乙）的峰面积大大低于对照指纹图谱中相应的峰，表明其代表的化学成分和对照指纹图谱相比有较大的差异，这两个药材样本和其他北五味子药材样本差别明显。指纹图谱的相似度评价作为一种系统性、综合性的判定指标，为植物药的质量控制提供了一个有效的参考方法。

本研究建立的五味子 HPLC 指纹图谱，方法在精密度、重现性和稳定性方面完全符合指纹图谱研究的技术要求，为北五味子的质量控制提供了科学依据。

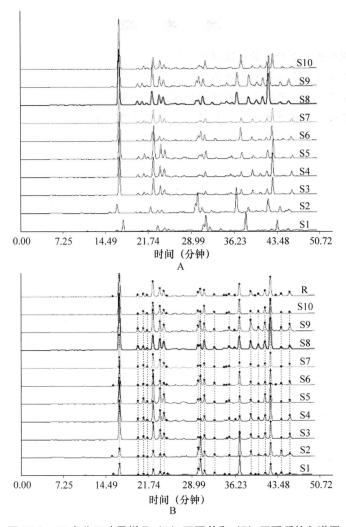

图 19-2　10 个北五味子样品（A）匹配前和（B）匹配后的色谱图

学习重点

　　中药及其制剂的种类可以按照物态、制法、分散系统、给药途径和方法等进行分类；由于化学成分、原料药材、指导理论、制剂工艺及辅料等特殊性，中药及其制剂分析有其自身特点。鉴别主要用于判断药材及制剂的真伪，主要包括性状鉴别、显微鉴别、理化鉴别和色谱鉴别，其中薄层色谱鉴别是最常用的方法。杂质检查项目有一般理化项目检查、杂质检查、重金属检查和农药残留量检查等。中药及其制剂含量测定的方法主要包括色谱法、光谱法、电化学法、化学分析法、生物化学方法等，其中高效液相色谱法、气相色谱法、薄层色谱扫描法、分光光度法和化学分析法最为常用。中药指纹图谱具有整体性和模糊型，可以对重要进行全面整体的定性、定量。按照测定手段可以分为中药化学（成分）指纹图谱和中药生物指纹图谱。目前，最常用的是中药化学指纹图谱，特别是中药 HPLC 指纹图谱。中药指纹图谱研究技术关键包括方案设计与思路、样品采集、样品预处理、参照物选择、色谱条件选择、指纹图谱及技术参数、指纹图谱的相关性、指纹图谱的评价等方面。

思 考 题

1. 中药及其制剂的鉴别药味的选取原则是什么?
2. 中药制剂中杂质检查的项目包括哪些?
3. 中药制剂常用的含量测定方法有哪些? 各有何优缺点?
4. 简述中药指纹图谱建立的方法、步骤、数据处理机评价方法。

（陈 敏）

第20章

药品质量标准的制订

学习要求

1. 掌握药品质量标准的分类。
2. 掌握药品质量标准的主要内容。
3. 熟悉药品质量标准起草说明的主要内容。

第1节 概 述

一、制订药品质量标准的目的和意义

药品是关系到人们生命安全的特殊商品。药品的安全性、有效性、稳定性等是评价药品质量的几个重要方面。在药物的研发过程中需对其质量进行系统、深入的研究，制订科学、合理、可行的质量标准，并不断地修订和完善，以控制药物的质量，保证其在有效期内安全有效。由此可见，制订药品质量标准是十分必要的。

二、药品质量标准分类

《中华人民共和国药品管理法》第五章第三十二条规定"药品必须符合国家药品标准"。国务院药品监督管理部门颁布的《中华人民共和国药典》和药品标准为国家药品标准。而药品注册标准，则是指国家食品药品监督管理局（State Food and Drug Administration，SFDA）批准给申请人特定药品的标准，生产该药品的生产企业必须执行该注册标准。药品注册标准不得低于中国药典的规定。即药品质量标准可分为国家药品标准（中国药典、局颁标准）、药品注册标准（临床研究用药品质量标准、暂行或试行药品质量标准）、其他药品标准（企业标准）等，下面详述之。

（一）国家药品标准

1. 中华人民共和国药典 《中华人民共和国药典》，简称《中国药典》。根据我国《药品管理法》第三十二条规定："国务院药品监督管理部门组织药典委员会，负责国家药品标准的制定和修订。"《中国药典》是国家为保证药品质量可控、确保人民用药安全有效而依法制定的药品法典，是药品研制、生产、经营、使用和管理都必须严格遵守的法定依据，是国家药品标准体系的核心。国家食品药品监督管理局发布公告，《中华人民共和国药典》2010 年版已由卫生部 2010 年第 5 号公告颁布，于 2010 年 10 月 1 日起执行。

2. 局（部）颁标准 为了促进药品生产，提高药品质量和保证用药安全，除《中国药典》外，还有国家食品药品监督管理部门颁布的药品标准，即《国家食品药品监督管理局国家药品标准》，简称《局颁药品标准》（部颁标准是指原来由卫生部颁布的药品标准），也收载了国内已生产、疗效较好，需要统一标准但尚未载入药典的品种。局（部）颁标准，其性质与《中国药典》相似，亦具有法律约束力，可作为药品生产、供应、使用、监督等部门检验药品质量的法定依据。

（二）临床研究用药品质量标准

根据《药品注册管理办法》第三十条的规定，药物的临床试验（包括生物等效性试验），必须经过国家食品药品监督管理局批准。为了保证临床用药的安全和使临床的结论可靠，由新药研制单位制订并由国家食品药品监督管理局批准的临时性的质量标准，即临床研究用质量标准。该标准仅在临床试验期间有效，并且仅供研制单位与临床试验单位使用。

（三）暂行或试行药品标准

经临床试验后，新药研制单位申报生产时制订的药品标准为"暂行药品标准"。暂行药品标准执行两年后，如果药品质量稳定、可控，该药品转为正式生产，"暂行药品标准"转为"试行药品标准"。"试行药品标准"执行两年后，如果药品质量仍然稳定、可控，经 SFDA 批准转为国家药品标准（局颁标准）。

（四）企业标准

《中华人民共和国标准化法》规定：企业生产的产品没有国家标准和行业标准的，应当制定企业标准，作为组织生产的依据。已有国家标准或者行业标准的，国家鼓励企业制定严于国家标准或者行业标准的企业标准，在企业内部适用。企业标准是对企业范围内需要协调、统一的技术要求，管理要求和工作要求所制定的标准。企业标准由企业制定，由企业法人代表或法人代表授权的主管领导批准、发布。企业标准属于非法定标准，一般适用于两种情况，一种因为检测方法尚不成熟，但能达到某种程度的质量控制；另一种则是高于法定标准，增加检验项目、提高限度标准，这对于增强企业竞争力、保护优质产品及防止假冒等方面都起着重要作用。企业标准一般对外是保密的，国外大的制药企业均有企业标准。

三、药品质量标准制订的基础

首先要查阅大量文献，获得相关药物的各方面的信息。如果是创新药物，没有文献可查，也要查阅结构类似化合物的文献作为参考。同时要收集待制订质量标准的药物的有关研究资料，例如化学结构信息，晶型、异构体情况，合成工艺，制剂工艺等相关信息，为制订质量标准提供信息，为制订切实可行的、合理的质量标准提供重要依据。

第 2 节　药品质量标准的主要内容

质量标准一般应包括药品名称（通用名、汉语拼音名、英文名），化学结构式，分子式，相对分子质量，化学名（对原料药），含量限度，性状，理化性质（原料药），鉴别，检查（原料药的纯度检查项目，与剂型相关的质量检查项目等），含量（效价）测定，类别，规格（制剂），贮藏，制剂（原料药），有效期等项内容。各项目应有相应的起草说明，参照现行版《中华人民共和国药典》的规范用语及格式，制订出合理、可行的质量标准。下面就质量标准的主要内容加以说明。

一、名称

药品名称是药品质量标准的重要组成部分。根据"药品管理法第五十条规定'列入国家药品标准的药品名称为药品通用名称'"已经作为药品通用名称的,该名称不得作为药品商标。同类药物应尽量采用已确定的词干命名,使之体现系统性。外文名尽量采用 WHO 编订的国际非专利药名,以便国际交流。中文名应尽量与外文名相对应,即音对应,意对应,或音意对应,一般以音对应为主。化学药品名称包括通用名、化学名、英文名、汉语拼音。中药材名称包括中文名、汉语拼音、拉丁名。中药制剂的名称包括中文名、汉语拼音、英文名。生物制品名称包括通用名、汉语拼音、英文名。

化学药通用名称命名细则、中药通用名称命名细则及生物制品通用名称命名细则请参考《中国药品通用名称命名原则》,中国药品通用名称命名原则总则如下:

(1) 本命名原则中的"药品"一词包括中药、化学药品、生物药品、放射性药品以及诊断药品等。

(2) 按本命名原则制订的药品名称为中国药品通用名称(China Approved Drug Names,CADN)。CADN 由药典委员会组织专家讨论制定、上网公示征求意见、国家药典委员会编制成册、国家食品药品监督管理局批准。药品命名必须遵循一药一名原则。

(3) 药品名称应科学、明确、简短;词干已确定的译名应尽量采用,使同类药品能体现系统性。

(4) 药品的命名应避免采用可能给患者以暗示的有关药理学、解剖学、生理学、病理学或治疗学的药品名称,并不得用代号命名(不包括特殊的复方制剂)。中药和生物药品中无 INN 命名的酌情处理。

(5) 药品的英文名应尽量采用世界卫生组织编订的国际非专利药名(International Nonproprietary Names for Pharmaceutical Substances,INN);INN 没有的,可采用其他合适的英文名称。

(6) 对于沿用已久的药名,如必须改动,可列出其曾用名作为过渡。

(7) 药名后附注的类别,是根据主要药理作用或药物的作用机制或学科划分的,或者直接从 INN 划分的类别翻译的,仅供参考。

(8) 药品通用名不采用药品的商品名(包括外文名和中文名)。药品的通用名(包括 INN)及其专用词干的英文及中文译名也均不得作为商品名或用以组成商品名,用于商标注册。

二、性状

药品性状指药品的物理特征和形态。性状下记载药品的外观、臭、味、溶解度以及物理常数等。

(一) 一般性状

包括外观、色泽、臭、味、结晶性、引湿性等,而外观性状是对药品的色泽和外表感观的规定。一般性状在制订质量标准时应予以考察,并应注意在贮藏期内是否发生变化,有遇光变色、易吸湿、风化、挥发等变化情况,应如实描述。

示例一:阿司匹林,为白色结晶或结晶性粉末;无臭或微带醋酸臭,味微酸;遇湿气即缓缓水解。

示例二:青霉素钠,为白色结晶性粉末;无臭或微有特异性臭;有引湿性;遇酸、碱或氧化剂等即迅速失效,水溶液在室温放置易失效。

(二) 溶解度

溶解度是药品的一种物理性质。通常考察药物在水及常用溶剂(与该药物溶解特性密切相关的、配制制剂、制备溶液或精制操作所需用的溶剂等)中的溶解度。

药品的近似溶解度以下列名词术语表示：极易溶解、易溶、溶解、略溶、微溶、极微溶解、几乎不溶或不溶。《中国药典》有关溶解度的规定见表 20-1。

表 20-1　溶解度相关规定

溶解度术语	溶质量（g 或 ml）	溶剂量（ml）	溶解度术语	溶质量（g 或 ml）	溶剂量（ml）
极易溶解	1	<1	微溶	1	100～<1000
易溶	1	1～<10	极微溶解	1	1000～<10 000
溶解	1	10～<30	几乎不溶 或不溶	1	≥10 000
略溶	1	30～<100			

试验方法如下：称取研成细粉的供试品或量取液体供试品，于（25±2）℃一定容量的溶剂中，每隔 5 分钟强力振摇 30 秒钟；观察 30 分钟内的溶解情况，如无目视可见的溶质颗粒或液滴时，即视为完全溶解。

示例一：甲硝唑，在乙醇中略溶，在水或三氯甲烷中微溶，在乙醚中极微溶解。

示例二：阿司匹林，在乙醇中易溶，在三氯甲烷或乙醚中溶解，在水或无水乙醚中微溶；在氢氧化钠溶液或碳酸钠溶液中溶解，但同时分解。

（三）物理常数

药品质量标准中收载的物理常数包括相对密度、馏程、熔点、凝点、比旋度、折光率、黏度、吸收系数、碘值、皂化值和酸值等，其测定结果不仅对药品具有鉴别意义，也可反映药品纯度，是评价药品质量的主要指标之一。物理常数的测定方法请参见《中国药典》（2010 年版）二部附录相关项目。

1. 熔点或熔距　熔点是固体由固态转变（熔化）为液态的温度，熔点范围称为熔距。熔点或熔距是已知结构化学原料药的一个重要的物理常数，熔点或熔距数据是鉴别和检查该原料药的纯度指标之一。常温下呈固体状态的原料药应考察其熔点或受热后的熔融、分解、软化等情况。结晶性原料药一般应有明确的熔点，对熔点难以判断或熔融同时分解的品种应同时采用热分析方法进行比较研究。

示例一：水杨酸，本品的熔点［《中国药典》（2010 年版）二部附录Ⅵ C］为 158～161℃。

示例二：马来酸噻吗洛尔，本品的熔点（《中国药典》（2010 年版）二部附录Ⅵ C）为 199～203℃，熔融时同时分解。

2. 比旋度　平面偏振光通过含有某些光学活性化合物的液体或溶液时，能引起旋光现象，使偏振光的平面向左或向右旋转。旋转的度数，称为旋光度。偏振光透过长 1dm 且每 1 毫升中含有旋光性物质 1g 的溶液，在一定波长与温度下测得的旋光度称为比旋度。测定比旋度（或旋光度）可以区别或检查某些药品的纯杂程度，也可用以测定含量。旋光度或比旋度是反映具有光学活性化合物固有特性及其纯度的指标。对于这类药物，应采用不同的溶剂考察其旋光性质，并测定旋光度或比旋度。

除另有规定外，本法采用钠光谱的 D 线（589.3nm）测定旋光度，测定管长度为 1dm（如使用其他长度的测定管，应进行换算），测定温度为 20℃。使用读数至 0.01°并经过检定的旋光计。测定时应注意供试的液体或固体物质应充分溶解，供试液应澄清；表示物质的比旋度时应注明测定条件（测定光源、测定波长、溶剂、浓度和温度等）。

示例一：乙酰谷酰胺，取本品，精密称定，加水溶解并定量稀释制成每 1 毫升中含 20mg 的溶液，依法测定［《中国药典》（2010 年版）二部附录Ⅵ E］。比旋度为 −11.5°～−13.5°。

示例二：丙氨酸，取本品，精密称定，加 1mol/L 盐酸溶液溶解并定量稀释制成每 1 毫升中约含 50mg 的溶液，依法测定［《中国药典》（2010 年版）二部附录 ⅥE］，比旋度为 +14.0°～+15.0°。

3. 吸收系数　化合物对紫外-可见光的选择性吸收及其在最大吸收波长处的吸收系数，是该化合物的物理常数之一。《中国药典》采用的是百分吸收系数 $E_{1cm}^{1\%}$，其物理意义为当溶液浓度为 1%（g/ml），液层厚度为 1cm 时的吸光度数值。测定吸收系数，可判别药品的真伪和纯杂程度。吸收系数一般列入原料药的性状项下，还可用于制剂的含量均匀度，溶出度和含量测定。

我国创制的药品或只有文献记载，国内外药典未收载的药品（一、二类新药）的吸收系数（$E_{1cm}^{1\%}$），应至少用五台不同型号的仪器测定，并统计处理结果。测定方法应按药典委员会规定方法进行。用于测定吸收系数的样品应经精制，并提供纯度数据。在研制单位测定的基础上，复核审查部门应对供测定样品的纯度和测定数值进行复核。

测定方法如下：用五台不同型号的分光光度计，参照中国药典附录分光光度法项下的仪器校正检定方法进行全面校正检定，申报资料中应有校正检定结果，所用的天平、砝码、容量仪器、移液管等均应经过校正。测定前，应先检查所用的溶剂，确定在测定波长附近符合要求且不得有干扰吸收峰。溶剂应以配制样品溶液的同批溶剂为空白，并仔细确定最大吸收波长作为测定波长。吸收池应清洗干净并于临用前配对或进行空白校正。测定样品的干燥方法，如系不稳定品种，可用未经干燥的原样测定（再另取样测定干燥失重扣除）。样品溶液应配成高、低两种浓度，高浓度溶液的吸收度为 0.6～0.7，然后用同批溶剂将溶液精密稀释一倍，再在吸收度 0.3～0.35 测定。同一台仪器的测定偏差应不超过 1%，以平均值作为该品种的吸收系数值进行统计，相对标准差不得超过 1.5%。应注明测定温度，并考察测定溶液的稳定性。按药典附录的要求，正确选择仪器的狭缝宽度。如测定狭缝小于 2nm，应在测定项下明确标明。

示例一：甲苯咪唑，取本品约 50mg，精密称定，加甲酸 5ml 使溶解，用异丙醇定量稀释制成每 1 毫升中约含 10μg 的溶液，照紫外-可见分光光度法［《中国药典》（2010 年版）二部附录 Ⅳ A］，在 312nm 的波长处测定吸光度，按干燥品计算吸收系数（$E_{1cm}^{1\%}$）为 485～505。

示例二：甲砜霉素，取本品，精密称定，加水溶解（约 40℃加热助溶）并定量稀释制成每 1 毫升中约含 0.2mg 的溶液，照紫外-可见分光光度法［《中国药典》（2010 年版）二部附录 Ⅳ A］，分别在 266nm 和 273nm 的波长处测定吸光度，吸收系数（$E_{1cm}^{1\%}$）分别为 25～28 和 21.5～23.5；精密量取上述供试品溶液适量，用水定量稀释制成每 1 毫升中约含 10μg 的溶液，在 224nm 的波长处测定吸光度，吸收系数（$E_{1cm}^{1\%}$）为 370～400。

4. 其他

（1）相对密度：指在相同的温度、压力条件下，某物质的密度与水的密度之比。相对密度可反映物质的纯度。纯物质的相对密度在特定条件下为不变的常数。若纯度不够，其相对密度的测定值会随着纯度的变化而改变。液体原料药应考察其相对密度，一般用比重瓶测定，测定易挥发液体的相对密度，可用韦氏比重秤。

（2）凝点：指一种物质由液体凝结为固体时，在短时间内停留不变的最高温度。物质的纯度变更，凝点也随之改变。测定凝点可以区别或检查药品的纯杂程度。液体原料药应考察其是否具有一定的凝点。

（3）馏程：某些液体药物具有一定的馏程，测定馏程可以区别或检查药物的纯杂程度。

（4）折光率：对于液体药物，尤其是植物精油，利用折光率数值可以区别不同的油类或检查某些药物的纯杂程度。

（5）黏度：指流体对流动的阻抗能力。测定液体药物或药物溶液的黏度可以区别或检查其纯度。

（6）碘值、酸值、皂化值、羟值等：是脂肪与脂肪油类药物的重要理化性质指标，在此类药物的质量研究中应进行测定。测定方法详见《中国药典》（2010 年版）附录Ⅶ H。

示例一：异氟烷，本品的相对密度 ［《中国药典》（2010 年版）二部附录ⅥA 韦氏比重瓶法］ 应为 1.495～1.510。本品的馏程 ［《中国药典》（2010 年版）二部附录ⅥB］ 应为 47～50℃。本品的折光率 ［《中国药典》（2010 年版）二部附录Ⅵ F］ 应为 1.2990～1.3005。

示例二：大豆油（供注射用），本品的相对密度 ［《中国药典》（2010 年版）二部附录ⅥA］ 为 0.916～0.922。本品的折光率 ［《中国药典》（2010 年版）二部附录Ⅵ F］ 为 1.472～1.476。酸值应不大于 0.1 ［《中国药典》（2010 年版）二部附录Ⅶ H］。皂化值应为 188～195 ［《中国药典》（2010 年版）二部附录Ⅶ H］。碘值应为 126～140 ［《中国药典》（2010 年版）二部附录Ⅶ H］。

三、鉴别

鉴别是药品质量标准制订的一个重要方面，指用物理的、化学的及生物学的方法辨别药物的真伪。鉴别项下规定的试验方法，系根据反映该药品某些物理、化学或生物学等特性所进行的药物鉴别试验，不完全代表对该药品化学结构的确证。常用的原料药鉴别方法有化学法、色谱法和光谱法，所选方法应专属性强、灵敏度高、重复性好，操作简便。

（一）化学反应法

化学反应法的主要原理是基于药物结构中官能团专属的化学反应进行鉴别。包括显色反应、沉淀反应、盐类的离子反应等，该法具有简便、快速、应用广的特点。

（二）色谱法

色谱法主要包括气相色谱法（GC）、高效液相色谱法（HPLC）和薄层色谱法（TLC）等。可采用 GC 法、HPLC 法的保留时间及 TLC 法的比移值（R_f）和显色等进行鉴别。

（三）光谱法

常用的光谱法有红外吸收光谱法（IR）和紫外-可见吸收光谱法（UV-VIS）。红外吸收光谱法是原料药鉴别试验的重要方法，应注意根据产品的性质选择适当的制样方法。紫外-可见吸收光谱法应规定在指定溶剂中的最大吸收波长，必要时，规定最小吸收波长；或规定几个最大吸收波长处的吸光度比值或特定波长处的吸光度，以提高鉴别的专属性。

示例一：沙丁胺醇的鉴别

（1）取本品约 20mg，加水 2ml 溶解后，加三氯化铁试液 2 滴，振摇，溶液显紫色，加碳酸氢钠试液，溶液变为橙红色。

（2）取本品，加 0.1mol/L 盐酸溶液制成每 1 毫升中约含 0.08mg 的溶液，照紫外-可见分光光度法 ［《中国药典》（2010 年版）二部附录Ⅳ A］ 测定，在 276nm 的波长处有最大吸收。

（3）本品的红外光吸收图谱应与对照品的图谱一致 ［《中国药典》（2010 年版）二部附录ⅣC］。

示例二：泛影酸的鉴别

（1）取本品约 10mg，置坩埚中，小火加热，即产生紫色的碘蒸汽。

（2）取本品与泛影酸对照品，分别加甲醇-浓氨溶液（97：3）溶解并稀释制成每 1 毫升中约含 5mg 的溶液。照有关物质项下的色谱条件试验，供试品溶液所显主斑点的位置和颜色应与对照品溶液的主斑点相同。

（3）本品的红外光吸收图谱应与对照的图谱（光谱集 209 图）一致。

四、检查

药品质量标准检查项下包括反映药品的安全性与有效性的试验方法和限度、均一性与纯度等制备工艺要求等内容；对于规定中的各种杂质检查项目，系指该药品在按既定工艺进行生产和正常贮藏过程中可能含有或产生并需要控制的杂质（如残留溶剂、有关物质等）；改变生产工艺时需另考虑增修订有关项目。检查项目通常应考虑安全性、有效性和纯度三个方面的内容。药物按既定的工艺生产和正常贮藏过程中可能产生需要控制杂质，包括工艺杂质、降解产物、异构体和残留溶剂等，因此要进行质量研究，并结合实际制订出能真实反映产品质量的杂质控制项目，以保证药品的安全有效。

（一）一般杂质

一般杂质包括氯化物、硫酸盐、重金属、砷盐、炽灼残渣等。对一般杂质，试制产品在检验时应根据各项试验的反应灵敏度配制不同浓度系列的对照液，考察多批数据，确定所含杂质的范围。

示例：甘氨酸

（1）氯化物：取本品 1.0g，依法检查［《中国药典》（2010 年版）二部附录 Ⅷ A］，与标准氯化钠溶液 7.0ml 制成的对照液比较，不得更浓（0.007%）。

（2）硫酸盐：取本品 2.5g，依法检查［《中国药典》（2010 年版）二部附录 Ⅷ B］，与标准硫酸钾溶液 1.5ml 制成的对照液比较，不得更浓（0.006%）。

（3）重金属：取本品 2.0g，加水 23ml 溶解，加醋酸盐缓冲液（pH3.5）2ml，依法检查［《中国药典》（2010 年版）二部附录 Ⅷ H 第一法］，含重金属不得过百万分之十。

（4）砷盐：取本品 2.0g，加水 23ml 溶解后，加盐酸 5ml，依法检查［《中国药典》（2010 年版）二部附录 Ⅷ J 第一法］，应符合规定（0.0001%）。

（5）炽灼残渣：不得过 0.1%［《中国药典》（2010 年版）二部附录 Ⅷ N］。

（二）有关物质

有关物质主要是在生产过程中带入的起始原料、中间体、聚合物、副反应产物，以及贮藏过程中的降解产物等。对药物的纯度要求，应基于安全性和生产实际情况两方面的考虑。因此，允许含有一定量无害或低毒的共存物，但对有毒杂质则应严格控制。毒性杂质的确认主要依据安全性试验资料或文献资料。与已知毒性杂质结构相似的杂质，亦被认为是毒性杂质。具体内容可参阅《化学药物杂质研究的技术指导原则》。

示例：双嘧达莫的有关物质检查

取本品，用甲醇制成每 1 毫升中含 1.0mg 的溶液，作为供试品溶液；精密量取适量，用甲醇制成每 1 毫升中含 10μg 的溶液，作为对照溶液。照高效液相色谱法［《中国药典》（2010 年版）二部附录 Ⅴ D］试验，用十八烷基硅烷键合硅胶为填充剂；磷酸氢二钠溶液［取磷酸氢二钠250mg，加水 250ml，溶解后，滴加磷酸溶液（1→3）调节 pH 值至 4.6］-甲醇(25：75)为流动相；检测波长为 288nm，理论板数按双嘧达莫计算不低于 600；取对照溶液 10μl，注入液相色谱仪，调节检测灵敏度，使主成分色谱峰的峰高约为满量程的 10%；再精密量取供试品溶液和对照溶液各 10μl，分别注入液相色谱仪，记录色谱图至主成分峰保留时间的 2 倍。供试品溶液色谱图中如有杂质峰，各杂质峰面积的和不得大于对照溶液的主峰面积（1.0%）。

（三）残留溶剂

由于某些有机溶剂具有致癌、致突变、有害健康以及危害环境等特性，且残留溶剂亦在一定程度上反映精制等后处理工艺的可行性，故应对生产工艺中使用的有机溶剂在药物中的残留量进行研究。具体内容可参阅《化学药物有机溶剂残留量研究的技术指导原则》。

示例：磷霉素钠的残留溶剂检查

乙醇与甲苯。取本品约 0.2g，精密称定，置顶空瓶中，精密加水 5ml 使溶解，密封，作为供试品溶液；另取乙醇约 40mg，甲苯约 7mg，精密称定，置 200ml 量瓶中，加水至刻度，摇匀，精密量取 5ml，置顶空瓶中，密封，作为对照品溶液。照残留溶剂测定法［《中国药典》（2010 年版）二部附录Ⅷ P 第二法］测定，以 5％二苯基-95％甲基聚硅氧烷（或极性相近）为固定液的毛细管柱为色谱柱，起始温度为 60℃，维持 10 分钟，以每分钟 20℃的速率升温至 200℃，维持 5 分钟；检测器温度为 250℃；进样口温度为 210℃；顶空瓶平衡温度 85℃，平衡时间 30 分钟。取供试品溶液与对照溶液分别顶空进样，记录色谱图，按外标法以峰面积计算，均应符合规定。

（四）晶型

许多药物具有多晶型现象。因物质的晶型不同，其物理性质会有不同，并可能对生物利用度和稳定性产生影响，故应对结晶性药物的晶型进行研究，确定是否存在多晶型现象；尤其对难溶性药物，其晶型如果有可能影响药物的有效性、安全性及稳定性时，则必须进行其晶型的研究。晶型检查通常采用熔点、红外吸收光谱、粉末 X-射线衍射、热分析等方法。对于具有多晶型现象，且为晶型选型性药物，应确定其有效晶型，并对无效晶型进行控制。

示例：甲苯咪唑的 A 晶型检查

取本品与含 A 晶型为 10％的甲苯咪唑对照品各约 25mg，分别加液体石蜡 0.3ml，研磨均匀，制成厚度为 0.15mm 的石蜡糊片，同时制作厚度相同的空白液体石蜡糊片作参比，照红外分光光度法［《中国药典》（2010 年版）二部附录Ⅳ C］测定，并调节供试品与对照品在 803cm^{-1} 波数处的透光率为 90％～95％，分别记录 620～803cm^{-1} 波数处的红外光吸收图谱。在约 620cm^{-1} 和 803cm^{-1} 波数处的最小吸收峰间连接一基线，再在约 640cm^{-1} 和 662cm^{-1} 波数处的最大吸收峰之顶处作垂线与基线相交，用基线吸光度法求出相应吸收峰的吸光度值，供试品在约 640cm^{-1} 与 662cm^{-1} 波数处吸光度之比，不得大于含 A 晶型为 10％的甲苯咪唑对照品在该波数处的吸光度之比。

（五）粒度

用于制备固体制剂或混悬剂的难溶性原料药，其粒度对生物利用度、溶出度和稳定性有较大影响时，应检查原料药的粒度和粒度分布，并规定其限度。

（六）溶液的澄清度与颜色、溶液的酸碱度

溶液的澄清度与颜色、溶液的酸碱度是原料药质量控制的重要指标，通常应作此二项检查，特别是制备注射剂用的原料药。

示例一：甲磺酸培氟沙星

(1) 酸度：取本品，加水制成每 1 毫升中含 10mg 的溶液，依法测定［《中国药典》（2010 年版）二部附录Ⅵ H］，pH 值应为 3.5～4.5。

(2) 溶液的澄清度与颜色：取本品 5 份，各 0.58g，分别加水 10ml 使溶解，溶液应澄清无色；如显浑浊，与 1 号浊度标准液［《中国药典》（2010 年版）二部附录Ⅸ B］比较，均不得更浓；如显色，与黄绿色 5 号标准比色液［《中国药典》（2010 年版）二部附录Ⅸ A 第一法］比较，均不得更深（供注射用）。

示例二：磷霉素钠

(1) 碱度：取本品，加水制成每 1 毫升中含 50mg 的溶液，依法测定［《中国药典》（2010 年

版）二部附录Ⅵ H]，pH值应为9.0～10.5。

（2）溶液的澄清度与颜色：取本品5份，各1.1g，分别加水5ml溶解，溶液应澄清无色；如显浑浊，与1号浊度标准液［《中国药典》（2010年版）二部附录Ⅸ B］比较，均不得更浓；如显色，与黄色1号标准比色液［《中国药典》（2010年版）二部附录Ⅸ A第一法］比较，均不得更深。

（七）干燥失重和水分

此二项为原料药常规的检查项目。含结晶水的药物通常应测定水分，再结合其他试验研究确定所含结晶水的数目。质量研究中一般应同时进行干燥失重检查和水分测定，并将二者的测定结果进行比较。

示例一：甲硝唑的干燥失重检查

取本品，在105℃干燥至恒重，减失重量不得过0.5％［《中国药典》（2010年版）二部附录Ⅷ L]。

示例二：头孢曲松钠的水分检查

取本品，照水分测定法［《中国药典》（2010年版）二部附录Ⅷ M第一法A］测定，含水分应为8.0％～11.0％。

（八）异构体

异构体包括顺反异构体和光学异构体等。由于不同的异构体可能具有不同的生物活性或药代动力学性质，因此，必须进行异构体的检查。具有顺、反异构现象的原料药应检查其异构体。单一光学活性的药物应检查其光学异构体，如对映体杂质检查。

示例：左氧氟沙星光学异构体的检查

取本品适量，加流动相溶解并稀释制成每1毫升中约含有1.0mg的溶液，作为供试品溶液，精密量取适量，用流动相定量稀释制成每1毫升中含10μg的溶液，作为对照溶液。照高效液相色谱法［《中国药典》2010年版二部附录Ⅴ D］测定。用十八烷基硅烷键合硅胶为填充剂；以硫酸铜D-苯丙氨酸溶液（取D-苯丙氨酸1.32g与硫酸铜1g，加水1000ml溶解后，用氢氧化钠试液调节pH值至3.5）-甲醇（82：18）为流动相；柱温40℃，检测波长为294nm。取氧氟沙星对照品适量，加流动相溶解并定量稀释制成每1毫升中约含0.2mg的溶液，取20μl注入液相色谱仪，记录色谱图，右氧氟沙星与左氧氟沙星依次流出，右、左旋异构体峰的分离度应符合要求。取对照溶液20μl注入液相色谱仪，调节检测灵敏度，使主成分色谱峰的峰高约为满量程的25％，再精密量取供试品溶液和对照溶液各20μl，分别注入液相色谱仪，记录色谱图，供试品溶液色谱图中右氧氟沙星峰面积不得大于对照溶液主峰面积（1.0％）。

（九）其他

根据研究品种的具体情况，以及工艺和贮藏过程中发生的变化，有针对性地设置检查研究项目。如聚合物药物应检查平均相对分子质量等。

抗生素类药物或供注射用的原料药（无菌粉末直接分装），必要时检查异常毒性、细菌内毒素或热原、降压物质、无菌等。

示例一：甘氨酸细菌内毒素的检查

取本品，依法检查［《中国药典》（2010年版）二部附录Ⅺ E］，每1克甘氨酸中含内毒素的量应小于20EU（供注射用）。

示例二：对氨基水杨酸钠热原与无菌的检查

（1）热原：取本品，加灭菌注射用水制成每1毫升中含20mg的溶液，依法检查［《中国药典》（2010 年版）二部附录Ⅺ D]，剂量按家兔体重每 1 千克注射 10ml，应符合规定（供注射用）。

（2）无菌：取本品适量，加灭菌水制成每 1 毫升中含 0.5g 的溶液，取 5ml 用薄膜法处理后，依法检查 [《中国药典》（2010 年版）二部附录Ⅺ H]，应符合规定（供注射用）。

五、含量测定

含量测定项下规定的试验方法，用于测定原料及制剂中有效成分的含量，一般可采用化学、仪器或生物测定方法。药物中有效成分的含量或效价是评价药品质量的主要指标。凡用理化方法测定药物含量的称为"含量测定"，凡以生物学方法或酶化学方法测定药物效价的称为"效价测定"。下面针对原料药和制剂含量测定常用的方法加以说明，其他方法详见药典附录。

（一）常用的含量测定方法

1. 容量分析法 容量分析法的特点是准确度高、操作简便快速、实验所需设备简单、价廉，不需对照品等，药典中采用的容量分析法主要有非水溶液滴定法、酸碱滴定法、银量法、碘量法、亚硝酸钠滴定法等。容量分析法尽管专属性不强，但仍在原料药含量测定中广泛应用。由于很多有机药物的酸（碱）性较弱，又不易溶于水，所以以非水溶液滴定法 [《中国药典》（2010 年版）二部附录Ⅶ B] 在原料药的含量测定中起着重要作用。

非水溶液滴定法的终点颜色应以电位滴定时的突跃点为准，电位滴定时用玻璃电极为指示电极，饱和甘汞电极（玻璃管内装氯化钾的饱和无水甲醇溶液）为参比电极。供试品如为氢卤酸盐，应加入醋酸汞 3~5ml 后，再进行测定，以消除氢卤酸对滴定的干扰。

示例一：盐酸可乐定的含量测定

取本品约 0.15g，精密称定，加冰醋酸 10ml 与醋酸汞试液 3ml，温热使溶解，放冷，加结晶紫指示液 1 滴，用高氯酸滴定液（0.1mol/L）滴定至溶液显蓝绿色，并将滴定的结果用空白试验校正。每 1 毫升高氯酸滴定液（0.1mol/L）相当于 26.66mg 的 $C_9H_9Cl_2N_3 \cdot HCl$。

示例二：甲苯咪唑的含量测定

取本品约 0.25g，精密称定，加甲酸 8ml 溶解后，加冰醋酸 40ml 与醋酐 5ml，照电位滴定法 [《中国药典》（2010 年版）二部附录Ⅶ A]，用高氯酸滴定液（0.1mol/L）滴定，并将滴定的结果用空白试验校正。每 1 毫升高氯酸滴定液（0.1mol/L）相当于 29.58mg 的 $C_{16}H_{13}N_3O_3$。

2. 紫外-可见分光光度法 紫外-可见分光光度法的专属性低，准确性不及容量法，一般不用于原料药的含量测定；若确需采用紫外-可见分光光度法测定含量时，可用对照品同时测定进行比较计算，以减少不同仪器的测定误差。制剂的含量测定可以选用该方法，但不是首选。

含量测定前应对仪器进行校正和检定，包括波长、吸光度的准确度、杂散光的检查。在测定供试品前，应先检查所用的溶剂在供试品所用波长附近是否符合要求。含量测定有对照品比较法、吸收系数法、计算分光光度法和比色法。具体方法和要求详见药典 [《中国药典》（2010 年版）二部附录Ⅳ A]。

示例一：乙胺嘧啶片的含量测定

取本品 20 片，精密称定，研细，精密称取适量（约相当于乙胺嘧啶 25mg），置 100ml 量瓶中，加 0.1mol/L 盐酸溶液 70ml，微温并时时振摇使乙胺嘧啶溶解，放冷，用 0.1mol/L 盐酸溶液稀释至刻度，摇匀；滤过，精密量取续滤液 5ml 置另一 100ml 量瓶中，加 0.1mol/L 盐酸溶液稀释至刻度，摇匀，照紫外-可见分光光度法 [《中国药典》（2010 年版）二部附录Ⅳ A]，在 272nm 的波长处测定吸光度，按 $C_{12}H_{13}ClN_4$ 的吸收系数（$E_{1cm}^{1\%}$）为 319 计算，即得。

示例二：乙酰唑胺的含量测定

取本品约 0.2g，精密称定，加沸水 400ml 搅拌使溶解，放冷，移置 1000ml 量瓶中，用水稀释至刻度，摇匀；精密量取 5ml，置 100ml 量瓶中，加 0.1mol/L 盐酸溶液 10ml 并用水稀释至刻度，摇匀，照紫外-可见分光光度法［《中国药典》（2010 年版）二部附录Ⅳ A］，在 265nm 的波长处测定吸光度，按 $C_4H_6N_4O_3S_2$ 的吸收系数（$E_{1cm}^{1\%}$）为 474 计算，即得。

3. 高效液相色谱法 高效液相色谱法具有良好的分离效果，主要用于多组分抗生素、甾体激素类和用其他测定方法受杂质干扰的原料药的含量测定，同时也是制剂含量测定的重要分析方法之一。

所用的高效液相色谱仪应定期检定并符合有关规定。所用色谱柱，反相色谱系统使用非极性填充剂，常用的色谱柱填充剂为化学键合硅胶，以十八烷基硅烷键合硅胶最为常用。正相色谱系统使用极性填充剂，常用的填充剂为硅胶。离子交换色谱系统使用离子交换填充剂；分子排阻色谱系统使用凝胶或高分子多孔微球等填充剂；对映异构体的分离通常使用手性填充剂。流动相的 pH 值应控制在 2～8，当大于 8 或小于 2 时应选用耐碱或耐酸的填充剂。

高效液相色谱仪最常用的检测器为紫外检测器，包括二极管阵列检测器，其他常见的检测器有荧光检测器、蒸发光散射检测器、示差折光检测器、电化学检测器和质谱检测器等。

反相色谱系统的流动相首选甲醇-水系统，采用紫外末端波长检测时，首选乙腈-水系统，其次再选用其他溶剂系统。应尽可能少用含有缓冲液的流动相，必须使用时，应尽可能选用含较低浓度缓冲液的流动相。对于十八烷基硅烷键合硅胶为固定相的反相色谱系统，流动相中有机相的比例通常应不低于 5％，否则会造成色谱系统不稳定。

各品种项下规定的条件除固定相种类、流动相组分、检测器类型不得改变外，其余如色谱柱内径、长度、载体粒度、流动相流速、混合流动相各组分比例、柱温、进样量、检测器的灵敏度等，均可适当改变，以适应供试品并达到系统适用性试验的要求。

色谱系统的适用性试验通常包括理论板数、分离度、重复性和拖尾因子等四个参数。其中，分离度和重复性尤为重要。色谱柱的理论板数（n）用于评价色谱柱的分离效能，应指明测定物质，一般为待测组分或内标物质的理论板数。分离度（R）用于评价待测组分与相邻共存物或难分离物质之间的分离程度，是衡量色谱系统效能的关键指标。除另有规定外，待测组分与相邻共存物之间的分离度应大于 1.5。重复性用于评价连续进样中，色谱系统响应值的重复性能，其相对标准偏差应不大于 2.0％。拖尾因子（T）用于评价色谱峰的对称性。除另有规定外，峰高定量时 T 应在 0.95～1.05 之间。峰面积定量时，若拖尾严重将影响峰面积的准确测量，必要时，应在各品种项下对拖尾因子作出规定。

色谱法用于药物的含量测定主要有内标法、外标法。采用内标法可避免因样品前处理及进样体积误差对测定结果的影响。采用外标法测定供试品中成分含量时，由于微量注射器不易精确控制进样量，应以定量环或自动进样器进样为好。具体含量测定方法详见［《中国药典》（2010 年版）二部附录 Ⅴ D］。

示例一：头孢氨苄的含量测定。

照高效液相色谱法［《中国药典》（2010 年版）二部附录 Ⅴ D］测定。

色谱条件与系统适用性试验：用十八烷基硅烷键合硅胶为填充剂；以水-甲醇-3.86％醋酸钠溶液-4％醋酸溶液（742：240：15：3）为流动相；检测波长为 254nm；取供试品溶液适量，在 80℃水中加热 60 分钟，冷却，取 20μl 注入液相色谱仪，记录色谱图，头孢氨苄峰与相邻杂质峰的分离度应符合要求。

　　测定法：取本品50mg，精密称定，置50ml量瓶中，加流动相溶解并稀释至刻度，摇匀，精密量取10ml，置50ml量瓶中，用流动相稀释至刻度，摇匀，精密量取10μl注入液相色谱仪，记录色谱图；另取头孢氨苄对照品适量，同法测定。按外标法以峰面积计算，即得。

　　头孢氨苄的制剂头孢氨苄干混悬剂、头孢氨苄片、头孢氨苄胶囊、头孢氨苄颗粒的含量测定均照头孢氨苄项下的方法测定。

　　示例二：炔诺酮的含量测定。

　　照高效液相色谱法［《中国药典》（2010年版）二部附录Ⅴ D］测定。

　　色谱条件与系统适用性试验：用十八烷基硅烷键合硅胶为填充剂；以甲醇-水（65：35）为流动相；检测波长为244nm。理论板数按炔诺酮峰计算不低于1500。

　　测定法：取本品适量，精密称定，加甲醇溶解并定量稀释制成每1毫升中约含0.1mg的溶液，精密量取20μl注入液相色谱仪，记录色谱图；另取炔诺酮对照品，同法测定。按外标法以峰面积计算，即得。

　　炔诺酮的制剂炔诺酮片照炔诺酮项下的方法测定。炔诺酮滴丸是用内标法测定，详见炔诺酮滴丸质量标准的含量测定项。

　　4. 气相色谱法　气相色谱法一般用于具有一定挥发性的药物的含量测定，但在含量测定方面远不及高效液相色谱法应用广泛。所用的气相色谱仪由载气源、进样部分、色谱柱、柱温箱、检测器和数据处理系统等组成。进样部分、色谱柱和检测器的温度均应根据分析要求适当设定。

　　氦气、氮气、氢气可用作载气，常用载气为氮气。进样方式一般可采用溶液直接进样、自动进样或顶空进样。

　　色谱柱为填充柱或毛细管柱，填充柱常用载体为经酸洗并硅烷化处理的硅藻土或高分子多孔小球，常用固定液有甲基聚硅氧烷、聚乙二醇等。毛细管柱常用的固定液有甲基聚硅氧烷、不同比例组成的苯基甲基聚硅氧烷、聚乙二醇等。新填充柱和毛细管柱在使用前需老化处理，以除去残留溶剂及易流失的物质，色谱柱如长期未用，使用前应老化处理，使基线稳定。

　　柱温箱温度的波动会影响色谱分析结果的重现性，因此柱温箱控温精度应在±1℃，且温度波动小于每小时±0.1℃。温度控制系统分为恒温和程序升温两种。

　　气相色谱法的检测器有火焰离子化检测器（FID）、热导检测器（TCD）、氮磷检测器（NPD）、火焰光度检测器（FPD）、电子捕获检测器（ECD）、质谱检测器（MS）等。火焰离子化检测器对碳氢化合物响应良好，适合检测大多数药物。除另有规定外，一般采用火焰离子化检测器，以氢气作为燃气，空气作为助燃气，检测器温度一般应高于柱温，并不得低于150℃，以免水汽凝结，通常为250～350℃。

　　数据处理系统可分为记录仪、积分仪以及计算机工作站等。

　　各品种项下规定的色谱条件，除检测器种类、固定液品种及特殊指定的色谱柱材料不得改变外，其余如色谱柱内径、长度、载体牌号、粒度、固定液涂布浓度、载气流速、柱温、进样量、检测器的灵敏度等，均可适当改变，以适应具体品种并符合系统适用性试验的要求。一般色谱图约于30分钟内记录完毕。

　　系统适用性试验同高效液相色谱法。含量测定方法有内标法、外标法、面积归一化法和标准溶液加入法。由于气相色谱法的进样量一般仅数微升，为减小进样误差，尤其当采用手工进样时，由于留针时间和室温对进样量也有影响，故以采用内标法定量为宜；当采用自动进样器时，由于进样重复性的提高，在保证分析误差的前提下，也可采用外标法定量。当采用顶空进样时，由于供试品和对照品处于不完全相同的基质中，故可采用标准溶液加入法以消除基质效应的影响；当标准溶液加入法与其他定量方法结果不一致时，应以标准加入法结果为准。

示例一：维生素 E 含量测定。

照气相色谱法［《中国药典》（2010 年版）二部附录Ⅴ E］测定

色谱条件与系统适用性试验：用硅酮（OV-17）为固定液，涂布浓度为 2％的填充柱，或用 100％二甲基聚硅氧烷为固定液的毛细管柱；柱温为 265℃。理论板数按维生素 E 峰计算不低于 500（填充柱）或 5000（毛细管柱），维生素 E 峰与内标物质峰的分离度应符合要求。

校正因子的测定：取正三十二烷适量，加正己烷溶解并稀释成每 1 毫升中含 1.0mg 的溶液，作为内标溶液。另取维生素 E 对照品约 20mg，精密称定，置棕色具塞瓶中，精密加内标溶液 10ml，密塞，振摇使溶解，取 1～3μl 注入气相色谱仪，计算校正因子。

测定法：取本品约 20mg，精密称定，置棕色具塞瓶中，精密加内标溶液 10ml，密塞，振摇使溶解，取 1～3μl 注入气相色谱仪，测定，计算，即得。

维生素 E 的制剂维生素 E 片、维生素 E 软胶囊、维生素 E 注射液和维生素 E 粉的含量测定均采用气相色谱法。

示例二：樟脑（天然）含量测定。

照气相色谱法［《中国药典》（2010 年版）二部附录Ⅴ E］测定

色谱条件与系统适用性试验：以聚乙二醇 20M（或极性相近）为固定液；柱温为 125℃。樟脑峰和内标物质峰的分离度应符合要求。

内标溶液制备：取水杨酸甲酯 1g，精密称定，置 25ml 量瓶中，加无水甲醇使溶解并稀释至刻度，摇匀，作为内标溶液。

测定法：取本品约 0.1g，精密称定，置 100ml 量瓶中，精密加内标溶液 5ml，用无水甲醇稀释至刻度，摇匀，精密量取 1μl，注入气相色谱仪，记录色谱图；另取樟脑对照品，同法测定。按内标法以峰面积计算，即得。

（二）含量测定方法的选择

原料药的含量测定一般首选容量分析，而制剂的含量测定一般首选色谱法。由于原料药的纯度要求高，限度要求严格，如果杂质可严格控制，含量测定可注重方法的准确性，所以首选测定准确度高的容量分析方法。由于制剂的含量限度一般较宽，要考虑辅料、共存物质和降解产物等对含量测定结果的干扰，所以首选具有良好分离效果的色谱法。通常采用专属、准确的方法对药物制剂的含量（效价）进行测定。

（三）含量限度的确定

含量限度指药品质量标准规定的含量的范围。原料药的含量（％），除另有注明外，均按重量计。如规定上限为 100％以上，系指用药典规定的分析方法测定时可能达到的数值，它为药典规定的限度或允许偏差，并非真实含量；如未规定上限，系指不超过 101.0％。

制剂的含量限度范围，通常用每制剂单位中主药含量占其标示量的百分数表示，通常记为"标示量％"。系根据主药含量的多少、测定方法误差、生产过程不可避免偏差和贮存期间可能产生的可接受程度而制定的。

如果用生物学方法测定，原料药的含量限度一般用每 1 毫克药品相当的该药品的效价单位数表示。制剂的表示方法同理化测定法。

示例一：烟酸的含量限度。

按干燥品计算，含（$C_6H_5NO_2$）应不少于 99.0％。

烟酸注射液：本品含烟酸（$C_6H_5NO_2$）应为标示量的 95.0％～105.0％。

示例二：秋水仙碱的含量限度。

按无水、无溶剂物计算，含 $C_{22}H_{25}NO_6$ 应为 97.0%～103.0%。

秋水仙碱片：本品含秋水仙碱（$C_{22}H_{25}NO_6$）应为标示量的 90.0%～110.0%。

示例三：红霉素的含量限度。

本品按无水物计算，每 1 毫克的效价不得少于 920 红霉素单位。

红霉素肠溶片：本品含红霉素（$C_{37}H_{67}NO_{13}$）应为标示量的 90.0%～110.0%。

六、贮藏

贮藏项下的规定系为避免污染和降解而对药品贮存与保管的基本要求。贮存条件的确定应结合稳定性试验结果来确定。药品在贮藏过程中的质量稳定与否，除取决于药品本身的结构、理化性质和包装容器等条件外，贮藏环境对药品质量的影响也是决定性因素，其中尤以温度、湿度对药品的影响更为重要。药品一般应该放在干燥、避光、湿度较低的地方。根据药品性状的描述，结合稳定性试验结果，确定合适的包装和贮藏条件，以避免或减缓药品在正常贮存期内变质。

选定的贮存条件应按照规范术语描述。中国药典凡例中对常用的 8 个贮存条件作了解释：避光（不透光的容器包装），密闭（防止尘土和异物进入），密封（防止风化、吸潮、挥发或异物进入）、熔封或严封（防止空气和水分侵入并防止污染）、阴凉处（不超过 20℃）、凉暗处（避光并不超过 20℃）、冷处（2～10℃）、常温（10～30℃）。除另有规定外，贮藏项下未规定贮藏温度的一般指常温。

贮存条件的确定应综合影响因素试验、加速试验和长期试验的结果，同时结合药品在流通过程中可能遇到的情况进行综合分析。

下面以原料药稳定性试验为例加以说明，药物制剂稳定性研究参考原料药的试验方法，进行试验。详见药典附录 ⅩⅨ C 原料药与药物制剂稳定性试验指导原则。

（一）影响因素试验

影响因素试验是在比加速试验更激烈的条件下进行。其目的是探讨药物的固有稳定性、了解影响其稳定性的因素及可能的降解途径与降解产物，为制剂生产工艺、包装、贮存条件和建立降解产物分析方法提供科学依据，供试品可以用一批原料药进行，将供试品置适宜的开口容器中（如称量瓶或培养皿），摊成≤5mm 厚的薄层，疏松原料药摊成≤10mm 厚的薄层，进行以下试验。当试验结果发现降解产物有明显变化，应考虑其潜在的危害性，必要时应对降解产物进行定性或定量分析。

1. 高温试验 供试品开口置适宜的洁净容器中，60℃温度下放置 10 天，于第 5 天和第 10 天取样，按稳定性重点考察项目进行检测。若供试品含量低于规定限度则在 40℃条件同法进行试验。若 60℃无明显变化，不再进行 40℃试验。

2. 高湿度试验 供试品开口置恒湿密闭容器中，在 25℃于相对湿度 90%±5%条件下放置 10 天，于第 5 天和第 10 天取样，按稳定性重点考察项目要求检测，同时准确称量前后供试品的重量，以考察供试品的吸湿潮解性能。若吸湿增重 5%以上，则在相对湿度 75%±5%条件下，同法进行试验。若吸湿增重 5%以下，其他考察项目符合要求，则不再进行此项试验。恒湿条件可在密闭容器如干燥器下部放置饱和盐溶液，根据不同相对湿度的要求，可以选择 NaCl 饱和溶液（相对湿度 75%±1%，15.5～60℃），KNO_3 饱和溶液（相对湿度 92.5%，25℃）。

3. 强光照射试验　供试品开口放在装有日光灯的光照箱或其他适宜的光照装置内，于照度为 (4500±500) lx 的条件下放置 10 天，于第 5 天和第 10 天取样，按稳定性重点考察项目进行检测，特别要注意供试品的外观变化。

此外，根据药物的性质必要时可设计试验，探讨 pH 与氧气及其他条件对药物稳定性的影响，并研究分解产物的分析方法。创新药物应对分解产物的性质进行必要的分析。

（二）加速试验

此项试验是在加速条件下进行。其目的是通过加速药物的化学或物理变化，探讨药物的稳定性，为制剂设计、包装、运输、贮存提供必要的资料。供试品要求 3 批，按市售包装，在温度 (40±2)℃、相对湿度 (75±5)％ 的条件下放置 6 个月。在试验期间第 1 个月、2 个月、3 个月、6 个月末分别取样一次，按稳定性重点考察项目检测。在上述条件下，如 6 个月内供试品经检验不符合制订的质量标准，则应在中间条件下即在温度 (30±2)℃、相对湿度 (65±5)％ 的情况下（可用 Na_2CrO_4 饱和溶液，30℃，相对湿度 64.8％）进行加速试验，时间仍为 6 个月。对温度特别敏感的药物，预计只能在冰箱中 (4~8℃) 保存，此种药物的加速试验，可在温度 (25±2)℃、相对湿度 (60±10)％ 的条件下进行，时间为 6 个月。

（三）长期试验

长期试验是在接近药物的实际贮存条件下进行，其目的是为制定药物的有效期提供依据。供试品 3 批，市售包装、在温度 (25±2)℃、相对湿度 (60±10)％ 或温度 (30±2)℃、相对湿度 (65±5)％ 的条件下放置 12 个月。每 3 个月取样一次，分别于 0 个月、3 个月、6 个月、9 个月、12 个月取样按稳定性重点考察项目进行检测。12 个月以后，仍需继续考察，分别于 18 个月、24 个月、36 个月，取样进行检测。将结果与 0 个月比较，以确定药物的有效期。对温度特别敏感的药物，长期试验可在温度 (6±2)℃ 的条件下放置 12 个月，按上述时间要求进行检测，12 个月以后，仍需按规定继续考察，制订在低温贮存条件下的有效期。

原料药及主要制剂的重点考察项目如下：

原料药：性状、熔点、含量、有关物质、吸湿性以及根据品种性质选定的考察项目。

片剂：性状、含量、有关物质、崩解时限或溶出度或释放度。

胶囊剂：性状、含量、有关物质、崩解时限或溶出度或释放度、水分，软胶囊要检查内容物有无沉淀。

注射剂：性状、含量、pH、可见异物、有关物质、应考察无菌。

示例一：鱼肝油

　　遮光，满装，密封，在阴凉干燥处保存。

示例二：维生素 C

　　遮光，密封保存。

　　维生素 C 片

　　遮光，密封保存。

　　维生素 C 注射液

　　遮光，密封保存。

示例三：乌司他丁

　　密封，在 −20℃ 以下保存。

　　乌司他丁溶液

　　密封，在 −20℃ 以下保存。

第3节 药品质量标准及其起草说明示例

质量标准的起草说明是对质量标准的注释，研发者应详述质量标准中各项目设置及限度确定的依据（注意列出有关的研究数据、实测数据和文献数据），以及部分研究项目不订入质量标准的理由等。该部分内容也是研发者对质量控制研究和质量标准制订工作的总结，如采用检测方法的原理、方法学验证、实际测定结果及综合评价等。质量标准的起草说明还是执行和修订质量标准的重要参考资料。对原标准的检验方法进行修改的项目或新增的检验项目，应说明修改或新增的理由和方法来源，并列出药品的检验数据。

一、布洛芬质量标准及起草说明

（一）布洛芬质量标准（草案）

布洛芬

Buluofen

Ibuprofen

$C_{13}H_{18}O_2$　206.28

本品为 α-甲基-4-（2-甲基丙基）苯乙酸。按干燥品计算，含 $C_{13}H_{18}O_2$ 不得少于 98.5%。

【性状】本品为白色结晶性粉末；稍有特异臭，几乎无味。

本品在乙醇、丙酮、三氯甲烷或乙醚中易溶，在水中几乎不溶；在氢氧化钠或碳酸钠试液中易溶。

熔点　本品的熔点（附录Ⅵ C）为 74.5～77.5℃。

【鉴别】

（1）取本品，加 0.4% 氢氧化钠溶液制成每 1 毫升中含 0.25mg 的溶液，照紫外-可见分光光度法（附录Ⅳ A）测定，在 265nm 与 273nm 的波长处有最大吸收，在 245nm 与 271nm 的波长处有最小吸收，在 259nm 的波长处有一肩峰。

（2）本品的红外光吸收图谱应与对照的图谱（光谱集 943 图）一致。

【检查】氯化物：取本品 1.0g，加水 50ml，振摇 5 分钟，滤过，取续滤液 25ml，依法检查（附录Ⅷ A），与标准氯化钠溶液 5.0ml 制成的对照液比较，不得更浓（0.010%）。

有关物质：取本品，加三氯甲烷制成每 1 毫升中含 100mg 的溶液，作为供试品溶液；精密量取适量，加三氯甲烷稀释成每 1 毫升中含 1.0mg 的溶液，作为对照溶液。照薄层色谱法（附录Ⅴ B）试验，吸取上述两种溶液各 5μl，分别点于同一硅胶 G 薄层板上，以正己烷-乙酸乙酯-冰醋酸（15：5：1）为展开剂，展开，晾干，喷以 1% 高锰酸钾的稀硫酸溶液，在 120℃ 加热 20 分钟，置紫外光灯（365nm）下检视。供试品溶液如显杂质斑点，与对照溶液的主斑点比较，不得更深。

干燥失重：取本品，置五氧化二磷干燥器中减压干燥至恒重，减失重量不得过 0.5%（附录Ⅷ L）。

炽灼残渣：不得过 0.1%（附录Ⅷ N）。

重金属：取本品 1.0g，加乙醇 22ml 溶解后，加醋酸盐缓冲液（pH3.5）2ml 与水适量使成 25ml，依法检查（附录Ⅷ H 第一法），含重金属不得过百万分之十。

【含量测定】 取本品约 0.5g，精密称定，加中性乙醇（对酚酞指示液显中性）50ml 溶解后，加酚酞指示液 3 滴，用氢氧化钠滴定液（0.1mol/L）滴定。每 1 毫升氢氧化钠滴定液（0.1mol/L）相当于 20.63mg 的 $C_{13}H_{18}O_2$。

【类别】 解热镇痛非甾体抗炎药。

【贮藏】 密封保存。

【制剂】 ①布洛芬口服溶液；②布洛芬片；③布洛芬胶囊；④布洛芬缓释胶囊；⑤布洛芬滴剂；⑥布洛芬糖浆。

（二）布洛芬质量标准起草说明

1. 概况　按照国家药典委员会的要求，对布洛芬进行了《中国药典》（2010 年版）标准起草工作。布洛芬为 2010 版药典修订品种，原标准收载于《中国药典》（2005 年版）二部 95 页。现已收到 4 家生产厂家寄送的 12 批样品，并提供了处方工艺。根据《中国药典》（2010 年版）标准起草有关要求及企业提供的说明资料，未对原标准作出修订。

2. 质量标准情况

（1）国内外质量标准对比：布洛芬现收载于《中国药典》（2005 年版）二部、《英国药典》（2007 版）和《美国药典》（30 版）。《中国药典》（2005 年版）与国外标准对比见表 20-2。

表 20-2　《中国药典》（2005 年版）与国外标准对比

标准项目	《中国药典》(2005 年版)	《英国药典》(2007 年版)	《美国药典》(30 版)	《日本药局方》(15 版)
含量限度 $C_{13}H_{18}O_2$	按干燥品计算，不得少于 98.5%	按干燥品计算，应为 98.5%～101.0%	按无水物计算，应为 97.0%～103.0%	按干燥品计算，不得少于 98.5%
性状	白色结晶性粉末；稍有特异臭，几乎无味	白色结晶性粉末或无色结晶	白色至类白色的结晶性粉末；稍有特异臭	白色结晶性粉末；稍有特异臭及味
溶解度	在乙醇、丙酮、氯仿或乙醚中易溶；水中几乎不溶；在氢氧化钠或碳酸钠试液中易溶	在水中几乎不溶，在丙酮、乙醚、甲醇或二氯甲烷中易溶；在氢氧化钠或碳酸钠试液中溶解	在水中几乎不溶，在乙醇、甲醇、丙酮或氯仿中易溶；在醋酸乙酯中微溶	在乙醇、无水乙醇、丙酮、乙醚或氯仿中易溶；在水中几乎不溶
熔点	74.5～77.5℃	75～78℃	无	75～77℃
旋光度	无	－ 0.05°～＋0.05°（25mg/ml，甲醇）	无	无
鉴别	UV 法、IR 法	A.熔点法；B.UV 法；C.IR 法；D.TLC 法。以上鉴别可选做 A，B，C 或 A，B，D	A.IR 法；B.UV 法；C.HPLC 法	化学鉴别、UV 法
有关物质	TCL 法。硅胶 G 板，正己烷-醋酸乙酯-冰醋酸（15∶5∶1）为展开剂，供试液为 100mg/ml 氯仿溶液，自身对照液为 1.0mg/ml，点样 5μl，展开晾干后，喷以 1%高锰酸钾的稀硫酸溶液，在 120℃加热 20 分钟，置 UV 灯（365nm）下检视。杂质斑点不得深于对照液的主斑点（1.0%）	HPLC 法。C18 色谱柱（150mm × 4.6mm，5μm）；磷酸-乙腈-水（0.5∶340∶660）为流动相，流速 2ml/min，检测波长 214nm，2-（4-丁基苯基）丙酸作为已知杂质对照	HPLC 法。C18 色谱柱（150mm × 4.0mm，5μm）；柱温为（30 ± 0.2)℃，水（用磷酸调节 pH 至 2.5)-乙腈（1340∶680）为流动相，检测波长为 214nm，4-异丁基苯基丙酮作为已知杂质对照	TCL 法。硅胶 GF254 板，正己烷-醋酸乙酯-冰醋酸（15∶5∶1）为展开剂，供试液为 50mg/ml 氯仿溶液，自身对照液为 0.5mg/ml，点样 5μl，展开晾干后，置 UV 灯（254nm）下检视，杂质斑点不得深于对照液的主斑点（1.0%）

续表

标准项目	《中国药典》(2005 年版)	《英国药典》(2007 年版)	《美国药典》(30 版)	《日本药局方》(15 版)
4-异丁基苯基丙酮	无	无	有	无
有机挥发性杂质	无	无	有	无
溶液的澄清度与颜色	无	有	无	有
氯化物	有	无	无	无
硫酸盐	无	无	无	有
砷盐	无	无	无	2ppm (1.0g，方法 3，装置 B)
干燥失重水分	不得过 0.5%（五氧化二磷，减压干燥）	不得过 0.5%(1.000，五氧化二磷，减压干燥)	不得过 1.0%	不得过 0.5%（1.000，五氧化二磷，减压干燥 4 小时）
炽灼残渣	不得过 0.1%	不得过 0.1%（1.0g）	不得过 0.5%	不得过 0.1%（1g）
重金属	百万分之十（第一法，1.0g）	10ppm	20ppm	10ppm（第 2 法，3.0，标准铅 3.0）
含量测定	容量法。0.5g，加中性乙醇 50ml 溶解，酚酞指示剂 3 滴，用 0.1mol/L 氢氧化钠滴定液滴定	容量法。取 0.450g，加甲醇 50ml 溶解，酚酞指示液 0.4ml，用 0.1mol/L 氢氧化钠滴定液滴定	HPLC 内标法。C18 色谱柱(250mm×4.6mm)，氯代乙酸溶液（4.0→400，用氨溶液调节 pH 至 3.0）-乙腈（400∶600）为流动相，检测波长为 254nm，内标为戊基苯基酮	容量法。取 0.5g（预先干燥），加乙醇 50ml 溶解，酚酞指示液 3 滴，用 0.1mol/L 氢氧化钠滴定液滴定，空白试验校正

(2) 各厂家对现行标准的修订意见：各生产单位均对现行标准无修订意见。

3. 样品情况 现已收到 4 家生产厂家寄送的 12 批样品。从每个供样单位中挑选一批进行检验。经全检，各批样品均符合规定。

4. 质量标准起草说明 有关物质：四国药典中该品种均含有关物质检查项，《英国药典》和《美国药典》采用 HPLC 法对该品种进行已知杂质检查，但控制的已知杂质并不相同，《英国药典》采用 2-（4-丁基苯基）丙酸作已知杂质对照品，而《美国药典》采用 4-异丁基苯基丙酮作已知杂质对照品。可见布洛芬原料药的不同生产工艺对有关物质有较大影响。现有资料无法得知英国和美国的布洛芬合成路径。《中国药典》中该项的检测方法与《日本药局方》收载方法类似，仅在样品溶液浓度与显色方法上不同。经过两个方法的对比实验结果可知，《中国药典》收载方法的样品斑点和对照斑点显色较好，而《日本药局方》收载的方法对照斑点显色不明显。综上所述，此次未修订有关物质检查项。共收到四个生产单位寄送的布洛芬原料药，生产工艺各不相同，按《中国药典》收载方法检测各厂家样品的有关物质，均未检出有关物质。

二、布洛芬片质量标准及起草说明

(一) 布洛芬片质量标准（草案）

布洛芬片

Buluofen Pian

Ibuprofen Tablets

本品含布洛芬（$C_{13}H_{18}O_2$）应为标示量的 95.0%～105.0%。

【性状】本品为糖衣或薄膜衣片，除去包衣后显白色。

【鉴别】

（1）取本品的细粉适量，加 0.4% 氢氧化钠溶液溶解并稀释制成每 1 毫升中约含布洛芬 0.25mg 的溶液，滤过，取续滤液，照布洛芬项下的鉴别（1）项试验，显相同的结果。

（2）取供试品 5 片，研细，加丙酮 20ml 使溶解，滤过，取滤液挥干，真空干燥后测定。本品的红外光吸收图谱应与对照的图谱（光谱集 943 图）一致。

（3）在含量测定下记录的色谱图中，供试品溶液主峰保留时间应与对照品溶液主峰的保留时间一致。

【检查】溶出度：取本品，照溶出度测定法（附录ⅩC 第一法），以磷酸盐缓冲液（pH7.2）900ml 为溶出介质，转速为每分钟 100 转，依法操作，经 30 分钟时，取溶液 5ml，滤过，取续滤液作为供试品溶液。另取布洛芬对照品适量，精密称定，加甲醇适量溶解并用溶出介质定量稀释制成每 1 毫升中约含 0.2mg 的溶液，作为对照品溶液。取上述两种溶液，照含量测定项下的方法测定，计算每片的溶出量。限度为标示量的 70%，应符合规定。

其他：应符合片剂项下有关的各项规定（附录Ⅰ A）。

【含量测定】照高效液相色谱法（附录Ⅴ D）测定。

色谱条件与系统适用性试验：用十八烷基硅烷键合硅胶为填充剂；以醋酸钠缓冲液（取醋酸钠 6.13g，加水 750ml，振摇使溶解，用冰醋酸调节 pH 值至 2.5）-乙腈（40∶60）为流动相；检测波长为 263nm。理论板数按布洛芬峰计算不低于 2500。

测定法：取本品 20 片（如为糖衣片应除去包衣），精密称定，研细，精密称取适量（约相当于布洛芬 50mg），置 100ml 量瓶中，加甲醇适量，振摇使布洛芬溶解，用甲醇稀释至刻度，摇匀，滤过，精密量取续滤液 20μl，注入液相色谱仪，记录色谱图；另取布洛芬对照品适量，精密称定，同法测定。按外标法以峰面积计算，即得。

【类别】同布洛芬。

【规格】① 0.1g；② 0.2g。

【贮藏】密封保存。

（二）布洛芬片质量标准起草说明

1. 概况　按照国家药典委员会的要求，对布洛芬片进行了《中国药典》（2010 年版）标准起草工作。布洛芬片为 2010 版药典修订品种，原标准收载于《中国药典》（2005 年版）二部 96 页。现已收到 53 家生产厂家寄送的 126 批样品，并提供了处方工艺。根据中国药典 2010 版标准起草有关要求及企业提供的说明资料，拟对布洛芬片质量标准增修订鉴别、溶出度及含量测定项，并对其中 15 家生产单位的 16 批样品进行了方法学研究和检验，其余项目未作修订。

2. 质量标准情况　布洛芬片现收载于《中国药典》（2005 年版）二部、《英国药典》（2007 年版）和《美国药典》（30 版）。《中国药典》（2005 年版）与国外标准对比见表 20-3。

表 20-3　《中国药典》（2005 年版）与国外标准对比

质量标准	《中国药典》	《英国药典》（2007年版）	《美国药典》（30版）
含量限度	95.0%～105.0%	95.0%～105.0%	90.0%～110.0%
鉴别	（1）紫外鉴别；（2）红外鉴别	（1）红外鉴别；（2）熔点	（1）红外鉴别；（2）HPLC

质量标准	《中国药典》	《英国药典》(2007 年版)	《美国药典》(30版)
检查	无	有关物质 HPLC 法 [已知杂质 2-（4-丁基苯基）丙酸作对照]	有关物质 HPLC 法（已知杂质 4-异丁基苯基丙酮作对照）
	溶出度：篮法；120 转/分；磷酸盐缓冲液（pH 7.2）为溶出介质	溶出度：无	溶出度：桨法；50 转/分；磷酸盐缓冲液（pH 7.2）为溶出介质
	均匀度：无	均匀度：无	均匀度：有
	符合片剂项下规定	符合片剂项下规定	其他：无
含量测定	容量法	HPLC 法：外标法；甲醇-水-磷酸（750∶247∶3）为流动相；检测波长 264nm	HPLC 法：内标法，内标为戊基苯基酮；溶解 4g 氯乙酸在 400ml 水中，用氨溶液调节 pH 值至 3.0，加 600ml 乙腈为流动相；检测波长 254nm

3. 布洛芬片增修订质量标准对比 拟对原布洛芬片质量标准增修订鉴别、溶出度及含量测定项，增修订质量标准与原标准对比见表 20-4。

表 20-4　布洛芬片修订质量标准对比

项目	拟增修订标准	原标准
质量标准	《中国药典》(2010 年版)	《中国药典》(2005 年版)
含量限度	95.0%～105%	95.0%～105%
鉴别	（1）紫外鉴别；（2）红外鉴别；（3）HPLC 鉴别	（1）紫外鉴别；（2）红外鉴别
检查	溶出度：篮法；100 转/分；HPLC 法检测	溶出度：篮法；120 转/分；UV 法检测
其他	符合片剂项下规定	符合片剂项下规定
含量测定	HPLC 法	容量分析法

4. 样品情况 对 15 个生产厂家的 16 批样品进行了方法学研究和检验。

（三）质量标准起草说明

1. 鉴别 增加 HPLC 法鉴别，"在含量测定项下记录的色谱图中，供试品溶液主峰的保留时间应与对照品溶液相应的主峰的保留时间一致"。经检验，结果均符合规定。

2. 有关物质 原标准中无有关物质检查项，《英国药典》和《美国药典》均用 HPLC 法对该品种进行已知杂质检查，但使用的已知杂质并不相同，可见布洛芬原料药的不同生产工艺对有关物质有较大影响。现有资料无法得知英国和美国的布洛芬合成路径。此次寄送布洛芬原料药的厂家有四个，生产工艺各不相同，检测各厂家样品的有关物质（TLC 法，与《日本药局方》收载方法类似），均未检出有关物质，故此次未增修订有关物质检查项。

3. 含量测定 原标准含量测定为容量法，专属性较差，按照国家药典委员会 2010 版药典任务分工要求，布洛芬系列制剂含量测定为 UV 法的均统一修订为 HPLC 法。

仪器与试药

岛津 LC-20AD 高效液相色谱仪

岛津 UV-2450 紫外分光光度计

冰醋酸　分析纯　国药集团化学试剂有限公司

醋酸钠　分析纯　沈阳市东兴试剂厂

色谱柱：1）C18　kromasil　150mm×4.6mm 5μm

2）C18　inertsil　250mm×4.6mm 5μm

辅料均由生产厂家提供

布洛芬对照品　中国药品生物制品检定所（现中国食品药品检定研究院）100179-200303

某制药有限公司样品

（1）处方（略）。

（2）线性关系试验：精密称取布洛芬对照品 24.11mg，置 50ml 量瓶中，加甲醇使溶解并稀释至刻度；分别精密量取 5μl、10μl、20μl、30μl、40μl 进样。记录峰面积，用峰面积（Y）与绝对进样量（X）进行线性回归，回归方程为 Y=76 855X−1646；相关系数 r=1.0000。

布洛芬进样量在 2.411～19.288μg 之间线性关系良好。数据表及图略。

（3）仪器精密度试验：精密量取同一对照品溶液，连续进样 5 次，记录色谱图，计算。结果表明仪器精密度良好。数据表及色谱图略。

（4）样品溶液稳定性试验：取供试液，分别于 0、2、4、6、8 小时进样，测定峰面积。结果表明溶液稳定性良好。数据表及色谱图略。

（5）方法重复性试验：按含量测定项下的方法，测定同一批号的样品 6 份，结果表明方法重复性良好。数据表及色谱图略。

（6）回收率试验：精密称取布洛芬对照品按 80％、100％、120％各三份，按处方加其余辅料，加甲醇制成供试品溶液，摇匀，精密量取 20μl 注入色谱仪，记录色谱图。另精密称取对照品同法制成相同浓度的溶液。计算回收率，结果表明回收率良好。数据表及色谱图略。

（7）辅料干扰试验：按处方比例配制空白辅料溶液，取 20μl，照上述色谱条件注入液相色谱仪，记录色谱图。结果表明辅料对含量测定结果无干扰。数据表及色谱图略。

（8）耐用性试验：取样品，分别用 kromasil 填料色谱柱及 inertsil 填料色谱柱进行含量测定，结果表明本方法耐用性良好。数据表及色谱图略。

4. 溶出度　原标准为 120 转/分，拟修订为 100 转/分；原标准测定为紫外法，参照含量测定方法，拟修订为 HPLC 法。

仪器与试药

岛津 LC-20AD 高效液相色谱仪

瑞士 SOTAX AT7 Smart 药物溶出仪

磷酸二氢钾　分析纯　国药集团化学试剂有限公司

冰醋酸　分析纯　国药集团化学试剂有限公司

醋酸钠　分析纯　沈阳市东兴试剂厂

色谱柱：1）C18　kromasil　150mm×4.6mm　5μm

2）C18　inertsil　250mm×4.6mm　5μm

辅料均由生产厂家提供

布洛芬对照品　（中国食品药品检定研究院）100179-200303

某制药有限公司样品

（1）线性关系试验：精密称取布洛芬对照品 10.26mg，置 50ml 量瓶中，加甲醇使溶解并稀释至刻度；分别精密量取 5μl、10μl、20μl、30μl、40μl 进样。记录峰面积，用峰面积（Y）与绝对进样量（X）进行线性回归，回归方程为 Y=76059X−406.69；相关系数 r=1.0000。

布洛芬进样量在 1.026～8.208μg 之间线性关系良好。数据表及图略。

（2）回收率试验：精密称取布洛芬对照品按处方量56%（溶出限度70%的80%）、100%、120%各三份按处方加其余辅料用磷酸盐缓冲液（pH值7.2）制成供试品溶液，摇匀，精密量取20μl注入色谱仪，记录色谱图。计算回收率。结果表明回收率良好。数据表及色谱图略。

（3）辅料干扰试验：按处方比例配制空白辅料溶液，取20μl，照上述色谱条件注入液相色谱仪，记录色谱图。结果表明辅料对含量测定结果无干扰。数据表及色谱图略。

5. 样品检验结果　见表20-5。

表20-5　样品检验结果

生产单位	批号	溶出度	含量（%）	生产单位	批号	溶出度	含量（%）
样品1	080216-1	符合规定	99.3	样品9	20080101	符合规定	97.1
样品2	060801	符合规定	99.7	样品10	0802201	符合规定	99.4
样品3	0802034	符合规定	102.2	样品11	070752	符合规定	99.5
样品4	0801229	符合规定	100.9	样品12	07062312	符合规定	96.4
样品5	08010502	符合规定	99.1	样品13	071203	符合规定	95.0
样品6	07071221	符合规定	99.5	样品14	20080201	符合规定	101.9
样品7	071202	符合规定	100.1	样品15	107014705	符合规定	100.2
样品8	071202	符合规定	99.2	样品16	071002	符合规定	98.9

学习重点

药品质量标准可分为国家药品标准（中国药典、局颁标准）、药品注册标准（临床研究用药品质量标准、暂行或试行药品质量标准）和其他药品标准（企业标准）。药品质量标准的主要内容包括名称、性状、鉴别、检查、含量测定和贮藏等项内容。性状包括一般性状、溶解度、物理常数（熔点、比旋度、吸收系数）等项内容。鉴别方法主要有化学反应法、色谱法和光谱法。检查有一般杂质检查、有关物质、残留溶剂、晶型、异构体、干燥失重和水分、溶液的澄清度与颜色、溶液的酸碱度等项目。含量测定方法有容量分析法、紫外-可见分光光度法、高效液相色谱法和气相色谱法等。药物稳定性试验研究内容有影响因素试验（高温试验、高湿度试验、强光照射试验）、加速试验和长期试验。

思　考　题

1. 简述药品质量标准的分类。

2. 简述制订药品质量标准的主要内容。

3. 药品质量标准中收载的物理常数有哪些？测定药品的物理常数的意义是什么？

4. 药品质量标准中常用的鉴别方法有哪些？

5. 常用的含量测定方法有哪些？选择的依据是什么？

6. 原料药稳定性研究需要做哪些试验？

（富　戈）

第21章 药品质量研究中现代分析技术进展

学习要求

1. 掌握：毛细管气相色谱法的种类；手性 HPLC 分析手性药物常用方法和特点；毛细管电泳的基础理论；UPLC 的基本原理和特点；质谱组成、离子源和质量分析器的类别与特点；GC-MS 工作原理；HPLC-MS 系统组成、基质相应的评价。

2. 熟悉：毛细管气相色谱法的特点和应用；毛细管电泳的分离模式、在线富集技术；实现 UPLC 的技术条件；NIR 技术的基本原理和基本工作流程；质谱结构分析与定量分析的依据；GC-MS 提供的信息和扫描模式；串联质谱技术；LC-MS 分析条件的选择和优化、基质效应的产生与消除方法；HPLC-NMR 的工作模式。

3. 了解：各种方法在医药研究领域的应用。

生命科学的迅速发展给药物分析技术提出了更高的要求，快速高效、高灵敏和高选择性成为分析技术发展的趋势。色谱技术与光谱技术已经成为药物质量研究的最重要分析工具，色谱联用技术弥补了单一色谱技术的不足而迅速应用。本章围绕目前在药物研究领域应用广泛的色谱、光谱和色谱联用技术进行介绍。

第1节 药物现代色谱法及其应用

色谱分析一直是分析技术最为活跃的研究领域。近年来，色谱法在理论、分离模式及应用范围等方面迅速发展，新技术、新理论不断涌现。本节重点讨论毛细管气相色谱法、手性药物色谱分析法、毛细管电泳分析法和超高效液相色谱法。

一、毛细管气相色谱法

（一）简介

毛细管气相色谱法（capillary gas chromatography，CGC）是在填充柱色谱基础上发展起来的，以毛细管柱为分析柱的一种气相色谱法。20 世纪 50 年代，Golay 发明空心毛细管柱并提出涂壁毛细管色谱速率理论，推动了毛细管气相色谱的发展。1979 年弹性熔融石英毛细管柱的问世，更是毛细管气相色谱的一大突破。

1. 毛细管气相色谱柱的类型与应用　根据毛细管柱的材质，可分为金属毛细管柱、玻璃毛细管柱和弹性石英毛细管柱（fused silica open tubular column；FSOT），目前主要用 FSOT 柱。根据制备方式可分为开管柱（open tubular column，也称空心柱）和填充柱（packed capillary column）。

填充型毛细管柱可分为填充毛细管柱和微型填充柱。前者是先在较粗的厚壁玻璃管中装入松散的载体或吸附剂，然后再拉制成毛细管柱；后者同一般填充柱一样把固定相直接填充到毛细管中，只是柱径细，载体颗粒细。这两种色谱柱在气相色谱中应用不多。

开管型毛细管柱按内壁状态可分为涂壁毛细管柱（wall coated open tubular column，WCOT）、载体涂层毛细管柱（support coated open tubular column，SCOT）、多孔层毛细管柱（porous-layer open tubular column，PLOT）和化学键合或交联毛细管柱。WCOT 是将固定液直接涂敷在管内壁上，柱制作相对简单，重现性差、寿命短，但柱效高、渗透性好，是使用较普遍的色谱柱；SCOT 是将非常细的载体微粒粘接在管壁上，再涂渍固定液的开管柱，其柱效较 WCOT 高，柱容量也较前者大；PLOT 是在管壁上徐敷一层多孔性吸附剂固体微粒（如分子筛、氧化铝等）的开管柱，构成毛细管气-固色谱，是一种吸附柱，柱流失少，柱容量大，但柱效比 WCOT 低，主要用于低分子量有机化合物的分离；化学键合或交联毛细管柱是将固定液通过化学反应键合在管壁上或交联在一起，使柱效和柱寿命进一步提高。

普遍使用的 WCOT 柱可分为微径柱、常规柱和大口径柱，其柱材料大多用熔融石英，常用的固定液有 OV-1、SE-30、OV-101、SE-54、OV-17、OV-1701、FFAP 及 PEG-20M 等。微径柱指内径小于 $100\mu m$，一般为 $50\mu m$ 的毛细管柱，主要用于快速 GC 分析；大口径柱的内径一般大于 0.30mm。对于常规分析，0.20～0.32mm 内径的毛细管柱差别不大，但用于 GC/MS 分析时，内径小的色谱柱在满足离子源高真空度要求方面更有利。大口径（0.53mm）是一类特殊的毛细管柱，其液膜厚度较大，有较大的柱容量，可以采用不分流进样，能获得比填充柱更有效且快速的分离，定量分析精度可达到填充柱的程度；其不足是柱成本较填充柱高，柱效也不及一般毛细管柱。

2. 毛细管气相色谱法的特点　与一般填充柱相比，毛细管柱具有以下特点：

（1）分离效率高。毛细管柱柱长为普通填充柱的 10～100 倍，总理论塔板数约在 10^4 以上，最高可达 10^6。毛细管柱的内径只有 0.1～0.5mm，柱内径越小，柱效越高。另外，毛细管柱的液膜薄，传质阻抗小，开管柱没有涡流扩散影响，也使柱效提高。

（2）柱容量小。柱容量是指每根色谱柱的最大进样量，它与色谱柱的固定液含量有关。由于毛细管柱的固定液含量很少，因此，柱容量很小，比填充柱小几十到几百倍。如此小的柱容量，就要求进样量非常少，一般为 $0.001～0.01\mu l$。

（3）分析速度快。因为毛细管柱是空心的，所以柱的渗透率较大，柱阻力小，载气线速度就可提高，因而使分析速度加快。

（4）易实现气相色谱-质谱联用。由于毛细管柱的载气流速小，较易于维持质谱仪离子源的高真空度。

（二）应用

毛细管气相色谱法在复杂组分和痕量分析方面有明显的优势，可用于药物中残留溶剂的测定、农药残留检测、兴奋剂检测、药物杂质检查和含量测定、中药成分分析、体内药物分析和药物代谢研究等方面。尤其是在药物残留溶剂测定和中药农药残留检测方面成为一种必备的技术手段。

1. 药物中残留溶剂的测定　示例：毛细管气相色谱测定 27 种常用有机溶剂。

本实验用毛细管气相色谱法采用顶空进样，对 ICH《药品注册的国际技术要求·质量部分》残留溶剂的指导原则中所列出的第一类溶剂、大部分第二类溶剂及部分第三类溶剂，共 27 种常用极性、中等极性及非极性溶剂进行了分离。色谱条件为：DB-624 弹性石英毛细管色谱柱（固定液为

6％腈丙基苯基-94％聚二甲基硅氧烷；75m×0.53mm，3.0μm）；检测器：氢火焰离子化检测器（FID）；柱温：程序升温，初始温度为35℃，保持18分钟，以5℃/min的升温速率升至45℃，保持8分钟，以5℃/min的升温速率升至80℃，保持3分钟，以5℃/min的升温速率升至150℃，保持2分钟，再以30℃/min的升温速率升至250℃，并保持3分钟；进样口温度：220℃；检测器温度：300℃；载气：氮气；流速：3ml/min。顶空进样条件：80℃恒温振荡30分钟；进样环温度：90℃；传输线温度：100℃；分流进样，进样体积：1ml；分流比：1∶1。色谱图见图21-1。

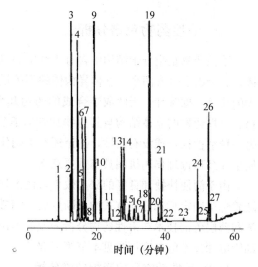

图21-1 27种有机溶剂气相色谱图

1. 甲醇　2. 乙醇　3. 乙醚　4. 丙酮　5. 异丙醇
6. 乙腈　7. 乙酸甲酯　8. 二氯甲烷　9. 叔丁基甲醚
10. 正己烷　11. 正丙醇　12. 硝基甲烷　13. 2-丁酮
14. 乙酸乙酯　15. 四氢呋喃　16. 1,1,1-三氯乙烷
17. 四氯化碳　18. 苯　19. 庚烷　20. 1,2-二氯乙烷
21. 甲基环己烷　22. 二氧六环　23. 甲苯　24. 正戊醇
25. 氯苯　26. 正丁醚　27. 二甲苯

2. 中药农药残留检测　中药材种植大量使用的化学农药已成为中药材的重要污染源之一，严重影响了中药及其产品的质量，因而中药中农药残留的分析也就变得日益重要。中药成分复杂，增大了农药残留分析的难度。毛细管气相色谱法由于其分离效能高，分析速度快，成功应用于中药材农药残留分析，并于《中国药典》（2005年版）起，作为法定方法用于药材、饮片及其制剂中部分有机氯、有机磷和拟除虫菊酯类农药的测定。

示例：毛细管气相色谱测定人参中有机氯与拟除虫菊酯20种农药的残留。

中国是人参生产大国，但国际市场份额较低，一个关键问题是有机氯农药残留含量超标。为了提高产品质量，扩大我国人参产品出口量，建立人参产品中农药残留的检测方法是十分必要的。色谱条件：色谱柱为Rtx-1（30m×0.25mm，0.25μm）弹性石英毛细管柱；载气、尾吹气为氮气，纯度≥99.999％，尾吹气流量40ml/min；进样口温度280℃；检测器温度300℃；程序升温；进样量2μl。色谱图见图21-2。

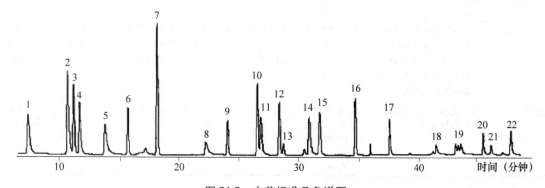

图21-2　农药标准品色谱图

1. 五氯苯　2. 六氯苯　3. γ-六六六　4. 五氯硝基苯　5. 五氯苯胺　6. 七氯　7. 艾氏剂　8. 腐霉粒　9. 硫丹Ⅰ
10. 狄氏剂　11. p′, p-DDE　12. 异狄剂　13. 硫丹Ⅱ　14. p′, p-DDD　15. o, p′-DDT　16. p′, p-DDT
17. 溴螨酯　18. 二氯苯醚菊酯　19. 氯氰菊酯　20. 氰戊菊酯Ⅰ　21. 氰戊菊酯Ⅱ　22. 溴氰菊酯

二、手性药物色谱分析法

手性药物是指分子结构中含有手性中心（也叫不对称中心）的药物，它包括单一的立体异构体、两个以上（含两个）立体异构体的不等量的混合物以及外消旋体。手性药物在药物中占有很大的比例。据统计，天然或半合成的药物几乎都具有手性，合成药物有 40％为含手性因素的药物。手性药物的立体结构与其生物活性有着密切的关系，往往一种对映体具有良好的生物活性，另一种活性很弱或没有活性，甚至还有毒副作用。因此，手性药物的分离测定对研究手性药物的质量和药理毒理作用机制具有重要意义。

由于简便快捷和良好的分离效果，色谱技术已成为手性药物分析最常用和最有效的分析方法。随着色谱固定相和分离方式的不断进展，高效液相色谱、气相色谱、超临界流体色谱、毛细管电泳和薄层色谱技术在手性药物分析领域展示出各自的特点。本部分分别介绍这几种方法，有关毛细管电泳技术的内容可参见本节第三部分。

（一）手性药物高效液相色谱分析

高效液相色谱分析手性药物的方法可分为间接法和直接法两大类。前者又称手性试剂衍生化（chiral derivatization reagent，CDR）法，后者又可分为手性流动相添加剂（chiral mobile phase additives，CMPA）法和手性固定相（chiral solid phase，CSP）法。

1. 手性试剂衍生化法 手性试剂衍生化法是药物对映体在分离前，先与高光学纯度衍生化试剂反应形成非对映体，再进行常规色谱分离测定。

（1）手性衍生化分离机制：非对映体在色谱系统中的差速迁移与下列因素有关：非对映体分子的手性结构、手性中心所连接的基团和色谱系统的分离效率（包括溶质分子与固定相和流动相之间的结合力，如氢键、偶极-偶极、电荷转移和疏水性等）。非对映体衍生物良好的分离度，以及衍生化反应的较高的选择性，都取决于手性试剂的选择、反应产物手性基团的结构和生成的化学键类型。反应产物的构型差异越大，分离越容易。

（2）手性试剂的种类与应用：目前已有许多商品化的手性衍生化试剂，其常见种类和应用见表 21-1。

表 21-1　常见手性衍生化试剂和应用

种类	酸酯（ITC）、异氰酸酯类（IC）	萘衍生物类	羧酸衍生物类	胺类
常用试剂	苯乙基异氰酸酯（PEIC），萘乙基异氰酸酯（NE-IC）等，如麻黄碱类，肾上腺素类，肾上腺素拮抗剂，儿茶酚胺类	1-(1-萘基)乙基异氰酸酯（NEIC），α-甲氧基-α-甲基-2-萘乙酸(MM2NA)	酰氯与磺酰氯类，酸酐类和氯甲酸酯类，如 1-（9-芴基）乙基氯甲酸酯（FLEC）等	具有苯环、萘或蒽结构的手性胺试剂，如 R-（＋）-α-甲基苄胺
应用	易于大多数醇类和胺类化合物反应	此类化合物具有很强的紫外吸收，用 UV 检测器时能大大提高检测灵敏度，应用较普遍	可与胺、氨基酸及醇类药物反应	主要用于衍生化羧酸类、N-保护氨基酸、醇类药物

示例：柱前衍生化 RP-HPLC 法分离苯乙醇胺类化合物对映体。

苯乙醇胺 β_2-肾上腺素受体（β_2AR）激动剂是 β_2AR 激动剂的一种，主要用于治疗支气管哮喘、慢性支气管炎和肺气肿等引起的气道阻塞性疾病。绝大多数的苯乙醇胺类 β_2AR 激动剂分子中具有手性中心，存在光学异构体，通常左旋苯乙醇胺 β_2AR 激动剂药理活性高于右旋体。本例采用 2，3，4，6-四-O-乙酰基-β-D-葡萄糖异硫氰酸酯（GITC）柱前衍生化法，将苯乙醇胺类化合物 1～8 对映体转化为非对映异构体后，采用 RP-HPLC 法在 Diamonsil C$_{18}$ 色谱柱上进行分离，成功地分离了克伦普罗等 5 对苯乙醇胺对映体，分离度均达到 4 以上。

（1）色谱条件：色谱柱：DiamonsilC$_{18}$柱（150mm×4.6mm，5μm）；流动相：30mmol/L醋酸铵（pH 6.0）-乙腈（体积比为 50：50）；检测波长：254nm；柱温：室温；流速：1.0ml/min；进样量：10μl。

（2）衍生化条件考察：GITC 是一种非常活泼的异硫氰酸酯类衍生化试剂，在室温下即可与氨基发生反应，得到稳定的非对映异构的硫脲衍生物。作者研究的化合物结构中由于苯环上的氨基电子云密度降低，只有脂肪侧链上的-NH-与 GITC 进行 1：1 的化学反应。以克伦普罗为例，与 GITC 的衍生化反应见图 21-3。

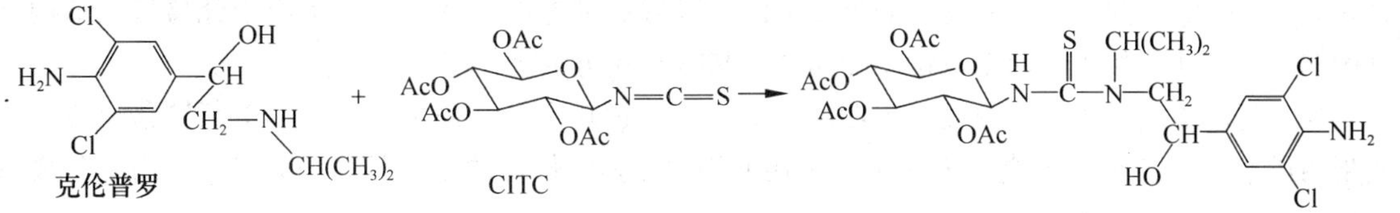

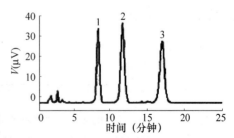

图 21-3　克伦普罗与 GITC 的衍生化反应

三乙胺的浓度对衍生化反应的影响：实验采用三乙胺（TEA）为碱化试剂，用以中和盐酸并为衍生化反应提供碱性环境。实验中考察了 TEA 浓度在 1mmol/L～30mmol/L 内时，对各对苯乙醇胺化合物衍生化的影响。随着 TEA 浓度的增大，各反应产物的峰面积（衍生化产率）逐渐增大，在 TEA 的浓度大于 10mmol/L 后几乎保持不变。而在高的 TEA 浓度下，有一定的杂质峰出现。

GITC 的浓度、反应时间对衍生化的影响：实验考察了 GITC 的浓度在 1～20mmol/L 内，对各衍生化反应的影响。结果发现，GITC 浓度的增大有利于衍生化反应的进行；当 GITC 的浓度增大到 5mmol/L 时，各衍生化反应几近完全，更高的 GITC 浓度不再增大衍生化产物的峰面积。GITC 与苯乙醇胺类化合物在室温下迅速反应，实验发现各化合物的衍生化产率随着反应时间的延长而增大。

（3）结果：在本实验选定的条件下，化合物 1～4、7 与 GITC 形成非对映异构体，并实现了色谱分离，克伦普罗衍生化后色谱图见图 21-4。过量的 GITC 在 9 分钟左右出峰，衍生化所得的非对映异构体在 10 分钟后出峰。

2. 手性流动相添加剂法　手性流动相添加剂法是将手性试剂添加到流动相中，手性试剂与对映体溶质通过氢键、离子键、有金属离子参与的配位键或者空穴的包含作用（也可以是几种作用同时存在），形成非对映异构配合物，在普通色谱柱上即达到拆分的目的。手性流动相添加剂法按其分离原理和添加剂类型分为以下几种：

图 21-4　克伦普罗衍生化后高效液相色谱图
1. GITC；2. 3. 非对映异构体

（1）手性包含复合：经常采用的添加剂是 α-、β-、γ-环糊精及其衍生物和手性冠醚；新近万古霉素和去甲万古霉素也可作为手性添加剂使用。对映体分子进入手性空腔后即发生主客反应而被拆分。环糊精，特别是内腔大小适中的 β-环糊精应用范围最广。

（2）手性配合交换：手性配合剂试剂和金属离子加入流动相中，与待分离的手性药物形成三元非对映体配位化合物，由于其结构稳定性和能量的差异，并与固定相发生立体选择性吸附和排斥反应，使两对映体得以分离。手性配合试剂多为氨基酸及衍生物，如 *L*-脯氨酸、*L*-苯丙氨酸等，配位金属有 Cu^{2+}、Zn^{2+}、Ni^{2+}、Cd^{2+} 等。

（3）手性离子对：在低极性的有机流动相中，对映体分子与手性离子对试剂之间产生静电、氢键或疏水性反应生成非对映体离子对。两种非对映体离子对具有不同的稳定性、不同的分配行为，因此得以分离。常用的手性反离子有（＋）-10-樟脑磺酸、奎宁和奎尼丁等。

（4）动态手性固定相：少量甲基化环糊精和 2*R*, 3*R*- 双正丁基酒石酸等能强烈吸附于固定相表面上，使固定相表面手性化，形成的动态手性固定相在洗脱过程中与溶质相互作用，对映体按与覆盖于固定相表面的添加剂之间的作用力强弱而被分离。

（5）手性氢键试剂：药物对映体基于分子间的弱作用力氢键而被分离，并需使用低极性的流动相，在手性添加剂分子中若含有两个以上的可以形成氢键的功能团，则可用于分离与之结构互补的药物对映体，如含有两个氢键功能团的氨基酸及其衍生物、氨基醇等。

（6）蛋白质复合物：蛋白质作手性添加剂，可通过疏水性、静电、氢键和电荷转移反应，形成蛋白质-溶质复合物分离药物对映体。常用的固定相是经修饰的中等粒度的硅胶，已用于分离氨基酸、羧酸、疏水性胺类等。

（7）手性诱导吸附：利用诱导吸附原理，将手性诱导剂加入流动相中，与对映体分子共同竞争地吸附到非手性固定相表面，发生立体反应形成不稳定的非对映体复合物，手性诱导剂作为置换剂将对映体区分性地挤出柱子。

示例：高效液相色谱法手性流动相添加剂法拆分尤利沙星对映体。

尤利沙星（ulifloxacin）是一种新型氟喹诺酮类抗菌药物，为普卢利沙星的活性代谢物。本例采用手性配合交换手性流动相添加剂 *L*-异亮氨酸-Cu^{2+} 对其对映异构体进行了分离测定。色谱条件为：色谱柱：DiamonsilC$_{18}$（250mm×416mm，5μm）；流动相：甲醇-异亮氨酸手性溶液（取 *L*-异亮氨酸 1.04g 和硫酸铜 1.0g 溶于 1000ml 水中）（17∶83）；流速：1.0ml/min；检测波长：330nm；进样量：10μl。分离图谱见图 21-5。

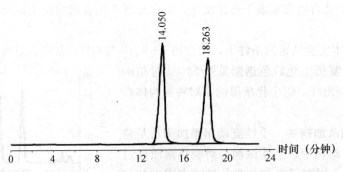

图 21-5　尤利沙星消旋体在 *L*-异亮氨酸体系中的分离色谱图

3. 手性固定相法　手性固定相法是将具有旋光活性的手性基团键合到固定相上对手性化合物进行选择性分离。

多糖类及衍生物手性固定相和蛋白质类手性固定相是应用最广泛、手性拆分能力最强的两类，有 85％ 的对映体可在这类手性固定相上得到拆分。纤维素三苯甲酸酯及其衍生物显示出很高的手性识别能力，其能力主要受控于-NHCO-基团。苯环的取代基的性质，数目及位置对手性化合物的拆分影响很大。蛋白质类手性固定相可用于对酸、碱和中性对映体的拆分。此外，目前研究比较多还有手性聚合物相、配体交换手性固定相、大环抗生素类。

（1）Pirkle 型手性固定相：目前已发展到第三代商品。其分离原理是依据三点作用模式，即对映体和 CSP 之间至少有三种相互作用，如氢键、π-π 作用、偶极-偶极作用、静电作用等。一般使用 Pirkle 柱分离手性药物须在正相条件下，柱效和柱容量高是其优点。适于分离胺类、内酰胺、醇类、氨基醇类等药物。

（2）纤维素型手性固定相：市售的品种主要为微晶三醋酸基、三安息香酸基、三苯基氨基酸盐纤维素固定相。其原理是依靠螺旋形单元的极性作用、π-π 作用及形成包埋复合物等因素实现化合物手性分离。这种类型的手性色谱柱种类较齐全，很多化合物可通过此类型的色谱柱得到分离。但特别要注意由于氯可以使纤维素从硅胶上脱落，因此要确保流动相中不含氯溶剂。

（3）环糊精类：目前商品化的环糊精柱主要是 α、β、γ 三种类型，分别含 6、7、8 个吡喃葡萄糖，其中又以 β-环糊精手性固定相应用范围最广。环糊精分子的空间呈筒状空穴，空穴的孔径随葡萄糖数目的多少而变化。被拆分物的疏水部分嵌入环糊精空穴中，形成可逆的、稳定性不同的包合物，再分别被洗脱下来，从而实现对映体分离。根据糖原数目不同，适用范围有所不同：α-环糊精柱主要用于分析单苯基或萘基物质；β-环糊精柱主要用于分析萘基及多取代的苯基物质；γ-环糊精柱主要用于分析大分子萜类。

（4）蛋白质类：目前使用较多的是 α-酸性糖蛋白（α-acid glycoprotein，AGP）、人血清白蛋白（human serum albumin，HSA），牛血清白蛋白（bovine serum albumin，BSA）和卵类黏蛋白（ovomucoid，OV）。分离依赖于疏水相互作用和极性相互作用。蛋白质柱对手性分子的拆分效果好，适用范围广，但柱容量低，价格昂贵。一些有机溶剂（如乙腈、甲醇）或添加剂可使蛋白变性，因此使用时应特别注意。

示例：HPLC-直链淀粉手性固定相拆分卡维地洛对映体。

卡维地洛为新一代治疗充血性心力衰竭的药物。有文献表明，当人体服用消旋体卡维地洛后，S 体的 β-阻断效应比 R 体的强 200 倍，但当与胺碘酮同时服用后，S 体卡维地洛的代谢会被强烈抑制。本例建立了在 Chiralpak AD-H 直链淀粉手性固定相上分离卡维地洛对映体的 HPLC 方法。选用正己烷为流动相主体，以选择性强的异丙醇为极性调节剂。卡维地洛为碱性化合物，在流动相中加入少量有机碱二乙胺后呈弱碱性，降低了其离子化程度，使其更易与直链淀粉衍生物固定相发生相互作用，增加其手性识别能力，有利于手性分离，增加柱效。研究表明正己烷与异丙醇体积比为 70∶30，添加 0.05％二乙胺时分离效果最佳。卡维地洛对映体的高效液相色谱图见图 21-6。

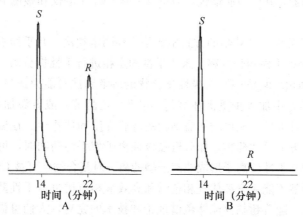

图 21-6　卡维地洛对映体的高效液相色谱图（A. 消旋体；B. 样品）

4. 三种方法比较 手性试剂衍生化法适用于不宜直接拆分测定的化合物如手性脂肪胺类、醇类等，分离效果好，分离条件简便，可用价廉、柱效高的非手性柱。但对手性衍生试剂的要求较高，衍生化反应使分离时间延长，操作比较复杂，多在其他方法无法实现时采用。近年来在线衍生化技术研究得到关注，简化了 CDR＋0 的操作。

手性流动相添加剂法操作简便，分析过程中较少发生消旋化，添加剂选择的范围较宽，纯对映体易从柱中洗脱后回收。缺点是系统平衡时间较长，添加剂消耗较大，可拆分的化合物范围有限。

手性固定相法具有使用方便，定量分析、可靠性较高的特点，适于常规及生物样品的分析测定，但也存在价格昂贵、寿命短、对化合物通用性不强等问题。

（二）手性药物超临界流体色谱分析

超临界流体（supercritical fluid，SF）是指超过了物质的临界温度和临界压力的流体，它既具有与气体相似的黏度，又兼有与液体密度相近的特性，是处于气态和液态之间的中间状态的物质。超临界流体色谱（supercritical fluid chromatography，SFC）是指以超临界流体为流动相，以固体吸附剂（如硅胶）或键合到载体（或毛细管壁）上的高聚物为固定相的色谱。

1. SFC 分析手性药物的特点 SFC 采用超临界流体为流动相，具有检测方式和固定相种类多样的特点，在手性分离方面较好地弥补了高效液相色谱和气相色谱的不足。

（1）超临界流体的黏度接近气体，传质阻力较小，可采用细长色谱柱以增加柱效。超临界流体的扩散系数在液体和气体之间，具有较快的传质速度。因此，与高效液相色谱法相比，超临界流体色谱法分析时间短、柱平衡快、流动相体系简单，样品前处理简单，并常常表现出高的选择性和分离效能。

（2）超临界流体的密度与液体相似，具有强的溶解能力，因此 SFC 适于分离难挥发和热稳定性差的物质，这是气相色谱法所不及的。在气相色谱法中，手性柱的立体选择性随温度上升而下降。而 SFC 可在比气相色谱法操作温度低的条件下进行分离，所以其选择性比气相色谱高得多；另一方面，低温分离可减少固定相和溶质的热分解以及药物的消旋化。

（3）SFC 具有类似高效液相色谱梯度淋洗的特点。组分在柱子中的移动是在流动相和固定相之间平衡分配的结果，除了可以选择不同的固定相外，还可以通过改变流动相的密度和极性来改变溶质的保留时间。

（4）SFC 可以使用氢火焰离子化检测器、紫外检测器和电子捕获检测器等气相色谱法和高效液相色谱法所用的检测器，并易与质谱仪，傅里叶变换红外光谱仪和核磁共振仪等联用，从而使其应用范围越来越广。

2. 分离方式 SFC 分离手性药物的方式主要是手性固定相法。几乎所有的 HPLC 和 GC 手性固定相都可用于 SFC 进行手性药物分离。采用手性固定相进行手性拆分时，流动相的选择非常重要，常用 CO_2 作为流动相。但是 CO_2 对极性化合物的溶解和洗脱能力比较弱，易造成峰形拖尾。因此实际工作中常在 CO_2 中加入少量极性溶剂（甲醇、乙醇等）或者添加剂（酸或碱），这样既可覆盖固定相表面的活性部位，又可增加流动相的洗脱强度和选择性。在流动相中加入手性添加剂，也可在非手性柱上分离手性药物。如分析强极性离子型手性药物时，可在流动相中添加手性反离子，离子型化合物与手性反离子形成非离子型的离子对复合物，可被 CO_2 洗脱分离。

超临界流体色谱虽然不能完全替代气相色谱和高效液相色谱进行手性药物的分离，但是可以作为其重要的补充技术。随着超临界流体色谱理论和技术的完善，人们可借鉴高效液相色谱、气相色谱、高效毛细管电泳手性分离的经验，研制出各种类型的适于超临界流体色谱分析的手性固定相以满足多种手性药物分析的需要。

(三) 手性药物气相色谱分析法

用 GC 法拆分对映体可通过手性试剂衍生化形成非对映体衍生物进行分离，但这种方法只能拆分类型不多的化合物如氨基酸衍生物、拟除虫菊酯杀虫剂和糖类衍生物等，而且样品处理复杂，制备分离也难以进行。目前 GC 法更多使用手性固定相，气相色谱手性固定相的研究从早期的作用力简单、单一手性中心的氢键型手性固定相，发展到了现今具有多种作用力和多手性中心的复杂型手性固定相。实践中常将氢键型、包合物型和金属配体型等类型的手性选择物质与聚硅氧烷固定液或毛细管壁进行键合或交联，形成新的手性固定相。现报道的气相色谱手性柱多为毛细管柱，也少见手性填充柱，部分手性柱已经实现了商品化。随着具有较好热稳定性的手性柱的开发和毛细管柱技术的发展，GC 作为手性拆分技术被广泛使用。

(四) 手性药物的薄层色谱分析法

薄层色谱是最简便的色谱技术之一，具有操作方便、设备简单、分析速度快、色谱参数易调整等特点，在对映体的分离中具有实用意义。用于手性分离的方式有手性试剂衍生化法、手性流动相添加剂法和手性固定相法。后两种方法实验操作简单、方便、实际应用性较好。TLC 所使用的手性源有纤维素及其衍生物、β-环糊精、手性氨基酸配体、光活性的酸或碱、手性离子对试剂等。TLC 的灵敏度和分离效率要远低于 HPLC，且手性薄层板的种类少、商品化程度不高，所以使其应用受限制，但随着高效薄层板的产生，TLC 法在分析、制备大量的手性药物方面仍是一种快捷和经济的方法。

三、毛细管电泳分析法

(一) 简介

毛细管电泳法 (capillary electrophoresis，CE) 是以弹性石英毛细管为分离通道，以高压直流电场为驱动力，依据样品中各组分的淌度（单位电场强度下的迁移速度）和（或）分配行为的差异而实现各组分分离的一种分析方法。

毛细管电泳仪的主要部件有毛细管，直流高压，电极和电极槽，冲洗进样系统，检测系统和数据处理系统。毛细管为弹性石英毛细管，内径小于 $100\mu m$（常用 $50\mu m$、$75\mu m$），总长度一般为 $20\sim100cm$。电源采用 $0\sim30kV$（或接近）可调节直流电源。进样方法有压力进样、电动进样、减压进样和虹吸进样，进样时通过控制压力或电压及时间来控制进样量。检测器有紫外-可见分光检测器、激光诱导荧光检测器、电化学检测器和质谱检测器，其中紫外-可见分光检测器应用最广。

毛细管电泳具有操作简单、分离效率高、样品和试剂消耗少、运行成本低、分离模式多样等优点，在手性药物分析、药物及其制剂成分分析、中药分析、结合常数测定和体内药物分析领域广泛应用。但是，毛细管电泳在迁移时间的重现性、进样准确性和检测灵敏度方面要逊色于 HPLC 法，并且不利于制备性分离。

近年来毛细管电泳新技术、新方法不断涌现，如毛细管在线富集技术、微芯片毛细管电泳、二维毛细管电泳和阵列毛细管电泳等，使毛细管电泳在各分析领域的应用得到进一步扩展。

(二) 基础理论和分离模式

1. 基础理论　当石英毛细管内充满缓冲液时，管内壁上硅羟基解离释放氢离子至溶液中使管壁带负电荷并与缓冲液接触形成双电层，当毛细管两端加上直流电压时将使带正电的溶液整体移向负极端。这种在电场作用下溶液的整体移动称为电渗流。同时，在缓冲溶液中带电粒子在电场作用下以不同速度向极性相反的方向移动，形成电泳。带电粒子在毛细管缓冲液中的迁移速度等于电泳速度和电渗速度的矢量和。电渗速度通常大于电泳速度，因此电泳时各组分即使是阴离子也会从毛细管阳极端流向阴极端。

2. 分离模式

（1）毛细管区带电泳。毛细管内充满缓冲溶液，将待分析溶液引入毛细管进样一端，施加直流电压后，各组分按各自的电泳流和电渗流的矢量和流向毛细管出口端，由于所带电荷多少、质量、体积以及形状不同等因素引起迁移速度不同而实现分离。中性组分彼此不能分离。

（2）胶束电动毛细管色谱。在缓冲液中加入临界浓度的离子型表面活性剂形成胶束，被分离物质在水相和胶束相（准固定相）之间发生分配并随电渗流在毛细管内迁移，达到分离。常用阴离子型表面活性剂为十二烷基硫酸钠，阳离子表面活性剂有十六烷基三甲基溴化铵、胆酸等。本模式能用于中性物质的分离。

（3）毛细管凝胶电泳。在毛细管中装入单体和引发剂引起聚合反应生成凝胶，主要用于分析蛋白质、DNA等大分子化合物。另有将聚合物溶液等具有筛分作用的物质，如葡聚糖、聚环氧乙烷，装入毛细管中进行分析，称毛细管无胶筛分电泳，故有时将此种模式总称为毛细管筛分电泳，下分为凝胶和无胶筛分两类。

（4）毛细管电色谱。将细粒径固定相填充到毛细管中或在毛细管内壁涂布固定相，以电渗流驱动流动相的色谱过程，它兼具电泳和液相色谱两种分离机制。

（5）毛细管等电聚焦电泳。将毛细管内壁涂覆聚合物减小电渗流，再将供试品和两性电解质混合进样，两个电极槽中分别加入酸液和碱液，施加电压后毛细管中的操作电解质溶液逐渐形成pH值梯度，各溶质在毛细管中迁移至各自的等电点时变为中性形成聚焦的区带，而后用压力或改变检测器末端电极槽储液的 pH 的方法使溶质通过检测器。

（6）毛细管等速电泳。采用前导（即较高电泳迁移速率）和尾随（即低电泳迁移速率）电解质。在毛细管中加入前导电解质后进样，电解槽中换用尾随电解质进行电泳分析，带不同电荷的组分迁移至各个狭窄的区带，然后依次通过检测器。

（7）微乳液电动毛细管色谱。在缓冲液体系中加入不溶于水的有机液体和乳化剂构成微乳液体系，被分析物由于与微乳液滴的亲和作用不同随电渗流在毛细管内迁移速率不同而达到分离，可以同时分离水溶性的、脂溶性的、带电荷或不带电荷的物质。

（8）非水毛细管电泳。在有机溶剂为主的非水体系中进行的毛细管电泳，可用于分离难溶于水的物质以及在水溶剂毛细管电泳中淌度十分相似的物质。与水体系相比，非水体系可承受更高的操作电压，因而会有更高的分离效率。

以上各模式中，以（1）和（2）应用较多。除（3），（4）需要用填充型分离柱外，其余几种仅在于使用的缓冲溶液不同。（2），（6）和（7）三种模式的分离机制以色谱为主，但对荷电溶质则兼有电泳作用。

（三）毛细管电泳在线富集技术进展

毛细管电泳法由于受检测器、检测光程和进样量的限制，检测灵敏度较低，使其应用于痕量分析时受到一定限制。在线富集技术可有效提高检测灵敏度。该项技术只需通过对样品背景电解质溶液的组成以及进样程序等进行简单的调控，无需对商品仪器进行改造，具有灵敏度高、操作简单，成本低廉的特点，是一种经济实用有效地提高灵敏度的方法，在药物、生物样品、食品和环境分析等领域得到广泛应用。本部分对目前常用毛细管电泳在线富集技术进行简单介绍。

1. 样品堆积 这种富集效应是基于因电场强度不同所引起的分析物电泳速度的骤变而实现的。具体地说，即将样品溶解于低导溶液中，并使样品溶液在高导背景溶液中运行。当低导和高导溶液同时存在于毛细管中并施以电压时，则低导区的电场比高导区的强，样品离子在低导区的迁移速度比在高导区快。当样品离子穿越低导区域和背景缓冲溶液的边界时，样品离子的迁移速度骤降从而导致了样品区带长度的缩短，样品的浓度相应地提高，从而达到了富集的目的。样品堆积方法是毛细管电泳中应用最广泛的在线富集方法之一。现已经应用于阴、阳离子和混合离子的分离分析。样品堆积的进样方法有压力进样和电动进样，采用压力进样有常规堆积和大体积样品堆积两种模式，采用电动进样为场放大进样。电动进样比压力进样有更高的浓度检测灵敏度。

2. 扫集法 扫集法是以胶束电动色谱为基础开发形成的一种在线富集方法，它不仅对中性化合物有很好的富集效果，而且也可以富集荷电物质。通常富集因子在80～5000之间。在这种模式中，样品带不含胶束相，而背景带含有胶束相。当施加电压后，胶束穿过样品区带，样品在胶束相中分配、富集，并被胶束携带着向前运动，随着分离的进行，样品区带不断缩短，样品浓度大大提高，富集完成后，富集的样品按胶束电动色谱进行分离。它的富集是基于分配的原理，富集效果取决于分析物在假固定相（胶束）中分配能力的大小。分析物与假固定相的亲和力越强，富集效果越好。该方法广泛适用于固醇类、维生素、芳香羧酸类、酮类和胺类等化合物中带电离子和中性组分的分析。

3. 选择性耗尽进样-扫集法 该模式是样品堆积与扫集两种在线富集方法的结合，先用电动进样使样品堆积，然后用胶束扫集实现第二次富集，因此富集效果大大增强。该法简单、快速、选择性强、富集效率高并可以直接在商品仪器完成，是一种理想的富集技术，非常适合于样品中痕量、超痕量组分的分离分析。

4. pH调制堆积 pH调制堆积是基于样品区带pH的变化引起样品离子迁移速率的变化而导致样品的富集。它的原理是用酸或碱中和样品中的高导基质，使样品变为电中性，导致在此中性区域间产生高电场，随着酸或碱离子中和了全部的样品区带，样品就堆积在样品区带与背景电解质溶液的界面而得到富集。这种技术的分析对象包括两性物质（如氨基酸、多肽、蛋白质等）和弱酸性弱碱性物质。pH调制堆积的关键在于选择合适pH值的样品基质和背景电解质溶液，阳离子用酸堆积，阴离子用碱堆积。

5. 在柱色谱预浓缩 将浓缩微反应室与分离毛细管相连，可浓缩较大体积样品中的痕量组分，并同时脱盐和提纯。根据样品在微反应室中作用类型的不同分为非特异性在柱预浓缩和特异性在柱预浓缩。在柱色谱预浓缩能有效地除去分析物中的有机溶剂，尤其对生物样品的分析，它是最有效的一种富集方法。但是这种在线预富集系统制作起来比较困难，而且还存在许多有待解决的问题，如峰拖尾、效率低、有机洗脱剂的干扰等，因此，限制了其在生物样品分析中的应用。

随着时代发展，分析样品复杂化、痕量化的趋势愈加明显，对分析方法的灵敏度、可操作性、重现性上提出更高的要求，因此更应将富集时间短、操作简单、重现性好和灵敏度高的富集方法作为研究重点。另外，将富集方法联合应用以及原有方法的改进也是一个重要的研究方向。

（四）应用

1. 手性药物拆分 在缓冲液中加入手性选择剂，即可拆分手性化合物。毛细管电泳法进行手性药物拆分的关键步骤是选择适宜的分离模式和手性选择试剂。除了毛细管等电聚焦电泳外，上述其他分离模式都可以用于手性拆分。最常见的手性选择剂是环糊精类化合物，其次为大环抗生素、冠醚，其余为蛋白质、多糖类化合物、手性表面活性剂，也可使用杯芳烃、分子印迹聚合物、手性离子配合物和手性微乳体系等。

示例：间尼索地平的毛细管电泳拆分。

间尼索地平是一种新的二氢吡啶类药物。目前该药以消旋体制剂，但是有文献表明这类药物的 R，S 异构体生物活性有差别。本例采用毛细管电泳法对其异构体进行了拆分，对不同手性拆分试剂进行了试验，最终确定取代度 7 的 SBE-β-CD 效果最佳。分离条件：未涂层融硅毛细管柱，60.2cm（有效长度 50cm）×75μm i.d.；BGE，20mmol/L Na$_2$HPO$_4$-100mmol/L H$_3$BO$_3$，pH7.9，SBE-β-CD 浓度为 20mmol/L；检测波长 214nm；样品浓度 60μg/ml；压力进样 5s（0.5psi）；分离电压 20kV；温度 20℃。其电泳图见图 21-7（b）。

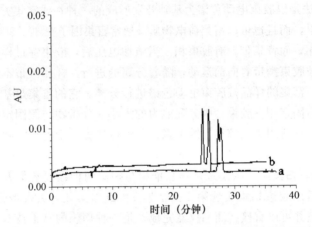

图 21-7 分离条件下使用 SBE-β-CD（取代度 4，a）和 SBE-β-CD（取代度 7，b）
作为手性选择剂的间尼索地平的电泳图

2. 药物质量控制 采用毛细管电泳技术，已成功用于中枢神经系统类药物、抗生素、抗疟药和抗菌药等多种药物制剂的定量分析，成为药物和临床研究领域不可缺少的研究手段。在中药研究领域已广泛用于中药鉴别、化学成分分析以及中药指纹图谱技术，日益成为控制中药产品质量一种有效研究方法。

示例一：胶束电动毛细管电泳分离测定北沙参中 5 种香豆素类成分。

北沙参为伞形科植物珊瑚菜的干燥根，主要含有香豆素类成分。本例采用胶束电动毛细管电泳法测定了补骨脂素、花椒毒素、异茴芹内酯、佛手柑内酯和东莨菪内酯 5 种香豆素类成分。电泳条件：未涂层融硅石英毛细管柱（50.2cm×75μm×40cm）；运行缓冲液为 20mmol/L 硼砂缓冲溶液（pH 9.6，含 16mmol/LSDS，15％乙腈）；温度 22℃；压力进样 5s（0.5Psi）；分离电压 22kV；检测波长 214nm。对照品溶液和供试品溶液毛细管电泳图见图 21-8。

实验中考察了 Tris-磷酸，Tris-硼酸、磷酸和硼砂等缓冲体系（浓度均为 20mmol/L，SDS16mmol/L，15％乙腈，pH9.6），结果表明，Tris 缓冲体系电流波动较大，且响应值偏低；而硼砂缓冲体系分离效果较好。

实验中考察了电压在 10～30kV 内对分离的影响，结果发现，改变电压对分离度影响不大，但对分析时间影响较大，香豆素类组分的迁移时间缩短了一半多。实验还考察了温度在 15～25℃对分离的影响，结果，随着温度升高，香豆素类组分的迁移时间相应减小，这是因为随着温度的升高溶液的黏度降低，从而缩短迁移时间，当温度为 22℃时，迁移时间适中，分离度最好，响应值最大。

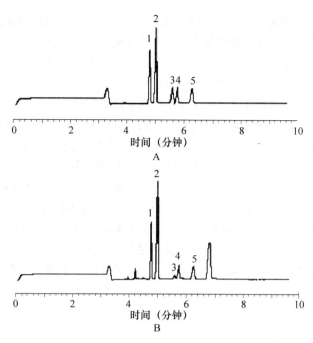

图 21-8　对照品溶液（A）和北沙参供试品溶液（B）的毛细管电泳图

1. 补骨脂素；2. 花椒毒素；3. 异茴芹内酯；4. 佛手柑内酯；5. 东莨菪内酯

示例二：柴胡舒肝丸的毛细管电泳指纹图谱。

柴胡舒肝丸由 25 味药组方，其化学成分十分复杂，仅通过测定一种或几种成分的含量来控制其质量具有片面性，若能结合指纹图谱的整体性和复杂性等特征可更为全面快速有效地控制其质量。本例建立了柴胡舒肝丸 HPCE 指纹图谱分析方法，确定了 22 个共有指纹峰，用系统指纹定量法对 20 批样品进行了评价，鉴别出 12 批质量合格，4 批化学成分数量和分布比例不合格，另有 4 批含量明显偏低。方法建立主要考察了背景电解质溶液、进样量、运行电压和有机改性剂 4 个因素的影响，以色谱指纹图谱分离量指数为优化目标函数对分离条件进行了优化选择。采用三角形优化法和四面体优化法对背景电解质溶液进行了优化。毛细管电泳条件：石英毛细管（75cm×75μm i.d.，有效长度 63cm）；紫外检测波长 265nm；灵敏度 0.005AUFS；运行电压 11kV；电流约 0.066mA；背景电解质溶液为 50mmol/L 硼砂-150mmol/L 磷酸二氢钠-50mmol/L 磷酸氢二钠（1：1：1，v/v/v，含 5mmol/L 庚烷磺酸钠）；重力进样 20s，高度 10cm。每次实验开始前用 BGE 冲洗毛细管柱 5min，再运行 5min 后进样；每两次运行之间用 BGE 冲洗毛细管柱 5 分钟；每天实验结束后依次用 0.1mol/L NaOH 和水冲洗毛细管柱 10 分钟。样品的典型毛细管电泳图谱见图 21-9。

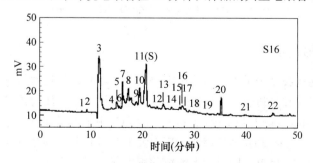

图 21-9　柴胡舒肝丸的毛细管电泳指纹图谱

3. 体内药物分析 由于可以提供比高效液相色谱高两三个数量级的分离效率以及进样量可达纳升级等特点，毛细管电泳技术分析复杂的生物样品时表现出无可比拟的优势，现已广泛用于体内药物及代谢物的定性定量分析。另外，毛细管电泳技术测定分子之间结合常数的技术也日益成熟，已应用于药物与生物大分子之间相互作用的研究。

示例：在线富集二维毛细管电泳分析新体系检测尿样中药物及对映体。

将在线富集技术同二维毛细管电泳分离相结合同时提高复杂样品中痕量组分的分离度和检测灵敏度。毛细管区带电泳作为第一维，分析物根据淌度不同进行分离，第一维流出组分进入第二维毛细管，根据分配系数不同进行胶束电动毛细管色谱分离。采用阳离子选择性耗尽进样在柱预富集，延长进样时间，增大进样量；同时在二维毛细管接口处采用动态 pH 联接/胶束扫集在线富集技术不仅避免第一维分离组分在接口处扩散，还可进一步压缩样品区带。同常规电动进样 CE 分离相比，该在线富集二维分离技术的分离能力远远高于一维毛细管电泳分离，富集倍数达到 $(0.5 \sim 1.2) \times 10^4$。本例采用该体系对尿样中普萘洛尔、美托洛尔、尼莫地平、尼卡地平 4 种药物及其对映体进行了分离和测定，尿样中成分对 4 种分析物的检测没有干扰。分析图谱和实验条件见图 21-10。

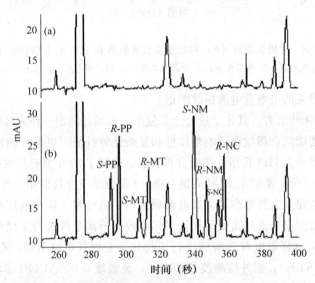

图 21-10 空白尿样 (a) 及服药后尿样 (b) 的电泳谱图

实验条件：第一维 CZE 缓冲溶液：20mmol/L NaAc，pH3.0；第二维 MEKC 缓冲溶液：50mmol/L $Na_2B_4O_7$/30mmol/L SDS/10mmol/L β-CD，pH9.0；12kV 电动进样 12 分钟；OH^-塞 0.8cm

(R，S) -PP，美萘洛尔；(R，S) -MT，美托洛尔；

(R，S) -NM，尼莫地平；(R，S) -NC，尼卡地平

四、超高效液相色谱法

液相色谱是现代色谱技术中最活跃的分析方法之一。随着科学技术的进步和工业的发展，各领域对液相色谱，尤其是在分析速度、分析效能以及检测灵敏度方面的要求日益提高，超高效液相色谱（ultra performance liquid chromatography，UPLC）由此应运而生。它是指一种采用小颗粒填料色谱柱（粒径小于 2μm）和超高压系统（压力大于 105kPa）的新型液相色谱技术，能显著改善色谱峰的分离度和检测灵敏度，同时大大缩短分析周期，因此特别适用于微量复杂混合物的分

离和高通量研究。2004 年，美国 Waters 公司采用 1.7μm 颗粒度的色谱柱填料，率先推出了第一台商品化的超高效液相色谱系统。几年来，UPLC 技术飞速发展，特别是与质谱等高灵敏度、高选择设备的联用，使其已成为复杂体系痕量分析的重要工具，在农残检测、环境食品分析、药物制剂、中药分析、体内药物分析、代谢组学等领域广泛应用。

（一）基本原理

UPLC 保持了传统 HPLC 的基本原理，但是其分离效能和分析速度却得到了全面提升，这归功于其独特的小颗粒色谱填料技术。其理论基础是 Van Deemter 方程式：

$$H = A + B/v + Cv \tag{21-1}$$

式中，H 为理论塔板高度，v 为流动相的平均线速度；A、B、C 为常数，分别代表涡流扩散项系数、分子扩散项系数和传质阻力项系数。对此 3 系数过程进一步分析，可将 Van Deemter 方程式中 A、B、$C3$ 常数表达如下：

$$H = 2\lambda d_p + 2\lambda D_g/u + \{[0.01k^2/(1+k)^2] \times [d_p{}^2/D_g] + (2/3) \times [K/(1+K)^2] \times d_p{}^2/D1\}u \tag{21-2}$$

式中，d_p 为填充相粒子的粒径；λ 为填充相粒子形状因子。如仅考虑 d_p 对 H 的影响，公式（21-1）可以表示为

$$H = a(d_p) + b/u + c(d_p)^2v \tag{21-3}$$

由此可见，d_p 是影响色谱柱性能最重要的因素，d_p 越小，H 越小，柱效越高。由于流动相线速度对纵向扩散和传质阻抗的综合作用，对应某一流速，H-v 曲线有一最低点，即 H 有一极小值 H_{min}，此时，色谱柱效最高，这一流速称为最佳流速。d_p 不同，H-v 曲线的变化趋势不同。大量实验证明，随着 d_p 的减小，H-v 曲线的最低点范围也扩大，即表明小颗粒粒径可比大颗粒在更宽的流量范围内得到更高的柱效，使得可以在不损失高分离度的前提下优化流速、提高分析速度，从而实现快速、高效分离。

（二）实现 UPLC 的技术条件

尽管从理论上讲我们可以得到既高效又高速的理想分析系统，但小颗粒粒径色谱填料的实际运用有许多技术困难。根据 Darcy 公式，流动相通过色谱柱后其压力的升高程度（ΔP）与流动相黏度（η）、柱长（L）及流动相线速度（u）成正比，而与比渗透系数（K_0）及 $d_p{}^2$ 成反比。所以随着 d_p 的减小，压力将成倍地增加，因此超高的工作压力成为 UPLC 的必然选择，相应地，必须具备能承受高压以及能进行快速分析的硬件设施，才能保证 UPLC 从理论上升为现实。Darcy 公式如下：

$$\Delta P = \eta L u/K_0 d_p{}^2 \tag{21-4}$$

UPLC 系统必须满足以下条件才能实现真正意义上的高速高效分离：

（1）小颗粒填料色谱柱。首先需解决小颗粒填料的耐压性和稳定性，其次解决小颗粒填料的装填问题，包括颗粒度的分布以及色谱柱的结构。目前已应用杂化颗粒技术合成了新型全多孔球形反相固定相色谱填料，并采用新型的装填技术，制备了高柱效的色谱柱。

（2）高压流动相输送单元。传统液相色谱系统可以承受的最大压力为 30～40MPa。而对 10cm 长的装填 1.7μm 颗粒的色谱柱而言，达到最佳柱效的流速时，其计算的理论柱压大于 100Mpa。因此需要一个可以在此压力下传送溶剂的泵。UPLC 系统采用了高压流体模型，可以承受的最大压力可达 103.5MPa。

（3）快速自动进样器。自动进样器应进样速度快，进样过程应当相对无压力波动，并具有极低交叉污染的小体积进样能力。

（4）高速检测器。UPLC 系统可配备光学检测器和质谱检测器，但要求检测器能高速检测出峰宽只有几秒的色谱峰。

（5）高速的数据采集、管理和仪器控制系统。

（6）完善的系统整体性设计。除了以上几处主要部件外，各部分之间的连接管线和接头也很重要，以降低整个系统体积，特别是死体积。还应注意超高压下的耐压及渗漏问题，泵、自动进样器和检测器应均可在超高压下保持稳定的工作性能。

（三）UPLC 的特点

1. UPLC 的优点

（1）分析速度快，分析时间短。通过减小 d_P 能提高最佳线速度，而不影响柱效，同时可以按比例缩短色谱柱的长度提高分析速度。在保证相同分离度的情况下，HPLC 上 50 分钟才能完成的分析在 UPLC 上仅需 8 分钟即能完成，极大节约了分析时间和溶剂，提高了工作效率。

（2）检测灵敏度高。浓缩样品和采用各种高灵敏度的检测器都能提高灵敏度，而在 UPLC 中通过减小 d_p，有效地降低了 H，使色谱峰变得更窄，信噪比增大，灵敏度得到额外的提高。对于 HPLC 检测不到或吸收值很小的峰来说，UPLC 高灵敏度的优势更加明显。因此，UPLC 对于微量甚至痕量组分的研究具有重要意义。

（3）分离度高。根据等度液相色谱分离度（R）方程，R 受 n（理论塔板数）、选择因子（α）和容量因子（k）的控制：

$$R = \frac{\sqrt{n}}{4}\left(\frac{\alpha-1}{\alpha}\right)\left(\frac{k}{1+k}\right) \tag{21-5}$$

因此，随着 d_P 的减小，n 增加，则 R 也增加。

（4）易实现 HPLC 与 UPLC 的转换。由于 UPLC 与传统的 HPLC 基于相同的分离原理，如果分离机制相同，对进样量、流速和梯度条件进行调整即可实现 HPLC 与 UPLC 的转换。目前，转换软件和分析模型的使用使二者之间的转化更容易。

2. UPLC 的局限性 尽管 UPLC 能显著减少复杂样品的分析分离时间，提高检测的灵敏度和分离度，但目前 UPLC 的使用仍然存在局限性。

（1）与 UPLC 匹配的色谱柱比较少。使用小粒径填料的色谱柱能够最大限度地发挥 UPLC 高分离度和高灵敏度的优势。但是耐高压、稳定的小粒径填料的合成与柱填充技术具有较高的技术含量，目前有能力生产高质量色谱柱的企业数量还较少，作为首家 UPLC 仪器开发商的 Waters 公司目前也只能提供有限型号的色谱柱，这给 UPLC 的推广、普及和应用带来了阻碍。不过，随着填料技术的不断发展，UPLC 色谱柱种类缺乏的问题将进一步克服。

（2）UPLC 峰面积重复性略逊于 HPLC，特别是低浓度样品时更加明显，其峰面积重复性的 RSD 约为 HPLC 的 2 倍。研究认为可能是由于 UPLC 的进样量过少（只有 $2\mu l$），或者是由于采用了半环进样的方式，理论上这种进样方式的精密度不如全环进样。通过稀释样品增加注入样品的体积可以改善这种状况。

（3）需要高频检测仪器。UPLC 分离样品色谱峰扩展很小，通常峰底宽度只有几秒钟，低浓度的样品峰则更窄。使用 UPLC 测定低浓度样品时准确度精密度都比较差。这可能是由于检测仪器探测频率比较低，在检测低浓度样品时出现了样品点的遗漏。因此，随着 UPLC 的开发应用，必将推动高频检测仪器的进一步发展。

（4）颗粒极细，UPLC 色谱柱容易堵塞。为防止堵塞，样品前处理通常要求更加严格。目前，一些较为新颖、便捷的样品处理方法如薄膜辅助溶媒萃取法、固相分散基质萃取等，可以使

UPLC色谱柱堵塞问题得到改善。

（四）应用

UPLC与传统HPLC技术相比，能大幅度改善液相色谱的分离度、样品通量和灵敏度，极大提高分析工作效率和质量。尽管从方法产生至今仅几年的时间，但在药物分析、体内药物分析、中药分析、临床化学分析、代谢组学、药物代谢动力学等研究领域迅速应用，尤其对中药样品、生物基质样品等复杂痕量研究体系的分析，更能体现其高效、高灵敏的优势。

示例：HPLC和UPLC法对比测定千里香药材中九里香酮的含量。

千里香为芸香科九里香属植物，是一种用途广泛的中药材。千里香含有多种香豆素类、黄酮类化合物、生物碱及萜类成分，其中九里香酮（6，8，3′，4′-四甲氧基黄酮）为其主要成分。本例以千里香中九里香酮为含量测定指标，建立并比较了HPLC和UPLC含量测定方法。

HPLC色谱分析：戴安UItMiate™3000型智能液相色谱仪，AKZONOBEL Kromasil 100-5C$_{18}$（250mm×4.6mm，5μm）色谱柱，流动相为乙腈-水（30：70），流速1ml/min，检测波长337nm，柱温30℃，进样量10μl。

UPLC色谱分析：Waters Acquity UPLC system，Waters Acquity ITY BEH C$_{18}$（50mm×2.1mm，1.7μm）柱，流动相为乙腈-水（23：77），流速0.5ml/min，检测波长337nm，柱温30℃，进样量4μl。

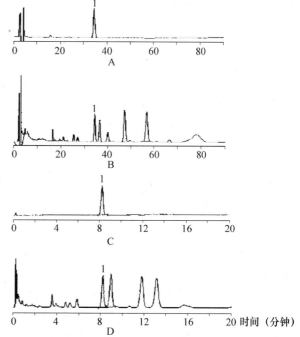

测定结果：取不同产地的千里香药材3批，分别采用HPLC和UPLC方法进行测定九里香酮的含量，用外标法计算。色谱图见图21-11。HPLC法中九里香酮与相邻色谱峰的分离度为2.76，85分钟内完成测定；UPLC法中九里香酮的分离度为1.93，在17分钟内完成测定，较HPLC法，分析速度提高了5倍。UPLC法中九里香酮的检测限为0.8ng，HPLC法为1.1ng，UPLC法更加灵敏可靠。比较了HPLC法与UPLC法含量测定结果，可看出两法测定结果误差在规定范围以内。UPLC法具有快速、灵敏、高分离度等优势，在保证含量测定结果准确的前提下，可提高分析效率，节省分析时间，减少溶剂损耗，降低分析成本。

图21-11　HPLC法对照品（A）和供试品（B）
及UPLC法对照品（C）和供试品（D）色谱图
1. 九里香酮（6，8，3′，4′，-tetramethoxy flavone）

第2节　药物现代波谱法及其应用

波谱技术是进行药物结构确证不可缺少的分析工具，红外分光光度法、紫外分光光度法已广泛用于药物的质量控制。由于离子源和质量分析器技术的不断发展，使得质谱法的应用进一步扩展；核磁共振波谱法的定量功能也越来越受到关注；近红外分光光度法因其快速、无损样品的特点成为药物研究领域极具潜力的技术之一。本部分内容仅就近红外光谱法、质谱法和核磁共振波谱法的原理及应用加以介绍。

一、近红外分光光度法

近红外光谱（near-infraredspectroscopy，NIRS）介于可见光谱区与中红外谱区之间，是人类最早发现的非可见光区域，谱区范围为 $12820\sim3959cm^{-1}$（波长为 $780\sim2526nm$）。近红外光谱分析技术始于 20 世纪 50 年代，并在 80 年代以后的 10 多年里迅速发展。该项技术以其不破坏样品，不污染环境，可实现快速测量和在线测量等独特的优点，被称为"绿色分析技术"，在药物分析中的应用日趋广泛。

（一）基本原理

NIRS 是由于分子振动的非谐振性使分子振动从基态向高能级跃迁时产生的，记录的主要是有机物以及部分无机物分子中的 C—H、N—H、O—H、S—H 等含氢基团振动的倍频和合频吸收。绝大多数物质在近红外区域有较弱的吸收，当物质分子受到近红外波段辐射光照射时，光能的一部分被吸收，研究其吸收光的光强和对应波长的关系，可以得到 NIRS 图，该图揭示了被测物质在特定波长范围内的光谱特征。每个样品都有其特定的吸收特征，如果样品组成相同，则其光谱也相同，反之亦然。如果建立了光谱与待测参数之间的对应关系（称为分析模型），那么，只要测得样品的光谱，通过光谱和上述对应关系，就能很快得到所需要的质量参数数据。这即是近红外光谱分析技术的简单工作原理。

由于 NIRS 的倍频和合频吸收弱，谱带较宽、重叠严重，每一物质有许多近红外吸收带，某一成分的吸收会与其他成分的吸收相互发生重叠。因此有效提取、分离和解析近红外光谱信息成为技术关键。化学计量学的发展使多元信息处理理论和技术日益成熟，解决了近红外光谱区重叠的问题。因此现代近红外光谱分析是光谱测量技术、计算机技术、化学计量学技术与基础测试技术的有机结合，是一种将近红外光谱所反映的样品基团、组成或物态信息与用标准或认可的参比方法测得的组成或性质数据，采用化学计量学技术建立校正模型用于快速预测未知样品组成或性质的分析方法。

近红外分析的基本流程：

（1）收集样品。建立校正模型的训练集样品应具有代表性，其应能涵盖以后要分析样品的范围。

（2）测定样品的物理、化学性质参数数据。应采用标准的方法获得样品的性质参数数据。

（3）采集样品近红外光谱，并对光谱预处理。为了解决各种因素如随机噪声、信号本底、光散射等对光谱的干扰，从光谱中充分提取样品信息，应需要光谱分析化学计量学软件进行光谱处理，消除或减小干扰至最小。另外，选择全谱计算影响检测速度，且有些光谱区域信息很弱，与样品组成或性质间缺乏相关性，一般将性质数据同光谱数据进行关联，选取相关系数高的有效光谱区域参与计算。

（4）建立光谱数据和样品性质参数之间的数学校正模型，并对模型进行修正、优化和验证。用于校正模型建立常用的化学计量方法有多元线性回归、主成分回归、偏最小二乘法等，有时也采用小波变换、人工神经网络、拓扑等方法。模型是否稳定直接关系到对未知样品预测分析结果的准确性，因此必须通过对验证样品的检测结果与我们已知的参数数据比较运算，用残差、相关系数、标准偏差等指标来评价模型。

（5）采集未知样品近红外光谱，通过校正模型得出未知样品性质参数。

由此可见，NIR 分析技术需要测定样品的硬件技术、化学计量学分析软件和校正模型三者的有机结合，方能满足快速分析的技术要求。

（二）方法特点

NIRS 和中红外光谱均反映的是分子的振动频谱，其结果直接与分子的内部结构、分子官能团及分子状态有关。但 NIRS 分析技术与中红外技术相比又有以下特点：

（1）分析对象广泛，几乎可用于所有与含氢基团有关的样品的定性定量物化性质分析。

（2）分析快速简便，在大多数情况下，从分析一个样品到获得结果时间不足 1 分钟，成本较低，同时仪器的高度自动化降低了对操作者的技能要求。

（3）近红外光可以在玻璃或石英介质中穿透，可使用光纤传输，可获取样品内部深处的物质信息，可用于原位分析、过程分析及远程分析。

（4）不破坏样品，不用溶剂，无环境污染。样品有时可直接在玻璃容器中进行测定，不使用其他溶剂，避免样品的转移及不必要的污染。

（5）分析结果准确可靠。由于无需样品预处理步骤，减少了人为因素带来的实验误差，分析结果更为准确可靠。

（6）可获得一系列物理性质的信息。基于各种物理参数对 NIRS 的影响，由 NIRS 可以得到如密度、粒子尺寸、纤维直径、大分子聚合度等特殊信息。

（三）在药物分析中的应用

从药物的定性、定量分析、物化参数的定量表征到药物生产过程中的在线质控，近红外光谱分析技术已体现出其在药物分析领域的巨大应用潜力。

1. 药物和辅料的定性分析　近红外光谱技术可简便、快速地对化学药、抗生素、辅料、中药等进行鉴别，可识别真伪，掺假，鉴定正品、伪品，也可对中药材进行产地鉴定。近红外光谱谱带较宽，特征性不强，且吸收信号弱，常采用模糊识别法，通过比较待测光谱与标准光谱的差异，对样品进行定性分析。样品的代表性，图谱的预处理方法，图谱的识别方法以及阈值的确定等因素直接影响测定结果的准确性。

示例：基于声光可调滤光器-近红外光谱技术对六味地黄丸快速鉴别分析方法的研究。

六味地黄丸是千年古方，中医传统应用于治疗因肾阴不足、虚火上炎所致的头晕、耳鸣、腰膝酸软、盗汗等症，剂型为蜜丸，目前中药蜜丸主要通过显微鉴别和薄层层析鉴别的方法予以鉴定，这些传统的分析方法在质量控制中虽然发挥了积极的作用，但测定过程烦琐、已经难以满足市场对中药快速检测的要求，本研究应用声光可调滤光器（AOTF）-近红外光谱技术和化学计量学方法建立了用于六味地黄丸快速定性分析的新方法，可对六味地黄丸进行有效准确地鉴别分析。

（1）仪器与试药

1）仪器：美国 BRIMROSE 公司生产的 Luminar5030 型便携式 AOTF 技术近红外光谱仪。

2）试药：六味地黄丸、复方西羚解毒丸、通宣理肺丸、柏子养心丸、附子理中丸、乌发丸、石斛夜光丸、麦味地黄丸、杞菊地黄丸、桂附地黄丸、知柏地黄丸、明目地黄丸、补中益气丸、舒肝和胃丸、羚翘解毒丸、牛黄上清丸、人参健脾丸、人参归脾丸等 18 种丸剂 112 个批号样品。

（2）近红外光谱的采集

1）样品的处理：取蜜丸样品，自上下各切去直径约 1cm 的弧面，将截面放在 Luminar5030 光谱仪的光学部分的出光孔处，使用 SNAP 光谱采集软件进行光谱采集。

2）近红外光谱采集及处理：采用漫反射的测样方式采集光谱，波长范围从 1100nm 到 2300nm，波长增量为 2nm。每个蜜丸上下截面各扫描 1 次，得到原始光谱图。在建立定性模型前，首先对原始吸收光谱进行光谱预处理，以消除噪声和基线漂移的影响。预处理方法为一阶导数 9 点平滑法（savitzky golay），经一阶导数处理可以很好地消除样品由于颜色差别引起的光谱基线偏移和漂移。六味地黄丸的原始光谱和一阶微分光谱见图 21-12 和图 21-13。

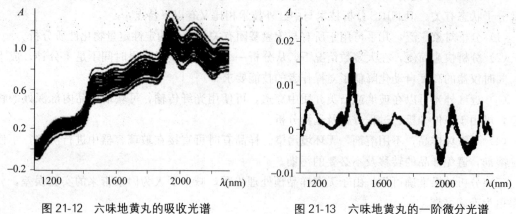

图 21-12　六味地黄丸的吸收光谱　　　　图 21-13　六味地黄丸的一阶微分光谱

（3）建立偏最小二乘法（partial least square method，PLS）定量模型鉴别六味地黄蜜丸

1）定标集与验证集：随机选取不同批号的六味地黄丸样品 20 个、通宣理肺丸样品 26 个和复方西羚解毒丸样品 28 个组成共 74 个批号的定标集，由上述 3 种蜜丸的 14 个不同批号样品组成验证集（包括六味地黄丸 4 个、通宣理肺丸样品 5 个和复方西羚解毒丸样品 5 个）。

2）六味地黄蜜丸鉴别模型的建立及判断方法：取定标集样品，其中六味地黄丸赋值为 1，其他 2 种蜜丸赋值为 -1，以蜜丸的近红外光谱为 X 变量，赋值为 Y 变量，采用内部交叉验证方法，建立 MD-lwdh（PLS）分析模型，通过残余方差分析，确定了最适主成分数是 9。模型的相关系数达到了 0.985，模型的校正均方根误差和预测均方根误差分别为 0.154 和 0.184，绘制模型的标准值与模型预测值的散点图。判断时，以 0 为临界值区分是否为六味地黄丸，大于 0 的为六味地黄丸，小于 0 的为其他 2 种蜜丸。

3）模型验证：以建立的 MD-lwdh（PLS）分析模型对六味地黄丸、复方西羚解毒丸和通宣理肺丸等 74 个定标样品进行判别，其模型能很好地将六味地黄丸与其他 2 种蜜丸分开，两部分的模型预测值都分别接近为定义值 1 和 -1。按照以 0 为区分六味地黄丸和其他 2 种蜜丸的临界值，大于 0 为六味地黄丸，小于 0 的为其他 2 种蜜丸的标准，定标集样本的识别准确率达到了 100%。

为了检测 MD-lwdh（PLS）分析模型对未知样本预测的精确度，将 14 个验证集样品进行模型验证，结果表明，模型对其是否为六味地黄丸的识别准确率达到 100%。

中成药往往由多种药材制备而成，呈现出的是一个综合性状，包括化学性状和物理性状等，而这种综合特性由于构成及关系复杂导致难以建立综合指标评价体系。近红外光谱具有全息性特点，可以反应中成药的全部信息，通过采集中成药的光谱信息，利用聚类分析或模式识别，即可实现基于总体特征的中成药鉴别，从而弥补过去以单一或几种化学成分对中成药鉴别的局限性。

2. 药物的定量分析　NIRS 分析技术可以连续测定多种成分及参数，极大地缩短了分析时间，提高了分析效率。氯雷他定是一种长效、无中枢镇静作用、无抗胆碱能机制的选择性外周 H1 受体拮抗剂，广泛用于各种变态反应皮肤病、过敏性鼻炎、辅助治疗支气管哮喘。魏京京等采用近红外漫反射光谱，以偏最小二乘法（PLS）结合主成分分析（PCA）建立数学模型，对氯雷他定胶囊进行分析，不需对样品进行前处理直接测定，分析速度快，结果准确可靠。

3. 药物、辅料及其制剂物化参数的定量表征　药物及其辅料的颗粒大小、厚度、晶型、硬度、密度、黏度、光学异构体、水分均可通过 NIR 分析技术测定。刘冰等运用 Kennard-Stone 法对乳块消糖衣片的近红外光谱样本进行校正集和验证集分类，然后采用偏最小二乘回归方法（PLSR）建立模型，测定其包衣厚度。研究结果表明，所建方法快速、无损、可靠，可望推广用于片剂糖衣片厚度的快速测定。

4. 药物生产过程的在线质控　NIRS 分析可不破坏样品进行原位测定，可直接对颗粒状、固体状、糊状等样品进行分析，并能够反映样品的综合信息，从而满足原料药到中间体到成品的完全检测和监控，保证药品质量，因此在药品生产过程中在线检测及质量控制上的应用日益广泛。由于 NIRS 仪具有体积小、分析速度快、受温度、压力和震动等外界因素影响小的特点，故可将其安装在药物生产流水线上，直接无损监测每一步加工过程中药物样品各个组分的化学含量和物理性质，以便及时发现问题，及时进行样品化学成分和物理性质的调整，进行全面的质量监控。具体来说，NIRS 在线检测药品生产过程已经涉及了混合、干燥、造粒、压片、包衣、消毒、反应过程、发酵过程检测等各方面。目前，很多药品生产商积极与科研单位进行合作，致力于将近红外光谱技术运用于生产实践，以实现生产过程的现代化和生产成本的节约，并取得了卓越的成效。

需要特别指出，由于近红外谱区为分子倍频与合频的振动光谱，信号弱，谱峰重叠严重，目前还仅能用于常量分析，被测定组分的量一般应大于样品质量的 0.1%。另外，NIRS 分析技术对于日常需多次重复的质量监控是十分经济且快速的，但对于偶然做一两次的分析或分散性样品的分析则不太适用。因为标准校正模型的建立需要大量有代表性且化学参数已知的样品，这是一项比较烦琐的工作。

二、质谱法

质谱法是使待测化合物产生气态离子，再按质核比（m/z）将离子分离、检测的分析方法，检测限可达 $10^{-15} \sim 10^{-12}$ mol 数量级。质谱法可提供分子质量和结构信息，也可进行定量测定。

（一）质谱系统组成与工作过程

质谱仪的主要组成包括进样系统、离子源、质量分析器、检测器、计算机系统，在由泵维持的 $10^{-5} \sim 10^{-3}$ Pa 真空状态下，离子源产生的各种正离子（或负离子），经加速，进入质量分析器分离，再由检测器检测。计算机系统用于控制仪器，记录、处理并储存数据，当配有标准谱库软件时，计算机系统可以将测得的质谱与标准谱库中图谱比较，获得可能化合物的组成和结构信息。

（二）进样系统

样品导入应不影响质谱仪的真空度。进样方式的选择取决于样品的性质、纯度及所采用的离子化方式。通常有直接进样和联用技术进样。直接进样是指室温常压下，气态或液态化合物的中性分子通过可空漏孔系统，进入离子源。对于吸附在固体上或溶解在液体中的挥发性待测化合物可采用顶空分析法提取和富集，程序升温解吸附，再经毛细管导入质谱仪。联用技术进样是在多种分离技术与质谱联用中，经分离后的各种待测组分，通过适当的接口导入质谱仪分析，所以从系统组成上，我们可以将与质谱联用技术中的分离系统看作是质谱的进样系统。

（三）离子化方式

根据待测化合物的性质及拟获取的信息类型，可以选择不同的离子化方式，使待测物生成气态正离子或负离子后再进行质谱分析。某些情况下，进样和离子化在同一过程中完成，很难明确区分。

1. 电子轰击（electron impact，EI） 气化后的待测物分子，受到由电场阴极灯丝（钨或铼灯丝）发射并大于分子电离能的电子轰击而离子化。电子轰击质谱能提供有机化合物最丰富的结构信息，往往含有待测化合物的分子离子及具有待测化合物结构特征的碎片离子，且有较好的重现性，其裂解规律的研究也最为完善，已经建立了数万种有机化合物的标准谱图库可供检索。EI 适用于热稳定性的、易挥发化合物的离子化，是气相色谱-质谱联用最常用的离子化方式，也可用于液相色谱-质谱联用。

2. 化学离子化（chemical ionization，CI） 引入一定压力的反应气进入离子化室，反应气在具有一定能量的电子流的作用下电离或者裂解。生成的离子与反应气分子进一步反应或与待测化合物分子发生离子-分子反应，通过质子交换使待测物分子电离。常用的反应气有甲烷、异丁烷和氨气。化学离子化可产生待测物（M）的 $[M+H]^+$ 或 $[M-H]^-$ 特征离子或待测物与试剂气分子产生的加合离子。与 EI 质谱相比，CI 质谱中碎片离子较少，适宜于采用 EI 无法得到分子质量信息的化合物分析。

3. 快原子轰击（fast atom bombardment，FAB） FAB 是将待测物分散于惰性黏稠基质（常用甘油等高沸点溶剂）并涂布于金属表面，采用高能中性原子（如氙气）轰击，使待测物离子化。若采用高能铯离子束取代中性原子束进行轰击，称为快离子轰击离子化（liquid secondary ion mass spectrometry，LSIMS）。此法优点在于离子化能力强，与 EI 相比，FAB 容易得到比较强的分子离子或准分子离子或待测物与基质分子的加合离子，与 CI 相比，FAB 能得到较多的碎片离子信息，有助于结构解析。FAB 的缺点是对非极性供试品灵敏度低，而且其基质在低质量数区（400 以下）产生较多干扰峰。因此 FAB 适用于强极性、挥发性低、热稳定性差和相对分子质量大或 EI 和 CI 难于得到有意义的质谱的待测物，广泛应用于相对分子质量高达 10 000 的肽、抗生素、核苷酸、脂质、有机金属化合物及表面活性剂的分析。

4. 基质辅助激光解析离子化（matrix assisted laser desorption ionization，MALDI） 将溶于适当基质中的供试品涂布于金属靶上，用高强度的紫外或红外脉冲激光照射可实现供试品的离子化。此方式主要用于分子量在 100 000 以上的大分子分析，仅限于作为飞行时间分析器的离子源使用。

5. 大气压离子化（atmospheric pressure ionization，API） API 是液相色谱/质谱联用仪最常用的离子化方式，其离子化在大气压下进行。常见的大气压离子化有三种：电喷雾离子化（electrospray ionization，ESI），大气压化学离子化（atmospheric pressure chemical ionization，APCI）和大气压光离子化（atmospheric pressure photo ionization，APPI）。由于大气压电离源是独立于高真空状态的质量分析器之外的，故不同大气压电离源之间的切换非常方便。APPI 是利用紫外灯的光化作用将气相中的待测物电离的离子化技术，适用于非极性化合物。因 ESI 和 APPI 最常用，以下仅介绍这两种离子源的离子化原理和应用。

（1）ESI：待测溶液（如液相色谱流出物）通过一终端加有几千伏高压的毛细管进入离子源，气体辅助雾化，产生的微小液滴去溶剂，形成单电荷或多电荷的气态离子。这些离子再经过逐步减压区域，从大气压状态传送到质谱仪的高真空中。电喷雾离子化可在 $1\sim1ml/min$ 流速下进行，适合极性化合物和分子量高达 100 000 的生物大分子研究，是液相色谱-质谱联用、毛细管电泳-质谱联用最成功的接口技术。

反相高效液相色谱常用的溶剂，如水、甲醇和乙腈等都十分有利于电喷雾离子化，但纯水或纯有机溶剂作为流动相不利于去溶剂或形成离子；在高流速情况下，流动相含有少量水或至少 20%～30%的有机溶剂有助于获得较高的分析灵敏度。

（2）APCI：APCI 是在大气压下利用电晕放电来使气相待测物和流动相电离的一种离子化技术，原理与化学离子化相同，但离子化在大气压下进行。流动相在热及氮气流的作用下雾化成气态，经由带有几千伏高压的放电电极时离子化，产生的试剂气离子与待测化合物分子发生离子-分子反应，形成单电荷离子。正离子通常是［M＋H］$^+$，负离子则是［M－H］$^-$。大气压化学离子化能够在流速高达 2ml/min 下进行，要求供试品有一定的挥发性，适用于非极性或低、中等极性的化合物。由于极少形成多电荷离子，分析的分子量范围受到质量分析器范围的限制。

（3）ESI 和 APCI 的分析特点和选择：选择这两种离子化方式时，不仅要考虑溶液（如液相色谱流动相）的性质、组成和流速，待测化合物的化学性质也至关重要。ESI 更适合于在溶液中容易电离的极性化合物，容易形成多电荷离子的化合物和生物大分子（如蛋白质、多肽等）可以采用电喷雾离子源。APCI 常用于分析分子量小于 1500 的小分子或弱极性化合物（如甾醇类和类胡萝卜素等），主要产生的是（M＋H）$^+$ 或（M－H）$^-$ 离子，很少有碎片离子。

相对而言，ESI 更适合于热不稳定的样品，而 APCI 易与正相液相色谱联用。许多中性化合物同时适合于这两种离子化方式，且均具有相当高的灵敏度。无论是 ESI 还是 APCI，选择正离子或负离子电离模式，主要取决于待测化合物自身性质。

6. 场电离（field ionization，FI）和**场解析**（field desorption，FD）　FI 离子源由距离很近的阳极和阴极组成，两极间加上高电压后，阳极附近产生高达 $10^7 \sim 10^8$ V/cm 的强电场。接近阳极的气态供试品分子产生电离形成正分子离子，然后加速进入质量分析器。对于液体待测物（固体待测物先溶于溶剂）可用 FD 来实现离子化。将金属丝浸入待测物溶液，待溶剂挥发后把金属丝作为发射体送入离子源，通过弱电流提供待测物解吸附所需能量，待测物分子即向高场强的发射区扩散并实现离子化。FD 适用于难气化、热稳定性差的化合物。FI 和 FD 均易得到分子离子峰。

（四）质量分析器

在高真空状态下，质量分析器将离子按质荷比分离。质量范围、分辨率是质量分析器的两个主要性能指标。质量范围指质谱仪所能测定的质荷比的范围，分辨率表示质谱仪分辨相邻的、质量差异很小的峰的能力。《中国药典》列举了 5 种常用的质量分析器：扇形磁场分析器、四极杆分析器、离子阱分析器、飞行时间分析器和傅里叶变换分析器。

1. 扇形磁场分析器（sector uniform magnetic analyzer）　离子源中生成的离子通过扇形磁场和狭缝聚焦形成离子束。离子离开离子源后，进入垂直于前进方向的磁场。不同质荷比的离子在磁场的作用下，前进方向产生不同的偏转，从而使离子束发散。由于不同质荷比的离子在扇形磁场中有其特定的运动曲率半径，通过改变磁场强度，检测依次通过狭缝出口的离子，从而实现离子的空间分离形成质谱。扇形磁场分析器可以检测分子量高达 15000 的单电荷离子。当与静电场分析器结合、构成双聚焦扇形磁场分析器时，分辨率可达到 10^5。

2. 四级杆分析器（quadrupole mass analyzer）　四极杆分析器由四根平行的棒状电极组成。离子束在与棒状电极平行的轴上聚焦，一个直流固定电压（DC）和一个射频电压（RF）作用在棒状电极上，两对电极之间的电位相反，形成了高频振荡电场（四极场）。在特定的直流电压（DC）和射频电压（RF）条件下，仅一定质荷比的离子可以稳定地穿过四极场，其他质荷比的离子则与电极碰撞湮灭。将 DC 和 RF 以固定的斜率变化，可以实现质谱扫描功能。四极杆分析器可检测的相对分子质量上限通常达 4000，分辨率约为 10^3，对选择离子分析具有较高的灵敏度。

3. 离子阱分析器（ion trap mass analyzer）　四极离子阱（quadrupole ion trap，QIT）由两个端盖电极和位于它们之间的环电极组成。端盖电极处在地电位，而环电极上施加射频电压，以形成三维四极场。选择适当的射频电压，四极场可以储存质荷比大于某特定值的所有离子。采用"质量选择不稳定性"模式，提高射频电压值，可以将离子按质量从高到低依次射出离子阱。挥发性待测化合物的离子化和质量分析可以在同一四极场内完成。通过设定时间序列，单个四极离子阱可以实现多级质谱（MS^n）的功能。

线性离子阱（linear ion trap, LIT）是二维四极离子阱，结构上等同于四极质量分析器，但操作模式与三维离子阱相似。四极线性离子阱具有更好的离子储存效率和储存容量，可改善的离子喷射效率及更快的扫描速度和较高的检测灵敏度。离子阱分析器与四极杆分析器具有相近的质量上限，目前离子阱分析器已发展到可以分析质荷比高达数千的离子，分辨率为 $10^3 \sim 10^4$。

4. 飞行时间分析器（time of flight mass analyzer, TOF） 具有相同动能、不同质量的离子，因飞行速度不同而实现飞离。当飞行距离一定时，离子飞行需要的时间与质荷比的平方根成正比，质量小的离子在较短时间到达检测器。为了测定飞行时间，将离子以不连续的组引入质量分析器，以明确起始飞行时间。离子组可以由脉冲式离子化（如基质辅助激光解吸离子化）产生，也可通过门控系统将连续产生的离子流在给定时间引入飞行管。现代飞行时间分析器具有质量分析范围宽（分子上限达 15 000）、离子传输效率高、质量分辨率高（约为 10^4）的特点，已成为生物大分子分析的主流技术。

5. 傅里叶变换分析器（fourier transform mass spectrometry, FTMS） 离子在一定强度的磁场中做回旋运动，运行轨道随着共振交变电场而改变。当交变电场频率和离子回旋频率相同时，离子被稳定加速，轨道半径越来越大，动能也越来越大。当关闭交变电场时，沿轨道飞行的离子在电极上产生交变电流。利用傅里叶变换将电流信号转换为质谱信号，即获得质谱。傅里叶变换分析器适用于分子量高于 10 000 的化合物，分辨率可高达 10^6，质荷比测定精确到千分之一。

（五）应用

质谱法在分子结构分析和定量测定中发挥着重要作用，广泛应用于生命科学等各个研究领域。

1. 结构分析 中性分子丢失或捕获一个电子，即形成了一个与母体分子质量相同的分子离子。通过高分辨质谱仪（分辨率 $>10^4$）或使用参照化合物峰匹配测定，可以获得待测化合物的分子组成和分子质量信息。分子离子断裂不同的键产生各种碎片离子，裂解模式（或碎片模式）与分子结构有关。通过测定碎片离子的质量及其相对丰度，获取裂解特征，可以推测或确证待测化合物的分子结构。

示例：香豆素类质谱裂解特征。

实验通过电喷雾离子源正离子一级质谱扫描、母离子扫描和子离子扫描，研究 10 个香豆素类成分的质谱裂解途径，并总结其规律，为复杂体系中香豆素类成分的快速质谱鉴定奠定了基础。10 种成分：花椒毒素、佛手柑内酯、欧前胡素、异欧前胡素、氧化前胡素、补骨脂素、花椒毒酚、异茴芹内酯、蛇床夫内酯和东莨菪内酯。以下仅举例花椒毒素和佛手柑内酯的裂解。

质谱条件：正离子模式，ESI 源；离子喷射电压为 5.5kV；源温度为 400℃；喷雾气和加热器均为 50psi；帘气为 25psi。喷雾器和辅助器均为氮气。

花椒毒素和佛手柑内酯的质谱裂解：二者为同分异构体，分别是 C_8 和 C_5 位被甲氧基取代的呋喃香豆素，$[M+H]^+$ 的 m/z 为 217。质谱研究发现，其典型碎片离子为 $[M+H-CH_3-CO]^+$ m/z 174，$[M+H-CH_3-2CO]^+$ m/z 146，$[M+H-CH_3-3CO]^+$ m/z 118 和 $[M+H-CH_3-4CO]^+$ m/z 90，且常用裂解途径有两条，即可先失甲基也可先失 CO，与其在 EI 源上的裂解途径相同。花椒毒素和佛手柑内酯均以丢失甲基途径为主，佛手柑内酯丢失 CO 的途径已经消失。m/z 217 的碎片离子丢失甲基产生 m/z 202 的碎片离子。比较碎片离子 m/z 217 和 m/z 202 在 CE 为 25eV 时的离子强度：25eV，$[M+H]^+ >$ $[M+H-CH_3]^+$（花椒毒素），$[M+H]^+ <$ $[M+H-CH_3]^+$（佛手柑内酯）。推断其原因可能为 5 位丢失甲氧基后化合物的结构较 8 位丢失甲氧基的结构更稳定。实验中还发现花椒毒素（5 位甲氧基取代）可碎裂生成碎片 $[M-CH_3OH]^+$ m/z 185，但在佛手柑内酯中尚未发现该碎片。在花椒毒素和佛手柑内酯的典型碎片离子的母离子扫描质谱图上（图 21-14），可同时监测到离子 $[M+H]^+$ 和 $[M+NH_4]^+$。

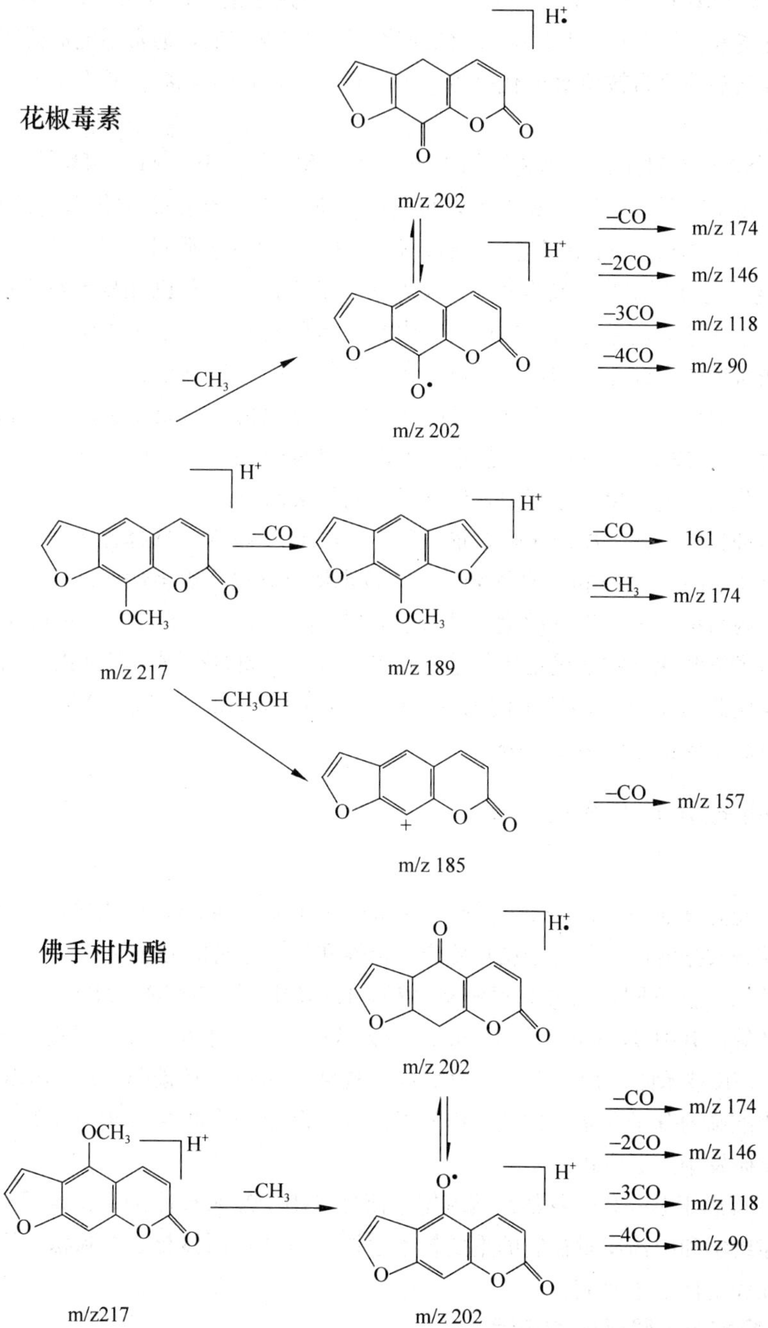

图 21-14　花椒毒素和佛手柑内酯的 ESI-MS 裂解途径

10 种香豆素质谱裂解规律总结：

（1）简单香豆素和线性呋喃香豆素的特征性裂解方式为连续丢失 CO。化合物取代基类型和位置都会影响其裂解过程。

（2）大多数被 O-异戊烯基和 O-变形异戊烯基取代的香豆素易于发生八元环过度态氢重排 β-裂解。当线性呋喃香豆素被 O-异戊烯基和变型 O-异戊烯基单取代时，大多数可生成碎片离子 m/z 203。

（3）一系列碎片离子 m/z 203，175，147，119，91 可用于鉴定化合物中是否存在 8-羟基补骨脂素或 5-羟基补骨脂素。其中 m/z 175 和 119 的碎片离子的丰度较低，通常不能被监测到。

（4）当线性呋喃香豆素被单氧取代基取代时，m/z 185 的碎片离子可用于推断化合物的取代基可能在 C8 位。

（5）在 10 个香豆素对照品的母离子扫描图谱中，$[M+H]^+$ 和 $[M+NH_4]^+$ 可被同时监测到。利用 $[M+H]^+$ 和 $[M+NH_4]^+$ 的相关性，可较准确获得未知香豆素类化合物的相对分子质量。$[2M+H]^+$ 和 $[2M+NH_4]^+$ 可用于进一步验证化合物的相对分子质量。

2. 定量测定　通过测定某一特定离子或多个离子的丰度，并与已知标准物质的响应比较，质谱法可以实现高专属性的定量分析。外标法和内标法是质谱常用的定量方法，内标法具有更高的准确度。质谱法所用的内标化合物可以是待测化合物的结构类似物或稳定同位素标记物。前者的优点是费用较低，但使用稳定同位素（如 ^2H、^{13}C、^{15}N）标记物可以获得更高的分析精密度和准确度，特别是采用 FAB 或 LC-MS 离子化技术（如电喷雾离子化）时。稳定同位素标记物是指标记物在样品制备、分离、离子化的过程中，始终保留同位素标记。

质谱可有多种扫描模式，相对于全扫描（full scanning）技术，选择性离子监测（selective ion monitoring，SIM）用于定量分析更具优势。SIM 技术使质谱仪将更多的时间用于检测选定质荷比离子的离子流，因而提高了分析灵敏度。选择反应检测（selective reaction monitoring，SRM）是复杂混合物中微量待测化合物准确定量的重要技术手段。当同时检测两对及以上的前体离子-产物离子时，选择反应监测又称为多反应监测（multiple reaction monitoring，MRM），可以同时、专属、灵敏地定量测定供试品中多个组分。

三、核磁共振分光光度法

（一）简介

核磁共振分光光度法（nuclear magnetic resonance spectrometry，NMRS）是根据原子核的物理性质，利用核磁共振波谱进行分子结构鉴定、定性和定量分析的方法。

由于检测的原子核不同，核磁共振谱有多种，^1H-NMR、^{13}C-NMR、^{15}N-NMR、^{19}F-NMR、^{23}Na-NMR、^{31}P-NMR 等，其中 ^1H-NMR 和 ^{13}C-NMR 最为常用，二者相互补充，可提供化合物丰富的结构信息。二维 NMR 技术的出现，不但显著提高了检测灵敏度，还能将 ^1H−NMR 和 ^{13}C-NMR 相关从而提供更为准确的分子骨架、构型、构象等信息，已成为有机化合物分子结构鉴定必不可少的工具，在药物研发中广泛应用。

NMRS 不仅可用于单一化合物的结构鉴定，而且可用于复杂样品的定性定量分析，成为药物定量分析、代谢组学和中药质量控制的重要技术手段，另外，固体核磁共振法还可以用于药物多晶型的结构确证和定性定量研究。

（二）在化合物结构确证中的应用

核磁共振信号（峰）可提供四个重要参数：化学位移值、谱峰多重性、偶合常数值和谱峰相对强度。化学位移提供原子核环境信息，谱峰多重性提供相邻基团情况以及立体化学信息，偶合常数值大小可用于确定基团的取代情况，谱峰强度（或积分面积）可确定基团中质子的个数等。一些特定技术，如双共振实验、化学交换、使用位移试剂、各种二维谱等，可用于简化复杂图谱、确定特征基团以及确定偶合关系等。

对于结构简单的样品可直接通过氢谱的化学位移值、偶合情况（偶合裂分的峰数以及偶合常数）及每组信号的质子数来确定，或通过与文献值（图谱）比较。在比较时需要注意一些重要的实验条件，如溶剂种类、样品浓度、化学位移参照物、测定温度等的影响。对于结构复杂的或结构未知的样品，通常需要结合其他分析手段，如质谱等方能确定其结构。用 NMRS 进行结构分析的详细讲解和实例可参见有关《分析化学》教材。

（三）在代谢组学研究中的应用

代谢组学是继基因组学、转录组学和蛋白质组学之后，系统生物学的重要组成部分，也是目前组学领域研究的热点之一。代谢组学是通过考察生物体系受到内部或外部刺激或扰动后（如某个特定基因变异或环境变化），而导致的基因表达、蛋白合成变化而引起的其代谢产物的变化或代谢产物随时间的变化，来研究生物体系代谢途径的一种技术。作为结构分析的有力工具，NMRS 是代谢组学研究中的主要技术，已广泛应用于药物毒性、基因功能和疾病的临床诊断中。首先利用高分辨率的 NMR 技术测定生物样本，得到庞大的数据后通过模式识别等数值分析方法提取代谢特征及其相关的内源性小分子代谢物组成分变化规律，分析探讨机体在各种状态下的代谢表型，最后从整体上阐释机体在生理、病理以及药物和毒物作用下发生的各种代谢动态变化，并将这些信息与相关的病理生理过程相结合。

示例：NMR 代谢组学法研究大蒜辣素对大鼠的作用机制。

本例以生物核磁共振技术结合偏最小二乘-辨别分析法（PLS-DA）分析大鼠腹腔注射大蒜辣素后尿液内源性代谢产物的变化，研究大蒜辣素对正常大鼠代谢过程的影响。

（1）材料与方法

1）仪器：Bruker Avance-500 核磁共振仪（瑞士 Bruker 公司）。

2）样本收集：28 只雄性 SD 大鼠随机分成 2 组，给药组按 10mg/kg（以大蒜辣素计）剂量，每天早上 8：00 时腹腔注射大蒜辣素提取液（含大蒜辣素 4mg/ml），连续给药 7 天；对照组给予生理盐水。给药期间，大鼠自由饮食、饮水。收集 1 天、3 天、5 天和 7 天 24 小时的大鼠尿液。收集尿液（置于冰水浴上并加 1% NaN_3 溶液 200μl）3000r/min 离心 10 分钟后，取上清液置 -80℃冰箱保存备用。

3）尿液的 NMR 测定：取尿样 0.5ml 置离心管中，加入 1mol/L 磷酸缓冲液（pH 7）50μl 及 D_2O50μl，D_2O 内含 TSP 作为化学位移内标，最终 TSP 的浓度约为 0.3mmol/L，混合均匀，于 4℃下静置 10 分钟，5000r/min 离心 10 分钟，取上清置 5mm 样品管中进行 ^{1}H-NMR 测定。采用预饱和的 ^{1}D-NOESY 脉冲序列，检测谱宽为 8kHz，混合时间 0.15 秒，弛豫延迟时间 4 秒，自由感应衰减信号累加次数为 256 次，采样点为 32k。FID 信号经过傅里叶变换为一维 NMR 谱图。以 TSP 的甲基峰为化学位移对照，并定为 δ0。

4）^{1}H-NMR 数据的处理与分析：使用 AMIX 软件（Bruker，version 3.6.8），将大鼠尿液 ^{1}H-NMR 图谱从 δ0.5～9.5 按 δ0.04 分段积分，除去水峰以及因交叉弛豫引起峰形变宽的尿素峰所在化学位移区域（δ4.2～6.5），将所得的积分数据进行归一化处理，并导入 SIMCA-P12.0 软件包（瑞典 Umetrics 公司），采用 PLS-DA 分析数据。

（2）结果

1）大鼠尿液[1]H-NMR图谱的变化：图21-15为大鼠对照组和大鼠腹腔注射大蒜辣素后尿液[1]H-NMR谱的比较，根据相关参考文献对化学位移进行归属，得出变化明显的主要内源性代谢物：乳酸、β-羟丁酸、丙氨酸、丙酮、琥珀酸、柠檬酸、α-酮戊二酸、马尿酸、氮氧三甲胺（TMAO）、牛磺酸、葡萄糖和马尿酸等。直观可以看出给药组和对照组以及给药后不同时间所得[1]H-NMR谱中某些代谢物峰有明显差别，表明这些内源性代谢产物的含量发生了变化，但是由于图谱的复杂性以及大鼠的个体差异等多种原因，通过统计分析才能归纳出反映药物作用的整体结果。

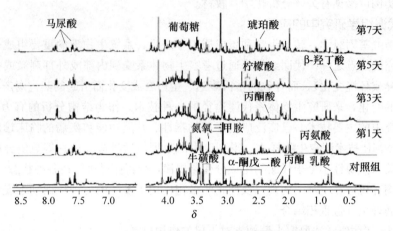

图 21-15　大鼠对照组和大鼠腹腔注射大蒜辣素组尿液[1]H-NMR谱

2）大鼠尿液[1]H-NMR图谱模式识别：对[1]H-NMR谱变化影响最大的2个主成分（PC）值，其贡献率均＞85%。由2个PC作图，能很好地代表数据集所包含的生物化学变化。从图21-16可见，所有动物PC积分值集中分布于椭圆形散点图（95%的可信区间内）的4个区域，不同天数给药组与对照组间无明显交叉和重叠，随着给药天数的增加，所有点均大幅度偏离对照组；到第7天代谢变化逐渐趋于稳定，与第5天给药组略有交叉；表明其代谢组是有差别的且逐渐达到平衡。

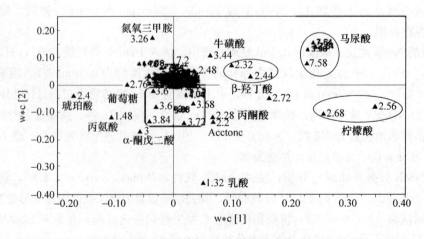

图 21-16　对照与给药组大鼠尿液[1]H-NMR谱峰积分值 PLS-DA 分析 score 图

对给药组与对照组的 PC_1 和 PC_2 进一步分析 PLS-DA 的 loading 图见图 21-17，可见大多数点集中在原点附近，只有少数点远离原点，正是这些点所代表的化合物造成了组间差异。对尿液的 ^{1}H-NMR 谱主成分分析发现，尿样中三羧酸循环中间产物柠檬酸、α-酮戊二酸、琥珀酸含量呈现出先升高后逐渐恢复的趋势，β-羟丁酸和丙酮等酮体水平也有所上升；而葡萄糖、乳酸、丙氨酸、马尿酸、氮氧三甲胺和牛磺酸水平略有降低。

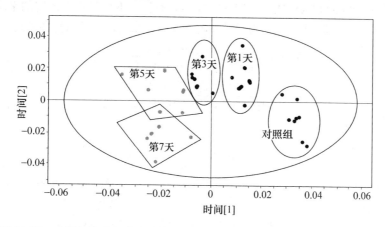

图 21-17　对照与给药组大鼠尿液 ^{1}H-NMR 谱峰积分值 PLS-DA 分析 loading 图

（3）讨论：尿液的一维 ^{1}H-NMR 谱测得大量共振峰，包括了数千种代谢物信息，可以看作是代谢物成分的"精细"图谱。^{1}H-NMR 谱峰与样品中各化合物中氢原子一一对应，并在图谱中可能呈现相关谱峰，图谱中各信号的相对强弱反映样品中相应组分的相对含量。按一定范围对谱图中的波峰进行分段、积分并归一化处理后的数据集代表了这个生物样品的代谢产物信息。因此，^{1}H-NMR 方法适合于代谢组学研究。研究结果表明，大蒜辣素给药后对正常大鼠代谢过程具有显著影响，代谢组学研究有助于认识大蒜的作用机制。

（四）定量分析

1. 定量依据　与其他核相比，^{1}H 核磁共振波谱更适用于定量分析。在合适的实验条件下，两个信号的积分面积（或强度）正比于产生这些信号的质子数：

$$\frac{A_1}{A_2} = \frac{N_1}{N_2} \tag{21-6}$$

式中，A_1，A_2 为相应信号的积分面积（或强度）；N_1，N_2 为相应信号的总质子数。

如果两个信号来源于同一个分子中不同的官能团，上式可简化：

$$\frac{A_1}{A_2} = \frac{n_1}{n_2} \tag{21-7}$$

式中，n_1，n_2 分别为相应官能团中的质子数。

如果两个信号来源于不同的化合物，则

$$\frac{A_1}{A_2} = \frac{n_1 m_1}{n_2 m_2} = \frac{n_1 W_1 / M_1}{n_2 W_2 / M_2} \tag{21-8}$$

式中，m_1，m_2 分别为化合物 1 和化合物 2 的分子个数；W_1、W_2 分别为其质量；M_1，M_2 分别为其相对分子质量。

2. 测定方法　目前主要采用的定量方法有内标法和外标法。内标法有绝对定量法和相对定量法。

（1）绝对定量法：将已精密称定重量的样品和内标混合配制溶液，测定，通过比较样品特征峰的峰面积与内标峰的峰面积计算样品的含量（纯度）。

实验时，在样品溶液中直接加入一定量内标物质后，进行光谱测定。样品的量可由下式求得：

$$W_s = W_r \times \frac{A_s}{A_r} \times \frac{E_s}{E_r} \qquad (21\text{-}9)$$

式中，A_s 和 A_r 分别为样品和内标物质选定测定峰的峰面积（不少于 5 次测定的平均值）；W_r 为内标物质精密称重的质量；E_s 和 E_r 分别为样品和内标的质子当量，质子当量如下式计算：

$$E_s = \frac{样品的分子量}{样品测定峰相应基团中的质子数} \qquad (21\text{-}10)$$

$$E_r = \frac{样品的分子量}{内标测定峰相应基团中的质子数}$$

若样品重为 W，则百分含量：

$$百分含量 = \frac{W_s}{W} \times 100\% \qquad (21\text{-}11)$$

此方法中内标的作用不同于常规分析方法中内标的作用。常规分析方法中，内标的作用是减少最终带入结果的操作误差，而此方法中，内标是用以定量的依据。

合适的内标应满足如下要求：有合适的特征参考峰，最好是适宜宽度的单峰；内标物的特征参考峰与样品峰分离；能溶于分析溶剂中；其质子是等权重的；内标物的分子量与特征参考峰质子数之比合理；不与待测样品相互作用等。

常用的内标物质有 1，2，4，5-四氯苯、1，4-二硝基苯、对苯二酚、对苯二酸、苯甲酸苄酯、顺丁烯二酸等。内标物的选择依据样品性质而定。

（2）相对定量法：当不能获得样品纯品或者合适的内标时，可选用此法，主要用于测定样品中杂质的相对含量（或混合物中各组分相对含量），按下式计算样品的摩尔百分比：

$$样品摩尔百分比 = \frac{A_1/n_1}{A_1/n_1 + A_2/n_2} \times 100\% \qquad (21\text{-}12)$$

式中，A_1 和 A_2 分别为样品和杂质指定特征基团共振峰的平均峰面积；n_1 和 n_2 分别为指定特征基团的质子数。

（3）外标法：将某组分的标准品制成一系列不同浓度的标准液，进行 NMR 测定。以所得图谱中某一指定基团上质子引起的峰面积对浓度作图，得标准曲线。再在平行条件下测得样品溶液该指定基团上质子的峰面积，代入标准曲线即得样品溶液浓度。

第3节 色谱联用技术及其应用

色谱联用技术包括色谱-色谱联用和色谱-波谱联用。色谱-色谱联用又称多维色谱，是将两种或两种分离技术联用，可以明显提高分离效果。色谱-波谱联用是将色谱和波谱技术有机结合的现代分析技术。色谱是目前分离分析混合物最强有力的工具，但其定性功能较差，仅依靠组分在色谱柱上的保留时间来完成定性，难以对复杂混合物中未知化合物做定性判断。相反，一些波谱技术如质谱、红外光谱、核磁共振波谱等虽然具有极强的化合物结构鉴定功能，却不具备分离能力，因而难以对复杂混合物直接进行结构鉴定。因此将二者联用，可以做到优势互补，不仅具有高效分离能力，又能对化合物进行结构鉴定，尤其适用于复杂混合体系的分离分析。目前，色谱-波谱联用技术已成为复杂混合物中组分定性定量分析的宠儿，主要有色谱-质谱联用、毛细管电泳-质谱联用、色谱-核磁共振波谱联用、色谱-傅里叶变换红外光谱、色谱-原子光谱联用以及超临界流体色谱-质谱联用技术等。本节主要介绍应用广泛的气相色谱-质谱、高效液相色谱-质谱和液相色谱-核磁共振波谱三种联用技术。

一、气相色谱-质谱联用技术

气相色谱-质谱（gas chromatography-mass spectrometry，GC-MS）联用仪是分析仪器中较早实现联用技术的仪器。自 1957 年 GC-MS 首次实现以来，该技术得到了迅速发展。至今，GC-MS 在技术上已经比较成熟，在所用联用技术中发展最完善，成为复杂混合物分析的主要定性、定量手段之一。

（一）工作原理

GC-MS 联用仪一般由气相色谱仪、接口、质谱仪和数据处理系统组成。气相色谱仪包括进样器和色谱柱。质谱仪包括离子源、质量分析器和检测器。当一个混合样品进入气相色谱进样器后，样品在进样器中被加热气化。由载气载着样品气通过色谱柱，在一定的操作条件下，各种组分在色谱柱中保留不同而得到分离。被分离的组分经接口进入质谱仪的离子源，被电离为带电离子，带电离子被离子源的加速电压加速，进入质谱仪的质量分析器。检测器将收集的离子流经过放大器放大并记录下来，由数据处理系统采集和处理。

GC-MS 联用的关键技术是接口。气相色谱的柱出口压力一般为大气压（约 $1.01\times10^{5}\,Pa$），而质谱仪是在高真空下（一般低于 $10^{-3}\,Pa$）工作的。由于压差到达 $10^{8}\,Pa$ 以上，所以必须通过一个接口，使两者压力基本匹配才能实现联用。常见接口技术包括直接导入型、分流型和浓缩型。一般商品仪器多用直接导入型。

GC-MS 常用的离子源包括电子轰击电离（EI）源、化学电离（CI）源、负离子化学电离（NICI）源、场电离（FI）和场解析电离（FD）源。其中 EI 源应用最广，化合物标准质谱图基本上是由 EI 源得到的。各离子源的电离原理以及特点可参见本章第二节质谱法部分，这里不再赘述。

GC-MS 常用质量分析器有四极质量分析器、磁式扇形质量分析器、双聚焦质量分析器、离子肼质量分析器和飞行时间质量分析器。由于四极质量分析器扫描速度快，并可从正离子到负离子检测自动切换，因此是 GS 中最常用的质量分析器。另外，离子肼质量分析器和飞行时间质量分析器在 GC-MS 中也逐渐普及。各质量分析器的原理和特点也参见本章第 2 节质谱法部分。

（二）提供的信息、扫描模式和应用

GC-MS 的扫描模式常用全扫描（full scanning）和选择离子监测（selected ion monitoring，SIM）。全扫描是质量分析器在给定的时间范围内对给定质荷比范围的离子进行无间断地扫描，获得样品中每一个组分（或某一特定时刻）的全部质谱。因得到的是化合物的全谱，所以该扫描模式特别适合于对化合物进行定性分析，尤其适合于分析未知化合物。选择离子监测不是连续扫描某一质荷比范围，而是仅检测指定的一个或几个特定离子，其他离子不检测。这种扫描模式因检测器接受离子的时间比全扫描模式下增多，同时背景干扰也降低，所以灵敏度提高，峰形改善，特别适合于已知化合物的定量分析。因为需要指定离子进行扫描，所以这种模式不适用于未知化合物分析。

GC-MS 既可给出物质的质谱图（mass spectrum），又可提供质量色谱图（mass chromatogram），质量色谱图中包含对应于每个色谱峰的质谱图信息。质量色谱图与普通色谱图形状相似，横坐标代表时间，纵坐标代表离子强度，也同样给出保留值、峰高和峰面积信息。质量色谱图有：

总离子流色谱图（total ion current chromatogram，TIC）、提取离子色谱图（extracted ion chromatogram）和选择离子监测下获得的质量色谱图。有时，人们往往将后两者均直接称为质量色谱图。总离子流色谱图是描述总离子流（即流进质谱组分的所有质荷比的离子强度的加和）随时间变化的色谱图，可通过全扫描模式获得。因为此图中峰干扰明显，所以峰高和峰面积很难用于组分定量分析。从总离子流色谱图数据中提取的某个或某些质荷比的离子的色谱图称为提取离子色谱图。该图谱是由选择质量的离子得到的，因此，若质谱中不存在选择离子的化合物，也就不会出现色谱峰。利用这一点可以快速搜索目标化合物，识别化合物类型。选择离子监测模式下获得的质量色谱图可以很好地完成化合物定量，尤其是化合物难以分离时优势更为明显。因为该模式下可以同时分别获得多个离子的质量色谱图，所以产生不同质荷比离子的化合物即使在色谱柱上不能完全分离，甚至同时出峰，也能实现同时准确定量。

（三）质谱谱库的检索

目前，质谱谱库是 GC-MS 是解析未知化合物，进行定性分析的重要工具，特别是用于分析含有多个色谱峰的复杂样品时帮助更大。质谱谱库中包含了大量标准电离条件（一般为电子轰击电离源，70ev 电子束轰击）下得到的已知纯化合物的标准质谱图，进行分析时，将其与未知化合物质谱图进行比较，将相似度高的一些化合物检出，并给出这些化合物的名称、分子量、分子式、结构式。手动方法对质谱图进行解析十分困难，需要耗费大量的时间和人力，且需要具有专业质谱知识的人才能胜任，因此质谱谱库成为 GC-MS 联用不可缺少的一部分。最常用的质谱谱库包括 NIST/EPA/NIH 质谱数据库和 Wiley/NIST 质谱数据库。为了使检索结果正确，在使用谱库检索时应注意以下几个问题：

（1）实验条件与标准质谱图主要测定条件应尽可能一致。如标准图谱是在电子轰击电离源中、用 70eV 电子得到的，所以被检索的质谱图也必须是在电子轰击电离源中、用 70eV 电子轰击得到的，否则检索结果不可靠。

（2）质谱谱库中标准质谱图因都是用纯化合物得到的，所以被检索的质谱图也应该是纯化合物的。注意确定和排除本底的干扰。

（3）被检索图谱与标准质谱图相似度＞90％时结果比较可靠，但要注意相似度最高的化合物并不一定就是要检索的化合物，如异构体、同系物和结构相似的化合物图谱也比较相似。

（四）应用

GC-MS 适用于复杂混合体系中挥发性物质或者低沸点对热稳定的化合物的定性和定量分析，也可经衍生化后再行分析。它不仅能对未知物进行结构鉴定，其定量功能也远胜于 GC，对不能完全分离的物质也能准确定量，而且可以判断色谱峰纯度。目前，GC-MS 联用技术已广泛用于药物成分分析、杂质检查、溶剂残留、中药质量控制、农药残留、药物及其代谢物分析、兴奋剂检测和代谢组学等研究，成为医药领域不可缺少的分析工具，尤其是一些新技术如全二维气相色谱-质谱联用技术的出现，更扩大了 GC-MS 联用的应用范围。

示例一：伊痛舒注射液中挥发油的 GC-MS 分析。

伊痛舒注射液是由细辛、当归、川芎、羌活、独活、防风、白芷七味中药制成的中药制剂，具有祛风散寒胜湿、活血祛瘀镇痛功能。据报道，挥发油和香豆素类成分是伊痛舒注射液的药效物质基础。本例采用水蒸气蒸馏提取伊痛舒注射液以及其单味药材中的挥发油，利用 GC-MS 联用技术进行测定。从伊痛舒注射液 GC-MS 总离子流图中共分离出 59 个色谱峰，通过质谱谱库检索，根据匹配度（≥80％），确定了其中 39 种化学成分，占挥发性物质含量的 53.27％。通过比较伊痛舒注射液和单味药材挥发油中色谱峰，分析了 39 种化学成分的药材来源，其中防风、川芎和羌活对这

39 个成分的出现起了主要的作用。检测条件：GC-17A 气相色谱-质谱联用仪（日本岛津公司）；DB-1 石英毛细管柱（30m×0.25mm，0.25μm）；载气为体积分数为 99.999％的氦气；升温程序；电子轰击离子源；离子源温度 230℃；电子能量 70eV；气相色谱质谱接口温度 230℃；质量扫描范围 m/z 33～500。伊痛舒注射液 GC-MS 总离子流图见图 21-18。

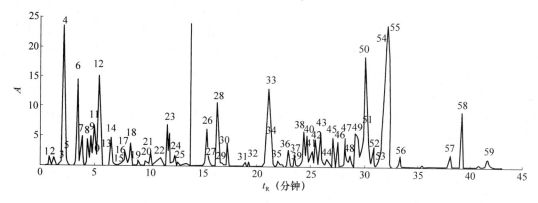

图 21-18　伊痛舒注射液水蒸气蒸馏提取液 GC-MS 总离子流图

示例二：顶空固相微萃取-气相色谱-质谱联用法测定尿液中美沙酮及其主要代谢物。

美沙酮又名美散痛，是阿片受体激动剂，用于中度至重度疼痛，1964 年开始用于阿片类毒品依赖患者的戒断控制和脱毒治疗。美沙酮本身也是一种毒品，对身体会产生毒性和依赖性，使用不当时会引起中毒或者死亡。本工作采用顶空固相微萃取-气相色谱-质谱联用法（HS-SPME/GG-MS）快速检测尿样中美沙酮及其主要代谢物 2-亚乙基-1，5-二甲基-3，3-二苯基吡咯烷（EDDP）。对影响萃取效率的萃取温度、萃取时间、pH 以及离子强度等因素进行优化，采用二苯基丙基己酸 β-二己基氨基乙酯为内标，选择离子监测模式，选定 m/z 277，m/z 72，m/z 86 分别作为 EDDP、美沙酮和内标的定量离子，美沙酮与 EDDP 的线性范围均为 0.01～1.0mg/L，相对标准偏差（n=5）均小于 9.0％，平均回收率分别为 104.2％和 97.6％。选择离子色谱图见图 21-19。

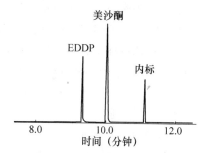

图 21-19　美沙酮及其代谢物(EDDP) GC-MS 测定的选择离子色谱图

二、液相色谱-质谱联用技术

液-质联用（liquid chromatography-tandem mass spectrometry，LC-MS）技术是 20 世纪 90 年代发展起来的一门综合性分析技术。它实现了 HPLC 和 MS 的优势互补，既具有 HPLC 对复杂样品较强分离能力的特征，又具有质谱的高灵敏度、高选择性以及提供相对分子质量和丰富结构信息的特征。尽管商品化的 GC-MS 联用仪出现较早，但 GC 法对样品的极性和热稳定性有一定要求，而 LC-MS 联用技术可以分析极性大，挥发性差，热不稳定的样品，生物大分子物质也能分析，大大拓宽了样品的分析范围，弥补了 GC-MS 联用技术在分析样品上的局限性。目前，LC-MS 联用技术已成为现代分析手段中必不可少的组成部分，成为药物研究中最强有力的工具。

（一）简介

1. 系统组成　HPLC-MS 联用仪由液相色谱仪、接口、质谱仪和数据处理系统组成。同 GC-MS 一样，实现 HPLC 与质谱联用的关键是二者的连接，即接口装置问题。HPLC 的流动相为液体，且流速一般为 0.5～1.5ml/min，而 MS 的工作条件是真空，因此，理想的"接口"装置必须能够使来自 HPLC 的连续流动的液体迅速气化，在保证 MS 真空工作环境的前提下，去除流动相中的基质对质谱可能造成的污染，使待测样品实现离子化并有足够多的离子输送到 MS 进行分析。

自 20 世纪 70 年代以来，在接口研制方面，已研发了有 20 多种技术，其中大气压电离（API）技术成功解决了在大气压条件下，使样品电离并有效进入 MS 进行分析，从而真正实现了 HPLC 和 MS 的联用，在商品化 LC-MS 中广泛使用。它包括大气压腔和离子传输区两部分，大气压腔的作用是雾化流动相、去除溶剂和使待测物离子化，离子传输区的作用是将待测物离子传至质谱的真空区。因此 API 不仅是一种很好的接口技术，同时也是一种离子化方式，主要包括电喷雾电离（ESI）、大气压化学电离（APCI）及大气压光离子化电离（APPI）三种离子化模式。除 API 源外，基质辅助激光解析离子源也常作为 LC-MS 的离子源。为兼顾不同极性化合物的离子化效率，得到更多的化合物信息，也可采用双离子源。

LC-MS 联用常用的质量分析器有四级杆分析器、离子阱分析器、飞行时间分析器和傅里叶变化分析器。我们常按质量分析器将质谱仪进行分类，如称为四级杆质谱仪、离子阱质谱仪等。

2. 串联质谱法 串联质谱法是时间上或空间上两级以上质量分析的结合。

（1）空间串联质谱：空间串联质谱由两个以上质量分析器构成，相对于仅采用一种质量分析器的单级质谱，空间串联质谱可以充分实现质量分析器的优势互补，因此能产生更多的碎片离子，提供更多的结构信息，更能体现 MS 检测的专属性和灵敏度特征。目前最常见的空间串联质谱有三重四极杆质谱（QqQ）、四极杆-线性离子阱质谱（Q-TRAP）、四极杆-飞行时间质谱（Q-TOF）。另外，离子阱-飞行时间质谱（LT-TOF）、线性离子阱-傅里叶变换离子回旋共振质谱（LIT-FTI-CR）和线性离子阱-静电场轨道阱质谱（LIT-orbitrap）也有应用。

单极四极杆质谱仅用于一级质谱分析，三重四级杆质谱则可以实现二级质谱功能。第一级四级杆（Q1）用于待测前体离子的选择，选择的前体离子在第二级四级杆（Q2）进行碰撞、裂解，产生的碎片离子在第三级四级杆（Q3）分析。三重四级杆质谱特别适合于定量分析，采用的扫描模式为选择反应监测（selective ion monitoring，SRM），又称多反应监测（multiple reaction monitoring，MRM），即同时检测两对及以上的前体离子-产物离子。该模式能有效降低背景干扰，使 QqQ 质谱检测灵敏度、精密度、准确度和线性范围均较优于 Q-TOF 质谱和 Q-TRAP 质谱，在生物样品测定中广泛应用。其二级质谱通过碰撞诱导解离（CID）能给出化合物的碎片离子等结构信息，也可以满足一般的结构解析功能，但鉴定未知化合物结构的功能有限。

四极杆-线性离子阱质谱是三重四级杆技术与线性离子阱技术的结合，即 QqQ 中的 Q3 既可作为四级杆使用，也可以作为线性离子阱使用。它既保留了串联四极杆质谱仪的优点，如母离子扫描（PS）、中性丢失扫描（NL）、MRM 定量功能，又克服了传统 3D 离子阱质谱仪诸如低质量歧视效应（1/3 效应）、空间电荷效应、碰撞效率低、定量功能差缺点，并可以作为独立的两种仪器进行操作。该质谱集优异定性与定量功能于一体，在有机化合物结构分析、药物筛选及其代谢物定性及定量分析和蛋白分子研究等方面发挥独特作用。

四极杆-飞行时间质谱（Q-TOF）是由四级杆和飞行时间质谱组合而成的串联式质谱，可以看作将 QqQ 最后一级四级杆换成 TOF 分析器。它结合了四级杆质谱的高灵敏度和 TOF 的高分辨率，能对母离子和碎片离子作准确质量确定，对有机混合物中组分结构的准确鉴定起着重要的作用。

（2）时间串联质谱：在时间串联质谱中，前体离子的选取、裂解及碎片离子的分析在同一质量分析器中完成，前一时刻选定目标离子，在分析器内裂解后，后一时刻再进行分析。四极线性离子肼、傅里叶变换分析器是典型的时间串联分析器。

（二）LC-MS 分析条件的选择与优化

HPLC-MS 分析成败的关键是色谱条件与质谱条件的优化。色谱条件主要包括色谱柱、流动相系统组成和流量，质谱条件通常指离子化方式以及温度、气流、电压等各种质谱参数。

1. 色谱柱　色谱柱填料的选择与 HPLC 法类似，可根据被分析化合物的性质进行选择，常用的仍然是 C_{18} 和 C_8 柱。最近，亲水作用色谱（hydrophilic interaction liquid chromatography，HILIC）柱的出现，使得极性和亲水性化合物也能在反相 HPLC-MS 上进行分析。色谱柱的长度可根据分离的要求而定。由于 LC-MS 的专属性较高，尤其是 SRM（MRM）扫描方式的使用，使化合物不用完全分离即能够准确定量，所以如果是定量分析，那么在能有效排除干扰的情况下，柱长尽量短，以便缩短时间，满足高通量测定的要求。如果是用于复杂体系中化合物的结构鉴定，选择柱长较长的为好，以便使各组分尽可能有效分离。柱内径的选择与分离效果、离子源的流速限度和离子化效率有关。在最常用的 API 质谱中，流动相流速越大，离子化效率越低；而一定内径的 HPLC 柱又要求适当的流速方可保证分离效率。内径越小，出峰越快，因此最好选细径柱如 3mm，2mm 或 1mm 的，既能保证离子化效率，又能在低流速下很快分析。当然如果能满足分析灵敏度的要求，采用内径 4.6mm 的普通色谱柱也是非常实用的选择。

2. 流动相　理论上讲，LC-MS 分析中流动相的组成可以在 100％ 的水到 100％ 的有机溶剂范围内变化。但在离子化过程中，由于大量水的存需较大的气化热，而使得脱溶剂困难，从而会大幅度的降低离子化效率，因此实际操作中要尽可能地优先考虑使用较高比例的有机溶剂。ESI 和 APCI 分析常用的流动相为甲醇、乙腈、水以及它们不同比例的混合物。需要调节 pH 使用缓冲溶液时，可用甲酸、乙酸、甲酸铵、乙酸铵、碳酸氢铵、氨水等挥发性的试剂，避免使用任何无机盐、卤酸盐、硫酸盐、磷酸盐等无机酸金属盐、表面活性剂及其他不可热分解为气体的化合物，慎用三氟乙酸、氢氟酸和三乙胺。一般而言，采用正离子方式检测，流动相 pH 要低些，负离子方式检测，pH 要高些。缓冲液除对离子化有影响外，还影响 LC 的峰形，以至定量误差。有时流动相加乙酸铵可适合大部分测定要求。流动相中缓冲盐的浓度应控制在 20mM 以内，酸则控制在 0.1％ 以内。流动相中所用试剂纯度级别均为色谱级，水采用纯化水。

流动相流速对 API-MS 分析的灵敏度有重要影响。一般而言，ESI 源流动相流速使用范围为 $3{\sim}1000\mu l/min$，APCI 源使用范围为 $200{\sim}2000\mu l/min$。尽管目前 ESI 和 APCI 质谱的最大流速已能提高到 $2000\mu l/min$ 和 $4000\mu l/min$，但是为了保持仪器的最佳工作状态，仍然常选择低流速。流速的选择要根据柱内径和仪器接口的要求，常用 $20{\sim}1000\mu l/min$ 的流速。

3. 离子源和离子检测方式　根据化合物结构和性质可选择不同的离子源和离子检测方式，各离子源的特点和适用范围见本章第 2 节质谱部分。碱性样品一般适合正离子检测方式，酸性样品适合负离子模式。样品中含有仲氨或叔氨基时可优先考虑使用正离子方式，如果样品中含有较多的强负电性基团，如含氯、含溴和多个羟基时可尝试使用负离子方式。酸碱性并不明确的化合物则要进行试验方可决定。

4. 各种质谱参数　对于定量分析，质谱参数优化的目的是得到稳定、响应值高的母离子-子离子对，并有良好的线性范围。对于未知成分定性分析，质谱参数的优化是为了得到稳定的一级和多级质谱碎片。不同质谱，因为其工作原理不同，所需优化的质谱参数也不同，所以如何优化质谱参数并无统一、明确的规则，一般通过携带流动相的针泵注射分析进行。

（三）基质效应

基质效应（matrix effect）指色谱分离时共洗脱的物质改变了待测成分的离子化效率所引起的

信号的抑制或提高，使信号抑制的称为离子抑制效应，使信号增强的称为离子增强效应。基质效应的出现可能在很大程度上破坏响应的稳定性以及结果的重现性。由于生物样品如血、尿、脑脊液、组织匀浆等的组成极其复杂，其中含有的内源性物质的绝对量常常高于待测成分数倍乃至数千万倍，因此在测定生物样品时，基质效应的影响更为显著，常常表现为降低方法的灵敏度和影响方法的准确性。尤其是对低浓度样品，基质效应所引起的信号抑制或者背景提高，都可能会导致样品信号被"淹没"。另外，基质效应的影响并不是恒定不变的，常常会随研究对象、研究个体的不同而变化。基质间的个体差异，导致基质效应影响的程度不同，亦会给测定带来误差。更值得注意的是，由于检测的高选择性，基质效应的影响在色谱图上往往观察不到，即空白基质色谱图表现为一条直线。因此，在建立分析方法时，有必要研究基质效应的影响。

1. 基质效应的产生　尽管多年来有不少关于基质效应发生机制的探讨，但时至今日仍无定论。一般认为，在液相色谱-电喷雾电离-质谱中，基质效应源于随待测物一起进入质谱的生物样品中的基质成分与待测物在雾滴表面离子化过程的竞争，其竞争结果会显著地降低（离子抑制）或增加（离子增强）目标离子的生成效率及离子强度，进而影响测定结果的准确度和精密度。在大气压化学电离-质谱中，基质成分在气态离子化过程中与待测物竞争质子而产生基质效应。

引起基质效应的成分一般为生物样品中的内源性物质。生物样品的种类不同，产生基质效应的基质也不同。尿液中主要为无机盐，唾液中为一些氨基酸、蛋白质尤其是粘蛋白，在血浆样品中，基质成分更为复杂，主要是内源性的磷脂和蛋白质。微粒体孵育实验中的基质效应则来自于Tris缓冲液、NADPH等。另外，药物的代谢产物、同服药物、内标、流动相中的添加试剂以及药物溶剂如吐温-80、聚乙二醇-400等都有可能引起基质效应。

2. 基质效应的评价　常用的基质效应评价有定性和定量方式两种。定性方式指柱后输注法（post-column infusion），定量方式指萃取后添加待测成分法（post-extracted addition）。

（1）柱后输注法：在色谱柱后、质谱离子源之前加一T形阀，并与针泵相连，即色谱柱流出液与针泵输注液能同时进入离子源。通过T形阀控制，待测成分纯溶液可通过针泵连续从色谱柱后输入，同时流动相也不断进入质谱，使其产生一稳定的背景信号。然后将经处理后的空白基质进样到液相色谱柱中。若存在离子抑制，则出现1个峰谷，若存在离子增强，则出现1个峰峰，若不受影响，响应仍然是一条平坦趋势线，利用图的变化即可很直观地动态反映出基质效应的影响。该法的优点是可以方便地考察评价不同样品处理方法、流动相添加物对响应的影响，以及选择合适的色谱柱。图21-20为柱后输注法测定基质效应典型图谱。

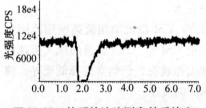

图21-20　柱后输注法测定基质效应典型图谱

（2）萃取后添加待测成分法：在经前处理的空白样品基质中添加待测成分，与用流动相配制的等浓度的待测成分纯溶液在相同色谱条件下分别进样，两者响应信号之比即反映待测成分的基质效应大小。若绝对基质效应大于100%，则表明离子增强，反之则表明离子抑制。一般要求绝对基质效应控制在85%～115%之间。这种方法可认为是一种静态的方法，因为其只能提供基质效应在待测成分出峰位置点上的影响信息，但能以具体的数据体现基质效应对待测成分响应的影响程度。

3. 基质效应的消除

（1）改善样品前处理：由于基质效应的产生是由与待测成分同时进入离子源的基质成分造成的，因此通过改善样品的前处理过程，尽量除去样品中的基质成分，可显著地降低基质效应。然而过于烦琐复杂的样品纯化过程，会使样品处理时间变长，而且存在样品损失和污染的风险。

（2）改善色谱条件：通过改善色谱分离，调整色谱保留，避免待测物和基质成分同时出峰，常常可以有效地消除基质效应。因为产生基质效应的物质往往极性比较大，流经反相色谱柱时常常较早出峰，因此，尽量避免待测物过早出峰，一般保持待测物的容量因子在2~5。内源性基质造成的竞争性离子化抑制往往具有浓度依赖性，良好的色谱峰形可以保证待测物流出色谱柱时尽可能得到富集和浓缩，进而降低基质效应产生的可能性。在流动相中加入一些挥发性的缓冲盐如乙酸铵、甲酸铵能有效降低基质带来的干扰。采用低流速、减小进样体积也能改善基质效应的影响。当基质效应是来自未完全洗脱的前一次或前几次进样引入的内源性物质时，采用梯度洗脱可以解决干扰。

（3）改变离子化方式：不同的电离方式对基质效应的影响不同，甚至不同品牌的离子源产生的基质效应也有可能不同。LC-MS中三种常用的大气压离子源的抗基质干扰能力依次为：APPI＞APCI＞ESI。

（4）选择合适的内标：一般认为，稳定同位素标记的类似物是LC-MS定量分析生物样品的最合适内标，因其与目标分析物在样品前处理、色谱行为和离子化方面几乎相同，利于减少基质效应。但是，大多数分析物很难得到同位素内标，成本也较高，而且近年发现同位素标记由于性质上的轻微改变造成保留时间的差异而使受基质成分的影响可能显著不同。此外，目标分析物与其共同洗脱出来的同位素标记内标在响应上有相互抑制或增强的现象。这些都在一定程度上都给选择合适的内标造成困难。

引起基质效应的因素多种多样，有很多不可预测因素。因此，在实际工作中，我们更应该关注基质效应问题，认真分析产生的原因，并积极采取有效办法予以排除。

（四）应用

LC-MS在药学、临床医学、生物学、食品化工等许多领域的应用越来越广泛，已成为HPLC的主流技术。它不仅可以分析小分子化合物，对生物大分子化合物也能检测，如肽及蛋白质分子量测定、肽谱测定、肽及蛋白质序列测定、蛋白质构象测定、生物分子相互作用及非共价复合物分析等，在生物化学、分子生物学领域有着广泛的应用前景。本部分内容仅介绍其在小分子药学研究领域的应用。

1. 化学药品中有关物质的鉴定　药品中的有关物质，主要包括主成分的降解产物、合成过程中可能引入和残留的中间产物等。有关物质的引入往往对药物质量产生影响降低药效，甚至引起毒副作用，因此必须对可能引入的有关物质进行检测和控制。传统药物分析中有关物质检测方法包括HPLC色谱峰比较法、薄层色谱法等，但这些方法或需要杂质对照品，或只能对杂质进行相对定量，且灵敏度低，更不能确定微量甚至痕量的未知有关物质的结构。LC-MS联用技术即可以在没有杂质对照品的情况下获得该杂质的质谱信息，如各杂质可能的分子量或各杂质的裂解碎片等，从而鉴定有关物质的结构。因其卓越的灵敏度、高选择性和快速的特点，LC-MS已成为药物中微量有关物质分析的首选技术。当然，在没有对照品的情况下，要最终确定杂质结构还需要通过分离富集制备或者定向合成等途径获得该杂质单体，然后进行波谱分析来确证其结构。

示例：乙腈辅助电喷雾LC-MS/MS法分析头孢克肟中的有关物质。

本例建立了适合于头孢克肟原料药和制剂中的有关物质研究的液相色谱-串联质谱检测法（LC-MS/MS）结合光电二极管阵列检测法（PDA），获得了主成分和杂质的色谱、紫外-可见（UV-Vis）光谱、质谱母离子和子离子信息，据此对样品中的有关物质进行结构推定，并比较了其原料药与制剂在有关物质种类数和含量上的差异。

(1) 仪器与检测条件：SurveyorLC-Thermo Finnigan TSQ Quantum Ul-tra AM 型 LC-MS/MS 联用仪，Surveyor PDA 检测器，Xcalibur 1.2 数据处理系统（美国 Thermo Finnigan 公司）。

色谱条件：色谱柱：Lichrospher ODS-2（250mm×4.6mm，5μm）；流动相：1%甲酸溶液-乙腈（90：10，A）-乙腈（B），流速 1.0ml/min，采用线性梯度程序洗脱；柱后分流；80%流出液 PDA 检测，PDA 扫描波长范围：200～600nm；20%流出液经添加 0.2ml/min 乙腈鞘液辅助电喷雾离子化 MS 测定。柱温 35℃，进样量 20μl。

质谱条件：电喷雾离子化检测，扫描范围为 m/z 300～550，雾化气压 310kPa，辅助气压力 138kPa，毛细管温度 350℃；子离子质谱扫描氩气碰气压力 0.17Pa。正离子化喷雾电压 5kV，负离子化喷雾电压 4kV。

(2) 头孢克肟样品的 LC-MS/MS 分析：利用 LC-MS/MS，采用全扫描一级质谱和子离子全扫描二级质谱 2 种方式对样品进行检测（图 21-21），解析有关物质。

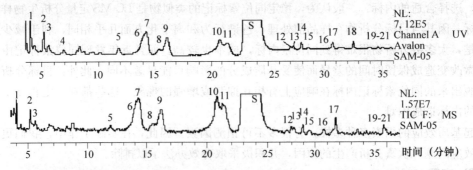

图 21-21　头孢克肟原料有关物质的 LC-UV 和 LC-MS 一级质谱全扫描图

全扫描图谱分析：由全扫描图可知，头孢克肟中可检测到 21 个有关物质峰，并存在多组同分异构体，如峰 5、峰 14 和峰 15 对应杂质与头孢克肟具有相同的相对分子质量（$M_r = 453$）。

解析策略：不同的有关物质在结构上都存在一定的共性，再根据所测得各有关物质的二级质谱进行碎片离子解释，结合头孢克肟的质谱裂解，参照文献报道可能的有关物质，推测各有关物质的合理结构。以下仅举例头孢克肟及其异构体杂质的结构推测。

头孢克肟（$M_r = 453$）及其同分异构体结构解析：在 ESI 正离子模式下，头孢克肟的一级质谱图中 m/z 454 和 m/z 476 分别为 [M+H]⁺ 和 [M+Na]⁺ 离子；ESI-MS 主要加合离子 m/z 452 和 m/z 474 为 [M-H]⁻ 和 [M+Na-2H]⁻。[M+H]⁺ 在一定能量下，发生重排，产生 m/z 126 和 m/z 329 的碎片；m/z 329 离子经 2 次脱羧，分别得到 m/z 285 和 m/z 241 的碎片离子；碎片离子 m/z 210 和 m/z 182 是由头孢母核逐步开裂而形成，其裂解途径总结如图 21-22 所示，PDA 光谱测得 β-内酰胺共轭体系在 285nm 附近的特征吸收峰。峰 5、峰 14 和峰 15 相应有关物质和头孢克肟的相对分子质量相同，二级质谱碎片及 PDA 信息相近。其中杂质峰 14 的色谱保留、母离子和子离子质谱图信息与《欧洲药典》（第 6 版）中头孢克肟有关物质检查项下系统适用性试验规定的最大有关物质相一致，可确定其为头孢克肟 E 型异构体；杂质峰 15 与碱破坏样品中含量明显增加的 7 位差向异构体杂质相一致；杂质峰 5 的 PDA 最大吸收出现蓝移，表明其共轭系统缩小，又保留时间相对较短，推测峰 5 对应有物质为极性稍大的氢化噻嗪环内双键位置交换产物。

(3) 讨论：色谱条件选择与优化：据药典和文献报道，对本品进行有关物质检查时，均采用了非挥发性缓冲溶液作为流动相，不适合电喷雾离子化的质谱分析。本文建立了适合 LC-MS/MS 分析的挥发性流动相，并对其梯度进行了优化。该条件下，头孢克肟及其有关物质大都能有效分

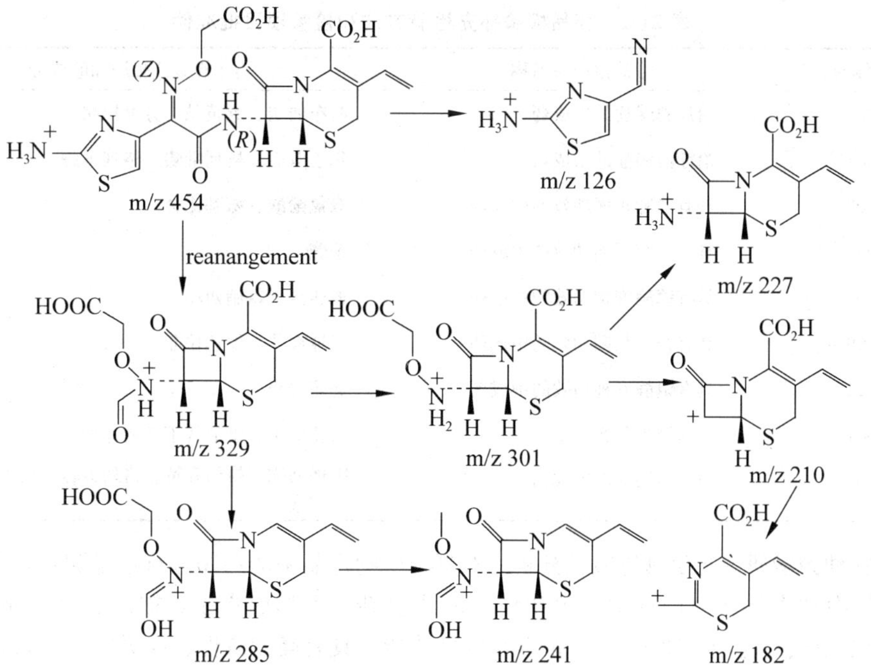

图 21-22　头孢克肟［M＋H］⁺离子的二级质谱裂解途径

离。实验考察了样品在 ODS、PFP、SAX 色谱柱和不同 pH 流动相条件下的色谱行为。结果表明，在 1％甲酸水溶液-乙腈（90∶10，A）-乙腈（B）流动相条件下，ODS 色谱柱分离选择性适宜，并优化确定了相应的梯度洗脱程序。

　　离子化效率的提高：由于样品及其部分有关物质的极性相对较大，为了得到较好分离，流动相中水相比例较高。但高比例水相的流动相在进入质谱后不易雾化蒸发，不利于样品离子化；另外有关物质本身含量微小，灵敏度低，影响测定。为此本实验采用乙腈辅助电喷雾的方法，以增强 LC-MS 检测有关物质的灵敏度。样品经常规色谱柱分离后，并 8∶2 分流，以 0.2ml/min 流速进入质谱，添加 0.2ml/min 乙腈作为 ESI 鞘液一并进入质谱检测。该方法能够有效地提高有关物质的离子化效率，有利于检测鉴定。

　　2. 中药化学成分快速鉴定和定量分析　中药成分复杂，分离困难，采用传统的 TLC 或 HPLC 方法有时难以找到明显的鉴别特征。LC-MS 技术分析样品不需要进行烦琐和复杂的前处理，同时得到化合物的保留时间、分子量及特征结构碎片等丰富的信息，具有高效快速和高灵敏的特点，尤其适用于含量少、无特征紫外官能团化合物的分析检测，近年来越来越多地应用于中药成分快速鉴定和定量分析等方面。《中国药典》（2010 年版）一部采用 LC-MS 法对传楝子及苦楝皮中的川楝素进行了含量测定，对千里光中的阿多尼弗林碱进行了杂质检查。

　　3. 中药制剂及食品保健品中非法添加化学药品的测定　中药制剂及食品保健品中非法添加化学药品严重危害人们健康。传统的鉴别方法如化学鉴别、薄层色谱等存在主观性较强的缺点，利用 LC-MS 技术高灵敏及多级质谱分析能力，可实现对非法添加成分的快速准确分析。国家食品药品监督管理局于 2006 年颁布了适用于中成药中非法添加化学药的 LC-MS 通用型补充检测方法，明确规定了六大类中成药中非法添加化学药的定性鉴别需要对照品，且供试品未知峰的液相保留时间、全扫描一级质谱及全扫描二级质谱与对照品一致的情况下才能做出准确的定性结论。现行的针对中成药中涉嫌非法添加西药的药品检验补充检验方法和检验项目批准件共 9 个，见表 21-2。

表 21-2　药品检验补充检验方法和检验项目批准件

批准件编号	被检药品名称	检验涉嫌添加的成分
2006004	治疗肥胖症的中成药	西布曲明、麻黄碱、芬氟拉明
2006005	治疗消渴症的中成药	苯乙双胍、格列吡嗪、格列本脲
2006006	具有消肿止痛功效的中成药	双氯酚酸、氨基比林
2006007	具有止咳平喘功效的中成药	茶碱
2006008	具有镇静安神功效的中成药	地西泮、氯硝西泮
2006009	具有补肾壮阳功效的中成药	西地那非、他达拉非
2006024	具有镇静安神功效的中成药	艾司唑仑
2007001	石榴健胃胶囊	法莫替丁、雷尼替丁、西咪替丁
2007003	治疗消渴症的中成药	吡格列酮、格列齐特、格列美脲、格列喹酮、瑞格列奈

4. 药物动力学研究与生物等效性分析　对复杂生物样品中的药物进行定量测定，是进行生物等效性和药物动力学研究的前提。生物样品基质复杂、干扰因素多、被测成分含量低。MRM（SRM）扫描模式的应用，使 LC-MS 技术在定量功能上具有高专属性、高灵敏的独特优势，因此成为测定低浓度生物样品中药物及其代谢物的首选方法。

示例：液质联用法同时测定大鼠血浆中的花椒毒素、补骨脂素、异茴芹内酯和佛手柑内酯。

大鼠灌胃给予北沙参提取物（10ml/kg）后，分别于给药后 10、30、60、90、120、150、180、210、240、270、300、360 分钟眼内眦静脉丛取血，制备血浆样品，采用甲醇沉淀蛋白方法进行样品预处理，茴芹内酯为内标。色谱柱为 C_{18} 柱，流动相为 1mmol/L 醋酸铵-甲醇（30：70，v/v），运行时间为 6 分钟。采用电喷雾离子源（ESI），正离子扫描，多反应监测（MRM）模式进行检测。4 种被测成分的监测离子对分别为花椒毒素 m/z 217.1/202.1，补骨脂素 m/z 187.1/131.1，异茴芹内酯 m/z 247.1/217.0，佛手苷内酯 m/z 217.1/202.1 和茴芹内酯 m/z 247.1/231.1。血浆中花椒毒素、补骨脂素、异茴芹内酯和佛手柑内酯分别在 0.680～680、1.21～1210、0.800～800ng/ml 和 0.464～464ng/ml 范围内线性关系良好（$r \geqslant 0.998$），最低定量限（lower limit of quantification，LLOQ）$\leqslant$ 1.21ng/ml。日内、日间精密度的相对标准偏差（relative standard deviation，RSD）均小于 9.7%，相对误差（relative error，RE）为 -8.1%～4.5%。平均提取回收率为 89.5%～107.4%。方法建立过程中考察了电解质的种类、浓度对被测物响应值的影响，并采用柱后灌注法对基质效应进行考察。所建立的方法可用于大鼠灌胃给予北沙参提取物后该 4 种成分的药代动力学研究。测定图谱见图 21-23。

5. 药物代谢物的鉴定　液相色谱串联质谱联用在未知化合物的结构定性方面比液相单级质谱联用具有更大的优势，因而成为药物代谢产物鉴定的强有力的工具。由于多数药物的代谢物保留了母体药物分子的骨架结构或一些亚结构，因此，代谢物可能进行与母体药物相似的裂解，丢失一些相同的中性碎片或形成一些相同的特征离子，利用串联质谱的中性丢失扫描、母离子扫描和子离子扫描，即可迅速找到可能的代谢物，并鉴定出结构。用串联质谱鉴定药物代谢物的方法一般步骤如下：

（1）测定母体药物的质谱。

（2）测定母体药物的子离子谱，选择质子化分子离子、加合离子和主要的碎片离子进行裂解。

（3）选择母体药物的主要中性丢失测定生物样品的中性丢失谱，图谱中的离子即为母体药物和可能的代谢物的分子离子。

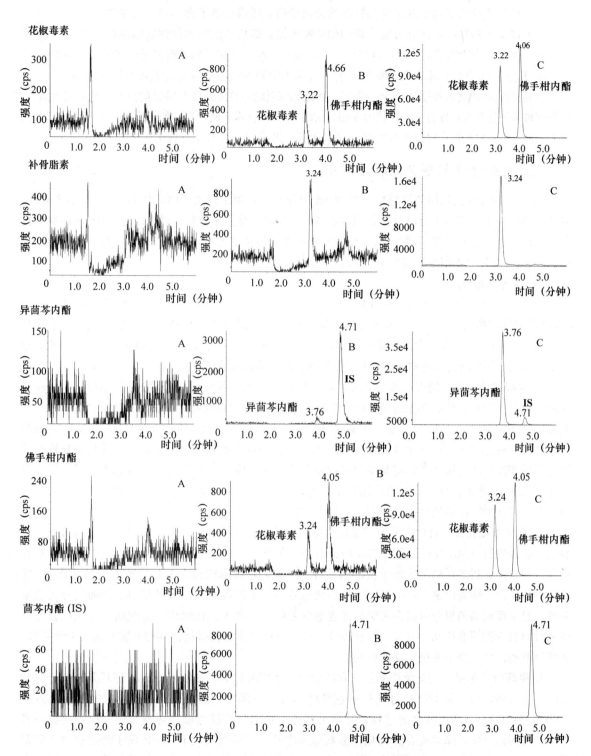

图 21-23　液质联用法同时测定大鼠血浆中的花椒毒素、补骨脂素、异茴芹内酯、
佛手柑内酯和内标茴芹内酯的 MRM 图

A. 空白血浆；B. LLOQ 浓度的标准添加血浆样品；C. 给予北沙参提取液后 4 小时的大鼠血浆样品

（4）选择主要的子离子测定生物样品的母离子谱，所得母离子即为各个代谢物。

（5）测定生物样品中所有可能代谢物的子离子谱，解析图谱得到代谢物的结构。

（6）测定代谢物的子离子谱，选择任一新出现的中性丢失和子离子重复进行步骤（3）和(4)。

6. 其他 LC-MS技术在药物临床监测、代谢组学和毒物分析等研究领域也广泛应用。

液相-质谱联用技术经过20多年的发展，将液相色谱的高分离性能和质谱的高鉴别能力完美结合，已经在许多研究领域发挥着不可替代的作用。新的LC-MS技术不断涌现，如Hilic-LC-MS，UPLC-MS、更多功能的串联质谱技术以及多维色谱-质谱联用等，相信LC-MS技术会有更广阔的应用前景。

三、液相色谱-核磁共振联用技术

LC与NMR直接联用的设想始于20世纪70年代。但由于技术原因，如NMR的灵敏度太低、液相色谱使用氘代溶剂十分昂贵、普通溶剂信号对样品有强烈干扰等，使LC与NMR在线联用技术发展缓慢。直至90年代后期，由于硬件和软件方面的长足进展，联用技术的障碍逐步得到了克服，LC与NMR才逐渐发展成熟并得到推广应用。

（一）工作模式

对于复杂混合物的LC-NMR分析，目前已经有相当多的运行模式。高效液相色谱系统与NMR的流体液槽直接联用技术可进行连续流动模式和停流模式两种操作。停流模式又包括直接停流（stopped flow）模式和循环储存（loop storage）模式。还可在柱后采用固相萃取使高效液相色谱系统与NMR的流体液槽间接联接的HPLC-SPE-NMR联用模式。

1. 连续流动模式 使用连续模式时，从色谱柱流出的洗脱液直接被输送到NMR，在洗脱液流经核磁探头时得到核磁共振谱图，因此NMR相当于LC的检测器，可实现在线检测。这种模式获得的结果通常给出一张二维的时间-频率图谱，它包括不同保留时间下所测定的一系列一维图谱。在正常的流速下，每个组分的采集时间有限，将导致很低的NMR信噪比，因此是分析高浓度样品的理想模式，可用于确定复杂提取物中含量较大的成分，但不适合分析低浓度样品以及获得化合物的^{13}C谱时。此外，如果采用梯度洗脱，NMR溶剂峰位置会随溶剂组成而变化，使溶剂峰抑制难度增加，图谱质量下降，因此不适合进行梯度洗脱。

2. 直接停流模式 直接停流模式是在目标色谱峰最高点进入NMR流动液槽中心位置时，洗脱液停止并进行NMR采样，是目前应用最多的一种模式。在该模式下，待测组分停留在流动液槽中进行检测，得到的信号比连续流动模式强，因此，这种模式适合分析低浓度样品和在2D核磁中使用。由于频繁停泵后，洗脱液中的后续组分会由于扩散而造成峰的展宽，因而使分离效果下降，且浓度较高的组分可能会污染后面含量低的组分，产生记忆效应，因此这种方式适合分析组分数目较少的混合样品。另外，这种停流方式可以很方便地获得化合物相互转变的动力学常数，在研究异构体化合物中有很广泛的应用。

3. 循环储存模式 为避免样品扩散和频繁停泵造成的影响，在使用HPLC进行复杂组分的分离时，通过切换阀，将HPLC分离后的色谱峰储存在毛细管回路中，至分离全部完成后再进行NMR检测。该模式不中断色谱过程，并且可对各个色谱峰按任意顺序进行检测。但一些成分可能因长时间储存发生降解或者异构化，影响结果准确性。停流模式下NMR属于静态检测，数据采集时间可随待测物浓度作相应的调整，对于一些质谱响应弱的待测物，如药物体内代谢物、生物标记物、毒性物质及天然提取物等尤为适用。

4. HPLC-SPE-NMR联用模式 HPLC-SPE-NMR联用指从HPLC洗脱出的各组分首先经水稀释，然后经固相萃取（solid-phase extraction，SPE）柱富集，经氮气挥去溶剂后，再以氘代溶剂洗脱进入 NMR 流通池进行检测。样品能够定量吸附在固相填料上并且能被氘代溶剂定量洗脱是该方法成功的保证。为此，在样品出柱之后，加入大量的水进行稀释，以使其被完全吸附。该方法可以使被分析组分得到浓集，从而提高 NMR 测定的灵敏度。由于样品经固相萃取之后，可采用氘代溶剂洗脱进行 NMR 测定，从而解决了溶剂抑制以及氘代溶剂的高成本问题。并且用于药物代谢物研究时由于大部分内源性物质可被除去，使图谱的解析变得容易。此外，使用该方法可以进行多次进样，使各组分在固相萃取柱中富集，从而可以大大提高样品的量，便于测定各种不灵敏的2DNMR 图谱。该模式是近年来 LC-NMR 较新的进展，尤其适用于所含分析组分浓度低的样品。

（二）影响 LC-NMR 测定的主要技术问题

影响 LC-NMR 测定的主要技术问题是 NMR 灵敏度低、溶剂峰干扰等方面。

1. 灵敏度问题 众所周知，NMR 的灵敏度较低，NMR 的信噪比与样品浓度、磁场强度、检测线圈的填充因子、弛豫时间、扫描次数等有关。高场强（700M、800M 甚至 900M）NMR 的运用，以及软件滤波、消噪技术的发展，都极大地提高了 NMR 的灵敏度。流动液槽探头是影响 NMR 灵敏度的主要部件，相继出现的冷冻探头、螺线管探头和 ^{13}C 流动探头等都有其独特的优越性，可以显著提高灵敏度。

2. 溶剂的选择和溶剂峰抑制 大多数 HPLC 体系采用反相柱，常采用含质子的溶剂，如 CH_3CN、CH_3OH 和 H_2O 为流动相，因此，HPLC 的流动相中含有大量的 ^1H，它将产生很强的响应值，可能掩盖被分析物的信号，因此，必须对溶剂质子的信号进行抑制。常用的方法有①通过不同频道进行多重预饱和；②通过单通道使用成形脉冲进行预饱和；③通过脉冲梯度场进行相位差；④使用 WET-序列，其中最佳方案是采用 WET（water supp ression ehanced through T1 effect）序列。这项技术可以提高样品中微量代谢物信号的强度，降低实验中对氘代试剂的依赖，不仅可得到连续流动模式和停流模式实验下样品的一维核磁图谱，而且还能在停流模式下得到样品的二维核磁图谱。近年来由于毛细管 HPLC 的发展，溶剂的消耗量大为减少，在实验中有可能完全使用氘代试剂作洗脱液，不必使用溶剂抑制。

（三）应用

由于 LC-NMR 高度的通用性和最强大的结构解析能力且不破坏样品，对色谱分离的条件无特殊要求，灵敏度较高等优点，LC-NMR 成为目前由混合物直接鉴定未知化合物结构的重要工具，已成功用于药物代谢物研究、天然产物结构鉴定、药物杂质检查、异构体区分等药学研究领域。相信随着先进技术的不断发展，LC-NMR 的检测灵敏度和溶剂峰抑制问题会进一步改善，其应用前景会更广。

示例：HPLC-MS 与 HPLC-^{1}H-NMR 联用鉴定土茯苓中的二氢黄酮醇苷异构体。

本例采用 HPLC-MS 与 HPLC-^{1}H-NMR 法联用对土茯苓提取液中的二氢黄酮醇苷类成分进行分析鉴定。首先采用 HPLC-MS 法，通过与对照品比较，鉴定出其中 1 个色谱峰为落新妇苷色谱峰，另有 3 个色谱峰由其紫外光谱图可知为典型的二氢黄酮醇类化合物，并在一级质谱中给出与落新妇苷相同的准分子离子，由此推断此 3 个色谱峰所代表的化合物为落新妇苷的异构体。为得到更多的相关化合物的结构信息，进一步明确 3，5，6 号色谱峰所代表的化合物的结构，实验对土茯苓供试品溶液进行了 HPLC-^{1}H-NMR 分析，得到了 4 个色谱峰相应的核磁共振氢谱数据（表 21-3）。数据结果显示该 4 种化合物 H-2 和 H-3 的化学位移与其偶合常数以及糖的端基质子的化学位移存在较大的差异。结合落新妇苷的结构，并与文献对照，确定 3 个未知峰所代表的化合物为新落新妇苷、新异落新妇苷和异落新妇苷。4 种化合物的结构见图 21-24。本研究在对土茯苓样品进行 HPLC-MS 分析的基础上，又对其进行了 HPLC-^{1}H-NMR 分析，利用核磁共振氢谱中各氢质子之间化学位移及偶合常数的不同，对具有相同分子质量的色谱峰的结构进行推断，弥补了质谱在同分异构体鉴定中的不足。

表 21-3　HPLC-¹HNM 获得的色谱峰的¹H-NMR 数据 （DMSO-d₆，500MHz）

No.	1	2	3	4
2	5.28 (d, 9.8)	5.34 (d, 10.0)	5.69 (d, 2.1)	5.57 (d, 2.4)
3	4.77 (d, 9.8)	4.63 (d, 10.0)	4.20 (d, 2.1)	4.22 (d, 2.4)
6	6.11 (s)	6.11 (s)	6.21 (s)	6.11 (d, 1.5)
8	6.06 (s)	6.10 (s)	6.19 (s)	6.06 (d, 1.5)
2′	7.11 (s)	7.08 (s)	7.16 (s)	6.98 (s)
5′	6.97 (s)	6.99 (s)	7.04 (s)	6.92 (s)
6′	6.97 (s)	6.99 (s)	7.05 (s)	6.92 (s)
1″	4.99 (s)	4.16 (s)	4.27 (s)	4.89 (s)
2″	3.63 (brs)	3.62 (s)	3.79 (brs)	3.71 (s)
3″	3.34 (m)	3.68 (dd, 9.5, 3.5)	3.48 (m)	3.39 (dd, 9.5, 3.5)
4″	3.20 (m)	3.35 (m)	3.38 (m)	3.18 (m)
5″	2.45 (m)	4.00 (m)	3.67 (m)	2.39 (m)
6″	0.87 (d, 6.0)	1.19 (d, 6.5)	1.16 (d, 5.5)	0.87 (d, 6.0)

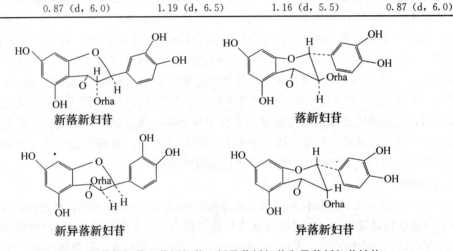

新落新妇苷　　　　落新妇苷

新异落新妇苷　　　　异落新妇苷

图 21-24　新落新妇苷、落新妇苷、新异落新妇苷和异落新妇苷结构

学习重点

　　毛细管气相色谱法具有分离柱效高、柱容量小、分离速度快、易实现质谱联用等特点，是药物残留溶剂测定和中药农药残留检测的一种必备技术手段。手性高效液相色谱法手性试剂衍生化法、手性流动相添加剂法和手性固定相法。毛细管电泳法依据样品中各组分的淌度和（或）分配行为的差异而实现组分分离的一种分析方法，有多种分离模式可完成荷电物质和中性物质的分离。UPLC 是指采用小颗粒填料色谱柱（粒径小于 2μm）和超高压系统的液相色谱技术，在分析时间、分离度和灵敏度上均优于 HPLC 法，特别适用于微量复杂混合物的分离和高通量研究。NIRS 记录的是分子中的 C-H、N-H、O-H、S-H 等含氢基团振动的倍频和合频吸收，NIRS 技术不破坏样品，不污染环境，可实现快速测量和在线测量，是一种绿色分析技术。质谱法可用于物质的结构鉴定和定量分析，离子源和质量分析

器是质谱技术的核心。NMRS常用于单一化合物的结构鉴定，也可用于复杂样品的定性定量分析。色谱-波谱联用技术兼具色谱的高效分离和波谱的结构鉴定功能，尤其适用于复杂混合体系的分离分析。GC-MS适用于挥发性物质或者低沸点对热稳定的化合物的定性和定量分析，也可经衍生化后再行分析。HPLC-MS可分析小分子物质，也可分析大分子物质，不要求物质的热稳定性。两种联用技术既可给出物质的质谱图，又可提供质量色谱图，质量色谱图中包含对应于每个色谱峰的质谱图信息。进行LC-MS分析时，注意条件的优化和基质效应。HPLC-NMR联用是有多种工作模式可采用，可由混合物直接鉴定未知化合物结构，并可区分异构体。

思 考 题

1. HPLC分析手性药物常用的方法与特点有哪些？

2. 常用的质谱离子源和质谱分析器有哪些？各有什么特点？哪些常用于GC-MS联用和HPLC-MS联用？

3. 简述HPLC-MS、GC-MS、HPLC-NMRS三种联用技术在医药研究领域的应用。

（王 巧）

第22章

药物分析实验

学习要求

1. 通过实验，加深对药物分析基本理论的理解；正确地、熟练地掌握药物分析的基本操作和技能，及分析结果的处理方法。

2. 明确药物分析工作的性质和任务，培养实事求是的科学态度和认真、细致的工作作风。

3. 获得检验和研究药品质量的基本思路和方法，为今后做好药品质量的控制和提高工作打下坚实的基础。

实验 1　容量仪器的校正

一、目的要求

(1) 了解容量仪器校正的意义。

(2) 掌握容量仪器校正的方法。

二、实验原理

定量分析中要用到各种容量仪器，如滴定管、移液管和容量瓶，它们的容积在生产过程中已经检定，其所刻容积有一定的精确度，可满足一般分析的要求。但也常有质量不合格的产品流入市场，如果不预先进行校正，就可能给实验结果带来误差。因此，在滴定分析中，特别是在准确度要求较高的分析工作中，必须对容量仪器的容积进行校正。

校正的方法有称量法和相对校正法。

称量法的原理是，称量一定温度下校正容器中容纳或放出纯水的质量，根据该温度下纯水的密度即可计算出被校正容器的实际容积。

测量液体体积的基本单位是毫升（ml）。1ml指在真空中1g纯水在最大密度时（3.98℃）所占的体积。换句话说，在3.98℃和真空中称量所得的水的克数，在数值上等于它的体积毫升数。

由于玻璃的热胀冷缩，所以在不同温度下，玻璃容器的容积也不同。因此，规定使用玻璃容器的标准温度为20℃。各种容器上标出的刻度和容积，称为在标准温度20℃时容器的标准容积。

但是，在实际校正工作中，容器中水的质量是在室温下和空气中称量的。因此必须考虑如下三个方面的影响：

(1) 由于空气浮力使质量改变的校正；

(2) 由于水的密度随温度而改变的校正；

(3) 由于玻璃容器本身容积随温度而改变的校正。

综合上述影响，可得出在 20℃容积为 1ml 的玻璃容器，在不同温度时所盛水的质量（表 22-1）。据此可用下式计算容器的校正值。

$$V_{20} = \frac{m_t}{d_t} \tag{22-1}$$

式中，V_{20} 为在 20℃时容器的真实容积；m_t 为在空气中 t℃时水的质量；d_t 为 t℃时在空气中用黄铜砝码称量 1ml 水（在玻璃容器中）的质量。

如某支 25ml 移液管在 25℃放出的纯水质量为 24.921g，则该移液管在 20℃的实际容积：

$$V_{20} = \frac{24.921}{0.99617} = 25.02 \text{(ml)}$$

即这支移液管的校正值为 25.02－25.00＝0.02（ml）。

表 22-1　不同温度下 1ml 水在空气中的质量（用黄铜砝码称量）

温度（℃）	d_t（g/ml）	温度（℃）	d_t（g/ml）	温度（℃）	d_t（g/ml）
10	0.99839	19	0.99734	28	0.99544
11	0.99833	20	0.99718	29	0.99518
12	0.99824	21	0.99700	30	0.99491
13	0.99815	22	0.99680	31	0.99464
14	0.99804	23	0.99660	32	0.99434
15	0.99792	24	0.99638	33	0.99406
16	0.99778	25	0.99617	34	0.99375
17	0.99764	26	0.99593	35	0.99345
18	0.99751	27	0.99569		

校正不当和使用不当都是产生误差的主要原因，校正时必须正确地进行操作，使校正误差减至最小。凡要使用校正值的，其校正次数不得少于 2 次。两次校正数据的偏差应不超过该容器容积所允许偏差的 1/4，以平均值为校正结果。

在某些情况下，人们只要求两种容器之间有一定的比例关系，而无需知道它们的准确体积，这时可用容积相对校正法。经常配套使用的移液管和容量瓶，采用相对校正法更为重要。例如，用 25ml 移液管移取蒸馏水至干净且倒立晾干的 100ml 容量瓶中，到第 4 次后，观察瓶颈处水的弯月面下缘是否刚好与刻线上缘相切。若不相切，应重新作一记号为标线，以后此移液管和容量瓶配套使用时就用校正的标线。

如要更全面、详细了解容量仪器的校正，可参考 JJG196—90《常用玻璃量器检定规程》。

三、实验方法

（一）容量瓶的校正

将待校正的容量瓶洗净干燥，取烧杯盛放一定量蒸馏水，将容量瓶及蒸馏水同时放于天平室中 20 分钟，使温度与空气的温度一致，记下蒸馏水的温度。将空的容量瓶连同瓶塞一起称定质量。加蒸馏水至刻度，注意刻度之上及瓶外不可留有水珠，否则应用干燥滤纸擦干，盖上瓶塞，称定质量，减去空瓶质量即得容量瓶中水的质量。从表 22-1 查出 d_t，按公式算出容量瓶的真实容积。

如容量瓶无刻度或与原刻度不符时，应刻上刻度或校正原来的刻度。方法是用纸条沿容量瓶中水的凹面成切线贴成一圆圈，然后倒去水，在纸圈上涂上石蜡，再沿纸圈在石蜡上刻一圆圈，沿圆圈涂上氢氟酸，使氢氟酸与玻璃接触。2 分钟后，洗去过量的氢氟酸并除去石蜡，即可见容量瓶上的新刻度（利用氢氟酸能够腐蚀玻璃的原理）。

根据国家规定，不同容积容量瓶允许的误差范围如表 22-2 所示。

表 22-2　不同容积容量瓶允许误差范围

体积（ml）	250	100	50	25	10	5	2
允许误差（ml）	±0.15	±0.10	±0.05	±0.03	±0.020	±0.020	±0.015

（二）移液管的校正

（1）取一洁净且外壁干燥的锥形瓶，称定质量，称准至 1mg。

（2）取内壁已洗净的待校正的移液管，按照移液管的使用方法，吸取蒸馏水至刻度，将蒸馏水放入上述锥形瓶中，称定质量，记下水温。

（3）由移液管转移到锥形瓶中的水的质量，从表 22-1 中查出 d_t，按公式算出移液管的真实容积。

（4）刻度吸管（吸量管）的校正方法，可按滴定管的校正法进行。

根据国家的规定，不同容积移液管允许的误差范围如表 22-3 所示。

表 22-3　不同容积移液管允许误差范围

体积（ml）	100	50	25	20	10	5	2
允许误差（ml）	±0.08	±0.05	±0.030	±0.030	±0.020	±0.015	±0.010

（三）滴定管的校正

（1）取一洁净且外壁干燥的锥形瓶，称定质量，称准至 1mg。

（2）将已洗净待校正的滴定管装入蒸馏水并将液面调节至 0.00 刻度处，记下水温，从滴定管放 5.00ml 水至锥形瓶中（根据滴定管大小及管径均匀情况，每次可放 5.00ml 或 10.00ml）。

（3）称定"瓶+水"的质量，两次质量之差即为放出水的质量。根据放出水的质量，从表 1 查出 d_t，即可算出滴定管 0.00~5.00ml 刻度之间的真实容积。

（4）按上述方法继续校正各段 0.00~10.00ml、0.00~15.00ml、0.00~20.00ml、……的真实容积，注意每次都从滴定管 0.00ml 标线开始。

（5）重复校正 1 次。两次校正所得同一刻度的体积相差不应大于 0.01ml。算出各体积处的校正值（两次平均值）。以读数值为横坐标，校正值为纵坐标作校正曲线，以备滴定时查取。

（6）校正时必须控制滴定管的流速，使每秒钟流出 3~4 滴，读数必须准确。根据国家规定，滴定管误差：50ml 为 ±0.05ml，25ml 为 ±0.04ml。滴定管的零至任意分量的误差均应符合规定（表 22-4）。

表 22-4　25ml 滴定管校准记录（水温℃）

分段（ml）	称量记录（g）			水的质量（g）			实际体积（ml）	校正值（ml）$\Delta V = V - V_{20}$
	瓶	瓶＋水	瓶	瓶＋水	1	2	平均	
0～5.00								
0～10.00								
0～15.00								
0～20.00								
0～25.00								

四、注意事项

（1）校正容量仪器所用蒸馏水应预先放在天平室，使其与天平室的温度达到平衡。

（2）待校正的仪器，应仔细洗涤至内壁完全不挂水珠。

（3）容量瓶校正时，注意刻度上方的瓶内壁不得挂水珠；校正时所用锥形瓶，必须干净，瓶外须干燥。

（4）一般每个仪器应校正两次，即做平行试验两次。

（5）在分析天平上称量盛水锥形瓶时，应暂时将天平箱内的硅胶取出，实验完成后再把硅胶放回天平箱内。

五、思考题

（1）为什么要进行容量仪器的校正？

（2）在开始放水前，若滴定管和移液管尖端或外壁挂有水珠，该怎么办？

（3）称量时应将天平箱内干燥剂取出，为什么？

（4）校正容量瓶、移液管、滴定管时，这些玻璃仪器是否均需预先干燥？为什么？

实验 2　葡萄糖的一般杂质检查

一、目的要求

（1）了解一般杂质检查的目的和意义。

（2）掌握氯化物、硫酸盐、铁盐、重金属、砷盐及炽灼残渣等一般杂质检查的基本原理、操作方法及限量计算方法。

二、实验原理

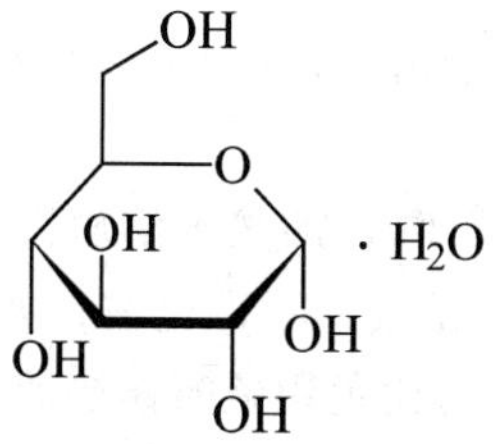

葡萄糖（Glucose）

1. 氯化物检查法 药物中微量氯化物在硝酸酸性溶液中与硝酸银试液作用，生成氯化银的白色浑浊液，与一定量标准氯化钠溶液在相同条件下生成的氯化银浑浊液比较，以判断药物中氯化物的限量。

$$Cl^- + Ag^+ \longrightarrow AgCl\downarrow$$

2. 硫酸盐检查法 药物中微量硫酸盐与氯化钡在酸性溶液中作用，生成硫酸钡白色浑浊液，与一定量标准硫酸钾溶液与氯化钡在相同条件下生成的浑浊比较，以判断药物中硫酸盐的限量。

$$SO_4^{2-} + Ba^{2+} \longrightarrow BaSO_4\downarrow$$

3. 铁盐检查法 药物中微量铁盐在盐酸酸性溶液中与硫氰酸盐生成红色可溶性的硫氰酸铁配离子，与一定量标准铁溶液用同法处理后进行比色，以判断供试品中铁盐的限量（加硝酸 3 滴，煮沸 5 分钟，可使 Fe^{2+} 氧化为 Fe^{3+}）。

$$Fe^{3+} + 6SCN^- \xrightarrow{H^+} [Fe(SCN)_6]^{3-}(红色)$$

4. 重金属检查法 采用《中国药典》收载的重金属检查的第一法。硫代乙酰胺在弱酸性（pH3.5 醋酸盐缓冲液）溶液中水解，产生硫化氢，与微量重金属离子作用，生成黄色到棕黑色的硫化物均匀混悬液，与一定量标准铅溶液经同法处理后所呈颜色比较，可判定药物中重金属的限量。

$$CH_3CSNH_2 + H_2O \longrightarrow CH_3CONH_2 + H_2S$$
$$Pb^{2+} + H_2S \longrightarrow PbS\downarrow$$

5. 砷盐检查法 采用古蔡氏法检查砷盐。利用金属锌与酸作用产生新生态的氢，与药物中的微量砷盐反应生成具挥发性的砷化氢，遇溴化汞试纸，产生黄色至棕色的砷斑，与定量标准砷溶液所生成的砷斑比较，可判定药物中砷盐的限量，其反应如下：

$$AsO_3^{3-} + 3Zn + 9H^+ \longrightarrow AsH_3\uparrow + 3Zn^{2+} + 3H_2O$$
$$AsH_3 + 2HgBr_2 \longrightarrow 2HBr + AsH(HgBr)_2(黄色)$$
$$AsH_3 + 3HgBr_2 \longrightarrow 3HBr + As(HgBr)_3(棕色)$$

6. 炽灼残渣检查法 有机药物经炽灼炭化，再加硫酸湿润、低温加热至硫酸蒸气除尽后，于高温（700～800℃）炽灼至完全灰化，使有机物质破坏分解变为挥发性物质逸出，残留的非挥发性无机杂质（多为金属的氧化物或无机盐类）成为硫酸盐，为炽灼残渣。如炽灼残渣需留作重金属检查，则控制炽灼温度在 500～600℃，否则将使重金属检查结果偏低。

本品除了检查氯化物、硫酸盐、铁盐、重金属、砷盐、炽灼残渣等一般杂质外，还需检查溶液的澄清度与颜色（目的是检查水不溶性物质或有色杂质）、乙醇溶液的澄清度（目的是检查醇不溶性杂质，如糊精、蛋白质等）、亚硫酸盐与可溶性淀粉（因为制备时使用的酸可能带有亚硫酸盐，而可溶性淀粉为引入的中间体）等项目。

三、实验方法

1. 酸度 取本品 2.0g，加水 20ml 溶解后，加酚酞指示液 3 滴与氢氧化钠滴定液（0.02mol/L）0.20ml，应显粉红色。

2. 溶液的澄清度与颜色 取本品 5.0g，加热水溶解后，放冷，用水稀释至 10ml，溶液应澄清无色；如显浑浊，与 1 号浊度标准液比较，不得更浓；如显色，与对照液（取比色用氯化钴溶液 3.0ml、比色用重铬酸钾溶液 3.0ml 与比色用硫酸铜溶液 6.0ml，加水稀释成 50ml）1.0ml 加水稀释至 10ml 比较，不得更深。

3. 乙醇溶液的澄清度 取本品 1.0g，加乙醇 20ml，置水浴上加热回流约 40 分钟，溶液应澄清。

4. 氯化物　取本品 0.60g，置 50ml 纳氏比色管中，加水溶解使成约 25ml（溶液如显碱性，可滴加硝酸使成中性），再加稀硝酸 10ml（溶液如不澄清，应滤过），加水使成约 40ml，摇匀，即得供试溶液。另取标准氯化钠溶液（10μg Cl⁻/ml）6.0ml，置 50ml 纳氏比色管中，加稀硝酸 10ml，加水使成约 40ml，摇匀，即得对照溶液。于供试品溶液与对照溶液中，分别加入硝酸银试液 1.0ml，用水稀释使成 50ml，摇匀，在暗处放置 5 分钟，同置黑色背景上，从比色管上方向下观察、比浊，即得。供试品溶液不得比对照溶液更浓（0.01%）。

5. 硫酸盐　取本品 2.0g，置 50ml 纳氏比色管中，加水溶解使成约 40ml（溶液如显碱性，可滴加盐酸使成中性；溶液如不澄清，应滤过），加稀盐酸 2ml，摇匀，即得供试品溶液。另取标准硫酸钾溶液（100μg SO₄²⁻/ml）2.0ml，置 50ml 纳氏比色管中，加水使成约 40ml，加稀盐酸 2ml，摇匀，即得对照溶液。于供试品溶液与对照溶液中，分别加入 25% 氯化钡溶液 5ml，用水稀释至 50ml，充分摇匀，放置 10 分钟，同置黑色背景上，从比色管上方向下观察、比浊，即得。供试品溶液不得比对照溶液更浓（0.01%）。

6. 亚硫酸盐与可溶性淀粉　取本品 1.0g，加水 10ml 溶解后，加碘试液 1 滴，应即显黄色。

7. 干燥失重　取本品约 1g，置与供试品相同条件下干燥至恒重的扁形称量瓶中，使供试品平铺于瓶底，厚度不超过 5mm，加盖，精密称定。将称量瓶放入洁净的培养皿中，瓶盖半开或置称量瓶旁，放入 105℃（±2℃）干燥箱中干燥。取出后迅速盖好瓶盖，置干燥器内放冷至室温，迅速精密称量（放置时间与称量顺序与空称量瓶一致），再在 105℃（±2℃）干燥箱中干燥至恒重，即得。减失重量为 7.5%～9.5%。

8. 炽灼残渣　取本品 1.0～2.0g 置与供试品想同条件下炽灼至恒重的坩埚中，精密称定，斜置于通风柜内的电炉上，缓缓灼烧至完全炭化（检品全部成黑色，并不冒浓烟），放冷，加硫酸 0.5～1.0ml 使湿润，低温加热至硫酸蒸气除尽后，放入高温炉中，盖子斜盖于坩埚上，在 700～800℃ 炽灼使完全灰化，移置干燥器内，放冷，精密称定后，再在 700～800℃ 炽灼至恒重，即得。所得炽灼残渣不得过 0.1%。

9. 蛋白质　取本品 1.0g，加水 10ml 溶解后，加磺基水杨酸溶液（1→5）3ml，不得发生沉淀。

10. 钡盐　取本品 2.0g，加水 20ml 溶解后，溶液分成两等份，一份中加稀硫酸 1ml，另一份中水 1ml，摇匀，放置 15 分钟，两液均应澄清。

11. 钙盐　取本品 1.0g，加水 10ml 溶解后，加氨试液 1ml 与草酸铵试液 5ml，摇匀，放置 1 小时，如发生浑浊，与标准钙溶液［精密称取碳酸钙 0.1250g，置 500ml 量瓶中，加水 5ml 与盐酸 0.5ml 使溶解，用水稀释至刻度，摇匀。每 1 毫升相当于 0.1mg 的钙（Ca）］1.0ml 制成的对照液比较，不得更浓（0.01%）。

12. 铁盐　取本品 2.0g，加水 20ml 溶解后，加硝酸 3 滴，缓慢煮沸 5 分钟，放冷，加水稀释制成 45ml，加硫氰酸铵溶液（30→100）3.0ml，摇匀，如显色，与标准铁溶液（10μg Fe/ml）2.0ml 用同一方法制成的对照液比较，不得更深（0.001%）。

13. 重金属　取 25ml 纳氏比色管三支，甲管中加标准铅溶液（10μg Pb/ml）一定量与醋酸盐缓冲液（pH 3.5）2ml 后，加水稀释成 25ml。取本品 4.0g，置于乙管中，加水 23ml 溶解后，加醋酸盐缓冲液（pH 3.5）2ml，用水稀释至 25ml。丙管中加入与乙管相同量的供试品，加水适量使溶解，再加于甲管相同量的标准铅溶液与醋酸盐缓冲液（pH 3.5）2ml 后，用水稀释至 25ml；若供试品溶液带颜色，可在甲管中滴加少量的稀焦糖溶液或其他无干扰的有色溶液，使之与乙管、丙管一致。再在甲、乙、丙管中分别加硫代乙酰胺试液各 2ml，摇匀，放置 2 分钟，同置白纸上，自上向下透视，当丙管中显出的颜色不浅于甲管时，乙管中显示的颜色与甲管比较，不得更深（含重金属不得过百万分之五）。如丙管中显出的颜色浅于甲管，应取样按第二法重新检查。

14. 砷盐 检砷装置的准备：取 60mg 醋酸铅棉花撕成疏松状，每次少量，用细玻璃棒轻轻而均匀的装入导气管中，装管高度为 60～80mm。用镊子取出一片溴化汞试纸（不可用手接触生成砷斑部分），置旋塞顶端平面上，盖住孔径，旋紧旋塞。

取本品 2.0g，加水 5ml 溶解后，加稀硫酸 5ml 与溴化钾溴试液 0.5ml，置水浴上加热约 20 分钟，使保持稍过量的溴存在，必要时，再补加溴化钾溴试液适量，并随时补充蒸散的水分，放冷，加盐酸 5ml 与水适量使成 28ml，加碘化钾试液 5ml 与酸性氯化亚锡试液 5 滴，在室温放置 10 分钟后，加锌粒 2g，迅速将已置有醋酸铅棉花及溴化汞试纸的导气管密塞于瓶口上，并将检砷器置 25～40℃的水浴中反应 45 分钟。取出溴化汞试纸，将生成的砷斑与定量标准砷溶液制成的标准砷斑比较，颜色不得更深（0.0001%）。

标准砷斑的制备：精密量取标准砷溶液（1μg As/ml）2ml，置另一检砷器中，照上述方法，依法操作，即得标准砷斑。

15. 微生物限度 取本品检查微生物限度，每 1 克供试品中除细菌数不得超过 1000cfu，真菌和酵母菌总数不得过 100cfu 外，还不得检出大肠埃希菌。

四、注意事项

（1）对照法进行杂质的限量检查应遵循平行原则，即仪器的配对性和供试品与对照品的同步操作。供试品与对照品应在完全相同的条件下反应，所加入的试剂、反应的温度、反应的时间等均应相同。

（2）比色、比浊操作，一般均在纳氏比色管中进行，因此在选用比色管时，必须注意使样品管与标准管的体积相等，玻璃色泽一致，最好不带任何颜色，管上的刻度均匀，如有差别，不得相差超过 2mm。使用过的比色管应及时清洗，比色管可用铬酸洗液浸泡洗涤，不能用毛刷刷洗，以免管壁划出条痕影响比色或比浊。比色、比浊前应采用旋摇的方法使比色管内液体充分混匀。

（3）一般情况下可取 1 份供试品进行检查，如结果不符合规定或在限度边缘时，应对供试品和对照品各复检 2 份，方可判定。

（4）铁盐检查时，供试品溶液加硝酸煮沸时，应注意防止暴沸，必要时补充适量水，且对照液与供试液应同法操作。

（5）砷盐检查

1）供试品与对照所用检砷器导气管的长短、内径一定要相同，以免生成的砷斑大小不同，影响砷斑的比较。

2）砷盐检查时，在酸性溶液中加溴化钾溴试液进行有机破坏使砷游离，破坏过程中要保持稍过量的溴存在，使破坏完全。

3）砷斑遇光、热、湿气即变浅或褪色，因此砷斑制成后应立即观察比较。

五、思考题

（1）葡萄糖的检查项目中哪些属于一般杂质？哪些属于特殊杂质？试述它们的来源及检查意义。

（2）氯化物、铁盐、重金属及砷盐检查中的操作注意事项有哪些？比浊检查时为什么应将反应液稀释后再加沉淀剂？

（3）炽灼残渣测定的成败关键是什么？如何恒重？

（4）古蔡氏法检砷用到哪些试剂，各起什么作用？

实验 3　药物中特殊杂质的检查

一、目的要求

（1）掌握所选药物中特殊杂质的来源、检查原理及限量计算方法。

（2）掌握薄层色谱法用于特殊杂质检查的方法。

（3）熟悉气相色谱仪的工作原理和操作方法。

（4）掌握残留溶剂测定的方法。

二、实验原理

1. 醋酸氟氢可的松中有关物质的检查　中国药典中多数甾体激素的原料药需作"有关物质"的检查，有关物质是药物中存在的具有甾体结构的其他物质，可能是合成中的原料、中间体、副产物以及降解产物等，其结构一般是未知的，常采用高效液相色谱法（HPLC）或薄层色谱法（TLC）检查。醋酸氟氢可的松中有关物质的检查采用 TLC 法中的供试品溶液的自身稀释对照法。

2. 气相色谱法检查药物中的残留溶剂　药品中残留溶剂是指在原料药或辅料的生产中，以及在制剂制备过程中使用的，但在工艺过程中未能完全去除的有机溶剂。地塞米松磷酸钠在生产工艺中使用大量的甲醇，甲醇对人体有害，用丙酮冲洗数次尽可能除去甲醇，因此药典规定作甲醇、乙醇和丙酮残留量检查。采用《中国药典》（2010 年版）二部残留溶剂测定的第三法。

三、实验方法

（一）醋酸氟氢可的松中有关物质的检查

1. 薄层板的制备　取硅胶 G 适量，置研钵中，加 3 倍量水，向同一方向研磨混合，去除表面的气泡后，倒入涂布器中，在玻板（5cm×20cm）上平稳地移动涂布器进行涂布（厚度为 0.2～0.3mm），取下涂好薄层的玻板，置水平台上于室温下晾干，后在 110℃烘 30 分钟，即置有干燥剂的干燥箱中，备用。使用前检查其均匀度（可通过透射光和反射光检视）。

2. 供试品溶液的制备　取本品，加三氯甲烷-甲醇（9∶1）溶解并稀释制成每 1 毫升中约含 3mg 的溶液，作为供试品溶液。

3. 对照溶液的制备　精密量取供试品溶液 1ml，置 50ml 量瓶中，用上述溶剂稀释至刻度，摇匀，作为对照溶液。

4. 检查　吸取上述两种溶液各 5μl，分别点于同一硅胶 G 薄层板上，以二氯甲烷-乙醚-甲醇-水（385∶75∶40∶6）为展开剂，展开，晾干，在 105℃干燥 10 分钟，放冷，喷以碱性四氮唑蓝试液（取 0.2% 四氮唑蓝的甲醇溶液 10ml 与 12% 氢氧化钠的甲醇溶液 30ml，临用时混合，即得），立即检视。供试品溶液如显杂质斑点，不得多于 2 个，其颜色与对照溶液的主斑点比较，不得更深。

（二）地塞米松磷酸钠中残留溶剂的检查

1. 色谱条件与系统适用性试验　6％氰丙基苯基-94％二甲基聚硅氧烷毛细管色谱柱；起始温度为40℃，以每分钟5℃的速率升温至120℃，维持1分钟，顶空平衡温度为90℃，平衡时间为60分钟，理论板数按正丙醇峰计算不低于10 000，各成分峰间的分离度均应符合要求。

2. 内标溶液的制备　取正丙醇，加水制成每100ml含0.02ml的溶液，即得。

3. 供试品溶液的制备　取本品约1.0g，精密称定，置10ml量瓶中，加上述内标溶液溶解并稀释至刻度，摇匀，精密量取5ml，置顶空瓶中，密封，作为供试品溶液。

4. 对照品溶液的制备　取甲醇约0.3g、乙醇约0.5g与丙酮约0.5g，精密称定，置100ml量瓶中，用上述内标溶液稀释至刻度，摇匀，精密量取1ml，置10ml量瓶中，用上述内标溶液稀释至刻度，摇匀，精密量取5ml，置顶空瓶中，密封，作为对照品溶液。

5. 测定法　取供试品溶液与对照品溶液顶空瓶上层气体1ml，注入气相色谱仪，记录色谱图。按内标法以峰面积计算，应符合规定，即含甲醇不得过0.3％，乙醇不得过0.5％，丙酮不得过0.5％。

四、注意事项

（1）当用手工制备薄层板时，水的用量可加大至硅胶的4～5倍，否则难以涂布均匀。

（2）薄层色谱点样时，宜分次点加，每次点加后，待其自然干燥或温热气流吹干再点下一滴。对照与样品应点在同一水平位置上。

（3）展开缸必须密闭，否则影响分离效果。

（4）展开剂回收。

（5）气相色谱所用色谱柱，各种固定相均有最高使用温度限制，为延长色谱柱的使用寿命，在分离度达到要求的情况下应尽可能选择低柱温。

五、思考题

（1）何为特殊杂质？药物中特殊杂质的来源途径有哪些？如何选择设计药物中特殊杂质检查方法？

（2）薄层色谱法用于药物杂质检查常用的方法有哪些？各有何特点？

（3）什么是药品中的残留溶剂？《中国药典》残留溶剂测定共收载几法？各适用于什么情况？

实验 4　非水溶液滴定法测定有机碱含量

一、目的要求

（1）掌握非水溶液滴定法的原理。

（2）掌握非水溶液滴定法的操作方法及注意要点。

（3）熟悉非水溶液滴定常用指示剂结晶紫的变色原理和终点颜色的确定。

（4）掌握有机碱硫酸盐进行非水滴定时，滴定度的计算方法。

二、实验原理

有机碱类药物具有弱碱性，在水溶液中用酸直接滴定没有明显的突跃，常不能获得满意的结果，而在非水酸性介质中，只要在水溶液中的 K_b 值大于 10^{-10}，都能被冰醋酸均化到溶剂 Ac^- 水平，碱强度显著增强，因此使弱碱性药物的滴定能顺利进行。

有机碱盐类的滴定过程，实际上是一个置换滴定，即强酸滴定液置换出与有机碱结合的较弱的酸。

$$BH^+ A^- + HClO_4 \Longrightarrow BH^+ ClO_4^- + HA$$

磷酸可待因具有弱碱性，可采用非水溶液滴定法测定含量；在冰醋酸介质中，磷酸的酸性极弱，可直接滴定。硫酸奎宁喹啉环上的氮原子和喹核碱有碱性，亦可用非水溶液滴定法测定含量。

三、实验方法

1. 磷酸可待因 本品按干燥品计算，含 $C_{18}H_{21}NO_3 \cdot H_3PO_4$ 不得少于 98.5%。

取本品约 0.25g，精密称定，加冰醋酸 10ml 溶解后，加结晶紫指示液 1 滴，用高氯酸滴定液 (0.1mol/L) 滴定至溶液显绿色，并将滴定的结果用空白试验校正。每 1 毫升高氯酸滴定液 (0.1mol/L) 相当于 39.748mg 的 $C_{18}H_{21}NO_3 \cdot H_3PO_4$。

2. 硫酸奎宁 本品按干燥品计算，含 $(C_{20}H_{24}N_2O_2)_2 \cdot H_2SO_4$ 不得少于 99.0%。

取本品约 0.2g，精密称定，加冰醋酸 10ml 溶解后，加乙酸酐 5ml 与结晶紫指示液 1～2 滴，用高氯酸滴定液 (0.1mol/L) 滴定至溶液显蓝绿色，并将滴定的结果用空白试验校正。每 1 毫升高氯酸滴定液 (0.1mol/L) 相当于 24.90mg 的 $(C_{20}H_{24}N_2O_2)_2 \cdot H_2SO_4$。

计算方法：

$$含量(\%) = \frac{T(V-V_0)F}{W} \times 100\% \tag{22-2}$$

式中，V_0 为滴定时，空白消耗滴定液的体积（ml）。

四、注意事项

（1）水分的存在影响非水滴定结果的准确度，因此所用仪器、试剂必须无水，实验前应将所用仪器洗净、烘干。含水分高的样品必要时采用加入适量醋酐，但应注意避免试样的乙酰化。

（2）注意滴定时温度，因为冰醋酸的体积膨胀系数较大（1.1×10^{-3}/℃），其体积随温度改变较大，温度和贮存条件都影响标准溶液的浓度。

（3）滴定速度不要太快，因冰醋酸比较黏稠，滴定速度太快滴定液黏附在滴定管内壁上部还未完全留下，到终点时读数易发生误差。

（4）高氯酸、冰醋酸具有强腐蚀性，要小心操作，注意安全。

五、思考题

（1）非水滴定可用于哪些药物的测定？

（2）结晶紫是大多数有机碱类药物非水滴定时选用的指示剂，在滴定碱性强弱不同的有机碱时，终点颜色有何不同？

（3）非水溶液滴定法中，若容器、试剂含有微量水分，对测定结果有什么影响？

（4）非水溶液滴定法测定有机碱药物的氢卤酸盐、硫酸盐、硝酸盐时，有何干扰？如何消除？

（5）非水溶液滴定法中为什么要做空白试验？空白试验应该怎样做？

实验 5　氧瓶燃烧法测定碘苯酯的含量

一、目的要求

（1）掌握氧瓶燃烧法的原理与操作方法。

（2）掌握碘苯酯含量测定的操作与计算。

二、实验原理

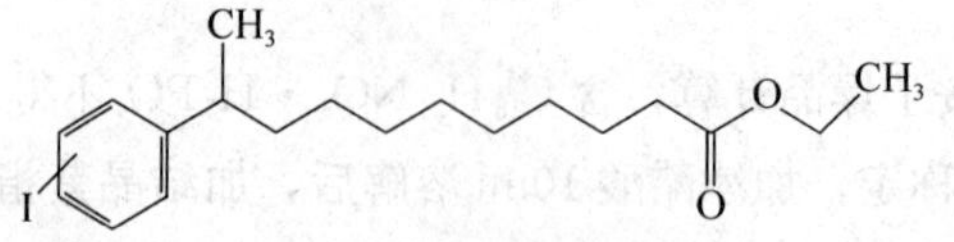

碘苯酯（iophendylate）

碘苯酯为含碘的有机药物，碘原子以共价键与苯环相连，不能直接滴定，需经有机破坏，使有机碘转变成无机碘后，选用适宜的分析方法测定其含量。

本法采用氧瓶燃烧法进行有机破坏，碘量法测定含量。即将碘苯酯在充满氧气的密闭的燃烧瓶内燃烧，转变为碘化物，继而氧化为游离的碘，并被定量吸收于吸收液中，和氢氧化钠反应，生成碘化物与碘酸盐，加入溴-醋酸溶液，使全部转化为碘酸盐，过量的溴采用甲酸及通空气去除。再加入碘化钾，使与碘酸盐反应生成放大 6 倍的游离碘，用硫代硫酸钠滴定液滴定，碘与淀粉结合所显的蓝色消失即为终点。其反应式如下：

（1）燃烧

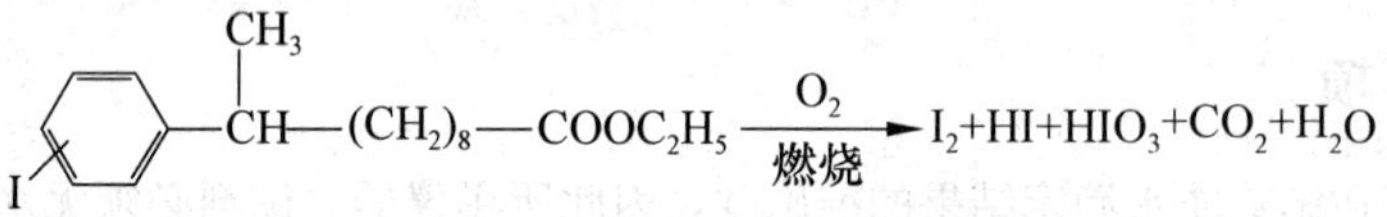

$$\text{I} - \underset{\text{CH}_3}{\text{CH}} - (\text{CH}_2)_8 - \text{COOC}_2\text{H}_5 \xrightarrow[\text{燃烧}]{\text{O}_2} \text{I}_2 + \text{HI} + \text{HIO}_3 + \text{CO}_2 + \text{H}_2\text{O}$$

（2）吸收

$$\text{I}_2 + 2\text{NaOH} \longrightarrow \text{NaIO} + \text{NaI} + \text{H}_2\text{O}$$

$$3\text{NaIO} \longrightarrow \text{NaIO}_3 + 2\text{NaI}$$

（3）放大反应

$$3\text{Br}_2 + \text{I}^- + 3\text{H}_2\text{O} \xrightarrow{\text{CH}_3\text{COOH}} \text{IO}_3^- + 6\text{HBr}$$

$$\text{IO}_3^- + 5\text{I}^- + 6\text{H}^+ \longrightarrow 3\text{I}_2 + 3\text{H}_2\text{O}$$

（4）滴定反应

$$\text{I}_2 + 2\text{Na}_2\text{S}_2\text{O}_3 \longrightarrow 2\text{NaI} + \text{Na}_2\text{S}_4\text{O}_6$$

三、实验方法

本品主要为 10-对碘苯基十一酸乙酯与邻、间位的碘苯基十一酸乙酯的混合物。含 $C_{19}H_{29}IO_2$ 不得少于 98.0%。

取本品约 20mg，精密称定，照氧瓶燃烧法（附录Ⅶ C）进行有机破坏，用氢氧化钠试液 2ml 与水 10ml 为吸收液，待吸收完全后，加溴醋酸溶液（取醋酸钾 10g，加冰醋酸适量使溶解，加溴 0.4ml，再加冰醋酸使成 100ml）10ml，密塞，振摇，放置数分钟，加甲酸约 1ml，用水洗涤瓶口，并通入空气流约 3～5 分钟以除去剩余的溴蒸气，加碘化钾 2g，密塞，摇匀，用硫代硫酸钠滴定液（0.02mol/L）滴定，至近终点时，加淀粉指示液，继续滴定至蓝色消失，并将滴定的结果用空白试验校正。每 1 毫升硫代硫酸钠滴定液（0.02mol/L）相当于 1.388mg 的 $C_{19}H_{29}IO_2$。

计算方法：

$$含量(\%) = \frac{T(V - V_0)F}{W} \times 100\% = \frac{1.388 \times (V - V_0) \times \dfrac{C}{0.02}}{W} \times 100\% \qquad (22\text{-}3)$$

四、注意事项

（1）燃烧瓶应充分洗涤，不得含有痕量的有机溶剂。通氧气时玻璃管应接近液面但不可触及液面和瓶壁，调节气量，小心、急速通氧约 1 分钟，然后小心将玻璃管逐渐移至瓶口，立即用表面皿覆盖瓶口。

（2）包裹样品的无灰滤纸，不能用手拿，应将滤纸夹在其他洁净纸张中间裁剪。称量、折叠及夹持供试品包时均应使用镊子。

（3）称样完毕如不立即点火燃烧，不要将供试品置于装有吸收液的燃烧瓶内，以免吸潮。

（4）铂丝螺旋夹应洗净吹干，供试品包应夹牢但不宜过紧。

（5）燃烧时要有防爆措施。点火时要远离氧气钢瓶，点燃后用手按紧瓶塞，并加水封闭瓶口，以防烟雾逸出。

（6）加溴醋酸溶液后，应充分振摇 2～3 分钟使反应完全。过量的溴应除去，以免影响结果。

（7）加碘化钾后应盖紧瓶塞，暗处放置，以防止碘的挥发、氧化。

（8）燃烧后瓶内为负压，若瓶子打不开，可微微加温，温度不要太高，以免冲开塞子。

五、思考题

（1）简述氧瓶燃烧法的原理、仪器装置及要求。

（2）氧瓶燃烧法能用于哪些样品的预处理？氧瓶燃烧法如何选择样品吸收液和分析方法？

（3）氧瓶燃烧法的成败关键是什么？操作要点有哪些？

（4）本法测定时，为什么不直接测定吸收液，而要经过加溴加碘化钾处理以后，再用 $Na_2S_2O_3$ 滴定？

（5）本法测定时，加入甲酸的目的是什么？

（6）计算本法的滴定度。

实验 6 硫酸阿托品注射液的分析

一、目的要求

（1）掌握托烷生物碱类及硫酸盐的鉴别反应。

（2）掌握用对照品比较法测定药物含量的基本原理和计算方法。

（3）掌握酸性染料比色法测定的操作要点，理解影响酸性染料比色法的因素。

二、实验原理

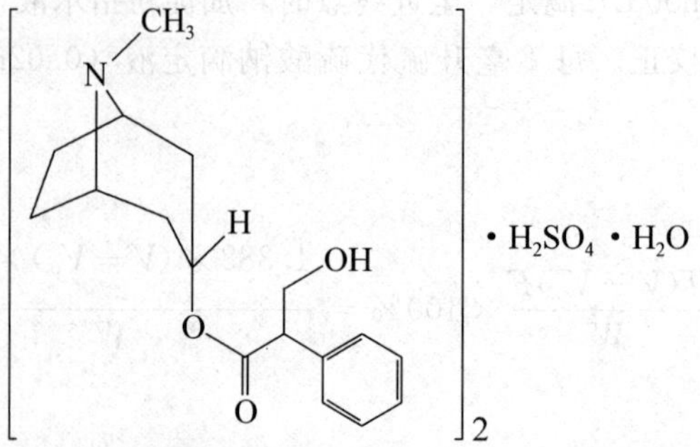

硫酸阿托品（atropine sulfate）

（一）鉴别

1. 托烷生物碱类的鉴别反应（Vitaili 反应） 硫酸阿托品是莨菪醇和消旋莨菪酸的酯，水解后生成莨菪醇和消旋莨菪酸。莨菪酸与发烟硝酸共热，生成黄色的三硝基衍生物，再与醇制氢氧化钾或固体氢氧化钾作用，转变为醌型产物而显深紫色。

2. 硫酸盐的鉴别反应

（1）与氯化钡的反应

$$SO_4^{2-} + Ba^{2+} \longrightarrow BaSO_4 \downarrow$$

（2）与醋酸铅的反应

$$SO_4^{2-} + Pb^{2+} \longrightarrow PbSO_4 \downarrow$$

$$PbSO_4 + 4NaOH \longrightarrow Na_2PbO_2 + Na_2SO_4 + 2H_2O$$

$$PbSO_4 + 2CH_3COONH_4 \longrightarrow Pb(CH_3COO)_2 + (NH_4)_2SO_4$$

（3）硫酸盐不与盐酸反应生成白色沉淀，可与硫代硫酸盐相区别。

（二）含量测定

在 pH5.6 的缓冲溶液中，阿托品与氢离子结合成盐（BH$^+$），酸性染料溴甲酚绿在此 pH 下解离为阴离子（In$^-$），与上述阳离子定量地结合成黄色配位化合物（BH$^+$In$^-$），并被三氯甲烷定量地提取，在 λ_{max} 420nm 处测定三氯甲烷提取液的吸收度，与对照品比较，即可求得硫酸阿托品的含量。

三、实验方法

（一）鉴别

1. 托烷生物碱类的鉴别反应（Vitaili 反应） 取本品适量（约相当于硫酸阿托品 5mg），置水浴上蒸干，于残渣上加发烟硝酸 5 滴，置水浴上蒸干，得黄色残渣，放冷，加乙醇 2～3 滴湿润，加固体氢氧化钾一小粒，即显深紫色。

2. 硫酸盐的鉴别反应

（1）取本品适量，加氯化钡试液，即生成白色沉淀，分离，沉淀在盐酸或硝酸中均不溶解。

（2）取本品适量，加醋酸铅试液，即生成白色沉淀，分离，沉淀在醋酸铵试液或氢氧化钠试液中溶解。

（3）取本品适量，加盐酸，不生成白色沉淀。

（二）含量测定

本品为硫酸阿托品的灭菌水溶液。含硫酸阿托品 $[(C_{17}H_{23}NO_3)_2 \cdot H_2SO_4 \cdot H_2O]$ 应为标示量的 $90.0\% \sim 110.0\%$。

1. 供试品溶液的制备　精密量取本品适量（约相当于硫酸阿托品2.5mg），置50ml量瓶中，用水稀释至刻度，摇匀，即得。

2. 对照品溶液的制备　取硫酸阿托品对照约25mg，精密称定，置25ml量瓶中，用水溶解并稀释至刻度，摇匀，精密量取5ml，置100ml量瓶中，用水稀释至刻度，摇匀，即得。

3. 测定法　精密量取供试品溶液与对照品溶液各2ml，分别置预先精密加入三氯甲烷10ml的分液漏斗中，各加溴甲酚绿溶液（取溴甲酚绿50mg与邻苯二甲酸氢钾1.021g，加0.2mol/L氢氧化钠溶液6.0ml使溶解，再用水稀释至100ml，摇匀，必要时滤过）2.0ml，振摇提取2分钟后，静置使分层，分取澄清的三氯甲烷液（以水2ml按同法平行操作所得的三氯甲烷液为空白），照紫外可见分光光度法（附录ⅣA），在420nm的波长处分别测定吸光度，计算，并将结果与1.027相乘，即得供试量中含有 $(C_{17}H_{23}NO_3)_2 \cdot H_2SO_4 \cdot H_2O$ 的重量。

计算方法：

$$标示量(\%) = \frac{C_R \times \dfrac{A_x}{A_R} \times D \times 1.027}{标示量} \times 100\% \qquad (22\text{-}4)$$

式中，1.027为无水硫酸阿托品与含1分子结晶水硫酸阿托品的分子量换算因数，由下式求得：

$$\frac{(C_{17}H_{23}NO_3)_2 \cdot H_2SO_4 \cdot H_2O \text{ 的相对分子质量}}{(C_{17}H_{23}NO_3)_2 \cdot H_2SO_4 \text{ 的相对分子质量}} = \frac{694.84}{676.84} = 1.027$$

四、注意事项

（1）分液漏斗必须干燥无水，采用甘油淀粉糊做润滑剂。

（2）对照品与供试品应平行操作。

（3）振摇应充分。振摇的方法、次数、速度、用力程度以及放置的时间等均应一致。振摇时需经常放气。

（4）分取三氯甲烷提取液时，采用"斩头去尾"的方式，即弃去初流液（约1ml），以防三氯甲烷提取液中带入酸水而影响下部测定。所取提取液必须澄清透明不得混有水珠。

（5）接触过三氯甲烷提取液的容器，使用完毕均应先以醇荡洗，然后水洗，再以温热的清洁液处理后洗净备用。

五、思考题

（1）酸性染料比色法测定有机碱类药物的基本原理是什么？影响测定的因素有哪些？

（2）含量测定时，为什么先加三氯甲烷后加样品？

实验 7　维生素 A 软胶囊中维生素 A 的含量测定

一、目的要求

（1）掌握三点校正法测定维生素A含量的基本原理及校正公式的应用。

（2）学习和掌握胶囊剂分析的基本操作。

二、实验原理

紫外分光光度法是《中国药典》及很多国家药典维生素 A 含量测定的法定方法。中国药典收载的维生素 A、维生素 A 软胶囊采用本法测定含量。

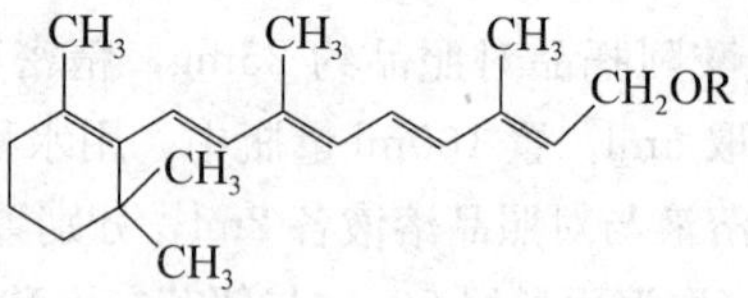

维生素 A（vitamin A）

维生素 A 在 325～328nm 的波长范围内具有最大吸收，可用于含量测定。维生素 A 主要是全反式维生素 A，但维生素 A 原料中常混有其他杂质，且维生素 A 制剂中常含稀释用油，这些杂质在紫外区也有吸收，干扰维生素 A 的含量测定。因此，在测定维生素 A 的含量时，为排除这些杂质的干扰，采用三点校正紫外分光光度法测定其含量，即在三个波长处测得吸光度后，在规定的条件下以校正公式进行校正，再计算维生素 A 的真实含量。

三、实验方法

维生素 A 软胶囊系取维生素 A，加精炼食用植物油（在 0℃左右脱去固体脂肪）溶解并调整浓度后制成。每粒含维生素 A 应为标示量的 90.0%～120.0%。

（一）胶囊剂内容物平均重量的测定

取软胶囊 20 粒，精密称定，用注射器将内容物抽出，再用刀片切开丸壳，用乙醚逐个洗涤丸壳三次，置 50ml 烧杯中，再用乙醚浸洗 1～2 次，置通风处，使乙醚挥散，精密称定，求出胶丸内容物的平均重量。

（二）供试品溶液的制备与测定

取维生素 A 软胶囊内容物，精密称定，加环己烷溶解并定量稀释制成每 1 毫升中含 9～15U 的溶液，照紫外-可见分光光度法（附录Ⅳ A），测定其吸收峰的波长，并在表 22-5 所列各波长处测定吸光度。计算各吸光度与波长 328nm 处吸光度的比值和波长 328nm 处的 $E_{1cm}^{1\%}$ 值。

表 22-5　各波长处所测吸光度比值

波长（nm）	吸光度比值	波长（nm）	吸光度比值
300	0.555	340	0.811
316	0.907	360	0.299
328	1.000		

如果吸收峰波长在 326～329nm 之间，且所测得各波长吸光度比值不超过表中规定的±0.02，可用下式计算含量：

每 1 克供试品中含有的维生素 A 的单位＝$E_{1cm}^{1\%}$（328nm）×1900 　　　　　　　　(22-5)

如果吸收峰波长在 326～329nm 之间，但所测得的各波长吸光度比值超过表中规定值的±0.02，应按下式求出校正后的吸光度，然后再计算含量：

$$A_{328}（校正）= 3.52(2A_{328} - A_{316} - A_{340})$$ 　　　　　　　　(22-6)

如果在 328nm 处的校正吸光度与未校正吸光度相差不超过±3.0%，则不用校正吸光度，仍以未校正的吸光度计算含量。

如果校正吸光度与未校正吸光度相差在−15%～−3%之间，则以校正吸光度计算含量。

如果校正吸光度超出未校正吸光度的−15%～−3%的范围，或者吸收峰波长不在 326～329nm 之间，则供试品须经皂化提取，除去干扰后测定（参照附录Ⅶ J 第二法）。

$$标示量(\%)=\frac{每 1 克内容物含维生素 A 的单位数×平均装量}{标示量}×100\% \qquad (22\text{-}7)$$

四、注意事项

（1）校正公式采用三点法，除其中一点是在吸收峰波长处测得外，其他两点分别在吸收峰两侧的波长处测定，因此仪器波长若不够准确时，会有较大误差，故在测定前，应校正仪器波长。

（2）维生素 A 遇光易氧化变质，故测定应在半暗室中快速进行。测定中应使用不含过氧化物的乙醚。

（3）注射器和刀片需清洁干燥，用后以乙醚洗涤干净。

（4）合成维生素 A 和天然鱼肝油中的维生素 A 是酯式维生素 A。如供试品中干扰测定的杂质较少，能符合第一法测定的规定时，可直接用溶剂溶解供试品后测定；否则应按第二法，经皂化提取，除去干扰后测定。

五、思考题

（1）简述维生素 A 三点校正紫外分光光度法含量测定的原理及波长选择原则。

（2）计算式中 1900 的含义是什么？如何导出的？

（3）维生素 A 醋酸酯胶丸的含量测定：取胶丸内容物 Wg，置 10ml 量瓶中，加环己烷溶解并稀释至刻度，摇匀。精密量取 1ml，置另一 100ml 量瓶中，加环己烷稀释至刻度，摇匀，使其浓度为 9～15U/ml。已知胶丸内容物平均重量为 80.0mg，其每丸标示量为 10 000U。试计算取样量（W）的范围是多少？

实验 8　高效液相色谱法测定醋酸地塞米松含量

一、目的要求

（1）掌握高效液相色谱中用外标法测定醋酸地塞米松含量的方法、操作要点及注意事项。

（2）了解高效液相色谱仪的结构及正确使用。

二、基本原理

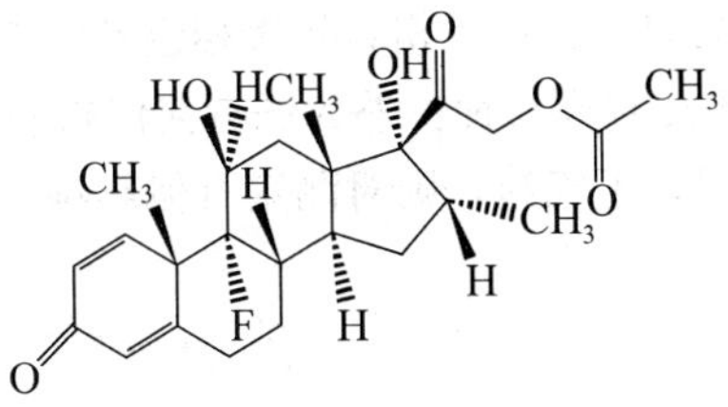

醋酸地塞米松（Dexamethasone Acetate）

醋酸地塞米松为肾上腺皮质激素类药物，其分子中具有 $\Delta^{1,4}$-3 酮基，在紫外区有吸收，可用反相高效液相色谱法测定，外标法定量。高效液相色谱法具有很强的分离能力，可消除有关物质的干扰，增加了方法的选择性。

三、实验方法

按干燥品计算，含 $C_{24}H_{31}FO_6$ 应为 $97.0\% \sim 102.0\%$。

（一）色谱条件与系统适用性试验

用十八烷基硅烷键合硅胶为填充剂；以乙腈-水（40：60）为流动相；检测波长为 240nm。取有关物质项下的对照 20μl 注入液相色谱仪，出峰顺序依次为地塞米松与醋酸地塞米松，地塞米松峰与醋酸地塞米松峰的分离度应大于 20.0。

（二）测定法

取本品，精密测定，加甲醇溶解并定量稀释制成每 1 毫升中约含 50μg 的溶液，精密量取 20μl 注入液相色谱仪，记录色谱图；另取醋酸地塞米松对照品，同法测定。按外标法以峰面积计算，即得。

计算方法：

$$含量（\%） = \frac{\dfrac{A_X}{A_R} \times D \times V}{W} \times 100\% \tag{22-8}$$

四、注意事项

（1）只能使用 HPLC 级或相当于该级别的流动相，水应为新鲜制备的高纯水，可用超纯纯水器制得或用重蒸馏水。使用前用 0.45μm 或更细的滤膜过滤除去其中的颗粒性杂质和其他物质。

（2）流动相要脱气，可用超声波、机械真空泵或水力抽气泵脱气。

（3）供试品用规定溶剂配制成供试品溶液。定量测定时，对照品溶液和供试品溶液均应分别配制两份。供试品溶液在注入色谱仪前，一般应经适宜的 0.45μm 滤膜滤过。必要时，在配制供试品溶液前，样品需经预净化，以免对色谱系统产生污染或影响色谱分离。

（4）冲洗色谱柱前应注意排空系统内的气泡，以免损坏色谱柱。

（5）分析完毕后，必须马上清洗色谱柱，避免过夜，以保证色谱柱的寿命。特别是反相柱用过含酸、碱或盐流动相，应先用水，再用甲醇-水充分冲洗，各种冲洗溶剂一般冲洗 15～30 分钟，特殊情况应延长冲洗时间。否则，残存的酸碱可能会侵蚀仪器部件，析出的盐类可能会堵塞管道或损坏密封环。

（6）样品溶液应遮光，密封保存，实验过程中应尽量避免光照。

五、思考题

（1）试述反相高效液相色谱的定义。在反相高效液相色谱中常用的固定相和流动相是什么？

（2）HPLC 法中常用的定量方法有哪几种？外标法有何优缺点？

（3）由于操作不当，系统中混入了气泡，则对测定有何影响？如何排除这些气泡？

实验 9　气相色谱法测定维生素 E 的含量

一、目的要求

(1) 了解气相色谱仪的结构及正确使用。
(2) 熟悉内标法测定药物含量的方法及其特点。
(3) 掌握 GC 法测定维生素 E 含量的方法、操作条件及要点。

二、实验原理

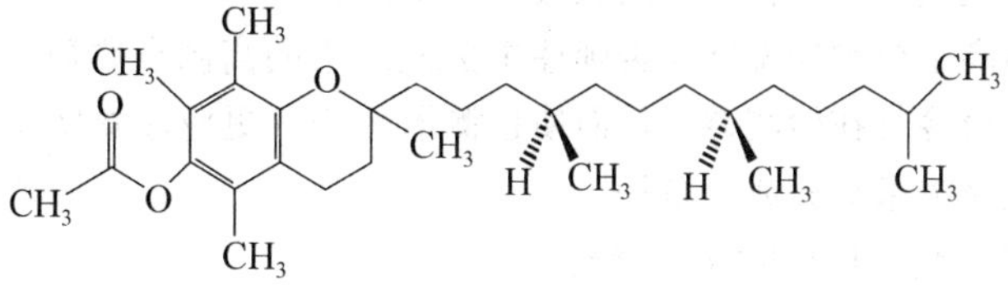

合成型

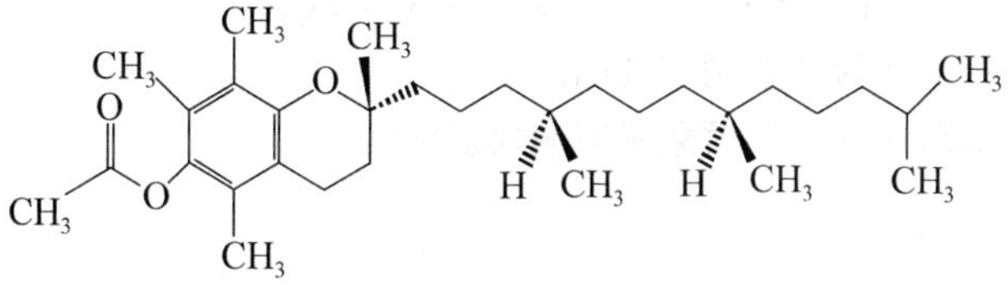

天然型

维生素 E（vitamin E）

气相色谱法是一种集分离、测定于一体的分析方法，适合于多组分混合物的定性、定量分析。可选择性分离维生素 E 及其异构体，以正三十二烷为内标，计算校正因子，从而求算样品的含量。内标法由于不受进样量和操作条件变化的影响，可以消除仪器、操作或制备样品时带来的误差，结果较准确。

三、实验方法

本品为合成型或天然型维生素 E，含 $C_{31}H_{52}O_3$ 应为 96.0%～102.0%。

（一）色谱条件与系统适用性试验

以硅酮（OV-17）为固定相，涂布浓度为 2% 的填充柱，或用 100% 二甲基聚硅氧烷为固定液的毛线管柱；柱温 265℃。理论板数按维生素 E 峰计算不低于 500（填充柱）或 5000（毛细管柱），维生素 E 峰与内标物质峰的分离度应符合要求。

（二）校正因子的测定

取正三十二烷适量，加正己烷溶解并稀释成每 1 毫升中含 1.0mg 的溶液，作为内标溶液。另取维生素 E 对照品约 20mg，精密称定，置棕色具塞瓶中，精密加内标溶液 10ml，密塞，振摇使溶解；取 1～3μl 注入气相色谱仪，计算校正因子（f）。

$$校正因子(f) = \frac{A_S/C_S}{A_R/C_R} \tag{22-9}$$

(三) 含量测定

取本品约 20mg，精密称定，置棕色具塞瓶中，精密加内标溶液 10ml，密塞，振摇使溶解；取 $1\sim3\mu l$ 注入气相色谱仪，测定，计算，即得。

计算方法：

$$含量(\%) = \frac{C_x \times V}{W} \times 100\% = \frac{f \times \dfrac{A_x}{A_s/C_s} \times V}{W} \times 100\% \qquad (22\text{-}10)$$

四、注意事项

(1) 操作时要先开载气，这样可以保护检测器和色谱柱，某些固定液，如：硅酮类、聚乙二醇等，在高温时遇氧会发生变化，在惰性的载气流下则稳定。

(2) 注意防止柱温高于检测器温度，否则柱中蒸发出来的高沸点物质，包括固定液的流失和前次分析残留的物质，会冷凝在检测器上，而使检测器污染。更应注意防止柱温超过柱的最高使用温度，否则柱固定液将大量流失或分解等。

(3) 维生素 E 较易氧化，操作时注意避光。

(4) 当配制校正因子测定用的对照溶液和含有内标物质的供试品溶液，使用等量同一浓度的内标物质溶液时，$C_s = C_{s'}$，则配制内标物质溶液不必精密量取。

(5) 对照品溶液和样品溶液的配制应准确。

(6) 注射器在使用前后应注意用丙酮等溶剂反复清洗。

五、思考题

(1) 试述气相色谱法的特点及分析适用范围。

(2) 气相色谱实验操作程序中，为什么要先打开载气，再加升柱温？实验结束时，要先降温，再关闭载气？

(3) 气相色谱法测定维生素 E 含量时为什么使用内标法？内标的选择原则是什么？

(4) 维生素 E 含量测定的其他方法有哪些？各有什么特点？

实验 10 　六味地黄丸的分析

一、目的要求

(1) 掌握薄层色谱法在中药制剂鉴别中的应用。

(2) 熟悉中药制剂的常规鉴别方法——显微鉴别法。

(3) 掌握中药制剂含量测定中检测对象的选择原则。

(4) 掌握高效液相色谱法在中药制剂定量分析中的应用。

二、实验原理

六味地黄丸是由熟地黄、山茱萸（制）、牡丹皮、山药、茯苓、泽泻六味药材，粉碎后加炼蜜制成的小蜜丸、大蜜丸或水蜜丸，故制剂中仍保留原药材的显微特征，可用显微鉴别法对各药味进行鉴别。薄层色谱法是中药制剂最常用的鉴别方法，本实验以丹皮酚为对照品，用薄层色谱法鉴别制剂中牡丹皮；由于样品中的丹皮酚具有挥发性，故提取时需缓缓加热，低温回流；小蜜丸和大蜜丸加硅藻土研匀，目的在于吸附蜂蜜、分散样品。

　　山茱萸的主要成分是马钱苷，具有弱酸性，以马钱苷为对照品，离子抑制色谱法测定含量，外标法定量。其提取方法为超声使样品溶散、回流提取，用氧化铝作净化剂进行液-固萃取净化处理。牡丹皮的特征性成分为丹皮酚，以丹皮酚为对照品，反相高效液相色谱法测定含量，外标法定量。

三、实验方法

（一）鉴别

1. 显微鉴别　取本品，置显微镜下观察：淀粉粒三角状卵形或矩圆形，直径 24～40μm，脐点短缝状或人字状（山药）。不规则分枝状团块无色，遇水合氯醛试液溶化；菌丝无色，直径 4～6μm（茯苓）。薄壁组织灰棕色至黑棕色，细胞多皱缩，内含棕色核状物（熟地黄）。草酸钙簇晶存在于无色薄壁细胞中，有时数个排列成行（牡丹皮）。果皮表皮细胞橙黄色，表面观类多角形，垂周壁连珠状增厚（酒萸肉）。薄壁细胞类圆形，有椭圆形纹孔，集成纹孔群；内皮层细胞垂周壁波浪状弯曲，较厚，木化，有稀疏细孔沟（泽泻）。

2. 薄层色谱鉴别——丹皮酚

　　（1）供试品溶液的制备：取本品水蜜丸 6g，研细；或取小蜜丸或大蜜丸 9g，剪碎，加硅藻土 4g，研匀。加乙醚 40ml，回流 1 小时，滤过，滤液挥去乙醚，残渣加丙酮 1ml 使溶解，作为供试品溶液。

　　（2）对照品溶液的制备：取丹皮酚对照品，加丙酮制成每 1 毫升含 1mg 的溶液，作为对照品溶液。

　　（3）测定法：吸取上述两种溶液各 10μl，分别点于同一硅胶 G 薄层板上，以环己烷-乙酸乙酯（3：1）为展开剂，展开，取出，晾干，喷以盐酸酸性 5％三氯化铁乙醇溶液，加热至斑点显色清晰。供试品色谱中，在与对照品色谱相应的位置上，显相同颜色的斑点。

3. 薄层色谱鉴别——泽泻

　　（1）供试品溶液的制备：取本品水蜜丸 6g，研细；或取小蜜丸或大蜜丸 9g，剪碎，加硅藻土 4g，研匀。加乙醚 40ml，加热回流 20 分钟，放冷，滤过，滤液浓缩至约 0.5ml，作为供试品溶液。

　　（2）对照品溶液的制备：取泽泻对照药材 0.5g，加乙酸乙酯 40ml，同法制成对照药材溶液。

　　（3）测定法：吸取上述两种溶液各 5～10μl，分别点于同一硅胶 G 薄层板上，以三氯甲烷-乙酸乙酯-甲酸（12：7：1）为展开剂，展开，取出，晾干，喷以 10％硫酸乙醇溶液，在 105℃加热至斑点显色清晰。供试品色谱中，在与对照药材色谱相应的位置上，显相同颜色的斑点。

（二）含量测定

1. 酒萸肉

　　（1）色谱条件与系统适用性试验：以十八烷基硅烷键合硅胶为填充剂；以四氢呋喃-甲醇-乙腈-0.05％磷酸溶液（1：4：8：87）为流动相；检测波长为 236nm；柱温为 40℃。理论板数按马钱苷峰计算应不低于 4000。

　　（2）对照品溶液的制备：取马钱苷对照品适量，精密称定，加 50％甲醇制成每 1 毫升含 20μg 的溶液，即得。

　　（3）供试品溶液的制备：取本品水蜜丸或小蜜丸，切碎，取约 0.7g，精密称定；或取重量差异项下的大蜜丸，剪碎，取约 1g，精密称定，置具塞锥形瓶中，精密加入 50％甲醇 25ml，密塞，称定重量，超声处理（功率 250W，频率 33kHz）15 分钟使溶散，加热回流 1 小时，放冷，再称定重量，用 50％甲醇补足减失的重量，摇匀，滤过。精密量取取续滤液 10ml，加在中性氧化铝柱（100～200 目，4g，内径 1cm）上，用 40％甲醇 50ml 洗脱，收集流出液及洗脱液，蒸干，残渣加入 50％甲醇适量使溶解，并转移至 10ml 量瓶中，加 50％甲醇稀释至刻度，摇匀，即得。

（4）测定法：分别精密吸取对照品溶液与供试品溶液各 10μl，注入液相色谱仪，测定，即得。

《中国药典》规定，本品含山酒萸肉按马钱苷（$C_{17}H_{26}O_{10}$）计，水蜜丸每 1 克不得少于 0.70mg；小蜜丸每 1 克不得少于 0.50mg；大蜜丸每丸不得少于 4.5mg。

计算方法：

小蜜丸或水蜜丸：

$$含量(mg/g) = \frac{C_R \times \frac{A_X}{A_R} \times V \times 10^{-3}}{W} = \frac{C_R \times \frac{A_X}{A_R} \times 25 \times 10^{-3}}{W} \tag{22-11}$$

大蜜丸：

$$含量(mg/丸) = \frac{C_R \times \frac{A_X}{A_R} \times V \times 10^{-3}}{W} \times 平均丸重 = \frac{C_R \times \frac{A_X}{A_R} \times 25 \times 10^{-3}}{W} \times 平均丸重$$

$$\tag{22-12}$$

2. 牡丹皮

（1）色谱条件与系统适用性试验：以十八烷基硅烷键合硅胶为填充剂；以甲醇-水（70∶30）为流动相；检测波长为 274nm。理论板数按丹皮酚峰计算应不低于 3500。

（2）对照品溶液的制备：取丹皮酚对照品适量，精密称定，加甲醇制成每 1 毫升含 20μg 的溶液，即得。

（3）供试品溶液的制备：取本品水蜜丸或小蜜丸，切碎，取约 0.3g，精密称定；或取重量差异项下的大蜜丸，剪碎，取约 0.4g，精密称定。置具塞锥形瓶中，精密加入 50％甲醇 50ml，密塞，称定重量，超声处理（功率 250W，频率 33kHz）45 分钟，放冷，再称定重量，用 50％甲醇补足减失的重量，摇匀，滤过，取续滤液，即得。

（4）测定法：分别精密吸取对照品溶液 10μl 与供试品溶液 20μl，注入液相色谱仪，测定，即得。

《中国药典》规定，本品含牡丹皮按丹皮酚（$C_9H_{10}O_3$）计，水蜜丸每 1 克不得少于 0.90mg；小蜜丸每 1 克不得少于 0.70mg；大蜜丸每丸不得少于 6.3mg。

计算方法：

小蜜丸或水蜜丸

$$含量(mg/g) = \frac{C_R \times \frac{A_X}{2A_R} \times V \times 10^{-3}}{W} = \frac{C_R \times \frac{A_X}{2A_R} \times 50 \times 10^{-3}}{W} \tag{22-13}$$

大蜜丸

$$含量(mg/丸) = \frac{C_R \times \frac{A_X}{2A_R} \times V \times 10^{-3}}{W} \times 平均丸重 = \frac{C_R \times \frac{A_X}{2A_R} \times 50 \times 10^{-3}}{W} \times 平均丸重$$

$$\tag{22-14}$$

四、注意事项

（1）外标法测定含量，样品处理中应严格定量操作。且由于微量注射器不易准确控制进样量，以定量环或自动进样器进样为好。定量环进样时，进样量必须大于定量环容积的 5 倍以上。

（2）对照品溶液与供试品溶液每份至少重复进样 2 次，由全部结果（$n \geqslant 4$）求得平均值，RSD 一般应不大于 1.5%。

五、思考题

1. 试述你观察到的显微特征，各代表何种中药材？
2. 中药制剂定性鉴别的方法有哪些？它们各有何优缺点？
3. 马钱苷高效液相色谱含量测定中，流动相中的磷酸有何作用？
4. HPLC 法中常用的定量方法有哪几种？外标法有何优缺点？

实验 11　差示分光光度法测定血浆中水杨酸浓度

一、目的要求

（1）掌握含阿司匹林血浆样品的处理方法。
（2）掌握差示分光光度法测定其水解产物水杨酸的血药浓度。

二、实验原理

1. 药物　水杨酸为阿司匹林在体内的主要活性代谢物。

阿司匹林（$C_9H_8O_4$）　　　　水杨酸（$C_7H_6O_3$）

2. 原理　利用水杨酸在不同 pH 条件下的紫外吸收光谱有特征性的变化，而血浆中的其他杂质变化不大的原理，采用差示分光光度法直接测定血浆中的水杨酸。

因为，$A_{NaHCO_3} = A_{水杨酸} + A_{本底杂质}$；$A_{H_2SO_4} = A'_{水杨酸} + A'_{本底杂质}$

且 $A_{本底杂质} = A'_{本底杂质}$

所以，$\Delta A = A_{H_2SO_4} - A_{NaHCO_3} \propto C_{水杨酸}$；可用于测定水杨酸血药浓度。

以 5% $NaHCO_3$ 溶液为参比，描绘水杨酸在 0.25mol/L H_2SO_4（pH 1~2）酸性条件下的差示光谱，取其最大吸收峰为测定波长。利用 $\Delta A \propto C$ 测定水杨酸血药浓度。

三、实验方法

（一）标准储备液的配制

精密称取已恒重水杨酸对照品 50mg，置 50ml 量瓶中，加入适量 10% NaOH 溶液使溶解，再加水稀释至刻度，摇匀，即得浓度为 1mg/ml 的水杨酸标准储备液。

（二）紫外差示吸收光谱测定

精密量取标准储备液 1ml，分别用 5% $NaHCO_3$ 溶液和 0.25mol/L H_2SO_4 溶液稀释至 50ml。将

5％NaHCO₃溶液置参比池，0.25mol/L H₂SO₄溶液置样品池，在紫外分光光度计上扫描得水杨酸的差示吸收光谱。

（三）测定法

1. 标准曲线的制备 取空白血浆 0.5ml 分置 5 支 10ml 具塞离心管中，依次在每管中加入水杨酸标准储备液 0.05、0.10、0.15、0.20、0.25ml，混匀。各加入 2 滴 0.25mol/L H₂SO₄并振摇 1 分钟使酸化（用 pH 试纸检查应显酸性），再各加入 2.0ml 二氯甲烷，涡旋30秒后 2500rpm 离心 15 分钟。用滴管吸去上清液及血块，精密吸取二氯甲烷层 1ml 至洁净试管中，精密加入 5％NaHCO₃ 10ml 反提。各精密吸取反提液 4ml，分置成对的试管中形成两个等浓度系列，其中一个系列加入浓 H₂SO₄ 0.3ml，放冷、振摇消去气泡；另一系列加入 0.3ml 的 5％NaHCO₃。在最大吸收波长处，以碱液为参比，酸液为样品，测 ΔA，用最小二乘法回归得标准曲线方程。

2. 血浆样品的测定 精密量取 0.5ml 血浆样品两份按标准曲线项下操作，结果可从标准曲线方程求得。

四、注意事项

（1）标准曲线、样品的两个不同 pH 系列必须平行操作，否则会产生较大的误差。

（2）涡旋时间不可过长，否则易乳化。

（3）滴加浓 H₂SO₄时每滴一滴应待反应结束再滴第二滴，否则会因反应过猛而溅出。

五、思考题

（1）试述差示分光光度法测定水杨酸的原理。

（2）本实验采用什么方法除蛋白？

（3）为什么实验中两个不同 pH 系列溶液间一定要平行操作？

学习重点

本章节介绍了药物分析常用实验的原理、方法及注意事项。实验方法包括化学分析方法和仪器分析方法。实验项目包括一般杂质检查、特殊杂质检查、含量测定。此外，还介绍了氧瓶燃烧法作为样品前处理手段的原理、方法及应用。

化学分析方法中介绍了容量瓶的校正、非水溶液滴定法及酸性染料比色法等。仪器分析法介绍了高效液相色谱法、气相色谱法、薄层色谱法及差示分光光度法及三点校正紫外可见分光光度法。

（高晓霞）

参 考 文 献

蔡宝昌. 2007. 中药制剂分析 [M]. 北京：高等教育出版社.

陈苹苹，赵宁，徐秀玲，等. 2010. 液相色谱-电喷雾串联质谱法分析新乌头碱在大鼠尿液中的代谢产物 [J]. 药学学报，45（8）：1043-1047.

崇小萌，张宇，胡昌勤. 2010. 头孢菌素类抗生素残留溶剂的测定 [J]. 药物分析杂志，30（6）：1090-1095.

刁娟娟. 2010. 高效液相色谱法测定人血清中维生素 A、E、C 的含量 [J]. 化学通报，73（9）：826-831.

段琨，张瑞麟，王焱. 2010. 高效液相色谱-质谱法快速测定大鼠血清雌二醇的研究 [J]. 华北国防医药，22（4）：305-306.

傅若农. 2008. 固相微萃取（SPME）的演变和现状 [J]. 化学试剂，30（1）：13-22.

傅若农. 2009. 色谱分析概论 [M]. 2 版. 北京：化学工业出版社.

傅若农. 2007. 用于色谱分析固相萃取（SPE）技术的演变和现状 [J]. 化学试剂，29（1）：15-22；58.

国家食品药品监督管理局. 2007. 药品注册管理办法.

国家食品药品监督管理局. 2005. 化学药物质量标准建立的规范化过程技术指导原则.

国家药典委员会. 2005. 药品红外光谱集：第三卷 [M]. 北京：化学工业出版社.

国家药典委员会. 2010. 中华人民共和国药典：2010 年版. 二部 [M]. 北京：中国医药科技出版社.

胡艳玲，何艳艳，朱鹤云，等. 2009. 阿奇霉素颗粒剂和片剂的人体相对生物利用度及生物等效性评价 [J]. 沈阳药科大学学报，126（9）：745-749.

黄京芳，冯钰锜，林幸华. 2009. 聚合物整体柱管内固相微萃取-高效液相色谱在线联用测定血浆中的氟喹诺酮类药物 [J]. 中国药学杂志，44（12）：941-945.

蒋煜，张哲峰，王虹. 2010. β-内酰胺类抗生素异构体杂质研究和质控进展 [J]. 中国抗生素杂志，35（8）：561-566.

冷巍，秦凌浩，唐星. 2006. RP-HPLC 荧光法测定鼻腔给药后大鼠血浆中雌二醇的浓度 [J]. 药物分析杂志，26（7）：993-995.

李发美. 2005. 分析化学 [M]. 5 版. 北京：人民卫生出版社.

李好枝. 2008. 体内药物分析 [M]. 北京：人民卫生出版社.

李华雨，韩冬，李娟，等. 2008. HPLC-ESI-TOFMS 检测尿液中的雌二醇 [J]. 化学研究，19（2）：63-65.

李家实. 1995. 中药鉴定学 [M]. 上海：上海科技出版社.

李柯，钟大放. 2003. 高效液相色谱法测定大鼠组织及血浆中 9-硝基喜树碱含量 [J]. 药学学报，38（2）：124-128.

李学仁，程庆春，王洪，等. 1998. 高效毛细管电泳法研究人血浆中的普鲁卡因、利多卡因、丁卡因和布比卡因 [J]. 中华麻醉学杂志，18（1）：176.

辽宁省食品药品检验所. 2009. 布洛芬片质量标准（草案）及起草说明.

刘文英. 2007. 药物分析 [M]. 6 版. 北京：人民卫生出版社.

娄建石. 2009. 药学专业知识（一）[M]. 北京：人民卫生出版社.

马金飞，戴晓健，陈笑艳，等. 2009. 液相色谱-串联质谱法测定人血浆中的尼索地平 [J]. 药物分析杂志，29（10）：1597-1601.

齐美玲，郑俊民，李欣，等. 2000. 一种筛选定时释放片衣层处方的体内方法 [J]. 中国医药工业杂志，31（2）：66-69.

宋粉云. 2010. 药物分析 [M]. 北京：科学出版社.

苏成业，韩国柱. 2003. 临床药物代谢动力学 [M]. 北京：科学出版社.

谈斐，蒋学华，任静，等. 2010. LC-MS/MS 测定人血浆中的盐酸伪麻黄碱 [J]. 华西药学杂志，25 (1)：100.

王明娟，胡昌勤，金少鸿. 2002. 高效液相色谱-蒸发光散射检测法分析庆大霉素 C 组分 [J]. 药物分析杂志，22 (6)：461-464.

魏敏吉，赵明. 2008. 创新药物药代动力学研究与评价 [M]. 北京：北京大学医学出版社.

肖遐，袁洪，谭鸿毅，等. 2008. HPLC-MS 法同时测定人血浆中依那普利及其代谢物依那普利拉的浓度 [J]. 中南药学，6 (1)：33.

杨丽莉，谭力，屠锡德，等. 2000. 气-质联用法测定血浆中阿司匹林和水杨酸浓度及人体药代动力学研究 [J]. 药学学报，35 (2)：135-138.

曾苏. 2008. 药物分析学 [M]. 北京：高等教育出版社.

张吟，陈一农，陈崇宏. 2010. 固相萃取-高效液相色谱法分析血浆中的 13 种药物 [J]. 中国药学杂志. 45 (21)：1648-1651.

赵春杰. 2008. 药物分析学 [M]. 北京：人民军医出版社.

郑汉臣，蔡少青. 2004. 药用植物学与生药学 [M]. 4 版. 北京：人民卫生出版社.

中华人民共和国药品管理法. 2001.

周玉新. 2002. 中药指纹图谱研究技术 [M]. 北京：化学工业出版社.

邹纯才，鄢海燕. 2008. 中药指纹图谱及其数字化 [M]. 合肥：安徽科学技术出版社.

BAYOMI M A. 2002. Effect of inclusion complexation with cyclodextrins on photostability of nifedipine in solid state [J]. Int. J. Pharm., 243 (1-2)：107.

LENA OHANNESIAN, ANTONY J. STREETER. 2002. Handbook of pharmaceutical analysis [M]. New York：Marcel Dekker.

ISOHERRANEN N, SOBACK S. 2000. Determination of gentamicins C1, C1a, and C2 in plasma and urine by HPLC [J]. Clinical Chemistry，46 (6)：837-842.

SOENTJENS-WERTS V. 1995. Chlordiazepoxide photoisomerization kinetics into oxaziridine [J]. A HPLC study. Talanta，42 (4)：581.

TERAOKA R，OTSUKA R，MATSUDA Y. 1999. Evaluation of photostability of solid-state dimethyl 1，4-dihydro-2，6-dimethyl-4-（2-nitro-phenyl）-3，5-pyridinedicarboxylate by using Fourier-transformed reflection-absorption infrared spectroscopy [J]. Int. J. Pharm.，184 (1)：35.